形成外科手術書

【改訂第5版】
基礎編

鬼塚卓彌

著

南江堂

改訂第5版自序

『形成外科手術書』は，1969年の初版よりほぼ10年毎に改訂，出版してきたが，この度第5版を上梓することとなった．

今回，第5版改訂の方針として，形成外科の歴史を無視することなく，現在では古典的とされ，あるいは既に廃止された技術についても学問的進歩の流れとして残し，しかも，新文献，新著書，学会のガイドラインなどの各種論文を参考にし，新しい知識，技術，関連部門を補筆，強化した．

今では立派に育った第一線で働く先生方にそれぞれの専門領域の症例を提供してもらい，校閲を兼ねて出来るだけ形成外科の進歩に合わせるように努力した．内容的には形成外科領域すべてを網羅，充実し，辞書的，解説書的な本を目標にした．

しかし，形成外科もわれわれ世代の孫あるいはひ孫の時代になりつつある．日本医学会における形成外科の地位も外科，内科と同じく19の基本的医学分野に分類され，その地位を確立した．学問的内容，知識技術も進歩，発展しており，この形成外科手術書も初期の目的を終えて，新しく変容しなければならない時期にきていると考えている．

本書の文献，写真，図については，利益相反規定に抵触しないものを数多く提供していただき，その中から著者の臨床的観点から適切と考えられるものを選択した．形成外科の対称とする症例は多彩であり，個々の症例の治療に当たって，本書を参考にされることに異論はないが，実際の手術に当たられるときは，自らの症例を自ら良く検討して，さらに新しい良い治療法を生み出そうと努力していただきたい．それが本書の目的の一つでもある．

なお，本書の症例写真をカラーにして欲しいとの要望が，多数よせられたが，元写真にはスライドが多く，古さのためカラーが劣化し，良い色を再現出来ず，また，印刷に費用がかかるため，カラー化を断念した．したがって今まで通り黒白写真とし，出版費用を抑えることで読者に資することにした．

本書の改訂にあたって，校閲，加筆，写真提供などご協力いただいた昭和大学医学部形成外科学教室同門の諸氏および関連諸氏に深甚なる感謝の意を表し，別頁にお名前を記載させていただいた．

最後に，本書の改訂に終始ご尽力いただいた株式会社南江堂の諸氏に深甚の謝意を表したい．

2018年春

鬼塚 卓彌

改訂第4版自序

『形成外科手術書』は，1996年の第3版出版より10年の経過を経て，この度第4版を上梓することとなった．

この10年の間，形成外科学ならびに形成外科技術がどこまで進歩するのか見守ってきたが，当然のこととして，あるものは廃れ，あるものは新しく登場してきた．この間，著者は自ら手術をし，文献を集め，症例を集めてきたものの，いざ新たな知見を取り入れての改訂版の執筆となると，すべてを一人で網羅するには仕事量が膨大過ぎ，また限界があると思ったが，出版社の勧めもあり，さらなる努力を重ねて第4版を出すことにした．

本書は1969年の初版から第3版までほぼ10年ごとに学問の進歩に合わせて改訂してきた．今回はその方針に沿うことは勿論であるが，なお形成外科医あるいは関連各科で形成外科に興味のある方にも参考になるように，形成外科の歴史を無視することなく，現在では古典的とされ，既に使用されていない技術についても学問的進歩の流れとして残し，しかもその上に新しい知識，技術や関連部門を加筆する方針でのぞんだ．単独執筆の欠点として独断，独善に陥りやすい傾向は否めないのではないかと思われるが，できるだけ改善に努力したことでお許しをいただきたい．

今回の改訂で特に重視したのは次の諸点である．

1. 形成外科学の理念が読者に明確になるように記述を改めた．

2. 執筆内容を形成外科の進歩に合わせて充実させるとともに，基礎編，実際編を通してできるだけ体系立てた項目編成になるように再編した．たとえば，褥瘡の項目は第3版では実際編の体幹部の章にあったが，本改訂版では基礎編の創傷治療に組み入れた．内容によっては最適な掲載箇所を推定しにくい場合に配慮し，参照項目を付記して容易に検索できるようにした．しかし，必要があれば敢えて重複をいとわず再掲載した．

3. 基礎編のなかで先天異常，皮膚疾患・腫瘍を新たな章として独立させた．

4. 章内容の構成を大幅に変更し，読みやすく，調べやすくした．第3版までは，統一されていなかった疾患項目の順序を，外傷，腫瘍，先天異常，美容，その他の順に統一し直した．

5. 従来の内容を充実するとともに，血管硬化法，仮骨延長術，内視鏡下手術，化粧法，などの新しい知見を追加した．

6. 新進気鋭の方々に症例写真を提供してもらい，可及的に新知識を導入するよう努力した．

7. 古い知識，技術も完全に削除しないで，その足跡は残すことにした．たとえば細片軟骨移植は1941年華々しく登場したのに，その後50年間顧みられなかったが，最近では再び使用されているし，従来の単純皮弁法は吻合皮弁や血管柄付き皮弁に席を譲ったかに見えたが，拡大皮弁，薄化皮弁の登場で再検討されている．現在不要と思われるものでも視点が変われば将来の進歩に役立つこともある．

8. 専門用語については可能な限り，日本形成外科学会編集の『形成外科用語集』にしたがった．しかし，著者が納得できない用語については私案として残した．形成外科草創期の歴史的考え方もあるからである．

9. 文献をできる限り詳細に掲げることにより，内容に興味のある方には原典にさかのぼれるように配慮した．

10. 索引項目を充実させることにより，細かい事項からでも検索できるようにした．

11. 2005 年 4 月より施行の個人情報保護法令に則り，掲載写真が第三者に識別されないようにするため，学問的価値をある程度犠牲にせざるを得なかったものもある．

　以上のように，本書はいろいろな視点から改訂をおこなったが，膨大な量の内容を網羅するために，将来的には分担執筆にすることも視野に入れ，教科書として，あるいは辞書的，参考書的な本として利用できるようにしたい．

　なお本書の改訂にあたって，貴重な症例写真の提供等でご協力いただいた昭和大学医学部形成外科学教室同門の諸氏，および関連諸氏に深甚なる感謝の意を表し，お名前を記載させていただいた．

　人選にあたっては昭和大学医学部形成外科学教室保阪善昭教授，千葉大学医学部形成外科学教室一瀬正治教授，昭和大学歯学部歯科矯正学教室柴崎好伸名誉教授，昭和大学医学部形成外科学教室言語聴覚室岡崎恵子元講師にご助言いただいた．

　最後に，本書の改訂に終始ご尽力いただいた南江堂の篠原 満氏，横井 信氏，志田春陽氏をはじめ関係諸氏に深甚の謝意を表したい．

2007 年春

鬼 塚 卓 彌

改訂第3版自序

　本書の初版本を初めて上梓したのは1969年であるが，さらに1982年に改訂版を出した．しかし，その後の医学の進歩は今までに比べてより加速度的であり，少しでも勉強を怠ると新知見にうとくなるといった情勢である．

　1982年改訂版をだしたころに報告されはじめたのが筋皮弁，筋弁であるが，その後，皮膚，筋層の血管系が明らかにされるにつれて，いろいろな種類の，いろいろな部位からの筋皮弁，筋弁，あるいは骨皮弁なども開発され，さらに，これらを発展させた拡大皮弁，薄皮弁，プレハブ皮弁など，次々に新しい発表がなされてきた．また，tissue expander の発達もあり，連続縫縮術の代わりに頻用されるようになり，また，脂肪吸引，脂肪注入などの新しい方法も用いられ，最近では内視鏡下手術，胎児手術などにも脚光があてられるようになった．

　本書も改訂版を出してからすでに10余年を経ているから，当然内容にもかなり古くなったものがあり，また，現在ルーチン化されているものが掲載されていないなど不備が目立ち始めてきた．

　以上のようなわけで，本書も再び改訂せざるを得なくなったのであるが，幸いに南江堂のご好意により再度改訂させていただくことになった．本書の改訂編集にあたっては新知見をできるだけ網羅するように努力するとともに，温故知新という言葉もあるように，古い方法にも捨て難いものがあり，また，新しい方法が用いられない症例にはやはり古い方法を適応せざるを得ない場合もある．したがって，新旧取り混ぜて，これだけは形成外科医として知っておいたほうがよいだろうというものを著者の独断で掲載することにした．

　しかし，症例の中には，X線写真や病理組織写真のないものもある．本書では，写真製版の技術変化に伴い，すべての症例を original の slide から黒白に焼付直さねばならなかったのに，古い slide は変質したり，カルテやX線写真が処分されたりして意のままにならなかったためである．お許しいただきたい．しかし，一方では10数年以上経過した症例もあり，術後の遠隔成績がどうなるのか，どう変化するのか興味ある結果も知ることができた．読者のご参考になろう．

　なお，本書には形成外科，美容外科に関する一通りのことを掲載しているつもりであるが，その中でもとくに口唇裂口蓋裂を含む先天異常に関する項目は他に比べ詳しすぎる点は，著者のライフワークということでお許しいただきたい．

　最後に本書の再改訂にあたってご協力いただいた多くの方々に深甚の謝意を表し序としたい．

平成8年1月

鬼 塚 卓 彌

改訂第2版自序

　医学の進歩は日々めざましく，昨日は不可能であっても今日は可能になる．形成外科領域における進歩も，この数年，目をみはるものがある．

　本書は初版本を恩師の東京大学整形外科学教室　故三木威勇治先生に捧げて以来10余年，昭和44年出版以来4刷を重ね，多数の読者の方々のお世話になったことは，著者として望外の幸せであった．しかし，原稿を書き始めたのは出版以前の数年をさかのぼるものであり，近年に至っては内容的に古くなったと言わざるを得ないし，かなりの変更や追加の必要を感じていたところ，このたび南江堂のご好意によって大幅な改訂をさせていただくことになり，深く感謝している次第である．

　改訂にあたって著者の意図したところ，形成外科の国際的な教科書といわれている J. M. Converse の Reconstructive Plastic Surgery を目標としたことである．これは7巻4,000頁にわたる大著であるので，せめてその何分の一かにでも近づけるように努力したのであるが，分担執筆と個人執筆の差，あるいは著者の能力の限界もあって意図通りには完成しなかった．

　本書改訂版には，今日までの著者の知識と経験を主体に，できる限り豊富な内容を盛り込んだつもりである．そのために各頁2段組みとし，さらに理解し易いように図写真を多数挿入した．したがって，本書の特徴をあげれば，

① 形成外科領域におけるトピック的な事柄を含めて，その全分野を網羅したこと，
② 症例によっては，単に術前・術後の写真ばかりでなく，手術法を図解し，術中，術直後，術後経過，遠隔成績などをも一連の写真集にして治療法や治療過程を明確にしたこと，
③ 医学は日進月歩であるが，そのためには温故知新も必要不可欠であるので，古くても良いものは削除せずに残したこと，
④ 最近までの形成外科は再建外科に重点がおかれたが，本書では再建外科ばかりではなく，形成外科のもう一つの重要な柱である美容外科（整容外科）についても詳述して形成外科の集大成を期したこと，

などである．

　第1版の序文でも述べたことであるが，本書の内容が最良であるということでは決してなく，当然のこととして時代と共に変化し進歩することが必要である．特に本書においては，著者が実際に手術をしてみてよかったことや悪かったことを記載しており，さらに著者が直接目を通した文献を引用しているので，かなりの程度で著者の独断と偏見があると思われるかもしれない．しかし，人に個性があり顔にちがいがあるように，読者諸氏がそれぞれご自分の見かたや読みかたで内容を抽出し，本書をご利用いただければ幸いである．

　尚，本書の改訂にあたって多大のお世話をいただいた南江堂編集一課細川いづみ氏並びに南江堂諸氏に深甚の謝意を表する．

昭和57年11月

鬼塚卓彌

序　文

形成外科手術書刊行にあたって

　鬼塚博士と親しく仕事を共にするようになったのは，東大形成外科が開設されてから 2 年を経たころである．当時は，東大病院内に形成外科が独立したとはいえ，いろいろの点で，三木威勇治教授（整形外科）のお世話になっていた．ある日，三木先生から鬼塚君を君のところに派遣したいが，というお話しがあり，私は喜んで，それをおうけした．君は当時も，今も，外見はあまり元気があるようにはみえないが，その心底には燃ゆるがごとき闘志と，深い洞察力を秘め，その身体つきに似げない体力を持っているのには，度々驚かされたものである．1 つ 1 つの手術に，常にいろいろの工夫を施すのはもちろん，これをたくみに実行しているのには常に敬服している．1961 年，New York の Dr. A. J. Barsky のもとに 1 年間留学された．当時，私もたまたま Cornell 大学の H. Conway 教授に招かれて New York に講演に行き，Comodore Hotel で，鬼塚博士と会うと，いきなりノートブックを取り出し，その年の初めから経験した症例をみせ，こんな小さい手術ばかりでは，この 1 年間は無駄だという．君は，いつも前方に光を求める人なので，無理からぬこととは思ったが，外国の形成外科を，ともかく 1 年みて帰って下さいとなぐさめたものである．この好学の心をもって，その後，鉄道病院，佼成会病院などに形成外科を創設し，今は昭和大学で形成外科の新設にあたっているが，その旺盛な能力と闘志とで，数々の業績を発表し，形成外科学会の一方の雄である．本書に収められているものは，鉄道病院に在職中，手がけ始めた形成外科の啓蒙書に端を発し，それに，関係各病院での経験と，氏独特の発想になる手技を網羅したものである．この手術書を手にすれば，形成外科のなんであるかを知ることができるのみでなく，実際の手術に大いに役立つものと思う

　三木威勇治先生が現存しておられれば，この一文も先生が草さるべきものであるが，今は，私がその代りをせざるをえない．先生も鬼塚博士のこの業績を喜ばれていると思う．今後，氏の活動がひろがるにつれ，この書も，部分的には書き改められたり，追加するところもでてくるであろうし，そうあるべきとも考える．

　昭和 44 年 6 月

大 森 清 一

序　文

　恩師である東大名誉教授高木憲次先生の整形外科教室では，兎唇，口蓋裂など顔面の奇形に関する研究や治療の業績もまた数多く報告せられ，われわれ門下生もまたそのお教えを受けていたが，三木教授の時代に形成外科診療班が開設せられ，これが今日の形成外科へ発展する礎となったことは，すでにご承知の通りである．もともと整形外科では，機能の回復を図るのが主眼であり，外形の改善を主眼とするのは形成外科であって，そこに根本的な差が存在する．

　このゆえに，大学病院や大病院には，形成外科が新設せられるようになり，本大学でも最近形成外科を開設し，鬼塚卓弥君が講師となりその発展のために活躍中であるが，現在までの研究や経験を基礎として，形成外科手術書をこの度上梓する運びとなった．おそらく斬新，明快な論述により，読者は最新の形成外科手術の全貌を了得されることと期待して，序文にかえる次第である．

　昭和 44 年 6 月

昭和大学教授

川 島　　弥

序　文

　医学の進歩はまことに目覚ましいものがあり，臨床医学の各分野に日進月歩の治療の可能性の展開と治療成績の向上がみられる．外科学1つを取り上げても100年前にはまだリスターの制腐法の妥当性が漸く認識され始めたころであり，多くの外科医には手術創の化膿は治癒への過程で起こる当然の自然現象とさえ考えられていたのであって，クリミア戦争（1854〜1856年）でフランス軍戦傷者中大腿切断を受けたものの92%，下腿切断を受けたものの71%が創の感染化膿によって生命を落としている．これを今日完全な無菌的手術室で心臓を一時停止させ，これにメスを加えることのできる状態とくらべるとその素晴らしい進歩の跡に驚嘆の念を禁じえない．しかし外科学の進歩発展の跡をみると当然のことながら生命を救うことが優先され，脊柱や四肢の機能を再建修復する整形外科のごときは一般外科，内臓外科の後を追いかけつつ歩みを進めてきたのも事実である．このことはわが国の医科大学に整形外科学の講座が全部揃ったのが近々10余年前のことであったことからも察せられるであろう．そのためでもあろうか一般外科医には体表外科や四肢外科を軽視し，安直に切断術・切除術を行って欠損を残したり，後に残る瘢痕や拘縮による醜形をあまり意に介することなく無神経な皮切や縫合，創傷被覆を行う人が少なくなかったことも事実である．この点は四肢を取り扱う整形外科医も決して十分であったとはいいにくく，その意味の本当の素養は欠けていたまま過ぎてきたというほうが正しいであろう．これは私自身の反省も含めてであるが，整形外科医の中には美容整形と混同されるのを極端に嫌うあまり，整容外科的な（cosmetic surgery）手術を軽視し，医学の対象外におくべしとする人も少なくなかったようであり，整形外科医の中で美容整形を合わせ行ったり，兎唇を取り扱うことを邪道視する傾向も強かったのも事実である．また，機能や生命に関係ない以上，醜形や変形，瘢痕などはとるにたらないとする考え方も，多くの医師に持たれた通念であったといえよう．しかしながら医学の技術が進歩し，治療の可能性がひろがるとともにその哲学，倫理にも改革がもたらされるのは当然であり，過去において持たれた生命を救うためには，あるいは重要な機能を活かすためには後にのこる瘢痕や醜形は取るにたらないものであるという考え方から生命や機能も助けるとともに後にのこる瘢痕や醜形もできる限り目立たないものにするような意が払われ，技術が重んぜられるようになって行き，先天性，後天性の変形，醜形を積極的にその対象とするようになってきて，ここに形成外科の基本的な考え方と学問として1つの独立した分野を確立する意義が生まれてきたのである．著者がこの書の2ページから3ページにわたり形成外科の定義を明解に述べておられるが，そのうち「整形外科でいうリハビリテーションが主に機能的社会復帰とすれば，形成外科はいわば形態的社会復帰ともいえよう」の語はまことに同感であって，先に述べた医師側の独善的な解釈から醜形や瘢痕をとるにもたらないものと扱ってどのくらい深刻な精神的，心理的苦悩を患者さんにおしつけたまま過してきたことが多かったか，みずからも省みてまことにはずかしい気がするとともに，形成外科というものがそのうらに著者のいわれるようなヒューマニティに根ざした学問であることを強調したい．

　私が始めて形成外科（plastic surgery）の重要性を認識したのは，1955年イギリスへ留学したときの

ことであるが，私が整形外科を学んだイギリスの整形外科病院にはどこにも整形外科と別に形成外科の専門医がおり，症例検討会では常に形成外科医がみずからの立場から皮切や瘢痕修復の方法などについて発言し，整形外科医も十分彼らの言には耳を傾け，それを考慮に入れた上でメスを加えていたのをみたこと，および純形成外科的な手術（瘢痕修復術が主であったが）に関しては形成外科専門医の技術ならびに治療成績の実際が整形外科医のそれよりもはるかに優れており，考え方にも専門家ならではと思われる点が多かったことを体験したとき以来であるが，留学から帰国してみると恩師故三木威勇治教授が東大整形外科の外来の特別診療班として形成外科診療を取り上げておられ，このグループは耳鼻科，皮膚科，眼科，整形外科各分野から形成外科に関心，興味を持つ人々が集って症例を検討しながら診療をしておられたので，私はそれをみて三木先生の卓見に感服したのであるが，やがてこの診療班から現在の東大の形成外科が生れ，またこれらの人々が中心となって日本の形成外科学会が誕生する運びになったのである．そうして現在方々の医科大学に診療科としてあるいは講座として形成外科が独立しつつある現状にある．

　本書の著者鬼塚卓弥博士は，昭和 31 年東大医学部医学科を卒業，昭和 32 年より故三木威勇治教授の許で整形外科を専攻され，大学院博士過程を履修されるとともに早くから形成外科を志され，上記の形成外科診療班に加わってこの方面も勉強され，大学院卒業後ニューヨークのこの道の権威 Dr. Barsky の許に留学，さらに研鑽をつまれた後，帰国後東大に新しく誕生した形成外科に勤務，その後中央鉄道病院に新設の形成外科に転じ，昨年より昭和大学の講師として形成外科を担当しておられる篤学新進の学徒である．同君は誠に勉学の好きな誠実な性格の人であって，故三木威勇治教授も同君の勉学ぶりを私に称讃されたのを憶えている．今，鬼塚君の筆になる本書を通覧すると形成外科の歴史，定義よりはじまって，麻酔，消毒，器械，形成外科の生命というべき縫縮法，植皮，骨，軟骨移植，皮膚表面形成術，プロテーゼの応用等々の手技を懇切丁寧にわかりやすいシェーマと写真によって説明し，その実際的な応用を実際編の中で創傷治療の形成外科的考え方，瘢痕，ケロイド，頭蓋部，額部，眼瞼，鼻，耳，頬部，口唇，唇裂・口蓋裂，頸部，四肢などにおいて遭遇する形成外科的諸問題の特殊性とその取り扱い方をこれも著者自身の豊富な経験より実例をあげ，また該博な文献参照よりきわめて実際に則してわかりやすく記述しておられる．同君の努めて倦むことのない勉学と症例を扱うに一例も疎かにすることのない真摯な努力の結晶というべき書であることを痛感する．形成外科の真の意義の啓蒙，実際的な考え方と手技の普及がまことに必要とされる今日，同君の労作である本書が形成外科を志す人はもちろん，一般外科，整形外科，皮膚科，眼科，耳鼻科等関連諸学科の方々にも有益な書であることを信じる次第である．

　昭和 44 年 6 月

東京大学教授

津 山 直 一

初版自序

　形成外科とは plastic surgery の訳語であって，第1回日本形成外科学会総会において出席会員の投票によって命名されたものである．したがって，形成外科といってもまだ目新しいために，その名称を知らない人もあるし，また知っていてもいかなる専門の外科であるか，またこれが，いわゆる美容外科，整形外科とどういう関係にあるか，形成外科の概念がはっきりしない人も多い．

　しかし，最近のように，交通事故，労働事故，あるいは電化された家庭内での事故など，われわれの身近には外傷の数も多い．一方，良性腫瘍をはじめ悪性腫瘍も早期発見・早期手術によって治癒率，延命率がとみに高くなった現在，腫瘍組織を摘出した後の変形，その他手術後の瘢痕，あるいは生まれつき奇形はもちろん醜形まで心理的機能的負担から治療の対象になってきている．これらの社会医学的必然性のために，一旦壊れたものを正常に復する，あるいは醜いものを美しくするといった専門医学がクローズアップされた．しかし，そのためにはより専門的な，より深い知識と，よりすぐれた手術技術とが要求されなければならない．そうでないと手術前より悪い結果を招き，かえって不幸な人々を作りかねない．従来の医師の片手間仕事ではできないほど，この分野は高度化しているからである．しかし新進の外科系医師の方々が，多少とも形成外科の知識を身につけられると，それだけそれぞれの外科分野でよりよい術後結果をえ，患者の福音となるとともに，さらに将来形成外科的修正を受けるさいにも，形成外科専門医の仕事をしやすくすると思う．その意味で，本書は，形成外科とはどういう学問か，一般外科とはどう違うものか，さらに実際の役に立つようにできるだけ簡明で具体的に，写真や図式を主体に記述するように心がけた．

　本書に記述した事柄は，著者が数千例の手術例から選び，よい手術結果をえ，また現在も用いている方法であるが，だからといってこれからも最良の方法というのではなく，将来は医学の進歩とともによりよい手術法が生まれてくるかも知れない．したがって本書を捨石によりすぐれた方法を発見し，形成外科の進歩のため，患者の幸福のために尽していただきたいと願っている．

　本書は，形成外科学を基礎編と実際編に2大別したが，基礎編では，実際に手術を行う上で覚えなければならないもの，あるいは形成外科だけでなく，外科系の手術を行う上にも基礎になるものを列挙した．したがって，基礎編だけをお読みいただいても外科系各科の参考にはなることと思う．また実際編では，形成外科ではどういうものを取り扱っているか，あるいは実際に患者を診察した場合，どういう手術を行っているかを具体的に述べた．

　なお本書は，雑誌「交通医学」18巻3号より毎号掲載されている著者の"形成外科シリーズ"をもとにして，さらに読みやすいようにまとめなおしたものである．

　最後に，本書の出版にあたって，ご尽力いただいた南江堂の諸氏に謝意を表する．

　昭和43年6月

鬼 塚 卓 彌

写真提供者，校閲協力者 （ABC順，敬称略）

協力者名	所属，肩書き	第5版担当章
阿部　浩一郎	青山研美会クリニック理事長（東京都）	23, 27
赤井　秀実	赤井クリニック院長（東京都）	20, 25, 26
秋田　新介	千葉大学形成外科診療講師	32
秋山　正基	北千住あきやま皮膚科院長（東京都）（元 昭和大学皮膚科学講座准教授）	20
青山　亮介	荏原病院形成外科医長（東京都）	20, 24, 29, 30, 32
荒尾　直樹	あらおクリニック院長（神奈川県）	22
天野（荒木）夏枝	（海外在住）群馬県立小児医療センター形成外科医長	29
有川　公三	有川スキンクリニック副院長（東京都）	32
福屋　安彦	太田西ノ内病院形成・美容外科熱傷センター長，唇裂・口蓋裂センター長（福島県）	3, 30
福嶋　佳純	戸塚共立あさひクリニック形成外科部長（神奈川県）	3, 24, 32
藤村　大樹	京都岡本記念病院形成外科部長（京都府）	25, 28, 32
古川　元祥	熊本リハビリテーション病院形成外科部長（熊本県）	32
浜島　昭人	群馬県立小児医療センター形成外科部長（群馬県）	23, 30
蓮見　俊彰	船橋形成外科クリニック院長（千葉県）	4, 23, 24
故 原口　和久	元 昭和大学形成外科准教授	3, 4, 18, 20, 27, 28, 30
林　雅裕	公立昭和病院形成外科部長（東京都）	27, 28, 30, 32
廣松　直幸	廣松クリニック院長（佐賀県）	20
堀　茂	第三北品川病院形成外科部長（東京都）	32
保阪　善昭	総合東京病院形成外科・美容外科センター長（東京都），元 昭和大学形成外科教授	5, 6, 20, 21, 23, 24, 27, 28, 30, 32
一瀬　正治	習志野第一病院副院長（千葉県），元 千葉大学形成外科教授	21, 24, 25, 29
飯田　直成	湘南藤沢徳洲会病院形成外科部長（神奈川県）	20, 21, 22, 23, 24, 25, 27, 28, 29, 30, 32
飯島　正文	元 昭和大学皮膚科教授	5, 20
飯塚　文子	元 東京大学形成外科	24, 28
池田　弘人	帝京大学救急医学講座准教授	3
伊藤　史子	あやこいとう クリニック院長（東京都）	20
伊藤　芳憲	昭和大学藤が丘病院形成外科客員教授	28
岩波　正陽	新横浜形成クリニック院長（神奈川県）	23, 27, 30
故 陣内　卓雄	元 佐賀県整肢会形成外科部長（佐賀県）	2, 3
門松　香一	昭和大学形成外科教授	1, 7, 11, 17, 23, 30, 32
加王　文祥	天神下皮フ科形成外科院長（東京都）	6, 7, 20, 23, 30, 32
苅部　大輔	横浜聖旺クリニック副院長（神奈川県）	32
葛西　嘉亮	葛西皮膚科医院（神奈川県）	32
嘉鳥　信忠	聖隷浜松病院顧問（静岡県）	23, 28
加藤　至	藤井病院院長（広島県）	21, 22
神崎　温子	東京医科大学皮膚科学教室	29
毛山　章	毛山病院院長（高知県）	27
木村　直弘	築地皮膚と手のクリニック院長（東京都）	3, 5, 8, 20, 32
木村　智江	昭和大学形成外科言語室	26
北見　由季	昭和大学皮膚科准教授	5, 20
小林　公一	山梨県立中央病院形成外科部長（山梨県）	3, 24, 28, 31
小林　一女	昭和大学耳鼻咽喉科教授	26

協力者名	所属，肩書き	第5版担当章
小薗　喜久夫	熊本機能病院形成外科・小児形成外科，国際唇裂口蓋裂センター長・創傷ケアセンター長（熊本県）	3, 20, 22, 31
窪田　吉孝	千葉大学形成外科講師	8, 30
倉林　仁美	ひとみ矯正歯科クリニック院長，元 昭和大学歯学部矯正歯科学教室準教授	26
黒田　正義	東大和病院形成外科部長（東京都）	21, 23, 24, 25, 30
黒川　正人	熊本日赤病院形成外科部長（熊本県）	21, 23, 32
黒木　知明	昭和大学藤が丘病院講師	3, 21, 24, 25, 28, 29, 30, 31, 32
槙　宏太郎	昭和大学歯学部矯正歯科教授	28
真鍋　厚史	昭和大学歯学部歯科保存学講座美容歯科学部門教授	28
丸山　直樹	銀座マイアミ美容外科院長（東京都）	28
松本　文昭	松本クリニック院長（茨城県）	4
湊　祐廣	盛岡友愛病院形成外科部長（岩手県）	32
三澤　正男	富士彩クリニック院長（静岡県）	25, 32
三川　信之	千葉大学形成外科教授	6, 30
宮田　昌幸	新潟大学形成・再建外科講師・総括医長	21, 22, 23, 24, 27, 28, 30
森岡　大地	昭和大学形成外科准教授	5, 21, 30, 32
宗近　宏次	昭和大学名誉教授（放射線科）	3
村松　英之	きずときずあとのクリニック豊洲院院長（東京都）	28
室田　英明	新宿ウエストクリニック院長（東京都）	31
永尾　光一	東邦大学病院泌尿器科教授	31
中田　土起丈	昭和大学藤が丘病院皮膚科教授	5, 20
中島　英親	熊本機能病院整形外科部長・院長（熊本県）	2, 7, 8, 32
西野　健一	元 京都府立医科大学形成外科教授	3, 20, 23, 24, 25, 30
野田　宏子	ちば美容・形成外科クリニック院長（千葉県）	5, 20
野田　弘二郎	肌と爪のクリニック院長（東京都）	21, 32
野崎　忍	野崎クリニック形成外科・美容外科院長（鹿児島県）	24, 30
沼尻　敏明	京都府立医科大学形成外科准教授	20, 29
大久保　文雄	昭和大学唇裂口蓋裂センター長，昭和大学形成外科教授	2, 25, 28
大村　勇二	五稜郭大村美容形成クリニック院長（北海道）	28
大祢　廣伸	中央大祢整形・形成外科院長（茨城県）	31
大塚　純正	大塚矯正歯科クリニック院長（東京都），元 昭和大学歯学部矯正科准教授	26
大塚　康二朗	大塚病院副院長（宮崎県）	3, 20, 21, 22, 32
大塚　尚治	昭和大学横浜市北部病院形成外科教授（特任）	28
岡本　年弘	浜松赤十字病院形成外科部長（静岡県）	23, 28, 30
岡崎　恵子	馬込ことばの相談室（東京都）	26
奥田　良三	京都第二赤十字病院形成外科部長（京都府）	3
小住　和徳	OZUMIクリニック院長（福岡県）	20, 23, 24, 28, 29, 32
雑賀　厚臣	聖マリア病院形成外科部長（福岡県）	20, 22
齋藤　昌美	福島県立医科大学形成外科講師	32
酒井　倫明	酒井形成外科院長（東京都）	5, 28
佐々木　英悟	市川ひふ科形成外科クリニック院長（千葉県）	32
佐藤　亜紀子	帝京平成大学健康メディカル学部言語聴覚学科講師	26
佐藤　兼重	川崎幸病院形成外科・美容外科センター長（神奈川県），元 千葉大学形成外科教授	21, 28
佐藤　薫	かおるクリニック院長（東京都）	20
山本（佐藤）友紀	日本矯正歯科研究所付属デンタルクリニック副院長，昭和大学歯科病院矯正歯科非常勤講師	26
佐藤　伸弘	昭和大学形成外科講師	30

協力者名	所属，肩書き	第5版担当章
三辺　武幸	昭和大学理事（元 昭和大学藤が丘病院耳鼻咽喉科教授）	26
出世　富久子	昭和大学リハビリテーション病院言語聴覚士	26
柴田　佳子	柴田佳子クリニック院長（福岡県）	5
島本　良子	有楽町皮膚科院長（東京都）	20
柴崎　好伸	昭和大学名誉教授（元昭和大学歯学部矯正歯科教授）	26
重原　岳雄	君津中央病院形成外科部長・医務局次長（千葉県）	2, 3, 8, 28, 30, 31
清水　祐紀	プレシャスクリニック自由が丘院長（東京都），元 昭和大学形成外科准教授	5, 18, 27
四宮　茂	しのみや皮膚科形成外科院長（東京都）	25, 30, 32
末木　博彦	昭和大学皮膚科学講座教授	20
角谷　徳芳	昭和大学客員教授（元 昭和大学藤が丘病院形成外科教授）	26, 28, 29, 32
巣瀬　忠之	埼玉県桶川市巣瀬メディカル研究所（埼玉県）	30
素輪　善弘	京都府立医科大学形成外科講師	8, 30
鈴木　啓之	千葉県こども病院形成外科部長（千葉県）	27
高濱　宏光	習志野第一病院形成外科・皮膚科部長（千葉県）	3, 7, 28, 30
高原　寛	製鉄記念八幡病院形成外科部長（福岡県）	24, 27
高木　信介	今給黎総合病院形成外科部長（鹿児島県）	3, 8, 17, 21, 28, 32
高見　佳宏	東京労災病院形成外科部長（東京都）	7
田邉　毅	熊本機能病院形成外科・小児形成外科部長（熊本県）	20, 25, 32
谷　祐子	広尾プライム皮膚科院長（東京都）	5, 20, 24
寺内　雅美	元 沼津市民病院形成外科部長	25
利根川　守	東京逓信病院形成外科主任医長（東京都）	28, 30
冨塚　陽介	船橋中央病院形成外科部長（千葉県）	30
鳥居　修平	元 名古屋大学形成外科教授	31
土佐　泰祥	昭和大学形成外科准教授	4, 7
塚越　卓	塚越クリニック院長（埼玉県）	1, 23, 25, 32
鶴切　一三	あやこいとう クリニック（東京都）	23
上村　哲司	佐賀大学形成外科診療教授	21, 28, 32
宇佐美　泰徳	日立総合病院形成外科主任医長（茨城県）	9, 22, 24, 25, 27, 28, 29, 30, 31, 32
宇田川　晃一	元 千葉県こども病院形成外科部長，元 千葉大学形成外科准教授	19, 25, 28
矢持　淑子	昭和大学臨床病理診断学准教授	20
矢野　敏之	熊本機能病院副院長・麻酔科部長（熊本県）	4
安本　和正	元 ひたち医療センター院長，元 昭和大学麻酔科教授	2
横田　和典	広島大学形成外科教授	32
米満　弘一郎	熊本機能病院理事長，救急医療（熊本県）	32
寄藤　和彦	しすい皮膚科院長（千葉県），元 成田日赤皮膚科部長	20
萬屋　礼子	元 昭和大学歯学部矯正歯科，萬屋歯科医院副院長（東京都）	28
吉田　明広	よしだ整形形成外科医院院長（静岡県）	32
吉川　厚重	熊本リハビリテーション病院形成外科部長（熊本県）	3, 8, 32
吉本　信也	前 昭和大学形成外科教授，昭和大学形成外科客員教授	23, 24, 28, 30, 31
渡邊　玄一	新宿ウエストクリニック副院長（東京都）	章末イラスト
渡邊　彰二	埼玉県立小児医療センター副院長・形成外科部長（埼玉県）	20, 29, 31

●第4版症例提供者一覧（ABC順, 敬称略）

協力者名	項目（第4版）
阿部浩一郎	27
赤井秀実	20,25,26
秋山正基	20
青山亮介	20,29
福屋安彦	30
浜島昭人	30
故 原口和久	3,4,18,20,27,28,30
廣松直幸	20
堀　茂	31
保阪善昭	5,6,27,28,30,31
一瀬正治	21,24,25,29
飯田直成	21,24,25,29,30,31
飯島正文	5,20
池田弘人	3
伊藤芳憲	28
岩波正陽	23,27
故 陣内卓雄	2,3
門松香一	1
神崎温子	29
加王文祥	7
嘉鳥信忠	23
毛山　章	27
木村直弘	3
北見由季	5,20
小林公一	28
故 小林敏男	31
小薗喜久夫	3,20,22,31
倉林仁美	26
槇宏太郎	28
松本文昭	4
三川信之	6,30
三澤正男	25
宗近宏次	3
中島英親	2,7,8,31
中田土起丈	5,20
西野健一	3,20,23,24,25,30
野田宏子	5,20
野田弘二郎	21,31
大久保文雄	2,28
大村勇二	28
大襯廣伸	31
故 大嶋貴子	28
大隅　昇	23
大塚純正	26

大塚尚治	28
岡崎恵子	26
奥田良三	3
小住和徳	23,28
酒井倫明	5
佐藤兼重	21,28
佐藤友紀	26
三辺武幸	26
出世富久子	5
柴田佳子	5
萬屋礼子	28
柴崎好伸	26
重原岳雄	2,3,8,28,30,31
清水祐紀	27
角谷徳芳	26,28,31
高濱宏光	3,7,28,30
谷　祐子	5,20
寺内雅美	25
土佐泰祥	7
塚越　卓	1
鶴切一三	23
上村哲司	21,28
宇佐美泰徳	22,27,28,29,30,31
宇田川晃一	19,28
矢持淑子	20
安本和正	2
寄藤和彦	20
吉田明広	31
吉川厚重	3
吉本信也	27
渡邊彰二	20,29,31

目　次

1章　形成外科学とは

1·1　形成外科の歴史 history of the plastic surgery　3
A. 諸外国における形成外科の歴史　3
- ❶形成外科の誕生　3
- ❷形成外科の語源　4
- ❸形成外科の発展　5
- ❹形成外科の確立　5
- ❺形成外科の進歩　5
- ❻形成外科の学会開催，学会誌の発行　6

B. わが国における形成外科の歴史　6
- ❶日本の形成外科誕生の背景　6
- ❷日本の形成外科の誕生　6
- ❸学会の開催と機関誌の発行　6
- ❹日本美容外科学会の誕生と機関誌の発行　7
- ❺関連分科会の開設　7
- ❻専門医制度と認定医制度の発足　7
- ❼関連学会の設立　7

1·2　形成外科，形成外科学の医学のなかにおける歴史的位置づけ　7
A. 太古時代　7
B. 有史前後　8
C. 中世時代　10
D. ルネッサンス時代　10
E. 治療医学時代　11
F. 予防医学時代　11
G. 健康増進医学時代　11
H. 形成医学時代　11
I. 改造医学時代　13
J. 美容医学時代，抗老医学時代　13
K. 再生医学時代　13

1·3　形成外科学の理念　14

1·4　形成外科の対象　14
A. 形成外科の醜状別対象　14
B. 形成外科の部位別対象　14

1·5　形成外科学の定義　15

1·6　形成外科関連の名称　15

1·7　形成外科で行う治療法　15

2章　形成外科手術の基本手技

2·1　形成外科手術と精神障害　17
A. 形成外科手術と身体醜状恐怖症　17
- ❶身体表現性障害　17
- ❷境界型人格障害 borderline personality disorder　17
- ❸術後ストレス障害　17
- ❹医療訴訟　17
- ❺予知医療 predictive medicine　17

B. 家族の心理的支援　18
C. 患者，家族の社会的支援　19
D. 形成外科，美容外科の身体的対象の日米差　19
E. 日本人の美容外科への関心　19

2·2　形成外科で行う麻酔法 anesthesia for plastic surgery　19
A. 形成外科における麻酔法の特殊性と選択　19
B. 麻酔法の種類　20
C. 術前管理および麻酔前投薬　20
D. 静脈路確保と麻酔中の管理体制　20
E. 全身麻酔法　20
- ❶術中の気道管理　20
- ❷全身麻酔　21
  - a. 吸入麻酔法　21
  - b. 静脈麻酔法　21
  - c. 鎮痛薬　22
  - d. 筋弛緩薬　22

F. 局所麻酔法　22
- ❶伝達麻酔法　22
  - a. 施術前準備　22
  - b. 部位別伝達麻酔　22
- ❷浸潤麻酔法　22
  - a. 麻酔前注意　22
  - b. 使用薬剤，キシロカイン　25
  - c. 注射時の注意　25
  - d. チューメセント法 tumescent local anesthesia　26
- ❸表面麻酔法　26
  - a. 皮面麻酔法　26
  - b. 粘膜表面麻酔法　26
- ❹静脈内局所麻酔法　26
- ❺硬膜外麻酔　26
  - a. 脊髄くも膜下麻酔（脊椎麻酔）　26
  - b. 硬膜外麻酔　26
  - c. 仙骨麻酔　26

G. 形成外科手術における麻酔での部位別注意　26

❶頭部　27
❷眼瞼　27
❸鼻部　27
❹耳介部　27
❺口唇部　27
❻口蓋　28
❼頬部　28
❽頸部，体幹　28
❾四肢，指趾　28
H.　全身麻酔日帰り手術 day surgery, ambulatory anesthesia　28
❶麻酔法　28
❷日帰り麻酔の長所，短所　28
❸日帰り麻酔の安全のための基準（日本麻酔科学会）29

2·3　術前の注意　29
A.　診察　29
❶既往歴　29
❷家族歴　29
❸醜状歴　29
❹主訴　29
B.　治療法の決定法　29
C.　治療法の決定法の例　30
❶上顎骨骨折の例　30
D.　治療のクリニカルパス clinical path，説明と同意 informed consent　30
E.　模擬外科手術 simulation surgery　30
❶石膏模型 cast model　31
❷頭部X線規格写真 cephalometric roentgenogram 31
❸CT（computed tomography）　31
❹MRI（magnetic resonance imaging）　31
❺三次元CT，MRI　31
❻三次元実体模型　32
F.　術前検査　32
G.　輸血の準備，自己血輸血法　32
❶輸血の適応　32
❷自己血輸血法の種類　33
a.　希釈式自己血輸血法　33
b.　回収式自己血輸血法　34
c.　貯血式自己血輸血法 predeposited autologous blood transfusion　34
d.　switch back 式貯血法　34
e.　希釈式，貯血式併用法　34
❸自己血輸血の注意　34
❹小児の自己血輸血　34
H.　手術前日の処置　34
❶清拭，剃毛　34
❷鎮静　34
❸術前の作図　35

2·4　術中の基本的事項　35
A.　患者の体位　35
❶頭部　35

❷顔面部一般　35
❸頬部　35
❹眼瞼部　35
❺鼻部　35
❻口唇，口蓋部　35
❼頸部　35
❽体幹部　35
❾四肢部　35
B.　消毒　35
C.　四角布のかけ方　36
D.　基本的手術器械　36
❶器械セット　36
❷形成外科手術器械の特殊性　37
❸手術器械の消毒　37
❹基本器械　38
a.　メス knife, scalpel　38
b.　鋏 scissors　38
c.　持針器 needle-holders　38
d.　鑷子 forceps　38
e.　皮膚鉤（フック）skin hook　39
f.　止血鉗子 hemostates, mosquitos　39
g.　針 needles　39
h.　注射器　40
i.　作図用ペン　40
j.　万能開口器　40
❺縫合材料 suture materials　41
a.　縫合糸一般について　41
b.　縫合糸個々の特性　42
❻縫合補強材　42
a.　サージカルテープ surgical tape　43
b.　皮膚接着剤　43
c.　フィルム　43
❼縫合糸，縫合針の用途別使い分け　43
E.　皮膚切開 incision　43
❶切開線 incision line　43
a.　Langer 線 Langer's line　43
b.　皺線 wrinkle line, Kraissl 線 Kraissl line　43
c.　弛緩線 relaxation line, relaxed skin tension line（RSTL）　43
d.　輪郭線 contour line　43
e.　まとめ conclusion　43
❷皮切，剝離範囲のデザイン incision design　44
❸切開法 skin incision　44
F.　皮下剝離 undermining　44
❶一般的注意　44
❷剝離層の深さ　44
a.　顔面　44
b.　頭皮　45
c.　体幹，四肢　45
G.　止血法 hemostasis　45
❶結紮法 ligature hemostasis　45
❷結紮縫合法 suture ligature hemostasis　45
❸電気凝固法 electrical coagulation hemostasis　46
❹圧挫法 clamping hemostasis　46
❺捻転法 twisting hemostasis　46

❻圧迫止血法 pressure hemostasis　46
❼膠着法 plasma thrombin hemostasis　46
❽骨蠟法 bone wax hemostasis　46
❾その他　46
H. 縫合法 suture　46
❶結節縫合法 knotted suture, interrupted suture　46
　a. 単一結節縫合法 simple loop suture　46
　b. マットレス（臥褥, 布団）縫合法 mattress suture　47
　c. 単一埋没縫合法 single intradermal suture, buried suture　48
❷連続縫合法 continuous suture, running suture　48
　a. 創外連続縫合法 external continuous suture　48
　b. 連続マットレス（臥褥）縫合法 continuous mattress suture　48
　c. 連続埋没縫合法 continuous intradermal suture　48
❸減張縫合法 relaxation suture　50
　a. 埋没縫合法 buried suture method　50
　b. 皮膚縫合法 skin suture method　50
　c. 創外減張法 extradermal relaxation method　50
I. 圧迫固定 pressure dressing　51

2·5　術後の基本的事項　52
A. 術後の患者管理 postoperative care　52
B. 包帯交換（包交）dressing change　52
C. 抜糸 suture removal　52
❶抜糸時期　52
❷抜糸の時期の判断基準　52
❸形成外科的抜糸法　52
D. 抜糸後の処置　52
❶固定　52
❷X線照射　52
❸ステロイド軟膏の密封閉鎖療法　52
❹トラニラスト内服療法　52
E. 経過観察　52

2·6　内視鏡下手術 endoscopic surgery　53
A. 内視鏡下手術とは　53
B. 歴史　53
C. 適応　53
D. 長所・短所　55
E. 合併症　55
F. 手術器具　55
❶内視鏡　55
❷周辺器具　55
❸光源　55
❹テレビモニターカメラ　55
G. 手術法　55

2·7　化粧法 cosmetic method, cosmetology　55
A. 化粧法とは　55
B. 化粧法の概念　55

C. 化粧法の目的　56
D. 化粧法の適応　56
E. 化粧法の対象疾患　56
F. 化粧品 cosmetics　56
❶化粧品の定義　56
❷主な基礎化粧品　56
　a. 基礎化粧品　56
　b. メーキャップ化粧品　57
　c. 毛髪用化粧品　57
　d. フレグランス製品　57
　e. 洗浄剤　57
　f. 特殊化粧品　57
　g. 医薬部外品　57
❸保湿剤 skin moisturizing　57
　a. 皮膚の乾燥予防作用　57
　b. 皮膚の保護作用　57
❹美白剤 bleacher, ピーリング剤 peeling　57
　a. レチノール酸, トレチノイン retinoic acid, tretinoin　57
　b. ハイドロキノン hydroquinone　57
　c. アスコルビン酸, アスコルビン酸リン酸化エステル ascorbic acid　58
　d. コウジ酸 kojic acid　58
　e. 抗酸化薬 antioxidant　58
　f. その他　58
G. 加齢臭 aging odor　58
H. その他　58

3章　創傷治療

3·1　創傷治療一般論　59
A. 創傷治療と形成外科　59
B. 創傷の原因　59
C. 創傷の分類　59
D. 創傷治癒　59
❶創傷とは　59
❷損傷とは　60
❸創傷治癒現象とは　60
　a. 第1期癒合, 一次治癒　60
　b. 第2期癒合, 二次治癒　60
　c. 創傷治癒現象　60
❹時系列にみた創傷治癒現象　61
　a. 第1期　滲出期 exudative phase（2日目くらいまで）61
　b. 第2期　増殖期 fibroplastic phase, proliferative phase 3～7日くらい　62
　c. 第3期　成熟期 maturation phase, remodeling phase 7日目以降　63
❺胎児期の創傷治療　63
E. 創傷治癒阻害因子　63
❶全身的因子　63
❷局所的因子　63
F. 創傷患者の全身管理　63

❶緊急全身管理　63
❷救命処置　64
　a．一次精査 primary survey と蘇生 resuscitation　64
　b．二次精査 secondary survey　65
　c．三次精査 tertiary survey　65

3・2　機械的損傷 traumatic injury　65
A．非開放性損傷 closed injury　65
　❶皮下陥凹瘢痕 subcutaneous depressed scar，外傷性えくぼ traumatic dimple　66
　❷皮下筋層断裂や骨折　66
　❸表皮剝離創（スキンティア skin tear）　66
B．開放性損傷 open injury　66
　❶新鮮創の治療　66
　　a．創洗浄 cleansing　66
　　b．創郭清 debridement　67
　　c．創周囲組織の生死　68
　　d．創閉鎖前の条件 closure conditions　69
　　e．ドレナージ drainage　69
　　f．感染　69
　　g．創閉鎖の実際　70
C．ガス壊疽 gas gangrene　77
D．壊疽性筋膜炎 necrotizing fasciitis，フルニエ壊死 Fournier's gangrene　77
　❶名称　77
　❷起炎菌　78
　❸発症部位　78
　❹症状　78
　❺診断　78
　❻治療　78
E．MRSA 感染創　79
F．toxic shock syndrome（TSS）　79
G．創傷被覆の基本　79
　❶湿潤性 humidity　79
　❷酸素濃度 oxygen tension　79
　❸温度 temperature　79
　❹感染 infection　79
H．代表的創傷被覆材　80
　❶創傷被覆材の使用目的　80
　❷材料　80
　　a．被覆材の種類　80
　　b．被覆材の作用　80
　❸被覆材の創別適応　82
　　a．熱傷創への適応　82
　　b．皮下脂肪層までの創傷　82
　　c．採皮創への適応　82
　❹被覆材の作用別分類　82
　　a．滲出液吸収性による分類　82
　　b．滲出液の多寡による分類　82
　　c．抗菌性としての分類　82
I．陳旧創の治療　82
　❶比較的陳旧な創　82
　　a．湿布　82
　　b．郭清　82

　　c．創閉鎖　82
　❷相当陳旧な創　82
　　a．郭清　82
　　b．創閉鎖　83
　　c．骨髄炎を合併している場合　83
J．慢性炎症，潰瘍　83

3・3　交通外傷 traffic accident trauma　83
❶交通外傷の特殊性　83
❷自動車事故の特徴　83
　a．歩行中の交通外傷　83
　b．乗車中の交通外傷　84
　c．乗車中の損傷　84
　d．フロントガラスと外傷　85
　e．シートベルト損傷 seat belt injury　85
　f．エアバッグ損傷 air bag injury　85
❸治療　85

3・4　熱傷 burn　85
A．新鮮熱傷　85
　❶熱傷の原因，種類　85
　　a．過熱物体，接触熱傷 contact burn　85
　　b．過熱液体，湯傷 scald burn　85
　　c．火焰熱傷 flame burn，爆発熱傷 explosion burn　85
　　d．気道熱傷 inhalation burn　85
　　e．化繊衣服引火　85
　　f．輻射熱，輻射熱傷 flash burn　85
　　g．摩擦熱，摩擦熱傷 friction burn　86
　　h．電流熱作用，電撃傷 electrical burn　86
　　i．化学作用，薬傷 chemical burn　86
　❷熱傷の頻度　86
　❸熱傷の程度　86
　　a．熱傷深度と分類　86
　　b．熱傷範囲　87
　　c．熱傷重症度指数 burn index　87
　　d．要入院熱傷の判定　87
　　e．熱傷予後と予後指数 prognostic burn index（PBI）　87
　❹熱傷の病態　88
　　a．熱傷と性差　88
　　b．熱傷と年齢　88
　　c．熱傷と遺伝子　88
　❺熱傷の経過　88
　　a．ショック期　88
　　b．ショック離脱期　89
　　c．感染期　89
　　d．回復期　89
　❻熱傷の治療　89
　　a．来院前救急処置 prehospital care　89
　　b．来院時救急処置 hospital care　89
　　c．全身療法　89
　❼熱傷と輸液　90
　　a．輸液法　91

b. 熱傷における輸液の意義　91
c. 輸液量増減の目安（モニター）　92
❽体温管理　94
❾栄養管理　94
a. 栄養管理とカーリング潰瘍 Curling's ulcer　94
b. 早期経腸栄養法　94
c. 米国経腸栄養法　96
❿感染予防　96
⓫ショック離脱期管理　96
⓬局所治療　97
a. 局所療法の原則　97
b. 初期局所治療　97
c. 創の治療法　97
d. 熱傷深度別局所治療法　97
e. 部位別熱傷治療　101
f. 外用療法　101
g. 熱傷深度別外用薬　102
h. 湿布療法　102
i. 入浴療法 hydrotherapy　102
j. 創傷被覆材 dressing materials　103
⓭広範囲熱傷と細菌感染　103
a. 敗血症, 菌血症　103
b. 治療　104
⓮播種性血管内凝固 disseminated intravascular coagulation（DIC）　105
B. 陳旧性熱傷, 潰瘍　106
❶全身的治療　106
❷局所的治療　106
a. 真皮残存潰瘍　106
b. 全層欠損潰瘍　106
c. 深部組織露出性潰瘍　106
C. 特殊熱傷　106
❶顔面熱傷　106
a. 部位的特殊性　106
b. 治療上の特殊性　106
❷外陰部熱傷　106
a. 熱傷原因の特殊性　106
b. 部位的特殊性　107
c. 治療上の特殊性　107
❸手部熱傷　107
a. 部位的特殊性　107
b. 治療上の特殊性　107
❹幼小児熱傷　107
a. 年齢　107
b. 部位　107
c. 原因的特殊性　107
d. 生理的特殊性　107
e. 解剖学的特殊性　107
f. 治療上の特殊性　107
❺老人熱傷　108
a. 原因的特殊性　108
b. 生理的特殊性　108
c. 解剖学的特殊性　108
d. 治療上の特殊性　108
❻気道熱傷 inhalation burn, smoke inhalation　108

a. 気道熱傷の気管支ファイバー所見による分類　108
b. 原因的特殊性　108
c. 病理学的特殊性　108
d. 臨床的特殊性　109
e. 臨床的検査　109
f. 治療上の特殊性　109
❼低温熱傷 moderate temperature burn, 湯たんぽ熱傷 hot-water bottle burn　109
❽圧挫熱傷 heat press injury　109
D. 熱傷治癒後の諸問題　109
❶色素沈着 pigmentation　109
❷色素脱失 depigmentation　109
❸ケロイド keloid, 肥厚性瘢痕 hypertrophic scar　110
❹瘢痕拘縮 scar contraction　110
❺体温調節機能障害 thermoregulation dysfunction　110
❻筋骨格系変形 skeletal deformity　110
❼皮膚癌 skin cancer　110
❽多毛性早熟症 hirsutism　110
❾熱傷後のリハビリテーション postburn rehabilitation　110
❿ストレス障害 acute stress disorder　110

3·5　冷傷 cold injury　111
A. 冷傷とは　111
B. 冷傷の程度　111
C. 冷傷の種類　111
❶凍瘡 chilblain　111
❷浸水足 immersion foot, 塹壕足 trench foot　111
❸凍傷 frostbite　111
❹高山凍傷 high altitude frostbite, windchill　111
❺低体温症 hypothermia　112
❻代替フロンによる凍傷　112
D. 冷傷の原因　112
E. 冷傷の組織変化　112
F. 冷傷の治療　112
❶低体温症の治療　112
❷冷傷の局所治療　112

3·6　電撃傷 electrical burn　113
A. 原因　113
B. 症状　113
❶電撃傷の症状に影響する因子　113
a. 感電条件　113
b. 接地条件　114
c. 身体的条件　114
❷部位別症状　114
a. 全身症状　114
b. 局所症状　114
C. 治療　115
❶全身療法　115
a. 電撃ショックの治療　115
b. 腎障害の治療　115
❷局所療法　115

3·7 雷撃傷 lightning injury　116
A. 雷撃傷の特徴　116
B. 近傍雷撃症　116

3·8 化学傷，薬傷 chemical burn　116
A. 接触性薬傷　116
❶原因，作用機序　116
❷種類　116
　a. 酸性傷　116
　b. アルカリ傷　117
　c. 脂肪族炭化水素　117
　d. 金属およびその化合物　117
　e. 非鉄金属およびその化合物　118
❸症状　118
❹治療　118
B. 高圧注入損傷 high pressure injection injury　118
C. 血管漏出性薬症 extravasation injury　118

3·9 放射線皮膚障害 radiational injury　119
A. 放射線の基礎的事項　119
❶放射線の種類　119
　a. 電磁放射線 electro-magnetic radiation　119
　b. 粒子放射線 corpuscular radiation　119
❷放射線の治療法概略　119
　a. アイソトープ治療　119
　b. 超高圧放射線治療　119
❸放射線の単位　119
　a. 放射線エネルギー：1eV（エレクトロンボルト Electron volt）　119
　b. 照射線量：C/kg（クーロン毎キログラム）　119
　c. 吸収線量：Gy（グレイ Gray）　119
　d. 線量当量：Sv（シーベルト Sievelt）　119
　e. 放射能壊変数：Bq（ベクレル Becquerel）　119
❹放射線の作用　120
B. 放射線皮膚障害の原因　120
C. 分類　120
❶急性放射線皮膚障害の分類　120
D. 病理　120
E. 治療　120
❶急性期の治療　120
❷慢性期の治療　121
F. 予後　121

3·10 褥瘡 pressure sore, decubitus, pressure ulcer　122
A. 褥瘡とは　122
❶褥瘡とは　122
❷原因　122
❸褥瘡の名称　122
❹頻度（有病率）　122
B. 好発部位　123
C. 症状，所見　123
❶深さによる分類　123

❷DESIGN 分類　123
❸DESIGN-R 分類　123
❹その他の分類　123
D. 褥瘡の病態　123
E. 褥瘡スケール　123
F. 治療原則　125
❶保存的治療 conservative therapy　125
　a. 麻痺性褥瘡　125
　b. 非麻痺性褥瘡　126
❷軟膏療法 wound bed preparation　126
　a. 種類　127
　b. 適応　127
　c. 外用薬のまとめ　128
❸創の管理 wound bed preparation　128
❹陰圧療法 negative pressure wound therapy（NPWT）　128
　a. 目的　128
　b. 効果　128
　c. 機器　128
　d. 適応と禁忌　129
❺外科的治療　129
　a. 手術前処置　129
　b. 手術法　129
G. 褥瘡再発　129
H. 治療法の選択　130
❶手術法別選択　130
　a. 単純縫縮　130
　b. 植皮術　130
　c. 皮弁，筋膜皮弁　130
　d. 筋皮弁　130
　e. 穿通動脈皮弁　130
　f. 遊離吻合皮弁 free flap　130
❷部位別手術法の選択　131
　a. 大転子部　131
　b. 坐骨部　131
　c. 仙骨部　132
　d. 腸骨部　134
　e. その他の部位　134
❸多発褥瘡　136
I. 遷延治癒　136
❶骨髄炎　136
❷尿道皮膚瘻　136
J. 術後合併症　139
❶感染　139
❷血腫　139
❸縫合不全，皮膚壊死，皮弁壊死　139
K. 術後の後療法　139
L. 栄養管理　139

4章 瘢痕およびケロイドの治療

4·1 瘢痕一般論　　141
A. 瘢痕の定義 definition of scar　141
- ❶瘢痕 scar　141
- ❷瘢痕拘縮 scar contraction, scar contracture　141
- ❸瘢痕の評価 evaluation of scar　141
B. 瘢痕の性状を左右する因子　141
C. 瘢痕の分類 classification of scar　141
- ❶瘢痕の分類 classification of scar　141
- ❷瘢痕の新旧（経過年数）　142
- ❸瘢痕の安定性　143
- ❹瘢痕の範囲（広狭）　144
- ❺瘢痕の高低　144
  - a. 陥凹瘢痕 depressed scar　144
  - b. 等高瘢痕 flat scar　145
  - c. 肥厚性瘢痕あるいはケロイド hypertrophic scar or keloid　145
- ❻瘢痕表面の性状　145
  - a. 平滑瘢痕 smooth scar　145
  - b. 凹凸瘢痕 uneven scar　146
  - c. 拘縮瘢痕 contracted scar　146
- ❼瘢痕と疼痛　146
  - a. 無痛性瘢痕 painless scar　146
  - b. 有痛性瘢痕 painful scar　146
- ❽瘢痕の色調　146
- ❾瘢痕の形状　147
  - a. 線状瘢痕 linear scar　147
  - b. 弁状瘢痕 trap door scar or deformity　147
  - c. 面状瘢痕　147
  - d. 縫合瘢痕 suture mark　147
  - e. 伸張瘢痕 stria cutis, stretch scar　148
  - f. 自傷瘢痕 self-inflicted scar　148
- ❿いろいろな瘢痕の混在　148
- ⓫瘢痕治療に対する満足度　148
- ⓬瘢痕癌　149
  - a. 誘因　149
  - b. 種類　149
  - c. 発生状況　149
  - d. 治療　149
  - e. 予後　149
D. 瘢痕の見分け方　149
E. 瘢痕治療法のまとめ　150

4·2 ケロイド keloid　　150
A. ケロイドとは　150
B. ケロイドの分類　151
- ❶ケロイドの分類（その1）　151
- ❷ケロイドの分類（その2）　151
- ❸ケロイドの分類（その3）　151
C. 鑑別診断　151
- ❶特発性ケロイドと瘢痕ケロイド　151
- ❷肥厚性瘢痕と瘢痕ケロイド　152
D. ケロイドの成因　152

- ❶全身的因子　152
  - a. 人種　152
  - b. 性別　152
  - c. 年齢　152
  - d. 遺伝関係　153
  - e. 他の疾病との関係　153
  - f. その他の成因　153
- ❷局所的因子　153
  - a. 好発部位　153
  - b. 治癒の遅れた創傷　153
  - c. 熱傷, 薬傷　153
  - d. その他の皮膚疾患　153
  - e. 手術創　153
  - f. 異物　154
- ❸誘因よりケロイド発生までの期間　154
- ❹ケロイドになりにくい部位　154
  - a. 有毛部, 特に頭髪部　154
  - b. 粘膜部　154
  - c. 眼瞼, 乳輪, 陰茎, 陰囊　154
  - d. ハンセン病　154
E. ケロイドの治療　154
- ❶外用療法　154
- ❷注射療法　154
  - a. Triamcinolone acetonide 水性懸濁液注射　154
  - b. 5-fluorouracil（5-FU）局所注射　154
  - c. その他　155
- ❸内服療法　155
  - a. トラニラスト（リザベン®）　155
- ❹物理的療法　156
  - a. 圧迫法 mechanical pressure　156
  - b. シリコンシート貼布法　156
  - c. レーザー療法　156
  - d. 放射線療法 radiation therapy　157
- ❺外科的療法 surgical therapy　158
  - a. 液体窒素凍結療法　158
  - b. 縫縮法　158
  - c. 植皮法　159
  - d. くり抜き法　161
  - e. ケロイド内Z形成術　161
  - f. その他の治療　161
  - g. ケロイドの切除法の実際　161
- ❻併用療法　162
- ❼まとめ　163
  - a. ケロイドの予防　163
  - b. ケロイドが発生した場合　163
  - c. ケロイドの時期的治療のまとめ　163

5章　皮面形成術

5·1　皮面形成術一般論　165
A. 皮面形成術とは　165
B. 皮膚の解剖，機能　165
❶皮膚の解剖　165
  a. 表皮 epidermis　165
  b. 真皮 dermis, cutis　165
  c. 皮膚付属器　165
  d. 皮下組織 hypodermis, subcutaneous tissue　167
  e. 皮膚の厚さ skin thickness　167
  f. 爪 nail　167
❷皮膚の機能 skin function　167
❸皮膚色調 skin color tone　167
C. 皮面形成術の適応　169
❶老化皮膚 aging skin　169
  a. 皮膚の老化現象　169
  b. 紫外線による皮膚障害　169
❷慢性皮膚障害　170
  a. 光老化 photoaging　170
  b. 光発癌 photo-carcinogenesis　170
  c. 紫外線予防　170
❸皮膚の老化症状　171
  a. 皺 wrinkle　171
  b. 弛み，たるみ drooping　171
  c. くすみ shading　171
  d. 色素沈着，シミ pigmentation　171
  e. 皮膚老化の遅延　171
❹老化皮膚の治療法，若返り法 rejuvenation　171
  a. 保存的療法　171
  b. 外科的療法　171
❺腫瘍性皮膚病変　172
  a. 良性腫瘍　172
  b. 老人性腫瘍の治療法　172
D. 皮面形成術の種類　173

5·2　削皮術，剝削術 dermal planing, dermabrasion　174
A. 目的　174
B. 適応　174
❶きめ（肌理）skin texture　174
❷削皮術後の再生　174
❸刺青 cosmetic tattoo　174
❹母斑，雀卵斑，肝斑　174
C. 手術器具　175
❶sandpaper 法　175
❷wire brush 法　175
❸steel burr 法　175
❹microabrasion 法　175
D. 4 方法の優劣　175
E. 手術法　175
❶steel burr 法　175
  a. 術前処置　175

b. 麻酔　175
  c. 削皮術の実際　177
  d. 術後処置　177
  e. 治癒後処置　177
❷microabrasion　178
❸microskin abrasion　178
F. 後遺症　180
❶瘢痕ケロイド　180
❷色素沈着　180
❸その他　180

5·3　電気外科療法 electrosurgery　180
A. 種類　180
❶電流の体内熱作用によるもの　180
❷電流の体外熱作用によるもの　180
❸電流の科学作用によるもの　180
B. 電流の体内熱作用によるもの　180
❶原理　180
❷電気乾固法 electrodesiccation　181
❸電気凝固法 electrocoagulation　181
❹電気切開法 electrosection　182
❺3 方法の比較および注意　182
C. 電流の体外熱作用によるもの　182
D. 電流の化学作用によるもの　182

5·4　凍結療法 cryosurgery　182
A. 種類　182
B. 凍結療法に対する生体の反応　182
C. 作用機序　183
❶一次障害（細胞障害）　183
❷二次障害（循環障害）　183
D. 凍結条件　183
E. 長所・短所　183
❶長所　183
❷短所　183
F. 適応　183
G. 主な凍結療法　183
❶雪状炭酸療法 carbon dioxide（snow）or dry ice therapy　183
  a. 適応　183
  b. 器具　183
  c. 採取法　184
  d. 治療法　184
❷液体窒素療法 liquid nitrogen therapy　185

5·5　刺青療法 therapeutic tattooing　185

5·6　化学外科療法 chemosurgery, chemical peeling　186
A. 化学外科療法とは　186
❶歴史　186
❷作用　187
❸適応　187
❹使用薬剤　187

a．目的別薬剤　188
b．深度別薬剤　188
c．使用薬剤各論　188
❺施術法　191
a．施術前家庭処置　191
b．術直前処置　191
c．麻酔　191
d．ピーリングの実際　191
e．術後処置　192
f．合併症　192
g．術後家庭処置　192
h．再施術　192

5・7　レーザー光線療法 laser therapy　193

A．レーザーとは　193
❶名称と歴史　193
❷レーザーの理論　193
❸レーザーの特徴　193
B．レーザーの作用機序　193
❶光化学作用 photo-chemical effects　193
❷光熱作用 photothermal effects　196
❸光イオン化作用 photo-ionization　196
C．レーザーの作用差　196
❶作用差のパラメーター　196
❷波長による作用差　196
a．波長 1 μm 以下の可視光線領域　196
b．波長 1 μm 以上の非可視光線領域　196
❸集光化による作用差　196
a．Focused beam 切開　196
b．Focused beam 焼灼　196
c．Defocused beam 法　196
d．Microbeam 法　197
❹発振形式と発振時間による作用差（パルス幅）　197
a．連続発振形式 continuous wave oscillation type　197
b．パルス発振形式 pulsed wave oscillation type　197
c．P モード発振形式　197
d．Q スイッチ発振形式 Q スイッチ type　197
D．細胞の生存閾値による分類　198
a．高反応レベルレーザー治療 high reactive level laser therapy（HLLT）　198
b．低反応レベルレーザー治療 low level laser therapy（LLLT）　198
E．色の認識と評価　198
F．レーザーの安全性　198
G．レーザー機器の種類　198
❶レーザーの機器の構成　198
❷レーザー機能の名称　198
❸レーザー機器の分類　199
❹レーザー機器の選択　199
❺レーザー機器の各種　199
a．アルゴンレーザー Argon laser　199
b．炭酸ガスレーザー Carbon dioxide laser　199
❻ルビーレーザー Rubby laser　200

a．ノーマル発振ルビーレーザー　200
b．Q スイッチルビーレーザー　201
❼色素レーザー Dye laser　201
a．色素レーザーとは　201
b．機器　201
c．色素レーザーの作用　201
d．色素レーザーの適応　203
❽アレキサンドライトレーザー　203
a．Q スイッチアレキサンドライトレーザー　203
b．ロングパルスアレキサンドライトレーザー　203
❾YAG レーザー　204
a．レーザートーニング laser toning　204
b．Q スイッチ Nd:YAG レーザー　204
c．long pulsed Nd:YAG レーザー　204
d．Nd:YAG レーザー　204
e．Potassium-titanyl-phosphate laser（KTP レーザー）　205
f．Er:YAG レーザー　205
g．Er:YSGG レーザー　205
❿フラクショナルレーザー　205
a．非削皮的フラクショナルレーザー non-ablative fractional laser（NAFL）　206
b．削皮的レーザーフラクショナルレーザー ablative fractional laser（AFL）　206
⓫半導体レーザー laser diode（LD）　207
H．疾患別による使用レーザー機器の適応　208
❶老人性色素斑 senile pigment freckle, solar lentigo, 後天性真皮メラノサイトーシス acquired dermal melanocytosis　208
❷太田母斑 nevus of Ota　208
❸目の下の隈 dermal melanocytosis, infraorbital ring-shaped melanosis　209
❹顔面の赤み　209
❺母斑細胞母斑 nevus cell nevus, 色素性母斑 naevus pigmentosus　210
❻扁平母斑 nevus spilus, ベッカー母斑 Becker nevus　210
❼肝斑　210
❽口唇色素斑　212
❾獣皮母斑 hairy nevus　212
❿異所性蒙古斑 heterotopic Mongolian spot　212
⓫植皮後色素沈着 pigmentation after skin grafting　212
⓬整容的刺青 cosmetic tattoo　212
⓭外傷性刺青 traumatic tattoo　212
⓮血管性病変 vascular malformation　212
a．単純性血管腫 port wine stain, simple hemangioma　214
b．苺状血管腫 strawberry hemangioma or mark　214
⓯海綿状血管腫 cavernous hemangioma　214
⓰毛細血管拡張症 telangiectasis　215
⓱老人性血管腫　215
⓲血管拡張性肉芽腫 botryomykose　215
⓳下肢静脈瘤 varicosity, varix　216
⓴脱毛 depilation, epilation　216

㉑皮面再建術 resurfacing　217
㉒陥入爪 ingrown nail　217
㉓瘢痕 scar　217
㉔皺, たるみ　218
I.　レーザー治療の禁忌　218
J.　レーザー手術の実際　218
❶インフォームド・コンセント（同意と説明）　218
❷術前処置　218
❸術直前処置　218
❹麻酔　218
❺眼球保護　218
❻施術　219
❼術後処置　219
❽術後の治療評価　219
K.　合併症　219

5·8　intense pulsed light（IPL）　219
❶IPL とは　219
❷IPL とレーザー光の違い　219
❸IPL の適応　220
❹長所・短所　220
❺合併症　221

5·9　超音波療法 ultrasonic therapy　221
A.　原理　221
B.　長所・短所　222
❶長所　222
❷短所　222
C.　適応　222
D.　合併症　222
E.　施行例　222
❶術前デザイン　222
❷超音波処理　222
❸術後処理　222
❹機器　222
❺長所　222

5·10　高周波療法 radio-frequency（RF）therapy　223
A.　高周波療法とレーザー治療の違い　223
B.　適応　223
C.　機器　223

5·11　ボツリヌス毒素療法 botulinum toxin therapy　224
A.　ボツリヌス毒素療法とは　224
B.　ボツリヌストキシン botulinum toxin の作用　224
C.　ボツリヌストキシンの作用機序　224
D.　ボツリヌストキシンの適応, 禁忌　225
❶適応　225
❷禁忌　225
E.　ボツリヌストキシンの顔面除皺術　225
❶インフォームド・コンセントとアレルギーテスト　225

❷術前準備　225
❸施術前処置　225
❹注入法　225
❺部位別注入法　226
a.　額部　226
b.　眉間部　226
c.　眼瞼部 crow' s feet　226
d.　鼻部　226
e.　口唇部　226
f.　鼻唇溝部　226
g.　顎部　226
h.　頸部　226
i.　腋窩部　226
j.　その他の部位の皺　226
❻追加投与　226
F.　ボツリヌストキシンの合併症　226
G.　ボツリヌストキシンの中和抗体　228

6章　縫縮術

6·1　単純縫縮術 simple reefing, simple excision and suture　229
A.　単純縫縮術の原則　229
B.　本法を行ううえでの注意　229
C.　dog ear の修正　229
D.　切開線の形　230
E.　瘢痕上縫縮術, Poulard 法　232
F.　くり抜き縫合法 open treatment suture　232

6·2　連続（分割）縫縮術 multiple partial excision, serial excision　232

6·3　皮膚伸展法 tissue expansion method　233
A.　皮膚伸展法とは　233
B.　適応　234
C.　皮膚伸展器の構造　234
D.　皮膚伸展器の使用法　234
❶第 1 段階（expander 挿入）　234
❷第 2 段階（生食液注入）　234
❸第 3 段階（expander 除去ならびに縫縮）　234
E.　皮膚伸展法の長所・短所　236
❶長所　236
❷短所　236
❸合併症　236
❹理論　236
F.　利用法の実際　236
❶頭部, 額部　236
❷顔面　237
❸耳介部　237
❹頸部　237
❺乳房部　237
❻腹部, 背部, 臀部　237
❼四肢部　237

❽遊離植皮との併用法　238
❾遊離吻合皮弁との併用法（expanded free flap）　238
G.　術中皮膚伸展法 intra-operative expansion　238
❶術中皮膚伸展法とは　238
❷適応　239
❸伸展法　239
H.　創外皮膚伸展法 external skin expansion　239
I.　浸透圧皮膚伸展法 osmotic expander method　239
J.　テーピングによる皮膚進展法　239

6·4　Z形成術 Z-plasty　239
A.　理論　239
B.　方法　240
C.　Z形成術の特殊型　241
❶連続Z形成術 continuous multiple Z-plasties　241
❷S字状Z形成術 S-shaped Z-plasty　242
❸Limberg のZ形成術 four flap Z-plasties　242
❹Rhomboid flap 菱形皮弁　242
❺Hirshowitz のZ形成術 five flap Z-plasties　242
　a.　長所　242
　b.　短所　242
❻複合Z形成術 composite Z-plasty　242
❼Karacaoglan のZ形成術　243
❽Sen の3Z形成術　243
❾Z形成術の組み合わせ法　243
D.　適応　243
❶2点間の距離の延長　243
　a.　先天性変形　243
　b.　後天性変形，緊張方向の変換　243
❷部位の交換　243
❸変形部と被覆部の交換　243
❹直線状瘢痕の修復　244
❺瘢痕拘縮の修正　244
❻緊張方向の変換　244
❼皮膚陥凹の修正　245
❽弁状瘢痕の修正　245
❾縫合瘢痕の修正　245
❿突出部の修正　246
⓫直線状瘢痕を zigzag にする場合　246

6·5　W形成術 W-plasties　246
A.　理論　246
B.　適応　246
C.　W形成術と心理的効果　246
D.　W形成術上の注意　246

6·6　辺縁皮弁法 contiguous flap　249
A.　伸展皮弁法 advancement flap　249
B.　横転皮弁法 transposed flap　249
❶Limberg 皮弁 Limberg flag，Dufourmentel 皮弁 Dufourmentel flap　249
❷双葉状皮弁法 bilobed flap　249
❸組み合わせ皮弁法，連合皮弁法 combination flap　252
　a.　sliding flap 法　252

b.　Rhomboid–to–W–technique　252
c.　V–Y–S 法　252
d.　回転皮弁法 rotation flap　252
e.　連続縫縮術とZ形成術　252

6·7　島状皮弁法 island flap method　252

6·8　皮下茎皮弁法 subcutaneous pedicle flap method　252
❶皮下茎弁とは　252
❷皮下茎弁の作成　253
❸プロペラ皮弁　254

7章　植皮術

7·1　植皮一般論　255
A.　皮膚の解剖　255
B.　植皮法の分類　255
C.　異種植皮 xenograft　255
D.　同種植皮 allograft, isograft　255
❶同種異系移植，同種同系移植　255
❷同種植皮と免疫　256
❸同種植皮の延命と生着　256
　a.　生着可能な場合　256
　b.　延命する場合　256
❹同種植皮の臨床効果　256
❺同種植皮の適応　256
　a.　重症熱傷　256
　b.　肉芽面形成　256
　c.　疼痛の軽減　256
　d.　露出腱，露出骨面の被覆　256
　f.　有茎皮弁の採皮部　256
　g.　その他　256
❻同種植皮の方法　256
　a.　Jackson 法　256
　b.　難波法　257
　c.　Sawhney 法　257
　d.　Yang 法　257
　e.　Alexander 法　257
　f.　同種培養表皮移植法（Green 法）　257
　g.　同種真皮移植法　257
E.　自家植皮 autograft　257

7·2　遊離植皮術 free skin grafting　257
A.　遊離植皮の種類　257
B.　植皮片の生着過程　258
❶血清浸染期 serum imbibition phase　258
❷血行再開期 revascularization phase　258
❸血行再編期 vascular reorganization phase　259
C.　植皮片生着のための諸条件　259
❶皮片の厚さ　259
❷母床の状態　259
❸植皮片と母床との密着　259
　a.　止血　259

xxviii　目　次

　　　b．無菌　260
　　　c．安静固定　260
　❹遊離植皮片の選び方　260
　　　a．遊離植皮片の厚さから選ぶ方法　260
　　　b．皮膚の厚さの年齢による差　260
　　　c．皮膚の厚さの部位による差　260
　　　d．遊離皮片はどこからとればよいか　260
　❺遊離皮片の採り方・採る器械　261
　　　a．分層皮片を採る器械　261
　　　b．全層皮片の採り方　265
　❻遊離植皮術の実際　267
　　　a．植皮部の処理　267
　　　b．遊離皮片採取法　267
　　　c．遊離皮片縫合法　267
　　　d．開放療法 open technique　269
　　　e．遷延植皮法 delayed skin graft　269
　❼皮片採取後の採皮部の処置　269
　❽植皮術後の処置　269
　　　a．採皮部の処置　269
　　　b．植皮部の処置　270
　❾遊離植皮術の問題点　270
　　　a．植皮片の術後色素沈着　270
　　　b．植皮片のきめ（肌理）の相異　271
　　　c．植皮片の収縮　271
　　　d．植皮片の皺　271
　　　e．辺縁の肥厚性瘢痕やケロイド　271
　　　f．毛髪再生　271
　　　g．輪郭の変化　271
　　　h．部位的異常　271
　　　i．植皮片の機能回復　272
　　　j．植皮片の成長　272

7·3　特殊な遊離植皮術 special skin grafting　272

Ａ．真皮上植皮術，重ねばり植皮術 dermal overgrafting　272
　❶真皮上植皮，重ねばり植皮法 dermal overgrafting，重ね植皮法 laminated grafting　272
　❷適応　272
　❸植皮方法　272
　❹長所・欠点　273
　　　a．長所　273
　　　b．短所　273
Ｂ．つまみ取り植皮術 pinch grafting（Reverdin 法，Davis 法）　273
Ｃ．切り張り植皮術 patch grafting，切手状植皮術 postage stamp grafting　273
Ｄ．網状植皮術 mesh skin grafting　274
Ｅ．瘢痕皮膚植皮術 scared skin grafting　275
　❶反復採皮片植皮術　275
　❷瘢痕皮片植皮法 scared skin grafting　275
Ｆ．その他の特殊な遊離植皮術　276
　❶内ばり植皮術 inlay grafting　276
　　　a．手術法　276
　　　b．適応　276
　　　c．長所・短所　276

　❷外ばり植皮法 outlay grafting　276
　❸重ねばり植皮法 laminated grafting　276
　❹遷延植皮法 delayed skin grafting　277
Ｇ．余剰皮膚保存法　277
Ｈ．複合移植法 composite graft　277
　❶複合移植とは　277
　❷複合移植の例　277
　❸複合移植生着過程　278
　❹長所・短所　278
　　　a．長所　278
　　　b．短所　278
　❺手術法の要点　278
Ｉ．含皮下血管網全層植皮術　278
Ｊ．混合植皮術 combined graft, alternate strip method　278
Ｋ．播種植皮術 microskin graft　278

7·4　培養皮膚移植術 cultured epithelial grafting　278

Ａ．培養皮膚移植とは　278
Ｂ．培養皮膚の分類　279
　❶自家培養皮膚　279
　❷同種（他家）培養皮膚：生物学的創傷被覆材　279
　❸混合型培養皮膚：同種線維芽細胞と自家培養表皮の組み合わせ　279
Ｃ．適応　279
　❶培養皮膚の長所　279
　❷培養表皮の短所　279
Ｄ．培養法　281
Ｅ．培養表皮移植　281
Ｆ．培養表皮の保存　281
Ｇ．長所・短所　281
　❶長所　281
　❷短所　281
Ｈ．表皮細胞スプレー　281
Ｉ．自家培養真皮　281
Ｊ．自家複合型培養皮膚　282
Ｋ．同種培養表皮　282
Ｌ．同種培養真皮　282
Ｍ．同種複合型培養皮膚　282
Ｎ．混合型培養皮膚―同種線維芽細胞と自家培養表皮の組み合わせ　282

7·5　代用皮膚 skin substitute　282

Ａ．生体代用皮膚 biological skin　282
　❶生体代用皮膚の条件　282
　❷移植部の条件　282
　❸生体代用皮膚の種類　283
　　　a．同種植皮 allograft　283
　　　b．同種無細胞真皮　283
　　　c．異種植皮 xenograft　283
　　　d．羊膜 amnion　284
　　　e．コラーゲン膜 collagen wound dressing（CAS）284
　　　f．フィブリン膜 fibrin film　284

g. キチン膜 chitin membrane, Beschitin-W™
284

B. 人工代用皮膚，人工真皮 skin substitute, human skin equivalents　285

❶人工真皮とは　285
❷人工真皮の働き　285
❸人工真皮の長所・短所　285
❹人工真皮の使用法　285
❺人工真皮の種類　286
　a. インテグラ Integra®　286
　b. テルダーミス Terudermis®　286
　c. ペルナック®　286
　d. バイオブレーン Biobrane®　286

7・6　有茎植皮・皮弁移植 pedicled skin graft, flap transposition　286

A. 定義　286
B. 分類　286
❶茎の数による分類　286
❷採皮部と受皮部との位置関係による分類　286
❸茎の動静脈の構成による分類　287
　a. 有軸皮弁 axial pattern flap　287
　b. 無軸皮弁 random pattern flap　288
❹組織の種類による分類　288
❺皮弁開放性による分類　288
❻移動法による分類　288
　a. 直達皮弁 direct flap　288
　b. 介達皮弁 indirect flap　289
❼茎血行の方向による分類　289
❽皮弁の再形成法による分類　289
C. 皮弁の血管系　289
❶直達皮膚血管系 direct cutaneous vascular system
291
❷中隔皮膚血管系 septocutaneous vascular system
292
❸筋肉皮膚（筋皮）血管系 musculocutaneous vascular system　292
D. 筋膜皮膚血管系 fasciocutaneous vascular system
292
E. 皮膚の末端血管系 peripheral vascular system
292
F. 無軸皮弁 random pattern flap　292
❶皮弁の長所・短所　292
　a. 長所　292
　b. 短所（遊離吻合皮弁を除く）　293
❷各種皮弁の長所・短所　293
❸皮弁の適応　293
❹手術の前に検討すべきこと　293
　a. 一般的条件　293
　b. 移植部の条件　294
　c. 採皮部の条件　294
❺皮弁の採皮部　294
❻各種皮弁手術法　294
　a. 辺縁皮弁法 contiguous flap　294
　b. 横転皮弁 transposed flap および回転皮弁 rotation flap の作成法　295

c. 単純皮弁の必要性　296
d. 隣接皮弁，区域皮弁 neighboring flap と遠隔皮弁 distant flap　296
e. 巨大皮弁　297
f. 皮膚筒（管状皮弁）tubed flap　297
g. 皮弁の血行検査　299
h. 皮弁，皮膚筒の血行遷延法 delayed method　301
i. 血行遷延法 delayed method の臨床的意義　301
j. 皮弁 flap（皮膚筒 tube）の壊死　302
k. 皮弁壊死の予防　303
l. 皮弁壊死の治療　303
m. 皮弁術後の知覚回復　303
G. その他の皮弁　303
❶双茎皮弁 double pedicled flap　303
❷裏打ち皮弁 lining flap　304
❸皮下茎弁 subcutaneous pedicled flap，プロペラ皮弁
304
❹表皮剝離皮弁 denuded flap　304
❺混合皮弁 combined or compound flap　304
❻複合皮弁 compound flap　305
❼動脈皮弁 arterial cutaneous flap　305
❽島状皮弁 island flap　306
　a. 長所　306
　b. 短所　306
　c. 適応　306
❾遊離吻合皮弁，遊離皮弁 free flap, anastomotic flap
306
❿筋膜皮弁 fasciocutaneous flap　306
⓫穿通枝皮弁 perforator flap　307
⓬筋弁 muscle flap，筋皮弁 musculocutaneous flap
307
⓭知覚皮弁 sensory flap　307
⓮骨皮弁 osteocutaneous flap　307
⓯静脈皮弁 venous flap　307
　a. 静脈皮弁とは　307
　b. 静脈皮弁の分類　308
　c. 静脈皮弁の長所・短所　308
　d. 静脈皮弁の臨床応用　309
⓰プレハブ皮弁 prefabricated flap，血行新生皮弁
309
⓱拡大有軸皮弁 extended axial pattern flap　309
⓲組織伸展皮弁 tissue expanded flap　310
⓳連合皮弁 combination flap, connected flap　310
⓴逆行性皮弁 reversed flap　310
㉑薄層皮弁 thin flap，超薄皮弁 super thin flap　310
㉒橋渡し皮弁 bridge flap　311
㉓筋膜脂肪弁 adiposofascial flap，有茎脂肪移植 pedicled fat graft　311
㉔皮神経皮弁 neuroskin flap，神経脂肪筋膜弁 neuroadipsofascial pedicled flap（NAF flap），静脈脂肪筋膜弁 venoadiposofascial pedicled flap（VAF flap）　311

8章 有軸皮弁の実際

8·1 頭頸部の有軸皮弁　313
A. 側頭筋弁 temporal muscle flap　313
B. 側頭頭頂筋膜弁 temporoparietal fascial flap　313
C. 頬骨眼窩額部動脈皮弁 zygomatic-orbital forehead artery flap　314
D. 頭蓋骨弁 calvarial bone flap　314
 ❶解剖　314
 ❷手術法　314
E. 後頭動脈皮弁 occipital artery flap　315
F. 胸鎖乳突筋皮弁 sternocleidomastoid muscle flap　315
G. 広頸筋皮弁 platysma flap　315
H. オトガイ下島状皮弁 submental island flap　315

8·2 胸背部の有軸皮弁　315
A. 胸部有軸皮弁　315
 ❶大胸筋皮弁 pectoral major flap　315
 ❷肋骨付き大胸筋皮弁　316
 ❸胸骨付き大胸筋皮弁　316
 ❹鎖骨上部皮弁　316
 ❺三角筋胸部皮弁 delto-pectral flap（DP flap）　316
 ❻肋間皮弁 intercostal flap　316
 ❼肋骨胸部腹部皮弁　317
 ❽穿通枝皮弁 perforator flap　317
B. 背部有軸皮弁　317
 ❶広背筋皮弁 latissmus dorsi musculocutaneous flap　317
 ❷肋骨付広背筋皮弁　319
 ❸前鋸筋皮弁 serratus anterior flap　319
 ❹僧帽筋皮弁 trapezius musculocutaneous flap　321
　a. 上部僧帽筋皮弁　321
　b. 中〜外側部僧帽筋皮弁　321
　c. 下部僧帽筋皮弁　321
　d. 広範な縦方向の筋皮弁　322
 ❺肩甲部皮弁 scapular flap　322
　a. 肩甲皮弁 cutaneous scapular flap　322
　b. 肩甲骨皮弁 osteocutaneous scapular flap　322
　c. 大円筋弁 teres major muscle flap　323

8·3 腹部の有軸皮弁　323
A. 腹直筋皮弁 rectus abdominis musculocutaneous flap（RAM flap）　323
 ❶解剖　323
 ❷用途　323
 ❸手術法　324
 ❹長所・短所　324
　a. 長所　324
　b. 短所　326
B. 深下腹壁動脈穿通枝皮弁，臍周囲皮弁 deep inferior epigastric perforator flap（DIEP flap），paraumbilical flap　326
 ❶長所　326

 ❷短所　326
C. 腸骨皮弁　326
D. 外腹斜筋皮弁 external oblique myocutaneous flap　327
E. 鼠径皮弁 groin flap　327
F. 浅腸骨回旋動脈穿通枝皮弁 superficial circumflex iliac artery perforator flap（SCIP）　327
G. 陰部大腿内側皮弁 pudendo-femoral flap　328

8·4 上肢の有軸皮弁　329
A. 外側上腕皮弁 lateral upperarm flap　329
B. 内側上腕皮弁 medial upperarm flap　329
C. 尺側反回皮弁 ulnar recurrent flap（reversed medial arm flap）　329
D. 橈側反回皮弁 radial recurrent flap（reversed lateral arm flap）　330
E. 三角筋皮弁 deltoid flap　330
F. 前腕皮弁 forearm flap　330
 ❶手術法　331
G. 外側前腕皮弁 lateral forearm flap　332
H. 後骨間動脈皮弁 posterior interosseous flap　332
I. 手指の皮弁　332

8·5 下肢の有軸皮弁　333
A. 大臀筋皮弁 gluteus maximus,musculocutaneous flap　333
B. 深腸骨回旋動脈（腸骨）皮弁 deep circumflex iliac flap　333
C. 大腿皮弁 thigh flap　334
 ❶前外側，前内側大腿皮弁 anterolateral, anteromedial thigh flap　334
 ❷外側大腿皮弁 lateral thigh flap　337
 ❸後部大腿皮弁 posterior thigh flap，臀大腿皮弁 gluteal thigh flap　337
D. 内側大腿皮弁 medial thigh flap　337
E. 大腿筋膜張筋皮弁 tensor fascia lata musculocutaneous flap　337
F. 大腿直筋弁 rectus femoris muscle flap　338
G. 薄筋（皮）弁 gracilis flap　338
H. 縫工筋皮弁 sartorius musculocutaneous flap　338
I. 伏在皮弁 saphenous flap　338
J. 膝皮弁 genu flap　339
 ❶外側上膝皮弁 superior lateral genu flap　339
 ❷内側上膝皮弁 superior medial genu flap　339
 ❸後上膝皮弁 popliteo-posterior genu flap　339
K. 下腿皮弁 leg flap　340
 ❶皮弁　340
　a. 腓骨皮弁 peroneal flap　340
　b. 外側上果皮弁 lateral supramalleolar flap　341
　c.（下腿外側）前脛骨皮弁 anterior tibial flap　341
　d.（下腿内側）後脛骨皮弁 posterior tibial flap　342
　e.（下腿後側）腓腹筋膜皮弁 sural fasciocutaneous flap　342
　f. 神経皮弁 neuroskin flap　342

目　次　xxxi

❷筋弁　342
　　a．腓腹筋弁 gastrocnemius muscle flap　342
　　b．ヒラメ筋弁 soleus muscle flap　342
❸筋膜皮弁　343
　　a．下腿筋膜皮弁　343
　　b．脂肪筋膜弁 adipo-fascial flap　344
❹血管柄付き腓骨移植　344

8·6　足部の有軸皮弁　344
A．足外側皮弁 lateral calcaneal flap　344
B．足内側皮弁 medial pedis flap　344
C．足背皮弁 dorsalis pedis flap　344
D．足背中足部皮弁 dorsal metatarsal flap　344
E．足趾皮弁 toe flap　345
　❶wrap around flap（外套母趾皮弁）　345
　❷母趾筋骨腱皮弁，第2趾筋骨腱皮弁　346
F．足底筋（皮）弁 plantar muscle（musculocutaneous）flap　346
　❶母趾外転筋（皮弁）abductor hallucis muscle flap　346
　❷内側足底皮弁 medial plantar flap　346
　❸小趾外転筋弁 abductor digiti mini muscle flap　346
　❹短趾屈筋弁 flexsor digitorum brevis muscle flap　347

9章　真皮・真皮脂肪・脂肪移植術

9·1　真皮移植術 dermis grafting　349
A．真皮移植とは　349
B．適応　349
C．長所・短所　349
　❶長所　349
　❷短所　349
D．採取部　349
E．手術法　349
　❶術前　349
　❷移植部の処理　349
　　a．切開　349
　　b．剝離，止血　349
　❸真皮採取法　349
　❹真皮移植の実際　350

9·2　真皮脂肪移植術 dermal fat grafting　350
A．遊離真皮脂肪移植 free dermal fat graft　350
　❶適応　350
　❷長所・短所　350
　　a．長所　350
　　b．短所　350
　❸採取部位　350
　❹手術法　350
　❺真皮脂肪移植の生着機構　351
B．有茎真皮脂肪移植 dermal fat flap transplantation　351

❶有茎真皮脂肪移植とは　351
❷適応　351
C．遊離吻合真皮脂肪移植　351

9·3　脂肪移植術 fat grafting　351
A．遊離脂肪移植 free fat graft　352
B．脂肪注入法 fat injection or lipo-injection technique　353
　❶脂肪注入法とは　353
　❷適応　353
　❸脂肪採取部　353
　❹手術法　353
　　a．麻酔　353
　　b．脂肪吸引採取 liposuction　353
　　c．脂肪洗浄　353
　　d．脂肪注入法　354
　　e．術後　354
　❺長所・短所　355
　　a．長所　355
　　b．短所　356
　❻合併症　356
　❼効果　356
　❽注入脂肪の運命　356
C．有茎脂肪移植 fat flap transplantation　356
D．血小板血漿注入法（platelet plasma：PP 法）　356
　　a．多血小板血漿注入法（platelet rich plasma：PRP）　356
　　b．乏血小板血漿 platelet poor plasma（PPP）　356

10章　筋・筋膜移植術

10·1　筋移植の種類　359
A．遊離筋移植 free muscle graft　359
B．有茎筋移植 muscle flap transplantation　359
　❶筋皮弁の歴史　359
　❷筋皮弁の原理と分類　359
　　a．筋皮弁の構成組織による分類　359
　　b．筋皮弁の茎部組織による分類　359
　❸筋肉への血行様式　359
　❹適応　360
　❺筋移植に際しての注意　360
　❻長所・短所　360
　　a．長所　360
　　b．短所　361
　❼筋移植法　361
　❽採取部　361
　❾筋皮弁移植法の注意　361
C．拡大筋皮弁 extended mucocutaneous flap　362

10·2　筋膜移植術 fascial grafting　362
A．適応　362
B．採取部，採取法　362
　❶採取部　362

❷大腿筋膜採取法　362
❸側頭筋膜採取法　363
C. 移植筋膜の運命　363
D. 有茎筋膜移植 fascial flap transplantation　363
E. 同種筋膜移植, 異種筋膜移植 allogeneic fascial graft, xenogeneic fascial graft　363

11章　粘膜移植術

11·1　適応　365

11·2　採取部　365

11·3　長所・短所　365

11·4　手術法　365
A. 遊離粘膜移植 free mucosal graft　365
B. 有茎粘膜移植 mucosal flap tansplantation　365

12章　神経移植術

12·1　末梢神経の解剖　367

12·2　神経損傷　368

12·3　神経移植の種類　368
A. 遊離神経移植 free nerve graft　369
B. 有茎神経移植 pedicled nerve graft　369

12·4　神経移植の臨床的適応　369

12·5　移植用の神経　369

12·6　神経移植の実際　369
A. 神経再建の時期　369
B. 神経断端の発見, 同定　369
C. 神経縫合 nerve suture　370
　❶神経上膜縫合 epineural suture　370
　❷神経周膜縫合 perineural (fascicular) suture　370
　❸緊張が強い場合, 欠損がある場合　370
D. 神経移植法 nerve grafting　370
　❶遊離神経移植法　370
　❷遊離神経移植用神経　371
　　a. 腓腹神経　371
　　b. 頸神経　371
　　c. 外側大腿皮神経　371
　❸神経移植の実際　371
　❹有茎神経移植法の分類　371
　　a. 神経弁法 nerve graft 法　371
　　b. pedicled nerve graft 法　371
　　c. island nerve graft 法, 島状神経移植法　371
　　d. 有茎神経移植用神経　371

E. その他　372
F. 神経移植の要点　372

12·7　神経の延長　372

12·8　移植神経の運命　372

12·9　神経移植の臨床的評価　373
A. 主観的評価法　373
B. 客観的評価法　373

13章　腱移植術

13·1　適応　375

13·2　腱の解剖　375

13·3　腱移植の種類　375
A. 有茎腱移植 (腱移行術) pedicled tendon transplantation　375
B. 遊離腱移植 free tendon graft　376

13·4　移植腱採取法　376
A. 長掌筋腱　376
B. 足底筋腱　377
C. その他の腱　377

13·5　腱移植の実際　377
A. 腱縫合法　377
B. 腱修復時期　377
C. 腱の修復過程　377
D. 後療法　377

14章　植毛術・脱毛術

14·1　毛髪の解剖　379

14·2　植毛術 hair grafting　379
A. 分類　379
B. 植毛術の実際　379
　❶頭毛の移植　379
　❷眉毛の移植　379
　❸睫毛の移植　380
　❹顔毛 (髭, 鬚, 髯) の移植　380
　❺陰毛の移植　380

14·3　脱毛術 epilation　380
A. 多毛症 hirsutism (狭義), hypertrichosis (広義)　380
　❶多毛症 hirsutism, hypertrichosis とは　380

❷多毛症の原因　380
❸多毛症治療の適応　380
❹皮膚色分類　380
❺禁忌　380
❻治療　380
　a．内科的治療　380
　b．薬剤的脱毛　380
　c．外科的治療　380
❼脱毛の実際　382

15章　植爪術

15·1　爪の解剖　383

15·2　植爪術の分類　383
A．遊離植爪術 free nail grafting　383
B．有茎爪移植術 pedicled nail grafting　383

15·3　植爪術の実際　383
A．指尖形成術 finger tip plasty　383
B．人工爪接着法 artificial nail attachment　383
　❶人工指尖帽装着　383
　❷人工爪挿入法　383
　❸ネイルチップ，アクリルスカルプチャーネイル　383
C．遊離植爪術の実際 free nail grafting　384
D．有茎植爪術の実際 pedicled nail transplantation　384
E．遊離吻合植爪術の実際 free vascularized nail transplantation　384

16章　骨・軟骨移植術

16·1　骨移植術 bone grafting　385
A．骨移植の一般的事項　385
　❶形成外科における骨移植の適応　385
　❷骨移植の種類　385
　❸各遊離移植骨の生着および特徴　385
B．自家骨採骨部および採骨法　386
　❶腸骨 iliac bone　387
　　a．遊離腸骨移植の特徴　387
　　b．遊離腸骨採取法　387
　　c．合併症　388
　　d．遊離吻合腸骨移植術　388
　❷脛骨 tibial bone　388
　　a．脛骨移植の特徴　388
　　b．採取法　388
　　c．血管柄付き腓骨移植 vascularized fibula flap　388
　❸肋骨 rib bone　388
　　a．肋骨移植の特徴　388
　　b．採取法　388
　　c．合併症　389

　　d．血管柄付き肋骨　389
　❹頭蓋骨 calvarial bone　389
　　a．頭蓋骨移植の特徴　389
　　b．頭蓋骨外板分層採取法　389
　　c．頭蓋骨全層採集法　390
　　d．長所，合併症　390
　❺その他の骨　390
　❻再生骨　390
C．骨移植術 bone grafting　390
　❶術前検討事項　390
　❷移植法　391
　❸特殊な自家骨移植　391
　❹有茎骨移植 vascularized bone transplantation　391
D．同種骨移植 allogeneic bone graft　391
E．異種骨移植 xenogeneic bone graft　391
F．人工骨移植 artificial bone graft　391

16·2　軟骨移植術 cartilage grafting　392
A．軟骨移植の一般的事項　392
　❶軟骨の種類と人体内分布　392
　❷軟骨の特徴　392
　❸軟骨移植の適応　392
B．軟骨の採取部位および採取法　393
　❶肋軟骨 costal cartilage　393
　　a．肋軟骨移植の特徴　393
　　b．採取法　393
　❷耳介軟骨 auricular cartilage　394
　　a．耳介軟骨の特徴　394
　　b．採取法　394
　❸鼻中隔軟骨 septal cartilage　395
　❹鼻翼軟骨 alar cartilage　395
　❺その他の軟骨　395
C．軟骨移植術 cartilage grafting　395
D．自家軟骨移植の問題点　395
　❶移植軟骨の術後変形　395
　❷移植軟骨の運命　395
E．軟骨膜移植 cartilage graft　396
F．特殊な自家軟骨移植　396
　❶細切軟骨片移植 diced cartilage　396
　❷複合移植術 composite graft　396
G．同種軟骨移植 allogeneic cartilage graft　396
H．異種軟骨移植 xenogeneic cartilage graft　396

17章　脈管移植術，その他の移植術

17·1　血管移植術 vascular grafting　397
A．遊離血管移植術 free vascular grafting　397
　❶血管移植の適応　397
　❷採取血管　397
　❸血管採取法　397
B．有茎血管移植術　397

17·2 マイクロサージャリー microsurgery　397
A. microsurgery とは　397
B. 器械，器具，縫合材料　397
  ❶必要な器械，器具　397
    a. 手術用双眼顕微鏡 operating microscope　397
    b. 拡大眼鏡，ルーペ magnifying glass　398
    c. バネ付き持針器 spring-handled needle holder　398
    d. 微少鑷子 micro-forceps　398
    e. 微少剪刀 micro-scissors　398
    f. 微少血管鉗子 microvascular clip or clamp　398
    g. 前腕固定台 arm rest　398
    h. その他　398
  ❷必要な縫合材料　398
    a. 針と縫合糸　398
  ❸バックグラウンドシート back ground sheat　399
  ❹医用急速吸収紙 medical quick absorber　399
  ❺薬剤　399
C. 微小血管吻合の基本練習　399
D. 臨床的応用　401
  ❶手術法　401
    a. 切断血管断端の処理法　401
    b. 動脈縫合　402
    c. 静脈縫合　402
    d. 縫合後処置　403
    e. 遊離皮弁の合併症　405
  ❷応用例　406
  ❸遊離吻合皮弁 free flap の長所欠点　406
    a. 長所　406
    b. 短所　407
  ❹microsurgery を利用できる条件　407
  ❺microsurgery の問題点　407

17·3 リンパ管（節）移植術 lymphatic vessel graft　407
  ❶リンパ管静脈吻合術 lymphatico-venous shunt　407
  ❷リンパ組織移植　408

17·4 関節移植 joint graft　408

17·5 その他の臓器移植　408

18章　プロテーゼ形成術

18·1 プロテーゼ prosthesis とは　409

18·2 装着用プロテーゼの適応　409

18·3 プロテーゼ装着法　409

18·4 装着用プロテーゼの禁忌　409

18·5 プロテーゼの備えるべき条件　409

A. 人工装着物 epithesis　409
B. 人工埋入物 implant　410

18·6 プロテーゼの種類　410
  ❶プロテーゼの種類　410
    a. 埋入用プロテーゼ implant　410
    b. 装着用プロテーゼ epithesis　410
    c. 一時的プロテーゼ temporary prosthesis　410
    d. 一次的プロテーゼ transitional prosthesis　410
    e. 永久的プロテーゼ permanent prosthesis　410
  ❷プロテーゼの材質　410

18·7 埋入用プロテーゼ・フィーラー implant material, filler　410
A. 埋入用プロテーゼ implant material, フィーラー fillers の種類　411
B. 液状プロテーゼ injectable prosthesis　411
  ❶パラフィン parafine　411
  ❷シリコン液 silicone filler　411
  ❸コラーゲン（充填剤 filler）collagen filler　412
    a. 牛コラーゲン bovine collagen, アテロコラーゲン atelocllagen®, Zyderm®, Zyplast®　412
    b. ヒト由来コラーゲン　412
    c. ブタ由来コラーゲン　413
  ❹ヒアルロン酸製剤　413
    a. 製剤　413
    b. 適応　413
    c. 禁忌　414
    d. 注入層　414
    e. 合併症　414
    f. 術例　414
  ❺脂肪注入　414
    a. 脂肪移植　414
    b. 適応　414
    c. 注入用脂肪作成　414
    d. 脂肪注入法　415
    e. 注入脂肪の運命　415
    f. 合併症　415
  ❻血小板血漿注入法（PP 法 platelet plasma）　415
    a. 多血小板血漿注入法（PRP 法 platelet-rich plasma）　415
    b. 乏血小板血漿（PPP 法 platelet-poor plasma）　415
C. ゲル状プロテーゼ gel prosthesis　416
  ❶シリコン　416
  ❷ハイドロキシアパタイト　416
  ❸ポリカプロラクトン　416
D. 固形状プロテーゼ solid prosthesis　416
  ❶生体吸収性資材　416
    a. polyglycoric acid　416
    b. カットグット　416
    c. ポリ乳酸 poly L- lactic acid　416
  ❷非吸収性資材　417
E. シリコン系合成樹脂 medical silicone materials　417
  ❶軟骨様 DMPS　417

❷弾性 DMPS　417
F.　人工骨 artificial bone　417
❶成分　417
❷適応　418
❸分類　418
❹ブロックの細工　418
❺使用上の注意　418
❻禁忌，合併症　418

18·8　プロテーゼの臨床的応用　418

18·9　プロテーゼ埋入後の合併症　418
A.　合併症の原因　418
B.　合併症の種類　420
C.　合併症の診断　420

18·10　エピテーゼ epithesis　421

18·11　プロテーゼ，エピテーゼと再生医学　421

19章　先天異常

19·1　先天異常とは　423

19·2　形態異常 malformation　423
a.　先天異常 malformation　423
b.　破壊 disruption　423
c.　変形 deformation　423
d.　異形成 displasia　423

19·3　複合異常の発生形態　423
a.　連鎖 sequence　423
b.　症候群 syndrome　423
c.　連合 association　423

19·4　先天異常の種類　423

19·5　先天異常の頻度　424

19·6　先天異常の原因　424
A.　遺伝因子 genetic factors　424
❶単一遺伝子病　424
a.　常染色体優性遺伝病 autosomal dominant inheritance　424
b.　常染色体劣性遺伝病 autosomal recessive inheritance　424
c.　伴性遺伝病 sex-linked inheritance　424
❷染色体異常　424
a.　染色体数の異常　424
b.　染色体構造の異常　424
❸ミトコンドリア遺伝（細胞質遺伝，母系遺伝）　424
B.　環境因子 environmental factors　425
C.　多因子遺伝子遺伝　425

19·7　形態発生 morphogenesis　425
A.　受精期　425
B.　胚芽形成期　425
C.　外鼻，口唇の発生　425
D.　口蓋の発生　425
E.　耳介の発生　425
F.　四肢の形成　425
G.　外生殖器の発生　426

19·8　形態異常の対応　427
A.　形態異常児の親の対応　427
B.　形態異常児の対応　427

19·9　遺伝相談　428
A.　出生前診断 prenal genetic screening　428
B.　出生前診断検査　428
a.　形態学的検査　428
b.　遺伝学的検査（染色体，遺伝性，先天性などの疾患検査）　428
C.　診断後の対応　428

19·10　発育相談　428

20章　形成外科に関連のある皮膚疾患

20·1　皮膚腫瘍の分類　429
a.　皮膚腫瘍の発生学的分類　429
b.　良性（benign）と悪性（malignant）分類　429
c.　先天性，後天性的分類　429
d.　各世代的顔面腫瘍の分類　429

20·2　皮膚腫瘍の診断　429
A.　腫瘍診断　429
❶自覚症状　429
❷既往歴　429
❸臨床所見（視診 inspection，触診 palpation）　430
❹全身検査法　430
❺局所検査法　430
a.　硝子圧法 diascopy　430
b.　皮膚描記法 dermography　430
c.　ダーモスコピー検査 dermoscopy　430
d.　知覚検査　430
e.　機器的検査　430
B.　リンパ節転移診断 diagnosis of lymph node metastasis　432
C.　皮膚腫瘍の治療　432

20·3　上皮性腫瘍 epidermal tumors　432
A.　良性被覆表皮性腫瘍 benign epidermal tumors　432
❶老人性疣贅 verruca senilis, senile verruca, 脂漏性角化症 seborrhoeic keratosis　432
❷稗粒腫 milium　433

❸表皮囊腫 epidermal cyst, 類表皮囊腫 epidermoid cyst（粉瘤 atheroma） 433
❹外傷性表皮囊腫 traumatic epidermal cyst, epidermal inclusion cyst 433
❺皮下皮様囊腫 subcutaneous dermoid cyst, 皮様囊腫 dermoid cyst 433
❻澄明細胞性棘細胞腫 clear cell acanthoma 434
❼その他 434

B. 癌前駆症 precancerous tumors（広義の前癌病変） 434
❶老人性角化症 senile keratosis, keratoma senile, actinic keratosis（日光角化症, 光線角化症） 434
❷白色角板症（白板症）leukoplakia 435
❸慢性の熱傷瘢痕潰瘍 burn ulcer 435
❹放射線皮膚障害 radiation dermatitis 435

C. 表皮内癌 carcinoma *in situ*（狭義の前癌病変） 435
❶Bowen 病 Bowen's disease（Morbus Bowen） 435
❷Paget 病 Paget's disease 436

D. 皮膚癌 carcinoma cutis, skin cancer 436
❶有棘細胞癌（扁平上皮癌）squamous cell carcinoma（SCC） 437
 a. 発生頻度 437
 b. 発癌誘因 437
 c. 症状 437
 d. 分化度分類 437
 e. 鑑別診断 437
 f. 検査 437
 g. 治療 438
 h. リンパ節郭清 438
 i. 予後 439
❷基底細胞癌 basal cell carcinoma（epithelioma）（BCC or BCE）, basalioma, ulcus rodens 439
 a. 発生頻度 439
 b. 臨床型 439
 c. 成因 439
 d. 診断 439
 e. 治療 440
❸Merkel 細胞癌 Merkel cell carcinoma（MCC） 440
 a. 診断 441
 b. 治療 441

E. 皮膚付属器腫瘍 epidermal appendage tumors 441
❶毛包起原性 441
 a. 良性 441
 b. 悪性 442
❷脂腺起原性 442
 a. 良性 442
 b. 悪性 442
❸汗腺起原性 443
 a. 良性 443
 b. 悪性 443

F. 癌皮膚転移 metastatic carcinoma of the skin 443

20·4 メラノサイト系腫瘍　443

A. 良性腫瘍 443
B. 悪性腫瘍 444
❶メラノーマの分類 444
 a. メラノーマの Clark 病型分類 444
❷臨床的診断分類 444
 a. melanoma の ABCD 診断分類（NIH consensus conference 1992） 444
 b. Mackie の診断分類 444
 c. ダーモスコピー診断 444
 d. 血清腫瘍マーカー測定 445
 e. その他 445
 f. 鑑別診断 447
❸病理診断 447
❹センチネルリンパ節生検 447
❺病期分類 447
❻治療 447
❼In-Transit 転移 449
❽再発. 転移悪性黒色種の対応 449
❾切除不能の悪性黒色腫の対応 449
❿経過観察 449

20·5 間葉系腫瘍 mesenchymal tumors 449

A. 線維および線維組織球性腫瘍 fibrous and fibrohistiocytic tumor 449
❶良性腫瘍および腫瘍様病変 449
 a. 軟性線維腫 fibroma molle, soft fibroma 449
 b. 後天性指被角線維腫 acquired digital fibrokeratoma 450
 c. ケロイド keloid 450
 d. 皮膚線維腫 dermatofibroma, または線維性組織球腫 fibrous histiocytoma 450
 e. 若年性黄色肉芽腫 juvenile xanthogranuloma 450
 f. 播種状黄色腫 xanthoma disseminatum 450
 g. 結節性筋膜炎 nodular fasciitis 450
 h. デスモイド型線維腫症 desmoid-type fibromatosis 450
 i. 腱鞘巨細胞腫 giant cell tumor of tendon sheath, 結節性腱滑膜炎 nodular tenosynovitis 450
 j. 若年性黄色肉芽腫 juvenile xanthogranuloma 450
 k. 播種状黄色腫 xanthoma dissemination 450
❷悪性腫瘍 450
 a. 線維肉腫 fibrosarcoma 450
 b. 隆起性皮膚線維肉腫 dermatofibrosarcoma protuberans 450
 c. 未分化多型肉腫 undifferent pleomorphic sarcoma, 悪性線維性組織球腫 malignant fibrous histiocytoma（MFH） 450
 d. 脂肪肉腫 liposarcoma 451
 e. 類上皮囊腫 epithelioid sarcoma 451
B. 筋系腫瘍 451
❶良性腫瘍 451
 a. 平滑筋腫 451
 b. 結節性筋膜炎 nodular fasciliitis 451

❷悪性腫瘍　451
　　a．平滑筋肉腫 leiomyosarcoma　451
　　b．横紋筋肉腫 rhabdomyosarcoma　451
C．脂肪細胞系腫瘍 lipoma　452
　❶良性腫瘍　452
　　a．脂肪腫 lipoma　452
　❷悪性腫瘍　452
　　a．脂肪肉腫 liposarcoma　452
D．神経系腫瘍　452
　❶良性腫瘍　452
　　a．神経鞘腫 neurilemmoma, schwanoma　452
　❷悪性腫瘍　452
　　a．悪性末梢神経鞘腫瘍 malignant peripheral nerve
　　　shwath tumor, 神経線維肉腫 neurofibrosarcoma,
　　　悪性 Schwann 細胞腫 malignant schwannoma
　　　452
E．脈管系腫瘍　452
　❶良性腫瘍　452
　　a．血管腫 haemangioma　452
　　b．リンパ管腫 lymphangioma　452
　❷悪性腫瘍　452
　　a．脈管肉腫 angiosarcoma　452
　　b．カポジ肉腫 Kaposi's sarcoma（KS）　453
F．造血器系腫瘍　453
　❶悪性リンパ腫 malignant lymphoma　453
　❷皮膚白血病 leukemia cutis　453
　❸肥満細胞腫 mastocytoma, 色素性蕁麻疹 urticaria
　　pigmentosa　453
G．骨軟骨性腫瘍　453
　　a．内軟骨腫 enchondroma　453
　　b．骨腫 osteoma　453
　　c．爪下外骨腫 exostosis subungualis　453

20·6　皮膚代謝異常症 metabolic abnormality　454
A．アミロイドーシス amyloidosis　454
B．脂質代謝異常症 lipid metabolic abnormality
　454
　❶黄色腫症 xanthomatosis　454
　❷続発性黄色腫症 secondary xanthomatosis　454
　❸局所脂質代謝異常症　454
　　a．眼瞼黄色腫 xanthoma palpebrarum　454
　　b．その他　454

20·7　血管腫と血管奇形 hemangioma and vascular malformation　454
A．血管腫・血管奇形の分類　454
B．診断　454
　❶視診，触診，聴診　454
　❷超音波　455
C．治療一般論　455
　❶レーザー照射　456
　❷intraventional radiology（IVR）　456
　　a．塞栓術 embolization　456
　　b．硬化療法 sclerotherapy　456
　　c．硬化療法の実際　458

❸薬物療法　460
　　a．経口投与　460
　　b．局所注射　460
❹手術療法　460
D．各種の血管腫　461
　❶毛細血管奇形 capillary malformation（新分類），単純
　　性血管腫 hemangioma simplex, port wine stain
　　nevus, capillary hemangioma, 火炎状母斑 nevus
　　flammeus（旧分類）　461
　　a．症状　461
　　b．治療　461
　❷Unna 母斑（末梢血管拡張性母斑）Unna's nevus,
　　nevus telangiectaticum　461
　❸苺状血管腫 strawberry mark, infantile hemangioma（旧
　　分類），乳児血管腫 hemangioma（新分類）　461
　　a．頻度　461
　　b．分類　461
　　c．経過　462
　　d．成因　462
　　e．治療法　462
　　f．部位別治療法　463
　❹Kasabach-Merritt 症候群　463
　❺海綿状血管腫 cavernous hemangioma（旧分類），静脈
　　奇形 venous malformation-VM（新分類）　464
　❻動静脈奇形 arterio-venous malformation：AVM（新分
　　類）　466
　　a．動脈性蔓状血管腫 cirsoid angioma, arterial
　　　racemous angioma（旧分類）　466
　　b．動静脈奇形 arterio-venous malformation（新分類），
　　　蔓状動脈瘤 cirsoid aneurysm（旧分類）　467
　❼被角血管腫 angiokeratoma　468
　❽グロムス腫瘍 glomus tumor（glomandioma）　468
　❾老人性血管腫 angioma senile　468
　❿毛細血管拡張性肉芽腫 granuloma teleangiectaticum,
　　ボトリオミコーゼ Botryomykose, 化膿性毛細血管拡張
　　性肉芽腫 pyogenic granuloma　468
　⓫血管芽細胞腫 tufted angioma, angioblastoma　468
　⓬その他　470

20·8　リンパ管腫 lymphangioma, lymphatic malformation　470
　❶発生　470
　❷頻度　471
　❸部位　471
　❹分類　472
A．良性リンパ管腫 benign lymphangioma　472
　❶限局性リンパ管腫 lymphangioma circumscriptum,
　　superficial lymphangioma　472
　❷海綿状リンパ管腫 caverunous lymphangioma　472
　❸嚢腫状リンパ管腫 lymphangioma cystoides, cystic
　　hygroma　472
B．悪性リンパ管腫 malignant lymphangioma　472
C．後天性リンパ管腫 acquired lymphangioma, リン
　　パ管拡張症 lymphangiectasis　472
D．リンパ腫 lymphoma, 白血病 leukemia　472

xxxviii　目　次

20·9　静脈瘤 varix　474
A. 治療適応　474
B. 治療法　474
C. 手術法　474
D. 合併症　474

20·10　母斑，母斑症 naevus, nevus , phacomatosis　474
A. 母斑，母斑症とは　474
B. 母斑，母斑症の分類　474
❶母斑　474
  a. 上皮細胞系母斑　474
  b. 神経櫛起原細胞系母斑（メラノサイト系母斑）475
  c. 間葉細胞系母斑　480
❷母斑症　480
  a. Pringle 病 morbus Pringle, Bournexille-Pringle 病 Bourneville-Pringle's phacomatosis（別名，結節性硬化症 tuberous sclerosis）　480
  b. von Recklinghausen 病 morbus Recklinghausen, von Recklinghausen's phacomatosis　480
  c. von Hippel-Lindau 症候群 von Hippel-Lindau syndrome　481
  d. Sturge-Weber 症候群 Sturge-Weber syndrome　481
  e. クリッペル・ウエーバー症候群 Klippel-Weber syndrome（KWS），クリッペル・トレノーニー症候群 Klippel Trenaunay Syndrome（KTS），パークス・ウェーバー症候群 Parkes–Weber Syndrome（PWS）482
  f. 先天性血管拡張性大理石様皮斑 cutis marmorata telangiectatica congenital　482
  g. 色素血管母斑症 phacomatosis pigmentovascularis　482
  h. オスラー病 morbus Rendu-Osler　482
  i. 青色ゴム乳首様母斑症候群 blue rubber-bleb nevus syndrome　482
  j. マフッチイ症候群 Maffucci's syndrome　482
  k. 神経皮膚黒皮症 neurocutaneous melanosis　482
  l. ポイツ・イエーガース症候群 Peutz-Jeghers syndrome　482
  m. 基底細胞母斑症候群 basal cell nevus syndrome　482
  n. Gardner 症候群　482
  o. 色素失調症 incontinentia pigmenti（Bloch-Sulzberger syndrome）　483
  p. 歌舞伎メーキャップ症候群 Kabuki make-up syndrome　483

20·11　その他の皮膚疾患　483
A. 色素異常症 dyschromia　483
❶先天性色素異常症　483
  a. 雀卵斑，そばかす ephelides　483
  b. 先天性白斑症 albinism, albino　483
❷後天性色素異常症　483
  a. 肝斑 chloasma, melasma　483
  b. 後天性真皮メラノサイトーシス acquired dermal melanocytosis　485
  c. 老人性色素斑 lentigo senilis, senile lentigines, senile freckle　485
  d. 白斑 vitiligo　487
  e. その他の色素異常症　489
❸異物沈着症 foreign body deposition　489
  a. 刺青 tatoo　489
❹炎症性色素沈着 post-inflammatory hyper-pigmentation（PHI）　489
B. 毛包脂腺系疾患 pilosebaceous system disease　489
❶尋常性痤瘡（ニキビ）acne vulgaris　489
  a. 治療　489
  b. ニキビ痕　491
❷鼻瘤 rhinophyma　492
C. 角化症 keratosis　493
❶胼胝腫 callus, callosity, tylosis　493
❷鶏眼 clavus　493
D. ウイルス性疾患 viral skin disease　493
❶伝染性軟属腫 molluscum contagiosum　493
❷尖圭コンジローマ condyloma acuminatum　493
❸尋常性疣贅 verruca vulgaris, common wart　493
❹青年性扁平疣贅 verrucae planae juveniles, flat warts　493
❺足底疣贅 verruca plantaris, ミルメシア疣贅 mirmecia warts　493
❻肉芽腫症　493
  a. 異物肉芽腫 foreign body granuloma　493
  b. oil granuloma　493
E. 眼瞼の炎症性疾患　494
❶麦粒腫 hordeolum　494
❷霰粒腫 chalazion　494
F. 湿疹，皮膚炎 eczema, dermatitis　494
❶湿疹，皮膚炎 eczema, dermatitis　495
❷角化異常症　495
G. 真菌性皮膚疾患　495
H. 性行為感染症 sexually transmitted disease（STD）495
I. 皮膚結核 tuberculus cutis　495
J. 紫斑病 purpura　495

基礎編

1章	形成外科学とは	1
2章	形成外科手術の基本手技	17
3章	創傷治療	59
4章	瘢痕およびケロイドの治療	141
5章	皮面形成術	165
6章	縫縮術	229
7章	植皮術	255
8章	有軸皮弁の実際	313
9章	真皮・真皮脂肪・脂肪移植術	349
10章	筋・筋膜移植術	359
11章	粘膜移植術	365
12章	神経移植術	367
13章	腱移植術	375
14章	植毛術・脱毛術	379
15章	植爪術	383
16章	骨・軟骨移植術	385
17章	脈管移植術，その他の移植術	397
18章	プロテーゼ形成術	409
19章	先天異常	423
20章	形成外科に関連のある皮膚疾患	429

1章 形成外科学とは
definition of the plastic surgery

1・1 形成外科の歴史
history of the plastic surgery

A. 諸外国における形成外科の歴史

❶形成外科の誕生

形成外科 plastic surgery は，外科のなかでは最も古く，紀元前6〜7世紀頃，すでにインドの Sushruta Samhita（**図 1-1-1**）によって，額部の皮膚を利用して鼻をつくる，いわゆる造鼻術が報告されている（今日インド法ともいわれている）．この頃は罪人の処刑法のひとつとして鼻切りの刑があったためで，その修復のための造鼻術である（**図 1-1-2**）．その後，これらの知識は Koomas として知られている potter（陶工の一身分に属する専門家）たちによって代々伝えられてきた．しかし，時代とともに，これらの知識はインドから，ペルシャ，ギリシャ，ローマへと伝えられ，西暦紀元頃（紀元前25〜50年頃—Mathes 2006）には，ローマの Celsus（**図 1-1-3**）が，眼瞼，口唇の手術について記載している（Rogers 1961, 2006）（**図 1-1-4**）．当時の縫合法である．

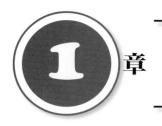

図 1-1-1 ススルータ集成の貝葉
古代インド人の考え方，医者の資質，脈管の重要性，糖尿病，薬草なども書かれているという．
（二宮暁雄：医学誌探訪―医学を変えた100人，日経BP社，p8，1999より引用）

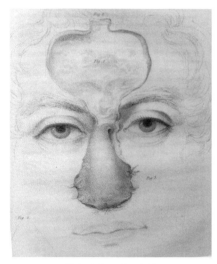

図 1-1-2 インド法
(Neligan PC：Plastic Surgery, 3rd Ed, Elsevier Saunders, London, Vol 1, p18, 2013より引用)

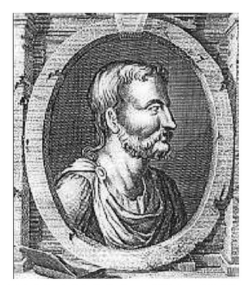

図 1-1-3 ケルスス Celsus（BC 3〜AD 38）
生理学，病理学，治療学の医学書を出し，縫合法，白内障の手術法などの集大成．
（二宮暁雄：医学誌探訪―医学を変えた100人，日経BP社，p26，1999より引用）

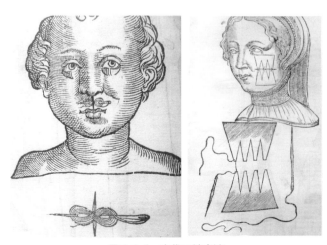

図 1-1-4 古代の縫合法
(Neligan PC：Plastic Surgery, 3rd Ed, Elsevier Saunders, London, Vol 1, p18, 2013より引用)

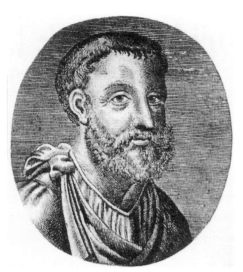

図1-1-5　Claudius Galenos，ガレヌス（129〜200 AD）
ケルススの医学を引き継ぎ，中世までの医学を支配した．
（二宮暁雄：医学史探訪―医学を変えた100人，日経BP社，p26，1999より引用引用）

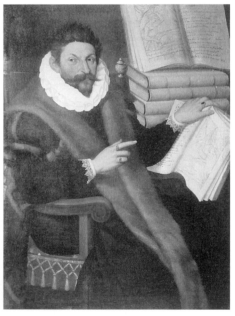

図1-1-6　G.Tagliacozzi
(Carmichael AG et al：Medicine-A Treasury of Art and Literature, Hugh Lauter Levin Associates Inc, p42, p43, 1991より引用)

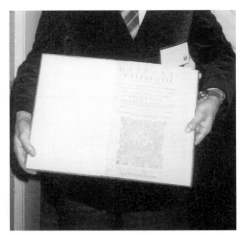

図1-1-7　G.Tagliacozziの De Curtorum Chirurgia per Insitonem
（スウェーデン，ウプサラ大学にて著者自身が手にもって掲示しているところ）

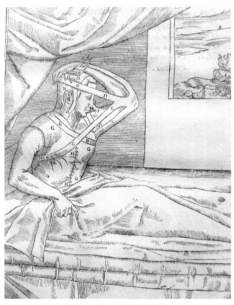

図1-1-8　イタリア法
(Neligan PC：Plastic Surgery, 3rd Ed, Elsevier Saunders, London, Vol 1, p19, 2013より引用)

　その後，164年頃，Galenos（図1-1-5）は，口唇，鼻などの再建手術を報告し，中国では，東晋時代（318〜420）に唇裂の手術が行われた記載がある（Khoo Boo Chai 1966）．

❷形成外科の語源

　plasticという言葉は，ギリシャ語のプラスチコス plastikos という形容詞からきたものである．このプラスチコスというのは，プラスセイン plassein という動詞に由来するもので，to mould，または to form，すなわち形を造る，物を作るという意味である．これは，1世紀頃には，plasticus としてラテン語にすでに見出され，ルネッサンス Renaissance の頃には，フランスおよびイギリスで一般に使用される言語となった．

　この時代にはイタリアの Bologna 大学の解剖学外科学教授 Gaspare Tagliacozzi（1546〜1599，図1-1-6）［これは英語名で，ラテン語では Gasparis Tagliacottii（岩波ら 1985）］が出て，多くの手術術式を発表，"De Curtorum Chirurgia per Insitonem" という本を著わしている（1597，図1-1-7）．鼻欠損に，上腕の皮膚を皮膚筒 tube として移植する，いわゆるイタリア法は彼の仕事である（図1-1-8）

(Rogers 1961).

❸ 形成外科の発展

Tagliacozziから19世紀までは，ほとんど進歩はなかった．19世紀初頭になると，現在の外科分野でも名の知られた欧州の外科医が，形成外科領域でも活躍した．

たとえば，イギリスのCarpus（1784〜1846）がはじめてflapなる言葉を使用，von Graefe（1787〜1842）が口蓋裂の手術を（1817），またDiffenbach（1792〜1847）が皮弁による造鼻術を行っている（1820）．1889年にはBillrothが活躍し，口蓋裂手術での翼突鈎の骨切りは彼の仕事である．

これら形成外科的手術も各国で行われるようになり，plasticという言葉も，いろいろな解剖学的部位のギリシャ名に付して，鼻（rhino-）はrhino-plasty（von Graefeの1818の著書は独語でRhinoplastik），口唇（cheilo-）はcheilo-plastyというふうに使用されるようになった．

このように，急速に発展する形成外科の全領域を概括しようとする最初の試みは，1836年Blandinによってなされている．次いで，1838年には，Zeisが従来の文献を系統化し，ひとつのtextbookを出版，形成外科として体系づけた．さらに1868年，Zeisが初版の内容を取捨選択して発行した改訂版は，ほぼ今日の形成外科のtextbookの形態をとっている．題名はHandbuch der Plastischen Chirurgieである．plastic surgery（形成外科）という言葉も，Zeis以後は一般に用いられるようになった（Rogers 1961）．

さらに1869年Reverdin（1842〜1928）の遊離皮膚移植が紹介され，その後，Thiersch（1822〜1895），Wolfe（1824〜1904），Krause（1856〜1937）の報告があり，さらに今日の発展につなげたのはBlair（1871〜1955）とBrown（1879〜1971）で，The Use and Uses of Large Split Skin Grafts of Intermediate Thickness（1929）という名の本を発刊した．この頃，唇裂関係ではMirault（1831〜1879），Hagedorn（1831〜1894）らが活躍している（Hunt 1926, Barsky 1950, Converse 1977）．

❹ 形成外科の確立

20世紀初頭に起こった第一次世界大戦は，多数の戦傷患者を出し，その治療に関与して，形成外科に著しい進歩をもたらした．この頃の開拓者としては，イギリスのGillies，米国のBlair, Ivy，チェコのBurianらが出て顎骨骨折の治療，広範な顔面の組織欠損の修復に優れた業績を残し，特にGilliesは，近代形成外科の父ともいわれている．Gillies and MillardのThe Principles and Art of Plastic Surgery（1957）（図1-1-9）は，現在でも形成外科のバイブルといわれている．

また，その頃より脂肪，筋膜，神経，粘膜などの移植も盛んになり，1938年Padgett-Hood dermatome（植皮刀）の

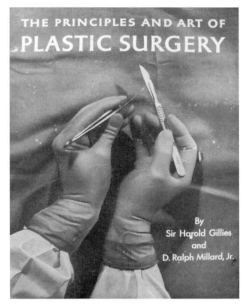

図1-1-9 Sir Harold Gillies and Dr. Ralph Millard, Jr.の形成外科
題名にArtの文字があるのが注目に値する．

発表は，形成外科に画期的進歩をもたらし，さらに，1941年に始まった第二次世界大戦は多くの外傷患者を出し，形成外科も急速に発展した（Simon 1989, Mathes 2006）．

1947年，ニュルンベルグ綱領で，患者の権利が規程され，1964年，米国でインフォームド・コンセントinformed consentが始まり，説明と同意が重視されるようになった．

❺ 形成外科の進歩

その後，マイクロサージャリーmicrosurgeryが，Jacobson & Suarez（1960），Buncke（1966）によって導入され，Daniel（1973），Harii（1974）の再接着の臨床報告があり，現在では血管系の解明により血管吻合によるいろいろな皮弁が利用されている．また，このmicrosurgeryの技術は他の外科分野にも大きな影響を与えている．

さらにRadovan（1984）のtissue expansionの概念，その適応で従来の植皮術に影響を与え，縫縮術の適応が拡大した．

また，Tessier（1968）によって頭蓋顔面骨の手術適応の拡大，1960年にはMaimanのレーザー治療の開発，今日ではRheinwaldら，Greenら（1975）の培養表皮移植術も導入され，Teimourian（1984）の内視鏡下手術による脂肪切除術，McCarthy（1992）の頭蓋顔面骨の骨延長術distraction osteogenesis，さらにLangerら（1993），Thomson（1998）らの組織再生医学の形成外科領域への適応なども研究され，形成外科学の守備範囲を広げつつある．

❻形成外科の学会開催，学会誌の発行

米国の形成外科学会は 1937 年に組織され，その機関紙 Journal of Plastic and Reconstructive Surgery の第 1 巻第 1 号は 1946 年に発刊された．

また，1955 年には第 1 回国際形成外科学会 International Society of Plastic Surgeons が組織され，1967 年第 3 回のローマ大会で International Society of Plastic and Reconstructive Surgery と Reconstructive の名称が入ることになり，1991 年には，国際形成外科学会に，Aesthetic が追加され，国際形成美容外科学会 International Society of Plastic Reconstructive and Aesthetic Surgery となり，4 年ごとの開催で，2013 年に第 17 回が開催された．しかし，学会運営に不適切が指摘され，2015 年に新国際形成外科学会 International Confederation of Plastic Surgery Societies（ICOPLAST）が組織され，2015 年南米ウルグアイで第 1 回新学会が開催された（中塚 2016）．

さらに，European section，Asian-Pacific section など地域的学会も開催され，さらに，各国内にも形成外科学会が組織されてきている．

1972 年には第 1 回国際美容外科学会 International Society of Aesthetic Surgery も開かれ，1988 年には東洋美容外科学会も創立された．

註：Aesthetic というのは整容的と邦訳しているが，語源的には，ギリシャ語で感覚的，知覚的の aisthetikos から来たもので，美容的という cosmetic は装飾に熟達した意味の kosmetikos というのが語源でもある．なお，cosmetic の語尾に＜ s ＞がついて cosmetics になると化粧品の意味になる．

B. わが国における形成外科の歴史

❶日本の形成外科誕生の背景

わが国の形成外科の歴史は極めて浅く，その萌芽的仕事はようやく 1956 年になってからである．もともと日本の近代医学が明治以来の西洋医学の輸入に始まり，いわゆる富国強兵のスローガンのもと，治療医学，特に内科，外科の疾病が重視されたことや，また，江戸時代以来の武士道的，儒教的考え方から形態のことを云々する形成外科的処置は，蔑ろ（ないがしろ）あるいは邪道視される風潮にあったためである．

しかし，その時代にあっても，日本の近代医学は，旧帝国陸軍衛生部編纂の衛生史やその後の大東亜戦争陸軍衛史に記録され（泉 2011），顔面損傷は，主に耳鼻科，口腔外科，整形外科，皮膚科で診療されていたし，1889 年，富田忠太郎は Krause の植皮法を報告，1936 年，藤本忠雄がダーマ

トームを，1838 年の Padgett の報告より早く報告するなど，日本にも世界を凌駕する技術があったことは記録に値するであろう（泉 2011）．しかし，第二次世界大戦後は，日本では，美容整形というものがクローズアップされ，なかには営利主義に走るものがあり，悲惨な患者を生むことがあって，これら市井の美容整形の行き過ぎをただすとともに正しい形成外科の発展を望む声が高まった．

❷日本の形成外科の誕生

そうした美容整形の異常な状況を改革したいとの思いから，著者の恩師である東京大学整形外科の故三木威勇治教授が中心になられて，1956 年 2 月 11 日，教室のなかに特別診療班のひとつとして形成診療班を組織され，形成外科の診療を始められたのが日本における形成外科の誕生である．著者も三木教授の門下生としてこの診療班の仕事に携わったが，1960 年，この診療班は東大病院のなかで独立の形成外科診療科となった．次いで，慶應義塾大学（1963），順天堂大学（1965），昭和大学（1968），東京慈恵医科大学（1968），など，各地の大学病院，国公立病院，私立病院にも診療科や診療班が設置され，また，形成外科学講座は昭和大学をはじめ（1974）として各地の大学に次々に設けられるようになった．

著者は，1961 年，恩師，三木威勇治教授の命令で，米国の優れた形成外科学を日本に導入せよとの命令を受けて，ニューヨークのマウントサイナイ病院の Dr. Barsky のところに留学させられた．Dr. Barsky は，広島原爆乙女の治療で有名であり，当時の形成外科，手の外科での世界的権威であった．その後，米国で形成外科の教育を受けた医師たち（大原義雄，平山崇，藤野豊美，塩谷信幸ら）が続々と帰国し，日本の形成外科も次第に活躍の場を広げていった．

❸学会の開催と機関誌の発行

これより先，1957 年 6 月 16 日，1958 年 4 月 13 日と 2 回の日本美容形成外科研究会が東京大学において三木教授会長のもとで開催されたのち，1958 年 11 月 15，16 日に三木教授会長のもとで，第 1 回日本形成外科学会が組織され，著者も事務担当として記念すべき学会にかかわった．形成外科という名称も，そのときの総会出席者の投票で決められたものである．その後，東京地方会をはじめ，各地に地方会ができ（星 1975），1972 年に日本医学会分科会に入会，1975 年 6 月 6 日に医療法が改正され，同 6 月 25 日官報公布をもって正式に一般標榜科となり（星 1975，難波 2002），1986 年には社団法人となった．

しかし，2008 年に新法人法施行により，5 年の期限付きで特例民法法人となり，2013 年，非営利型一般社団法人へ移行した．法を守らねば解散となるため生き残りの手段として学会も組織変更をせざるを得なかった．したがって，正会

員＝社員，会員総会＝社員総会と呼称することになった．

"形成外科"雑誌（克誠堂出版）も1958年，最初は美容形成外科という名前で発刊され，4年後の1962年には美容の名称が取れて形成外科となった．1973年，この形成外科機関誌は日本形成外科学会準機関誌，雑誌形成外科（克誠堂出版）となり，さらに，1981年，学会編集の正式機関誌：日本形成外科学会誌が作られ，雑誌形成外科とは別編集，別出版となった．

❹日本美容外科学会の誕生と機関誌の発行

また，形成外科の2本の柱である再建外科と美容外科のうち，美容外科も，1977年1月29日，日本整容形成外科研究会として創立され，著者も創立会員の一人に加わった．1978年5月20日大森清一先生を会長として，第1回日本美容外科学会が組織され，1978年には美容外科の標榜科が認められた．1978年には，わが国では，はじめて昭和大学のなかに美容外科診療科が作られ，その後，東海大学，北里大学，東京大学，現在では各大学でも形成外科学講座，形成外科美容外科と併設されている．また1991年には（社）日本美容医療協会も作られた．平成21年（2009年）には，日本美容外科学会も法人化された．

❺関連分科会の開設

日本形成外科学会は年々発展し，演題数も増加し，1983年には顎顔面を中心にした学会として第1回日本顎顔面外科学会が開催され，機関誌も発刊されたが，1987年には頭蓋を含め日本頭蓋顎顔面外科学会（於第4回学会）と改名し，今日に至っている．さらに，形成外科の基礎部門，研究部門を統括した学会として，1992年，日本形成外科学会基礎学術集会が発足した．今日では，春は総会をかねて臨床中心の学会，秋は基礎学術集会および頭蓋顎顔面外科学会が開催されている．

❻専門医制度と認定医制度の発足

さらに，日本形成外科学会認定医制度が1977年に発足し，2003年認定医制度の名称を専門医制度に切り替えた．また，日本専門医認定制機構では形成外科を内科，外科，産婦人科などと同じく19基本領域の診療科に位置づけている（野崎2004）．美容外科専門医も形成外科専門医取得後，後に示すように，著者の本書における2階建て理論に沿って，資格を取得するようになった（医学新興2016）．2015年には専門医機構が中心になって，手術数のほか，講習会，研究会の出席を単位性にして，出席数で専門医の一条件にしている（日形成会誌前付2016）．

❼関連学会の設立

さらに，日本マイクロサージャリー学会，日本褥瘡学会，日本創傷外科学会（野崎，2008），日本再生医療学会，日本フットケア学会，日本救急医学会，日本下肢救済学会，日本形成外科手術手技学会，日本美容抗加齢医学会，瘢痕・ケロイド治療研究会，日本医学脱毛協会など関連学会もできている．

1·2 形成外科，形成外科学の医学のなかにおける歴史的位置づけ

形成外科は，再建外科，美容外科を含む外科の一分野，さらに医学の一分野であるが，形成外科と形成外科学を，「医，医学，医術」との関係，さらに，「美，美学，美術」との関係，その両者の関係について考えた論文は少ない．ここでは鬼塚の論文（鬼塚2003）を中心に，以下のように独断的に考察してみた．

A. 太古時代

太古時代では，病気になると，超自然的なもの，森羅万象のなかに精霊の宿るものを探し，あるいは洞窟壁画，彫刻を病気平癒の対象とし，一方では熊の湯，鹿の湯といわれる動物に教えられた温泉で癒え，薬草を発見し，自然のなかで治療を行った．

医は醫の略字で，その基になった＜醫＞の字の上左側の字は矢を納めた箱，上右側の字は殳（しゅ）（戈—カ，矛—ホコ などと同じ武器の一種）であり，醫の字の下は最初巫女の巫の字が当てられていた．矢傷や怪我をした人を巫女が治していたと考えられるが，宗教的，経験的治療であったと思われる．後に，巫女の字は酒の字に変化して醫となった．酒が治療に利用されたのであろう．要するに医学の歴史は，もともと治病術といって，学問的裏づけなしに，人体の苦痛のみを取り去る方法として始まり，また伝えられてきたものである（小川1972, 新村1981）（表1-2-1）．

一方，日常生活のなかから，たとえば狩猟用の弓の音，食器の音，遊びのなかから笛，弦楽器，太鼓を作り，病気平癒に用い，虫よけ，強さ，美しさを強調するために顔に顔

表1-2-1 医学の流れ（一私案）

医学	別名	基礎概念	機能と形態医学
治病術			苦痛よりの逃避
治療医学	第1の医学	細胞病理学	
予防医学	第2の医学	細胞病理学	機能医学
健康増進医学	第3の医学	細胞病理学	
形成医学	第4の医学	形態解剖学	形態医学
改造医学	第5の医学	形態機能解剖学	機能と形態医学
再生医学	第6の医学	人間医学	機能と形態医学

＊すべてに精神的医学，社会学，倫理学などが関与

8　第1章　形成外科学とは

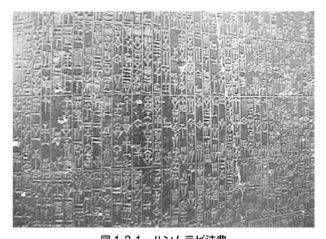

図 1-2-1　ハンムラビ法典
(医と文化, 日経メディカル345号臨時増刊号, p8, 1996より引用)

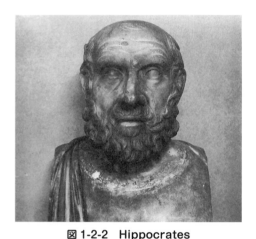

図 1-2-2　Hippocrates
(Carmichael AG et al : Medicne : A Treasury of Art and Literature, Hugh Lauter Levin Associates Inc, p37, 1991より引用)

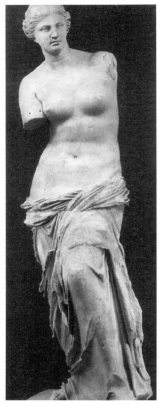

図 1-2-3　Venus of Milo
(ルーブル美術館蔵)

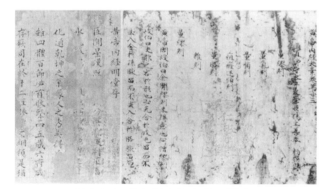

図 1-2-4　黄帝内経（紀元前3世紀）
京都，仁和寺所蔵．現存する最古の写本．中国には残存していない．数多い戦争のため失われたと考えられている．
(医と文化, 日経メディカル345号臨時増刊号, p8, 1996より引用)

料を塗り，羽飾りをつけ，入れ墨を彫るなどして，戦争のときは強さを，病気のときには悪霊のお祓いに用いた．これらはおそらく民族的なもの，宗教的なもの，医学的なもの，美しいものなどと同じ価値観のもとに行われたと考えられる（植原1997）．

約5000年前の中国には，龍山文化があり，エジプトではピラミッドなどが作られ，インドでは，病気や薬草，病気祓いの呪文を記したアーユル・ヴェーダ（生命の科学）という本が出された．紀元前2000年頃になると，エジプトのパピルスには，人体解剖や，手術法，薬治療法とともに，悪霊，悪魔を払う呪文，儀式で治療することが記載されている．メソポタミヤでは，同じ頃，世界最古の薬の処方集が石に刻まれており，また，紀元前1700年頃のハンブラビ法典には，医療，医療費，医者の責任なども記載されている（医と文化1996）**（図 1-2-1）**．

B. 有史前後

紀元前700年頃，前述のSushrutaは，医者の心得を書き記しており，医の美学，医とは何かについて記録した人であり，またこの人は形成外科領域では造鼻術が有名であり，インド法（額部皮弁による造鼻術あるいは隣接皮弁-区域皮弁といわれる）といわれ，今日でも使用されている．

また，紀元前500年頃には，ギリシャのヒポクラテス

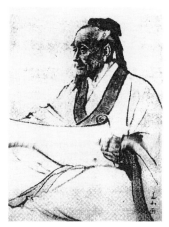

図 1-2-5 張仲景
傷寒論を撰した人,名は機,南部涅陽の人,AD150〜210
(Luo X,英訳:金匱要略方論, New World Press,北京, 1987;後藤由夫著:医学と医療—総括と展望,文光堂, p2, 2001 より引用)

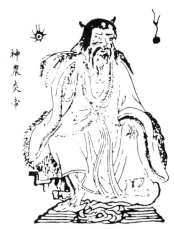

図 1-2-6 神農
炎帝,姓は姜,27 世紀 BC ? 人身牛首と伝えられている(中国歴代名医図伝より).
(後藤由夫著:医学と医療—総括と展望,文光堂, p2, 2001 より引用)

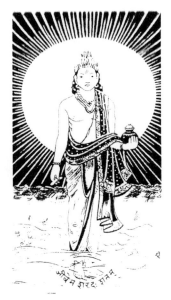

図 1-2-7 インドの医神ダンバンタリ
(Madhumeha 1 巻 1 号, 1960;後藤由夫著:医学と医療—総括と展望,文光堂, p2, 2001 より引用)

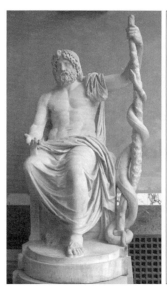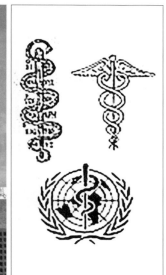

図 1-2-8 ギリシャの医神
左側;アスクレピオス,ギリシャの医神,右側;上左はヘビ杖に書かれている文言(Ars Longa Vita Brevis 学問は長く生命は短い),上右はヘビが絡まった杖で米軍医学のシンボルマーク,下は WHO のマークである.
(後藤由夫著:医学と医療—総括と展望,文光堂, p2, 2001 より引用)

Hippocrates(図 1-2-2)が,病気を自然現象とし,医を呪文でなく科学的に解明しようとした点で,医学の祖といわれ,しかも,医と美を哲学的に捉え,医学と美学を概念化した最初の人であり,彼の観念論的,超自然的な美の存在,その哲学的考え方は医学論にも影響を与えた.

ソクラテス Socrates の門下生であるプラトン Platon に学んだアリストテレス Aristoteles は,人間は宇宙のなかにあって,物質の進化過程で生まれてきた生命体であり,それをそれと認識するのが医であり,美は絶対的なもので,それを体系化したものが医学,美学であるとしている(中井 1999).そのために彼は万学の祖ともいわれる.当時の美学的象徴的作品としてはミロ Milo のヴィーナスをはじめ,数多くの優れた作品が残されている(図 1-2-3).

ギリシャの哲学的医学は,ローマのガレノス Galenos に受け継がれ,体系化され,中世までの医学を支配することになる(後藤 2001).

一方,その頃の中国では,神農本草経,黄帝内経(図 1-2-4),傷寒論(張仲景,図 1-2-5)の三大古典医学書が作られている.ちなみに中国の医神は神農(図 1-2-6)であり,インドの医神はダンバンタリで(後藤 2001)(図 1-2-7),ギリシャの医神はアスクレピオス(図 1-2-8)で,杖を持った姿

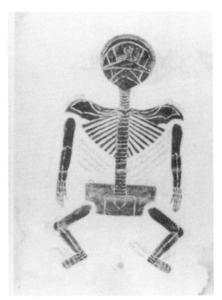

図 1-2-9　循環系統図（13世紀）
(Carmichael AG et al : Medicine-A Treasury of Art and Literature, Hugh Lauter Levin Associates Inc, p42, p43, 1991 より引用)

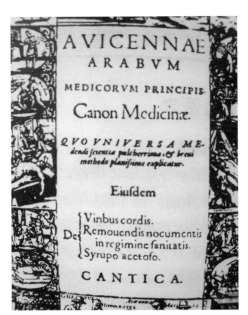

図 1-2-10　アウ"センナの医学規典の扉"
中世期のアラビア医学の象徴．
(後藤由夫著：医学と医療―総括と展望，文光堂，p18，2013 より)
(Neligan PC : Plastic Surgery, 3rd Ed, Elsevier Saunders, London, Vol 1, p19, 2013 より引用)

が有名である．ちなみに日本の医神は大国主命（オオクニヌシノミコト）といわれている．

註；アスクレピオスの持つ杖は今日の医学のシンボルマークになっており，杖には Ars Longa Vita Brevis（学問は長く，生命は短い）と刻まれている．

C. 中世時代

中世の医学をみると，西欧ではキリスト教支配下にあり，みるべきものはほとんどないが，中東のペルシャを中心としたイスラム帝国では，ギリシャ，ローマ，インド，中国などの医学を取り入れてアラビア医学として発展した（図1-2-9，図1-2-10）．

キリスト教下の西欧で発達したのは絵画のほうで，文盲の一般大衆にキリスト教を布教する手段としたためで，多くの優れた宗教画がみられるが，同時に大衆を集める手段のひとつとして医療も利用されている．

一方，中国では漢方医学といわれ，薬草治療，自然治癒力が重視され，美の方は仏教美術にみられるように，薬師如来など医薬関係の仏像が造られた．

註；この薬師如来は医薬を司る仏で，医王ともいわれ，手に薬壺を持っているのが特徴である．しかし，仏像としては，大陸や朝鮮半島より日本のほうが多く作られた．

D. ルネッサンス時代

この時代は，人間復活が唱えられ，医師たちは，人体解

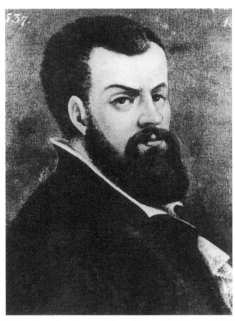

図 1-2-11　Andreas Vesalius（1514〜1564）
(二宮隆雄著：医学史探訪，日経BP社，p48，1999 より引用)

剖によって医学を追究し，画家達は解剖の状況を写生し，ヴェッサリウス Vesalius（図1-2-11）に代表される解剖書が出版され，医学にとって画期的進歩をもたらした．

一方，同時期には，ダ・ヴィンチ Leonardo da Vinci（図1-2-12），ミケランジェロ Michelangelo，ラファエロ Raffaello，ボッチイチェリ Botticelli などの画家たちは，解

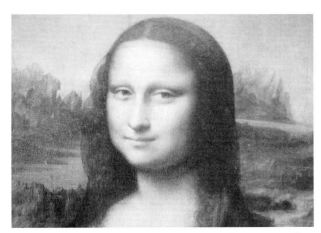

図1-2-12 「モナ・リサの微笑」の一部分（1452〜1519）
（大塚湖西美術館の館内パンフレットより引用）

剖を基礎として絵画のなかに人体美を追求した（二宮1999）．

しかし，この人体解剖は人体を物としてみるようになり，医学と美学が離れることになる．また，当時のヨーロッパは，13世紀の蒙古軍の侵略，14世紀のペストの流行をはじめ，梅毒，天然痘などの流行もあり，死は日常茶飯事であり，人間の絶望の時代といわれ，医学は何の役にも立たず，ただ神に祈るだけだったようである．宗教画でなければ，死を描いた絵画が多かった．

医学分野では，この頃，イタリアにタグリアコッチが出て形成外科手術書を刊行したことは前述した．かれは造鼻術を行っているが，これは上腕の皮膚を使用する方法で，今日でもイタリア法とも遠隔皮弁法ともいわれる．18世紀でも，解剖書に絵画的描写がなされ，(**図1-2-13**)のような解剖図がみられる．

E. 治療医学時代

次の時代には，顕微鏡の発明，細胞の発見，Virchow（1821〜1902），Aschoff（1866〜1942）らの細胞病理学の確立となり，細胞に異常があればこれを病気とみなし，細胞異常を治すのを治療医学と称した．

17世紀はじめには，乖離した医学と美学につながりがみえ始め，デカルト Descartes（1596〜1650）は，美自体を美と認める趣味的重要性を指摘，傷飾り，刺青，飾り物など形成外科と関連する美についての示唆をしている．カント Kant（1724〜1804）は18世紀，知覚的美を唱え，彼以降は，批判的，自由主義的美学などが提唱され，絵画では新古典主義，ロマン主義，写実主義，印象主義などが唱えられた（Atlet 1999）．1925年，スーリオ Souriau（**図1-2-14**）は，芸術を現象論的に分類し，美学として論理化した（中川1999）．今日の形成外科学でいう美も実証美学的なものと

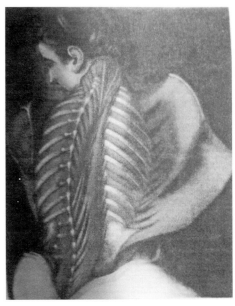

図1-2-13 背中の筋肉，ダゴティ（1746）
解剖図ではあるが，美人の顔を描くなど，美を意識した表現がなされている．
(Diane R Karp : Ars Medica, Art, Medicine and the Human Condition, 安田火災美術財団, Philadelphia Museum of Art, 坂本 満（監修），p33, 1989より引用)

いえる．

F. 予防医学時代

さらに医学には，種痘のように，病気になる前にこれを予防しようという予防医学の概念が新たに生まれ，その根本に細胞病理学を置いた（**表1-2-1**）．

G. 健康増進医学時代

次は，スポーツ医学，リハビリテーション医学などにみられるように，病気でも予防でもない，現在ある筋肉の機能を高めようとする医学，たとえばオリンピックで優勝するにはどのように筋肉を鍛えればよいかとか，下肢切断の場合，残された四肢をどのように訓練すれば日常動作ができるようになるか，といったことを研究する医学が始まった．

この医学は病気の治療でもなく予防でもない，細胞の機能をより高める医学であり，治療医学（第1の医学），予防医学（第2の医学）の次にきたものとして第3の医学ともいわれる．しかも，その根本概念は細胞病理学であるが，一方，形態解剖学，美容解剖学をも含んでおり，医と美の接点が再び現れてきたともいえる（**表1-2-1**）．

H. 形成医学時代

ところが，これら3つの医学は，細胞の異常，その異常

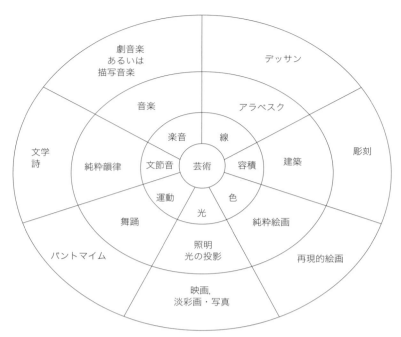

図 1-2-14 スーリオの諸芸術の照応
(ドニ・ユイスマン：美学, 吉岡健二郎, 笹谷純雄訳, 白水社, p145, 2001を参考に著者作成；鬼塚卓弥：形成外科46：961, 2003より引用)

を予防する，細胞の働きを高めるといった細胞の機能に関係したものであり，細胞の形，細胞の集団としての組織の形について云々したものではない．一方，形成外科は欠損を修復するために生まれてきたものであり，さらに今日では先天性，後天性変形はもちろん，醜い形を美しくするところまでその範囲を広げ，特に後天性変形，たとえば，外傷後の変形，癌組織摘出後の変形など病理学的には治癒とみなされるもの，また，重瞼術や隆鼻術など病理学とは直接関係のないもの，むしろ病理学的に異常を起こすもの（隆鼻術でのシリコン樹脂挿入は病理学的に異物を作ること）まで，形成外科の範囲に入れられているが，これらは今までの医学では説明できないし，今日の形成外科を別の次元のものと考えざるを得ない．そこで著者はこれを形成医学（第4の医学）として区別した．すなわち，形成医学は従来の治療医学が個人の疾病を治療し，その苦痛を除くものであったのに対して，形成医学では社会生活の必要上，あるいは対社会的，対人的に自己の形態に対する精神的苦痛を治療するものであり，しかもその根本概念が形態解剖学にあり，単なる形だけでなく，機能発現時の形，動きについての美醜をも云々する．

たとえば，癌により顔面組織の欠損や変形を生じた人は，治療医学により癌が治癒したとしても，あるいは，戦争，交通事故，などで醜い変形が残っていると，社会に出た場合，顔面の組織の欠損や変形のため精神的に引け目を感じて社会に適応できなくなり，場合によってはうつ病になり，自殺することさえある．現代医学においては，患者を精神

表 1-2-2　情緒不安定度の高いもの

心理テスト法 四肢損傷部位	谷田部・Guilford 性格テスト*	Taylor不安 尺度テスト**
健康な国鉄職員	7%内外	
指尖損傷	16.2%	13.5%
上肢切断	24.1	29.3
大腿切断	18.5	25.9
下腿切断	15.5	27.3

情緒不安定度　*テスト結果として74以上のものを指す
　　　　　　　**テスト結果として20以上のものを指す

身体医学的に健常にして，はじめて疾病の治癒とみなすべきであり，形態や対社会的問題を忘れてはならない（Bernstein 1990, かずき 2001）．形成外科は，形成医学の外科部門であって対社会的な面が大きく取り上げられ，外科的手段によって醜状を治療し社会復帰を行わせようとするものであり，整形外科でいうリハビリテーション（社会復帰）が主に機能的社会復帰とすれば，形成外科はいわば形態的社会復帰ともいえよう．同じようなことは，外傷，疾病などによらない醜状にも適応されることであり，美容外科を形成外科の範疇に入れる根拠にもなる．

著者は，美容外科を概念的に形成医学のなかに入れているが，これを独立させて美容医学としその外科部門を美容外科とし，内科部門としての美容内科を独立させ，化粧法や栄養療法などを含める考え方もある（戸田 1999）．

表 1-2-2 は，国鉄（現 JR）職員の指尖損傷，つまり末節部のみの形態異常を持ったもの（機能障害のないもの）だけ

を集めてその心理テストを行った結果である．わずかな指尖の変形でも四肢切断患者と同じように大きな心理的歪みを与えていることがいえる．形成外科は，形の異常を治すことによって，心理的歪みを改善し，心身ともに正常にし，社会に復帰させようというもので，QOL（Quality Of Life）の追求ともいえる．

I. 改造医学時代

以上，形成外科学は形態医学のひとつであり，第4の医学としての形成医学の範疇に入ることは述べてきた．ところが従来の形成外科学は，軟部組織に手術的侵襲を加えて，醜状の改善を図るものであり，土台としての骨の改変は行っていない．しかし，最近ではCrouzon病に代表される頭蓋骨の先天異常などでは，軟部組織のみの修正では，醜状の改善は不可能で，頭蓋顔面骨を組み立て直し，そのうえで，軟部組織の改善を行わねばならない．このように土台としての骨にまで手術侵襲を加えると，醜状の改善はあっても，機能障害の危険を招来しかねない．したがって，醜状の改善のために機能障害を起こさないように，形態と機能との両方を慎重に検討する必要がある．つまり＜第5の医学＞としての改造医学という新しい概念を考えたわけでる．これらを表示すると表1-2-1のようになる（大森ら1964，鬼塚1962，1964，1969）．そのためにはX線規格写真，3DCT，MRI，造形学などを駆使して手術のシミュレーションを行い術前，術後の形態再建とともに機能改善にも努力する必要がある（Rakosi 1984，波利井1995，藤野1996）．

J. 美容医学時代，抗老医学時代

形成外科学は再建外科（医学）と美容外科（医学）より構成されていることは前述したが，最近ほど美容外科，美容医学，あるいは抗加齢医学，抗老医学 anti-aging medicine に関心が持たれている時代はない．美は人間の本能のひとつであり，哲学である．一般的には，より若く，より美しく生きる body image に関心が向けられている．現在関心がなくても将来はその方向で意識することも調査されている（鬼塚1980，Sarwerら2005）．情報化時代の今日では，多くのメディアを通してグローバル化している．個人の属する社会の文化を越えて広がる傾向にある．また時代とともに変化するであろう．この医学時代には形成医学，改造医学時代も含まれる．

K. 再生医学時代

近未来は再生医学 tissue engineering が加わる時代であろう．再生医学は，組織工学，再生工学，再生医療ともいわれるが，われわれ医学の分野では再生医学と呼んだほうが馴染みやすい．

これは従来，再生不可能とされていた組織を新しい技術で人為的に作り，失われた組織，臓器の機能を再生させる医学を指したもので，1993年，Science誌でLangerらにより概念化され，1998年Thomsonらによって，ヒトES細胞（stem cell）株の分離が報告され，いろいろな組織に分化することが示された．

再生医学に用いられる細胞は，間葉系幹細胞で，胚性と体性とがある．胚性幹細胞 embryonic stem cell（ES細胞）は，受精後5日目頃の胚盤胞から作られるものであるが，体性幹細胞 postnatal or somatic stem cell は，骨髄間葉系幹細胞が主に用いられ，実際に，肝臓，骨髄，血液にこの幹細胞があって組織再生（修復）に関与している．しかし幹細胞の存在は極めて低く，それをいかに分離，同定するかが問題であり，また幹細胞の持つ可塑性をいかに利用するか，幹細胞を採取したあとの臓器がどう変化するか幹細胞生物学，材料工学，発生生物学などとの関連で解明が進められよう（谷口2004，貴志ら2004）．最近では，人体に豊富にある脂肪から幹細胞を取り出されている（Zukら2001，Dragooら2005，北川ら2006，小川ら2006）．

組織再生には，幹細胞に加え，細胞の足場 scaffold となる細胞外マトリックス，細胞増殖成長因子などが必要である．

形成外科領域では，現段階ではまだ限られた分野に用いられているのみで，広く臨床に応用するにはしばらく時間がかかると思われる．培養表皮移植が再生医学に近いが，これは現成熟細胞を培養して細胞数を増加させ，移植する方法であるので，幹細胞から分化して組織を再生させる方法とは異なる．また，皮膚をひとつの臓器と考えると真皮，毛根，皮脂腺などの皮膚付属器を備えた皮膚を再生させるのが今後の課題であろう．

再生医学は，肝臓，膵臓，血管，神経，皮膚，軟骨，骨，角膜，尿管，膀胱，内耳，心筋，などの組織再生について検討され，動物実験ではあるが bone marrow stem cells を用いての耳介形成術が検討されている（井村ら2003，小林ら2004，堀ら2004，新岡2004，濱野ら2004，Guangdona Zhouら2004）．しかし，再生医学の臨床応用にあたってはヒト・クローン胚で議論されているように社会的，倫理的問題（bio-ethics）も十分に検討される必要がある．特にES細胞は受精卵（着床前胚）を利用するため倫理的問題が大きい．しかし，最近報告されているiPS細胞（induced pluripotent stem cells；pluripotent は分化不能性ともいう），人工多能性幹細胞はヒト皮膚細胞に4種類の遺伝子を組み込んで作成するため倫理的問題は少ない．

再生医学を上述の医学の流れのなかで捉えるとすれば，新しい医学の概念として「第6の医学」としての位置づけになるかと私案している（表1-2-1）．

註：iPS の i が小文字なのは，命名者の山中博士が当時大流行の iPod にあやかったそうである（Wikipedia 2016）．

1·3　形成外科学の理念

　形成外科医は，再建外科であれ，美容外科であれ手術の際には美を念頭に置いて手術しているはずであるが，医と美とは何か，医学と美学とは何か，形成外科と形成外科学とは何かなどの関連について検討されることは少ない．しかし，仕事する以上，また対象が人間であることから理念なしの仕事はあり得ない．著者は次のように考えている．

　医と美は，地球の創成期から森羅万象を含めた長い歴史のなかで離れたり，あるいは結びついたり，人間社会のなかに不可分なものとして，時代的のほか，民族的，政治的，宗教的，経済的，家庭的，技術的諸条件などで現象的に変化してきたものであり（瀬江 1999），前項（1·2）で述べたとおりである．

　医と美は，もともと哲学的なものであり，その考え方のもとに，医療に関係のある事実を科学的に体系化し，普遍化したのが医学であり（澤潟 2000），一方，美を論理的に体系化したのが美学であり，その技術面が医術，芸術といわれるものと考える．さらに，芸術には聴覚的なもの，視覚的なものなどいろいろな面があるが，そのうち，視覚的な面が美術であり（ドニ・ユイスマン 2001）（図 1-2-14），形成医学はその美術的な面，特に美容解剖学，形態解剖学を基本概念にしたものであり，その外科部門が形成外科学であると考える．技能は技術の個人的なものである（瀬江 1999）．

　以上をまとめると，「医－医学－医術」，「美－美学－美術」の流れがあり，「医－美－哲学」の結びつきがあり，これらに関与したものが形成外科学であり，その執行に必要な医術が形成外科であり，その目的は体表の醜さに悩む人間の身心を健常にすることであると考えている．

　さらに身心の健常化とは何かというと，生理機能の維持，つまり生理的生命はもちろん社会生活の維持のための社会的生命，文化生活のための文化的生命をも正常に保つことであるといえよう（鬼塚 2003）．

　現在，人工頭脳が deep learning によって，これまでの形成外科の理念まで変化する恐れはないだろうか．

1·4　形成外科の対象

A. 形成外科の醜状別対象

　形成外科は，身体外表の形状および色の変化をその対象とし，次のように大別される．

形状・色の醜状 -（形成外科四大対象）
　①後天性醜状
　　（1）外傷性
　　（2）腫瘍性
　②先天性醜状　　　　　　　　　　四大対象
　　（1）先天異常性
　　（2）美容対象性
　③その他（感染性など）

　つまり，形成外科は，この四大対象を 4 本の柱として支えられているといえる．しかし，実際には，四大対象を厳密に区別することは難しい．たとえば，鞍鼻の先天性のもの（先天異常性）と低鼻（美容対象性）との区別，皮様囊腫を先天異常性にするか腫瘍性にするか，あるいは，絞扼溝を子宮内外傷性（臍帯性）と先天異常性をどう分けるか，かなりあいまいな点がある．しかし，理解しやすくするには四大対象に強引に分けたほうがよいわけで，厳密に追求すれば不明な点が出てくるし，かえって混乱を招くと思っている．

　註：醜い状態を「醜状」というが，これを差別用語と捉えるかどうかが問題であるが，醜という漢字の印象を和らげるために，「しゅう状」または「しゅう（醜）状」とひらがな表記を考慮したが，意味がわかりづらくなるので「醜状」のままとした．

B. 形成外科の部位別対象

　形成外科が，身体の形や色を云々する以上，その取り扱う領域は身体外表全部であり，次のように細分され，その身体部位のギリシャ語名に plasty をつけて表わす．
　①頭　　部 cranioplasty
　②眼瞼部 blepharoplasty
　③鼻　　部 rhinoplasty
　④耳介部 otoplasty
　⑤口唇部 cheiloplasty
　⑥頬　　部 meloplasty（melon-cheek）
　⑦頸　　部 cervicoplasty
　⑧体幹部 torsoplasty
　⑨四肢部 meloplasty（melos-limb）
　⑩手　　部 cheiroplasty

1・5 形成外科学の定義

以上のことを要約して,著者は"形成外科とは先天性および後天性の身体外表の醜状(形,色の異常)を対象とし,これを外科手技により機能はもとより形態(美容)解剖学的に正常(美形)にすることを手段とし,その目的は個人を社会に適応させるものである"と定義づけているが(鬼塚1964),最近では,一般に広く用いられるようになった.提唱者として喜ばしい限りである.

1・6 形成外科関連の名称

形成外科は plastic surgery の訳語であり,第1回日本形成外科学会総会において,出席者の投票によって決められたことは前述した.しかし,この形成外科のなかにも類似した名称があり,混乱を招かないように整理したい.

すなわち解剖学的に組織の欠損があるものを正常にするのが再建外科 reconstructive surgery,組織の欠損はないが,位置がずれたもの(偏位)を正常にするのが矯正外科 corrective surgery という.形成外科のなかで再建的要素を強調する場合には reconstructive plastic surgery (Converse 1964, 1977)とか,reconstructive and reparative surgery (May 1958)と呼ばれている.一方,解剖学的に組織の欠損も位置のずれもない正常な人に手術侵襲を加えてより美しくするのを審美外科 aesthetic surgery,正常ではあるが醜くなるのを防ぐため手術侵襲を加えて美しさを保持するのが保美外科 cosmetic surgery という.語源からの区別である.前者には隆鼻術,重瞼術,乳房増大術などがあり,後者には,除皺術,除脂術,シミ取りなどがあり,抗老医学(抗老化医学,抗加齢医学)のひとつであるが,一般的には審美外科,保美外科の両者をいっしょにして,美容外科 aesthetic surgery という(表1-6-1).再生外科については前述したとおりである.

これらの各 surgery 間の関連性を求めてみると,図1-6-1 のように ugliness (醜)を beauty (美)にするには,解剖学的欠損 (reconstructive surgery)や偏位 (corrective surgery)を元に戻し,さらにこの状態をより美しくする (aesthetic surgery)ということになると考えられる.しかも形成外科を四大対象との関係で考えると plastic surgery は四大対象を4本の柱とした家に例えられるが,これを前記の surgery との関係を含めて考えると,外傷 trauma,先天異常 anomaly,腫瘍 tumor による醜状は,再建外科や矯正外科によって修復し,元の状態に戻せる分野,すなわち図1-6-1 のように家でいえば1階を構成するもので,通常の人に新たな外科侵襲を加えて美しくする場合,美容外科は2階を

表1-6-1 形成外科と関連する名称

plastic surgery	形成外科
plastic and reconstructive surgery	形成(再建)外科
reconstructive surgery	再建外科
reconstructive and reparative surgery	再建修復外科
aesthetic plastic surgery	美容形成外科
aesthetic surgery	審美外科(美容外科)
cosmetic surgery	保美外科(美容外科)

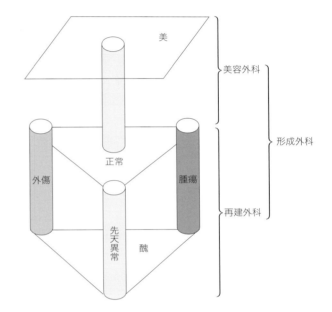

図1-6-1 形成外科の位置づけと四大対象

構成すると考えられ,これら2階建の家全体を形成外科 plastic surgery と考えることができる.なお,美容外科で失敗した症例の再手術は外傷のなかに分類できると思う.

したがって,形成外科は,従来いわれたように,再建外科と美容外科とを車の両輪に例えるのではない.2階建ての家に例えられよう.

戸田(1999)は,治療医学に対するものとして美容医学という名称を使用,また美容とは,その時代で美しいと考えられる容姿に限りなく近づこうと努力する技術と定義している.

最近では,再生医学がクローズアップされてきたが,これは再建外科とは異なり,土台から新しく家を建て直すみたいなもので,現在のところ,まだ,未解決の問題が多い.

1・7 形成外科で行う治療法

形成外科で行う治療法としては,いろいろあるが,まと

めてみると従来の方法に再生医学を加えて次の8つに大別され，症例に応じてこれらを適当に組み合せて用いればよい．最後の化粧法は外科的手技から離れるが，現在の手技では形成不可能な醜状をいくらかでもよくするために化粧品や人工装着物で補うものであり，形成外科の進歩によりその対象を少なくしうるものである．

形成外科で行う治療法
①創傷治療 wound care：外傷，熱傷，手術創など
②皮面形成術 dermoplasty：削皮術，電気乾固法，雪状炭酸法，レーザー治療法など
③縫縮術 reefing, excision and suture
　(1)単純縫縮術 simple reefing
　(2)連続縫縮術 multiple reefing, serial excision
　(3)組織伸展縫縮術 tissue expander reefing
④植皮術 skin grafting
　(1)遊離植皮術 free skin grafting
　(2)有茎植皮術 pedicled skin grafting, flap transfer
　(3)吻合皮弁移植術 free flap transfer
⑤皮膚以外の組織移植術 grafting of other tissues except for skin
　(1)軟組織移植術 soft tissue grafting：真皮，脂肪，筋膜など
　(2)硬組織移植術 hard tissue grafting：骨，軟骨
⑥プロテーゼ使用法 prosthesis method
　(1)インプラント法（プロテーゼ埋入術）implant method
　(2)エピテーゼ法（プロテーゼ装着術）epithesis method
⑦化粧法 cosmetic method
⑧組織再生法 tissue engineering（将来期待されるもの）

なお以上の八大治療法は無意味に並べてあるのではなく，治療法を決める順序に並べてある（第2章-3-B「治療法の決定法」の項参照）．次章に例を示した．

註；prostesis の複数は prostheses であり，和訳としてはプロテーシスより，プロテーゼ，形成資材などが用いられる．なお，組織再生法は一応⑧に分類したものの，将来の新しい分類法に待ちたい．

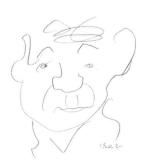

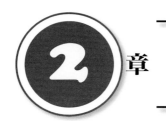

2章 形成外科手術の基本手技
fundamental techniques of plastic surgery

2・1 形成外科手術と精神障害

A. 形成外科手術と身体醜状恐怖症

❶身体表現性障害

形成外科で問題になるのは身体醜形障害（醜形恐怖症）body dysmorphic disorder で，これは1980年，米国精神医学会により提唱された身体表現性障害（従来は，神経症といわれ，身体的に原因のつけがたい精神的疾患）のひとつで，次の7つが含まれる（宮岡 2005）.

①身体化障害
②鑑別不能型身体表現性障害
③転換性障害
④疼痛性障害
⑤心気症
⑥身体醜形障害
⑦特定不能の身体表現性障害

身体醜形恐怖症の統計では（町沢 2000），対象のほとんどが露出部であり（**表 2-1-1**），個人にとって大切な問題になっていることを医療者としても真剣に受け止める必要がある．

しかも，これらの患者のなかには，自らの容貌を全体的に，あるいは局所的に醜いと訴え，治療を求めてくることが多く，形成外科的治療では改善できない場合があるのに，執拗に治療を要求するものがいる．しかし，いったん何らかの理由で手術が行われると，その結果に満足することなく，病院や医師を訴え，あるいは病院を渡り歩き（doctor shopping），悲惨な状況になりやすい（次項参照）．

醜形恐怖症は，森岡ら（2015）によると，最新の精神科の診断基準では強迫性障害の関連疾患に分類されており，一般有病率では2％前後なのに，美容外科手術患者は7～15％と高く，わが国では8％で，所発年齢が低いほど，その割合は高くなるという．

手術の適応前に，精神科医，臨床心理士，遺伝カウンセラー，医療ソーシャルワーカーらとの密な連携を行い，不適切な手術は避けるべきであろう．

表 2-1-1 身体醜形恐怖を訴える部位

皮膚	65%	頬	8%
縮れ毛	50	歯	7
鼻	38	耳	7
眼	20	頭の大きさ	6
脚ないし膝	18	指，趾	5
顎	13	手，腕	5
胸や乳頭	12	額	4
腹部	11	臀部	4
唇	11	身長	4
体全体	11	手	3
顔の大きさ，形	11	顔全体	3
ペニス	9	肩	2
体重	9	頸部	2

（町沢静夫：形成外科 43：S9-S13, 2000 より引用）

❷境界型人格障害 borderline personality disorder

身体醜状恐怖症とともに問題になるのは境界型人格障害で，美容外科手術を繰り返し，度々自傷行為を起こすという特徴を持っている．Morioka ら（2015）は，次のように両者を比較している（**表 2-1-2**）.

❸術後ストレス障害

百束ら（2007）は，手術後ストレス障害 post-surgical stress disorder（PSSD）なる概念を提唱している．PTSDの American Psychiatric Association の定義も引用している．

❹医療訴訟

形成外科，美容外科関係の医療訴訟での，有責判決数，無責判決数では，乳房，脂肪吸引，重瞼，顔面骨，レーザー治療，陰茎，鼻，下眼瞼，除皺術，腋臭症，脱毛の順に多いというが，病院より圧倒的にクリニックでの事故が多いのは，美容関係の来院患者が多いためと思われるが，身体表現性障害と関連するので，要注意である（勝又ら 2010）（**表 2-1-3**）.

❺予知医療 predictive medicine

人間行動の膨大な統計から，未病のなかに行動パターンや病気発生の状況を知ることで，発生前に異常行動や病気

表2-1-2　身体醜状恐怖症と境界型人格障害患者の鑑別

	身体醜状恐怖症	境界型人格障害
有病率	1〜2%	1〜2%
性別	男性＞女性	男性＜女性
年齢	10歳代後半〜20歳代	20歳代〜30歳代
とらわれる部位	とらわれが多い	とらわれ複数で頻回に変化
対人関係	引きこもり	不安定だが良好, 社交的
併存疾患	高い (うつ病, 双極性障害, 統合失調症, 薬物依存)	高い (うつ病, 双極性障害, 薬物依存, パニック障害など)
他の特徴	とらわれに多くの時間を費やす, DV, 社会に反感強い	他人を巻き込む, 目標直前に台なしにする, 自殺率高い
治療法	森田療法, 三環系抗うつ薬, SSRI, minor tranquilizer	精神療法 (指示療法), 非定型的向精神薬投与, tranquilizer を避ける

(Morioka D et al : Aesthetic Plast Surg 38 : 1169, 2014；森岡ほか：美容外報 37 : 41, 2015を参考に著者作成)

を予知, 予防することによって, トラブルを未然に防ごうという医療である.

　特に障害患者の精神的, 心理的状況を多くのパターンから事前に知ることができれば, 実際に診療を求めてきたとき, 診療者側として適切な対応ができると考えられる. しかし, 形成外科, 美容外科の領域では, そこまでのデータの蓄積がない. 将来の検討課題であろう.

B. 家族の心理的支援

　形成外科関連の治療では, 本人だけでなく, 家族, あるいは友人, 知人などとのかかわりも大切である. そのためには次の事項についての注意が必要である.

①先天異常あるいは醜状については, 親の悲嘆, 自責の念を和らげるように働きかける.

②診察の際, 患者, 家族は, 医師の説明を聴いているつもりでも, 緊張のあまり記憶しなかったり, 自分に都合のよいように解釈したり, 誤って伝達されやすい.

③説明と同意の席では, 必ず複数の医療者, できれば看護師が同席する. 診察終了後, 看護婦への再質問も多い. 医師に言えないことを, 看護師なら聴いてくれると思っている人もいる.

　できれば, 精神科医の同席が望まれる. 精神疾患が考えられても, いきなり精神科に診察依頼をするのは避けるべきである. 私は精神病ではないと怒る人もいる. 依頼するにしても, 患者, 家族と十分話し合ってからにすべきである. 場合によっては, YG性格検査, 包括的精神病理学評価尺度などのいろいろな評価法も参考になろう.

④女性患者の場合は, 必ず, 女性看護師を同席させる. 異性間では思わぬ誤解を受けることもある.

⑤外傷など明確な理由がない限り, 若年の男性患者に対

表2-1-3　手術手技・部位別の有責判決数・無責判決数

	無責数									有責数
乳房	2									9
脂肪吸引	2									5
重瞼	3									3
顔面骨	3									3
レーザー治療	2									3
陰茎	1									3
下眼瞼	1									1
除皺術	0									2
腋臭症	1									1
脱毛	0									2
顔面プロテーゼ	0									1
ケミカルピーリング	0									1
ヒアルロン酸, ボトックス	1									0
小陰唇縮小	1									0

(勝又純俊ほか：形成外科 53 : 691, 2010より引用)

しては, 受診の理由を確実に把握することが必要である. 受験, 就職などの失敗を, 手術のためと責任転嫁しやすいからである.

⑥患者の家族的支援は, 母親が中心となることが多く, 母親に十分な配慮が必要である. 父親が付き添いの場合は, 逆に警戒すべきである.

⑦病院では, できるだけ, 自宅の延長的な雰囲気を作るように配慮する.

⑧検査についても, よく説明し, 理解させてから, 実施するようにする. 無理強いはよくない.

⑨子供に対しては, 漫画, 遊びを入れた医療器具や医療材料を使用するのも一法であろう.

C. 患者, 家族の社会的支援

①相談室の活用, 行政の利用, 医療施設の利用
②メディカルソーシャルワーカー medical social worker (MSW) の活用
③精神科医, 臨床心理士に協力要請

D. 形成外科, 美容外科の身体的対象の日米差

①勝又 (2010) によると, 米国では群を抜いて乳房が多く, 次が脂肪吸引である.
② Locke ら (2013) の米国の調査では, 脂肪吸引がトップで, 次が乳房形成になっている. 国際的にも有名な米国形成外科学会誌 (PRAS) でも各誌とも論文の多くが乳房形成で占められるほど, 米国では乳房への関心が高い.
③日本では, 最近になって乳房形成術が増加してきたが, やはり, 目, 鼻, シミ, 皺, などが多いなど, 民族的, 文化的相違のあることも, 心に止めておくべきである.

E. 日本人の美容外科への関心

人間は, 特に思春期になると容貌に関心を持つようになる. 鳥獣でも, 概して雄のほうが羽飾りや身体の色が変化し, 声変わりしたりして, 雌の気をひこうとしている. 本能的なものであろうか.

青木 (2013) は, 何となく綺麗になりたい人がいるということを報告, 半数近くが美容医療を受けているし, その原因をいろいろ分析している. たとえば,

①老化を意識し始めたとき
②費用の問題
③短いダウンタイム (施術から通常生活回復までの時間)
④リスクが少ないという安心感
⑤明瞭に綺麗になるのではなく, わからないように綺麗になりたい
⑥配偶者との関係
⑦疼痛が少ない

などから美容外科を希望する人が多く, レーザー, ピーリング, ホクロ取り, 注入療法, アートメイクなどが多い.

一般的に, 再建外科, あるいは明確な意識下での美容外科でなく, 美容内科, 化粧の延長上での美容外科を望む人が多いと思われる.

2·2 形成外科で行う麻酔法
anesthesia for plastic surgery

A. 形成外科における麻酔法の特殊性と選択

①新生児から高齢者までの全世代にわたること.
②頭から足尖までの体表すべてという広い対象を有すること.
③形成外科の手術そのものが, 細かい仕事が多い.
④全身麻酔や局所麻酔に併用する鎮静法は呼吸を抑制し, 気道を閉塞させることを常に念頭に置く必要がある.
⑤全身麻酔では, しばしば意図的に呼吸を停止させ気道を確保することがある.
⑥口腔, 顔面の手術では手術野と気道が競合することがある.
⑦懸垂頭位への体位変換時に, 気管チューブが抜ける恐れがある.
⑧ Treacher Collins 症候群, Pierre Robin 症候群, Goldenhar 症候群などの顔面奇形, 顎関節障害や顔面骨折では, マスク換気や気管挿管が困難なことがまれでなく, 麻酔導入時のみでなく, 手術が開始されたのちも, 気道に異常が生じた場合は, 躊躇しているうちに危機的状態に陥りやすい.
⑨肋軟骨採取時には, 胸膜損傷による気胸の危険性があり, エアリークテスト (air leak test) は欠かせない.
⑩口蓋裂手術直後は, 鼻咽腔が狭窄するため, 口呼吸ができない乳幼児には呼吸困難がしばしば起こる.
⑪口蓋裂手術後, 術後出血を起こすことがある.
⑫顔面骨の手術後は, しばしば顎間固定を行うため, 開口不能になっていることで, 緊急時のためにカッターなど顎間固定をすぐ外せる準備も必要である.
⑬成人では局所麻酔で可能な小手術でも, 小児では全身麻酔を選択せざるを得ない. 一度, 疼痛や恐怖を与えると, その後の治療が円滑にいかないことが多い.
⑭成人の小手術でも, 手術部位, 手術範囲, 手術体位, 手術時間などによっては全身麻酔がよい場合がある. 注射に異常な恐怖感を持つ患者では局所麻酔は不適切である.
⑮重力で形態が変化する乳房では手術中に患者を半坐位にしたり, 眼瞼の手術などでは目をパチパチさせたり, 患者の協力を必要とする場合は, 局所麻酔が選択される.
⑯以上より, 広い麻酔科学の知識を有し, 臨床経験の豊富な麻酔科専門医の協力が必要で, 患者は確実, 安全な麻酔管理下に置くべきである. さらに術者としての

形成外科医も，基本的麻酔科学の知識，技術の取得も必要である．

⑰したがって，形成外科医と麻酔科医とは，術前の綿密な準備や打ち合わせをはじめ，術中，術後の両者の密接なコミュニケーションは，手術の成功のためには極めて大切である（Mottura 2013）．緊急の場合は，形成外科医と麻酔科医の協力で救命を図らねばならないこともある．

註；岡崎睦：形成外科麻酔の特集号 PEPARS 127，2017が参考になろう．

B. 麻酔法の種類

麻酔法には，全身麻酔法（静脈麻酔法，吸入麻酔法）と局所麻酔法（伝達麻酔法，浸潤麻酔法，表面麻酔法）がある．

全身麻酔は，気道確保手技によって気管挿管麻酔やマスク麻酔といわれることもある．

全身麻酔と局所麻酔が併用されることがある．

C. 術前管理および麻酔前投薬

①形成外科手術の際にも，他の外科手術と同様，術前の一般検査が必要なことはいうまでもない．

②唇裂，口蓋裂をはじめ先天性疾患患者のなかには心疾患など他の内臓異常を合併していることもあり，十分な検査が必要である．

③手術待機中の経口摂取制限については，クリアウォーター（水，茶，線維を含まないジュース，スポーツドリンクなど）は2時間以上，母乳は4時間以上，牛乳や脂肪・肉を含まない食事では6時間以上である．脱水の防止や術後早期回復を目的とした経口補水食（炭水化物含有）も利用できる．

④麻酔前投薬の主目的は，患者の不安除去，疼痛閾値の上昇，有害反射の防止で，鎮静薬，麻薬などの鎮痛薬，抗コリン薬が用いられる．最近は，覚醒状態のまま手術台まで歩行や車椅子で到達し，患者を交えて最終的な本人確認を行う施設もある．

⑤形成外科手術においては，手術を何回かに分けて行うことが多く，特に小児では痛みの恐れ，恐ろしげな雰囲気のほか，両親から離される感情的問題もあり，恐怖心を与えないように前投薬として鎮静薬をキャンディとして舐めさせたり，注腸投与したりといった工夫もなされている．また，前投薬を行わずに，麻酔導入終了まで患児の母親が付き添う施設もある．

D. 静脈路確保と麻酔中の管理体制

①麻酔前に末梢静脈路を確保する．ひとたび患者が急変した場合，末梢静脈路は最も有用な薬剤投与経路となるからである．

②麻酔中の患者の安全を維持確保するために，日本麻酔科学会は，＜安全な麻酔のためのモニター指針＞を定め，全身麻酔，硬膜外麻酔，および脊髄クモ膜下麻酔においては，酸素化，換気，循環，体温，および筋弛緩の管理を行うことを推奨している．

③全身麻酔下で患者が反応しないからといって覚醒していないという保証はないので，脳波をもとに鎮静度を客観的に評価する BIS モニターなどを使用して，術中覚醒を防止する対策を講じることもある．

④形成外科医自身が行う局所麻酔でも，少なくとも酸素化と循環のモニタリングをルーチンに行うべきである．具体的には，パルスオキシメーターを装着し，心電図モニタリングと少なくとも5分間に1回の血圧測定を行う．

⑤全身麻酔にしても，局所麻酔にしても患者を管理する専門の医師，看護師が常駐すべきである．

E. 全身麻酔法

形成外科では頭部，顔面，口腔内，頸部の手術が多く，気管挿管麻酔を必要とすることが多い．安全な全身管理はもちろんのことであるが，特に気道確保と出血に対する対応が必要である．気管挿管麻酔の特殊なものに，オトガイ下麻酔法がある．これは，いったん経口挿管したあと，オトガイに小切開を入れ，そこから挿管チューブを取り出す手法で，下顎骨骨切に使われる．

❶術中の気道管理

①全身麻酔であれ，局所麻酔であれ，術中の気道管理は大切である．仰臥位であれば，フェースマスクを EC クランプ法で保持することで気道を確保できる．

②しかし，長時間麻酔，腹臥位であれば，通常，気管挿管か声門上器具（laryngeal mask airway など）挿入の適応となる．

③気管挿管には筋弛緩薬を必要とする場合が多いが，声門上器具の挿入時には必ずしも必要でない．

④気管チューブは，口蓋形成術など多くの口腔内手術で用いられているが，laryngeal mask airway を用いて行う施設もある（Bennett 1996）．しかし，これはマスクの一種であり，誤嚥の危険性は常に認識しておくべきである．

⑤口腔内手術では血液の気管内流入の危険性があるが，

カフ付き気管チューブも声門上器具もその危険性については同じであり（Williams 1993），YU SH（2010）によると，抜管後の合併症は気管チューブのほうが多いという．

⑥経口気管挿管が手術の邪魔になるときは，経鼻気管挿管になる．

⑦顔面奇形，顎関節障害，顔面骨折では，気管挿管が困難なこともあり，間接声門視認型喉頭鏡（McGlath，エアウエイスコープなど），喉頭／気管支ファイバースコープなどを準備することもある．意識下気管挿管が考慮される場合もある．麻酔科医との密接な検討が必要である．

❷全身麻酔

全身麻酔の三要素は，無意識，無痛，不動である．現在，この三要素を単剤で満たす麻酔薬はなく，それぞれの要素を満足する薬剤，すなわち鎮静薬，鎮痛薬，筋弛緩薬を組み合わせるバランス麻酔の考え方が主流である．通常，静脈麻酔薬または吸入麻酔薬で鎮静し，麻薬，麻薬拮抗性鎮痛薬，亜酸化窒素あるいは局所麻酔で鎮痛する．

a. 吸入麻酔法

1) ガス麻酔薬

亜酸化窒素ガスは，現在，臨床で唯一利用可能なガス麻酔薬である．生体に対してほとんど影響を与えず，鎮痛作用が強く，その発現は速いが，鎮静作用はない．爆発性もない．主として揮発性麻酔薬のキャリアガスとして利用されている．

2) 揮発性麻酔薬

現在，主流のハロゲン化揮発性麻酔薬は，従来多用されたハロタンと異なり，カテコールアミンに対する心筋感受性亢進作用が少ないので，エピネフリンを多用する形成外科手術では都合がよい．悪性高熱症の素因がある場合には，発症要因となりうるので使用を避ける．

a) イソフルラン isoflurane

①以前，用いられたハロゲン化麻酔薬，エンフルラン enflurane の欠点であった痙攣誘発作用を除くために開発されたものである．

②セボフルランと並んで，現在，日本では最も広く使用されている吸入麻酔薬である．

③生体内代謝率は 0.2% と，低いという利点がある．

④また，イソフルランは，セボフルランに比べて皮弁の生着率がよいとの報告もある（Tosun ら 2005）．

⑤しかし，気道刺激性があるため緩徐導入には用いにくいし，脈拍数が多少増加する．

b) セボフルラン sevoflurane

①心筋のアドレナリン感受性が少ない．

②痙攣誘発がない．

③生体内代謝率が 12.3%.

④肝腎毒性が少ない．

⑤気道刺激性が少なく，緩徐導入に適しているので小児麻酔に有用である．

⑥導入迅速．

⑦覚醒迅速，小児では覚醒が速過ぎて，かえって興奮状態になることがある．

⑧他の麻酔薬より麻酔時間を短縮できるため，病院でも診療所でも day surgery が可能である（鈴木ら 1992）．

以上の長所のため，近年よく用いられている．

c) デスフルラン desflurane

①わが国では，2011 年に発売された最新の吸入麻酔薬である．

②セボフルランよりも導入，覚醒が早い．

③小児では覚醒時の興奮が起こりやすい．

④気道刺激性があるので，緩徐導入には不向きである．

⑤生体内代謝率は 0.02% で，イソフルランの 1/10 である．

d) 使用法

①亜酸化窒素と揮発性麻酔薬の組み合わせ．

②フェンタニルと揮発性麻酔薬の組み合わせ．

③レミフェンタニルと揮発性麻酔薬との組み合わせ

などがある．

b. 静脈麻酔法

1) 静脈麻酔法とは

①静脈内に麻酔薬を注入して麻酔する方法である．

②ケタミンを除き，静脈麻酔薬に鎮痛作用はない．

③単独で用いるときは，極めて侵襲度の低い，短時間の手術に限定される．

④常に静脈路の確保，酸素吸入ができるように準備したうえで行うべきである．

⑤麻薬，麻薬拮抗性鎮痛薬，亜酸化窒素などの鎮痛薬を併用することにより，より侵襲度が高く，より長時間の手術にも耐用のバランス麻酔となる．

⑥その最終形として全静脈麻酔 total intravenous anesthesia が開発され，短時間作用性の鎮静薬と麻薬による無意識と無痛を獲得して，亜酸化窒素を使用せずに，静脈経路投与の薬剤のみで高侵襲かつ長時間の手術が可能となる．

2) 静脈麻酔用薬剤

a) チオペンタール thiopental, チアミラール thiamylal

短時間作用性のバルビツール酸 barbiturares で，麻酔導入覚醒時間が短い．しかし，総使用量が増えると覚醒が遅延することがある．

b) プロポフォール propofol

プロポフォールは導入覚醒時間が短い．蓄積作用が少ないため持続的に注入してもよい．全静脈麻酔 total intravenous anesthesia で鎮静薬として使用される．アレルギー患者，

妊婦, 長期人工呼吸中の小児には使用禁忌である.

c) ケタミン ketamine

①ケタミンは他の静脈麻酔薬と異なり, 鎮静催眠作用だけでなく, 皮膚, 筋肉, 骨などの疼痛に強い鎮痛作用を有するので, 形成外科手術では使用しやすい.

②中枢性筋弛緩作用がなく, 気道閉塞を起こしにくいので, 単独で自発呼吸下に全身麻酔することも可能である.

③気道や口腔の分泌物が増加するので, 前投薬としてアトロピンなどの抗コリン薬を投与しておく.

④覚醒時に悪夢, 幻覚, 興奮や錯乱を起こすことがあるので, ベンゾジアゼピン系薬剤を併用することがある.

⑤Ersek (2004) は, diazepam と ketamine の併用法が安全で, 効果的と報告している.

⑥本剤は構造や作用機序からは麻薬とはいえないが, 危険ドラッグとして悪用された経緯から, 麻薬および向精神薬取締法に基づく規則により 2007 年 1 月 1 日付けで麻薬に指定された.

d) ミダゾラム midazolam

①水溶性ベンゾジアゼピンである.

②脂溶性ジアゼパムと比べると作用発現が遅いが, 血管痛がない.

③フルマゼニルで拮抗される.

④全身麻酔, 局所麻酔での鎮静に利用される.

c. 鎮痛薬

a) フェンタニル fentanyl

①モルヒネの 50～100 倍の力価の合成麻薬である.

②静注の作用発現は 5 分である.

③プロポフォールと併用して全静脈麻酔を行うことができる.

④吸入麻酔時の鎮痛にも使用できる.

⑤蓄積性がある.

⑥麻酔後の呼吸抑制はナロキソンで拮抗できる.

b) レミフェンタニル remifentanil

①超短時間作用性の麻薬である.

②フェンタニルと異なり蓄積作用がない.

③超短時間作用性鎮静薬のプロポフォールとの組み合わせで全静脈麻酔が行われることが多い.

④吸入麻酔との併用も可能である.

c) ペンタゾシン pentazocine

①麻薬拮抗性鎮痛薬である.

②プロポフォールと併用して全静脈麻酔が行われる.

d. 筋弛緩薬

麻酔中に気管挿管をするとき, 喉頭展開を容易かつ安全に行うため, 筋弛緩薬を使用する. また, 形成外科手術で不動化を必要とするときに用いられる.

1) 脱分極性筋弛緩薬

①スキサメトニウム suxamethonium

2) 非脱分極性筋弛緩薬と拮抗薬

①ベクロニウム vecuronium

②ロクロニウム rocuronium

③ネオスチグミン neostigmine

④スガマデクス sugammadex

F. 局所麻酔法

❶伝達麻酔法

a. 施術前準備

伝達麻酔を行うにあたって重要なことは, ①常に万が一に備えて静脈路の確保と, ②酸素の投与および人工呼吸ができる装置をそばに置いて行い, ③また, パルスオキシメーターを装着し, ④酸素飽和度をモニターすることにより呼吸の異常を早期に発見し, 患者の安全を図ることである.

b. 部位別伝達麻酔

形成外科領域で使用しうる伝達麻酔には次の方法がある (図 2-2-1).

①頭部:頭皮ブロック.

②顔面:三叉神経ブロック, 眼窩上神経ブロック, 滑車上(下)神経ブロック, 眼窩下神経ブロック, オトガイ神経ブロック, 後頭神経ブロック.

Song ら (2007) は, 眼窩下孔とメンタル孔の位置関係を調べ, 眼窩下孔は眼窩縁と鼻翼縁を結ぶ直線の 1/3 のところ, メンタル孔は口角の垂直下 2 cm を目安にブロックするとしている.

③頸部:浅部頸神経叢ブロック, 深部頸神経叢ブロック.

④体幹:硬膜外麻酔, 脊髄くも膜下麻酔, 傍脊椎ブロック肋間神経ブロック.

⑤上肢:上腕神経叢ブロック(クーレンカンプ Kulenkampff 法), 上腕神経ブロック, 手首ブロック, 指ブロック(中手骨部神経ブロック)の各麻酔法がある. 基節骨で行うオーベルスト Oberst 麻酔法は, 指の血行障害を起こす危険性があるため現在では用いない.

⑥下肢:脊髄くも膜下麻酔, 仙骨麻酔, 坐骨神経ブロック, 大腿神経ブロック, 大腿外側皮神経ブロック, 足関節ブロック.

上記のごとく, その部位により種々の神経ブロックがあり, 術野より中枢で行えば, 局所麻酔薬を併用するにしても少量で済み, また局所麻酔薬注入による膨隆など術野の変形も少ない. 代表的伝達麻酔法を図 2-2-1 に示す.

❷浸潤麻酔法

a. 麻酔前注意

局所麻酔といえば, この浸潤麻酔を指すことが多い. 使

2・2 形成外科で行う麻酔法

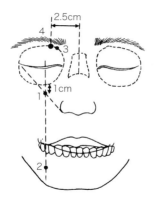

a：顔面の伝達麻酔

1：三叉神経第2枝-眼窩下神経-眼窩下孔でブロック
　瞳孔を通る垂線と外眼角と鼻翼基部を結ぶ線の交点を中心に骨膜付近で直径1cm円形に浸潤麻酔すれば十分である．必ずしも眼窩下孔を探す必要はない．孔を探すことで起こる疼痛を避ける．
　このブロックで下眼瞼，頬部内側，上口唇，外鼻と内鼻の一部が麻酔される．
　眼窩孔の位置は眼窩下縁5〜10mmといわれるが（上条1985），臨床的には皮膚の厚みを入れて1cmでよい．なお眼窩下孔が2個あるのが6.2％あるという（吉岡ら1979）．
　針は眼窩内に入れないように頭側より口唇の方向に向けて刺入する．
2：三叉神経第3枝-下顎神経-オトガイ孔でブロック
　第2小臼歯下方で下顎体のほぼ中央に浸潤する．オトガイ孔が2〜3個あるのが7〜8％ある（吉岡ら1979）．下口唇を外方に引っ張ると犬歯の粘膜のところで神経が透けてみえることがある．子供ではこの神経は下顎下縁に近く，第1臼歯の下，成人は第2小臼歯の下，老人は上方よりに位置する．
3：滑車上神経，眼窩上神経
　眼窩内上角部を中心に眼窩縁に沿ってブロックする．
4：眼窩上孔：正中線より約2.5cm外側の眼窩上縁にある．眼窩上神経が通る．

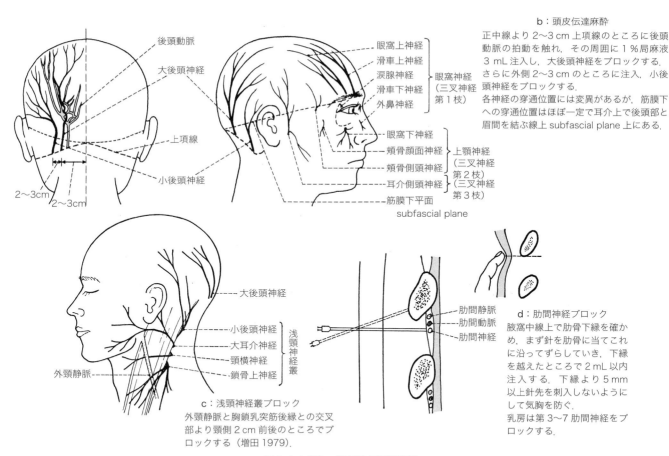

b：頭皮伝達麻酔
正中線より2〜3cm上項線のところに後頭動脈の拍動を触れ，その周囲に1％局麻液3mL注入し，大後頭神経をブロックする．さらに外側2〜3cmのところに注入，小後頭神経をブロックする．
各神経の穿通位置には変異があるが，筋膜下への穿通位置はほぼ一定で耳介上で後頭部と眉間を結ぶ線上 subfascial plane 上にある．

c：浅頚神経叢ブロック
外頚静脈と胸鎖乳突筋後縁との交叉部より頚側2cm前後のところでブロックする（増田1979）．

d：肋間神経ブロック
腋窩中線上で肋骨下縁を確かめ，まず針を肋骨に当ててこれに沿ってずらしていき，下縁を越えたところで2mL以内注入する．下縁より5mm以上針先を刺入しないようにして気胸を防ぐ．
乳房は第3〜7肋間神経をブロックする．

図2-1-1（1）　代表的な伝達麻酔

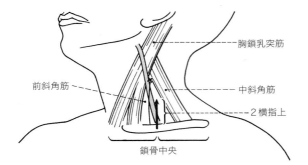

e：腕神経叢ブロック
①斜角筋法
　外頸静脈と胸鎖乳突筋の交点付近に前斜角筋と中斜角筋間の溝を触れる．そこをブロックする．
②鎖骨上窩法
　鎖骨中央の2横指上で前斜角筋後縁または鎖骨下動脈外側を目標に，指に放散する電撃痛を起こすところを探す．第1肋骨に針先が達したら，これに沿って前後に動かして電撃痛を探す．気胸を起こさないように注意する．

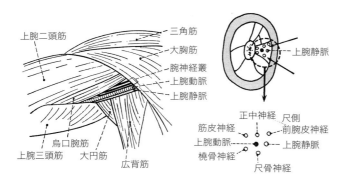

f：上腕ブロック
　大胸筋付着部付近で上腕三頭筋と二頭筋の間で上腕動脈の拍動を触れ，その周囲に浸潤麻酔する．

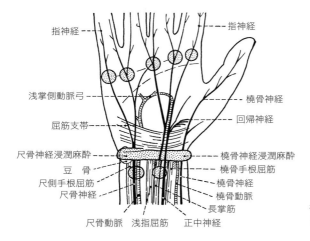

g：手首ブロックと手掌ブロック
　橈骨神経，尺骨神経は手関節に沿って周囲に浸潤麻酔する．点点部がブロック位置．

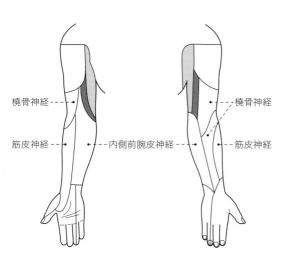

h：上肢神経分布

図2-2-1(2)　代表的な伝達麻酔

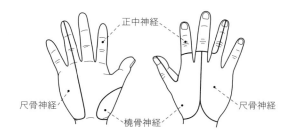

i：手部神経分布

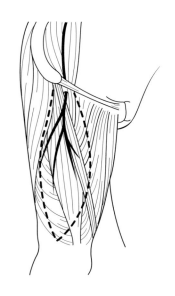

j：外側大腿皮神経ブロック
外側大腿皮神経の走行は鼠径靱帯の腸骨稜付着部のところで靱帯の下を通り縫工筋内側縁から皮下に出るので，その周囲をブロックする．

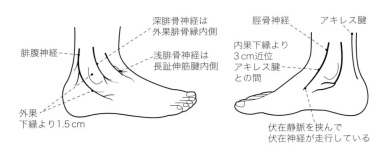

k：足部神経分布

図 2-2-1 (3)　代表的な伝達麻酔

用に際しては，必ず静脈路の確保が重要である．精神的にショックを起こす人，アレルギー反応を起こす人もまれでない．外来手術であっても軽く考えては取り返しのつかないことがある．

b．使用薬剤，キシロカイン

① 通常，市販の 1％キシロカイン E 液®（1 mL 中塩酸リドカイン 10 mg，エピネフリン 0.01 mg を含有）が用いられる．

② pH は 3.3～5.0 で，使用期限は 2.5 年である．

③ 浸潤後 1～4 時間が吸収のピークで，極量はキシロカイン 200～400 mg＜エピネフリン添加で 500 mg（5～7 mg/kg 以下）＞であるが，控えめの使用が望ましい（稲田ら 1984）．

④ 1％のリドカイン（キシロカイン）で 50 cc である．

⑤ 普段は 15℃以下の冷蔵庫に保管するが，そのまま使用すると注射時に疼痛を招来するので，37℃前後に温めて用いると疼痛を軽減できる（Alonso 1993）．

⑥ なお，本剤には，酸化防止薬として，パラオキシ安息香酸メチルと，エピネフリン安定のためのピロ亜硫酸ナトリウムが添加されている（木村ら 1996）．

c．注射時の注意

注射時に直接血管内に入ると，エピネフリンにより短時

間に心拍数増加と血圧上昇をきたすことがあるので, 頻脈, 不整脈や高血圧症がある患者では注意を要する.

副作用のサインは, 頻脈, 高血圧, 不整脈などで, これらの既往者には, エピネフリン使用は禁忌である.

d. チューメセント法 tumescent local anesthesia

10万倍希釈エピネフリン含有1%リドカイン液100mLを生食液で10〜50倍に薄めて使用する方法で, 脂肪吸引のときなど大量投与のときに用いられる.

❸表面麻酔法

表在性の知覚神経終末を局所麻酔薬の塗布や噴霧によりブロックする.

註：皮膚角質層を透過して神経終末へ到達できる局所麻酔薬が未開発の時代には, 表面麻酔といえば粘膜麻酔を意味した. 現在では, 皮膚面, 粘膜面の両者を指す.

a. 皮面麻酔法

1) 長所

①簡便である.
②麻酔時の疼痛がない.
③全身麻酔のできない患者にも使用できる.

2) 短所

①麻酔効果の発現まで時間がかかる.
②血流, 角質層の厚さの影響を受ける.
③使用範囲が広いと血中濃度が上昇し, 中毒発現の危険性がある.

3) 種類

a) リドカインクリーム

濃度は, 10%が最もよいが, 7%でも効果がある.

b) リドカインテープ (ペンレス®テープ)

簡便であるが, クリームのほうが麻酔効果は大きい (宮本ら1996). 粘着層に60%を含有, 貼付後効果が最大になるのは60〜90分である. 後発品として, ユーパッチ®テープ, リドカインテープ, などがある.

c) リドカイン・プロピトカイン配合クリーム (エムラ®クリーム)

疎水性で, 水分含量の多い製剤にすることにより, 局所麻酔薬が角質層を透過して真皮に到達しやすくした.

b. 粘膜表面麻酔法

眼瞼・眼球結膜, 鼻粘膜などの粘膜麻酔である.
①結膜には0.4%ベノキシール点眼薬®が用いられる.
②鼻腔には1%または4%のキシロカインスプレー®を使用する.

❹静脈内局所麻酔法

駆血帯で体循環から遮断した前腕や下腿に注入した局所麻酔薬を毛細血管から漏出させて神経をブロックし, 駆血帯より末梢部分を局所麻酔状態にする. 末梢静脈内に留置針を刺入し, 駆血後に0.5%リドカインを20〜40mL注入すると数分で麻酔効果が発現する. ただし, 駆血の限度は2時間以内である. 駆血が1時間未満では, 静脈内に残存した局所麻酔薬により中毒症状が起こることがある.

❺硬膜外麻酔

a. 脊髄くも膜下麻酔 (脊椎麻酔)

神経根が馬毛を形成している第2〜3腰椎棘突起間以下で, くも膜を穿刺し, 脊髄くも膜下腔に局所麻酔薬を注入する. Jacoby線 (両側腸骨稜を結ぶライン) は, 通常, 第4腰椎棘突起, または, 第4〜5腰椎棘突起間を通るので目安になる. 高比重の局所麻酔薬を使用すると, 体位によりブロック高の調節がしやすく, 左右片側のみの麻酔も可能である.

b. 硬膜外麻酔

硬膜と黄靱帯の間の硬膜外腔に局所麻酔薬を注入し, 硬膜を出て椎間腔に入る脊髄神経を遮断して麻酔効果を得る. 頸椎から腰椎のレベルで行うことができる. 単回注入法と持続法があり, 後者は専用の硬膜外針と硬膜外留置カテーテルを用いて行う. 硬膜外腔の確認法はとしては, 抵抗消失法や懸的法がよく用いられる.

c. 仙骨麻酔

硬膜外麻酔の一種で, 仙骨裂孔 (第4仙椎−椎弓板の癒合不全により形成された三角形の孔で, 仙尾靱帯で被覆されている) を穿刺し, 局所麻酔薬を注入する. 硬膜外が腰椎以上より広いので, より多量の局所麻酔薬量が必要である.

G. 形成外科手術における麻酔での部位別注意

形成外科手術では, 術中の出血を防止し, その止血を確実にすることが手術成功の鍵のひとつである. したがって, 全身麻酔であれば, 生食液10mLに, 局所麻酔であれば, 局所麻酔液 (通常プロカイン0.5〜2%液) 10mLに1,000倍のエピネフリン液通常の滴瓶で薬3滴 (1/5〜1/10mL) を入れたもの, あるいはエピネフリン加キシロカイン液 (市販) でもよい (前述). なお, 指趾では壊死の危険が大きいため, エピネフリンを使用しない.

エピネフリン混在で, ある程度の小出血 oosing は防げるが, 大きな血管からの出血 bleeding はやはり結紮止血か電気凝固止血を行う. しかし, 肉眼的出血をすべて結紮していては, 時間と手間が大変なうえに, 特に植皮術後においては, 植皮片下から結紮止血糸が出てきて, 植皮の出来を悪くすることがある.

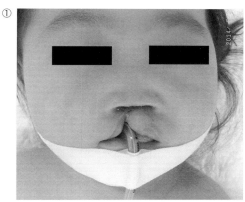
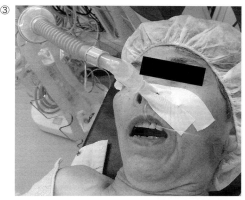
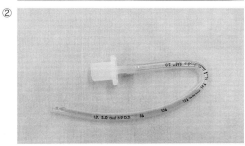
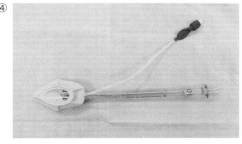

図2-2-2　挿管麻酔
①：経口挿管，唇裂固定，②：RAE 気管チューブ，③：経鼻挿管，外鼻固定，④：laryngeal mask airway

（矢野敏之氏提供）

❶頭部

頭の手術では，かなりの出血が予測されるため，特に術前の循環系の管理を行うとともに，輸血の準備も検討する．局所には出血を少なくするため前述のエピネフリン加生食液を注射する．

❷眼瞼

眼瞼の手術の際には局所麻酔が推奨される．すなわち，重瞼術や除皺術などの手術では術中の患者に眼瞼を開閉させ手術の良否をみるためである．

睫毛部は麻酔薬が注入しにくく，麻酔が不十分となりやすく，患者に思わぬ疼痛を与えることがある．また術前に0.4％ベノキシール点眼薬® を使用しておいたほうがよい．

❸鼻部

小児や広範な手術を除けば，エピネフリン加局所麻酔薬による伝達麻酔か浸潤麻酔を行う．

❹耳介部

局所麻酔液を耳介前後両面に同時に注入したほうがよい．あとで追加すると，注入部位だけが膨らみ，形が乱れ，手術がやりにくくなる．

❺口唇部

口唇の小手術の場合は，浸潤麻酔か伝達麻酔でよいが，小児や大手術，または血液などの嚥下が心配される場合は，挿管麻酔の適応である．

①浸潤麻酔は，小部分の皮膚縫縮の症例を除き，通常は，左右対称性を保たせるため，伝達麻酔後，薬を口唇全体に平均に浸潤させることが大切である．

②出血を少なくするためと薬液の浸潤で口唇を硬くし，切開しやすくする目的もある．膨らみが強い場合は，皮膚側と粘膜側から指で口唇を硬く挟んで圧を加えると，多少膨らみを減らすことができる．

③一方，全身麻酔に際しての気管挿管やフレキシブルタイプの laryngeal mask airway 挿入の適応となる．通常は経口的に行う（**図2-2-2**）．

④経鼻的に行えば外鼻や上口唇がチューブで歪みやすく，術野にチューブがはみ出して手術しにくいからである．チューブの固定は下口唇中央に絆創膏で行い（唇裂手術の際に固定する方法のため唇裂固定ともいう）．

⑤口腔内にガーゼを充填 pack することによりチューブの固定を確実にし，さらに血液などの気管への流入を防ぐ．

⑥経口用 RAE チューブはあらかじめ曲がりを付けて成形されているので唇裂固定しやすく，手術の邪魔になりにくい．

註：RAE チューブは，開発者の Ring, Adair, Elwyn の頭文字で唇裂用に適している（Anesthesia-Analgesia, p273, 1975）（**図2-2-2**）．

❻口蓋

①通常，成人，小児を問わず気管挿管麻酔のほうが確実で，安全なうえ手術も容易である．

②フレキシブルタイプの laryngeal mask airway, 経口用 RAE チューブを用いる施設もある．しかし，前者はマスクの一種であることを認識しておく．

③経鼻挿管をする場合もあるが，鬼塚式，Dingman 式開口器を用いればチューブを開口器舌押さえ固定できるので経口挿管も可能であり，口腔内手術もさらに容易となる．

④口角鉤を併用すると，なお手術しやすい．

❼頬部

頬部全体にわたる face lift のような手術の場合は，伝達麻酔後，耳介付着部の周囲から放射状に局所麻酔薬を注入する．

❽頸部，体幹

①成人の小手術であれば，伝達麻酔，浸潤麻酔が行われる．

②小児や，広範囲手術，長時間手術，その他，特に麻酔管理が必要なときには全身麻酔が望まれる．

③術中体位の変換などで頭部の位置がずれて，気管チューブが抜けたり，屈曲しないように注意を要する．

④成人の場合でも，極量に近い量の局所麻酔薬の使用が予測されるときは，全身麻酔の適応である．

❾四肢，指趾

①浸潤麻酔か，伝達麻酔が行われる．

②伝達麻酔にも前述のごとく，いろいろな方法があるが，上腕神経叢ブロック（Kulenkampff 法）は，的中率が悪い，気胸のリスク，術後痛，血腫を起こすことがあり，あまりよい方法ではない．

③指ブロック中，Oberst 麻酔法は，ときとして指の壊死を起こしたり，一時的に，麻酔の際，疼痛を与えたりするから望ましい麻酔法ではない．しかし，安全であるとの報告もある（福本ら 2012）が注意は必要である．

④最近は，手掌指節皮線（crease）をブロックする方法，腋窩麻酔（Andersson ら 2006）が用いられる．皮線上は，注入液量も少なく，注入時疼痛も少ない利点がある．しかし，指背近位部は麻酔効果が不十分という問題がある（山本 2003）．

⑤中手（足）骨周囲をブロックする方法もある．

H. 全身麻酔日帰り手術 day surgery, ambulatory anesthesia

これは，全身麻酔で手術を行ったあと，覚醒してから，その日に帰宅させることを指す．米国では，米国麻酔科学会手術危険度分類に従って日帰り手術の適応が厳しく決められている．

❶麻酔法

①日帰り手術では，ミダゾラム，ケタミン，プロポフォール，セボフルラン，デスフルラン，などが使用されている．

②鎮痛薬としては，レミフェンタニルや亜酸化窒素が用いられる．

③麻酔科医，あるいは専門看護師の管理下で，救急カートを準備のうえ，施行する．

④方法は，ライフラインを整備，ケタミン静注後，プロポフォールは，20〜30 mL/h を持続静注，長時間手術では，尿カテーテル挿入も必要．患者の病態で，局所麻酔薬を追加し，深麻酔を防ぐ．術後は，患者が完全に蘇生してから帰宅を許可する．

⑤帰宅後の指示も大切である．

プロポフォールには禁忌事項があるので要注意．手術当日の早期離床は合併症として悪心・嘔吐を招来しやすいので，ドロペリドールやメトクロプラミドなどが予防投与されることが多い（矢野 2014）．

❷日帰り麻酔の長所，短所

全身麻酔日帰り手術について，次のような長所・短所があげられている（須永ら 2004, 矢野 2014）．

1）長所

①患者と家族の日常生活の変化を最小限にできる．

②精神的負担を少なくできる．

③経済的負担を少なくできる．

④医療側の業務の軽減．

⑤医療費削減．

2）短所

①適応に限界がある．

②術後合併症がある．

（1）大合併症：心筋梗塞，肺塞栓，呼吸不全，脳血管障害など（0.08〜0.8％）が報告されているが，1997 年でも死亡例が 0.0017％あると報告されている（宮坂ら 2007）．

（2）小合併症：悪心・嘔吐，疼痛，覚醒不全など．

③日帰り手術予定でも帰宅できない症例がある（0.3〜3.2％）．

④術後疼痛や合併症に対応できないことへの患者，家族

の不安感.

⑤その他

以上, いろいろな長所・短所があるが, 慎重な体制を確立しておけば, 利点も多い. 特に形成外科, 美容外科の開業医では, 入院設備のないところが多く, 現状でも日帰り手術が行われている.

❸日帰り麻酔の安全のための基準（日本麻酔科学会）

入院手術／麻酔と同等の術前評価, 看護要員, 設備, 体制, モニタリングを確保することに加え, 退院後は医療者が不在という日帰り麻酔固有の問題に対処するために, 以下の要件をあげている.

①患者や家族へ日帰り麻酔の主旨とリスクについて十分に説明し, 了解を得ること.

②帰宅時の付き添いや自宅に介護できる人がいること.

③緊急事態が生じたときに速やかに受診できる範囲に居住していること.

④帰宅後の術後経過の確認方法と異常事態への対応が確立していること.

⑤帰宅時の基準設定と麻酔科医による診察・評価が行われること.

2·3 術前の注意

A. 診察

形成外科手術を希望してくる患者についても, 他の科と同じように既往歴, 家族歴はもちろん, 醜状歴（現症歴）などについても調べなければならない. 詳細については, 一般医学書にも記載されているし, 学生時代, 研修医時代にすでに学習しているので, ここでは形成外科の手術上必要なことのみ記述する.

❶既往歴

形成外科は, 身体外表の醜状を対象にするため, 外傷直後のような緊急の場合を除き, 何らかの疾病を有する人は, まず, その疾病を治してから形成外科手術を始めるべきである. 手術を始めてから潜在疾患が現出すると, 形成外科手術がスムーズに行えないことが多いからである. したがって, 術前に患者の既往歴には十分注意して, 形成外科手術の進行過程に齟齬をきたさないように心すべきである.

❷家族歴

遺伝性疾患を調べ, また疾患ばかりでなく, 家族の治療

に対する協力性も考え, また, 治療費などに対する経済的能力などについてもよく相談したほうがよい. 医療相談室, ケースワーカー, 必要があれば学校の先生や職場などにも協力を依頼する. しかし, 個人情報との関係もあるので慎重さが求められる.

❸醜状歴

現在の醜状の原因を調べることは, 治療を行うにあたって, あるいは治療後の処置に大いに参考になる. たとえば,

①先天性のものは遺伝性疾患の有無, 妊娠中の各種疾患や外傷, 服用薬などを検討すべきであり,

②外傷の場合は, 治療の方針, 予後決定, 災害保険や法的保障のためにも事故当時の状況を調べ,

③腫瘍の場合は, 発生時期, 期間, 性状の変化, 転移の有無などを調査し,

④美容については患者の心理的, 家族的, 社会的環境について検討する. 患者の body image の把握も大切である.

❹主訴

患者が何を望んでいるか, どこをどのように治したいかを聞くことが大切で, 医者の一人合点で決めてはならない. われわれの想像もしなかったところを治してほしいと訴える患者もいる. 医者と患者との意志の疎通は, 後日に重大な影響を及ぼすことがあり, いわゆるインフォームド・コンセント（説明と同意さらに理解）を十分に行うことが大切である.

なお, 治療の記録用, 患者への説明, 法的保障のために, 術前に患者の了承を得て, 病態のカラー写真, CT, 3DCT, MRI, ビデオ, DVD, カラー映画, ファイバースコープ, 音声録音など, 症例に応じて正確な主訴の把握が必要である. 患者のなかには, 術後, 以前の状態を忘れ, 治療に対する過大な要求や, 治療によって悪化したとか, 治療中に主訴が変化することもある. なお, この際, 個人情報の取り扱いには細心の注意を要する.

B. 治療法の決定法

主訴が決まって, いよいよ治療法を決めることになるが, それには, 形成外科八大治療法の順序に従って検討する（第1章 -7「形成外科で行う治療法」および次項参照）. つまり, p16 の①～⑧に掲げた治療法の順序に従って治療法の選択を決めるわけである（⑧組織再生法 tissue engineering は, 将来は期待されるものである）.

以下に例をあげる.

C. 治療法の決定法の例

❶ 上顎骨骨折の例

骨折の整復は，必要があれば皮切を入れて行うので，整復後の創傷治療が必要である．皮膚創傷があれば，皮面形成術の適応はない．次に創の縫縮を行って創を閉鎖する．もし縫縮できないほどの皮膚欠損があれば，遊離植皮術を考えるが，骨が露出していると遊離植皮術は生着しないので有茎植皮術を行う．こうして創が閉鎖されても，顔面の輪郭が変形しているときは，真皮脂肪移植などの軟部組織の補塡，あるいは硬組織を必要とすれば，骨移植など皮膚以外の組織移植術を行う．しかし，これらの組織を同時に移植するときは，遊離吻合皮弁組織移植になる．ところが組織移植を行うにあたって，数回の手術が嫌だとか，身体のほかの部位に新しい瘢痕ができるのを好まない患者には，シリコンなどの合成樹脂を挿入埋没する体内プロテーゼ (implant) を用いたり，皮膚表面に肌色をした合成樹脂を貼布する体外プロテーゼ (epithesis) を利用したりする．さらに外傷や手術の瘢痕をもっと目立たなくするには化粧法で綺麗にする．最後は再生医療の進歩に期待を持たせる．治療への希望を失わせてはならない．

以上のように，治療法の決定には八大治療法の順序に考えていけば容易である．

D. 治療のクリニカルパス clinical path, 説明と同意 informed consent

治療法が決定したら，次は，その治療法について治療方針を決める．第1章でも述べたが極めて大切なことなので，再度強調したい．

治療方針を決めるには，治療の究極の目的を見失うことのないように，患者とともに全体を通しての大まかな計画をたて，次いで各治療段階のひとつひとつに詳細な検討を加える．なかには最終結果を出すまでに数回の手術や長い治療経過を要するものもある．すなわち，手術を始める前に，治療の方法，手術の時間，回数，入院期間，最終の結果，費用などについての全体にわたる治療の俯瞰図，クリニカルパスができあがっていなければならない．

この俯瞰図について，患者やその家族にわかりやすく説明し，両者の十分な納得のうえで，はじめて治療にとりかかる．そうでないと，患者も治療がなかなか終わらないために，不安感を抱いて途中中止や，経済的負担のために治療ができなくなる場合が起こる．途中での治療計画の変更は，いろいろな面で無駄であり，変更そのものが不可能なことすらある．

インフォームド・コンセント informed consent についても，注意しないといけないのは，医療者側が詳しく説明しても患者や家族は治療を受けるという緊張や不安のため説明を記憶していないことが多く，記憶していても自分の都合のよいように誤って解釈していることがある．図や文書や写真などで説明し，患者側が理解したことをサインしてもらうなどの配慮が必要である．

E. 模擬外科手術 simulation surgery

シミュレーション simulation とは見せかけ，あるいはまねて作るという意味から simulation surgery とは模擬外科とか模擬手術とかいわれる．

概念としては，外科手術のはじめから存在していたわけで，術前検討なくして外科手術はないからである．今日では，その意義として最適な手術法の決定，インフォームド・コンセント，医師教育などがある（小林 2005）．

最初，①紙を用いるペーパーサージェリー paper surgery，②その後，粘土や石膏などを利用して立体的なモデルを作るようになり，③レントゲン写真の導入により表面的なモデルから内面的な状況を考慮したモデルが作られた．④さらに，コンピューターの実用化から CT・MRI が開発され，⑤続いて，三次元実体モデルができるようになった．⑥現在では，computer technology の高度発展に伴い，時間的経過を加味した4次元モデルとしてディスプレー上でも再現，あるいは実体モデルとして作成できるようになっている（図2-3-1）．

現在，術前の模擬手術や術後の評価には，症例によって，次のようなものを用いている．

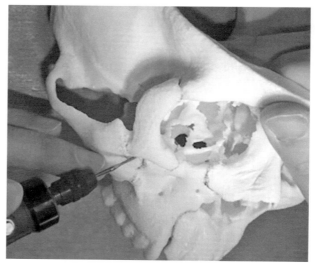

図-2-3-1　モデルを3DCTからプリンターで作成

（門松香一氏提供）

❶石膏模型 cast model

顔面の石膏モデルは，写真などとの併用で，術前術後の検討に用いられてきたが今日ではほとんど用いられていない．しかし，口腔石膏モデルは，口腔内の状態の把握に最適であるため現在でも広く使用されている．

作成法は，アルギネート印象材（アルジックス）を水で溶いてペーストを作り，トレイに入れて口腔内に挿入，固化させる．こうしてできた陰性モデルに石膏を流して陽性モデルとする．これを咬合器に組み合わせることで上下顎，歯列の状況を把握し，また，これを基礎に骨切りの部位，程度，方向などを定め，実際に石膏を切って移動することで，実際の手術方法や術後の咬合状態を知ることができる（「唇裂口蓋裂」の項参照）．

❷頭部X線規格写真 cephalometric roentgenogram

頭部X線規格写真は，顎顔面の定量的な形態分析を行う方法のひとつであり，広く利用されている．側貌，正貌，斜位方向の撮影法があるが，通常，側貌が用いられる．

撮影装置の主な部分は，①患者の外耳道にイアーロッドを挿入し，一定の方向，一定の距離に頭部を固定する頭部固定装置（Cephalostat）および，②X線発生装置である．

X線管焦点とフィルム間距離は 1,650 mm に，患者の正中矢状面（顔面正中）とフィルムの距離は 150 mm に固定されている．そのため側貌X線規格写真は常に一定の画像が得られるようになっているので同一患者の経過を追うことができる．

この写真をトレーシングペーパーに写し取った線図で輪郭や定点をプロットし，計測ポイント間の距離や角度を測定して分析し，正常値にするにはどう紙を切ればよいかを決める（第28章「頬部形成術」の項参照）．また，顎骨や咬合状態の変化を術前・術後の写真で比較することもできる．

さらに，側貌の形態計測時に特殊フィルターを設置し，頭蓋骨とともに顔面軟部組織の輪郭も画像処理することで明確にできる．また，発声時の側貌写真を撮影すると鼻咽腔閉鎖機能も評価できる．

しかし，本法は対称性のある頭蓋顎顔面では問題ないが，左右非対称のときは側貌写真にずれが生じるので，hemifacial microsomia のよう場合は評価が困難となる．

❸CT（computed tomography）

X線は，オランダ人の Roentgen が 1895 年報告したが，CTは，米国人 Cormack が理論を，1972 年イギリス人 Hounsfield が実用化した断層撮影方法で，人体にX線を透過させ，その吸収率を測定する方法である．それによって得られた平面上のデジタルデータをコンピューター上で再構築して画像として表す．つまり横断面内のX線透過率の分布を演算によって求め，得られた各画素の減弱係数値を白黒の濃淡で表示し，断面像を構成する．動きの多い心臓大血管の超高速撮像が可能な電子走査型 CT や連続的な断層像が可能なヘリカル CT を，1989 年，Kalender らが開発，1998 年 multidetector-row CT，1998 年 4 列を，2002 年 16 列以上の検出器の CT が，現在 320 列の MDCT にまでに進歩した（成島ら 2012）．しかし，現状でも 0.35 以下の細血管の描出は難しい．

❹MRI（magnetic resonance imaging）

Damadian（1972），ラウターブール Lauterbur（1973）らが開発したもので，強力な磁気場のなかに人体や組織を置き，それに一定周波数の電磁波を照射すると，組織内の水素原子核（H）が共鳴を起こし，一定周波数の電磁波が放出される．MRI 装置でこの微弱な電波を受信，コンピューターにより画像化して得られたものが MRI 画像である．

MRI に利用される磁気の単位はテスラと呼び，1 テスラは，10,000 ガウスになる．ちなみに地磁気は 0.4～0.6 ガウスである．磁場が強いほど，短時間に，安定した画像が得られる．

MRI は次の長所がある．すなわち，

①この情報を作り出すエネルギーがX線でないため，生体に悪影響を与えることがない．
②生体組織のわずかな違いを明らかにできる．
③あらゆる方向の断層像が得られる．
④さらに任意の断層像が得られる．
⑤やわらかい組織も描出できる利点がある．

MRI は今日，急速に普及しつつあり，CT と並んで優れた断層画像が得られる．

しかし，X線造影する場合，造影剤としてガドリニウム（Gd）を使用するので，腎機能低下患者，アレルギー患者には要注意である．死亡率 20～30 ％の報告もある（藤本 2015）．また，MRI は検査時間が長く，体内の金属などの影響を受ける（**表 2-3-1**）．

❺三次元 CT，MRI

CT や MRI は，X線や磁気共鳴により得られた各組織のデジタルデータをコンピューター上で再構築した断層写真であるが，これを積み上げたのが三次元（立体）モデルであり，ディスプレー上で再構築，または画像化することで二次元データに比べてより視覚的な効果が得られる．またその方向を変えることで，いろいろな面の立体像がえられる．

つまり，CT は人体のある面（スライス）を輪切りにして軟部組織まで撮影するので，両者の関係を理解することができる．

現在，DICOM3 画像，RAW 画像，TIFF 画像，BMP 画像などのデータを利用してパーソナルコンピューター上で

表2-3-1　MRIにおける信号強度

撮像法	コントラストの特徴	高信号を呈するもの	低信号（または無信号）を呈するもの
T1強調像	T1（縦緩和時間）の差異を反映（T1が長いものほど低信号）	脂肪 メトヘモグロビン（亜急性期の血腫） 蛋白濃度の高い液体（表皮嚢腫など） メラニン	水・筋肉・骨皮質・石灰化・線維化 血管の内腔 多くの腫瘍・炎症
T2強調像	T2（横緩和時間）の差異を反映（T2が長いものほど高信号）	水・脂肪 多くの腫瘍・炎症	筋肉・骨皮質・石灰化・線維化 血管の内腔 ヘモジデリン（陳旧性の血腫・腱鞘巨細胞腫など） メラニン
拡散強調像	拡散（組織における水分子の動きやすさ）を反映（拡散が低下すると高信号）	リンパ節（正常・異常ともに） 腫瘍（特に細胞密度の高いもの） 膿腫 蛋白濃度の高い液体（表皮嚢腫など）	

（藤本　肇：PEPARS 100：82-94, 2015より引用）

も再構築が可能である．さらに，そのデータを加工して，シミュレーション手術をすることもできる（**表2-3-1**）．

❻三次元実体模型

CTでスライスした像を，レーザーリトグラフを用いて光硬化性樹脂で積み重ねて実体化する．光造形法ともいわれ，紫外線に反応して硬化する液体樹脂にレーザーを照射する方法である．また粉末積層造形法といって粉末樹脂（合成樹脂ナイロンとガラスビーズの複合粉末）をレーザーで溶解し，固める方法で層状に重ねて作る（鈴木2004）．また，ポリウレタンをコンピューター制御のもとにミリングマシンで切削して実体化する方法もある．現在は，ボクセル法やマーチングキューブズ法（ポリゴン）を用いてスライス画像のファイルフォーマットをネットワークDICOMにより転送，または，BMP，TIFF，RAW形式など高速三次元造形装置を用いて，プラスチックやでんぷん，石膏，ハイドロキシアパタイトを材料とした精密立体モデルに構築することが可能となっている．

三次元実体モデルは，実物と同じ三次元形態を有するので，手にとってどこをどの程度，どの方向に切って，どう移動すればよいか実際にモデルを切ることで手術法を術前に知ることができる．したがって手術を容易にし，手術時間の短縮，出血量を減少させ，また骨移植が必要であれば術前に骨の大きさ，形を準備しておくこともできる（鈴木2004，門松2014）

今日使用される材料としては，アパセラムApaceram，バイオペックス，セラタッチ，などが市販されている（門松2014）（**図2-3-1〜図2-3-3**）．

F.　術前検査

治療方針が決定したならば，患者の全身状態を検査する．これは一般手術患者と同様に行えばよいが，特に形成外科では新生児から高齢者までと広い年代にわたる患者を対象にするため，routineとして術前に小児科的あるいは内科的診察を行い，手術についての危険度を調べなければならない．

poor riskにある患者の手術は，特殊な場合（外傷，熱傷などで救命のための手術）を除けば，できるだけ避けたほうがよい．poor riskでは，長時間の細かい手術や数回の手術に耐えられないし，美しい術後の結果を得ることができないからである．

G.　輸血の準備，自己血輸血法

❶輸血の適応

形成外科では，緊急の場合を除き，輸血が予測される場合は，それなりの準備が必要である．

特にB，C型肝炎，ヒトT細胞白血病ウイルス，ヒト免疫不全ウイルス（HIV）や，他家血の輸血による移植片対宿主病 graft-versus-host disease（GVHD），輸血後の免疫抑制などいろいろな合併症の問題もあり，自己血を輸血することが多い．

註：平成15年7月30日より生物由来製品の使用について薬事法の改正が行われ，ヒトその他の生物の細胞，組織等に由来する原料または材料，たとえば血液製剤，ワクチン，細胞培養，遺伝子組み換え製剤，細胞組織などが対象になったので，輸血についても患者のインフォームド・コンセントを必要とすることが義務づけられた．

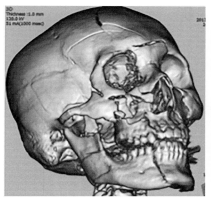
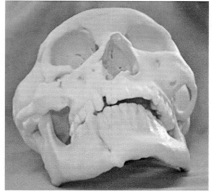

図2-3-2　顔面骨骨折の例
術前に骨折部位が診断でき，どう治療するか，モデルを手に取って治療の計画を立てることができる．
（門松香一氏提供）

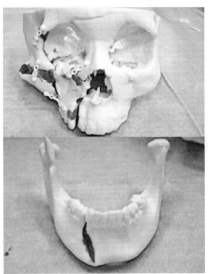
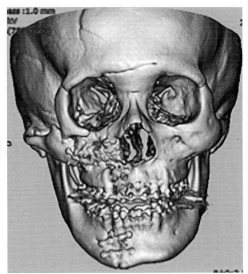

図2-3-3　実体モデルで骨折部を確認，骨欠損部にアパセアムの充塡をシミュレーション
（門松香一氏提供）

❷自己血輸血法の種類
a. 希釈式自己血輸血法

手術前に採血したのち補液を行い，術中，必要があれば採血，自己血を輸血する方法である．

新名主（1998）によれば，自己血輸血には，次の効果があるという．

- 術後の免疫抑制現象，術後合併症を軽減し，感染症を抑制．
- 患者にとっても，手術に参加するといった前向き意識が出て，psyco-immunological effect として，natural killer 細胞活性の上昇で，非特異的免疫能を高める．

① 術前に身長，体重，RBC, WBC, Hb, Ht, platelet, Fe, T-P, Na, K, Cl, その他血液検査のほか，全身状態をチェックする．

② 手術直前麻酔下にて
　第1回採血 400 mL（A）：400 mL 代用血漿急速補液
　第2回採血 400 mL（B）：400 mL 代用血漿急速補液
　第3回採血 200〜400 mL（C）：同量代用血漿急速補液
　採血した血液は抗凝固薬 CPD（citrate phosphate dextrose）採血用バッグに室温で保存する．

③ 手術開始

④ 600 mL 出血時より C → B → A の順序で返血

⑤ 手術終了時：返血終了

本法の適応は，①循環系疾患がないこと，②凝固系異常がないこと，③ 15〜65 歳の年齢範囲であること，④ Hb が最低 10 g/dL 以上あること，⑤予想出血量が 2,000 mL 以下であることなどである．

本法の長所は，①新鮮血である，②麻酔下の採血である，

③血液が希釈されているため失われる赤血球の数が見かけより少ない，④特別な機械が不要などである（高野ら1992，浜島ら1993）．

短所として，①低酸素血症の発生，②急激な循環動態の変化がありうることを忘れてはならない．

b. 回収式自己血輸血法

術中出血した血液を吸引し，これを再処理して輸血する方法であるが，特別な装置を必要とする．形成外科的ではない．

c. 貯血式自己血輸血法 predeposited autologous blood transfusion

術前に採血しておき，これを保存し，必要があれば輸血する方法であり，一般に用いられている．

1）液状保存法（leap frog 方式）

第1回採血（術前4週）400 mL（A），鉄剤投与開始

第2回採血（術前3週）400 mL（B）

第3回採血（術前2週）800 mL（C）を採血しながら同時に保存血400 mL（A）を返血．

手術時貯血1,200 mL〔400 mL（B）＋800 mL（C）〕

この方法は，術前に数回の採血が必要であり，保存期間も3週間と短い，保存血であるので凝固能が低い，800～1,200 mL が限界などの欠点がある．採血後，貧血が回復しないと次の採血はできない（陳ら1991）．

2）凍結保存法

長期保存が可能であるが，凍結，解凍，脱グリセロールの過程で溶血を生じる危険性があり，設備も必要で，かなり面倒な処理を要するため形成外科では実際的ではない．

d. switch back式貯血法

これは，術前貯血法の特殊な方法で，最初に貯血した400 mL は，3週間以上すれば使用できなくなるため，第2週目に800 mL 採血，最初の400 mL を戻し輸血にすると手術時に1,600 mL を使用できる．脇本（1993）は，この方法で最大3,500 mL まで増加できたという．

e. 希釈式，貯血式併用法

両者の特徴を利用したもので，1,200～1,600 mL の採血が可能（中西ら1993，Badran 1993）．

❸自己血輸血の注意

自己血輸血の場合，万が一輸血量が不足した場合は，他家血輸血にならざるを得ない．そうなると何のための自己血の準備かということになるし，出血量の予測と手術方法，低血圧麻酔などとの検討を慎重に行わねばならない．

また，いずれの方法を採用するにしても1回採血量は体重40 kg 以上でも400 mL を超えないことが望ましい．Hb が10～13 g/dL であればさらに制限すべきである．したがって，自己血輸血にも自ら限度がある．

❹小児の自己血輸血

小児は，4歳以上であれば採血の理解，協力が得られるが（山崎1995），副作用として悪心，頭痛，血管迷走神経反射の報告がある（星1997）．しかし，小児は貯血に伴う貧血の回復は早く，週1回予想循環血液量の10％程度の採血では全身状態に影響を及ぼすことなく，また内因性エリスロポエチンの分泌も期待できるので，鉄剤を十分に投与すれば，貯血を中止することもない（田崎ら1992）．

星（1997），成ら（1998）の方法は，Hb > 10～11 g/dL，Ht は33％以上で，採血量は，10 mL/kg 体重/time × 3，採血法は，手術前1週間，2週間，3週間，末梢維持輸液を行いつつ，上記の条件で採血する．採血毎に，エリスロポエチンを体重あたり300～400 IU 国際単位を皮下注射する．さらに，4～8 mg の経口鉄剤インクレミンシロップ Rincremin 50 mg/mL（鉄6 mg/mL）を3～4回／分服し，手術前日まで投与する．なお，血液が余ったからといって無理に戻し注射をすることは心負担になり，危険なこともある．

投与法については，術者によって好みがあるので，EBM のもと，慎重な投与が望ましい．

H. 手術前日の処置

❶清拭，剃毛

①入浴できるものは入浴させ，創のあるものは清拭するとともに，術野をよく清拭して痂皮や垢を除去する．

②必要があれば切爪を行う．

③頭部の場合は特殊な場合を除き，剃毛しない．術野のみ5 mm 刈りとする．

④眉毛は剃毛しない．これは切開に際して毛の方向にメスを入れて毛根を切らないようにするためと，解剖学的位置づけ上必要だからである．剃毛すると毛の方向がわからなくなり，また生え際がずれたりする．

⑤最近では，EBM から他の外科系でも剃毛はしないことになっている（炭山ら2004）．

❷鎮静

①手術前は，心理的不安やそのための睡眠障害を起こしやすいため，鎮静薬を与えて精神の安定を図る．

②手術日には，患者の不安をとるため，また，全身麻酔では麻酔の導入を便利にするため，前麻酔薬を投与し，手術室に入るときは，患者は物憂くゆったりした心身の状態にもっていくのが理想である．特に形成外科では何回も手術することが多く，一度，恐怖を与えたり激痛を与えたりすると，その次からの手術がうまくいかないことがあり，特に子供の場合は注意しなければ

ならない.
③病院によっては母親を手術室内まで患児といっしょに同行させ，麻酔がかかったら退室させるところもある.

❸術前の作図
①切開線の作図は，通常手術台で行う.
②頬，乳房，腹部など，特に輪郭を問題にする場合は，手術台に寝た状態では形が変わるため，術前に立位または坐位で切開線を作図しておくほうがよい. ③また口唇や鼻の手術の場合は，全身麻酔のチューブで曲がることがあるため，チューブを下口唇正中固定（唇裂固定ともいう）とする.
③唇裂をはじめ，顔面の手術では，術者が患者の頭側に座り，患者頭部を下げて手術するが，下げ過ぎると顔面の軟部組織が重力でたるむため注意を要する.

2・4 術中の基本的事項

A. 患者の体位

手術時の患者体位は，一般に仰臥位で行うが，手術部位によっては，特異な体位をとらせる.

❶頭部
①高くて硬い枕の上に乗せて手術するほうが，手術操作，消毒がしやすく，いくぶんかは出血を減らすこともできる.
②しかし，枕が硬過ぎると長時間の手術では，皮膚血行障害で，脱毛や褥瘡を起こすし，特に低体重出生児では，圧迫による頭部褥瘡を生じやすい（飯田ら 2005）
③また，やわらかいと頭が枕にめり込んで手術しにくい.
④後頭部では腹臥位にして，頭付手術台を用いるほうが，手術にも全身麻酔の管理にも便利である.
⑤頭頸部の手術の場合，頸部の伸展，回旋に注意しないと環軸椎回旋位固定（atlanto-axial rotary fixation）を起こし，有痛性の斜頸位，頸部運動制限を起こすことがある（都甲ら 2003, 沼尻ら 2006）.

❷顔面部一般
一般に仰臥位で，しかも頭が手術台の縁すれすれか，少し出るような位置にするほうが手術しやすい.

❸頬部
患部を上にするが，場合によっては半坐位をとらせる

（除皺術の場合）. 重力による軟部組織変形に注意する.

❹眼瞼部
仰臥位，または半坐位がよい.

❺鼻部
仰臥位がよい.

❻口唇，口蓋部
①唇裂 cleft lip では，頭部を平坦か，約15°下げ（head down）させる. 重力による口唇，頬部の変形を避けるためである.
②口蓋裂 cleft palate では，約30°くらい下げるほうが手術しやすい.
　しかし，頭部の傾斜が強過ぎると，前述の環軸椎回旋位固定を生じ，神経障害を起こすことがある. 特に小児の場合に生じやすいので，注意が必要である（神山ら 2011）.
　註：本書第4版までは，術者は患者の頭側に座るため，手術のし易さから，唇裂は30°，口蓋裂の手術体位は約45°下垂としていたが，唇裂では周囲組織が重力で変形するため術直後と立位では形が変わる恐れがある. 年長者ほどその傾向があるため，できるだけ下げないほうがよいと考えている. 口蓋裂では，あまり伸展過ぎると，頭の固定が悪く，環軸椎過程性神経障害を未然に予防するためにも，30°以内に下げるほうが安全とした.

❼頸部
頭を下げ，頸部をできるだけ伸展させた位置をとらせる.

❽体幹部
通常，仰臥位または腹臥位であるが，乳房や腹部などでは半坐位で手術するほうが便利なこともある.

❾四肢部
術中に，いろいろな方向に動かす関係上，仰臥位，腹臥位，側臥位，砕石位など症例に応じた体位をとらせる. 場合によっては，四肢用補助手術台に乗せたり，また助手のいない場合は，周囲の無影灯や柱あるいは天井に紐で四肢を引っ張り，固定して手術しやすくする.

B. 消毒

皮膚消毒は，局所的感染予防のためであり，すべての微生物を除去する滅菌（滅菌保証レベル $10^{-6}/cm^3$）とは異なる.
　消毒法としては，次の3種類がある.
①診察や看護の前後に行い，汚れや表面の細菌を除去す

る目的の日常的手洗い (social hand washing),
②感染症患者や物品を取り扱う前後に行い,ある程度の細菌除去を目的とする衛生的手洗い (hygienic hand washing),
③手術前にできる限りの細菌を除去する手術時手洗い (surgical hand washing) がある.

手術時の消毒でも,目的に応じて効力別に高水準,中水準,低水準の消毒薬を使い分ける.しかし最近では,ポビドンヨード Povidone-iodine (Betadine イソジン) やクロルヘキシジン Chlorhexidine では,副作用やコストの問題があり,石鹸洗浄と生食水洗浄で行えば十分であり,創感染には有意の差がなかったという報告もある (Kalantar-Hormozi ら 2005).

1%クロルヘキシジンアルコールは,乾燥が早く,無色であり,術野消毒にはイソジンよりよいとの報告 (榎本ら 2013) もあるが,アルコール含有は顔面には使用しずらい. EBM とはいえ,慎重な選択が望ましい.

また,イソジンのように色つき消毒薬は,皮膚の血行状態がわからなくなるのでそのまま用いてはならない.必ずハイポアルコールで褐色の色を褪色しておかなければならないが,ハイポにアレルギーを持つ人もいるので注意が必要である.また,術後の色素沈着の恐れもある (林ら 2016).

顔面には,0.05%グルコン酸クロルヘキシジン消毒を主として用いているが,それでも患者のなかには消毒液にかぶれて皮膚炎を起こす人もいるので,術前の問診あるいはアレルギーテストを要する (表2-4-1).ギプス固定などした症例で,術後これらの皮膚炎を起こした場合は処置が大変である.

また,消毒液が無色であると,術中注射に使用する生理食塩液や局所麻酔液,その他の液と混同してしまう危険がある.これを避けるために,血行検査の障害にならない程度に色分けしたり,容器の形を変えたりしたほうが誤用を避けやすい (図2-4-1).

C. 四角布のかけ方

形成外科手術における四角布の使用法は,一般外科のそれと異なる.すなわち,
①植皮などのように,皮膚移植部 (受皮部) と採皮部とが広い術野にわたること.
②植皮以外でも,創周囲の皮膚を広く剥離する必要があること.
③顔面の手術では,左右対称性をみる必要があること.
④解剖学的位置関係 (瞼と唇の位置関係など) をみる必要があること.
以上の諸点から,一般外科の場合に比べて広く術野を露出しなければならないからである.

四角布の固定は,通常の手術では布鉗子で止めるだけでよいが,植皮などのように術中いろいろな体位をとる場合は,次第に四角布がずれて未消毒部分が露出し,汚染されることもあるから皮膚に縫合固定する.しかし,その場合に注意しなければならないのは,四角布の重みで術野の皮膚が引っ張られ,創縁が歪んだり,緊張が加わらないようにすることである.布鉗子で皮膚に固定しない.皮膚を大きく損傷するためである.

D. 基本的手術器械

❶器械セット

手術器械をセットにして準備することは,一般外科でも必要なことであるが,形成外科では全身にわたる部位を対象とし,手術の大きさ,内容も様々であるために,必要な器械をそれぞれの手術に応じてセットしておいたほうがよい.どんな手術でも,その器械セットを手術の件数だけ用意すればよいからである.

著者は,まず基本器械として大,中,小のセットを作り,特殊な手術では,この基本器械を基準に必要な器械を補足的に追加するようにしている.図2-4-1,表2-4-2 は基本器

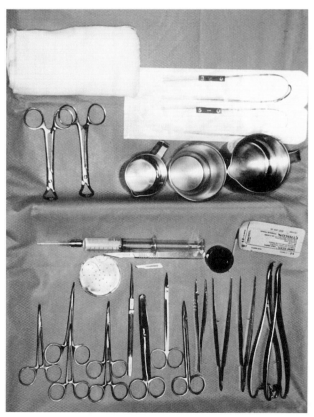

図2-4-1　基本器械セット

表2-4-1　消毒薬の分類ならびに特徴と有効微生物

区分	消毒薬	微生物効果							使用目的別効果			備考
		一般細菌	MRSA	緑膿菌	真菌	結核菌	芽胞	ウイルス	手指消毒	創傷皮膚	金属器具	
sterilization（滅菌）		◎	◎	◎	◎	◎	◎	◎	×	×	◎	器具の消毒
高水準 high-level disinfection	グルタラール〈ステリハイド〉	◎	◎	◎	◎	◎	◎	◎	×	×	◎	刺激性，内視鏡の消毒
中水準 intermediate disinfection	ポビドンヨード〈手術用イソジン〉〈イソジン液〉〈イソジンゲル〉	◎	◎	◎	◎	△	○	○	◎	◎	×	粘膜に使用可能 体腔内禁止 アレルギーに注意
	次亜塩素酸ナトリウム〈ミルトン〉	◎	◎	◎	◎	○	○	○	×	×	×	金属腐食性，塩素ガス発生
	消毒用エタノール〈日局消毒用エタノール〉	◎	◎	◎	◎	◎	×	○	◎	×	◎	即効性，医療器具に適応
	クレゾール石鹸〈クレゾール石鹸液〉	◎	◎	◎	◎	◎	×	×	×	×	×	石鹸液に溶かし使用
低水準 low-level disinfection	クロルヘキシジン〈5％ヒビテン液（赤色）〉〈ヒビテン・グルコネート液（20％無色）〉	◎	○	○	○	×	×	×	◎	◎	◎	粘膜には禁忌 皮膚，粘膜，創傷消毒
	第四級アンモニウム塩〈オスバン液〉	◎	○	○	○	×	×	×	◎	◎	◎	経口毒性が高い
	両性界面活性剤〈テゴ-51〉	◎	○	◎	○	△	×	×	◎	◎	◎	医療器材，環境に適応

〈　〉：主な製品名.
◎：有効，○：ほぼ有効，△：有効な場合もある，×：無効
（小坪一哉ほか：臨床と研究 75：2109，1998；Garner JS et al：Am J Infect Control 14：110，1986；小野　聡ほか：日医会誌131：1383，2004；河合　伸：日医会誌131：1387，2004を参考に著者作成）

械（中）（中位の大きさの手術）のセットであり，植皮セット（中）（中位の範囲の植皮）はこの基本器械（中）に表2-4-3のように必要なものを追加してある．さらに，microsurgery用，頭蓋用，顔面骨用，四肢骨用，乳房用，一般外科用，除脂用，脂肪注入用など，用途に応じて準備する．

❷形成外科手術器械の特殊性

ここでは，一般の形成外科用器械について述べる．

手術器械は，目的に合えばどんなものでもよいというわけではなく，特に形成外科では，手術瘢痕を綺麗にしなければならない関係上，最良の，鋭利な，繊細な，しかも，丈夫で使いやすい器械を用い，できるだけ組織損傷を起こさないものを選択する．

たとえば，よく切れないメスで切開すると，切開線がず

れたり，ギザギザになったり，創縁が挫滅されたりする．

また，鑷子で皮膚を強く掴んでも傷がつくし，植皮など数多く縫合する場合は，持針器が軽くて使いやすく性能のよいものでないと，術者の疲労を高め，手術成績を悪くする．

❸手術器械の消毒

特に切開用器械は，その鋭利さが生命であるため，鈍になったら廃棄して新しいものと交換し，あるいは研磨しなければならない．消毒に際して，煮沸や蒸気などの熱を用いるものは切れ味が悪くなるので，アルコール液やガスなどによる消毒がよい．

第2章 形成外科手術の基本手技

表2-4-2 形成外科の手術の基本器械（中）

形成用持針器	2	布鉗子	5
マッカンドー鑷子（無鉤）	2	5mLおよび10mL注射器	各1
〃　　　（有鉤）	1	注射針（長，短）	4
スワンモートン替刃メス（短柄）	1	薬　杯	3
〃　　替刃 No.15, No.11, No.10		メスグラス	1
形成尖鋭剪刀	1	金属シャーレ	1
形成彎剪刀	1	膿　盆	1
メイヨー剪刀	1	ピオクタニン入	1
クーパー剪刀	1	楊　枝	3
形成用皮膚鉤（単）	1	へ　ら	2
〃　　　（双）	1	ものさし	1
形成用ペアン（直）	10	コンパス	1
〃　　　（曲）	10		

表2-4-3 植皮用器械（中）

基本器械（中）
大曲形成剪刀
濾紙または型布
ダーマトーム（使用器械指示）
縫合針（形成用）1,2,3，バネ穴針
縫合糸（JIS規格）ナイロン糸0-3〜6

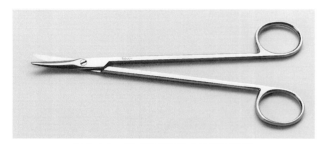

図2-4-3 形成手術用鋏（形成彎剪刀）
このほか形成直剪刀，形成尖鋭剪刀などがある．

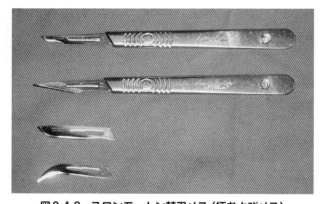

図2-4-2 スワンモートン替刃メス（柄およびメス）
替刃メスは上からNo. 15, No. 11, No.10, No. 12のメスで形成外科で頻用する．

❹基本器械

a. メス knife, scalpel

メスは替刃メスがよい．絶えず新しい刃と取り替えられるからである．著者はスワンモートンかフェザーのメスを用いているが，通常はNo.11（尖刃），No.15（小円刃），No.10（大円刃）があれば十分である**（図2-4-2）**．

これらのメスがないときは安全カミソリを2つに折り，ペアン鉗子に挟んで使用してもよい．

b. 鋏 scissors

鋏には，曲尖剪刀，直尖剪刀，大曲剪刀などの種類があるが，要は噛み合わせがきちんとしていて，きつくもなし，がたつきのないもの，尖端までよく切れるものがよい**（図2-4-3）**．

著者は，先端の尖った曲尖剪刀を好んで用いている．鋏で切る役割のうえに，剝離もしやすいからである．

c. 持針器 needle-holders

持針器は，軽くてバネがやわらかく，しかも針の保持力の強いものがよい．一般外科用の持針器では植皮のように数多く縫合するときは重くてバネも硬いので，手が疲れやすく細かい仕事ができない．また尖端のカーブが悪いものも，縫合数の多い形成外科では，手首に余計な負担がかかりやすい．

持針器には，ロックする型とロックしないで手で把持するだけのもの，さらにこれら両者に鋏のついたもの，つかないものがある．欧米ではロックしない型（Gillies型，Kilner型），ロック式（Hegar型）が好まれている．

著者の経験ではロック式を好んでいる．特に口腔内のような場所では針を落とす心配がない．また鋏付持針器は，助手なしに1人で手術するときには便利であるが，深いところは切糸しにくく，皮膚縫合に限られる．

著者の使用しているのは，丹下式持針器**（図2-4-4a）** と鬼塚式鋏付持針器**（図2-4-4b）** である．なお中村ら（2004）は，口腔内手術用として特殊な持針器を報告している．

d. 鑷子 forceps

鑷子は，バネがやわらかくて腰の強いもの，噛み合わせ

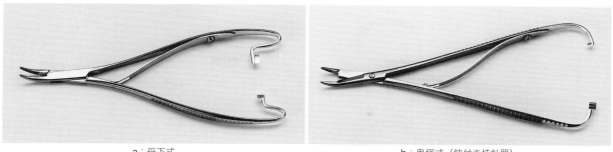

a：丹下式　　　　　　　　　　　　　　b：鬼塚式（鋏付き持針器）

図 2-4-4　形成手術用持針器

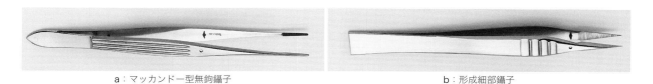

a：マッカンドー型無鉤鑷子　　　　　　　　b：形成細部鑷子

図 2-4-5　形成手術用鑷子

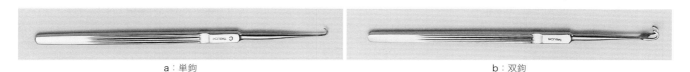

a：単鉤　　　　　　　　　　　　　　b：双鉤

図 2-4-6　形成手術用皮膚鉤

がきちんとして，ずれないものがよく，先端は有鉤，無鉤といろいろな型のものがあり，用途に応じて使い分ける．

最も使いやすい鑷子は，マッカンドー(McIndoe)の鑷子であろう．特殊なものに，ブラウン(Brown)型（先端にブラシがついて保持しやすくしたもの），アドソン(Adson)型形成鑷子（細手術用）などがある（図 2-4-5）．著者は細かい手術にはタグチ医科 KK の細部鑷子を用いている．

e．皮膚鉤（フック） skin hook

特殊な皮膚鉤で，皮膚の緊張度をみたり，切開，特に横切開を加えたり，切開縁を引っ張って皮膚縫合を助けたり，皮下剝離をするときなどに利用される（図 2-4-6）．フックの彎曲，強度にもいろいろあるので使いやすいのを選ぶ．

f．止血鉗子 hemostates, mosquitos

止血鉗子は，モスキトー・ペアン鉗子とも呼ばれているもので，先の細い保持力が強く，バネのやわらかいものがよい．無鉤と有鉤があるが，無鉤のほうが何かと便利である（図 2-4-7）．また，直型ペアンより，曲型ペアンが使いやすい．

g．針 needles

いろいろな形と大きさがあり，次のような種類に分けられる．

1) 大きさ size

数 mm くらいの長さから 70 mm くらいまで JIS 規格があり，種々の長さのものを使い分ける．特殊な用途には 30 mm くらいの彎曲針や，それ以上の長さの直針を用いることもある．逆に microsurgery 用には小さい針を用いる．

2) 彎曲度 curve

これには，1/2 circle（1/2 彎曲針，circle の頭文字をとって c と略す），1/4 c，3/8 c，5/8 c などがある（図 2-4-8）．

1/2 c，5/8 c を強彎針といい，深部組織の縫合や陥凹部，たとえば鼻翼基部，耳介根部などの縫合に便利である．

3/8 c，1/4 c は弱彎針で，皮膚縫合に用いる．なお，針を把持する位置，針の刺入方向で強彎針も弱彎針になるから注意を要する．

特殊なものに，直針 straight needle と，その尖端がカーブした彎直針 curved straight needle（J 針と呼ぶ人もいる）とがあり，それぞれ必要に応じて用いられる．

3) 針先端 needle tip，**針断面** needle section（図 2-4-9）

a) 角針（かくばり） triangular needle

針の断面が三角形を呈しているもので，三角形の頂点が内側を向いているものを standard cutting triangular needle（標準三角針），頂点が外側を向いているものを reversed cutting triangular needle.（逆三角針）といって

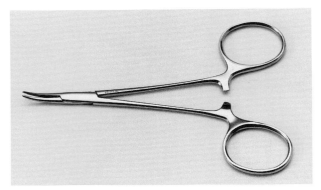

図 2-4-7　形成手術用止血鉗子（曲型形成ペアン鉗子）
直型形成ペアン鉗子もあるが曲型が使いやすい．

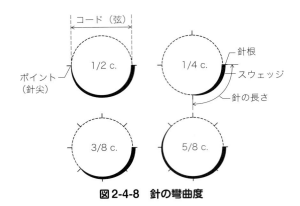

図 2-4-8　針の彎曲度

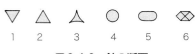

図 2-4-9　針の断面

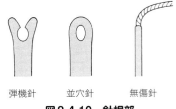

図 2-4-10　針根部

いる．日本人は鋸でもそうであるが，手前に引く習慣があるため，術者によっては針が外を向いた逆三角針のほうが組織を切りにくい．また，針が通ったあとに針で切れた皮膚に糸がくい込むこともない．

b) 丸針（まるばり）round needle, taper point needle

針の断面が円形を成すもので切れが悪いため針を通しにくいが，組織損傷は少ない．形成外科では，特殊な場合を除き意外と使用しない．

c) 扁平針 flat needle, spatula needle

針の断面が扁平で，箆状を呈するものである．硬い組織に通す場合に用いられ，刃針 lancet point flat needle とダイヤモンド尖針 diamond point spatula needle とがある．

4) 針根部 needle root

a) 弾機（弾機孔）針 split eye needle

図 2-4-10 のような構造になっており，糸を通しやすいため数多く，速く縫合する場合には便利であるが，その構造上，針根部が幅広く，組織損傷を与えやすい．しかし，針の大きさなど考慮すれば，針根部による組織損傷はほとんど問題にならない．用途別に使い分ければよい．

b) 並穴（普通孔）針 eye needle

弾機針に比べれば，針根部は細くなっており，それだけ組織損傷は少ないが，いちいち糸を穴に通すのに時間がかかる．

c) 無傷針 atraumatic needle, eyeless needle

針と糸とを特殊加工で接着させたもので，前二者に比べたら針根部の太さを細くできるので組織損傷が最も少ない．microsurgery ではもっぱらこの針が用いられる．

d) 特殊針

特殊なものに，広範囲植皮用のスキンステプラー®，アポーズ®，深部縫合用，内視鏡用のマニセプス®などが市販されている．

以上，数多くの縫合針があるが，種類が多いということは，それぞれの用途に応じて作られているためで，目的に合った使いかたをしなければならない．事実そのほうが便利である．

h. 注射器

注射器には，針をロックするものと，しないものとがあるが，特に頭部や口蓋では，注射のとき圧力がかかり過ぎて，針が飛びやすいのでロックしたほうが安全である．

i. 作図用ペン

作図用ペンとしては，ガラスペンや特殊ペンがあるが，安くて便利なのは，爪楊子（つまようじ）であり，木材の毛細管現象でインクの保ちがよく，先端を削れば，いくらでも細く書ける．竹串を用いる人もいる．

作図用インクとしては，普通ピオクタニン液を用いる．ピオクタニンを消す場合はハイポを用いるとよい．なお，除脂術の際は作図にマジックインクを使用するが，これを消すにはベンジンを用いなければならない．

j. 万能開口器

これは，口蓋の処置，手術，麻酔に際して便利な開口器である（図 2-4-11）．口蓋裂など口腔内の手術のときは，Dingman 式開口器，オニツカ式開口器など使用する．

❺縫合材料 suture materials

　縫合糸は，パピルスにも記載されているが（小林，1986），紀元前600〜1000年頃には，馬毛，なめし革，植物繊維などがすでに使用されていたという．現在では，いろいろな種類があり，それぞれ長所，欠点を有しているので，用途に応じて使い分けなければならない．

a. 縫合糸一般について

いろいろな種類がある（表2-4-4）．

1) 縫合糸の線維数

① 単線維糸 monofilament：結びにくいが，細菌の繁殖巣にならない．

② 多線維糸 multifilament：結びやすく丈夫であるが，細菌の繁殖巣になる目があるため化膿創には用いられない．

　(1) 紡糸 spinning：紡いだままの糸で，現在では用いない．

　(2) 撚糸 twisted：単線維を撚ったもので，従来の絹糸などがある．

　(3) 編糸 braided：単線維を編んだもので，抗張力が大である．

形成外科では，主に単線維を用いるが，特殊な場合には多線維を利用する．

2) 縫合糸の材質

自然界の材料を用いた自然糸と人工的に合成した人工糸とがあり，それぞれに非吸収性と吸収性の糸がある．前者は，一種の異種移植であり，炎症反応を起こすが，後者はその心配は少ないので形成外科では人工糸を用いる．

3) 抗張力（結節強度）knot tensile strength

組織の張力に対抗する糸の結び目の力で，絹糸を1とするとナイロン1.5〜3，ダクロンやテトロンは2〜3，テフロン1で，1年後の抗張力は絹糸1/20以下，その他はほとんど変わらない（松本 1970）．

4) 丈夫さ（縫合糸強度）tensile strength

糸を引っ張るときの引っ張り強度である．同じ太さの線維では自然糸に比べ合成糸のほうが強い．

5) 色 color

① 着色糸 colored suture

② 透明糸 clear suture

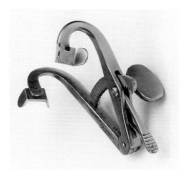

図2-4-11　万能開口器
成人用と小児用とがある．

表2-4-4　現在使用の主な縫合糸

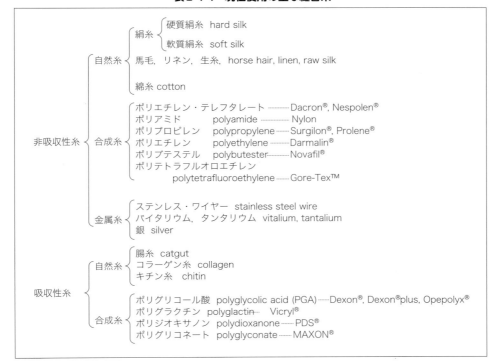

b. 縫合糸個々の特性

1) 非吸収糸　non-absorbable sutures

a) 自然糸　natural sutures

(1)**絹糸** silk：surgical silk とも呼ばれる．絹糸は2本の fibroin とこれを取り巻く sericin から構成され，sericin のあるものを硬質絹糸，ないものを軟質絹糸という．絹糸の表面は粗で結びやすく，欠点は弱いこと，脱脂や消毒によって抗張力が落ち，また，いったん化膿すると，繊維の目が細菌の繁殖巣になり抜糸するか，化膿創ごと切除しないと治癒しない．

(2)**その他**：その他の縫合糸としては，馬毛 horse hair，リネン linen，生糸 silkworm gut，raw silk，綿糸 cotton などがあるが，日本ではほとんど用いられていない．

b) 合成糸

(1)**ナイロン糸** nylon suture (thread)：ナイロン糸は，表面が滑らかで抜糸が簡単であり，埋没縫合にはよい．また細菌の繁殖巣になる目がないので化膿創の縫合に適応があるが，丈夫で曲がりにくいため，少なくとも3回結ばないと解けやすい．なお最初の強さを失わないで数回煮沸消毒できるのもナイロン糸の利点である．monofilament は，Nylon, Dermalon, Ethilon という名で，また multifilament は Surgilon, Neurolon という名で市販されている．

ナイロン糸と類似のものに，ダクロン（テトロン）糸，テフロン糸などがある．その長所，欠点はほぼナイロンと同じである．また polypropylene 系には Surgilene, Prolene, Pylene, Nespylene などがある polybutylene-terephthalat と polytetra-methylene-etherglycol との重合体に Novafil があり，Nylon の欠点を補うものである．

(2)**ステンレスワイヤー** stainless steel wire（**不銹鋼線**）：これは鉄・クロム・ニッケルなどの合金で組織刺激が少なく，丈夫であり，組織内の長期埋没が可能であるから，一般に腱縫合や埋没縫合に用いられる．しかし，折れ曲がりやすいのは欠点で，通常の縫合には不便である．なお，類似の金属線に 22A，18-8，バイタリウム，タンタリウムなどで作ったものがあるが，特殊用である．編み糸にしたものに steel wire, Flexon があり，折れ曲がりにくくしてある．

2) 吸収性縫合糸　absorbable suture

a) 自然糸　natural sutures

(1)**カットグット** catgut：カットグットは牛腸，羊腸の漿膜に撚りをかけて乾燥，表面を研磨して太さを均一にしたもので（Peacock 1984），吸収性物質で埋没して減張に用いる．

主な働きは，従来は皮膚縫合糸の早期抜去後の創の離開を防ぐと考えられていたが，今日ではむしろ創内死腔をなくして血腫を防ぐにあるという．これには plain（通常のもの）（A型）と chromic（ある種のクロム処理を施したもので，吸収が遅くなる．種類としては mild chromic-B, medium chromic-C, extra chromic-D）とがあり，抗張力も ABCD 型の順に1〜4週間となるが，一般には C 型が広く用いられている．

カットグットの問題点は組織刺激性であり，吸収性物質といいながら意外に長期間創内に残存し，その組織刺激性により創の治癒を遅らせ，また組織を破壊することもある．カットグットの抗張力は，組織内では最初の1時間に1/2以下になり，また感染には極めて弱く，また，3回以上結ばないと，解けやすいなど欠点が多い．形成外科で用いることはない．

(2)**コラーゲン糸** collagen suture：ウシの腱のコラーゲンより作るもので，カットグットよりは組織反応が少ない（島 1970）．

b) 合成糸　synthetic sutures

(1)**Dexon 糸** ™：これは polyglycolic acid (PGA) から1968年米国で作られたもので，吸収は2ヵ月くらいであるといわれている．Dexon を改良したものに Opepolix™, Vsorb™ がある．

(2)**Vicryl 糸** ™：これは glicolide と lactide の重合体（polyglactin）で，吸収性の人工糸である．抗張力は3週間後も20％程度維持され，吸収率も40日はほとんど吸収されず，2〜3ヵ月で吸収されるという．

(3)**Maxon 糸** ™：これはグリコール酸と炭酸トリメチレンの共重合体 polyglyconate で，抗張力，吸収性に優れた単繊維縫合糸である．

抗張力は2週間後80％，6週間後30％くらい残存しており，6ヵ月で大部分吸収されるという．

(4)**PDS** ™ (polydioxanone)：これは polydioxanone からなるもので，180〜200日で吸収される．Maxon に次いで埋没抗張力も長く，3週後で90％，5週後で70％，2ヵ月10％は保持され，6ヵ月で吸収される．組織反応も軽度であるという（橋本ら，2000）．

(5)**Monocryl** ™ (Polyglecaprone 25)：これは抗張力が1週間で，60〜70％で，吸収も早い（一ノ瀬 2004）．

c) その他の縫合材料

(1)**ステイプラー**（Stapler）：これは特殊な縫合器具で，皮膚を寄せていくものである．ホッチキスと原理は同じである．皮膚処理が早く済むため，外科や産婦人科などで使用されるが術後の瘢痕が目立つ．形成外科では広範な植皮の場合，頭部などに用いられることもあるが，勧められない．

❻縫合補強材

これは縫合糸による創閉鎖とともに，あるいは単独で用いられるものであるが，目的は創縁にかかる張力を減弱するためである．

a. サージカルテープ surgical tape

これはレーヨン繊維を圧低して和紙状にしたもので，絆創膏のように糊づけして用いる．市販品は消毒済であるので，手術時にそのまま使用可能である．市販のものに3M社製のSteri-strip, Johnson-Johnson社製のClearon，ニチバン社製のテープなどがある．接着力を高めるために安息香酸チンキを塗る場合もあるが，皮膚炎を起こすことがあるので要注意である．

b. 皮膚接着剤

これにはアロンアルファ®が発売されたが組織損傷の副作用などがあり，形成外科ではほとんど利用されなかった．しかし，1998年に開発されたダーマボンドdermabond®は接着力の強さ，柔軟性でアロンアルファ®に勝り，わが国でも2000年に発売された．

c. フィルム

これは，透明性のフイルムで，接着のほか創の状態が観察できる，包交回数を減らせるなどの利点もある．種類としてはオプサイト®（スミス＆ネヒュー社，英国），テガターム®（3M社，米国），パーミエイドS®（日東電工）などがある．

❼縫合糸，縫合針の用途別使い分け

縫合糸の性質を見極めて使い分ける．術者によって好みもある．著者は，粘膜以外は非吸収性monofilamentのナイロン糸で，太さは組織によって決める．針付き糸は，腱，血管以外は使用していない．

E. 皮膚切開 incision

❶切開線 incision line

形成外科における皮膚切開は，一般外科のように内部臓器の手術をしやすいための切開と異なり，術後の瘢痕を目立たなくするための切開である．そのためには切開を入れる部位が原則として決まっている．すなわち，

　①髪や衣服に隠れる部分
　②自然皺襞 natural lines

である（図2-4-12）．

自然皺襞には以下のものがある．

a. Langer線 Langer's line

これはKarl Langer（1819～1884）が，屍体に穴を開けて，その伸び具合いを調べたもので，生体にはそぐわないとして，実際には用いられない．

Gibson（1986）は，Langer lineとはcleavage line, tension line, retraction line, minimal extensibility lineのことであるという．彼はまたdermisのfiber patternはgeneticallyに決定されるものではなく，胎児や新生児のcleavage lineは，体幹四肢を円周状に取り巻いており，2歳半までに成人のpatternになるという．また，体幹や四肢の拡大，関節の働き，組織構成が影響するが，加齢により皮膚がゆるむと変化するといっている．

Cox（1941）は，Langerと同じ手法で皮膚割線を調べたが，その走行にはかなりの違いがみられる．

b. 皺線 wrinkle line, Kraissl線 Kraissl line

皺線は顔の表情筋をはじめ，筋走行と直角方向に走っている．しかし数個の筋がいっしょに働くところでは，鼻唇溝のように一般に彎曲した皺になる．

c. 弛緩線 relaxation line, relaxed skin tension line (RSTL)

これは，頸の囲り，関節部などの皮膚が弛緩して折り重なる部分にみられる．

Borges（1962）は，皮膚内緊張をゆるめた状態で皮膚にかかる緊張方向をRSTLと定義している．このRSTLは，皺線に類似しているがすべてが一致しているわけではない．

d. 輪郭線 contour line

これは，体表各部位の境目で，鼻の周囲，耳根部，赤唇縁，髪の生え際などを指す．

e. まとめ conclusion

並木ら（1992）は，今まで報告されたLanger, Cox, Rubin, Kraissl, Straith, Bulacio, RSTLを比較し，いずれも合致しないことを報告しているが，著者としては，臨床的には皺線，弛緩線，輪郭線の3つを参考にして皮膚の切開線を決めている．

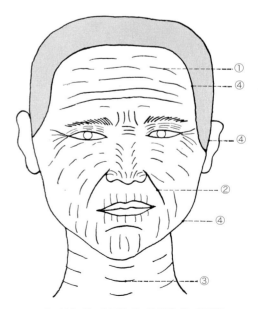

①：皺線，②：鼻唇溝，③：弛緩線，④：輪郭線

図 2-4-12　自然皺襞

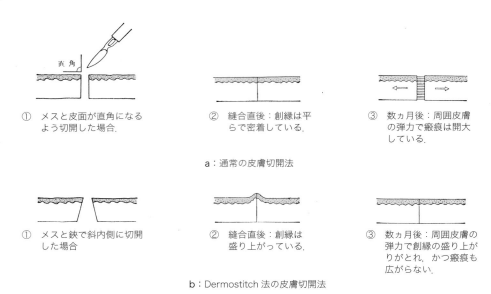

図2-4-13 皮膚切開法

❷皮切，剝離範囲のデザイン incision design

術前に手術法を決定していても，実際の切開にあたっては，手術法再確認の意味を含めて皮切や剝離範囲をデザインしておくべきである．顔面など細かい手術では5％ピオクタニンで，脂肪吸引など大きい手術ではマジックインキを使用してデザインする．

❸切開法 skin incision

切開は，一般に表面に直角になるように行うが，形成外科では斜内側に切開して縫合縁を盛り上げるようにする．Straith法（1961）あるいは真皮縫合法dermostitch法ともいう．実際には，メスで直角に切開し，周囲皮下を剝離したのち創縁を鑷子でつまみ，鋏で切除すると斜切開したことになる．理論どおりメスで最初から斜内側に切開すると表皮が薄くそげたようになりやすく，術後瘢痕が凹凸になる．

なぜdermostitch法を用いるかというと，周囲皮膚のtensionによって瘢痕が開大されるのを防ぐためで，tensionが強いほどよけいに創縁を盛り上げないといけないが，逆にtensionの少ないときに盛り上げ過ぎると，日時が経っても，膨らんだまま残り，平らにならないことがある．しかし，皮膚のtensionと盛り上げ度の間にはっきりした目安があるわけではなく，ある程度術者の勘である（図2-4-13，図2-4-14）．

また，有髪部では，毛根を切らないように，毛の方向（毛向）に平行に切開するので必ずしも皮面と直角にはならない（図2-4-15）．

F. 皮下剝離 undermining

❶一般的注意

剝離の目的は，縫合に際して創縁にかかる皮膚緊張を除くために行うもので，小範囲の皮膚欠損であれば，皮下剝離だけで緊張なしに皮膚縫合ができる．たとえ緊張がなくても，0.5cmくらい剝離すると創縁がよく密着し，瘢痕が綺麗になる．その他の場合は，皮膚切除の範囲と皮膚緊張の度合，血行状態によって決める．このとき，鉤で両創縁を引き寄せてみて，①引く力が強過ぎたり，②創縁が白っぽくなったり，③創縁からの出血が止まったりすれば，さらに剝離を追加する．

剝離範囲は皮膚切除範囲から見当がつくので（図2-4-16），剝離が不可能なときは，無理に縫合しないで植皮する．

無理な縫合は，①縫合部が壊死したり，②縫合糸で皮膚が切れて，縫合糸瘢痕（ムカデ様瘢痕）suture markを残したり，③縫合部が離開，あるいは離開しないまでも開大したり，④肥厚性瘢痕やケロイドになりやすい．

実際の剝離は，図2-4-17のように指腹と鋏の先で剝離する厚さを加減しながら行う．

剝離の深さは，剝離する部位の血行状態と重要な神経の位置によって決定される．

❷剝離層の深さ
a．顔面

顔面神経の上，真皮の下，つまり皮下脂肪層の真ん中を剝離する．剝離が浅過ぎると皮膚の壊死を起こしやすく，深いと顔面神経を傷つけやすいので，細心の注意が必要で

2・4 術中の基本的事項　45

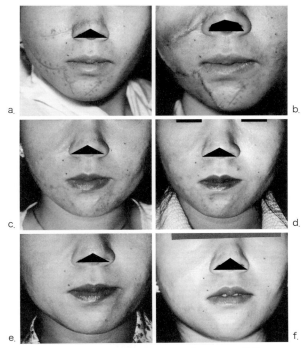

図 2-3-14　顔面瘢痕の真皮縫合法による修復
a：術前
b：W 形成術後 2 週間．若い人は，dermostitch で強く盛り上げる．垂直方向より水平方向をより盛り上げる．
c：術後 4 ヵ月，d：術後 10 ヵ月，e：術後 1 年 4 ヵ月，f：術後 6 年

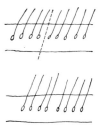

a：正
有毛部では毛の方向と平行に切開．毛根を切断して起こる創周囲の脱毛を防ぐ．

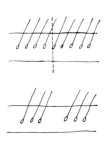

b：誤
切開部に後日脱毛を起こす．

図 2-3-15　毛髪部の切開法

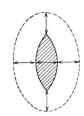

皮膚を切開すると図斜線のように創が開離する．周囲皮下の剥離はこの創開離の横幅の長さだけ行う．点線は皮下剥離範囲である．これはあくまでも剥離の目安であって部位によって多少加減する．

図 2-3-16　周囲皮下剥離範囲

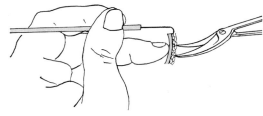

図 2-3-17　剥離法
創縁を鉤で持ち上げ，中指の掌側と鋏の先端とで皮膚の厚さを測りながら剥離する．

ある．剥離層の目安は，顔面の皮下脂肪塊は浅いところでは粒が小さく，深いところでは大きいので，この中間を剥離すれば安全である（図 2-4-18a）．

b．頭皮

頭皮では帽状腱膜 galea aponeurotica の下で剥離する．大血管はすべてこの腱膜の外側を走っているので，頭皮全部を剥離しても頭皮の壊死を起こすことはない．この際，骨膜を破ると帽状腱膜と頭蓋骨が癒着し，次回の手術の際，頭皮の移動性，伸展性を悪くするので，破らないように注意しなければならない（図 2-4-18b）．

c．体幹，四肢

特殊な部位（皮膚と筋肉や皮下組織と密着している部位）を除き，通常，深在筋膜 deep fascia の上で剥離するが，肥満した人では，表在筋膜 superficial fascia で剥離する．表在筋膜は極めて薄く，皮下脂肪の中間に，ぺらぺらした薄い線維膜としてみえる．解剖学上の命名はなく，臨床的名称である（図 2-4-18c）．

G．止血法 hemostasis

止血は，形成外科手術成功の鍵のひとつとなる重要なことで，肉眼的出血は完全に止めなければならない．一般に，小出血 oozing は電気凝固法で，大出血 bleeding は結紮法で止血する．

❶結紮法 ligature hemostasis

先の細い止血鉗子，たとえば，形成ペアン鉗子，モスキート鉗子などを用いて，できるだけ血管だけを掴み縫合糸で結ぶ方法である．この方法は止血としては確実であるが，縫合糸が異物となり，植皮などではあとで出てくることがある．

❷結紮縫合法 suture ligature hemostasis

これは血管の結紮だけではなかなか止血できない場合，周囲の軟部組織を含めて縫合して止血する方法であり，深部の出血とか血管腫（海綿状血管腫など），血管壁のもろい

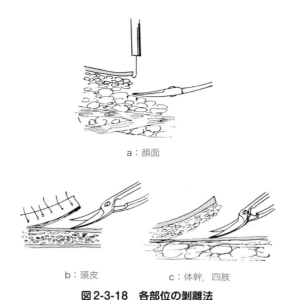

図2-3-18　各部位の剥離法
(鬼塚卓弥：外科MOOK, No 4, 金原出版, p133, 1978より引用)

疾患（放射線障害部分, von Recklinghausen病の腫瘍など）などの他はあまり用いない．縫合された部分が壊死を起こし，その後大きくfibrosisになり，手術成績に影響するからである．

❸電気凝固法 electrical coagulation hemostasis

これは, monopolarの電極子を, ペアン鉗子, 細部鑷子などに当て, bipolarの電極子では, そのまま出血部をつまみ, 電気的に凝固させて止血する方法で, 形成外科ではよく用いられる. 本法の長所は, ①操作が簡単で, ②手術時間を短縮でき, ③特に広範囲の手術には便利である. 欠点は, 大きな血管には効果がない.

❹圧挫法 clamping hemostasis

これはペアン鉗子でしばらくつまんで, 出血箇所を圧挫して止血する方法で, 唇裂の手術の際の出血, 筋肉内の小出血, 皮下出血などはこの方法で十分である. 本法は, 異物を残さないが術後の再出血については保証されないので, 特殊な場合を除き用いないほうがよい.

❺捻転法 twisting hemostasis

血管をペアン鉗子で挟み, 数回回転させて止血する方法である. この方法も異物を残さない利点があるが, 圧挫法と同じく効果が不確実で周囲組織まで捻転させて壊死を起こす危険がある.

❻圧迫止血法 pressure hemostasis

これは小血管からの出血, あるいは流血を止める方法で,

①単なる乾ガーゼ, ②温かい生食液ガーゼ, ③高張食塩液ガーゼ, ④さらに1,000倍エピネフリン加生食液ガーゼを使用すれば効果的で, 分層植皮片採取後の採皮部の止血によく用いられる. エピネフリンの量には注意が必要である.

❼膠着法 plasma thrombin hemostasis

これは, プラズマ溶解液にトロンビンを加えて析出するfibrinで止血する方法で, 遊離植皮時に用いられることがある. 血液製剤としての注意を要する.

❽骨蝋法 bone wax hemostasis

骨からの点状出血では, ①電気凝固か, ②出血部周囲の骨を圧挫するか, ③あるいは小骨片を出血点に挿入する. ④しかし, びまん性出血は骨蝋がよい.

❾その他

その他, 止血法には, ①筋肉片, ②スポンゼル, ③ゼロフォーム, ④フィブラスト, などを用いる方法もある.

多量の出血が予想される場合（海綿状血管腫やRecklinghausen病など）は, ①血管塞栓法, ②血管硬化法, ③低体温麻酔, ④低血圧麻酔により出血を防ぐ方法も考慮する. ⑤また, ビタミンC, ビタミンK, カルシウム剤の投与, 輸血, 各種止血薬の投与も, 直接的止血法ではないが一応検討する必要はある. ⑥後出血の予想されるときは, ドレーンの挿入や, 持続吸引を行う.

H. 縫合法 suture

手術創は, 創縁の接触を正確に, 緊張なしに縫合できれば, いわゆる第1期癒合に近い状態になり, 細い綺麗な瘢痕で治癒する. 一度皮膚につけられた創傷瘢痕が永久に消えないものならば, この縫合瘢痕をできるだけ細く, 短く, 美しく仕上げることは, 美を問題とする形成外科では最も基本的なことであり, そのためには今まで述べてきた諸注意も必要であるが, 創の縫合も, 以下のようにいろいろな方法に熟練し, 症例に応じて適当に使い分けなければならない.

❶結節縫合法 knotted suture, interrupted suture

結節縫合法は, 部位によって表皮縫合, 真皮縫合, 皮下縫合, 全層縫合と呼ばれ, さらに真皮および皮下縫合は埋没縫合ともいわれる. 特殊なものとしてマットレス縫合法（臥褥縫合法）がある.

a. 単一結節縫合法 simple loop suture
1）普通の創縁の場合

最も一般的縫合法であり, 創縁を正確に接触させることができる. 針を挿入する位置は創の深さによって異なり,

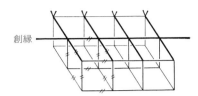

図 2-4-19　縫合糸の間隔
創縁両側に立方体を並べたようにすべて等間隔の位置関係で縫合する．もちろんこれは原則的縫合法で，中縫いをした場合など特別処置を行った場合はこの限りではない．
（鬼塚卓弥：外科MOOK, No 4, 金原出版, p133, 1978より引用）

通常，立方体になるように創の深さ，創縁からの距離，刺入の間隔を同じにするとよい（図 2-4-19）．刺入が浅過ぎると死腔を作り，血腫，結合組織増殖を起こすし，深過ぎると創縁が陥凹し，また刺入間隔が広いと創縁が開きやすい．さらに表層よりも深部を多く掴むと創縁が盛り上がって瘢痕も綺麗になる（外反縫合 everting suture）が，逆に表層を幅広くすると創縁が陥凹（内反縫合 inverting suture）する（図 2-4-20，図 2-4-21）．単一結節縫合法を2重巻きにした方法にクロワード法がある（梁井 2004）．しかし，山本ら（2011）は，切開部辺縁に微小な壊死が起こり，瘢痕形成に影響することに注目している．

なお，内反縫合は，鼻翼溝，あるいは上眼瞼など，皮膚を陥凹させ皺襞を作る目的の場合など特殊な例に使用される．

2）真皮縫合法 dermostitch method

図 2-4-13 に示したように皮膚を皮面に直角に切開しないで内外方に切開すると，dermostitch 真皮縫合を行った段階で，創縁が皮面より盛り上がった状態になるため（図 2-4-14），周囲皮膚の tension に抗して，瘢痕の幅が開大するのを防ぐことができる．顔面で約3mm，他部位で約5mm，緊張の強いところでは，10mm くらい盛り上げることもある．形成外科の皮膚縫合は，眼瞼など特殊な部位を除きほとんどすべてこの方法が用いられている．

糸の結び方は，図 2-4-22 のごとくで，＜a＞は女結び granny knot といい，縦結びになって解けやすく，通常は，＜b＞の男結び reef or square knot を行う．この他，＜c＞は外科結び surgical knot といわれ，男結びより結び目が硬く解けにくい．ナイロン，カットグットでは，通常の結び方では解けやすいので必ず3回は結ばねばならない．

3）創が深い場合

通常の loop suture では死腔ができやすいとき，あるいは創縁に緊張のあるときは皮下縫合を行ったり，8の字縫合を行うこともある（図 2-4-23）．

4）創縁の厚さに差がある場合

厚いほうより薄いほうの組織を多く掴むように縫合する．特殊な場合は皮下脂肪を適当に操作して縫合するとよい（図 2-4-24）．

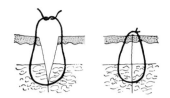

a：良 (everting suture)

b：不良 (inverting suture)

図 2-4-20　単一結節縫合法
（鬼塚卓弥：交通医 19：51, 1965より引用）

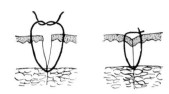

図 2-4-21　真皮縫合法
真皮にかける糸の刺入点が創縁より遠くに離れるほど（A→C）創縁の盛り上がりが強くなる．
（鬼塚卓弥：交通医 19：51, 1965より引用）

5）創縁が斜めになっている場合

皮面に鈍角になっているほうを，鋭角側より多めに掴むように縫合する（図 2-4-25）．

6）持針器縫合法 instrument tie

縫合は一般に手指で結ぶが，持針器で図 2-3-26 のように結ぶこともできる．この長所は，①早く結べること，②看護師の手があくこと，③縫合糸を節約できること，④狭い術野や深い術野でも縫合可能なうえ，⑤鋏付持針器ではさらに速く縫合，切糸ができることなどである．

b．マットレス（臥褥，布団）縫合法 mattress suture

1）水平マットレス（臥褥）縫合法 horizontal mattress suture

創縁に平行に行う縫合法で，眼瞼のように皮膚が薄く動きやすい部位，指間とか耳根部後側のように創縁を密着しにくいところに用いる．欠点として縫合糸瘢痕が結節縫合法より著明になりやすいことで，創をこれだけで閉鎖するのではなく，要所要所を止めるだけにして，あとは結節縫合法を用いるべきである（図 2-4-27）．

a：女結び　　b：男結び　　c：外科結び　　d：ナイロン結び　　e：著者のナイロン結び

図2-3-22　縫合糸の結び方

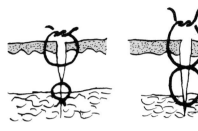

a．皮下埋没縫合法の併用．
　結び目が深部にある．　　　b．8の字縫合法

図2-4-23　創が深いときの縫合法
（鬼塚卓弥：交通医 19：51，1965より引用）

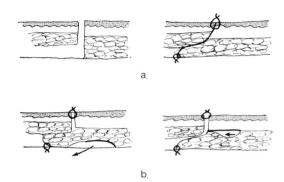

図2-4-24　創縁の厚さに差がある場合の縫合法
（鬼塚卓弥：交通医 19：51，1965より引用）

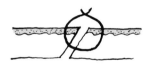

図2-4-25　創縁が斜めになっている場合の縫合法
鋭角の方の組織を少し掴むようにする．さもないと，鈍角の創縁のほうに迫り上がって段差がつくためである．

2）垂直マットレス（臥褥）縫合法 vertical mattress suture
創縁に垂直に行う縫合法で，前者と同じく創縁を密着させる効果がある（図2-4-28）．

3）U型（V型）水平埋没縫合法 U（V）shaped horizontal intradermal suture
この方法は，水平臥褥縫合法の特殊なもので，一側が埋没されているため，髪の生え際とか皮弁の縫合に用いると縫合糸瘢痕が目立たない（図2-4-29，図2-4-30）．

4）三点縫合法 three-point suture
1つ以上の切開線の交点における縫合法，つまり三角弁先端の縫合法のことで（図2-4-31b～d），通常の縫合法で先端を縫合すると，皮弁先端が血行障害を起こし，壊死を起こすからである（図2-4-31a）．しかし，実際には通常の縫合法を行い，あとで皮弁先端を切除するようにしたほうがよい．細かいW形成術を行う場合，特にそうである．もし，皮弁先端にずれがある場合は，ずれの部分だけ切除するほうが簡便である．先端をトリミングすることによる『まるみ』は，自然に矯正される．したがって，無理に三点縫合をする必要はない（図2-3-32）．

c．単一埋没縫合法 single intradermal suture, buried suture
これは，糸を表面に出さない方法で，瘢痕が綺麗になる利点があるが，これだけで皮面を正確に合わせることは，よほど熟練しないと時間ばかりかかって難しい．本法の主目的は，縫合糸瘢痕を残さないこと，創縁の緊張を除くこと，死腔を防ぎ血腫を防ぐことにあるが，方法としては，①垂直方向と②水平方向の縫合法がある（図2-4-33）．

❷**連続縫合法** continuous suture, running suture

a．創外連続縫合法 external continuous suture
これには，図2-4-34のように，over and over 法と blanket 法がある．本法の長所は縫合時間の節約にある．欠点としては，正確な創接着が難しいこと，縫合が不均等になりやすいこと，糸の1箇所が切れると創全体が開きやすいことなどがあり，分層植皮片の縫合，採皮部や管状皮弁の閉鎖，重瞼術などに用いられるに過ぎない．

b．連続マットレス（臥褥）縫合法 continuous mattress suture
結節マットレス縫合法と同じく，創縁に平行方向，垂直方向に行う縫合法がある（図2-4-35）．本法は，前者よりさらに創縁を密着させる効果があるが，創外連続縫合法と同じくあまり用いられない．

c．連続埋没縫合法 continuous intradermal suture
これは，創縁が垂直で，切開線が直線状である場合に用いられる（図2-4-36）．長所は，縫合糸が表面に出ないために瘢痕が美しく，創縁に緊張がある場合，抜糸を伸ばすことができる．

2・4 術中の基本的事項

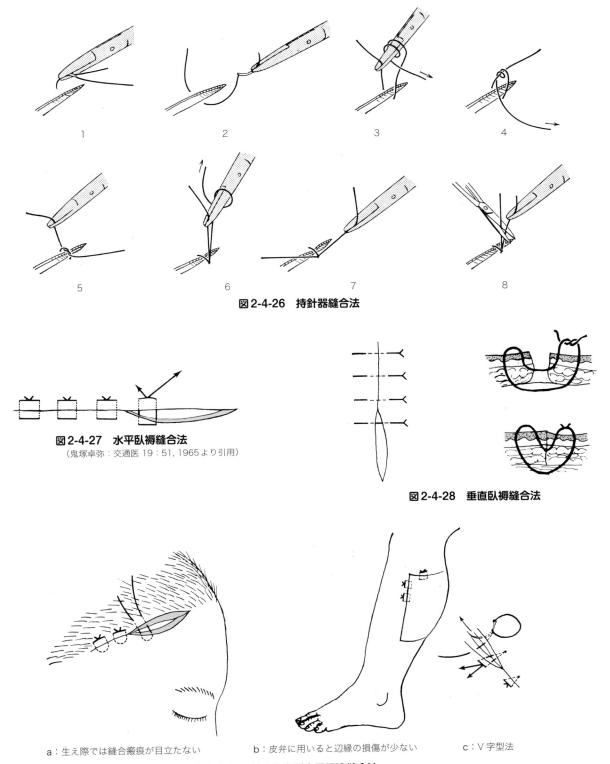

図2-4-26 持針器縫合法

図2-4-27 水平臥褥縫合法
(鬼塚卓弥：交通医 19：51, 1965 より引用)

図2-4-28 垂直臥褥縫合法

a：生え際では縫合瘢痕が目立たない　　b：皮弁に用いると辺縁の損傷が少ない　　c：V字型法

図2-4-29 U (V) 字型水平埋没縫合法
(鬼塚卓弥：交通医 19：51, 1965 より引用)

　欠点には，創縁の正確な密着が困難であること，手術時間がかかること，縫合糸としてナイロンやステンレスワイヤーを用いないと抜糸しにくいことなどがあり，さらにあまり長い創や彎曲した創には使用できない．これは，創が長いと次第に創縁がゆるんで密着しなくなったり，創縁の長さが合わなくなったりする．この場合は短い埋没縫合を

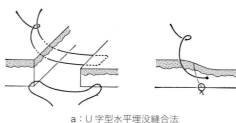

a：U字型水平埋没縫合法

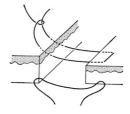

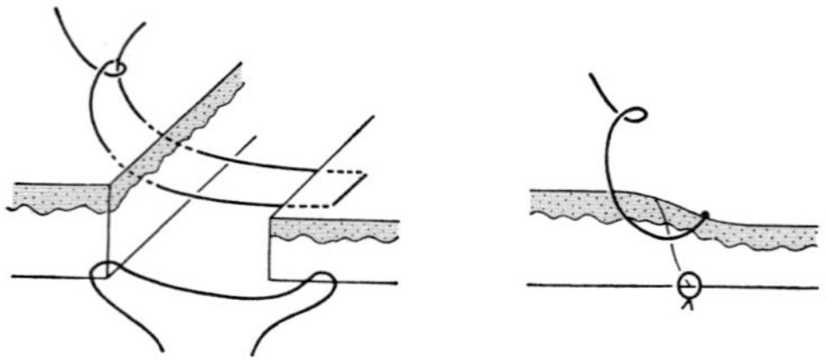

b：水平マットレス縫合法

図2-4-30　U字型水平縫合法
厚さの異なる皮膚断端の縫合法である．

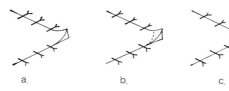

図2-4-32　三点縫合簡便法

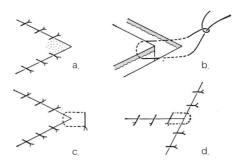

図2-4-31　三点縫合法
a：縫合糸で皮弁先端を絞扼して壊死を起こしやすい．
b〜d：三点縫合法で皮弁先端の血行障害を防ぐ．

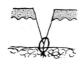

a：垂直単一埋没縫合法
通常行われている皮下縫合である．

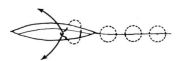

b：水平単一埋没縫合法
この方法が著者としては利用しやすい．

図2-4-33　単一埋没縫合法
（鬼塚卓弥：交通医 19：51, 1965 より引用）

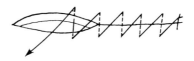

a：over and over 法

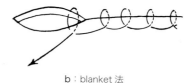

b：blanket 法

図2-4-34　連続縫合法
（鬼塚卓弥：交通医 19：51, 1965 より引用）

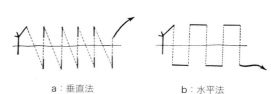

a：垂直法　　　　　　　b：水平法

図2-4-35　連続臥褥縫合法
（鬼塚卓弥：交通医 19：51, 1965 より引用）

繰り返すか，ところどころで結節縫合を併用するか，あるいは縫合糸を表面に出して創縁の密着を図る（図2-4-36）．

❸減張縫合法 relaxation suture

創縁に緊張があれば，縫合糸瘢痕を残したり，創の離開，術後瘢痕の開大を起こしたりして醜い瘢痕を残すので，緊張を除くためにいろいろな手段がとられる（図2-4-37）．

a. 埋没縫合法 buried suture method

前述の埋没縫合法はその一種であり，図2-4-37b は張力分散法といって，周囲皮下を剝離したあと，真皮を皮下組織あるいは筋膜に縫合，これを創縁に平行に数列行う方法で，創縁にかかる緊張を各縫合線で減らしていき，創縁そのものにはまったく緊張がかからないようにする．面倒ではあるが，減張効果は大きく，肥厚性瘢痕，ケロイドの治療に用いる．

b. 皮膚縫合法 skin suture method

これは皮膚表面から縫合して創縁の減張効果をねらうもので，前述のU（V）型埋没縫合法のほか，図2-4-38 のようにボタン法などがあるが，今日では用いられない．

c. 創外減張法 extradermal relaxation method

これは，皮膚縫合を行わないで，創縁を外側から寄せて減張を図るもので，これまで種々の方法（第2章-4-D-⑥「縫合補強材」の項参照）が報告されてきたが，現在では surgical tape という皮膚貼布紙を使用する方法（図2-4-39）が簡便であり，著者も頻用している．

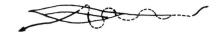
a：連続埋没縫合法

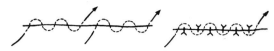
b：埋没縫合法の繰り返し　　c：単一結節縫合法の併用

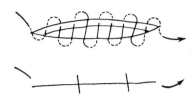
d：ところどころで縫合糸を皮膚の外に出す

図 2-4-36　連続埋没縫合法変法
（鬼塚卓弥：交通医 19：51, 1965 より引用）

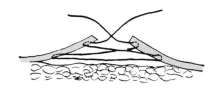
a：Halsted 法

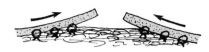
b：鬼塚法

図 2-4-37　減張縫合法（埋没縫合法）
（鬼塚卓弥：交通医 19：51, 1965 より引用）

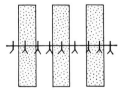
ボタン法

図 2-4-38　減張縫合法（皮膚縫合法）
（鬼塚卓弥：交通医 19：51, 1965 より引用）

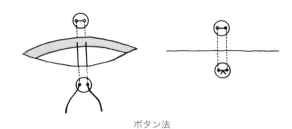

図 2-4-39　創外減張法

I. 圧迫固定 pressure dressing

　形成外科では，縫合が済んでも手術が終わったわけではない．最後の処置として創の圧迫固定がある（**図 2-4-40**）．すなわち，
　①術野を消毒，清拭して，血行状態，縫合の不備がないことを確認する．
　②抗菌薬加ワセリン軟膏塗布．
　③シリコン加工ナイロンガーゼ，あるいは適切な創傷被覆材を当てる（創と癒着しにくいので包交時の疼痛を防ぎ，表皮剝離，創離開を防ぐ）．
　④ガーゼ塊，綿塊，スポンジなどを当てて弾性包帯を巻く．
　⑤必要があれば，ギプス，副木，コルセットなどの固定を追加する．
　これらの圧迫固定を行って，形成外科手術が終わったといえるのであり，整形外科において骨折の手術ののち，ギプス巻きが終わってはじめて手術終了とみなすのと同じように，大切な処置であり，決して他人まかせにしてはならない．
　不完全な圧迫固定では，創下に死腔があれば血腫を起こしやすく，死腔がなくても術後の操作で出血することもあり，特に遊離植皮では植皮片の壊死を起こしやすい．
　また，圧迫固定が強過ぎると循環障害を起こし，有茎皮弁では茎の屈曲，捻転，牽引を起こすこともある．
　圧迫固定は手術成績を左右するものであり，必ず術者が行わなければならない．
　ただし，手術後はすべて圧迫固定を行うのではなく，口唇周囲のように術後に食事などで汚染されやすい箇所では，

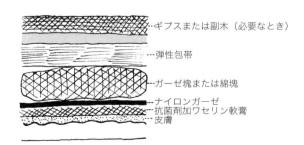

図 2-4-40　術後の圧迫固定（皮膚の上に当てる順序）

開放療法といって，創に軟膏を塗布しただけで，汚染されたらすぐ清拭できるように絶えず観察下に置く場合もある．
　圧迫療法の作用機序としては，
　①組織液の貯留予防

②瘢痕組織の扁平化および隆起，肥厚の抑制
③局所の安静
④コラーゲン線維の均一走行化
などがあげられる．

2・5 術後の基本的事項

A. 術後の患者管理 postoperative care

一般外科のそれに準ずる．最近，deep venous thrombosis の予防についての関心も高くなっている（Broughton ら 2007）．

B. 包帯交換（包交）dressing change

術後最初の包交は，必ず術者が行う．初包交日は症例により異なるが，植皮では通常1週間目，顔面その他の切除縫合部では2～3日目に半抜糸を行う．包交に際しては，ナイロンガーゼを使用してあっても血塊でナイロンガーゼが創に癒着していることもあり，荒々しく行うと創離開を起こしやすい．癒着しているときは生食液で血塊をやわらかくしてから静かに取り除く．

C. 抜糸 suture removal

❶抜糸時期

症例（創縁の緊張度，創の部位，種類など）によって決定する．一般に，植皮では7～10日目，顔面の縫合創では減張縫合法を行って2～3日目，もし減張縫合法などができなければ3日目に半抜糸，6日目に全抜糸を行う．

❷抜糸の時期の判断基準

創縁から滲出液のあるときや抜糸後出血するときは，抜糸が早過ぎるのであるから，抜糸を延期するか，あるいは適当な減張法を付加したのち抜糸する．一度離開した創は，治癒に時間を要し，醜い瘢痕を残す．

また，縫合糸周辺に炎症症状がみえるときは，早く抜糸して創外減張法を行う．そうでないと百足虫様の醜い縫合糸瘢痕を残しやすい．絹糸を使用した場合には，抜糸しないと炎症がおさまらない．

❸形成外科的抜糸法

一般外科では，糸を引っ張り，皮内にある白い部分（感染の少ない）が出てからそこを切るという方法をとるが，

形成外科では，そのままの状態でつまり糸を引っ張り出すことなく，尖鋭剪刀を糸の下に入れて切る．糸の抜去方向も，必ず創縁の方向に行わないと創が離開しやすい．形成外科では抜糸時期が早いからである（図 2-5-1）．

なお，万が一，創縁に凹凸があれば，抜糸の際にカミソリなどで剝削 abrasion し，平らにしておく．後日であれば病悩期間が長くなるし，やりにくい．

D. 抜糸後の処置

❶固定

形成外科では，抜糸時期が早いので，抜糸後少なくとも1週間は減張のうえ，創固定を続ける．瘢痕は，術後3ヵ月間はまだ不安定で，創縁に張力が強くかかると線維芽細胞が刺激されて異常増殖を起こし，瘢痕の肥厚，開大を起こすことがあるので，できれば2～3ヵ月減張圧迫固定を続けたほうがよい．

❷X線照射

瘢痕に対して，X線照射をすることには，まだ議論の余地があるが，東洋人は術後に肥厚性瘢痕やケロイドを生じやすく，せっかくの形成術を無意味にすることもあり，症例によっては，軟膏療法，圧迫法にX線照射を加えるが，放射線科の協力が必要である（表 2-5-1）．

❸ステロイド軟膏の密封閉鎖療法

瘢痕のケロイド化が少ない場合に行う方法で，比較的効果がある．これを商品化したものにいろいろなテープがある．

ケロイド傾向の強い場合は放射線照射と併用し，また，その他のケロイド療法を行う（第4章「瘢痕およびケロイドの治療」の項参照）．

❹トラニラスト内服療法

リザベン® として市販されているが，ある程度の効果が期待できる（第4章-2-E-③-a「トラニラスト（リザベン®）の項参照）．5mg/kg を投与する．

E. 経過観察

形成外科手術では，術後の経過観察は極めて大切である．瘢痕も術後3～6ヵ月間は硬結があり，また，肥厚性瘢痕，ケロイドを発生しやすく，術後1年くらいは瘢痕の開大を起こすこともあり，瘢痕の赤味も残り，植皮片にも色素沈着が強いからである．したがって，術後は一定の期間ごとに定期診察を行い，経過観察を行う．

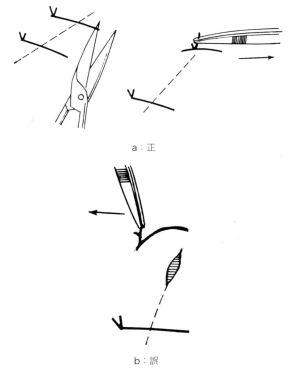

図 2-5-1　形成外科的抜糸法

表 2-5-1　デルモパンによる近接照射

	1回量 (γ)	総量 (γ) 通常瘢痕	総量 (γ) ケロイド
子　供	50〜150	300	900
成　人	200	600	2,000

2・6　内視鏡下手術
endoscopic surgery

A. 内視鏡下手術とは

　内視鏡下手術は，皮下ないし身体の体腔に鏡を入れて，それを見ながら手術を行うものであり，minimally invasive surgery あるいは minimal scar operation といわれる (図 2-6-1).

B. 歴史

　最初は，膀胱鏡として用いたとされるが (Nitze 1877)，Jacobaeus (1910) が腹腔，胸腔の診断用として利用，1920 年，高木によって関節鏡が開発された．画期的進歩は，1958 年 Kapany の fiber scope の導入で，それ以来 Semm (1989) を中心に産婦人科領域で盛んに用いられてきた．渡辺 (1962) は，関節鏡下で，はじめての半月板の手術を行った．1986 年，テレビカメラが導入され，1987 年には，Mouret が内視鏡下に胆嚢摘出術に成功して以来，内視鏡下手術がほぼ確率された．

　形成外科領域では，体腔のある部位の手術が少なかったためもあるが，内視鏡下手術の導入は遅く，皮下を剥離して鏡と手術器具が入る腔を作る概念ができてはじめて手術が行われるようになった．体腔を利用したものは体腔内視鏡下手術，皮下を剥離する方法は皮下内視鏡下手術 subcutaneous endoscopic surgery といわれる．

　形成外科領域での内視鏡手術の最初は，1984 年，Teimurian の腹部脂肪吸引である．1993 年には Jahnson らの経臍乳房増大術，Saltz ら (1993) の大網移植手術，1995 年には Core らの額皺除術，Faria-Correano の腹直筋手術，乳房手術，の報告と相次いだ．最近では，漏斗胸の手術などに利用されている．

C. 適応

　形成外科手術は，もともと直視下で行われたもので，これを内視鏡下で行う場合，それ以上の利点がなくてはならない．単に，侵襲が少ないとか，瘢痕が小さくて済むだけの問題ではない．手術の本体なのか，補助的なものか，あるいは，手術の効果，やりやすさ，時間，合併症，患者の負担，満足度や前手術法との比較を含めて慎重に検討しなければならない．

　形成外科領域での報告例としては，
①除皺術：額部，顔面部，頸部 (Keller 1991，菅原ら 2004，Abramo 2005) (図 2-6-2)
②骨折：眼窩，頬骨 (Kobayashi ら 1995，大西ら 2004，三鍋 2004，磯野ら 2005)
③骨切り：頭蓋骨 (上田ら 2004) (第 21 章「頭部形成術」の項参照) 頬骨，鼻骨
④胸郭形成：漏斗胸 (木村ら 2004)，鳩胸
⑤エキスパンダー：挿入 (磯野ら 2004)
⑥静脈瘤手術
⑦組織採取：神経，血管，筋弁，筋膜，肋軟骨，大網，腸管
⑧皮下腫瘤摘出：リンパ管腫 (吉田ら 2006)
⑨乳房手術：乳房増大術 (野平ら 2004)，女性化乳房 (澤泉ら 1996)
⑩手根管開放術など
⑪腫瘍摘出術 (大西ら 2004)
⑫腓腹神経採取 (菅原ら 1996，Kobayashi ら 1995)

54　第2章　形成外科手術の基本手技

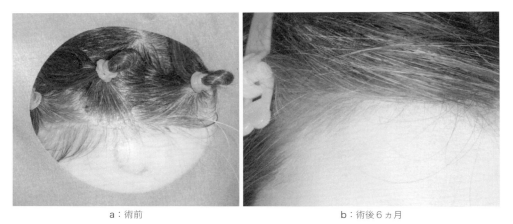

a：術前　　　　　　　　　　　　　b：術後6ヵ月
図2-6-1　額部脂肪腫の内視鏡下手術側（48歳，女性）

（大久保文雄氏提供）

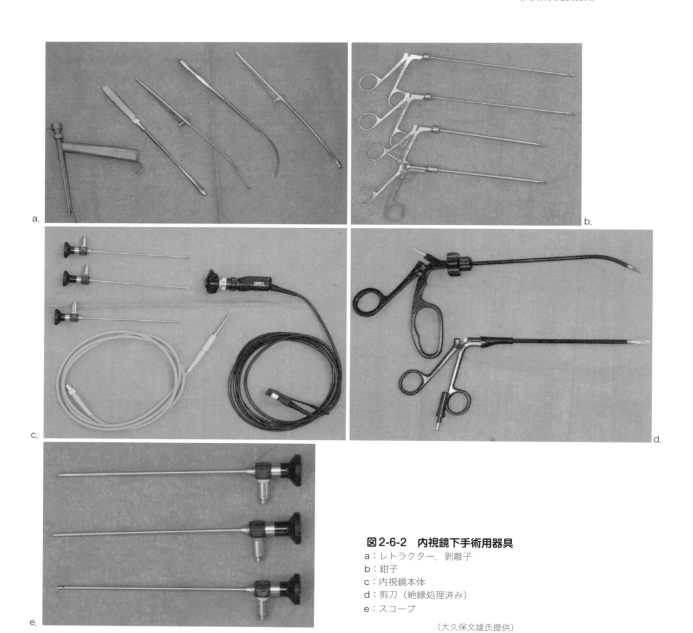

図2-6-2　内視鏡下手術用器具
a：レトラクター，剝離子
b：鉗子
c：内視鏡本体
d：剪刀（絶縁処理済み）
e：スコープ

（大久保文雄氏提供）

D. 長所・短所

長所は短い切開線，目立たない切開線の部位，組織損傷が少ない．

短所は手術のしにくさ，視野が狭い，手術部位まで遠い．器具に慣れる必要，手術時間が長いなどがある．

E. 合併症

1) 出血

視野が狭いため止血しにくいこともあるが，術後出血を起こすと止血が大変である．場合によっては，切開線の延長や新たな切開を強いられ，内視鏡の長所がなくなることもある．

2) 神経麻痺

視野が狭いこともあるが，レトラクターでの引っ張り過ぎが麻痺の原因になることもある．

3) 皮膚切開縁の挫滅

レトラクターでの引っ張り過ぎや内視鏡本体を使用中の摩擦による．

4) その他

F. 手術器具

次のような手術器具が必要である（図 2-6-2）．

❶内視鏡

3〜10 mm 径が用いられ，いろいろな視向角，視野角の内視鏡がある．（直視鏡，斜視鏡角 30°，45°，70°，110° などがあるが，視野方向 30° が多く使われる）形成外科用だけでなく，関節鏡，腹腔鏡，胸腔鏡などにも応用される．

❷周辺器具

周辺器具としては，形成外科基本器具のほか，特殊な器具が要求される．

剪刀，超音波凝固切開システム，クリップ，レトラクター，持針器，剥離子，鉗子，剪刀，内視鏡ガイド，サポートアームなど．

❸光源

ハロゲンランプ，あるいはキセノンランプ

❹テレビモニターカメラ

G. 手術法

①術式，部位に応じて，1 ないし数箇所に皮切を置く．手

術目的部位まで，皮下，筋膜下，骨膜下を剥離，操作腔をつくる．さらに内視鏡下に剥離，神経血管などの分離を進め完全な術野を得る．

②上顎洞，前頭洞，胸腔，腹腔などの自然腔があれば利用する．

③ネラトンチューブを被せた吸引管で血液吸引と止血を同時に行う．小血管は凝固，大きいものはクリップ止血．

④内視鏡と手術操作器具は，別々の切開線から挿入して手術するほうがやりやすい．

⑤手術目的を達成したら，止血を確認，縫合が必要であれば，自動縫合器（エンドスチッチ）か手縫いで縫合を行い，皮膚は，通常の縫合で手術を終わる．

⑥術後はドレーンを挿入しておいたほうがよい．

2・7 化粧法
cosmetic method, cosmetology

A. 化粧法とは

化粧法は，形成外科手術で十分な治療ができないもの，たとえば熱傷瘢痕，あるいは形成外科治療の補助として，たとえば，レーザー治療終了までの補助的手段として，あるいは再建術後の瘢痕の被覆などに用いられる．さらに，手術不適応患者に対する心理的，精神的適応としての利用法もある．

本法は，手術治療ではないが，形成外科八大治療法のひとつであり，極めて重要である．著者は本書の初版本からその重要性について強調してきたが，当時は美容整形，美容外科に対する偏見もあり，一般には理解されなかった．しかし，最近では，形成外科医も化粧法に積極的に取り組むようになっている（百束 2003）．

B. 化粧法の概念

形成外科は，その定義にも述べたように，人間の醜状を外科的手段によって，正常あるいは美しくし，社会復帰を図るものであるが，現在の医学では組織損傷後は，瘢痕は残るし，まったく正常にすることは不可能である．熱傷の治癒後の状態をみれば理解できよう．

老化に対しても，同様で，手術的に老化を遅らせても，それを止めることはできず，現在の医学では無力といわざるを得ない．再生医学がどこまで進歩するか期待しているところであるが，現時点で，形成外科手術の限界を越えて，その先に進むとすれば，また，外科手術の進歩を待つまで

56　第2章　形成外科手術の基本手技

の間，より正常に，より美しくするとすれば，化粧法であろう．

化粧法は，形成外科治療の限界から逃避する手段でもなければ，ごまかしでもない．医学が進歩するまでの待機中の治療法である．QOLが盛んに叫ばれている現在，形成外科の形態面だけでなく心理的面を担当し，患者に，さらなる夢と希望を与える手段のひとつと考えている．

かづき（2003）は，醜さを隠すことをmedical make up メディカルメイク，これにリハビリテーションの考え方を取り入れてリハビリメイクと区別しているが，著者は定義の項で，すでに述べたように，形成外科学そのものが形態学的リハビリテーション morphologic rehabilitation であり，化粧法も同じ概念のなかにあると考えている．

戸田（1999）は，美容医学を基礎と臨床，臨床を観血的な方法を用いる外科と非観血的な方法を用いる内科に分け，後者を美容内科学としているが，化粧法もこのなかに含まれると考えられる．

C. 化粧法の目的

化粧法の目的は，化粧で少しでも綺麗になるという心理的効果，化粧のため手で触るというスキンシップによる精神的安定化などであろう．

思春期患者では劣等感，対人恐怖，うつ状態を改善し，更年期患者あるいは初老期患者では若返り効果などの相互作用で，さらに死期の近い人に対しては心理的安定効果をあげることができる．

化粧法は，手術の結果をさらに改善し，手術できない人にも心理的良結果を与える方法といえよう．

D. 化粧法の適応

化粧法の適応として次のようなものがある．
① 外科手術を拒否したい人：手術が嫌いであるが，綺麗にはなりたいという人である．
② 外科手術がすぐにはできない人：家庭的問題，経済的問題，受験や通学の問題，時間的問題などのある人で，後日であれば手術可能という人である．
③ 外科手術が不可能な人：現在の医学では治療不可能な状態であるが，医学が発達するまで待機する間，現状を少しでもよくしたい人．
④ 皮膚アレルギーの人：化粧法でも化粧品（薬剤）を使用するわけであるから，アレルギー体質であれば施術が難しい．皮膚科的治療が優先される．
⑤ 精神疾患の人：統合失調症（分裂病），双極性精神障害（うつ病），醜形恐怖症，強迫神経症などの人は精神科専門医の治療が優先する．しかし，化粧法が効果的な

こともあるので専門医と検討する必要がある．

精神的，心理的なことを考慮すればcosmetic make up と rehabilitation make up とを厳密に区別することは難しい．

E. 化粧法の対象疾患

① 皮膚色の異常：母斑，血管腫，白斑など．
② 瘢痕：外傷や熱傷後瘢痕，再建術後瘢痕（皮弁，植皮など）．
③ レーザー治療の施術前後．
④ 加齢性の変化：しみ，皺，加齢臭など．
⑤ 醜形恐怖症に対する治療．
⑥ その他．

F. 化粧品 cosmetics

化粧法は，化粧品を用いて行われる（第5章「皮面形成術」の項参照）．

❶化粧品の定義

薬事法第2条第3項には，次のように規定されている．すなわち，化粧品は，人の身体を清潔にし，美化し，魅力を増し，容貌を変え，または皮膚若しくは毛髪を健やかに保つために，身体に塗布，散布，その他，これらに類似する方法で使用されるもので，人体に対する作用が緩和で，化粧品原料基準に定められたもののみを使用したものである．

さらに化粧品と医薬品の中間に医薬部外品がある．これは人体に対する作用が緩和で，疾病の予防などに用いられるが症状を治療するものではない．吐き気，口臭，体臭など不快感の防止，あせも，ただれなどの防止，脱毛の防止，育毛，除毛，人または動物の保健のためにするネズミ，ハエ，蚊，ノミなどの駆除，防除のための製品と定義されており，さらに厚生大臣の指定する衛生材料，染毛剤，パーマネントウエーブ剤，皮膚や口腔の殺菌消毒剤，浴用剤なども含まれる．

しかし，医薬部外品に医薬品を材料に加えると医薬品になる．薬事法による分類である．また，戸田（1999）は，香粧品 cosmetics and toiletaries のなかに化粧品と医薬部外品を入れ両者を区別している．

❷主な基礎化粧品

基礎化粧品として次のようなものがある（戸田1999，百束2003）．

a. 基礎化粧品

皮膚の汚れを除去する洗顔料である．

1) 化粧水

水分補給, 収斂, ふきとりのためである. 柔軟化粧水, 収斂化粧水, ふきとり化粧水.

2) 美容液

保湿, 皮膚柔軟化, 化粧下地のためである. 化粧水や乳液に分類できないもの.

3) 乳液

保湿が目的である. モイスチャーローション, クレンジングローションなど.

4) クリーム

コールドクリーム, クレンジングクリームなどがある.

b. メーキャップ化粧品

1) 被覆化粧品

油性基剤被覆化粧品と乳剤性被覆化粧品に分けられる. ファンデーション, おしろい, 口紅, 頬紅, アイメーキャップ製品, マニキュア製品などがある. 形成外科的には主として次のものが使用される.

a) 油性基剤被覆化粧品

カバーマークが代表的であるが, 病変部を十分に隠蔽でき, 肌色が自由に作れ, 耐水性があり, 化粧もちがよいが, 多少不自然な仕上がりになることは否めない.

b) 乳剤性被覆化粧品

『補色どうしの関係にある光を混ぜると白になる』理論により, 青色病変には黄色を, 赤色病変には緑色のみを皮膚内に透過させ母斑や血管腫などを目立たなくするものである.

2) 着色料

白斑などの脱色素性病変に塗布すると, 角層部分を褐色に着色し, 病変を目立たなくできる.

c. 毛髪用化粧品

シャンプー, リンス, ヘヤートニック, 整髪製品など.

d. フレグランス製品

香水, オーデコロン, パヒュームパウダーなど.

e. 洗浄剤

石鹸, 歯磨きなど.

f. 特殊化粧品

パック剤, 日焼け止め製品, ひげそり用製品.

g. 医薬部外品

染毛剤, 脱毛剤, 薬用化粧品 (石鹸, シャンプー, トニックなど), 制汗剤, など.

❸ 保湿剤 skin moisturizing

a. 皮膚の乾燥予防作用

角質細胞は, 基底細胞から外部へと移動するうちに水分を消失し, 線維性蛋白質ケラチンに変化し, 体内の水分の蒸散を防ぐため水分バリアーとして機能する.

保湿剤は, この機能を補助するもので, 皮脂分泌, 細胞

間脂質を補填し, 乾燥肌を予防する.

b. 皮膚の保護作用

以下の保護作用がある.

①皮脂の代用：ワセリン製剤.
②細胞間脂質補填：セラミド.
③保湿因子：コラーゲン, ヒアルロン酸.
④角層保護：尿素製剤, ヘパリン様物質.

❹ 美白剤 bleacher, ピーリング剤 peeling

美白剤にはフェノール性 (ハイドロキノンなど) と非フェノール性 (ビタミン C など) がある. (第5章-6「化学外科療法」の項参照)

美白剤は, 最近では単なる皮膚保護中心の従来の基礎化粧品にとどまらず, ピーリング剤入りの洗顔剤, 美容クリームや, トレチノイン, ハイドロキノン併用療法による積極的な色素性病変の治療, レーザー前後処置などとして用いられている. また, べたつかない, のびのよさ, などの使いごこちも追求されている.

オバジ (Obagi, 2000) によるオバジニューダームシステムはその代表的なもので (野村ら 2005), トレチノイン, ハイドロキノン, アスコルビン酸などを中心とした美容クリームにより, 皮膚の再生サイクルを改善し, 健康な皮膚を取り戻すことにより, しみ, 小皺, たるみなどの加齢性変化, ニキビ跡などを改善させる積極的な治療である.

a. レチノール酸, トレチノイン retinoic acid, tretinoin

レチノイン酸は, ビタミン A (retinol) の誘導体で, tretinoin トレチノインとも呼ばれ, 1997 年, 米国 FDA によりはじめて光老化皮膚改善剤として認可された.

角化細胞の増殖作用, 分化促進作用による皮膚のプライミング priming (術前ケア) に使用され, また剝皮術 peeling によらない若返り法, つまり非剝皮若返り術 non-peeling rejuvenation であり, メラニン産生抑制作用はない. ハイドロキノン剤, コージ酸や他のピーリング剤と併用する. 本剤には催奇性があり, 妊婦, 妊娠予定のある者には禁忌である.

皮膚の光老化 photoaging は, 紫外線によって核内のオンコジーン -fos, jun が活性化し, 膠原線維を変性させて起こるが, トレチノイン, レチン A, all trans retinoic acid は, オンコジーン活性を破壊することで変性を防ぎ若返りの効果をあげるという (宮坂ら 2000).

Weiss ら (1988) は 0.1 % レチノール酸を 4 ヵ月使用で fine wrinkling や texture, color の改善が得られたという.

b. ハイドロキノン hydroquinone

これは Spencer ら (1965) によって報告されたもので, チロジナーゼ活性阻害効果が強く, メラノサイトを障害し, 美白に効果的に働く. しかし, 使用時に灼熱感があり, 炎症を起こし, 色素沈着, 逆に白斑症などの合併症を起こす.

58 第2章 形成外科手術の基本手技

また組織褐色変性 ochromosis の危険もある. PL 法（製造物責任法 Product Liability Act, 1995年7月1日施行）の問題もあり注意を要する.

c. アスコルビン酸, アスコルビン酸リン酸化エステル ascorbic acid

これは, ビタミンCのことで, チロジナーゼ活性阻害作用による美白効果があり, またケミカルピーリング, レーザー治療後の炎症抑制にも用いられている.

その他, 本剤にはコラーゲンの産生促進, 活性酸素除去作用があるが, 皮膚への浸透性は悪く, 不安定である. 最近では, 水溶性ビタミンを脂溶性にして安定化させたビタミンC誘導体（アスコルビン酸リン酸エステル）が用いられる.

d. コウジ酸 kojic acid

これは1989年, 麹を扱っている人の手の白さから美白作用が認められ, チロシナーゼ阻害作用があることがわかった経緯があり, 中山（1994）が1%コージ酸の外用で肝斑88.1%, 老人性色素斑52.4%に効果があったという.

現在は, 発癌性の問題が指摘されている.

e. 抗酸化薬 antioxidant

皮膚は角質層によって空気中の酸素から隔離されているが, ピーリングで一時的に角質がなくなると, 紫外線に曝露され活性酸素が発生する. これを予防するのが抗酸化薬で, 化粧品の有効成分として使われている. また, 以下のような抗酸化薬が, サプリメントとしても摂取できる（漆畑修2007）.

1) ビタミン剤として,

①ベータカロチン（ビタミンAに変換され, 抗酸化作用に関与. 300 mg）

②ビタミンB₂（酸化還元作用に関与し, 脂肪のエネルギー化に必要である）

③ビタミンC（水溶性で, メラニン生成抑制作用, コラーゲン形成促進作用, 許容量2,000 mg/day）

④ビタミンE（脂溶性で, 細胞膜の損傷, 核酸や蛋白質成分の損傷を予防, 許容量1,000 mg/day）

2) ミネラルとして,

①セレン（ビタミンE欠乏を予防, 生体防御作用を発揮する. 皮膚癌発生を予防. 許容量400 μg/day）

②マンガン（脂質代謝に関与する必須なもの. 11 mg/day）

③亜鉛（皮膚の新陳代謝に関与する必須ミネラル. 所要量10 mg/day）

④グルタチオン（抗酸化ペプチドで, グルタチオンオキシダーゼを介して有毒物質を解毒し肝機能を高める. メラニン合成抑制）

⑤コエンザイムQ10（細胞内でエネルギー産生に関与. 脂溶性物質. 医薬品として心疾患にも使用される）

コエンザイムQ10は2001年サプリメントとして厚生労働省により承認され, また2004年にはコエンザイムQ10を最大限度0.03%以内の配合で化粧品として認められた（ユビキノン）. この補酵素はビタミンCやEとの併用でさらに抗酸化作用がよくなる.

f. その他

アルブチン arbutin, ルシノール 4-n-butyl resorcinol, エラグ酸 ellagic acid, トラネキサム酸（トランサミン®）など.

G. 加齢臭 aging odor

加齢臭はエイジングノートともいわれ, 資生堂研究チームが報告したもので, 「ノネナール」という物質が増加するためという. ノネナールは, 中高年になると増える「不飽和脂肪酸」が酸化分解されてできる物質で, 男女ともに生成される. 40歳前後から増加する. これとは別に, 30歳頃から増えるジアセチルというミドル臭なるものも注目されるようになった.

H. その他

化粧法と考えられるものに, ①いわゆるお化粧, ②装飾刺青, ③爪（ネールアート）, ④ピアス, ⑤歯牙白色化（ホワイトニング）, などがある.

原田ら（2011）によると, 米国の Skindex-16, WHO QOL-26 を利用して, 前者では感情との総合で, 後者は心理的領域との総合で有意の差がみられたという.

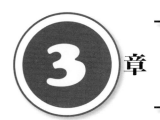

3章 創傷治療
wound care, wound healing

3・1 創傷治療一般論

A. 創傷治療と形成外科

　創傷治療は，一般外科や整形外科のみで行われるべきものと一部には誤って考えられているが，形成外科は，歴史的にみて外科治療としては最も古くから行われ，その後も戦傷外科として発展してきたものであり，創傷とは切り離すことのできない関係にある．陳旧肉芽創や変形治癒を起こしてから，はじめて形成外科の対象になるのではない．

　すなわち，新鮮創における形成外科的処置の良否が，後日における機能的，形態的優劣を左右し，あるいは，二次的再建手術をするうえにも大きな影響を及ぼす．したがって，創傷部位が顔面，四肢などのいずれにあっても，その機能を障害しないように，あるいは機能障害を修復のうえ，できるだけ早く創傷を健康な皮膚で被覆し，感染を防ぎ，感染症を少なくする．そうでないと治癒が遅れ，醜い瘢痕を残し，拘縮などの機能障害，さらに骨髄炎などの好ましくない結果を招きやすい．

　要するに，創傷における形成外科の仕事は，損傷した皮膚をできるだけ早く，機能的，美容的に正常に近く修復することにあるといえる．

　実際に，形成外科医が救急治療に関与する割合は，救急救命センターで36％，大学病院で38％，一般病院で53％（三川ら2014）と，施設で違いがみられるが，それぞれに事情があると思われる．

B. 創傷の原因

　交通事故が過半数で，次にスポーツ外傷，転倒，転落事故，殴打，作業事故と続いている．年齢別には，10歳代，20歳代，30歳代の順で多く，男性が女性の3倍と圧倒的に多い．

　北里救急救命センターでは，3年間で手外傷400例，顔面外傷375例，熱傷27例で18％という（三川ら2014）．

C. 創傷の分類

　創傷は，諸方面から分類されるが，McGregor（1960）の創傷分類は表3-1-1aのごとくで，わかりやすく，便利である．

表3-1-1a　McGregorの創傷の分類

```
                    ┌traumatic ┌thermal
injuries ┤infective         ┤mechanical
                    └post-surgical    └radiational
```

表3-1-1b　創傷の分類

1. 原因による分類
   a. 機械的原因によるもの
      切創，刺創，割創，挫創，裂創，咬創，擦過傷，銃創，爆創，轢創，咬創，手術創
   b. 温熱的および薬物的原因によるもの
      熱傷，冷傷，薬傷など
   c. 電気および放射線によるもの
      電撃傷，雷撃傷，放射線皮膚障害
2. 状態による分類
   穿通創，非穿通創，欠損創，弁状創，線状創，開放創，非開放創，切断創，挫滅創
3. 感染の有無による分類
   感染創，非感染創
4. 時間的経過によるもの
   急性創傷，亜急性創傷，慢性創傷

　しかし，整理の意味で，多くの成書に記載されている創傷名を分類，列記した（表3-1-1b）．

　註：大慈弥（2007）は，慢性とは，妥当な一定期間内で治癒しないものとしているが，その期間として，増本（2012）は4～6週間，後藤ら（2012）は1～2週間を目処としているなど期間はまちまちであり，区別は難しい．後記のように数多くの局所的，全身的因子が関与しているからである．しかし，各種因子は無視して，受傷からの時間で決めて分類するほうがよい．創縫合後の抜糸は，通常1週間で行われるため，抜糸後の縫合糸創が治癒する1週間を多くみて，2週間以上治癒しないのを慢性と呼んでよいのではないかと考えている．

D. 創傷治癒

❶創傷とは

　軟部組織の開放性損傷を創傷woundといい，語源的には創は開放性，傷は非開放性損傷で，瘡は皮膚が熱を持ち，

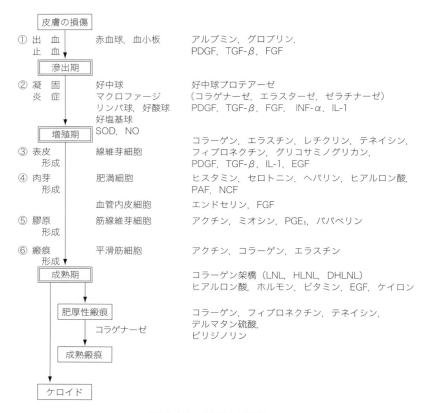

図 3-1-1　創傷治癒過程
（森口隆彦：日形会誌 18：185, 1998 を参考に著者作成）

ただれて膿を持った状態をいう．たとえば，すりむき傷は擦過傷であって擦過創ではない．褥瘡は創というより瘍であって傷でもない．

註；古来，中国では語源的に創傷は外科で取り扱い，対する疾病は内科であり，疾は軽度のもの，病は重症を指す．

❷損傷とは

損傷 injury とは，外因による組織の連続性の破綻である．

❸創傷治癒現象とは

損傷部位を修復しようとする生体の反応作用が創傷治癒現象である．なお，修復と再生は異なる．

① 創傷の修復は，病理組織学的に，また臨床的に組織欠損のあるものとないものに大別され，その治癒様式も治療法も異なるが，この差を除けば，創傷治癒現象は同じである．一般にはこれを第1期癒合と第2期癒合とに分ける．

② 再生は，組織がもとの状態になることで，動物ではトカゲやヒトデなどにみられるが，人体では表皮や粘膜上皮のほか肝臓の一部だけである．しかし，現在では再生医療として幹細胞から組織の再生が実現しているものもある．培養皮膚は，表皮の培養増殖であって再生ではない．

a. 第1期癒合，一次治癒

これは，創面が互いに接触している場合にみられる治癒現象で，創面が平滑で，創面の組織が損傷されず，その間に凝血や異物，細菌感染のない場合にみられる．実際にはこのような完全な状態はありえないが，これに近い状態といえば無菌的手術における clear cut の縫合創であろう．

b. 第2期癒合，二次治癒

これは，創縁が開いて創面間に空隙ができている場合で，第1期癒合と同じような治癒過程をたどるが，肉芽組織の量が多く，広範な表皮形成を要する．したがって，治癒が遅れ，ときには治癒しないで潰瘍化することもある．

c. 創傷治癒現象

1) 創傷治癒現象の惹起

生体は，侵襲を受けると自律神経−視床下部−下垂体−副腎の神経内分泌反応系，トロンビンを主体とする凝固線溶反応系，サイトカインによる免疫炎症反応系を活性化して体液量の保持，エネルギー源の確保および，免疫機構の発動を行い創傷治癒現象が起こる（丸藤 2003）．

2) 創傷治癒過程の分類

① 6分割法

創傷治癒現象は，健常組織からの上皮化と創収縮によるが，その過程は，極めて複雑で，出血止血期，炎症期，表皮化期，肉芽形成期，膠原形成期，瘢痕成熟期に一応分けられるが（小野2000），これらの過程はお互いに重複しながら治癒現象が進んでいく．

② 3分割法

創傷治癒過程を炎症期，組織形成期，組織再構築期に分類（久保ら1999）．

③ 7分割法

出血・凝固期，炎症期，肉芽形成・血管新生期，創収縮期，合成・増殖期，上皮形成期，成熟期に分ける方法（森口1998）もある．

④ 三期6分類法

ここでは森口法で分類した．なお，創傷治癒に関与する因子，関与時期については，表のとおりである（図3-1-1）．

創傷治癒現象については Broughton ら（2006）の論文に詳しい．

3) 創傷治癒関与因子

創傷治癒過程に関与する細胞増殖について，第1段階では PDGF と bFGF が肉芽組織形成に，第2段階で FGF-R1，FGF-R2，EGF が肉芽組織増殖に，第3段階で TGF-β_1，TGF-β_2，KGF が，瘢痕組織成熟に重要な役割を演ずる（桑原2004，森口2005）．

網倉ら（2007）は，ヒト胎盤抽出物を主成分としたヒトプラセンター（商品名：ラエンネック）には，PDGF，EGF，FGF，nerve gowth factor-NGF，TGF，tumor necrosis factor-TNF などのサイトカインが含まれており，これを使用すると低濃度では創傷治癒を促進するが，一定の濃度を超えると抑制的に作用するという．

註；PDGF：platelet-derived growth factor，FGF：fibroblast growth factor（線維芽細胞増殖因子），R：receptor，EGF：epidermal growth factor（表皮細胞成長因子），TGF：transforming growth factor（形質転換成長因子），keratinocyte growth factor（ケラチノサイト成長因子），TNF-α：tumor necrosis factor-α（好中球，マクロファージより分泌），IL：interleukin（マクロファージより分泌）．

❹ 時系列にみた創傷治癒現象

a. 第1期 滲出期 exudative phase （2日目くらいまで）

1) 出血・凝固期（直後より5〜6時間位）hemostasis phase

組織が破綻すると出血が起こり，損傷した血管からフィブリノーゲンなど，血球成分が放出され，血小板粘着，凝集が起こり，血栓が形成され止血される．

フィブリン凝固塊は一時的なマトリックスとなり，各種細胞の遊走の足場となる．

血小板からは種々のメディエーター mediators［プロスタグランジン，interleukin（IL-1），tumor necrosis factor（TNF-α），platelet-derived gowth factor（PDGF），transforming growth factor（TGF-β）など］が分泌され，線維芽細胞の増殖を促進する（Broughton 2006）．血清中からグロブリン，アルブリン，各種抗体などが出て，局所活性に作用する．

2) 炎症期（5〜6時間以降）inflammation phase

壊死組織，細菌などの侵入があれば，その除去作用として炎症反応が起こるが，破壊された細胞からは，種々のサイトカイン，セロトニン，プロスタグランジンなどが出て，血管透過性が亢進，好中球 neutrophil が血管外に出て創傷部の細菌，異物を貪食する．

引き続き単球 monocytes が移動し，血管外で活性化され，マクロファージ macrophages へと変化し，いろいろなプロテアーゼ proteases により死滅組織や細菌を貪食し，同時に組織活性化物質を分泌し，FGF，TNF-α，IL-1 を含む多くのサイトカインが出て，線維芽細胞，角化細胞の増殖，分化をコントロールする．

次に，このマクロファージより遅れて T-リンパ球が出現，リンホカイン lymphokine と総称される活性化物質を出し，免疫作用にかかわる（森口2005，Broughton ら2006）．

サイトカインは，細胞が侵襲を受けて分泌される活性物質で，免疫グロブリンを除く蛋白質の総称で，PDGF，TGF-β，FGF，EGF，TNF-α（tumor necrosis factor 腫瘍壊死因子），インターロイキン-1（IL），エンセドリンなどで，組織修復に関与する．これらの物質により細胞が活性化され，いろいろな接着分子が産生され，炎症組織に浸潤する（小野1998，森口2005）．このうち bFGF（basic fibroblast growth factor）は，bFGF 製剤トラフェルミン（フィブラストスプレー®，科研製薬）として市販され，臨床的に使用されている．

一方，異常産生を防ぐため，拮抗サイトカインも産生され（表3-1-2），さらに，脂質メディエーターであるアラキドン酸代謝物，血小板活性化因子（PAF），リゾホスファチジン酸（LPA）などが出て，神経伝達物質やホルモンとの協同作用で生体機能を調節，血管拡張作用，神経伝達促進作用を起こす（遠藤ら2003，Broughton ら2006）．nitric oxide（NO）は free oxygen radicals と結びつき，細胞傷害因子として働き（森口2005），一方 Broughton ら（2006）は，lipoxygenase enzyme が lipoxines，aspirin-triggered lipoxines を産生し，抗炎症作用として働くという．

炎症性サイトカイン産生亢進の一態様が，systemic

第3章 創傷治療

表3-1-2 創傷治癒に関与する主なサイトカイン・成長因子

1. PDGF (platelet-derived growth factor)	血小板, マクロファージ, 血管内皮細胞, 血管平滑筋細胞から分泌, 線維芽細胞, 平滑筋細胞の遊走, 増殖を促進, 血管内皮細胞の遊走・増殖は促進しない. 線維芽細胞に対してはコラーゲン合成, コラゲナーゼ合成を促進, 線維芽細胞によるコラーゲンゲルの収縮を増強
2. TGF-α (transforming growth factor-α)	表皮角化細胞, マクロファージに存在 表皮角化細胞増殖促進作用, 血管新生促進効果
3. TGF-β (transforming growth factor-β)	血小板, 線維芽細胞, Tリンパ球, マクロファージ, 内皮細胞から産生線維芽細胞の増殖, 表皮角化細胞に対しては増殖抑制作用, 細胞外マトリックスの合成を促進, マトリックス分解酵素の合成を抑制, コラゲナーゼ合成を促進, 線維芽細胞によるコラーゲンゲルの収縮を増強
4. EGF (epidermal growth factor)	血小板, 間葉系・上皮系細胞で産生 表皮角化細胞, 線維芽細胞, 血管内皮細胞, その他の上皮細胞の増殖促進
5. IGF (insulin-like growth factor)	表皮角化細胞, 線維芽細胞から分泌 表皮角化細胞, 線維芽細胞増殖促進作用
6. FGF (fibroblast growth factor), acidic FGF：aFGFとbasic FGF：bFGFの2種類がある.	マクロファージ, 表皮角化細胞, 内皮細胞から産生 表皮角化細胞, 線維芽細胞, 血管平滑筋細胞, 内皮細胞など創傷治癒に関与するほとんどの細胞に対して増殖促進作用, 血管新生促進効果
7. TNF-α (tumor necrosis factor-α)	好中球, マクロファージから分泌 線維芽細胞の増殖促進, コラーゲンやコラゲナーゼ合成の促進, 血管新生促進効果
8. IL-1 (interleukin-1, αとβの2種類がある)	マクロファージ, 表皮角化細胞, ランゲルハンス細胞, 線維芽細胞, 血管内皮細胞から分泌 線維芽細胞, コラゲナーゼ分泌を促進, 損傷部位の結合組織の除去, 内皮細胞の増殖抑制, 好中球の遊走促進
9. IL-6 (interleukin-6)	T, B細胞, マクロファージ, 表皮角化細胞, 線維芽細胞より分泌 B細胞の増殖・分化を刺激, 表皮角化細胞増殖促進作用
10. IL-8 (interleukin-8)	単球, マクロファージ, 表皮角化細胞, 内皮細胞から分泌 好中球, T細胞の遊走促進

(小野一郎：標準形成外科, 鬼塚卓弥 (監修), 医学書院, p92, 2000 より引用)

inflammatory response syndrome (SIRS) であり，これに拮抗しようとするのが，compensatory anti-inflammatory response syndrome で，このバランスが壊れて負の状態になると，臓器不全，DIC 播種性血管内凝固症候群などへ発展する．

b. 第2期 増殖期 fibroplastic phase, proliferative phase 3～7日くらい

1) 表皮形成期 epithelialization phase

内皮細胞が増殖，線維芽細胞からはコラーゲンが産生，肉芽組織が形成され，その上に創縁から表皮基底細胞の増殖によって表皮は創面に向かって移動，肉芽の表面が被覆される．この表皮細胞を遊走させているのが走化因子である．表皮細胞の増殖には，活性化された血小板，マクロファージ由来の EGF，TGF-α, cyclic AMP, cyclic GMP, インテグリン integrin が，表皮細胞の遊走にはコラーゲン，プロテオグリカン，フィブロネクチン，フィブリン，線維芽細胞 (keratinocyte growth factor-1, 2, IL-6 を分泌)，タイプⅣコラーゲンなどが関与しているといわれる (森口 2005)．

2) 肉芽形成期 granulation phase

一般には，受傷後4日目には始まり，創傷は線維芽細胞，肥満細胞，網内系細胞によって覆われる．肥満細胞は，サイトカインを産生，線維芽細胞への働きかけ，Ⅲ，Ⅰ型コラーゲン，プロテオグリカン，フィブロネクチンの産生などにより肉芽を形成する．約1週間後には表面は次第に顆粒状を呈するようになる (肉芽創傷 granulating wound)．これは血管内皮細胞が創傷部に移動，毛細血管を形成 angiogenesis，肉芽細胞内の新生血管は表面に向かって垂直に走行してループ係蹄を作り，これを中心にできる肉芽組織が創腔を満たすからである．

3) 膠原形成期 matrix formation phase

線維芽細胞からは TGF-β などの制御のもとでコラーゲンが盛んに作られていく．真皮を構成しているコラーゲンはタイプⅠおよびタイプⅢで (Bailery ら 1975, Gay ら 1978)，当初はタイプⅢコラーゲンが主体であるが，次第にタイプⅠに置換されていく (小野 2000, 森口 2005)．

この期は組織構築期で，一部の線維芽細胞はアクチンやミオシンを含む筋線維芽細胞として，創収縮に関与してい

く（久保ら 1999）．さらに表皮細胞は分化し，血管内皮細胞，筋線維芽細胞が消失し，細胞成分が減少し，線維の多い瘢痕となる．Broughton ら（2006）によると正常皮膚では type Ⅰのコラーゲンが 80〜90％なのに対して，type Ⅲは 20〜30％であるが，肉芽組織では type Ⅲが 30％で，成熟瘢痕では 10％という．

c. 第3期　成熟期 maturation phase, remodeling phase　7日目以降

この時期には，薄い表皮を通して毛細血管に富む肉芽組織が赤色にみえたものが，肉芽組織内のコラーゲンが次第に増加し，一方，細胞が減少するため，色彩も桃色から白色へと変化し，硬い瘢痕組織になっていく．瘢痕の強さも Broughton ら（2006）によると，1週間で3％，3週間で 30％，3ヵ月で 80％になるが，100％元に戻ることはないという．

❺胎児期の創傷治療

胎児期の創傷治癒は炎症反応や瘢痕を形成しない，いわゆる再生であることから胎児外科の関心（Siebert ら 1990），また scarless repair についての関心も高まっている（Colwell 2005）．

E. 創傷治癒阻害因子

創傷治癒過程は，下記のような全身的，局所的因子によって阻害される．これらの因子を制御することによって創傷治癒を早め，瘢痕形成を正常にする．

❶全身的因子

全身的因子として人種，性別，年齢，外気温，安静などの因子もあるが（森口 2005），主なものとして次のようなものがある．

①循環障害

(1)栄養障害（貧血，蛋白質不足，ビタミン不足，微量元素不足などの栄養障害，喫煙，など．血漿蛋白値が 6.0 g/dL 以下，血漿アルブミンが 3.0 g/dL 以下では創治癒が遅延し，合併症が多い）．

(2)先天性障害（Werner 症候群や凝固第Ⅷ因子欠損など）

②代謝障害

糖尿病，膠原病，肥満など．
糖尿病の術前血糖目標は，空腹時 100〜140 mg/dL，食後 160〜200 mg/dL，尿糖1＋以下とする．
膠原病としては，全身性エリテマトーデス，リウマチ，強皮症，多発性筋炎，Wegener 肉芽腫症，などがある．そのまま放置すれば，皮膚障害から難治性潰瘍を，末梢の神経，動脈，感染症による治癒遅延，増悪をきたす．

③ホルモン異常

成長ホルモン，グルココルチコイド，甲状腺ホルモンなど．

④薬剤性異常

ワルファリン，ステロイド，免疫抑制薬，抗癌剤，などの投与薬歴．

⑤放射線障害

❷局所的因子

①部位別因子（関節拘縮，骨突出，体圧など）
②感染
③壊死組織，死腔
④異物，血腫，漿液腫
⑤神経障害（褥瘡など）
⑥血行障害：これには全身性由来のもののほか，圧迫や摩擦などの機械的外力，薬物，乾燥などによる局所傷害や，下肢などの解剖学的なものがある．この障害を予防するには，対症療法や創傷被覆材などを利用して創の湿潤化，乾燥予防，新生表皮の保護，感染予防などを行う．
⑦安静障害：創傷部の安静が保たれないと創治癒が遅延あるいは障害される．

F. 創傷患者の全身管理

❶緊急全身管理

外傷患者，熱傷患者，電撃傷患者などの場合は，

①まず，バイタルサイン vital sign をチェックする．患者の救命を第一とする救急蘇生法として，心肺脳蘇生法 cardio-pulmonary cerebral resuscitation を行う．人工呼吸と心臓マッサージである．

②AED（automated external defibrillator）があれば，すぐ装着し，一次救急処置 Basic Life Support（BLS）を行い，救急病院に搬送する．

③病院では，二次救命処置 Advanced Cardiovascular Life Support（ACLS）を実施し，救命を第一とする．

④初期精査 primary survey では，全身状態の安定を確保する．

⑤次に，損傷の精査をする二次精査 secondary survey を実施．出血があれば止血する．

⑥一応，救急処置が終了して，残存障害を探すのが，三次精査 tertiary survey である．

なお，高所よりの転落事故，飛ばされた車両事故，体幹重圧事故などは，高エネルギー外傷ともいわれる（河之口 2006）．

❷救命処置

医師としては日本外傷学会，日本救急医学会は外傷初期診療ガイドライン『JATECガイドライン2002年』に従って救命処置を行う．

a. 一次精査 primary survey と蘇生 resuscitation

次の5項目，気道，呼吸，循環，鑑別診断，脱衣体温管理の英文頭文字を取ったABCDEの順序にしたがって診療を行う．

1) 気道確保と頸椎保護（A：Airway maintenance with cervical-spine protection）

まず，気道が確保されているか確認し，気道が開放されていない場合は直ちに気道確保を行う．

a) 気管穿刺法 transtracheal puncture

緊急時には太い静脈針数本の気管穿刺を行う．
少し余裕があれば，気管切開を行う．

① 頸部皮膚消毒後，手指で甲状軟骨を押さえ，位置を確認したあと，下方の輪状軟骨を確認し，正中部のやわらかく，やや陥凹した靱帯部を触れ，指で気管軟骨を固定する．

② 12〜14G血管留置針付き10mL注射シリンジを輪状甲状靱帯部に穿刺し，陰圧をかけながら45°尾側方向へ刺入する．抵抗が急になくなり空気が吸引できたところが気管内であるから，カニューレのみを尾側に進め内筒針を抜去する．

③ 注射シリンジをカニューレにつけ直し空気が吸引できることを確認する．

④ カニューレは直接アンビューバッグにはつながらないので，注射シリンジ外筒をつけ気管内チューブのコネクターをとりつける．

⑤ 穿刺では，十分な酸素投与ができないので，気管切開など早急に他の方法を準備する．

b) 気管切開法 tracheotomy

気管切開法は，頸を伸展させ，胸骨上縁2cmのところに水平皮切を入れ，皮下組織を鈍的に剝離，白い気管前壁を確認して，気管輪を切開する．この際，甲状腺を損傷しないよう注意する．気管内チューブを挿入，皮膚に固定する（図3-1-2）．気管前面のU字型気管切開法もあるが，緊急時の場合，複雑な方法は好ましくない．

また，すべての外傷患者は頸椎損傷があるものとして愛護的に取り扱う．

2) 呼吸と致命的な胸部外傷の処置（B：Breathing with life-threatening chest injury management）

視診で，呼吸数，呼吸補助筋の動き，胸壁動揺 flail chest（複数本の肋骨骨折で起こる異常胸壁運動）の有無を観察し，聴診で呼吸音の左右差や肺野全体の呼吸音を聞く．

神経性ショック（一次性ショック）による意識障害ならば，随伴症状としての低血圧，脈拍異常，顔面蒼白，冷汗な

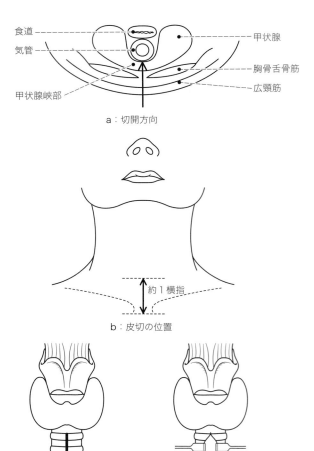

図3-1-2 気管切開法

どがあるのでその有無を調べる．そうでないとすれば，循環血液量減少による二次性ショックを疑い，心臓，肺臓，肝臓，脾臓など，主要臓器の損傷を考える．

致命的胸部外傷には，緊張性気胸，肺挫傷を伴う胸壁動揺 flail chest，大量の気胸，開放性気胸などがあるので，緊急対策を講ずる（表3-1-3）．

3) 循環と止血（C：Circulation with hemorrhage control）

外傷患者では，出血性ショックが90%以上を占める．受傷の状況，創の状態から受傷当時の外出血量を判定，必要があれば止血操作と輸液，輸血を行う．女川ら（1993）によると成人のショック指数（脈拍／収縮期血圧）と出血量がほぼ同じであるという．また心タンポナーデや緊張性気胸のチェックなど循環異常の把握も重要である．

出血性ショックの重症度は，表3-1-4のようにクラス分けされている．現場での大体の参考になろう（日本医師会ACLSマニュアル2005）．

4) 中枢神経の評価（D：Disfunction of the central nervous system）

次に，意識レベルと瞳孔所見を繰り返し確認する．意識

表3-1-3　出血性ショックの重症度（1）

ショックの重症度	出血量 mL	血圧 mmHg	脈拍 min	ヘマトクリット %	中心静脈圧 mmHg	尿所見	症状
無症状 preshock	15%まで（750 mL）	正常	正常ないしやや促進110以下	42	正常2〜8	正常またはやや減量	症状はないか，あっても精神的不安，たちくらみ，めまい，皮膚冷感程度
軽症ショック mild shock	15〜25%（1,250 mL）	90〜100/60〜70	多少促進100〜120の頻脈	38	低下	乏尿傾向	四肢冷感，手足は冷たい，冷汗，倦怠，蒼白，口渇，めまいから失神
中等度ショック moderate shock	25〜35%（1,750 mL）	60〜90/40〜60脈圧減少	120以上の著明な頻脈，弱い	34	著明に低下	乏尿（5〜15 mL/hr）	不穏，蒼白，口唇・爪褪色，毛細管褪色，再充血試験 capillary blanching test が明らかに陽性となる
重症ショック severe shock	35〜45%（2,250 mL）	40〜60/20〜40	触れにくい120以上	30以下	0に近い	無尿	意識混濁，極度の蒼白，チアノーゼ，末梢冷却，反射低下，虚脱状態，呼吸浅迫
危篤ショック profound shock	45%以上（2,300 mL以上）	40〜0	触れない	約20〜10	≒0	無尿	昏睡様，虚脱，斑点状チアノーゼ，下顎呼吸，不可逆性ショックへ移行する危篤状態

（橋爪　誠ほか：外科診療 31：28, 1989 より引用）

表3-1-4　出血性ショックの重症度（2）

クラス別	出血量 mL（%）	脈拍数 / min	血圧	脈圧	呼吸 / min	尿量 mL / hr	神経症状
I	＜750（15）	＜100	正常	正常	＜20	＞30	不安感
II	＜1,500（30）	＞100	正常	減少	＞20	＜30	不安感
III	＜2,000（40）	＞120	低下	減少	＞30	＜15	不穏〜錯乱
IV	＞2,000（40）	＞140	低下	減少	＞35	－	錯乱〜嗜眠

（日本医師会ACLSトレーニングマニュアル2005より引用，全国64箇所で講習会開催）

障害の有無は患者に問いかけたり，刺激をして応答の有無を調べる．脳ヘルニアを疑う場合は，A, B, C の安定を図ったうえで直ちに脳外科医に連絡をとる．

5) 脱衣と体温管理（E：Exposure and Environmental control）

A〜D と併行して全身の衣服を取り，活動性出血や開放創の有無をみる．また低体温の予防に努める．

b. 二次精査 secondary survey

secondary survey とは，primary survey で蘇生ができて，すべてのバイタルサインが安定したことを確認したあとに行うもので，全身すべての損傷を検索し，根本的治療の必要性を検討する．必要があれば，他科的チェックも行う．

また，破傷風をはじめ各種感染予防にも留意する．特に高齢者では外傷後全身状態がおかされやすく，合併症発生の危険も大きい．

長期間の臥床，あるいはギプス固定などを続ける場合も，一般状態がおかされやすいので注意が必要である．特に栄養状態の改善は大切で，高蛋白高カロリー食の処方，適当なビタミン療法，貧血の治療などを行い，また全身疾患の合併症があれば，その治療も行う．

c. 三次精査 tertiary survey

見落とした損傷を探すことであるが，この survey を緊急治療として取りあげない場合もある．

3·2　機械的損傷
traumatic injury

A. 非開放性損傷　closed injury

非開放性損傷とは，皮膚損傷がなく，軟部組織の損傷や骨折などを起こしたものである．

❶皮下陥凹瘢痕 subcutaneous depressed scar, 外傷性えくぼ traumatic dimple

これは，頬部などが外傷を受け，皮下組織が外部の硬い物体と骨との間で損傷され，表皮，真皮の損傷がなく，皮膚陥凹や拘縮を起こしたものである．

皮下出血の著明なときは，皮膚に損傷がなくても，後日，本症をきたしやすいので注意が必要である(図3-2-1)．

治療は，
①受傷直後であれば，小切開を入れ，血腫を圧出したあと，圧迫包帯をする．
②血腫が出にくいときには，綿棒などで愛護的に凝血塊をかきまぜると圧出しやすくなるが，再出血に注意を要する．
③1ヵ月以内であれば，ステロイドの局注を行えば軽度のものは改善する．
④組織損傷の大きい場合，あるいは1ヵ月以上経過した場合は，手術的に陥凹部を切除するか，または脂肪注入や真皮脂肪移植術（第9章-2「真皮脂肪移植術」の項参照）などを行わなければならない（第4章-1-C-⑤「瘢痕の高低」の項，第28章「頬部形成術」の項参照）．

❷皮下筋層断裂や骨折

皮膚は切れないで，筋層や骨組織が損傷した創である．

❸表皮剝離創（スキンティア skin tear）

skin tear スキンティアは，高齢者の四肢の外傷性創傷で，摩擦によって表皮が真皮から剝がれる状態をいう．非開放性と開放性の中間的創状態である．その程度には，Star 分類が使用されている．すなわち，
①カテゴリー1aは皮膚を元に戻せる．
　カテゴリー1bは皮膚を元に戻せるが黒ずんでいる．
②カテゴリー2aは皮膚を元に戻せないが黒ずんでいない．
③カテゴリー2bは皮膚を元に戻せず，かつ黒ずんでいる．
④カテゴリー3は皮膚が欠損している．

日本では，日本創傷・オストミー失禁管理学会が提唱している．本書では剝皮創に分類できるものであろう．剝脱創は筋膜層でずれるものをいうが，本傷は表皮下でずれるもので，浅剝脱創であり，従来の剝脱創は深剝脱創ともいえよう．

B. 開放性損傷 open injury

皮膚が損傷し，内部組織が露出したものをいう．

❶新鮮創の治療

新鮮創治療の3原則は，洗浄，郭清，創閉鎖にある．

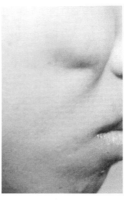
図3-2-1　皮下陥凹瘢痕・外傷性えくぼ
皮膚には損傷がない．

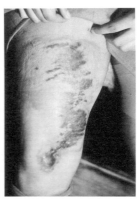
図3-2-2　外傷性刺青

創傷は，汚染度により，①無菌創 clean wound，②汚染創 contaminated wound，③感染創 infected wound に分けられる．

汚染されていても細菌数が $10^5/cm^2$ 以上でなければ感染とはいわないが，実際には区別が難しい．

外傷後8時間以内ならば，一応非感染創とみなされ，一次的縫合が可能であるので，この期間は，golden hour ともいわれている．最近では，汚染が少ない時や抗菌薬使用時には24時間まで一次創閉鎖が行われるようである．

しかし，外傷の場合は，土砂や油類が付着し，また創周囲が挫滅されていることが多いので，そのまま縫合しては早晩感染を起こし，組織内に異物を残して外傷性刺青 traumatic tattoo (図3-2-2)や，挫滅組織の壊死のために創治癒が遅れ，醜い瘢痕を作りやすい．

Schultzら(2003)，Falangaら(2004)の wound bed preparation なる概念が提唱され，郭清，湿潤，感染予防，滲出液管理を行い，創治癒を促進することが大切であるという（森本ほか 2007）．

a.　創洗浄 cleansing

伝達あるいは全身麻酔のもとに，術者が手を消毒するように，消毒液を用いて愛護的に創周囲を洗浄する（brushing）．ただし，この際，創内は刷子（ブラシ）で洗ってはいけない．刷子によって正常組織まで損傷されるためである．次いで，生食液を流して創を洗浄するが，生食液がない場合は水道水（流水）でもよい（木村ら 2015）(図3-2-3)．イリゲーターや注射器，またバブルシリンジやパルス洗浄器を用いることもある．

洗浄によって，感染を防ぐとともに壊死組織は流水で流され，付着しているものも水中に白っぽく浮いてくるので，これを切除する (図3-2-4)．

ポビドンヨード，アルコールなどの消毒液は，アレルギーや組織障害性があるので，創内には使用しない（井砂

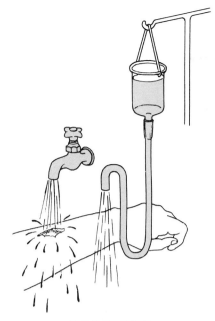

図 3-2-3 創洗浄
生食液または水道水などで洗浄．
(鬼塚卓弥(編)：コアテキスト形成外科，廣川書店，p15，1987 より引用)

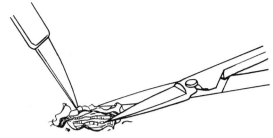

図 3-2-4 外科的創郭清
(鬼塚卓弥(編)：コアテキスト形成外科，廣川書店，p15，1987 より引用)

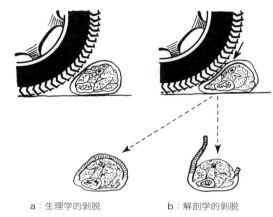

a：生理学的剥脱　　b：解剖学的剥脱

図 3-2-5 皮膚剥脱創
(McGregor IA：Fundamental Techniques of Plastic Surgery and Their Surgical Application, Livingstone, p149, 1960 より引用)

ら 1999)．

また，0.5％過酸化水素水の使用についても，創部破綻血管からの流入によると思われる空気塞栓例が報告されており禁忌とする人もいるが，感染状況による．

顔面外傷では，出血が著しいが，圧迫その他の止血操作を行ってから異物や壊死組織の除去を行う．そうでないと流血によって正常組織との区別がつかないからである．また顔面外傷の洗浄は brushing できないので，濡れガーゼで眼球その他を傷つけないように洗浄する．

上村ら(2008)，中馬ら(2013)は，生食液を高速水流でデブリする方法を報告している．機器として VERSAJET®(Smith&Nephew 社製)があり，日本では 2012 年から用いられている．低侵襲の tangential exision が可能で，小児にも使用でき，有用であるという．

b. 創郭清 debridement

創郭清術には，次のものがある．通常，新鮮創の場合は外科的郭清術が行われるが，陳旧創では酵素学的郭清術や顕微鏡的郭清術を行い，次に外科的郭清術に移る．

1) 酵素学的郭清術 enzymatic debridement

化学的郭清ともいわれ，壊死組織を融解する酵素薬を用いる方法で，出血や麻酔なしに郭清できる利点がある．いわゆる軟膏療法である．

a) 各被覆材の種類
(1)真皮までの創
①ポリウレタンフォーム
②ハイドロポリマー
③ハイドロファイバー
④ハイドロコロイド
⑤人工真皮

(2)皮下脂肪層までの創傷
ハイドロコロイド，アルギン酸，ポリウレタンフォーム，ポリウレタンフィルム複合材

2) 顕微鏡的郭清術 microscopic debridement

生食液などの濡れガーゼで湿布すると包帯交換のときに小異物や壊死組織がガーゼに付着して除去されることをいう．

創の治療は，後述の外科的郭清を除けばすべて創に軟膏を塗布後，被覆する(顕微鏡的郭清)．詳細については後述．

3) 外科的郭清術 surgical debridement

物理的郭清術ともいわれ，創洗浄後，通常の手術と同じように術者も手の消毒をやり直し，患部も再消毒する．次に，全身または局所麻酔のもとに，後述の創周囲組織の生死判定法に従って，創周囲および創内の壊死組織をメスや鋏を利用して切除し，できるだけ一般手術創の状態に近づける(図 3-2-4)．

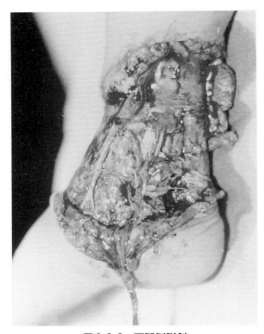

図3-2-6 下腿剥脱創
(鬼塚卓弥：災害医学 11：1130, 1968 より引用)

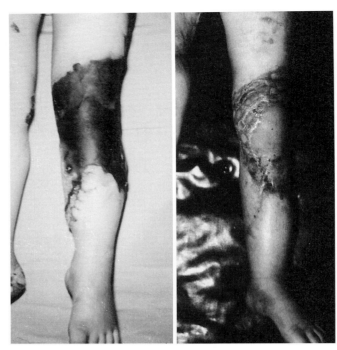

図3-2-7 左膝関節部の生理学的剥脱 physiological degloving
交通事故後1ヵ月，下腿を除き皮膚切開創がないのに皮膚の壊死を起こしている．創郭清をすると膝関節部膝蓋骨が露出したため，この部分に右大腿より有茎植皮，他は遊離植皮を施行した．

4) 生物学的郭清術 biological debridement，Maggot 療法

西堀ら (2007) は，Maggot という Lucilia sericata 通称グリーンボトルフライというハエの幼虫を使用し，そのデブリドマン作用，殺菌作用，肉芽促進作用を利用して難治性潰瘍の治療経験を報告している．Maggot 療法は1930年代に多くの論文がある (川上ら 2007, 桐木，市川ら 2011)．

c. 創周囲組織の生死

創郭清で問題になるのは創周囲組織の生死である．これが明確でないと，正常組織を余計に切除し過ぎて創閉鎖を困難にしたり，また壊死部分を残して治癒を遅れさせたりする．すなわち外傷の場合は，実際に皮膚の裂ける解剖学的剥脱 anatomical degloving のほかに，生理学的剥脱 physiological degloving といって，一見，皮膚は正常にみえるが筋膜のところでずれが起こり，同時に皮膚血管も障害されているために時間が経ってから壊死するものがある (図3-2-5～図3-2-8)．

外傷の場合は，創周囲が多少ともこのような剥脱創になっているとみて，創郭清を行う前に，まず創周囲組織の生死を確かめなければならない．その方法として次の4つがある．

1) 肉眼的方法 inspection test

皮膚の色調，皮膚圧迫後の褪色の程度 flash test，皮膚創縁からの出血の有無．

2) ターニケット法 tourniquet test

これは，四肢のみに用いられる方法で，損傷部中枢側に駆血帯 tourniquet を装着し，圧を上肢で 250 mmHg，下肢で 350 mmHg にし，5分後に tourniquet を外すと，皮膚の正常部分は，反応性発赤 reactive hyperaemia を起こす．発赤がなく白色のところは壊死部分であるから，積極的にこれを切除する．

3) 洗浄法 cleansing test

この方法は，創を何回も洗浄しているうちに，壊死部が白っぽくみえてくるのを利用する．なお，微温湯洗浄にすると血管攣縮がとれて白っぽくなったところも赤くなることがある．

4) 穿刺法 pin prick test

注射針を皮内に刺して出血があれば，血行がある判定になる．特に顔面では血行がよいため一見挫滅しているようにみえても壊死に陥らないこともあり，簡単なようで困難である．たとえば耳介，眼瞼，鼻尖，鼻翼部では，剥脱皮片が，わずかな茎部で母床とつながっていても，皮片周囲をわずかに郭清したあと，母床に縫合すると生着することが多い．

場合によっては，複合移植 composite graft 的な考え方，あるいは遊離植皮的な考え方で切除組織といえども再移植して成功することが多い．しかし，再移植するにしても，これらの基礎的知識のもとに手術すべきである．

以上，いろいろな創周囲組織の生死判定法があるが，実際には肉眼的方法が最も広く用いられている．しかし，こ

の方法は皮弁の血行状態判定法（**表7-6-5**参照）と同じく，術者の勘に頼らざるを得ない．

d. 創閉鎖前の条件 closure conditions

創の郭清が終わると，次に創閉鎖であるが，これは創の状態によって適当な方法を選ばなければならない．消毒，抗菌薬投与のほか，体液管理 fluid management，温度管理 temperature management，疼痛管理 pain control，動脈酸素管理 arterial oxygen tension manegment なども大切である（Ueno 2006）．

受傷後6～8時間は，golden hour といわれ，創感染が少なく，デブリドマン後，創の一時閉鎖が可能な時期である．この時間は，抗菌薬投与，全身状態などによって延びることもある．しかし，創の感染，敗血症，破傷風，ガス壊疽などのことを常に念頭に置き，その恐れがあれば，適切な処置を行う．

被覆材は，医療用消毒品でなくても，緊急の場合は，panty liners, sanitary napkins, diapers でも sterile gauze と同様の効果があるという．おそらく自動生産，大量，機械生産のため汚染が少ないこともあろう（Alqahtani 2006）．詳細については，後述．

e. ドレナージ drainage

ドレナージは，創内の異物を外部に排出する方法で，創を閉鎖すると，往々にして創内に血腫，膿が貯留し，創の治癒を遅らせることがあり，その予防のために行う．ドレナージの種類には，次のものがある．

1) ドレナージの種類

①予防的ドレナージ prophylactic drainage：感染や出血の恐れがあるとき．

②診断的ドレナージ information drainage：出血，リンパ漏の診断をするとき

③治療的ドレナージ therapeutic drainage：血液，膿など排出するとき

④生物的ドレナージ Magotto drainage：ウジの貪食作用を利用したもの

これは，前述の Maggot という Lucilia sericata，通称グリーンボトルフライというハエの幼虫を使用し，そのデブリドマン作用，殺菌作用，肉芽促進作用を利用する方法である（西堀ら 2007）．Maggot 療法は 1930 年代多くの論文がある（川上ら 2007）．

創傷治療の場合のドレナージは，以上のすべてを含むが，感染，出血が少ないと予想されるときは，ドレナージはしない．

2) ドレナージ法

a) 受動的ドレナージ passive drainage

身体内と外部との圧力差，毛細管現象を利用する方法である．これは米国人の Penrose（1862～1925）が，ゴム製の細管を利用したことに始まるが，現在はシリコン製である．

種類としてはフイルムドレーン，チューブドレーン，サンプドレーンなどがある．しかし，逆行性感染を予防するためできるだけ早く抜去する．

b) 能動的ドレナージ active drainage

閉鎖式にして圧力差を高め，吸引する方法である．

リリアバッグ，J-VAC ドレーンなど（福田ら，1996）．また注入と排液の機能を備えた半閉鎖式のサンプドレーンなどもある．

f. 感染

1) 分類

感染とは，細菌が創面に付着，増殖し始めた状態をいい，宿主に障害を与えたときに感染創という（長瀬ら 2007，安田 2009）．

感染創は以下のように分類されている．

①創部に細菌はあるが増殖が少ない汚染 contamination．

②細菌が常在するが創に害を及ぼさない常在感染 colonization．

③臨床的感染徴候はないが抗菌薬で治癒促進がある限界保菌状態 critical colonization．

④菌の増殖で創に害を及ぼす感染 infection．

2) その他の分類

①Kingsley は，汚染創 contamination（コロニー形成），臨界感染創 critical colonization，感染創 wound infection に分類．

②Harding は，汚染創，コロニー形成期，局所感染創 localized infection，拡大感染創（蜂窩織炎）spreading infection，全身感染創 systemic infection に分類（牧野 2009，大慈弥ら 2010）．

3) 感染の制御

a) 感染制御の方針

創の洗浄，消毒の効果についてエビデンスがないとの意見もあるが（木村ら 2015），著者としては，基本的考え方は必要と考えている．

福島ら（2004）によると，① MRSA 保菌対策（鼻腔にムピロシン軟膏塗布），②血糖管理（80～110 mg/dL にコントロール），③栄養管理（アルギニン，グルタミン，ω-3 系脂肪酸，核酸などの生体防御を亢進する栄養素を含む経腸栄養剤の投与 immunonutrition）が大切という．さらに，形成外科的には，

①洗浄（創浄化，炭酸泉浴，ジェット洗浄）．

②郭清（デブリドマン）：酵素学的，顕微鏡的，外科的，生物学的（Maggot 法）．

③薬剤：破傷風トキソイド，抗菌薬，ヨード剤，サルファジアジン剤，など．

simple wound については，予防的抗菌薬投与は不要（木村ら 2015），全身基礎疾患の治療などが必要である．

b) 薬剤投与についての注意

● 破傷風予防

① 破傷風感染の恐れがあるとき, 破傷風トキソイド摂取をすでに3回以上受けているものは改めての接種は不要である.

② 破傷風の予防接種を受けていないものには, 破傷風トキソイド0.5mL皮下・筋注.

③ 破傷風になる恐れがかなり高い創では, トキソイドと破傷風免疫グロブリン投与.

④ 汚染のひどいときには, テタノブリン®250単位の投与を行う (2006).

● 抗菌薬投与

① 予防的投与

エンピリック (感受性がわかるまで投与する抗菌薬) として, 創のgolden hourや抗菌薬の作用時間 (セフェム系は短く, フルオロキノン系は長い) を考慮して選択する.

抗菌薬には時間依存性殺菌作用のβ-ラクタム系と濃度依存性殺菌作用のアミノ配糖体とがある (竹末ら 2004)

通常, ペニシリン系あるいは第一世代セフェム系を投与する. その間, 細菌培養を行い, 起炎菌を同定し, 感受性のある抗菌薬を投与する. ただし, 人や動物による咬創は予防的抗菌薬投与の適応であるが, その他の創については外科的処置の状況に応じて投与の必要性を慎重に判断すべきである.

投与期間も日本では3～4日であるが, EMBでは短期間でも効果があり, 長期になると耐性菌の増加を招くという.

幸いに形成外科領域では, 深部組織の再建外科を除くと軟部組織損傷が多く, 手術部位感染 (surgical site infection) 順位は低いといえる (小西ら 2004).

創傷感染surgical site infection (SSI) には, Centers for Disease Control (CDC, 1999年) のガイドラインがある (秋田ら 2010).

② 本格的投与

細菌培養を行い, 起炎菌を同定し, 感受性のある抗菌薬を選択する.

頭蓋底骨折は, 硬膜損傷による髄液漏を起こしやすく, 耳漏は鼻漏より髄膜炎発症リスクが3倍も高いので, 要注意である (岡部. 2013).

以上から, 骨折, 蜂窩織炎, 動物咬傷, 壊死性筋膜炎では, 一応, 広域スペクトル抗菌薬を考慮する. ガス壊疽ではペニシリンGとダラシンの併用法が推奨される (岡部 2013).

c) MRSA対策

MRSA (methicillin resistant *Staphylococcus aureus*) には注意を要する.

MRSAは鼻腔内に常在, 術後感染や院内感染の原因になりやすいが, ムピロシン mupirocine 軟膏の鼻腔内塗布でも感染を減少させる効果があり, 必要があればバンコマイシン®, ハベカシン®, タゴシッド® などの投与を行い, 局所的には, ゲーベンクリーム®, カデックス® など, あるいは機能水 (金沢ら 1996) の外用を行う.

多剤耐性菌としては, MRSA以外にも, 多剤耐性緑膿菌MDRP, バンコマイシン耐性腸球菌VRE, 多剤耐性アシネトバクター *Acinetbactor baumannii*, 拡張型βラクタマーゼ産生菌がある (大慈弥 2010).

d) 交叉感染 nasocomical infection

創傷管理の際, 術者, 介助者, 患者, 家族すべてにわたり感染予防の知識, 理解が必要であり, お互いの間で交叉感染を起こし, 感染の拡大, 院内感染 (nasocomical infection, hospital infection) を引き起こし重大な結果を招くことがある (福島ら 2004, 草地ら 2004).

交叉感染を起こしやすい菌は, MRSA, *P. aeruginosa*, *Serratia*, *Ecterobacter*, などである (草地ら 2004).

g. 創閉鎖の実際

1) 皮膚損傷 skin injury

a) 皮膚の損傷のみの場合

(1) 擦過傷 abrasion, abraded wound, excoriation 洗浄やガーゼによる愛護的郭清を行ったあと, ワセリン基剤の軟膏, シリコンガーゼ, アダプチック® などの創と癒着しにくい被覆材の順で被覆し, テープで固定する. 小範囲であれば, 開放療法もよい. また, 創傷被覆材による閉鎖で, 創の湿潤化を図り, 上皮化を促進する.

(2) 挫傷 contused wound, bruised wound, strain

(3) 挫滅創 crushed wound 創郭清のあと, 皮膚損傷が小さく創縁の緊張が少ないときは, 一次的に縫縮を行う. もし創縁に緊張があれば, 無理に縫縮しないで分層植皮を行い, できるだけ早く創を閉鎖する. この場合, 創の縫合にZ形成術や他の皮弁法などの複雑な方法は, 特殊な症例を除いて使用しないほうが無難である. 局所の皮弁などでは, 外傷により皮弁自体も挫滅を受けて血行不良になっているためである. 創をできるだけ早く綺麗な瘢痕として治癒させることが大切で, 複雑な方法を用いることはいたずらに手術時間を長くし, 全身状態を悪化させ, さらに局所の血行を悪くして化膿の危険を生じさせ, 結果として大きな醜い瘢痕を残したり, 機能障害をもたらすことが多い.

したがって, 一次的に縫縮できない場合には分層植皮を行い, 本格的形成術は二次的に行う. 場合によっては, 人工真皮 (ペルナック®, テルダーミス®) などの人工被覆材を用いて閉鎖する.

外用薬としては, 前述したように, 銀含有のゲーベン® クリームなど使用, ヨード系のユーパスタ® や, カデックス® 軟膏などが用いられているが, 滲出液が多いと, 陰圧

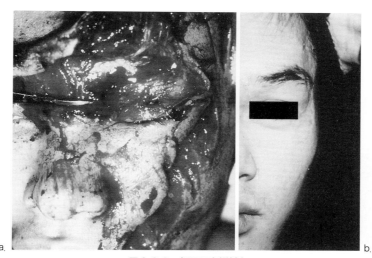

図 3-2-8　顔面の剝脱創
顔面の場合は四肢と異なり，血行がよいため創辺縁の郭清後縫合しても皮膚壊死を起こすことは少ない．

閉鎖療法，ハイドロコロイド，ハイドロジェル，ハイドロファイバー，アルギン酸塩，上皮化促進のために，フィブラスト®，アクトシン®軟膏，プロスタグランジン®軟膏，などが選ばれる（大浦ほか 2013）．

抗菌薬の投与も考慮する．

顔面の創縫合では，創周囲の浮腫や内出血などで創縁が醜く，正しい解剖学的位置に縫合しがたいことがあるが，鼻孔縁や耳介縁，特に口唇や瞼縁などでの縫合のずれは極めて目立ちやすいものであり，留意すべきことのひとつである．

(4) **剝脱創** avulsion injury　四肢では，degloving injury といわれるもので，皮膚のみの損傷の特殊なもので，頭髪を機械に巻き込まれて起こる頭皮の剝脱創，車輪やローラーなどで起こる四肢の剝脱創（**図 3-2-5 ～図 3-2-8**），roller wringer injury，pneumatic tire torsion avulsion injury，degloving injury などがある．

また皮膚が切れていなくても closed degloving injury といって遅発性に皮膚壊死を起こす場合がある．診断が大切である．

発生機序は，機械と人体との間の圧迫，回転，剪力などによって，皮膚，皮下組織が筋膜（頭部では帽状腱膜下）のところでずれて起こるものである．

頭皮では，部位的特殊性から，一応もとの位置に縫合，もし壊死を起こせばそのときに植皮術を行う．四肢では，剝脱された皮弁を切除，分層植皮．あるいは microsurgery による再接着を考慮する．剝脱皮弁を遊離全層皮片として再移植する方法もあるが，分層植皮を行ったほうがよい．

(5) **弁状創** trap door wound　皮膚が弁状に削がれたような創でU字型，V字型を呈するものである．そのまま放置すると弁状部分が壊死を起こし，壊死しないにしても瘢痕

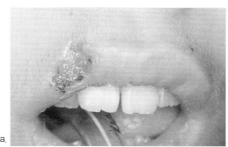

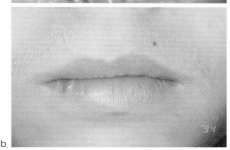

図 3-2-9　イヌによる咬傷（9歳，女子）
a：受傷 11 日目
b：術後 1 年

（小薗喜久夫氏提供）

拘縮によって弁状部分が盛り上がって弁状瘢痕 trap-door deformity になりやすい．したがって，小さいものは縫縮，大きいものは郭清術ののち縫合，もし血行不全があれば，切除，植皮する．

(6) **咬創** bite wound　イヌ（dog bite），ネコ（cat bite），ウマ（horse bite），クマ（bear bite）（服部 2006），マムシ咬傷（viper bite）（池村ら 2014），ヒト（human bite），に咬まれたあとに生じるもので（総称して animal bite），圧倒的にイヌ咬傷が多い（**図 3-2-9 ～図 3-2-10**）．動物咬傷は季節的に春が多い．

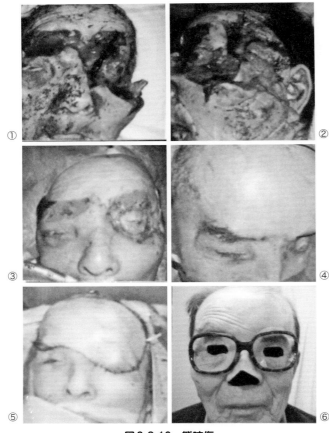

図 3-2-10 熊咬傷
79歳男性．①：初診時．②：側頭骨で硬膜露出，左頬骨開放骨折．洗浄，デブリドマン，骨整復固定，創縫合．③：受傷後2週．④：7週目前額皮弁作成．⑤：前額皮弁を眼窩に移動．⑥：術後1年半
（小林公一氏提供）

部位的に顔面が大部分で，口唇部が多く（中沢ら 2006），次に頬部，外鼻（中西ら 1990）の順である．四肢にも多い（Griego ら 1995）．

年齢的には10歳以下が多い（小薗ら 1997）．時に，骨折を合併することもある（Tsu 2002）．

イヌ咬傷は一見，刺創にみえるが，周囲組織まで深く挫滅されていることが多く，また口腔内の諸細菌によって必ず汚染されているため，十分な洗浄ののち周囲組織まで広く郭清し，縫縮あるいは遊離植皮を行う．

ヒト咬傷の炎症での起炎菌は Staphylocvoccus, Streptococcus, Clostridia などが多く，動物では Pasturella multocida が多いという（柴田 2004）．

ヒト咬傷の場合，HB，HIV，HC 抗原抗体を考慮する．また狂犬病発生は輸入動物であれば可能性がある（木村ら 2015）．

再建の必要があれば，二次的に行ったほうがよいという意見（寺師 2002）と一方，創傷の洗浄，郭清を正確に行い，一次修復したほうがよいという意見などがあり，症例によって判断したほうがよい．

合併症は，感染，リンパ管炎，敗血症，狂犬病などである（武 1995）．

(7) 猫ひっかき病 cat scratch disease　猫にひっかかれて，*Bartonella henselae*，その他の感染を起こしたもので，皮疹，局所リンパ節腫脹，発熱があり，血行性に伝搬し，視神経網膜炎，Parinaud 症候群，不明熱，肝脾肉芽腫，脳症，顔面神経麻痺，感覚異常，特発性血小板減少性紫斑病などを起こす（中谷ら 2007）．血清学的診断で確定する．

治療は，マクロライド系，テトラサイクリン系抗生剤の投与である．

b) 皮下軟部組織まで損傷が及んでいる場合

(1) 皮下脂肪損傷 subcutaneous fat injury　皮膚損傷があれば，通常皮下脂肪も同時に損傷される．したがって，皮膚郭清のときは皮下脂肪まで郭清することを忘れてはならない．特に生理学的剝脱症 physiological degloving の場合に問題になる．

以下の創は，深部軟部組織までのものである．土佐ら（2006）は，次のように割創と裂創の区別をしている．場合によっては異物が深く埋入していることもあり，CT，MRI などでチェックすることも必要である．

① 割創 cut wound, chop wound
　斧，鉈，出刃包丁のような鈍で重量のあるものに切られた場合の創である．
② 裂創 lacerated wound
　組織の牽引による創である．
③ 切創 incised wound
　鋭利な刃物，ガラス片，などによるものである．
④ 刺創 stab wound
　ナイフなどによる創で，入口が狭く，深い創である．木片，鉛筆などによるものも，この範疇で，深部に破片が残りやすい．
⑤ 銃創 gunshot wound
　射入口が狭く，射出口が大きい．
⑥ 抜（杭）創 impalement wound
　杭など尖端が鈍な棒状のものによる刺創である．
⑦ 轢創 wheel wound
　車輪などによるもので，複雑な症状を呈する．
⑧ 爆創 explosion wound
　ガス，火薬などの爆発によるものである．

(2) 動静脈損傷 vascular injury　Allen ら（1962）は，動脈損傷の諸型を図 3-2-11 のようにまとめている．

治療としては，止血とショック予防のための急速輸血である．ショック期を過ぎたら，できるだけ早く血管再建にとりかかる．

受傷時より時間が経ったもの，神経症状があれば予後が悪い．静脈損傷のみでは形成外科的に再建を要することは少ないが，切断肢のように動静脈同時に切断されたときは，

表3-2-1 形成外科の手術の基本器械(中)

	neurotmesis	axonotmesis	neurapraxia
病理学的所見			
形態学的連続性	連続性は通常なし	有連続	有連続
障害の本態	完全崩壊	神経軸索断裂	太径線維の選択的脱髄
		Schwann鞘残存	軸索変性なし
臨床像			
運動麻痺	完全	完全	完全
筋萎縮	著明	著明	軽度
知覚麻痺	完全	完全	通常ごく軽度
自律神経障害	完全	完全	通常ごく軽度
電気診断			
変性反応	＋	＋	−
損傷部以遠の神経幹伝導性	−	−	＋
筋電図　運動単位活動電位	−	−	−
安静時fibrillation	＋	＋	時に検出
回復			
手術的修復	必要	不要	不要
回復速度	神経縫合後1〜2mm/day	1〜2mm/day	迅速：数日〜数週
回復順序	神経支配の順	神経支配の順	順位に従わない，一斉
回復の程度	常に不完全	完全	完全

(宮本義洋ほか：形成外科 52：409, 2009；Seddon H：末梢神経障害 病理・診断・治療，第2版，津山直一（監訳），南江堂, p37, 1978より引用)

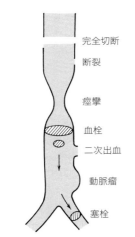

図3-2-11　血管外傷の諸型
(Allen EV : Peripheral Vascular Diseases, Saunders, 1962 より引用)

両者を吻合する．この場合は microvascular surgery の技術を要する．

有名動静脈が露出した場合は，これをできるだけ皮弁で被覆する．

(3) 末梢神経損傷 nerve injury　末梢神経損傷は，圧迫，絞扼，牽引，切断，電撃傷，薬傷，放射線，などによって生じる．

● **Seddon (1948) の分類 (表3-2-1)**

① 神経無動作 neuroplaxia：一過性神経伝導障害ともいわれ，神経の圧迫，二次的無酸素状態による一過性の興奮伝導阻止 conduction block で，たとえば，酔っぱらって手枕で寝てしまったときなどにみられるもので，神経線維自体にはほとんど変化がないため，機能の完全回復が期待できるが，症例によっては，圧迫を除去するため神経剝離術 neurolysis を要する．

② 軸索断裂 axonotmesis：神経の圧挫によって軸索は断裂しているが，Schwann 鞘などの軸索支持組織は保たれている場合で，末梢の endoneural tube は空となる (Waller 変性)．神経内膜に損傷がないため，圧挫の原因がなくなると，再生の軸策 axon は中枢より再生するので神経縫合の必要はない．しかし，実際には回復しない例もあり注意を要する．再生が終末器官に達すると知覚神経，運動神経の機能はもとに近い状態まで回復する．Tinel sign (チネルサイン) は，回復とともに末梢に移動する．圧挫の原因を除去するため神経剝離術など行う．

③ 神経断裂 neurotmesis：神経主要組織が完全断裂すると，末梢側では axoplasma が消失し，軸索 axon が変性し，endoneural tube は中空となる．開放性であることが多い．しかし，バイク事故などで腕神経叢麻痺を起こした場合，神経断裂でも閉鎖性であることが多い．断裂部より末梢は脱神経 denervation，Waller 変性に陥る．断裂神経を縫合すると，axon は中枢より末梢側にのびていき，神経再生が起こるため，回復が期待できる．しかし，神経断裂によってその支配領域の皮膚や筋肉が萎縮，変性を起こすので，1年以内であれば回復の可能性があるが，それ以上経過したものは，退

行変性が強く進んでおり，たとえ神経再生が起こっても，機能回復は望めない．また再生軸索が伸びていっても末梢端が離れていると，そのなかに入れなくて神経腫（neuroma）を形成する．このため神経断裂では受傷直後に神経縫合の手術が必要である．神経縫合に際して緊張が強い場合は神経移植を行う．

● Sunderlandの神経損傷の分類（図3-2-12）

Sunderland（1968）は，神経のfascicular構造をもとにして神経損傷を5段階に分けている．

①第1度（伝導障害）：Seddonのneurapraxiaに相当し，伝導阻止は起こるが支持構造，軸索はintactである．運動障害は認めるが知覚障害は少ない．保存的治療である．

②第2度（軸索断裂）：支持構造の神経内膜，神経周膜はintactであるが，軸索は損傷している．Seddonのaxonotmesisであり，Waller変性を起こす．

③第3度（軸索，髄鞘，神経内膜断裂）：Seddonのaxonotmesisであり，軸索とともに神経内膜endoneuriumの損傷を起こしているが，神経周膜は保たれている場合．手術の適応を考える．

④第4度（軸索，髄鞘，神経内膜，神経周膜断裂）：Seddonのaxonotmesisであり，手術の適応である．

⑤第5度：（神経幹の全断裂）：神経の連続性が完全に断たれたもの．Seddonのneurotmesis

この他に単一神経内に異なった損傷程度が混在するのをSunderland分類第6度として追加している人もいる．

● 神経損傷の検査法

主観的，客観的検査法がある（鳥谷部2013）．

(a) 筋力検査

①評価5は正常normal.
②評価4はgoodで抵抗下自動運動可能.
③評価3はfairで重力に抗して自動運動可能.
④評価2はpoorで重力を除去すれば自動運動可能.
⑤評価1はfrancで自動運動不能，筋収縮は触知.
⑥評価0はnullで，自動運動不能，筋収縮触知なしとなっている．

(b) 感覚検査

①2点識別覚-Merkel小体slow adaptを測定する静的PD（6mm以上は異常），Meissner小体quick adaptを測定する動的2PDがある．
② Semmes-Weinsteinモノフィラメント法.
③ 神経伝導検査.
④ 画像検査：MRI，超音波.
⑤ 手の機能評価法（日本手の外科学会）.
⑥ 顔面運動検査：主観的方法（40点法・柳原法，House-Brackmann法，Sunnybrook法）や客観的方法（第12章「神経移植術」の項参照）．

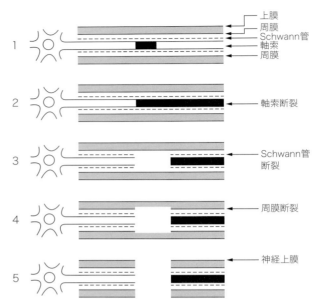

図3-2-12　Sunderlandによる神経損傷分類
①1段階：局所的伝導ブロック
②2段階：軸索のみ断裂．Schwann管は損傷されないため末梢はWaller変性を起こすが，misdirectionは起きない．
③3段階：Schwann管は損傷されるが，周膜は保たれる．神経線維束の間でmisdirectionを起こす．
④4段階：神経周膜まで断裂する．
⑤第5段階：神経上膜まで完全に断裂する．

(Sunderland S：Nerves and Nerve Injuries, 2nd Ed, Churchill Livingstone, p133-141, 1978；坪川直人：神経損傷．PEPARS 40：8-18, 2010より引用)

● 神経損傷の治療

(a) 神経損傷の治療時期

神経損傷修復の時期としては絶対的基準があるわけではない．一応48時間までをprimary repair，3～6週内をearly secondary repair，その後をlate secondary repairという．

損傷の程度，患者の全身状態，周囲組織の状態によって決められる．

primary repairの利点は，①電気的刺激でfascicleを同定しやすい，②断端の引き込みが少ない，③瘢痕が少ないなどである．

4日以上経つと，Waller変性のため電気刺激に反応しなくなり，創も汚染されてくる．骨折などがある場合は，創の回復を待って修復するsecondary repairを行う．

secondary repairとしては3～5週がよいといわれるが，その利点は神経の状態がよくなり，神経内瘢痕が断端の固定に役立つ．また，epineuriumも厚くなり修復しやすくなるからである．

(b) 神経縫合術

新鮮創であれば，断端を探して縫合する．神経欠損があれば，神経移植を行う．特に顔面神経はその末梢端を探す

ことはかなり困難であるが，解剖学的位置や電気刺激などによってできるだけ探して縫合すべきである．二次的に切断端を探すことはさらに難しい．

皮膚が欠損し，神経が露出している場合は皮弁で露出部分を覆う．

神経縫合術には，神経上膜縫合術（epineural suture）と神経線維束の縫合を行う神経周膜縫合術（funicural suture, perineural suture）の2つの方法がある．神経線維束パターンの適合する場合には funicural suture を行い，適合しないときには一部に funicural suture を行い，そのうえで epineural suture を追加する（第12章「神経移植」の項参照）．

● 神経縫合術と神経移植術の適応

神経修復術施行後，神経再生に影響する因子としては，
①年齢：若年者ほどよい．
②神経の種類：混合神経より単一種類の神経がよい．
③損傷部位：末梢ほどよい．
④損傷程度：クリアカットほどよい．
⑤神経縫合部の数：多いほどよい．
⑥神経断端の緊張：ないほうがよい．
⑦血行：よいほうがよい．

一方，神経移植術では，①移植神経の数と②縫合数が多いことである．

したがって，神経縫合術のほうが神経移植術より成績はよい（Miyamoto 1979）．そのため神経縫合術を緊張なく行うには神経の剝離，神経の可動，神経の移行を試みる．それでも神経断端に緊張がある場合は移植術の適応となる．2.5 cm 以上の gap があるとき，また，25 g 以上の緊張がかかると血行も悪く，結果もよくないので神経移植がよい．25 g が tension の限界ではないかと考えられている．

移植神経は，腓腹神経を第一選択とするが，外側前腕皮神経，内側前腕皮神経も用いられる．

遊離神経移植より血管柄付き神経移植のほうが成績がよい（光嶋ら 2005）．

● 神経縫合術の機器

神経縫合は，5〜10 倍の顕微鏡下で行う．

神経線維の直径は 1〜10 μm，神経周膜の厚みは 10〜20 μm，神経上膜の厚みは 10〜100 μm である．縫合糸の径は，8-0 糸で 40〜49 μm，9-0 糸で 30〜39 μm，10-0 糸で 20〜29 μm，11-0 糸で 10〜19 μm，縫合針は 20〜100 μm であるが（橋川 2013），通常，funicural suture は 10-0 糸，80 μ 針を用いる．epineural suture は一般的に 7-0〜8-0 糸，100 μ 針を使用する．

縫合用機器は，専用のものを使用．

(c)神経縫合術の術式

神経切断後の断端を新鮮化する．さもないと，瘢痕化のため再生障害を起こしたり，神経腫を生じたりする．

神経上膜縫合，神経周膜縫合を適切に組み合わせ，神経束をできるだけ接着させるようにする．

端々縫合が原則で，緊張があれば神経剝離を追加したり，神経移植をする．神経剝離は血行障害を起こし，再生に悪影響を起こすので要注意である．

最近では，端側縫合も行われるようになったが，そのメカニズムは明確ではない．手技としては，上膜を開窓して縫合する方法と，周膜まで開窓して縫合する方法とがある（橋川 2013）．

(d)神経縫合後の後療法

神経縫合後，神経が再生するには 1 ヵ月を要する．この間，神経縫合部の緊張を防ぐため 2〜3 週間ギプス固定する．その後，スプリントをつけ，自動，他動運動訓練を行う．

運動療法は，温浴とともに他動的に拘縮予防を行い，回復過程では自動運動によって筋力の回復に努める．

末梢神経損傷では正常のまま活動する筋群に対抗してバランスが取れないため，外部からスプリントで抑制しないと残存筋の力がますます強くなりアンバランスのまま順応してしまう．

(e)感覚再教育

神経再生は，神経縫合後 1 ヵ月より 1 日約 1 mm の速さで進行するが，これは Tinel sign で確認できる．

神経縫合部に最も近い支配筋に EMG 検査で自発収縮電位がみられたら，筋の再教育として audio-visual bio-feed back による方法を使用する．

知覚再教育は，神経縫合後経過を観察し，手の場合は，手掌近くまでの回復後 Semmes-Weinstein Test (SWT)，30 Hez の vibration sense test を開始する．

再教育法として，Dellon 法（1974, 1987），その新潟大変法 re-education program (1992)，中島ら（1993）の方法がある．

小児では，神経縫合した場合，知覚の再教育は行わなくても objective recognition の回復，SWT, static 2 PD, moving 2 PD の回復は良好である．小児は成人に比べて神経再生に要する距離が短く，また生物学的に修復再生能力が優れているからである．

● 神経剝離術 neurolysis

神経幹に絡まる瘢痕組織を除去して，圧迫を解除，神経障害を修復する方法である．

通常，神経上膜を剝離する神経外神経剝離 external neurolysis と神経束間を剝離する神経内剝離 internal neurolysis がある．剝離の仕方によっては，逆に瘢痕化を増悪させることがある．

神経剝離術の適応は，①絞扼性神経障害（例；手根管症候群），②注入性神経障害（例；抗癌剤，グリース），③圧迫牽引性神経障害，④ Tinel sign が伸びない症例，など（柴田 2013）．

第3章 創傷治療

● 神経移植術
（第12章「神経移植術」の項参照）

(f)神経再生の評価法
神経縫合後の神経再生の評価法として，前述したような方法がある（鳥谷2013）.

● 筋力検査（5段階法）
5：normal（正常），4：good（抵抗下自動運動可），3：fair（抗重力自動運動可），2：poor（重力除去下自動運動可），1：trace（自動運動不能）.

● 感覚機能検査
2点識別法2 point discrimination-2PD（立体覚検査で，Merkel小体-静的2PD，Meissner小体-動的2PDの検査），Semmes-Weinsteinモノフィラメント法（ナイロン糸でMerkel小体，Ruffini終末の検査）.

● 電気生理学的検査
複合筋活動電位 compound muscle action potentialと感覚神経活動電位 sensory nerve action potentialを検査する.

● 画像検査法
MRI，超音波法（これらは，神経そのものでなく神経周囲の病変検査）

● 手の機能評価表
日本手外科学会作成の機能評価表がある.

(4)耳下腺，耳下腺管損傷 parotid, parotid duct injury
Stensen's ductの切断は，放置すると唾液瘻を残しやすいので必ず縫合すべきである. 耳下腺管は，耳珠と上口唇1/2の高さのところを通る線上にあるので，容易に発見できる. そのあたりを触れると，コリコリとした線状のものが触れる.

耳下腺そのものが損傷されたときは，特別の処置を必要としない.

(5)筋膜損傷 fascia injury
筋膜損傷は，縫合する. 縫合できなければ，無理に縫合する必要はない. 皮膚欠損があっても皮弁などの使用は不必要で遊離植皮で十分である.

(6)筋損傷 muscle injury
筋損傷は，断裂があれば縫合する. 挫滅の場合は，crush syndromeのことを考え，十分な郭清を行うが，四肢では高位切断も考慮する.

(7)腱損傷 tendon injury
（第32章-2-④「腱損傷」の項参照）

(8)重度損傷創 crushed injury
筋損傷が広範囲に，しかも重度に起こったもので，挫滅症候群 crush syndromeに注意し，腎機能不全などチェックする. 必要があれば四肢切断，その他，適切な処置を要する.

(9)コンパートメント症候群 compartment syndrome
筋膜などに包まれたような空間に，浮腫，血腫などが起こり，内圧が高まって，神経，筋などが圧迫され，疼痛，知覚鈍麻，運動麻痺などを初発し，組織壊死へと発展するものである.

筋運動で疼痛が発現するが，末梢動脈の拍動は触れることがあり，誤診しないように注意が大切である. 骨折，ギプス固定，出血などで起こる. 前腕屈側が多い（柴田2004）. 治療は，早期に減圧のための筋膜切開を行う.

(10)高圧注入損傷 high pressure injection injury
高圧の液体，ガス状物質が注入されて起こる. 指先が最も多く，腱，筋膜に沿って中枢へ広がる. これらの物質による直接障害のほか，コンパートメント症候群による障害も合併する（小宮ら2006）（第3章-8「化学傷，薬傷」の項参照）.

(11)その他
瘭疽 felon，可能性腱鞘炎，横なぐり損傷 side swipe injury，（自動車の窓から手を出して，車外の物体で強打，切断，骨折，脱臼など起こしたもの），ささら状損傷 spaghetti wrist trauma（Jaquetら2005）などがあるが，治療は症例の程度に応じて選択する.

2)骨損傷 bone injury

a)骨が露出している場合
特に頭部，四肢などで骨が露出したものは，骨皮質上の遊離植皮は成功の望みが少ないので，縫縮できないときは皮弁で覆わなければならない. 単純皮弁，遊離吻合皮弁が第一選択である. 皮弁移植がすぐ利用できないときは，骨面に生食湿布，人工皮膚移植を行い皮弁移植の準備を行う. 骨面上の遊離植皮は生着しても外傷を受けやすく，一度創を作るとなかなか治癒しない. また二次再建手術も不可能であるから，創治癒後は適当な時期に皮弁による修復を行う.

b)骨折と同時に骨露出のあるもの
骨折と同時に骨露出のあるものでは，まず骨折の整復を行い，前述のように皮弁による骨露出部の被覆を行う. 特に問題になるのは脛骨の複雑骨折である. この場合，遷延治癒や感染などを起こしやすいという理由から骨整復は二次的に行うという説もあるが，できるだけ整復固定を行って，健康な皮弁で被覆したほうがよい. 骨露出部が広範な場合は，骨折部のみ皮弁移植を行うのも一法である. 骨折部を血行のよい皮弁で被覆することによって損傷部の血行もよくなり，治癒が促進される.

c)指尖部の骨露出創
人工真皮を貼付することで，肉芽を誘導し，類真皮化を起こし，表皮化するため，骨短縮を行わないで済む場合もある（菅又ら1997）.（第32章「四肢」の項参照）

d)開放骨折の Gustilo 分類
Type Ⅰ　開放骨折と，1cm以下の綺麗な開放創
Type Ⅱ　開放骨折と，1cm以上の開放創で，広範囲の軟部組織損傷がないもの
Type ⅢA　開放骨折と，創の大きさと無関係に，広範囲の軟部組織損傷を伴うもの
Type ⅢB　開放骨折と，骨膜剥脱，骨露出と，汚染した広範囲の軟部組織損傷を伴うもの
Type ⅢC　開放骨折と，動脈損傷を伴うもの

3・2 機械的損傷　77

表3-2-2　慢性骨髄炎の成因と形成外科でみられる代表的病態と注意点

感染経路－病因	原因疾患・基礎疾患	形成外科領域でみられる病態・部位	注意点
血行性感染	急性血行性骨髄炎	急性骨髄炎の慢性化（二次性）	幼少期のエピソード 悪性化
波及性感染	う歯・口腔疾患 褥瘡 血管疾患（ASO, 静脈瘤） 糖尿病性壊疽 熱傷・瘢痕潰瘍	顎骨骨髄炎, 外歯瘻 坐骨, 仙骨, 大転子など 四肢潰瘍に伴う骨髄炎 四肢潰瘍に伴う骨髄炎 潰瘍底の骨露出・骨髄炎	う歯, 歯槽膿漏 荷重部位 周囲血管系の障害 易感染性, ASO 周囲皮膚瘢痕, 拘縮
直接感染	外傷性　開放性骨折 手術後　開頭術 　　　　開胸術 　　　　骨関節手術	四肢骨などの偽関節・骨髄炎 頭蓋骨露出を伴う頭皮潰瘍 胸骨, 肋骨など 股関節, 膝関節部	固定材料の存在 遊離骨片, 人工材料. 硬膜損傷, 副鼻腔との交通, 浅側頭動静脈の損傷 固定材料・人工血管の存在, 内胸動脈損傷 人工関節・固定材料の存在
放射性障害	頭頸部悪性腫瘍 乳癌 生殖器悪性腫瘍	顎骨骨髄炎 胸骨, 肋骨, 鎖骨, 肩甲骨など 恥骨など骨盤骨	放射線照射の既往 重要臓器の露出 悪性腫瘍の遺残, 再発

大きく血行性感染, 波及性感染, 直接感染, 放射線照射後に大別される. さらに, 原因, 部位により, 様々な病態を呈する.

（柏　克彦ほか：形成外科 51：S216, 2008 より引用）

3) 関節損傷 articular injury

関節が障害されている症例は, 顎関節を除いて主として整形外科の領域である. 通常全関節を露出し, 異物や壊死物質を除去, 生食液で洗浄ののち, 滑膜で閉鎖する. 滑膜が欠損していれば, 皮弁で被覆する.

4) 切断肢 amputation injury

四肢が切断された場合は, できるだけ microsurgery を用いて再接着することが必要である.

なお, 再接着に際しては, ① hyperkalemia, ②切断肢への plasma の漏出, ③ metabolic acidosis などのための replantation toxemia を起こすことがあり, その発生には切断肢の筋組織含有量と阻血時間が関連しているため, 切断肢再接着の適応を考慮し, また, その予防には冷却 cooling などを行う.

また, 再接着しても低酸素状態による血管障害のため再灌流障害つまり no reflow phenomenon を起こしている場合がある.

なお, 嘉陽ら (1976) は, 下腿再接着後の神経異常（疼痛）に注意している.

再接着術は, 創の洗浄, 郭清を行ったのち, 血管, 神経, 腱, 筋を固定し, 目印をつける. 次に切断されたほうの組織に有害代謝物があれば洗浄する. 問題は血管吻合であり, 血管の挫滅度をチェックし, 正常部で再切断する. 骨の短縮固定ののち, 伸筋腱屈筋腱縫合, さらに動脈吻合を行い静脈吻合する. 吻合血管が多いほどよい. 血管が短いときは静脈移植も考慮する.

マイクロの技術が発達した今日, 再接着はできても術後のリハビリテーションによる機能回復にはまだ問題がある.

C. ガス壊疽 gas gangrene

原因菌の主なものは, *Clostridium perfringens*, *C.welchii*, *C. septicum*, *C.novyi* などで, *E. Coli*, *Streptococcus* などの混合感染もある.

潜伏期間は, 1〜4日で, 激痛で始まり, 発赤, 浮腫, 腫脹が著明になり, 握雪感, 捻髪音を生じる. 進行すると溶血, 肝障害, DIC へと発展する.

X 線, CT, MRI で検査, 細菌検査で確定診断する.

治療は, ペニシリンG大量投与, 広域抗生剤投与, 高圧酸素療法など行う.

糖尿病や基礎疾患のある高齢者は予後不良である.

近年, 非クロストリジウム性のガス壊疽の報告もある（赤羽ら 2004）.

形成外科ガイドライン（大慈弥ら 2015）によると, 広域スペクトル抗菌薬（アンピシリン／スルバクタムまたはピペラシリン／タゾバクタム）に加え, クリンダマイシンおよびシプロフロキサシンの併用法を推奨度Bで検討すべきという.

D. 壊疽性筋膜炎 necrotizing fasciitis, フルニエ壊死 Fournier's gangrene

❶名称

これは, クロストリジウム菌によるガス壊疽と異なり, それ以外の起炎菌つまり非クロストリジウム菌性壊死性筋膜炎で, 1871 年 Johns が hospital gangrene として報告,

1952年，Wilsonがnecrotizing fasciitisとして報告した劇症溶血性連鎖球菌感染症で，第5類感染症に分類され，届出が必要である．hemolytic streptococcal gangrene, toxic shock syndromeともいう．

特に外陰部，下腹部に発症したものは，1883年Fournierが報告，Fournier' gangreneともいわれる（横山ら2001，力久ら2005）．最近，劇症型溶連菌感染症，あるいは，人食いバクテリアともいわれ，致死率の高い疾患である．

❷起炎菌

クロストリジウム菌によるガス壊疽と異なり，それ以外の起炎菌つまり非クロストリジウム性壊死性筋膜炎で，A型溶血性連鎖球菌，黄色ブドウ球菌，*V. Vulnificus*，緑膿菌などである．*V. Vulnificus*は，起炎菌の10～15%で，魚介類を生で食べて生じることが報告され，有名になった．

❸発症部位

下肢44%，会陰部外傷15%，上肢12%，頭頸部9%（長谷川ら2013），体幹8%の順（国行ら2008），男性に多く，40～70歳代に多い（伊2012）．外痔瘻，肛門周囲膿瘍，尿道周囲炎など（図3-2-13）．

❹症状

初期症状が非特異的であり，早期の診断は困難なことが多い．皮膚所見と合わないような激痛など，あるいは全身倦怠感，不思議な症状を示すときは要注意である．

下肢，上肢，陰部などの軽微な外傷後，数時間～数日で蜂窩織炎様の症状を呈し，それが急激に進行，悪化し，皮膚壊死に発展する．最後には，敗血症，DICなどで死に至る．筋膜が，選択的におかされる理由は不明である．

❺診断

①生の魚介類の摂食の有無（伊ら2012），②A型β溶連菌の検出25～40%，③免疫不全の基礎疾患がないのに発症，④無菌部，たとえば血液，脳脊髄液，腹水などからA群溶連菌の検出，⑤血圧低下，⑥腎，肝臓機能障害，血液凝固障害，⑦皮膚軟部組織の壊死，⑧痙攣，不安，興奮，意識喪失などが24時間以内に発症したものは本症を疑い，早急に処置する（飯田ら1997，矢野ら2003）．ガスの有無でガス壊疽と鑑別する．壊疽性膿皮症との鑑別が必要である（向田ら2004）．後者はステロイドが有効である．

LRINEC score（Laboratory Risk Indicator for Necrotizing Fasciitis）(表3-2-3)の血液検査のうえ，年齢，免疫不全状態，STSS-streptococcal toxic shoch syndromeの3因子で診断，予後を予測する（前田2012）．LRINECが高く，この数値が6点以上で疑い，8点以上で75%は壊死性筋膜炎に発展，STSSがあれば予後不良という（Wong

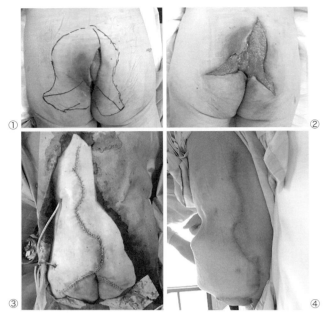

図3-2-13　フルニエ潰瘍
①：フルニエ潰瘍，73歳男性，糖尿病，透析中，②：デブリドマン，3回後，③：縫縮直後，④：術後2ヵ月

（福嶋佳純氏提供）

表3-2-3　LRINEC scoreと壊死性筋膜炎の判定基準

項目	検査結果	スコア
CRP	≧15 mg/dL	4点
WBC	≧15,000/μL	1点
	≧25,000/μL	2点
Hb	<13.5 g/dL	1点
	<11 g/dL	2点
血清Na	<135 mEq/L	2点
血清Cre	>1.85 mg/dL	2点
血糖	>180 mg/dL	1点

low risk：5点以下，intermediate risk：6～7点，high risk：8点以上

2004，前田2012）．死亡例は，高齢者に多く，66～69%に及ぶ．慢性疾患，特に糖尿病罹患者に多い（20～50%）．

CT，MRIは，診断に有用である．

以上で壊死性筋膜炎の疑いが出たら，確定診断のため試験切開を行い，その結果，筋膜層に濁り水様液体を発見，組織剥離が容易ならfinger test陽性として，細菌培養，病理組織採取を行う．CK値上昇，インターロイキン（IL-6），プロカルシトニン（PCT）の増加は敗血症の重症度，転機に関与する（三浦ら2014）．

❻治療

まず，国際敗血症治療ガイドラインsurviving sepsis campaign guidelines 2012に従って初期治療を開始する（三浦ら2014）．すなわち，可及的早期に壊死組織を徹底的

にデブリドマンする．皮膚壊死に対しては，super-medial thigh skin flap が適応される（Ferreira 2007）．しかし，数度のデブリドマン，四肢切断もありうる．術野は開放し，洗浄，抗菌薬被覆を行う．免疫グロブリン，高圧酸素療法もエビデンスはないが，検討の余地はある．

ペニシリン G 大量投与（1,000 万単位 1 日 2 回静注），混合感染があれば，第 4 世代の広域スペクトル抗生物質投与，プロスタグランジン E₁ 投与，高圧酸素療法，病巣の完全郭清と創閉鎖などであるが，ICU での全身管理も大切である（石黒ら 2002，矢野ら 2003）．

E. MRSA 感染創

メチシリン耐性黄色ブドウ球菌の感染によるもの．

F. toxic shock syndrome（TSS）

黄色ブドウ球菌産生の外毒素 exotoxin によるもので，創傷感染より発症することがあり症状も多彩で，死亡率も高い（15〜50％）．

本症が疑われるときは，細菌培養，菌感受性検査のうえ，診断確定，抗菌薬による局所，全身治療を行う．デブリドマンを含め，敗血症治療に準じた処置が必要である．

抗菌薬としては蛋白質合成阻害薬（クリンダマイシン，リネゾリド）細胞壁合成阻害薬（β ラクタム系抗生物質，バンコマイシンなど）投与，静注用免疫グロブリン製剤投与（大慈弥ら 2015）．

註：米国の Centers for Disease Control and Prevention-CDC によれば（大慈弥ら 2015 より引用），TSS の診断基準として，次の事項があげられている．
①発熱：体温 38.9℃ 以上
②発疹：びまん性の斑状紅皮症
③落屑：発症後 1〜2 週間で発現，手掌，足側に著明
④血圧低下
⑤多臓器障害：(1)消化管（嘔吐，下痢），(2)筋（激痛，2 倍以上の CPK 上昇），(3)粘膜（膣，口腔，咽頭，結膜などの充血），(4)腎（2 倍以上の BUN 上昇など），(5)肝（血清 T-Bil，AST，ALT いずれかの 2 倍以上の上昇），(6)血液（血小板数＜ 10 万/mm³），(7)中枢神経系（発熱や血圧低下のないとき，神経学的症状がなく，失見当識あるいは意識障害を認めるもの）
⑥その他：以下の検査が陰性，(1)血液咽頭，脳脊髄液の培養，(2)ロッキー山紅斑熱，レプトスピラ症，麻疹の血清学的検査）
TSS 診断確定：以上のうち 6 項目すべてを満たすもの．
TSS 診断疑い：上記 6 項目中 5 項目を満たすもの

G. 創傷被覆の基本

創傷の管理は，創治癒のための最適の環境作りをすることである．すなわち，湿潤性創被覆法 moist wound healing dressing を行うことである．

Pollack（1979）によると，湿潤性 Humidity，酸素濃度 Oxygen tension，温度 Temperature，感染 Infection が大切と報告している．頭文字をとって HOTI，放置するなと覚える．

❶湿潤性 humidity

昔は，乾燥創被覆法 dry dressing が主流であり，ガーゼと包帯の創被覆であったが，ガーゼと新生上皮が癒着して折角できた上皮が剝がれ治癒が遅れることになった．その上に油紙を貼る方法も用いられたが，これは乾燥を防ぐというよりは滲出液による包帯や布団などの汚染を防ぐ目的であり，今日の湿潤性創被覆とは目的が異なっていた．

しかし，Winter が 1962 年，ブタを用いて，ポリエチレンフィルムでカバーした創面とカバーしない創面と比較し，カバーして湿潤させたほうが創の治癒が早いことを報告して以来，創を湿潤におく moist wound preparation（MWP）の概念が浸透し，そのための創傷被覆材がいろいろ発表された．人間では Hinman（1963）が追試し，湿潤性創被覆法 moist wound healing dressing が主流になった．

今日では，創と癒着しにくい人工被覆材を用い，その上にガーゼや通気性と透湿性のある人工被覆材が利用されるようになった．通気により酸素供給，湿気の発散で適度の創の湿潤を図る方法である．いろいろな人工被覆材が開発されている．

❷酸素濃度 oxygen tension

創治癒には，生物体として，通常以上の酸素を要求する．皮膚基底層までは 20 mm Hg の酸素が供給されているが，上皮は，基底層からの拡散性酸素供給によるため，酸素濃度が少なく，感染すると菌との酸素獲得戦になり，より酸素不足を起こし，創治癒が悪くなる．逆に高圧酸素療法を行うと治癒が促進される．

❸温度 temperature

創を露出すると，低温度になり，血管収縮，血流低下，その二次的障害などで治癒が遅れるためというが，不明な点も多い

❹感染 infection

人体には，常在菌が存在するので，創傷を受けると必ず感染が起こる．しかし，創感染は受傷後 6〜8 時間は golden time といわれ，フィブリンによって直ちに創閉鎖

が行われるので感染が少なく、創の一次閉鎖が可能といわれるが、創の汚染、壊死組織、異物などの存在、局所血流、全身状態によって汚染がひどくなり、創閉鎖を長引かせる.

感染には、細菌が存在しても、コロニー形成創 colonization or bacterial surface colonization では治癒が障害されない. 細菌が増殖して障害を起こして、はじめて感染症になるわけで、両者の中間的状態は critical colonization と呼ばれている（大慈弥 2007）.

① critical colonization 診断法として NERDS がある（Sibbald 2011）. すなわち
- N：non-healing wound；適切な治療でも治癒しない.
- E：exdative wound；滲出液が多い.
- R：red and bleeding wound；創床に過剰肉芽.
- D：debris in the wound；創に壊死組織、不活性化組織がある.
- S：smell from the wound；悪臭.

② 次に、感染と診断するには、STONEES の score があり（Sibbald 2011）、次の3項目以上で感染が確定となる.
- S：size is bigger；創の拡大.
- T：temperature increased；局所熱感の上昇.
- O：os (probes to or exposed bone)；ゾンデを入れると骨に達するか、骨露出.
- N：new areas of breakdown；創縁が破壊.
- E：exdative-；滲出液が多い.
- E：erythema, edema；発赤、浮腫.
- S：smell；悪臭.

③ 米国感染症学会ガイドライン（Lipsky ら 2012）では、局所熱感、赤斑、硬結、局所痛、膿性滲出液、のうち2項目以上あれば感染、重症と判定される.

④ 周術期の院内感染対策として、福島ら（2004）は、1）鼻腔にムピロシン軟膏を用いることで MRSA を減少させ、2）血糖管理を厳重にする、3）アルギニン、グルタミン、ω-3 系脂肪酸、核酸などの生体防御を高める栄養剤の投与を主張しているが、すべての創傷処置に共通するものといえる.

H. 代表的創傷被覆材

創傷被覆材については、内外の多くの報告がある（Winter 1962, Seaman 2002, 市岡 2006, 熊谷 2007, 水口ら 2008, 長西 2008, 松村 2007, 2012, 稲川ら 2012, 大慈弥 2008, 2012）（第3章-4「熱傷」の項参照）(表 3-2-4).

❶創傷被覆材の使用目的

切創、裂創、擦過創の創傷被覆材は、形成外科のガイドラインでは有用で、推奨度 C1 であるが（木村ら 2015）、基本的知識は必要である.

①創面の湿潤環境を維持、②過剰滲出液を吸収、③周囲正常皮膚の浸軟予防、④死腔充填作用、⑤細菌感染予防、⑥創非損傷、⑦保温効果、⑧感染予防.

❷材料

a. 被覆材の種類

主として次の8種に分類されている (表 3-2-4).
① ポリウレタンフィルム：オプサイト®ウンド、テガダーム™トランスペアレント、バイオクルーシブ™
② ポリウレタンフォーム：ハイドロサイト®
③ ハイドロコロイド：デュオアクティブ®、コムフィール®、テガソープ®、アブソキュア®
④ ハイドロファイバー：アクアセル®Ag、バーシバXC
⑤ ハイドロポリマー：ティエール®
⑥ ハイドロジェル：ビューゲル®、ニュージェル®
⑦ アルギン酸塩：カルトスタット®、ソーブサン®
⑧ キチン：ベスキチン®W-A

b. 被覆材の作用

① ポリウレタンフォーム：親水性ポリウレタンフォームで水分の吸収を行うため滲出液が少ないものから多い創まで適応がある. 本来は出血や滲出液の少ない創面が適応. ゲル化しない. 細菌や水は通さないが、水蒸気は通す. 密封閉鎖環境を作る. トップドレッシングが必要.

② ハイドロコロイド：親水性コロイド粒子と疎水性ポリマーに外層としてポリウレタンフィルムをつけたものである. 粘着性、固定性はよいが、表皮に接着するので包交時に注意を要する. 滲出液の少ない創に選択.

③ ハイドロファイバー：カルボキシルメチルセルロースナトリュームの繊維である. 滲出過多のとき適応になる. 外層被覆材を併用する. 抗菌薬創傷被覆材で、わが国認可品である. 吸水力や水分保持力があり、汚染創によいが、トップドレッシングが必要.

④ ハイドロポリマー：3層構造の不織布で、滲出液の少ない創によい.

⑤ 人工真皮：アテロコラーゲンによる人工生成物で、足場 scalffold としてコラーゲンスポンジ内に周囲より組織が侵入するとともに、コラーゲンは自己組織に置換され、肉芽組織が形成されるが、表皮を欠くため、植皮を要する. 小範囲であれば周囲より上皮が伸びて閉鎖される. 人工真皮は軟膏療法や創傷被覆材に比べ肉芽形成が早く、植皮の生着性がよいという（木村ら 2015）. テルダーミス®、ペルナック®、インテグラ、などがある. 人工真皮に bFGF を併用すると短期間で植皮母床が形成され、早期植皮が可能になる.

3・2 機械的損傷 **81**

表3-2-4 ドレッシング材一覧

保険償還			使用材料	商品名	会社名（承認元/販社）
技術料に包括			ポリウレタンフィルム	オプサイト®ウンド	スミス・アンド・ネフュー
				テガダーム™ トランスペアレント ドレッシング	スリーエムヘルスケア
				バイオクルーシブ™ Plus	ケーシーアイ
				パーミエイド® S	ニトムズ
特定保険医療材料	皮膚欠損用創傷被覆材	真皮に至る創傷用（A）	キチン	ベスキチン® W	ユニチカ
			ハイドロコロイド	アブソキュア®サジカル	ニトムズ
				テガダーム™ ハイドロコロイド ライトドレッシング	スリーエムヘルスケア
				デュオアクティブ® ET	コンバテックジャパン
			ポリウレタンフォーム	ハイドロサイト®薄型	スミス・アンド・ネフュー
			ハイドロジェル	ビューゲル®	大鵬薬品工業
				ニュージェル®	ジョンソン・エンド・ジョンソン
		皮下組織に至る創傷用（B） 標準型（B1）	ハイドロコロイド	アブソキュア®-ウンド	ニトムズ
				コムフィール® アルカスドレッシング	コロプラスト
				テガダーム™ ハイドロコロイド ドレッシング	スリーエムヘルスケア
				デュオアクティブ®	コンバテックジャパン
				デュオアクティブ® CGF	コンバテックジャパン
			ハイドロジェル	クリアサイト® ＊現在日本での取り扱いなし	ポール・ハートマンAG
				ジェリパーム®（ウェットシート Ⅰ・Ⅱ型）	日本BXI
			キチン	ベスキチン® W-A	ユニチカ
			アルギン酸塩	アルゴダーム®	スミス・アンド・ネフュー
				カルトスタット®	コンバテックジャパン
				クラビオ® FG	光洋産業
				アクティブヒール®	ニトムズ
				ソーブサン®	アルケア
			ハイドロファイバー	アクアセル®	コンバテックジャパン
				アクアセル® Ag	コンバテックジャパン
			ハイドロポリマー	ティエール™	ケーシーアイ
			ポリウレタンフォーム	ハイドロサイト® プラス	スミス・アンド・ネフュー
				ハイドロサイト® AD プラス	スミス・アンド・ネフュー
		異形型（B2）	ハイドロコロイド	コムフィール® ペースト	コロプラスト
			ハイドロジェル	イントラサイト® ジェル システム	スミス・アンド・ネフュー
				グラニュゲル®	コンバテックジャパン
				ジェリパーム®（粒状ゲル）	日本BXI
		筋・骨に至る創傷用（C）	キチン	ベスキチン® F	ユニチカ

（日本褥瘡学会ガイドライン，2008年，2012年を参考に著者作成，註；2012年以降企業名に一部変更あり）

82 第**3**章 創傷治療

❸被覆材の創別適応

a. 熱傷創への適応

熱傷深度が SDB では，ハイドロサイト薄型®，SDB〜DDB，DDS では，滲出液が多いので，ハイドロファイバー，アルギネート，感染の可能性があれば，銀含有材．

b. 皮下脂肪層までの創傷

ハイドロコロイド，アルギン酸，ポリウレタンフォーム，ポリウレタンフィルム複合材

c. 採皮創への適応

ポリウレタンフィルム，ハイドロコロイド（アブソキュアサジカル™，ジュオアクチイブ®ET），ポリウレタンフォーム（ハイドロサイト®），ハイドロジェル（ビューゲル®，ニュージェル®）．

❹被覆材の作用別分類

a. 滲出液吸収性による分類

吸収能力の高いほうから低いほうへの順；

ハイドロファイバー＞アルギネート＞ポリウレタンフォーム＞ハイドロポリマー＞ハイドロコロイド＞ポリウレタンフィルム

b. 滲出液の多寡による分類

1) 滲出液が多い創

①ポリウレタンフォームはゲル化しない，シリコン粘着剤付きのものもある（ハイドロサイト®）．

②ハイドロファイバー（アクアセル®）のほか陰圧閉鎖療法も考慮する．

2) 滲出液が中等度の創

アルギン酸塩は比較的多くの滲出液を吸収する．外層被覆材を併用する．ポケット状創にも適用がある．トップドレッシングが必要．カルスタット®，クラビオ AG，ソーブサン®，アルコダーム®，ハイドロコロイド（デュオアクティブ®，コムフィール®，アズソキュア®）も適応となる．

3) 滲出液の少ない創

ハイドロジェル®（イントラサイトジェル®，グラニュジェル®，ニュージェル®，ハイドロポリマーなど．

透明，半透明の水溶性ジェル基剤である．滲出液の少ない創に適している．滲出過多創には不適．トップドレッシングにはガーゼで過剰滲出液を吸収．

c. 抗菌性としての分類

1) コロニー形成期 colonization or bacterial surface colonization

ポリウレタンフィルム，ハイドロコロイド，ハイドロジェル，など．

2) 局所感染創（臨界保菌状態）localized infection

ポリウレタンフォーム，ハイドロポリマー，銀含有ハイドロファイバー，アルギン酸塩，など．ただし，被覆材の抗菌材の抗菌性は限られるので，明確な感染創には使用しない．

3) 全身感染創 systemic infection

ゲーベン®クリーム，カデックス軟膏，ユーパスタコーワ軟膏，イソジンゲル，抗生剤の全身的投与を考慮．

4) MRSA 対応

アルベカシン硫酸塩は MRSA に対し組織浸透性がよく，効果があったという（木村ら 2014）．

Ⅰ. 陳旧創の治療

受傷後 8 時間以降の創や，浮腫，挫滅のひどい場合は，陳旧創とみなして経過を観察し，すぐに手術的侵襲を加えない．三浦ら（2013）は，3〜4 週以上治癒しない創を慢性創傷，難治性創傷，という．

創傷治癒は，宿主の免疫能力と細菌の感染能力の戦いであり，これを bioburden 細菌負荷能力という．

下肢の慢性潰瘍については，第 32 章，該当の項参照．

❶比較的陳旧な創

a. 湿布

受傷後，時間は経過しているが感染のはっきりしない創は，抗菌薬の全身投与，および抗菌薬加生食液で湿布（顕微鏡的郭清術 microscopic debridement）し，3〜7 日間創を観察する．

b. 郭清

積極的に創の外科的郭清術を行う．この頃になると壊死組織もその境界が明確になってくるので（分界 demarcation），通常の手術と同じように消毒を行い，壊死組織をメスと鋏で切除する．肉芽組織があれば上層を鋭匙で掻爬するよりも，カミソリで剝がすほうがよい．操作が簡単で時間的に早く，それだけ出血も少ないからである．

c. 創閉鎖

創の閉鎖は，創の状況に応じて新鮮創の場合と同じように行うが，肉芽組織上層を切除したあとは，一次縫合するが，縫合が不可能ならば分層植皮を行う．この際，2〜3 日生食湿布を施すなり，人工被覆材を 1 週間くらい貼付してから植皮すればよい．感染の有無が明確となり，また出血もほとんどないので，植皮片の生着がよくなる．

❷相当陳旧な創

a. 郭清

受傷後，相当時間が経過し，感染の徴候がなくても創が開放したままのもの，あるいは感染を起こしているものは，積極的に感染に対する治療を行う．それには抗菌薬の投与を行うとともに壊死物質融解軟膏や液を塗布し（酵素学的郭清 enzymatic debridement），大きな壊死組織片は鋏で

切除する（外科的郭清術 surgical debridement）．壊死物質が除去できたならば，創は肉眼的にも綺麗にみえてくる．次いで抗菌薬含有生食液湿布（顕微鏡的郭清術 microscopic debridement）を行う．

相当陳旧な創には，局所陰圧閉鎖療法（negative pressure wound therapy：NPWT）の適応がある（Argenta ら 1997，越宗ら 2013）．この療法を用いるには，VAC system（ケーシーアイ社），Renasys®（スミスアンドネフュー社）などがあるが，自作も可能である．

b. 創閉鎖

感染がおさまり，創も綺麗になったら，前述のように創閉鎖を行う．

c. 骨髄炎を合併している場合

骨髄炎は，血行性に起こることもあるが，開放性骨折の後に生じることが多い（柏 2008）．

骨髄炎の診断は，局所および画像診断がなされるが，単純 X 線で診断できるのは，発症から 2 週間くらい経ってからで，MRI でなら 90%，特異度 75% という．骨シンチは診断精度 80〜85% というがコストの考慮も必要（上村ら 2015）．

治療は，抗菌薬の投与によって極力，炎症を抑え，急性期が過ぎたならば，腐骨を除去，髄内掻爬を行い，肉芽組織の発生を促す．しかし，表皮化は極めて遅く，また分泌物のために創周囲に皮膚炎を起こすことが多い．このときは薄い分層植皮を行い，創をまず閉鎖し，できるだけ早期に創を無菌的な状態にすることが大切で，その後二次的に皮弁形成術を行う．なお皮弁移植後に瘻孔を作ることもあるが，皮弁移植によって血行がよくなっており，自然治癒することもある．経過をみてもし治癒しなければ郭清術を行う．

局所陰圧閉鎖療法も効果がある．

J. 慢性炎症，潰瘍

慢性炎症，潰瘍，褥瘡の背景として，静脈うっ滞，糖尿病，動脈硬化，などがあげられる（長瀬ら 2007，小浦 2012，大慈弥 2012，Mustoe 2006）．（第 32 章 -11「下腿潰瘍」の項参照）．

慢性創傷，潰瘍の治療も，WBP と TIME 概念に基づいた実践となる（第 32 章 -11「下腿潰瘍」の項参照）

TIME は，① Tissue non-viable or deficient 不活性組織，② Infection or inflammation，感染・炎症，③ Moisture imbalance 湿潤アンバランス，④ Edge of wound–non advancing or undermind 上皮化不良 or 皮下断裂である．

慢性静脈不全症は，筋膜下には侵襲しないので，ストリッピング，硬化療法，圧迫療法がある．

動脈性潰瘍は，バージャー病や末梢動脈疾患で，壊死，筋膜，筋肉，骨を障害する．超音波，エコー，皮膚灌流圧，経皮酸素分圧などチェックのうえ，治療は血行再建（カテーテル治療，バイパス），などがある．

糖尿病性潰瘍は，Semmes-Weinstein monofilament test で感覚障害を調査．WBP を行い，局所閉鎖，効果がなければ，切断を行うことも考慮される（市岡ら 2008）

組織欠損創は，全身管理のうえ，局所は創傷処理（抗生剤，洗浄，郭清，VAC 療法）のうえ，遊離植皮，皮弁，筋皮弁，大網弁で死腔閉鎖も必要である．

骨髄炎があれば，創の洗浄，郭清，外用剤使用，陰圧閉鎖療法を行い，皮弁にて創を被覆する．

3·3 交通外傷
traffic accident trauma

交通事故による外傷であるが，特に他の外傷と異なるわけではない．しかし，①原因が自動車であること，②事故頻度が多いこと，③鈍的外傷が多いこと，④重症化しやすいこと，⑤複数部位損傷が多いこと，などの特殊性のため，ここで項を改めた（図 3-3-1）．

❶交通外傷の特殊性

交通事故では，毎年数多くの尊い人命が失われ，死者数は 1970 年に 16,765 人であったが，2013 年は 4,373 人と減少しているものの，ここ数年，まだ 4,000 人を超えているほどで，負傷者数も 2013 年 781,494 人と多く（政府交通事故統計），交通戦争ともいわれるゆえんでもある．また，飲酒なし，ヘルメットあり，シートベルト着用，チャイルドシート使用で死傷者が減少している一方で，seat belt injury，air bag injury など新たな外傷もみられる．

最近では，自転車事故が増加，全交通事故死者数 4,373 人中，600 人が自転車事故死である．警察庁統計によると，2013 年，都内計 151 人（100%），で，その内訳は，頭 48.3%（73 人），頸 10.6%，顔 1.3%，胸 27.2%，背 0.7%，腹 6.3%，腰 1.3%，下肢 2.0%，と報告がある．

藤本ら（2015）によると，自転車事故の特徴としては，①顔面骨折の比率は数%から 20% で，②年齢は 10〜14 歳に多く，③受傷機転は単独事故がほとんどで，④受傷部位は頬骨が多く，⑤合併損傷は頭部顔面にほぼ限局していると報告している．

❷自動車事故の特徴
a. 歩行中の交通外傷

頭部外傷などの重篤症状や四肢骨折を起こすことが多い．もちろんスピードと接触位置によって異なる．

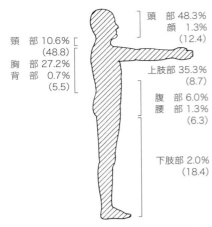

図3-3-1 自動車事故による受傷部位の頻度
受傷部位の頻度：自転車事故警察庁統計によると；平成25年，都内計151人（100%），頭48.3%（73人），頸10.6%，顔1.3%，胸27.2%，背0.7%，腹6.3%，腰1.3%，下肢2.0%，である．
（塩谷信幸：現代外科学大系，27巻，中山書店，p200，1970より引用；括弧内は，警察庁交通局の2002年統計より）

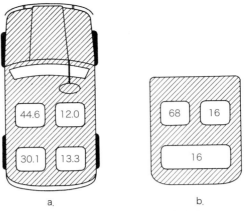

図3-3-2 乗車位置と事故率（%）
a：（藤野豊美：形成外科15：525，1972より引用）
b：（Straith CL：JAMA 137：348，1948より引用）

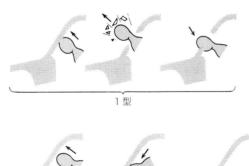

図3-3-3 乗車中の事故（Straithの分類）
（Straith CL：JAMA 137：348，1948より引用）

b．乗車中の交通外傷

1）乗車位置と事故率
古い統計であるが，有名であるので掲載した．Straith（1948），藤野（1972）によると，同じ乗車中でもその坐る位置によって受傷率が異なるとして，**図3-3-2**のような調査結果を報告しているが，この割合は現在でも類似している．フロントガラスによる損傷も多い．

2）事故率に影響する因子
事故月別によると冬（10～12月）に多く，時間帯では8 p.m.～2 a.m.と2 p.m.～4 p.m.に多いという．また，年齢別では，30歳代が最も多く，次いで40歳代，20歳代となっている．最近では，若者の減少が特徴的である．死傷者は高齢者に多いが，この傾向は現在でも変わらない（福西ら2002），（警察庁交通局統計24年度）．Wang（2005）は，交通事故の予防教育で知識は増えても運転態度にはほとんど効果がないという．

3）スピード
自動車の速度が30 km/hr以内なら受傷は少なく，50～80 km/hrでは顔面骨骨折を含むいろいろな損傷が起こる．100 km/hr以上では即死か脳損傷が多い．

c．乗車中の損傷

1）運転者損傷 steering post injuries
下顎骨骨折，顔面オトガイ部の損傷を起こしやすく，重症になると上顎，鼻部骨折，あるいはdash board luxationといって，膝がdash boardで強打されて，股関節脱臼や骨盤骨折を起こしたりする．場合によっては，胸部を損傷することもある．

2）同乗者損傷 guest passenger injuries
同乗者損傷の多いのは助手席で，約半数近くを示しているほど危険な席で，death seatともいわれ，その約70%は女性である．主として額部と眼部が全体の65%を示すくらい顔面上部の損傷が多い．

現在では，強化ガラス，air bag，seat beltのためにフロントガラスによる切挫創は少なくなったが，Straith（1948）の有名な損傷タイプの分類は知っておく必要があろう（**図3-3-3**）．

①1型：フロントガラスに突っ込んでできるもので，顔面の上1/3，中1/3に多い．割れたガラスの縁が鋭利な刃になるために，額，鼻，耳などの割創を生じ，顔面に大きなU字型の創を作る．また細かくわれたガラス片で，小さい創を多数作るのも特徴である．

②2型：フロントガラスに当たったあと，計器板と衝突するもので，crushing injuriesを起こしやすい．

③3型：直接計器板に衝突するもので，頬骨，上顎，さらに頭蓋までcrushし，重篤になりやすい．

d. フロントガラスと外傷

現在使用されているガラスは合わせガラスと強化ガラス toughened glass であるが，1987 年以降フロントガラスには合わせガラスの使用が義務づけられている．

強化ガラスはガラスを 650〜700℃ に加熱後両面を急冷して作るもので，表面の圧縮応力層と内部の張力層が釣り合って通常の板ガラスの 3〜5 倍の強度になっている．しかし走行中割れると粉状になり前方視界が確保できないが，鋭利な破片を生じないので顔面の損傷は少ないが，反動で車内に引き戻されての損傷は多い．

部分強化ガラスとは強化ガラスではあるが，運転者の直前のみ特殊な熱処理を行って衝突の際，運転者の視界を確保できるようにしたものである．

合わせガラス laminated glass は，2 枚の生板ガラスに，透明で接着力の強いポリビニールブチラール（PVB）を挟み，油圧または空気圧で圧着したものである．強い衝撃も中間膜でエネルギーが吸収されてキズやヒビはできるが，飛散せず，貫通もしない．強化ガラスで細片されたガラスでの眼球障害を予防するため考案された．

e. シートベルト損傷 seat belt injury

乗車中の人が，シートベルトを着用するようになって大幅に乗車中の障害が軽減したものの，新たに seat belt injury として，ベルトによる肋骨，胸骨の骨折を起こすこともあり，安全運転に勝るものはない．最近は，ベルトに空気を入れて衝撃を和らげるようにした新製品も開発されている．

f. エアバッグ損傷 air bag injury

エアバッグは，supplemental restrait system（SRS）で，シートベルトの補助装置である．自動車が衝突した際の衝撃を避ける装置で，センサーにより窒素ガスが瞬間的にナイロンバッグのなかに充塡され，人体の衝突による衝撃を和らげる．窒素ガス充塡の速度は，90/1,000 秒といわれる．

しかし，エアバッグは，重篤な頭部顔面の損傷は避けられるものの万能ではない．バッグによる顔の打撲，眼窩骨折（大隈ら 2013），擦過傷（倉富ら，2004），高温の窒素ガスによる熱傷（Hallock 1997），衝撃音による難聴（Foley ら 2000）などが報告されている．

❸ 治療

一般創傷治療の原則に準ずる．

3・4 熱傷
burn

熱傷とは，熱作用による生体の局所的全身的障害である．

A. 新鮮熱傷

❶ 熱傷の原因，種類

a. 過熱物体，接触熱傷 contact burn
①炭火，ストーブ，湯タンポ，炊飯器などによる．
②湯タンポによる熱傷は睡眠中などに起こりやすく，比較的低温で長時間接触による．これを低温熱傷 moderate temperature burn として区別している人もいる．
③圧座熱傷（熱圧損傷）heat press injury は，contact burn の一種であるが，高温が多い．

b. 過熱液体，湯傷 scald burn
①熱湯，特にポット湯，みそ汁，スープ，炊飯器，カップラーメン，風呂などによる．
②広範囲の熱傷になりやすいが，軟部組織損傷にとどまることが多い．
③幼小児や（97.9％）高齢者に（平山 1993，安瀬ら 1999）多い．

c. 火焔熱傷 flame burn，爆発熱傷 explosion burn
①工場事故，プロパン爆発などによる．工場事故は重症が多く，プロパン爆発では顔や手など露出部に多い．
②爆発などの際，火焔や熱風などの吸入で気道熱傷を起こす．
③21〜60 歳の青壮年層の熱傷の 66.7％，61 歳以上でも，62.8％ を占める（安瀬ら 1999）．
④最近では火災のほか，焼身自殺意図によるものも増加している（吉岡ら 2003）．
⑤高温蒸気の噴出などによる熱傷を，蒸気熱傷 steam burn として区別している人もいる．また雷撃症も一種の火焔熱傷が含まれる（後述）．

d. 気道熱傷 inhalation burn
①高温の空気，蒸気，煙，有毒ガスの吸引による．
②上気道，気管，気管支の上気道型と，細気管支，肺胞などの肺に及ぶ末梢型に分けられる（後述）．

e. 化繊衣服引火
燃えた衣服は肌に密着しやすいため，広範囲で重症熱傷になりやすい．

f. 輻射熱，輻射熱傷 flash burn
①日光，人工光線，灼熱固体による．
②作用時間の短いものでは，深達度は浅い．

第3章　創傷治療

表3-4-1　熱傷深度と局所所見

深　　度			局 所 所 見				
			皮膚所見	知　覚	抜　髪	毛細血管圧診	治癒経過
第1度（紅斑）表皮熱傷		epidermal burn（EB）	乾燥，血管拡張紅斑と浮腫，充血水疱はない	pin prick法疼痛あり，熱感知覚過敏	抜けない抵抗疼痛あり	血流戻りあり	数日で治癒瘢痕形成なし
第2度（水疱）真皮熱傷	浅達性表皮有棘層基底層真皮乳頭層	superficial dermal burn（SDB）	水疱と皮下浮腫，湿潤，底面紅色	疼痛あり知覚あり	抜けない抵抗，疼痛あり	同上	10日くらいで治癒色素沈着，脱失
	深達性乳頭下層	deep dermal burn（DDB）	水疱あり，湿潤，底面は深くなるほど白っぽくなる	深くなるほど疼痛軽度知覚鈍麻となる	抜けないやや疼痛	戻りなし	3週間くらいで治癒感染により3度へ移行，瘢痕化あり
第3度（壊死）皮下脂肪熱傷		deep burn（DB）	乾燥，羊皮紙様	疼痛や水疱なし	抜ける疼痛なし	戻りなし	治癒1ヵ月以上瘢痕化あり

g.　摩擦熱，摩擦熱傷 friction burn

体表の摩擦による．

h.　電流熱作用，電撃傷 electrical burn

①生体を流れる電流の熱作用である．

②家庭内では，プラグ，コンセント，裸線を舐めて起こる口唇電撃傷．

③家庭外では高圧線に触れて起こることが多い（後述）．

i.　化学作用，薬傷 chemical burn

①強酸，強アルカリなどによる．

②Ｈイオン，OHイオンによる蛋白や脂肪の変性，脱水作用による組織破壊である（後述）．

❷熱傷の頻度

①冬，春，秋，夏，の順に多い．

②年齢は，0歳代，20歳代，10歳代の順であるが，最近，高齢者が増加している（小坂ら1999，　吉岡ら2003）．

③受傷頻度は，幼小児＞児童＞学生＞主婦の順に多く，家庭内熱傷が増加．

④部位別には，下肢，上肢，顔面の順であるといわれるが，熱傷原因で異なるとはいえ，大体の傾向といえる（沢田，荒川1976，平山ら1994）．

⑤熱傷面積では，5％以下が多く，第2度熱傷が多い．

❸熱傷の程度

熱傷の程度を決定することは，全身管理ならびに予後の決定，治療法の選択に欠くことのできないものである．

熱傷の程度を表す方法として，熱傷の深さによる方法と

熱傷範囲による方法とがある．

a.　熱傷深度と分類

熱傷は，その深さによって，**表3-4-1**のように分類されている．

従来は，紅斑，水疱，壊死と分類されていたが，今日では，治癒様式から臨床的に米国派の分類，特に第2度を superficial dermal burn（SDB：真皮浅層），deep dermal burn（DDB：真皮深層）の熱傷に細分する方法が用いられている．すなわち，第2度（水疱）のなかには，そのまま治癒するものもあれば，壊死を起こして植皮を必要とするものもあるからで，deep dermal burn は治療法が悪いとき，あるいは感染を起こすと壊死を起こし deep burn に移行する．

熱傷深度を臨床的に判断することは，かなり難しく，また同じ部位に様々な程度の熱傷が起こっており，その判定には，ある程度の経験を要するが，通常次のようなことを参考にする．

①第1度：紅斑と浮腫．疼痛 hyperesthesia がある．水疱はない．

②第2度：

(1)表在性真皮熱傷（SDB）：疼痛がある．水疱形成があり，しかも底面紅色を呈する．

(2)深達性真皮熱傷（DDB）：軽度疼痛がある．水疱形成，湿潤があり，しかも底面白濁する．

③第3度：無痛 anesthesia で水疱がない．黄色または褐色でレーザー様硬度を呈し，皮下血管が透見できる．

最近では，laser Doppler imaging や laser Doppler flow-

図3-4-1　Wallaceの9の法則
(数字は%)

 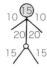 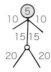

図3-4-2　Blockerの5の法則

表3-4-2　Berkow (Lund-Browder) (1944) の面積比率 (%) の数値表

部位＼年齢	0	1	5	10	15	成人
A 1/2 頭・顔	9.5	8.5	6.5	5.5	4.5	3.5
B 1/2 大　腿	2.75	3.25	4.0	4.25	4.5	4.75
C 1/2 下　腿	2.5	2.5	2.75	3.0	3.25	3.5

metry, 近赤外反射分光法, 光コヒーレンス・トモグラフィー, などの機器も利用されているが (松村 2010), まだ視診のほうが早くて, 正確である. また, 蛍光法, 超音波法, ビデオマイクロスコープ (Hi-scope®) も有用という (熱傷診療ガイドライン 2015).

b. 熱傷範囲

熱傷範囲 total burn surface area (TBSA) は, 各身体部位と全体表面積比率を参考にして決定する.

①Wallace (1951) の9の法則 rule of nines (図3-4-1): これは記憶しやすいが, 面積比率が年齢でかなり違っており, Berkow (1924) の数値表 (表3-4-2) を用いなければならず, その点がかえって複雑である.

②Lynch & Blocker (1951) の5の法則 rule of fives (図3-4-2): 乳児, 子供, 成人とおおまかに分けられているが, 一度記憶してしまえば便利である. しかし, 幼小児は成人より熱傷感受性が強く, より正確な修正が必要である.

③Lund & Browder (1944) の方法 (図3-4-3): 最も正確な方法である.

④手掌法: 患者の手掌面積を体表面積の1% (正確には1.25%) として計算する方法で (吉田 2004), 頭部, 腋窩, 体幹側面, 会陰など従来法では誤差の出やすいところの判定によい. 手掌法を体表面積の0.5%と計算する報告もあるが, 9の法則が過大に評価されやすいことを考えれば妥当性はあるが, いろいろな方法から総合診断したほうがよい.

以上の方法はいずれも, 「熱傷診療ガイドライン 2015」推奨度Bである.

c. 熱傷重症度指数　burn index

次のようないろいろな指数がある.

①成人で30%以上, 小児で15%以上を重症熱傷とする.

②burn index では, 熱傷面積が10〜15%以上を重傷熱傷とする.

burn index (BI) = (第2度熱傷面積) × 1/2 + (第3度熱傷面積) × 1

③Artz (1969) の重傷熱傷指標: 第2度以上30%, 第3度以上10%, 顔面, 手, 足の熱傷, 気道熱傷, 骨折合併例

④その他: Benaim (1970), Moylan (1979), 村松 (1983, 2010) らの指標がある.

d. 要入院熱傷の判定

実際には, burn index に, 顔面, 手, 足, 会陰部の熱傷, 気道の熱傷, 骨折合併例, 電撃症, 化学熱傷, 60歳以上高齢, 5歳以下小児年齢, 多臓器損傷, 基礎疾患を考慮して, 重傷度を決め, 入院治療とする.

e. 熱傷予後と予後指数　prognostic burn index (PBI)

熱傷の予後を左右するのは, 熱傷面積, 年齢, 気道熱傷の有無, burn index, 自殺企画の有無, reviced trauma score, 予後指数は予後推定に有用である (熱傷診療ガイドライン 2015). 初期の熱傷ショック burn shock と後期の多臓器不全 multiple organ dysfunction である.

熱傷治療の進歩により, 熱傷死亡率は1949年に比較して1992〜1999年は約1/2に減少し (篠澤 2003), 現在では熱傷の予後を左右するのは感染のコントロールにあるといわれている.

Lehnhardt ら (2005) によると末梢血に赤芽球 erythroblast が発見されると予後が悪いというが, 通常, 次の熱傷予後指数が用いられている.

PBI = burn index (BI) + 年齢

①田中 (2000), 中沢 (2014) は, この指数が100以上で予後不良, 70以下で生存可能であるいう.

②最近では, 熱傷治療の進歩により110以上を超えたものも救命されている. しかしこの熱傷予後指数には, 気道熱傷は含まれていないし, また乳幼児や高齢者には適応に無理がある (樋口 2003).

③また, burn index (BI) との関係では, 20歳で死亡率が26.3%であるが, 30歳で48.1%となり, 40歳になると

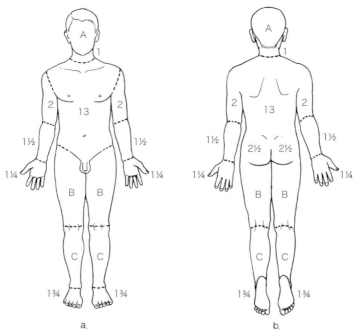

図3-4-3　Lund-Browderの面積比率(%)
図中のA, B, Cは表3-4-2参照.

62.7％, 50歳で70.7％, 60歳で88.1％になるという（吉田2004）.

④受傷面積20％ TBSA以上の熱傷や, 気道熱傷の7割は感染, 40％以上でほぼ100％が敗血症になりやすいという（田熊2010）.

❹熱傷の病態
①熱傷は, その程度によって様々な病態を呈する. 細胞は変性し, 組織間質ではコラーゲンが破壊され, 表皮と真皮間が解離, 水疱形成を起こす.

②血管系では, 熱傷中心部から, 非可逆的壊死部 zone of coagulation, 可逆的静止部 zone of stasis, 充血部 zone of hyperemia となり, 同時に熱による血管系の透過性が変化し, 全身性炎症反応 systemic inflammatory response system として全身的変化を起こす.

③そのひとつとして腸管-リンパ系があり, 腸管粘膜の免疫系の障害が呼吸器系の免疫機能にも関連し肺炎発生を起こすことが知られている.

④さらに脳-神経-内分泌系についても熱傷早期に生体反応が惹起され, その発生機序として, いろいろな chemical mediator の存在が提唱されているが, 最近では熱傷についての研究もかなり進み, 熱傷に対する反応に個体差があることも知られ, これら病態解明から免疫機能制御の白血球機能を制御する新しい治療法も考えられてきた（小倉ら2003）.

a.　熱傷と性差
①熱傷に対する反応は, 男性のほうが女性より弱く, 男性の死亡率が有意に高いのは女性では抗炎症サイトカインである血中のIL-10値が高く, 男性で低いためとしており,

②また, 免疫能に対しては性ホルモンの影響があり, 男性ホルモンは抑制的に, 女性ホルモンは賦活的に働くためといわれるが, 熱傷では逆になるとの意見もある（小倉ら2003）.

b.　熱傷と年齢
熱傷と年齢との関係も大切であるが, 老人と小児の熱傷については特殊熱傷の項で後述したい（本章107～108ページ参照）.

c.　熱傷と遺伝子
熱傷治癒に個人差があることから, 生体反応性に遺伝子の関与があるとされ, toll-like receptor, CD 14, TNF, IL-1などが取り上げられている.

前2者は外傷に対する生体の感受性をコントロールし, 後2者は生体の反応性をコントロールするといい, グラム陰性菌の感染, 敗血症の発症に差がみられるという（小倉ら2003）.

❺熱傷の経過
ここでは重症熱傷を例にとってみたい.

a.　ショック期
受傷後3日くらいの期間で, 多量の水分をはじめ, ナト

表3-4-3　ショック病態の対比

熱傷ショック	出血性ショック
血管透過性亢進	血管の離断
血漿の血管外漏出	全血の血管外流出
血液の濃縮	血液の希釈
Ht↑	Ht↓
末梢血管抵抗↑	末梢血管抵抗↓
末梢循環不全	末梢循環→

(野崎幹弘：標準形成外科学，第4版，鬼塚卓弥（監修），医学書院，p138, 2000より引用)

リウムや血漿成分が血管外に透過し，循環血液量によるショックを呈する．適切な輸液が行われないと，循環不全から腎障害を起こす（表3-4-3）．

b.　ショック離脱期

受傷後3～4日頃，輸液によって循環不全が回復する時期で，適切な輸液制限が行われないと，水分過量で心肺負担による心不全，肺水腫を起こす．

c.　感染期

受傷後5～7日頃，細菌感染が現れ，敗血症，肺炎などを起こし，適切に治療されないと，多臓器障害から死亡へとつながる．

d.　回復期

上記の期間を過ぎて，創や全身状態の制御が行われると，徐々に回復してくる．

❻熱傷の治療

軽症のものは局所療法でよいが，小児で5%以上，成人では10%以上の熱傷は一応入院させ，以下の順序で各処置を行い，全身療法としての気道や循環系の確保，ショックの予防とともに局所療法を行う．

a.　来院前救急処置 prehospital care

いわゆる primary care で，熱傷直後の救急処置は，予後に大きな影響を持つ．

処置としては，①熱源を遠避け，②とにかく冷却が大切であるので，30分以上は衣服の上からでも可及的早く水道水で冷却し，③その間に救急車をコール，④救急車ではトリアージや酸素吸入を行い，病院へ搬送する．⑤しかし，小児では冷却により低体温障害を起こす恐れがあるので，保温して搬送する．

熱傷診療ガイドライン2015では，共同シャワーや入浴による水治療（Hydrotherpy）はMRSAや緑膿菌，アシネトバクター，カンジダなどの感染および敗血症の誘因になるとして禁止しているが，これは，病院に行くまでの熱傷直後の処置と混同しない．

b.　来院時救急処置 hospital care

（第3章-1-F「創傷患者の全身管理」の項参照）

c.　全身療法

1) 受傷状況の問診

①熱の種類，熱の受け方，受けた時間などによって，熱傷の深さ，気道熱傷の有無，局所療法の決定ができる．

②さらにできれば受傷前の一般全身状態を問診する．心臓循環疾患，腎疾患，糖尿病などの有無を聞いておけば全身療法の参考になる．

③病歴があれば確認．

④患者の意識が清明ならば身長・体重を聞くことも治療上重要である．

2) 気道の検査確保

①まず，顔面熱傷，口腔内のすす付着，鼻毛の焼失，呼吸苦，嗄声などの有無を調べ，気道熱傷の存在を疑うことが重要である．

②疑わしければ，さらに鼻咽腔ファイバーや気管支ファイバーにより気道の炎症やすす付着を視診しチェックする（図3-4-11参照）．

③気道閉塞の症状があれば，気管挿管などにより気道を確保する．

④挿管は，気管支ファイバーを用いた覚醒挿管 awake intubation が安全確実であり，脱分極性筋弛緩薬の使用は禁忌である．

3) 酸素吸入

①鼻腔カテーテルにより，2～4L/min（酸素濃度28～36%）の酸素投与を行う．

②気管挿管下では60%までの酸素濃度を選択する．

③動脈血中の一酸化炭素ヘモグロビン濃度（CO-Hb）が，10%を超える一酸化炭素中毒では100%酸素を投与し，CO-Hbを低下させる．

④高圧酸素療法を行うこともある．

4) 血管確保

19G以上のできるだけ太い留置針を穿刺留置する．次に，中心静脈カテーテル挿入を考慮する．

5) 輸液開始

乳酸加リンゲル液を急速投与，目安は時間尿量が0.5～1.0mL/kg/hrとなるようにする．緊急処置が終了してから後述の輸液法を選択して輸液量を調節する（表3-4-4）．

6) 疼痛，興奮除去

①鎮痛・鎮静薬の投与であるが，皮下注射はショック期には吸収されにくく，その回復とともに一度に吸収されて重篤な状態を引き起こすので，必ず静注する．

②使用薬剤については熱傷病態，薬理作用，既往歴などを考慮して決める．

7) 合併症の検査

骨折，捻挫などの有無，その他の合併症の有無を検査する．

表3-4-4　各熱傷輸液公式の実際

		Evans法	Brooke法*	Parkland法	Galveston法	HLS法
はじめの24時間	コロイド溶液	1.0 mL/kg/% (5% plasma)	0.5 mL/kg/% (5% plasma)	なし	5,000 mL×受傷面積 (m²) + 2,000 mL×体表面積 (m²)	HLS300： 2L→HLS250： 1L→HLS200： 1L→HLS150：無制限 高張Na溶液を順に 2 mL/kg/%で開始し 尿量30～50 mL/hrを 保つよう調節
	電解質液	1.0 mL/kg/% (lac.Ringer)	1.5 mL/kg/% (lac.Ringer)	4 mL/kg/% (lac.Ringer)		
	水 (5%ブドウ糖)	2,000 mL	2,000 mL	なし		
次の24時間	コロイド溶液	0.5 mL/kg/% (5% plasma)	0.25 mL/kg/% (5% plasma)	受傷面積 40～50%　250～500 mL 50～70%　500～800 mL 70%以上　800～1,200 mL	4,000 mL×受傷面積 (m²) + 1,500 mL×体表面積 (m²)	2.0 mL/kg/% (5% plasma)
	電解質液	0.5 mL/kg/% (lac.Ringer)	0.75 mL/kg/% (lac.Ringer)	なし	lac.Ringer　950 mL + 25%	HLS150→lac.Ringer
	水 (5%ブドウ糖)	2,000 mL	2,000 mL	尿量50～70 mL/hrに 適宜投与	albumin50 mLの組成液	尿量50 mL/hrに適宜投与

*Brooke 変法（受傷面積30%以下に適応，コロイド投与しない）．いずれの公式も第1日目は全量の1/2を最初の8時間，残り1/2を次の16時間に投与する．

成人：2 mL/kg/%　　+　2,000 mL
　　　(lac.Ringer)　　　(5%ブドウ糖)

小児：3 mL/kg/%　+　年齢別水分量
　　　(lac.Ringer)　　　(5%ブドウ糖)

0～2歳　150 mL/kg
2～5歳　100 mL/kg
5～8歳　75 mL/kg
8歳以上　50 mL/kg

（野崎幹弘：標準形成外科学，第4版，鬼塚卓弥（監修），医学書院，p142，2000より引用）
（最近はParkland法，HLS法が多い．平林慎一ほか；標準形成外科学，第6版，p155，2011）

8) 体重測定
浮腫の増減や輸液量算定の基礎となる．

9) 熱傷の深度，範囲の判定
前述の判定基準に従う．

10) 血圧，脈拍の測定
通常，熱傷患者は受傷直後には興奮や痛みのために，血圧が高めで頻脈となっている．収縮期血圧が100 mmHg以下は，受傷からの時間経過が長いか，他の要因によるショック状態を考慮する．

11) 血液検査
採血を行い，血液型，血色素，ヘマトクリット（Ht 45%以上は循環血漿量減少による血液濃縮状態），赤血球数，白血球数，白血球分類，血液比重，血液化学的検査（特にNa，Cl，Kなど），交叉試験，血清蛋白，蛋白分屑，BUN，血液ガスなどを調べる．

12) 尿路留置カテーテル挿入
時間ごとに尿量を測定する．

13) 感染予防
適切な抗菌薬を投与する．また細菌培養を提出し，感受性テストを行う．

14) 胃内容吸引
胃ゾンデを挿入留置する．なぜなら，急性胃拡張，消化管出血，麻痺性イレウスなどが起こるためである．

15) 破傷風予防
第3度熱傷が存在する場合は破傷風血清を注射する．しかし，受傷状態によっては注射しない場合もある．

16) X線検査
合併症のチェックのため，胸部および腹部のX線検査を行う．必要があればCT，MRI，なども考慮する．

17) 合併症再確認
緊急の場合や繁忙に紛れて見落とした症状，合併症を再確認する．

❼熱傷と輸液
一般に熱傷によるショックには，受傷直後の一次ショックと循環血液量減少による二次ショックとがある．一次ショックは，脳障害，心障害などがなければ早晩回復するが，二次ショックは，血管透過性亢進から血漿成分漏出，浮腫，循環血液量の減少，内皮細胞障害から全身性炎症反応症候群（systemic inflammatory response syndrome：SIRS）に

なり, hypovolemic shock を起こすので, 循環血液量の不足を補わなければ重篤な結果を招く. これが輸液であるが, しかし, 輸液が多過ぎても, 逆に臓器障害を起こすので, 下記のように尿量をモニターし, 適切な輸液が必要である.

特に小児は, ①組織破壊が深達性で, ②細胞外液の割合が多い. ③体表面積率が大きく, ④腎機能が未発達などの理由で, 成人に比べ少ない熱傷面積でショックになりやすい. ⑤静脈ラインが取れない場合は骨髄穿刺による輸液も考慮する (第3章-4-④「幼小児熱傷」の項参照).

a. 輸液法

これにはいろいろな輸液の方式が報告されているが, そのうち最も広く用いられてきたのが Brooke 方式, Evans 方式であり, 最近は, Baxter 方式が推奨されている (**表3-4-4**). 熱傷面積40%以下では, どの方法でも乳酸加リンゲル液で大体間に合うが, それ以上では, 状態に応じて使い分ける.

1) Brooke 方式

これは有名な輸液方式ではあるが古典的である.

〈第1日目投与〉

①膠質液 (全血, プラズマ, デキストランなど) = 熱傷面積率 (%) ×体重 (kg) × 0.5 mL

②電解質液 (乳酸加リンゲル液など) = 熱傷面積率 (%) ×体重 (kg) × 1.5 mL

③5%ブドウ糖液 = 1,000～2,000 mL (成人 2,000mL, 小児1歳 80mL/kg, 5歳 60mL/kg, 8歳 40mL/kg)

最初の8時間以内に1/2量, 次の16時間に1/2量を投与.

〈第2日目投与〉

①第1日目の輸液量の1/2～3/4 (量, 質とも) を投与する.

②熱傷面積50%以上のときは, 熱傷面積50%として計算する.

初日の24時間に全量10,000 mL を超えないようにする.

2) Evans 方式

Evans (1945) が報告した古典的方法で, Brooke 方式と類似している. 投与法も同じである.

〈第1日目投与〉

①膠質液 = 1 mL ×体重 (kg) ×熱傷面積率 (%)

②電解質 (生食液) = 1 mL ×体重 (kg) ×熱傷面積率 (%)

③非電解質 (5%ブドウ糖液) = 2,000 mL

〈第2日目投与〉

第1日目全量の1/2を24時間以内に投与.

〈第3日目以降〉

経口摂取および不足分輸液.

3) Parkland 方式 (Baxter 方式)

Baxter (1968, 1974) の報告したもので, 前者と異なり全熱傷面積を輸液量算定の基準にし, 最初の24時間は, 膠質液を投与すると血管外に透過し, 輸液の目的を達しないとして電解質液のみを投与する方法である. なお, 小児, 高齢者, 気道熱傷者には, 他の方法も考慮する.

〈第1日目投与〉

①膠質液 (全血, プラズマ, プラズマエキスパンダー): 0 cc

②電解質 (乳酸加リンゲル液) = 4 mL ×体重 (kg) ×熱傷面積率 (%)

③グルコース: 0 cc

以上の全量を最初の8時間に1/2量, 次の16時間に1/2量を投与する.

〈第2日目以降〉

6時間までの間に主としてヘマトクリットを指標に, プラズマエキスパンダーを投与. その後は患者の症状によって投与内容, 投与量を決める. 血清総蛋白値が 3.0 g/dL 以下に低下しないように注意し, 血漿蛋白製剤を投与する.

4) Monafo 方式

Monafo (1970) が報告したもので, 高張乳酸加ナトリウム液 hypertonic lactated saline solution (HLS) を投与するもので, 高張ナトリウムが, 細胞内の水分を出すため輸液量が少なく, 浮腫, 肺水腫の抑制になる. しかし, 腎機能に注意が必要である.

①コロイドなし.

②電解質 (250 mEq Na, 150 mEq lactate, 100 mEq Cl) を尿量に応じて点滴.

③5%デキストローゼ経口投与

5) Galveston 方式 (Schriner 方式)

これは, 体表面積から輸液量を計算する方式で, 乳幼児にも使用可能である.

〈第1日目〉

①膠質液なし

②電解質 (5%ブドウ糖加乳酸リンゲル液) = 5,000 mL ×熱傷面積 (m²) + 維持量: 2,000 mL ×体表面積 (m²), 最初の8時間で1/2量を投与.

〈第2日目〉

①電解質 (5%ブドウ糖加乳酸リンゲル液) = 4,000 mL * ×熱傷面積 (m²) + 維持量: 1,500 mL ×体表面積 (m²)

② albumin: 12.5 g

*この数字を 3,750 mL としている報告もあり, またアルブミン投与は抗凝固作用, 浮腫増強作用で有害との報告もあるので慎重を要する (篠澤 2003). 現在は, Baxter (成人用), Shriner (Galveston 小児用) 法が主流であるが (仲沢 2009), HLS 法も利用されている (平林ら 2011).

b. 熱傷における輸液の意義

熱傷においては, 炎症性サイトカイン, ケミカルメディエーターが出て, 全身的な血管透過性の亢進を起こし, 血漿成分が漏出, 循環血液量の減少をきたし, 二次性ショックに陥り, 末梢循環不全から腎障害へと発展する. しかも,

92   第**3**章   創傷治療

重症熱傷ほどショックの出現が早く，持続も長い．輸液をしないと，最初，心拍出量は激減し，少し遅れて，この細胞外液 functional extracellular fluid が著明に減少し，循環血液量とともに持続進行性に低下し，熱傷ショックへの大きな因子となる．Baxter（1974）は，サルの実験で熱傷後18時間後には細胞外液量は50％減少し，循環血液量減少（hypovolemia）の主役を成すことを確かめている．

電解質の変化としては，細胞内にあるべきKが尿中に排泄され，細胞外液に多いNa, Clが逆に細胞内に取り込まれる．さらに体液喪失が続くと，はじめは正常であった血圧も低下し，循環機能不全へと進展する．

輸液の目的は，これら循環不全を立て直すことであり，喪失した細胞外液の主成分，すなわち，Naと水分の補給を，1時間でも早く行うことである．循環機能の変化は受傷後すぐに始まり，最初の48時間くらいまでに急速に進むため，早急な投与が望まれるわけである．初期輸液は熱傷後2時間以内が推奨される．

したがって，多くの輸液法は，1日全量の1/2を最初の8時間に投与するように組み立てられている．しかし，実際には計算以上の量が必要であるとの報告もある（Nolan 1981）．

しかし，いずれの方式にしても受傷後2日目までの輸液法である．熱傷は2日間で治るはずはなく，その後はいろいろな検査データをもとにして輸液量を決めなければならない．輸液が少なくてはショックを誘発し，多過ぎては肺浮腫や心不全を起こしやすいからである．

輸液内容としては，Brooke方式やEvans方式のように受傷早期に投与されるコロイド輸液は，血管外へ漏出，組織でのガス交換の障害となり，血漿量の増加がなく心肺への負担増があるため，コロイド輸液を遅らせ，乳酸加リンゲル液（pH 6.5, 等張液）を用いるParkland方式が推奨されている．しかし，血管透過性は，8～12時間の早期に回復するので，今度は，血漿の膠質浸透圧の維持が必要になり，電解質液より遅れてコロイドを投与する．しかし，高齢者への投与には心肺への影響があるため注意が必要である（平山1994）．なお，生食液は，Naは補充できるが，Clが多く，pHは5.0と低いので hyperchloremic acidosis を起こしやすい．

熱傷による循環血の変化としては，赤血球が破壊されるため貧血が起こる（初期には血液濃縮のため目立たない）．赤血球は，熱に弱く，熱傷トキシン burn toxin の溶血作用により継続的に破壊が進むので，島崎ら（1994）によると，少なくとも，8～12時間以降より，血管内膠質浸透圧，血管内液補充，低蛋白血漿のために，25％アルブミン，ヒト血漿蛋白（プラズマネート），凍結新鮮血漿などを投与するという．場合によっては，低分子デキストランや全血を投与する．さらに代謝必要水分量を補うため5％ブドウ糖を投

与する．

また，従来の投与内容では，浮腫を起こしやすく，末梢組織でのO₂ uptake の障害，肺不全の原因になるとして，Monafoら（1970）によりHLS（hypertonic lactated saline solution）輸液が提唱された．この方法は，従来の等張液に比べ，HLSの高浸透圧作用で，細胞内液が引き出されるため少量の輸液が可能となり，体内水分貯留から全身浮腫，心肺への負担を減少できる．またショック離脱後の浮腫液は脱水状態にある細胞が再吸収し，buffer的役目を果たすという（島崎1976, 若山1977）．

熱傷の際には活性酸素の関与でいろいろな臓器障害を起こすので，ビタミンCの大量投与も予防に効果があるという（篠澤2003）．

まとめとして（熱傷診療ガイドライン2015）は，どのような輸液を，いつ，どれだけ行うかは，現在も明確になっているわけではない．したがって，等張の食塩水が現在最も標準的な初期輸液の組成と考えられており，必要に応じてコロイド，HLSを用い，さらにビタミンC大量投与して，必要輸液量，体重増加，浮腫を抑制し，呼吸不全を改善することが一般的なものであろう．輸液量としては，成人では乳酸リンゲル液（RL）などにより受傷後24時間で，4mL/kg/％burn を目安とし，最初の8時間にその1/2量，次の16時間に残りの1/2量を投与する．大量輸血による浮腫形成，呼吸状態悪化に注意．ミオグロビン尿，ヘモグロビン尿出現時には，肉眼的の尿所見の消失まで通常より多い尿量を維持するということが，現在の大方の考え方であろう．

c．輸液量増減の目安（モニター）（表3-4-5）

1）血圧測定

通常の血圧は一応測定．収縮期血圧は，100mmHg以上を確保するが，重症熱傷では末梢血管の収縮や浮腫のため，また四肢熱傷では受傷部のため測定しにくい．Doppler flow meter でさえ難しいことがある．場合によっては動脈カニュレーションにより直接動脈圧モニタリングを行う．この血圧が低下したときには，かなりの循環機能不全に陥っていると考えられるので，輸液量をさらに増やすか，心機能のチェックを行う．十分量の輸液を行っても，血圧が上がらなければ，ドパミン，ドブタミン投与も考慮する（安瀬ら1999）．

2）中心静脈圧 central venous pressure（CVP）と肺動脈楔入圧 pulmonary capillary wedge pressure（PCWP）

これは，カテーテルを静脈内に挿入して直接，右心房かその近くの静脈圧を測定するもので，通常は3～7cmH₂Oであるのが，循環血液量，心機能，血管性の他の因子の変動によって影響を受ける．したがって，これが少ないと急速輸液を必要とし，多いと輸液を中止する．

しかし，CVPのみでは，肺水腫をチェックするのに必要

3・4 熱傷 93

表3-4-5 適正な循環モニターの指標

1	収縮期血圧	100 mmHg 以上
2	脈拍数	120/min 以下（小児は 140/min 以下）
3	時間尿量	20〜40 mL 以上 成人 0.5〜1 mL/kg/hr, 2〜10歳 1 mL/kg/hr, 2歳以下 2 mL/kg/hr
4	Swan-Ganz カテーテルによる循環動態モニター 　心係数（CL） 　肺動脈楔入圧（PWP） 　中心静脈圧（CVP）	 2.5 L/min/m² 以上 2〜7 mmHg（12 mmHg 以上は左心不全の徴候） 2〜7 mmHg
5	Ht	45% 以下
6	総蛋白	4.0g/dL 以上
7	Na, Cl, K	Na 140 mEq/L 以下, 尿中 Na 25 mEq/L 以上
8	pH PaCO₂ PaO₂	7.35 以下 45 mmHg 以上 50 mmHg 以下
9	酸素運搬量（DO₂） 酸素消費量（VO₂）	＞600mL/min/m² ＞170 mL/min/m²
10	base excess	－ 5 mEq/L

（平山　峻：最新の熱傷治療，輸液療法，克誠堂出版，p109, 1994；篠澤洋太郎：熱傷の治療最近の進歩，波利井清紀（編），克誠堂出版，p25, 2003；平林慎一ほか（編）：標準形成外科学，医学書院, p156, 2011 を参考に著者作成）

表3-4-6 年齢ごとの毎時尿量

年齢（歳）	〜1	1〜5	6〜10	11〜14	15〜
mL/hr	8〜20	21〜25	26〜30	31〜50	51〜100

な肺毛細管圧や左室機能の情報は得られず，CVP を指標とした大量輸液の危険性も指摘されている．その代わりに，Swan-Ganz カテーテルによる肺動脈楔入圧 PCWP（2〜7mmHg）および心係数 Cardiac Index（2.5 L/min/m² 以上）などが指標として用いられる場合もあるが，侵襲性の高いモニター法であり，合併症の危険性を認識して行うべきである（**表3-4-5**）（Swan ら 1970, Ganz ら 1971）．

3）尿量測定

留置カテーテルによって毎時間ごとの尿量を測定し，**表3-4-6** のような正常尿量と比較して輸液量を決める．最初の 24 時間は通常 0.5〜1.0 mL/kg/hr になるようにする．

また，尿量の変化は，腎機能を知る指標にもなり，それだけに輸液量を決める最も効果的なモニターは尿量である．しかし，ショック離脱期は多尿となるため指標にならない．熱傷ショック時の乏尿と急性腎不全との鑑別は，島崎の**表3-4-7** が参考になろう．

2009 年の熱傷診療ガイドラインでは，成人で，0.5 mL/kg/hr 以上，小児で 1.0 mL/kg/hr を目標に投与輸液量を調節することが推奨されている．

① **表3-4-6** のような尿量がないときは輸液法の適正さを再検討する．HLS 輸液の場合は，さらに厳重な管理が必要である．

表3-4-7 熱傷ショック時の乏尿と急性腎不全の鑑別

	ショック	急性腎不全
尿比重	1.015 ↑	1.010 ↓
尿浸透圧	400 mOsm/L ↑	250〜300 mOsm/L
尿中ナトリウム濃度	低い（20 mEq/L ↓）	高い（40 mEq/L ↓）
Ucr/Pcr （尿／血漿クレアチニン比）	30 ↑	20 ↓
Uosm/Posm （尿／血漿浸透圧比）	1.2 ↑	1.1 ↓
自由水クリアランス	－ 1.0 mL/min ↓	0〜－ 0.5 mL/min
Urea/BUN	20 ↑	10 ↓
血圧・CVP	むしろ低い	むしろ高い
BUN	50 mg/dL ↓	BUN 上昇率 30 mg/dL 以上
尿沈渣	cast（±）， 蛋白尿（±）	cast（♯）， 蛋白尿（♯）
利尿薬・輸液負荷テスト	利尿あり	利尿なし

（島崎修次：熱傷ハンドブック，島崎修次（編），中外医学社，p133, 1985より引用）

② 輸液法が適正なのに尿量が少ないときは，中心静脈圧を指標にして，20% mannitol（mannitol test）か5%糖液を急速点滴する（infusion test）．

③ マンニトールテストは，20％マンニトール50〜100 mL を3分間で静注し，3時間までの1時間尿量が40 mL 以上なら循環血液量の不足である．40 mL 以下なら再度，同テストを行い，40 mL 以下なら腎障害である．

④ 輸液負荷試験 infusion test は，5%糖液，プラズマ，乳酸加リンゲル液などを 500 mL/ 体表面積を30分間静

注し，利尿がないとき，腎障害である．

⑤輸液量が十分と考えられるのに，時間尿量が不足しているのは，心拍出量不足を考えて，ジゴキシン，デスラノシド（セジラニド®）を静脈内投与し，様子をみる．あるいは，カテコールアミンのドパミン（β_1受容体刺激薬），ドブタミン（β_1受容体刺激薬），ノルエピネフリン（$\alpha \cdot \beta_1$受容体刺激薬）を投与，心筋の収縮力を高める（平山1994）．

⑥また，循環不全の改善，電解質の正常化，浮腫抑制のために，GIK療法を試みる人もいる．Gは高張グリコース，Iはインスリン，Kはカリウムである．

⑦尿素窒素（BUN）が100mg%を超える場合は，血液透析，腹膜灌流を行うが予後が悪い．

⑧上記尿量があっても，比重（適正比重1,020～1,025）が，1,010以下であれば，non-oliguric renal failureといわれる．

⑨尿量，尿比重がよいと生存率が高く，尿量の激減，高比重の持続例は予後が悪い．

⑩血尿は，輸液量不足で起こりやすく，血尿が続くと尿細管壊死をきたし，急性腎不全となる．マンニトール投与で尿量を増加させ，重曹の投与で尿をアルカリ性にし，ヘモグロビンの沈臀を予防する（平山1994，p140）．あるいはハプトグロビンhaptoglobinを投与する．

⑪電撃症では，筋肉の破壊を起こすことがあり，ミオグロビン尿となるが，ヘモグロビン尿と異なる．対策は，尿量増加である．

⑫熱傷初期治療でのステロイド投与は行わない．無効であり，感染の危険がある．

4) Ht, Hb 測定

熱傷では，血清漏出に伴うHt上昇（45%以上ではショック状態といえる）があるが，これが低いときは赤血球破壊を示すものであり，輸血を考慮する．しかし，受傷前に貧血があれば，この変化が隠蔽されるので注意を要する．なお，初期輸液に全血輸血．心不全患者に急速大量輸液は禁忌である（平林ら2011）．

5) 総蛋白測定

熱傷の場合は創面からの蛋白漏出のため総蛋白が低下するので，血漿（プラズマ）の補給が必要である．特に総蛋白が4mg/dLを割ると予後が悪い．

6) 血中尿中グルコース測定

hyperglycemiaは，sepsisの初期徴候のひとつである．

7) Na, Cl, K 測定

熱傷によって，細胞膜が変化し，Kは細胞外へ，Naは細胞内に移動するため，受傷直後の乏尿期では，高カリウム血症を起こしやすく，回復期にはその逆の移動が起こるので，低カリウム血症を起こす．Naは細胞内にも取り込まれるが，水疱や滲出液として体外に排泄されるため，電解質のバランスを壊し，ショックへ進展する．

血清Naが140mEq/L以上，尿中Naが25mEq/L以下は水不足を意味する．

尿中Naが50mEq/L以上は腎障害である．したがって，熱傷が軽度な場合は，経口的に輸液を行い，また栄養摂取も可能であるが，重症熱傷になると，経口摂取は，ショックや悪心，嘔吐，食欲不振などで不可能であり，急速輸液によるショックの改善，水分，蛋白質，電解質の補給による救命が必要である．DICの恐れがあれば，麻酔科，循環器科，外科，精神科，など他科との連携も考慮する．

❽体温管理

軽度熱傷を除き発熱は必ず起こる．病室の温度管理も大切で，室温30～33℃，湿度80%に管理する（篠澤2003）．

❾栄養管理

a. 栄養管理とカーリング潰瘍 Curling's ulcer

人間の新陳代謝は神経性，ホルモンなど複雑な機構により営まれているが，熱傷時にはその変化が著明になり，10%の体重減少で創傷治癒が障害され，30%以上になると死亡に至るという．

熱傷では，経口摂取はイレウスを考慮して受傷後3～4日は行わないことが多い．麻痺性イレウス，Curling ulcer（1842）になりやすく，腸管粘膜血流低下や透過性亢進のため，感染を誘発し（bacterial translocation），敗血症に関与するのではないかと考えられている．

Curling's ulcerは，胃，十二指腸，両者合併の比率が5:3:2でみられ，重症熱傷ほど頻度が高く，経口投与を難しくする．Curling's ulcerの発生頻度は，報告者によってまちまちであるが，房本（1979），相沢（1978），Czaja（1974）らは内視鏡診断で73～89%の高率で，急性上部消化管病変を発見している．しかも，胃痛などの前駆症なく消化管出血で発症することが多い．したがって，Curling's ulcerの発生に注意し，H_2ブロッカーあるいはPPIプロトンポンプインヒビターの点滴投与，胃内容物の吸引，胃粘膜保護薬の投与，止血剤の投与，ビタミン剤投与，輸血・輸液など保存的に治療するが，死亡率が高く，潰瘍部や穿孔部があっても手術的治療は難しい．

b. 早期経腸栄養法

一方，経腸栄養を行うことで，感染を抑え，ストレスホルモン，サイトカインの分泌を抑制し，栄養改善になるといわれ，現在，早期経腸栄養法は，中心静脈栄養法に比べて，高く評価されるようになった．（平山1994，小倉ら2003）．経口摂取が可能になり次第，液状食を与え，患者の症状に応じて，量，濃度を上げていく．

投与カロリーは，成人では25kcal/kg + 40kcal 熱傷面

表3-4-8　代表的な栄養必要量算出式

1.	Curreri の公式　成人	○ MEE = 25kcal ×体重 kg + 40kcal ×% TBSA
2.	Curreri 変法　　成人	○ MEE = 25kcal ×体重 kg + 40kcal ×% TBSA
		（ただし% TBSA は，50%を上限とする）
3.	Harris-Benedict 変法	○ MEE = BEE ×（activity factor）×（injury factor）

$$(\text{active factor}) = 1.2 \text{ for confined to bed}$$
$$= 1.3 \text{ for out of bed}$$
$$(\text{injury factor}) \text{ for} < 20\% \text{ TBSA} = 1.5$$
$$20 \sim 25\% \text{ TBSA} = 1.6$$
$$25 \sim 30\% \text{ TBSA} = 1.7$$
$$30 \sim 35\% \text{ TBSA} = 1.8$$
$$35 \sim 40\% \text{ TBSA} = 1.9$$
$$40 \sim 45\% \text{ TBSA} = 2.0$$
$$> 45\% \text{ TBSA} = 2.1$$

○ MEE = 2,000 × BSA（burn surface area）

○ MEE = 2 × BEE

4.	Toronto formula（TF）	○ MEE = -4,343 +（10.5 ×% TBSA）+（0.23 × CI）+（0.84 × BEE）+（114 ×体温℃）-（4.5 × PBD）

CI：摂取カロリー（cal）　PBD：受傷後（day）

5. Harris-Benedict の公式

男性：BEE（kcal/day）= 66.47 + 13.75 ×体重（kg）+ 5 ×身長（cm）- 6.76 ×年齢（y）

女性：BEE（kcal/day）= 655.1 + 9.56 ×体重（kg）+ 1.85 ×身長（cm）- 4.67 ×年齢（y）

BEE：basal energy expenditure

% TBSA：percentage of total burn surface area

6. Indirect Calorimetry によるエネルギー消費量（MEE）の計算式

MEE（kcal/day）= 3.581$\dot{V}_{O_2}$（L/day）+ 1.448$\dot{V}_{CO_2}$（L/day）- 1.773 尿中窒素（g/day）

MEE（kcal/day）= 3.581$\dot{V}_{O_2}$（L/day）+ 1.448$\dot{V}_{CO_2}$（L/day）- 32.4

（島崎修次ほか：熱傷 18：95, 1992 より引用）

積 % であり，小児では 40～60kcal/kg 以上を要する（McCarthy 1990）．なお，塚田（1998）は，2,500～3,500 / day の投与が限界と述べているが，できるだけ早期に，経胃，経腸栄養を行い，また，制酸薬の投与や，H_2 ブロッカーなどの投与を行いながら飲食物の経口摂取も必要である（McArdle ら 1984，平山 1994）．

最近では，**表3-4-8** のように，熱傷患者の代謝量を測定して，投与カロリー量の算出が行われている．代表的公式としては Curreri 公式，Harris-Benedict，トロント Tronto 方式などがある（島崎ら 1992，野崎 2008）．

熱傷診療ガイドライン 2015 では，間接熱量測定のもと，Harris-Benedict 計算式，Toront formula，Xie らの計算式，Curreri formula を推奨度 B としてしている．

小児では，間接熱量測定値（measured REE）の 1.3 倍の投与を勧めている．

計算式としては，熱傷診療ガイドライン 2015 によると，次の方法が推奨されている．

①Mayes equation

a）3 歳以下：

Mayers 1 = 108 + 68 W + 3.9 X% burn

Mayers 2 = 179 + 66 W + 3.2 X% third-degree burn

b）5～10 歳：

Mayers 3 = 818 + 37.4 W + 9.3 X% burn

Mayers 4 = 950 + 38.5 W + 5.9 X% third-degree burn

註：10～50% TBSA に適応，W =受傷前体重（kg）

②Revised Galveston formula

12 歳以下の小児，1800 kcal/m^2 burned

③栄養素

栄養素としては，低脂肪炭水化物栄養，高蛋白が B 推奨である．

④投与法

受傷後 24 時間以内の早期経腸栄養法が推奨度 A．

⑤血糖値 80～110mg/dL へのコントロールを A 推奨．

しかし，低血糖も危険である（Pidcoke ら 2009）（熱傷診療ガイドライン 2015）．アルブミン，プレアルブミンなどの血清蛋白，尿中尿素窒素測定で窒素バランスをみる．

注意が必要なのは，高血糖で，栄養補給はよいが，高血糖のため非ケトン性糖尿病性昏睡になることで，300 mL/dL以上の高血糖に対する対策が必要である．

わが国でも，いろいろな種類の高カロリー輸液製剤が市販されている．

c. 米国経腸栄養法

熱傷患者の栄養法について，米国静脈経腸栄養学会 The American Society for Parenteral and Enteral Nutrition（ASPEN）は，2002年に経腸栄養法のエビデンスとそれに基づく栄養療法実施ガイドラインを発表した．

1）根拠 evidence

熱傷患者の栄養療法の根拠に次のようなものがあげられている．

①エネルギー，蛋白の所要量は増加しているが，過剰投与に注意すべきである．

②投与量の算定には，計算上の基礎代謝量 basal energy expenditure（BEE）の1.5～2.0倍を投与熱量とする方法，Curreriの計算式，Galveston方式など諸式があるが（表3-4-8），間接熱量測定法により実際のエネルギー消費量を計測する必要がある．しかし室温変動やガーゼ交換，熱傷浴，手術などにより大きく変化するので注意が必要である．

③カロリー /N 比は，Cal（kcal）/N（g）= 110が望ましい．

④熱傷面積20%以下で，顔面熱傷や気道熱傷合併，精神的問題，また受傷前からの低栄養状態などの問題がない場合は，高カロリー高蛋白食の経口摂取で十分である．

しかし，広範囲熱傷の場合はできるだけ早く，できれば受傷後24時間以内に経腸栄養を開始すべきである．

また，栄養チューブは，嘔吐を防止し，かつ十分な量を投与するため，チューブ先端は幽門を越えて留置するほうがよい．

一方，経静脈栄養はカテーテルによる合併症や腸管粘膜萎縮を招来するので，経腸栄養法に比べ有益性が少なく，さらに死亡率が高い．したがって4～5日以内に必要な経腸栄養量を投与できない場合に限り用いるべきである．

⑤アルギニン，グルタミン，ω-3不飽和脂肪酸，亜鉛，ビタミンA，Cの薬理作用，免疫強化作用には議論があり，投与に際しては検討が必要である．

2）実施ガイドライン

①熱傷患者は，栄養面のリスクがあり，栄養管理上でまず栄養評価を施行する．

②熱傷急性期の代謝亢進状態に見合う適切な熱量を投与する．

③可能であれば，熱傷患者の必要熱量は間接熱量測定法を用いて安静時エネルギー消費量を測定する．

④重症熱傷患者は，創閉鎖治癒が完了するまで高蛋白摂取を必要とする．

⑤現在までのところ，熱傷患者において特殊栄養や同化作用物質は投与必須とするほどの役割は見い出されていない．特殊栄養あるいは同化作用物質：アルギニン，グルタミン，ω-3系脂肪酸，ビタミン，微量元素，抗酸化薬，成長ホルモン，蛋白同化ホルモンなど

⑥熱傷患者では，経静脈栄養よりも経腸栄養を用いるべきである．

⑦中等度から重度の熱傷患者では，できるだけ早く経腸栄養を始めるべきである．

⑧経静脈栄養は，4～5日以内に必要熱量に見合う経腸栄養量が投与できない場合に限って用いるべきである．

❿感染予防

最も危険なのは敗血症で，熱傷創感染に起因する Burn wound sepsis が特徴的である．これを避けるために全身的に抗菌薬を投与したり，スルファジアジン銀などによる局所療法を精力的に行う．全身投与した抗菌薬が熱傷壊死組織に及ぶか否かについては，セファロスポリン系抗菌薬静注で eschar の下にも分布するとの報告がある（吉田ら1992）（局所療法の項を参照）．

広範囲熱傷では原則として，標準予防策が有用で，個室管理も推奨，中心静脈カテーテルラインは厳格に管理し，血管内留置カテーテルは原則として1週間以内に抜去，交換する（熱傷診療ガイドライン2015）．

選択的消化管除菌 selective digestive decontamination は，選択的口腔除菌または選択的口腔咽頭除菌とともに敗血症の原因のひとつである肺炎の予防を目的としており，事実効果があるが，症例によって慎重な選択が望まれる．

⓫ショック離脱期管理

受傷後，適切な輸液，全身管理が行われると，通常，3～7日には，ショック離脱期となり，尿量の増加，種々のバイタルサインの回復がみられるが，循環動態の急激な変化も起こり，対応に不適切であると，再び，全身状態の悪化を招く．

この時期には，再度，諸検査を行い，ショック期治療の再評価を行う．輸液は，引き続き行うが，血漿膠質浸透圧の調整に，25%アルブミン，プラズマネート，新鮮凍結血漿などコロイド剤を併用することもある．Ht値が30%以下では，輸血も考える．

その他，注意すべきものとして，消化管障害の予防，急性腎不全の予防，呼吸不全の予防，敗血症の予防，肺塞栓症の予防，他臓器合併症の予防，DICの予防があり，さらには精神的不穏や障害にも留意が必要である．

⓬局所治療

熱傷の原因によっても，その初期治療は異なるが，一般的には，次のように行う．

a. 局所療法の原則（次項参照）

熱傷の局所療法には，次の原則がある．

①冷却
②鎮痛，鎮静，消炎
③創の乾燥予防
④感染予防
⑤異物，壊死組織除去
⑥安静，固定
⑦浮腫予防
⑧適切な軟膏療法
⑨適切な創閉鎖

b. 初期局所治療

1) 局所の冷却

熱傷の原因となる熱を除去し，また，組織反応を抑え，熱傷範囲の拡大を防ぎ，疼痛をやわらげる．急な場合は手近にある水でもよいし，水道水でもよい．衣類の上からでも冷却開始が早いほど効果がある．しかし，広範囲熱傷や幼小児では冷却による体温低下にも注意が必要で，緊急に病院転送を行う．

2) 鎮痛薬，鎮静薬の投与

熱傷の場合は，一次的ショック（精神的ショック，疼痛性ショック）を防ぐために，鎮痛・鎮静薬の投与を行うが投与に際しては静注を行う．皮下注では，ショック時には吸収されにくく，回復期には大量に吸収されるからである．安瀬ら（1999）は，即効性，短持続性の薬剤を推奨している．

3) 衣服の除去，創の洗浄

速やかに衣服を除去し，熱傷部分の確認を行い（第3章-4-⑥-c「全身療法」の項参照），油，その他の異物を除去する．

c. 創の治療法

熱傷部分が露呈されたら，局所消毒のうえ，いよいよ本格的治療に移るが，包帯の有無によって，露出法（開放療法）exposure method, open method と，閉鎖法（包帯法）closed method, occlusive method に分けられる．原則として顔面，体幹，外陰部は露出法，四肢は閉鎖法を行う．

1) 露出法

露出法は，開放療法ともいい，滲出液が凝固してできた痂皮に，一時的な生体包帯的な働きをさせるものである．しかし，創治療の原則は，湿潤状態を保つことであり，露出とはいえ，軟膏を塗布して少しでも湿潤になるようにする．bFGFの使用も有用である．

［長所］
①細菌感染が少ない．
②包交時の機械的損傷が少ない．
③包帯からの悪臭が少ない．
④包帯交換の手間が省ける．
⑤包帯交換時の疼痛がない．
⑥顔面，外陰部，体幹などにはよい．

［短所］
①無菌的管理が大変である．
②四肢では良肢位固定ができない．

ベッドと触れさせないためには（体幹，外陰部など），特殊な体位が常時要求される．そのためにはskeletal suspensionといって，大腿骨下部，脛骨粗面下部，踵骨，前腕末梢の橈尺骨に鋼線を刺入して，四肢を挙上する．鋼線固定の長所は，(1)開放療法の拡大，(2)植皮しやすい，(3)熱傷局所管理がしやすい，(4)浮腫防止，(5)関節強直や瘢痕拘縮の予防などがあげられているが（難波 1982），患者の局所管理（刺入部の感染，骨変化，血管神経損傷など），全身管理（脳浮腫，循環障害，低体温，睡眠障害など）について特別な配慮を要するなどで，あまり用いられない．

③また痂皮の下に滲出液が貯留すると感染を誘発し，かえって悪化することもある．湿潤状態を保てないなどの欠点もある．

2) 閉鎖法

閉鎖法は，包帯法ともいわれ，局所の消毒後，抗菌薬加ワセリン軟膏（表3-4-9）やその他の適切な軟膏（表3-4-10）を塗布，創と癒着しにくいシリコン加工ナイロンガーゼ，さらに数層の滅菌ガーゼや脱脂綿を当て弾性包帯を巻く．四肢の場合は副木で良肢位に固定する．

現在では，いろいろな人工被覆材が市販されている．

［長所］
①創面の安静，保護が保てる．
②感染対策
③滲出液の吸収
④創面の湿潤化
⑤範囲によっては，外来通院可能

［短所］
①包帯交換時の疼痛が激しい．
②顔面，外陰部は使用しにくい．
③包帯交換時以外，創の観察ができない．

d. 熱傷深度別局所治療法

1) 第1度熱傷

局所の疼痛，熱感，発赤などで，全身症状はみられない．ステロイド含有軟膏を塗布．

2) 第2度熱傷

a) 小範囲の場合

①消毒のあと，水疱は破って，皺が寄らないように，そのまま保存する．水疱膜は，最良の創被覆材である．水疱を保存するのと，除去した場合と比較して，上皮化が半分の期間で済むということが，すでに，1962年

表3-4-9　熱傷創に用いられる代表的な抗菌性局所療法剤

薬剤	バシトラシン・フラジオマイシン硫酸塩配合	フラジオマイシン硫酸塩	硝酸銀	ポビドンヨード	スルファジアジン銀
商品名（会社名）	バラマイシン®（東洋製化−小野）	ソフラチュール®（サノフィ）	硝酸銀「ホエイ」（マイラン−ファイザー）	イソジンゲル®（明治製菓）	ゲーベン®クリーム（田辺三菱）
性状組成	1g中，バシトラシン250単位，硫酸フラジオマイシン2mg含有基剤は白色ワセリン	100g中，硫酸フラジオマイシン1g，無水ラノリン10gを含有ソフトパラフィン基剤をガーゼにしみ込ませたもの（網の目10メッシュ）	局方の硝酸銀の結晶を滅菌蒸留水に溶解0.5％溶液とする	1g中，ポビドンヨード100mg含有	クリーム1g中，スルファジアジン銀10mg含有
適応	小範囲の第2度熱傷	小範囲の第2度熱傷	受傷直後の広範囲第2度熱傷（要入院）	感染した熱傷（特に耐性菌感染）	同左
使用法	ガーゼに伸ばし貼付，滲出多ければ毎日交換，滲出少なければ3日に1回包交	直接創面に当て，その上を無菌ガーゼで覆うガーゼのみ毎日交換	重層したガーゼまたは弾性包帯で湿布2〜3時間ごと散布，12〜24時間ごと包交	創面に塗布しガーゼなどで被覆（閉鎖療法）1日1回包交	同左
特徴	使用簡単で外来，自宅で交換可疼痛緩和創保護作用強し	使用簡単で包帯交換時の再生表皮剝脱防止滲出液を通す	広範な抗菌スペクトラム耐性菌出現まれ疼痛緩和表皮再生の障害なし創保護作用良	強力な抗菌力広範な抗菌スペクトラム耐性菌出現まれ多剤耐性菌に有効	広範な抗菌スペクトラム抗緑膿菌作用強力疼痛なし
欠点注意点	抗菌力・抗菌スペクトラム劣る耐性菌出現	抗菌力・抗菌スペクトラム劣る耐性菌出現	焼痂への浸透性不良，電解質異常（低ナトリウム，低クロル）メトヘモグロビン血症接触するもの黒染	ヨード過敏症広範囲に用いると血中ヨード増加創面黒変	焼痂への浸透性やや悪し顆粒球減少症

（相川直樹：熱傷17：1, 1991を参考に著者作成）

Winterの論文にみられる.

最近では，水疱液を温存すると，水疱液中の蛋白がリンパ球や好中球の機能低下で敗血症を起こしやすく，ゲル化すると創傷治癒を遅らせ，細菌の培地になり，炎症，感染を誘発しやすくなり，また水疱内のアラキドン酸代謝物も炎症反応を増加させるという（松村2007）.

②次に，ステロイド含有軟膏塗布（ゲンタシン軟膏®，バラマイシン軟膏®，エリスロシン軟膏®，フシジンレオ軟膏®など）．その他の親水性軟膏の塗布，圧迫包帯をする．ステロイドより消炎作用は劣るが，安全に広範囲に使用できるアズノール軟膏も有用である（中沢2014）．bFGFの使用も推奨される（新鮮熱傷には保険適用外）.

③包交に際しては，水疱がガーゼなどに付着して剝がれないよう注意が必要である．なお，水疱を破ることによって熱傷深度が深くなることがあるので，その判断

と処置には慎重を要する.

④ゲーベンクリーム™，リフラップ軟膏®などを塗布，包交時に温水にて洗浄後，再包帯する．創は痂皮を生じ，この下で表皮再生が進み，痂皮は自然に脱落し治癒する．顔面はスプレー状に噴霧するミスト洗顔がよい（朝日ら2014）.

⑤クリーム基剤は，刺激が強く，疼痛が強ければ，スルファジアジン銀を除いて他剤に変更する．創は，痂皮crustを生じ，この下で表皮再生が進み，自然に剝脱して治癒する（図3-4-4，図3-4-5）.

⑥局所処置が悪く，また感染を起こすと，第2度熱傷は第3度に移行しやすく，特に第2度真皮深層熱傷には注意しなければならない．bFGF，銀含有創傷被覆材もよい（熱傷診療ガイドライン2015）.

b) 広範囲の場合

①入院を要するのは，広い範囲の第2度熱傷や第2度と第3度混在熱傷の場合である．創の状況によって早期

表 3-4-10　熱傷局所療法に用いられる軟膏類（外用剤）

剤　型	含有薬剤	主な商品名
油脂性軟膏	抗菌薬 抗炎症薬 線維素分解酵素 抗菌薬・副腎皮質ホルモン プロスタグランジン E_1	ゲンタシン軟膏（クリームもあり） アズノール軟膏 リンデロン-VG軟膏（クリームもあり） テラ・コートリル軟膏 プロスタンディン軟膏
乳剤性軟膏 （クリーム）	抗菌薬（スルファジアジン銀） トレチノイントコフェリル 塩化リゾチーム 抗炎症薬	ゲーベンクリーム オルセノン軟膏 リフラップ軟膏
水溶性軟膏 （マクロゴール軟膏）	ジブチリルサイクリック AMP 蛋白分解酵素 抗菌薬（スルファジアジン）	アクトシン軟膏 ブロメライン軟膏 テラジアパスタ
配合剤	抗菌薬（ポビドンヨード）・白糖	ユーパスタ
ゲル	抗菌薬（ポビドンヨード）	イソジンゲル
パウダー	線維素分解酵素（ストレプトキナーゼ） カデキソマー・ヨウ素	カデックス

（鈴木茂彦：形成外科 42：S67，1999 を参考に著者作成）

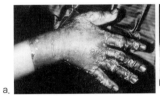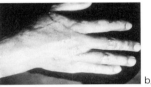

図3-4-4　第2・3度熱傷
a：術前．b：術後．指背部に植皮，他は軟膏療法で治癒．

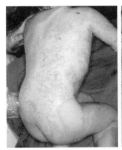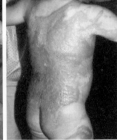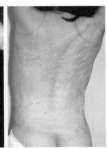

a：受傷後1週間で搬送　　b：6ヵ月目　　c：受傷後10年

図3-4-5　第2度熱傷
4歳，女児．第2度20%．

（奥田良三氏提供）

手術を行う．すなわち熱傷深度の深達化を防ぐため，一般状態が良好であれば，受傷後1週間以内に tangential excision といって表層を郭清し，植皮する（Jacksonら 1972，岩泉 1977）．
②待機手術の場合は，感染予防としてゲーベンクリームを使用（熱傷診療ガイドライン推奨）
③また，四肢，胸部全周性の第3度熱傷では，浮腫や皮膚の凝固，収縮によって，コンパートメント症候群のように，内圧が高まり，血管，神経の圧迫で，組織壊死，神経麻痺，呼吸困難などを起こすので，第3度熱傷が混在する場合は症例によって焼痂を長軸方向に切開，減張を図る焼痂切開 escharotomy を行う．焼痂切除後は，植皮になる．

3）第3度熱傷
これは，軟膏療法のみでは治癒しない．治癒するにしても，時間がかかり，ケロイドになる（図3-4-6，図3-4-7）．要は，早期手術，植皮による創の早期閉鎖であるが，全身状態によっては軟膏療法を行い，様子をみる．最近では超早期植皮も試みられているが，あくまでも全身状態をよくするためである．

a）創面保護療法
①後述の代用皮膚被覆で創の保護，感染防止を図る．
②軟膏療法としてゲーベンクリーム，リゾチーム軟膏，リフラップ軟膏，オルセノン軟膏の塗布などを塗布し，全身状態の回復を待ち，次の壊死組織除去（ブロメライン軟膏，ソルコセリル軟膏が推奨 A-熱傷診療ガイドライン 2015）のあと，創閉鎖を行う．
③肉芽形成促進剤，上皮形成促進剤としては，ユーパスタ軟膏，カデックス軟膏，プロスタグランジン軟膏，アクトシン軟膏など（石倉ら 2004），創の状態で使い分ける．ポビドンヨードゲルは滲出液に触れると失活

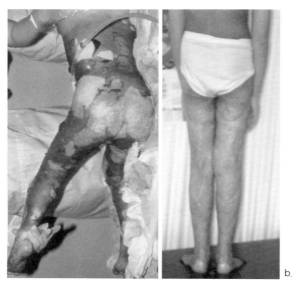

図3-4-6　第2, 3度熱傷
a：6歳男児．風呂転落による3度50％, 2度10％熱傷
b：6回の手術後, 6ヵ月で退院, 12年後

（奥田良三氏提供）

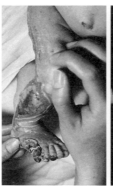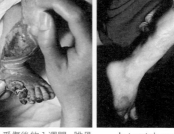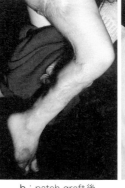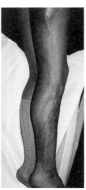

a：受傷後約1週間, 腓骨露出, 第5趾壊死　　b：patch graft後　　c：術後9年

図3-4-7　出生当日湯タンポによる熱傷

（鬼塚卓弥：災害医学 11：1130, 1968 より引用）

する．抗生物質は細菌の感受性で変化するなど, 選択に要注意（熱傷診療ガイドライン2015）．

④最近では, いろいろな創傷被覆材が市販されており, 創治癒亢進, ガーゼ交換不要などの長所が認められているものもある．

b) 壊死組織除去

①この外科的デブリドマン surgical debridement は, 熱傷毒素 burn toxin の予防, 細菌感染の予防, 創の清浄化が目的である．

②これには, 48時間以内の超早期デブリドマン early primary debridement（中沢ら1998, 2000, 2010）, 受傷後2〜7日以内に行う早期デブリドマン primary debridement（別名 primary necrectomy, early necrectomy, early excision）と, 1週間以降, 全身状態によっては遅れて行う晩期デブリドマン late debridement に分けられる．このうち超早期デブリドマンについては推奨されているが, 慎重な検討が望ましい．

③デブリドマンのときは, 出血がかなりあるので, tumescent technique で出血を減少させることが有用である（Kahalley1991, Janezic 1997, Robertson 2001, Losee 2005, 梅本ら2008）．

(1)早期デブリドマン primary or early excision　近年は, 受傷後1週間以内に初回手術を開始することが, 救命率を上げるために必須であるといわれており, これを早期切除植皮術 early excision and grafting という．すなわち, ショック期の全身管理, 気道熱傷の呼吸管理などを的確に行い, できるだけ早く手術を行うこと, 周術期の全身管理を安全かつ適切に行い, スキンバンク（田中ら2003）などを利用し凍結保存死体皮膚 cryo-preserved cadaver skin を同種植皮 allograft として使用する, あるいは人工真皮を使用するなどして限られた自家植皮を補うことにより早期の創閉鎖を図り, 感染および臓器不全を回避する．30％ TBSA 以上の広範囲熱傷では, 熱傷診療ガイドラインでも推奨度Bである．

(2)晩期デブリドマン late debridement　従来は重症熱傷の場合に行うとされていた．しかし, 近年は重傷広範囲熱傷についても早期切除植皮術 early excision & grafting が救命治療のための必須条件となった．Huang ら（1999）は, 早期に壊死組織除去を行うと有意に死亡率を低下できると報告し, 熱傷組織から炎症性サイトカインである TNF-α, IL-1, IL-6 などの chemical mediator の産生を抑制できると考えられている（Ravage ら1998, 小倉ら2003）．ただし, 早期手術が可能となるには, 周術期の全身管理が安全かつ適切に行われ, 手術に際し同種移植 allograft あるいは人工真皮が十分に利用できる体制でなければならない．

c) デブリドマンの施術層

(1)**表層剥離術** tangential excision　焼痂層を非壊死部分から分離し, 遊離植皮するために行われる．free hand dermatome を用いるが, 出血点の大きさと知覚を参考にする．切除層は肉芽の下の結合織層の上である．Jazenkovic（1968）, Jackson（1972）の報告で普及した．

(2)**分割切除術** sequential excision　十分な出血が得られるまで切除する．

(3)**筋膜上切除術** suprafascial excision　筋膜の血行を期待するものである．広範囲3度熱傷患者の植皮生着を確実にするために用いられる．整容的にはかなり劣っていたが, 近年は人工真皮を併用することにより改善がみられる．

(4)**焼痂切除術** escharectomy　創の状況, 全身状態で決め

る．

　なお，十分に整備された状況下にないときは，デブリドマンは10％以内にとどめないと，出血や体液漏出で全身状態の悪化を招きやすい．そのためtangential excisionなどで，できるだけ侵襲を少なくすることも考慮すべきである．

d) 熱傷面積別創閉鎖法

(1) 熱傷範囲が狭い場合　単純縫縮を行えば治療期間を短縮することができる．

(2) 中等度範囲で単純縫縮できない場合　上記，外科的郭清を行い，できるだけ早期に分層植皮する．

　場合によっては，人工真皮などを用いて肉芽組織の改善，疼痛の緩和に努める．創の早期閉鎖は，熱傷の場合も多くの利点を有する．症例によっては，植皮部分を二次的に連続縫縮すれば線状瘢痕にすることができる．

(3) 広範囲熱傷　ショック期を過ぎると全身状態，創の状態，採皮部を考慮して適切な処置を講ずる．

① 全身状態が悪いとき：早期に代用皮膚としての生体皮膚すなわち，異種植皮（豚皮 porcine skin），同種植皮（たとえば母親の皮膚を移植），凍結保存培養皮膚（スキンバンク）や人工皮膚で一時生体包帯的役割を施し，全身状態の回復を待って少しずつ自家植皮を行う．重症熱傷では自家培養表皮移植は生存率を改善する可能性があるので推奨度Bである．

② 全身状態が比較的良好なとき：深部熱傷部位のみに異種植皮，同種植皮し，あるいはこの部分のみ自家植皮を行って，表在性熱傷部分が治癒してからこの部分の皮膚を採取，さらに深部熱傷部位に植皮していく（図3-4-8）．

③ 全身状態が良好なとき：機能的，美容的に重要なところ，たとえば顔面，手指，関節部などから少しずつ創面を被覆していく．一度に広範囲に植皮すると，採皮部も不足するし，採皮部からの出血で全身状態を悪化させることもある．通常patch graftか網状皮膚で創を閉鎖する．採皮部が少ないときは頭皮からの分層植皮も考慮する（Crawford 1964，浜本ら 1976）．脂腺に達しない程度の厚さであれば，毛髪の再生については心配がない．

④ 骨露出を起こしている場合：全身状態が回復するまでは，生食湿布や人工被覆材を施して乾燥を防ぎ，全身状態がよくなり，肉芽組織ができてれば植皮を行い，さもなければ骨面を穿孔し，あるいは，剝削して肉芽組織の形成を促進し，植皮を行う．症例によっては，他の外傷と同じような皮弁による修復を図る．

e. 部位別熱傷治療

① 角膜損傷は，眼科医の診察が必要．② 鼻は，気管挿管の際に注意．③ 耳介軟骨は，露出しやすいので注意．④ 顔面は，開放療法が原則であるが，閉鎖療法と有意差はない

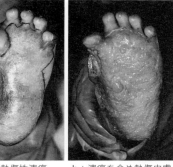

a：熱傷性潰瘍　　b：潰瘍を含め熱傷皮膚　　c：植皮後4年
　　　　　　　　　　　の切除

図3-4-8　陳旧性熱傷

という（田中 2010）．

f. 外用療法

　これは，前述した軟膏療法であるが，その目的は，創面保護，上皮形成促進，肉芽組織再生促進，分泌物吸収，消炎，抗菌などの作用にある．これまでは，下記軟膏を塗布，その上にシリコン加工ナイロンガーゼを載せ，さらにガーゼをおく．

1) 外用剤の基剤

　油脂性基剤：ワセリンなどの飽和炭化水素剤で創の保護，保湿作用で上皮形成を促すので浅い創などに適応があるが，今日では本剤単独使用はない．小野（2005）は，次のようにまとめている．

① 乳剤性基剤は，親水軟膏で，水中油型基剤（O/W）と油中水型基剤（W/O）がある．前者は薬剤の浸透作用，深達性熱傷で，創保護作用は弱い．後者は，創保護作用はよく，潰瘍創に使用される．

② 水溶性基剤：ポリエチレングリコール（マクロゴール軟膏），などで，潰瘍用．

③ 液剤：ローション，スプレーなどがある．

④ 増殖因子製剤：bFGFがある．

⑤ 懸濁性基材：液体と粉末剤との併用剤である．

⑥ テープ剤：テープに薬剤を付着させ，密封封鎖法として使用される．ドレニゾンテープなどがある．

⑦ 湿布剤：後述

2) 外用剤の種類

a) 抗菌薬加軟膏

　熱傷の治療に主として用いられるものである（表3-4-9）．抗菌薬やステロイドをいろいろな基剤に混合して使用する．昔使用されたチンク油は禁忌になっている．

　油脂性軟膏は，創面保護作用，痂皮や壊死組織軟化を起こす．組織浸透性は少ない．

　クリーム基剤は，薬剤の浸透性はよいので，分泌物が創内に逆行することがある．

　水溶性軟膏は，吸湿性に優れ，潰瘍面によい．包交時の

102　第3章　創傷治療

表3-4-11　silver sulfadiazine cream の作用

| 1. 緑膿菌, グラム陽性菌, グラム陰性菌 |
| 2. bacteriocidal の作用 |
| 3. 疼痛がない |
| 4. 電解質の異常をきたさない |
| 5. 毒性が少ない |
| 6. 上皮再生を阻害しない |
| 7. 白血球数減少 |

（村松正久：熱傷 3：66, 1977 より引用）

表3-4-12　硝酸銀とゲンタマイシンクリームの特徴

0.5% 硝酸銀 silver nitrate	0.1% ゲンタマイシンクリーム gentamicine cream
広範囲スペクトル	吸収早い 広いスペクトル
疼痛なし 乾燥で濃度が濃くなる 被服着色	疼痛なし 腎障害 聴力障害
ナトリウム減少を起こす eschar を浸透しにくい 深層の細菌には無効 アレルギー反応なし	耐性が起こりやすい

痛みがある.

パスタやパウダーは, 強力な吸湿性のため感染創によい.

b) サルファマイロン sulfamylon（10% para-amino-methyl benzene sulfamide hydrochloride, mafenide acetate）

これは, 壊死物質があっても容易に吸収され, その殺菌作用は緑膿菌を5分間で約100%死滅させるという.

事実, Moncrief（1966）は, サルファマイロン使用例は, 死亡率が38.3%から一挙に19.6%に減少したという. 通常, 深達性真皮熱傷（DDB）, 深達性熱傷（DB）に対し, 温浴療法と併用する.

しかし, サルファマイロンの欠点として, ①代謝性アシドーシス, 炭酸脱水酵素阻害薬で肺障害を起こしやすい, 呼吸数が増加するときは中止する, ②塗布による局所の熱感, 疼痛, ③脱水, ④菌交代現象, ⑤第2度熱傷では表皮形成阻害, などがあげられているが, この欠点を補うものが, 次の silver sulfadiazine cream である. ちなみにサルファマイロンは現在日本では市販されていない.

c) silver sulfadiazine cream（シルバジン silvadene）

silver sulfadiazine cream（ゲーベン® クリーム）の作用は, 表3-4-11 のごとくである. sulfamylone cream との比較は表3-4-12 に記載した（村松1977）. サルファマイロンは, 抗菌性, 作用時間の長さで優れ, 疼痛などの副作用, 温浴方法併用などの管理法で問題がある. シルバジンは, 多少抗菌性は落ちるが, 副作用がほとんどなく, 温浴療法を加えた方法が主流となった（吉岡ら 2003, 斉藤ら 2015）. 使いやすい長所があり, 適応を十分に考慮すれば, はるかに有用であろう. しかし, 最近, クリームに含有されている銀が抗菌薬として有効であるが, その銀の徐放によって, 重篤な副作用が生じることがあると警告している（佐治ら 2014）.

d) ゲンタマイシンクリーム

緑膿菌に有効であるが, 耐性菌の出現が問題となる（表3-4-12）.

e) bFGF 製剤

表皮形成促進作用, 肉芽形成促進作用, 血管新生促進作用などがある. トラフェルミン（フィブラストスプレー®）を使用.

f) その他の軟膏

リゾチーム軟膏®（壊死組織融解剤）などがあるが, 最近では使用されない（表3-4-10）.

g.　熱傷深度別外用薬

横尾（2012）は, 次のようにまとめている（第3章-2「機械的損傷」の項参照）.

- 第2度熱傷：抗生物質含有軟膏—テラジアパスタ®
- 第3度熱傷：壊死組織融解軟膏—ブロメライン軟膏®, カデキソマー・ヨウ素（カデックス®）, スルファジアジン銀（ゲーベンクリーム®）
- 熱傷潰瘍：プロスタグランジン E_1 軟膏, アクトシン軟膏®, bFGF スプレー（認可適応に注意）.

h.　湿布療法

熱傷の初期治療の項で冷却について述べたが, 次のようにいろいろな湿布療法がある. 現在では湿布だけというより軟膏療法との組み合せが多い.

1) 硝酸銀湿布

0.5%硝酸銀を 3～4 時間おきに, ガーゼの上に硝酸銀を適下する. 殺菌作用, 無菌的創保護を期待（表3-4-9）. その抗菌作用は浅い熱傷には非常に有効であるが, 皮膚深層には到達しないため深達性熱傷には不十分である.

2) 三色素療法

400 倍 gentiana violet, 400 倍 brilliant green, 1,000 倍 neutral acrifravin を等量ずつ混合したものを噴霧する.

3) イソジン液

10%ポビドンヨード液を消毒の意味もあって使用する. MRSA や真菌, ウイルスに効果があるという. ヨード過敏症には注意する. また重傷熱傷に用いるときは大量投与によるヨード中毒に注意する必要がある（表3-4-9）.

i.　入浴療法 hydrotherapy

36～38℃の入浴で, 使用薬剤の除去, 汚染面の洗浄, 壊死組織除去, 包交の疼痛軽減などの目的で使用されていたが, 近年, 患者間耐性菌感染の危険性から, シャワーを除

き推奨されていない. しかし, 形成外科としては, 必要な場合もあり, ネグレクトできない (中沢 2014).

［長所］

① 保存的デブリドマンである (一種の洗浄法, あるいは湿布法)

② 運動

③ 関節拘縮除去

④ ストレス解消

⑤ 創の無菌化

⑥ 特に敗血症を起こしている場合など, 他の抗菌療法, サルファマイロン, シルバジン療法と入浴療法を併用することによってかなりの効果をあげることができる.

［短所］

① 全身状態が, ある程度落ち着かないといけない.

② 症例によっては全身麻酔下に, 植皮術前に入浴療法を行うこともある.

③ 熱傷が小範囲であれば, 容易であるが, 範囲が広くなると, 特殊な浴槽など設備と人手を要する.

j. 創傷被覆材 dressing materials

深達創は, 範囲が広くなると外用療法のみでは自然治癒が困難である. 何らかの手段で創を被覆することになる. 創傷被覆材には, 人工被覆材と生体被覆材とがある.

1) 人工被覆材 artificial dressing materials

使用に耐えるようになった人工被覆材は, 1971 年のオプサイト R film dressinng materials からであろう. その後, テガダーム, デュオアクティブなどが発売された (第 7 章-5 「代用皮膚」の項参照).

しかし, 最近では人工皮膚として, いろいろな代用皮膚 dermal substitute が用いられている. ① シリコン膜を付け 2 層化したインテグラ, テルダーミス, ペルナック, ② シリコン膜のない Matriderm, ③ 動物性でない Dermagraft などがある (松村, 2010) が, 後二者は日本では認可されていない. ④ ジェイス JACE (J-TEC 社製, 2007 年 30% 以上第 3 度熱傷に薬事承認) が使用できる. ⑤ 人工真皮は, 表皮がないため, 後日, 分層植皮が必要であるが, 術後の瘢痕がやわらかく, 入手が楽であるという利点がある. しかし感染創に適応できない.

2) 生体包帯材 biological dressing materials

広範囲熱傷の場合は, 全身状態回復, 局所療法の改善のため, 生体包帯 biological dressing matrials として同種植皮 allograft, 異種植皮 xenograft が用いられてきた. このうち異種植皮については, Reverdin が 1869 年はじめて報告, Lee が 1880 年, ヒツジを熱傷に使用して以来, いろいろな動物が用いられたが, Bromberg ら (1965) の報告以来, 入手の容易さから porcine skin が広く用いられるようになった.

自家培養皮膚は, 使用可能になるまで, 少なくとも 3 週間の培養期間を待たねばならない. その代わりに出てきたのが同種凍結培養皮膚 (日本スキンバンクより取得できる) で, 同種とはいえ移植床の表皮化促進効果があることが報告され, また同種培養皮膚は, 永久生着はしないものの線維芽細胞から産生される創傷治癒を促すサイトカインの血管内皮増殖因子 vascular endotherial growth factor (VEGF), 塩基性線維芽細胞成長因子 (bFGF) などが放出され, またそのマトリックスが壊れ, ヒアルロン酸, コラーゲンなどに分解され, 線維芽細胞に走化因子として働くこともわかってきたからである. 主として, DDB の治療に用いられる (福島 2002, 高橋雄ら 2004) (第 7 章-5 「代用皮膚」の項参照).

3) 植皮術 autologous skin grafting

創傷被覆材として永久生着するのは自家植皮術である (第 7 章-1-E 「自家植皮」の項参照).

⓭ 広範囲熱傷と細菌感染

a. 敗血症, 菌血症

熱傷そのものが易感染性で, 軽度熱傷でも細菌感染はもちろん問題にはなるが, 熱傷範囲が広くなるにつれて, その重要性が増してくる. 昔は熱傷急性期のショック死が多かったが, 今日では適切な輸液法によってショック死が減少し, かなり重症熱傷でも生存が可能なった. それだけに, 感染, 特に緑膿菌感染による敗血症を起こし, 死亡する例が増加している. 熱傷創, 呼吸器感染 (気道熱傷, 挿管操作), 尿路感染 (カテーテル), 血管炎 (カテーテル感染 catheter-related blood stream infection : CRBSI), 腸の常在菌が粘膜から血行内に侵入する bacterial translocation などが感染源となる. しかし, 最近では, 全身管理, 局所管理が適切に行われるようになり, 敗血症の頻度も減少し, 肺炎による pulmonary sepsis などが問題視されている (篠澤 2003).

受傷直後は *Staphylococci*, *Streptococci* などの常在菌感染が多いが, 経時的に少なくなり, 逆に *Proteus*, *Pseudomonas* のような細菌が増加してくる (仁科 1988). また, MRSA も高率に検出されるようになる (田熊ら 2003).

小野 (1982) によると, 受傷後 1 週では *Proteus*, *Staphylococci*, *Candida* は, 同率であるが, 3 週目になると緑膿菌が 50% を超えるという.

受傷面積が 10% 以下では 30.6% の感染率であるが, 受傷範囲が 30% を超えると 60% 以上, あるいは 75% の感染率になるというが (田熊ら 1993), 熱傷治療成功の鍵は, 輸液によるショックの解決後は, 感染のコントロールであり, 熱傷深度やその範囲の拡大をいかに防ぐかにある.

この感染を防ぐためには, 有効なる抗菌薬の全身的, 局所的投与 (頻繁に細菌培養感受性テストのチェックを行う) を行うとともに, 前述したようないろいろな局所療法を併

表3-4-13　敗血症(広義)の定義

病　　態	定　　義
bacteremia(菌血症)	循環血液中に生菌が存在していること(血液培養陽性)
sepsis(敗血症)	感染症の存在に加え,以下の感染菌に起因する所見を呈する場合 ①20回/min以上(または分時換気量が10 L/min以上)の頻呼吸 ②90/min以上の頻脈 ③38.4℃以上の発熱,あるいは35.6℃以下の低体温
sepsis syndrome(敗血症症候群, あるいは敗血症性ショックの準備段階)	上記の敗血症の所見に加え,以下の臓器還流不全の所見がある場合 ①PaO₂/FIO₂≦280の低酸素血症(他の心肺機能障害がないこと) ②乏尿(時間尿量0.5 mL/kg以下) ③血漿乳酸値の上昇
septic shock(敗血症性ショック) early septic shock	sepsis syndromeの所見に加え,収縮期血圧で90 mmHg以下,または40 mmHg以上低下した場合で,血圧低下が1時間以内で,しかも通常の輸液・昇圧薬に反応するもの
refractory septic shock	血圧低下が1時間以上持続し,しかも十分な輸液,血管収縮薬あるいは高濃度ドパミンにも反応しない場合

(Bone RC:Ann Intern Med 114:332, 1991;平山　峻ほか:最新の熱傷臨床―その理論と実際,克誠堂出版, p282, 1994 より引用)

用する.

抗菌薬としては,感受性検査に基づいて使用するが,その全身的投与の局所への影響は熱傷24時間後までは大きいが,4日後,7日後では菌血症,敗血症の予防としての効果はあっても熱傷局所への効果は期待できない.

緑膿菌感染よりMRSA(メチシリン耐性黄色ブドウ球菌methicillin resistant *Staphylococcus aureus*)がかなり問題になっている.なお,①敗血症(burn wound sepsis or septicemia)は,血液から菌が検出され,全身状態が悪化したものであるが,②菌血症(bacteriemia)は血液内に菌が検出されるが,全身状態の悪化がないものとされる.近年敗血症とは別に,感染により全身状態が悪化した状態をセプシスsepsisという概念が導入されており,必ずしも菌血症を前提としていない(**表3-4-13**).

受傷早期は,皮膚常在菌や腸内細菌に対するempiric therapyであるが,なかでも緑膿菌,MRSA,真菌症が対象になる.重症になると,細胞性免疫が抑制されcompromised hostとなり,敗血症へ進む(猪原ら,2012).

敗血症になると,創の皮膚や皮下組織の色が急に暗赤色になり,正常皮膚に暗赤色の斑点,低血圧,低体温,イレウスなどの症状が出る.これは,菌数が10⁵/cm³を超えた場合で,toxicな全身状態を示すものである.細菌毒素には外毒素(exsotoxin),内毒素(endoxin)があるがいずれにしてもショックを起こす.

さらに菌交代現象として真菌感染症も問題であり(吉岡ら2003),また消化管粘膜バリアの障害によるbacterial translocation(類sepsis病態)も問題視されている(篠澤2003).

b.　治療

治療は,四肢の高位切断を含む変性部分を創ごと切除したり,投与薬剤を変えたりする必要がある.

1) 抗菌薬投与

抗菌薬の投与法には,目的別に次のように区別される.
①予防的抗菌薬投与 antimicrobial prophylaxis
②抗菌薬治療的投与 antimicrobial therapy
③経験的抗菌薬投与 empiric antimicrobial therapy
④選択的抗菌薬投与 selective antimicrobial therapy

2) 予防的抗菌薬投与

これは,感染徴候のない患者に感染予防を目的にして抗菌薬を投与することであるが,一般的に不要である.

許されるとすれば,広範囲熱傷,気道熱傷,免疫不全症,留置カテーテル(心臓内,大血管),易感染者(糖尿病,肝硬変,ステロイド投与中など)(熱傷診療ガイドライン2015).

3) 使用抗菌薬

使用薬として,猪原ら(2012)は,次のようにまとめている.

①緑膿菌:ピペラジン,セフメタジン,ニューキノロン系薬,なお,βラクタム系薬,アミノグリコシド系薬,フルオロキノロン系薬は多剤耐性緑膿菌になりやすく,ポリミキシンB,コリスチンが使用される.
②MRSA:バンコマイシン,アルベカシン,テイコプラニン,リネゾリド,ダプトマイシンが使用されている.
③真菌症:カンジダ症が多く,フルコナゾール,などが使用される.
④壊死性感染症:第3,第4世代セフェム系抗菌薬,ペニシリンG大量投与,クリダマイシン併用.免疫グロブ

表3-4-14　厚生省DIC研究班の診断基準（1988年改訂）

1. 基礎疾患		得点
	あ　り	1
	な　し	0

2. 臨床症状		
1) 出血症状（注1）		
	あ　り	1
	な　し	0
2) 臓器症状		
	あ　り	1
	な　し	0

3. 検査成績		
1) 血清FDP値（μg/mL）		
	$40 \leqq$	3
	$20 \leqq$　< 40	2
	$10 \leqq$　< 20	1
	$10 >$	0
2) 血小板数（$\times 10^3/\mu$L）（注1）		
	$50 \geqq$	3
	$80 \geqq$　> 50	2
	$120 \geqq$　> 80	1
	$120 <$	0
3) 血漿フィブリノゲン濃度（mg/dL）		
	$100 \geqq$	2
	$150 \geqq$　> 100	1
	$150 <$	0
4) プロトロンビン時間		
時間比（正常対照値で割った値）		
	$1.67 \leqq$	2
	$1.25 \leqq$　< 1.67	1
	$1.25 >$	0

4. 判定（注2）
1) 7点以上　　DIC
　　6点　　　　DICの疑い（注3）
　　5点以下　　DICの可能性少ない
2) 白血病その他注1に該当する疾患
　　4点以上　　DIC
　　3点　　　　DICの疑い（注3）
　　2点以下　　DICの可能性少ない

5. 診断のための補助的検査成績，所見
1) 可溶性フィブリンモノマー陽性
2) Dダイマーの高値
3) トロンビン・アンチトロンビンⅢ複合体の高値
4) プラスミン・α_2プラスミンインヒビター複合体の高値
5) 病態の進展に伴う得点の増加傾向の出現．特に数日内での血小板数あるいはフィブリノゲンの急激な減少傾向ないしFDPの急激な増加傾向の出現
6) 抗凝固療法による改善

6. 注1： 白血病および類縁疾患，再生不良性貧血，抗腫瘍剤投与後など骨髄巨核球減少が顕著で，高度の血小板減少をみる場合は血小板数および出血症状の項は0点とし，判定は4-2）に従う．
　注2： 基礎疾患が肝疾患の場合は以下のとおりとする．
　　a. 肝硬変および肝硬変に近い病態の慢性肝炎（組織上小葉改築傾向を認める慢性肝炎）の場合には，総得点から3点減点したうえで，4-1）の判定基準に従う．
　　b. 劇症肝炎および上記を除く肝疾患の場合は，本診断基準をそのまま適用する．
　注3： DICの疑われる患者で，5. 診断のための補助的検査成績，所見のうち2項目以上満たせばDICと判定する．

7. 除外規定
1) 本診断基準は新生児，産科領域のDICの診断には適用しない．
2) 本診断基準は劇症肝炎のDICの診断には適用しない．

（青木延雄ほか：厚生省特定疾患 血液凝固異常症調査研究班　昭和62年度研究報告書, p37, 1988より引用）

リン．

⓮播種性血管内凝固 disseminated intravascular coagulation（DIC）

　熱傷のコントロールができないと，いずれDICに進行する．

　DICについては厚生省DIC研究班の診断基準がある（**表3-4-14**），

　治療は極めて難しく，**表3-4-15**のように原因の除去，対症療法を行うが死に至ることが多い．DICは全身性に血栓が生じた状態であるが，これをcoagulationとしthrombosisとしないのは血栓のないものがあるためという．熱傷以外にもいろいろな原因で起こるが，発現機序については議論が多い．

表3-4-15　DICの治療

A. 病態進行の阻止
原疾患の除去
B. 補給
血小板輸注
新鮮凍結血漿
C. 薬剤
ヘパリン
低分子ヘパリン（フラグミン）
アンチトロンビンⅢ（ノイアート）ATⅢ活性を正常の70%以上に保つ．
FOY（メシル酸ガベキサート）
フサン（メシル酸ナファモスタット）など
D. 血液浄化
血漿交換，交換輸血

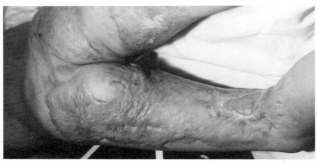
a：熱傷後のケロイドと慢性潰瘍

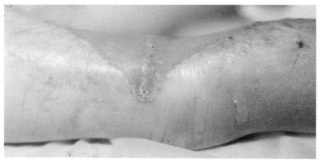
b：膝窩部のみ遊離植皮

図3-4-9　陳旧性熱傷
（鬼塚卓弥：災害医学 11：1130, 1968 より引用）

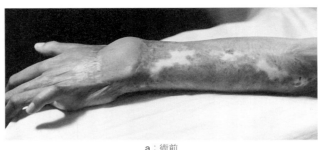
a：術前

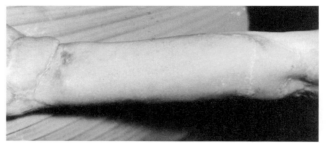
b：分層植皮後

図3-4-10　熱傷後の色素沈着と脱失
関節部は某病院ですでに有茎皮弁で修復してある.

B. 陳旧性熱傷，潰瘍

❶全身的治療

長期にわたる熱傷の場合は，貧血，低蛋白症を起こしやすく，また肝，腎など臓器障害を併発することもあるので，全身状態の再チェックを行い，合併疾患の治療を行う．

❷局所的治療

陳旧性熱傷では，肉芽組織は，感染，浮腫，線維化を起こし，不良肉芽となり，植皮しない限り自然治癒することなく潰瘍化し，悪性化（Majolin's ulcer, 皮膚癌）することもあり，できるだけ早く創を閉鎖しなければならない．

a. 真皮残存潰瘍

感染を抗菌薬投与により抑えるとともに郭清術を施行，不良肉芽を除去したのち，抗菌薬含有生食液で圧迫湿布を行い，あるいは，創傷被覆材にて創の清浄化を図り，上皮化を待つか，植皮する．

b. 全層欠損潰瘍

外科的郭清後，遊離植皮か皮弁形成術を行う（図3-4-9）．

c. 深部組織露出性潰瘍

外科的郭清後，皮弁形成術を行う（図3-4-10）．

C. 特殊熱傷

❶顔面熱傷

a. 部位的特殊性
①最も目立ちやすい部位である．
②眼瞼，鼻，口唇，耳介は，容易に瘢痕拘縮を起こしやすい．
③顔面に熱傷があれば，気道熱傷も疑う．

b. 治療上の特殊性
①開放療法が適応である．特に浅在性第2度熱傷（SDB）では，創が治癒しやすい．術後，色素沈着をきたしやすい．
②深在性第2度熱傷（DDB）では，治癒はしても肥厚性瘢痕やケロイドになりやすい．
③浮腫が強いが，消褪も早い．
④植皮では，aesthetic unit を考慮する．
⑤眼瞼は，眼脂による汚染で感染しやすく，また，外反症を起こしやすい．早期の植皮が必要である．
⑥耳介は軟骨炎を起こしやすく，感染に注意，早期の植皮が必要になる．

❷外陰部熱傷

a. 熱傷原因の特殊性

風呂，たき火，ストーブによるものが多い．

b. 部位的特殊性

①排尿, 排便に不自由を来たし, 汚染されやすい.

②拘縮をきたしやすい. 拘縮により運動障害, 排便・排尿障害, 性交障害, などをきたす（第32章-6「下肢瘢痕」の項参照）.

c. 治療上の特殊性

①開放療法を考慮する. いわゆる skeletal suspension である（前述）. 大腿骨末梢に鋼線を刺入, 載石位 lithotomy position に固定する. 固定中は, 感染, 神経障害, 循環器障害, 脳浮腫などに注意.

②早期植皮を考慮する.

③肛門周囲熱傷では, 創部を便汚染から保護するため肛門内留置型排便管理チューブを使用する（推奨度B）. しかし, 長期の留置は避ける.

❸手部熱傷 （図3-4-5）（第32章-2-B-⑥「手の熱傷」の項参照）

a. 部位的特殊性

①手背と手掌とで, 解剖学的構造が異なる.

②エクリン汗腺が豊富.

③浮腫が強い.

④手掌部は厚く, 深部組織の損傷は少ないが, 手背は, 皮膚が薄く骨, 腱まで達しやすく, 拘縮を起こしやすい.

b. 治療上の特殊性

①手掌は, 治癒が早く, 一応, 保存的療法で様子をみる.

②閉鎖療法を考慮する.

③良肢位 intrinsic plus position での固定が大切である.

④減張切開, tangential excision が必要になることがある. 浮腫と焼痂組織で指の循環障害を起こすからである. excision は伸筋腱が露出しないように中手骨間で指部では側切開で, 手関節部では手根間の開放を行う（井田ら2014）.

⑤手背は, 深達度Ⅱ以上では早期焼痂切除, 早期植皮を考慮する.

⑥手掌部の植皮は, 深達度Ⅱまでは, できるだけbFGFスプレーを使用, 上皮化を期待するが, それ以上の深度の熱傷では, 足底の土踏まず部位の皮膚を利用する.（井田ら2014）は, 瘢痕拘縮を起こしても後日植皮しても成績は同じとして, いったん鼠径部の皮膚で被覆し, 成長後に足底非加重部より移植している.

⑦術後, 早期リハビリテーションを必要とする.

❹幼小児熱傷

a. 年齢

生後6ヵ月から2歳半までに多い. 4歳までに80%（村松1977）.

b. 部位

手, 額, 胸, 下肢前面の順である.

c. 原因的特殊性

熱傷によるものが多く, 炊飯器, ポット, やかん, 鍋, 味噌汁, スープ, ときに熱い風呂などがある. 1歳未満で高温液体, 2歳で高温物体, 2～5歳で火炎, 風呂（春成2009）.

理解力の不足と逃避能力の未熟さによると考えられる.

d. 生理的特殊性

①細胞外液量が, 成人の2～3倍（平山1994）と多く, 代謝がはげしく（前田1981）, 山吉ら（1977）は1.5～2倍の投与を勧めている. しかし, 成人より大量投与に堪えられるが, 逆に過剰輸液になりやすい.

②低酸素hypoxiaに対する感受性大.

③腎機能や体温調節機能が未熟でそれらの低下を起こしやすい（1歳を過ぎると, 心肺合併症は, 成人に比較して少なくなる）. 低ナトリウム血症になりやすい.

④血管反応性が強い（熱傷が深くなりやすい）.

⑤呼吸抑制を起こしやすい.

e. 解剖学的特殊性

①体表面積比率が年齢でまちまちである.

②体重の割に体表面積が大きい.

③皮膚が薄く, 熱傷が深くなりやすい.

④呼吸器系が未発達である.

⑤脂肪組織が多く, 筋力が弱いため, 瘢痕拘縮を起こしやすい.

⑥その他, 循環系の未発達のため, 四肢末梢の第3度熱傷では壊死を起こしやすい.

f. 治療上の特殊性

前述のいろいろな特殊性から小児熱傷の治療法にも特殊性がある（難波1982, 中澤ら1994）.

①輸液法は成人のようにはいかない. 体重あたりの体表面積が大きいためで, たとえば体重70kg成人は, 2,000mL/dayの水分の出入りがあり, 体重あたり30mL/kgであるが, 7kgの乳児では700mL/dayの出入のため, 体重あたり100mL/kgとなる. 2歳以下では低血糖になりやすく初日でも5%ブドウ糖加乳酸リンゲル液の投与が必要である（篠澤2003）. 熱傷診療ガイドライン2015では, 14歳未満あるいは体重40kg未満では成人と比較して体重を基に計算されるより多くの輸液を必要とする. 初期輸液開始後は, 主に尿量維持を指標に輸液量を調節するが, その目安は成人の0.5mL/kg/hr以上に対し, 1.0mL/kg/hr以上にするという.

②局所冷却を長く行うと低体温になりやすい. エネルギー代謝が大きいためである.

③熱傷深度が深くなりやすい.

④浅達性第2度熱傷（SDB）と深達性第2度熱傷（DDB）

の区別が，成人に比べ難しい．ビデオマイクロスコープ（Bscan®, HiSCOPE など）の評価は有用である．この検査で3日までに血流が回復すれば浅達性で，回復しなければ深達性である．bFGF を噴霧，その上にハイドロジェルのビューゲルで被覆するだけで治癒することもある．

⑤四肢末梢が壊死しやすい．

⑥包帯交換が難しい．

⑦陰部，下肢は，skeletal suspension が容易．牽引部としては，踝上部，脛骨粗面，大腿骨顆上部，など硬い骨組織の部分が選択される．

⑧瘢痕拘縮を起こしやすい．特に陰茎，肛門，膣口の変形．狭窄予防には早期治療．

❺老人熱傷

a. 原因的特殊性

ストーブ，たき火，寝タバコなどの火焔によるもの，風呂転落が多い．認知症のほか逃避能力の減退による．核家族化も問題である．

最近，菅又ら（1989）は，老人の低温熱傷について報告し，41〜51℃くらいで広範囲熱傷を起こすという．

生体細胞は体温より数度高い温度刺激に heat shock 反応を起こし，heat shock protein なるものを発生する．すなわち，43℃以下では，この protein を産生し，温熱耐性ができるが，老人では細胞代謝の低下でこの耐性ができないため低温でも熱傷を受けやすいという．

b. 生理的特殊性

高齢者は，加齢による生理的，精神的機能の低下があり，しかも細胞レベルで感受性が落ちているので，外的，内的ストレスに対して生命機構の維持や再生が低下している．

①循環器系：高血圧，動脈硬化，心不全，貧血，低蛋白，細胞内液の減少による体内水分量の減少があり，熱傷面積の計算値に対して，控えめに2/3値くらいで始めるとよい（平山1994）．水負荷に対して予備能力が少なく，心不全，肺浮腫，腎不全を起こしやすいからである．

②免疫系：体液性，細胞性免疫能の低下

③呼吸器系：肺活量低下，粘膜その他の呼吸機能の低下

④泌尿器系：腎機能，たとえば尿素窒素，その他の異常

⑤代謝系：糖尿病，その他の疾患

⑥精神系：うつ状態など

⑦栄養管理：カロリー，栄養素，血糖などの管理

c. 解剖学的特殊性

①皮膚，皮膚付属器の萎縮

②血管床の減少

③局所免疫細胞の減少

これらによる熱傷の深達化，上皮化遅延，易感染性となる．

d. 治療上の特殊性

①全身的生理機能の低下

②症状が変化しやすい．

③合併症が起りやすい．

④日常生活動作 activities of daily living（ADL）の低下．リハビリが大切．

⑤認知症の傾向

⑥皮膚の弛緩があり，かなりの程度まで縫縮が可能である．植皮は次に考慮する．

❻気道熱傷 inhalation burn, smoke inhalation（図3-4-11）

火災や爆発で生じる煙や有毒ガス，高温水蒸気などを吸入することによる呼吸障害を気道熱傷という（池田2010）．inhalation injury, chemical bronchitis, chemical pneumonitis もこのなかに入る．

Stone（1969）は，①受傷時の閉鎖性，②顔面熱傷，③鼻口腔粘膜の熱傷のうち2つ以上あれば気道熱傷を疑うという．熱傷診療ガイドライン2015では，口腔，咽頭の煤付着，嗄声，ラ音聴取などの臨床所見による診断が最も基本という．また，気管支ファイバースコープ診断，胸部X線撮影で診断を推奨，しかし重症度診断は難しい．

気道熱傷があれば肺炎の合併により死亡率は数倍に達し，Shirani ら（1987）は60％にもなると報告している．通常は，声門がバリヤーとなり気管，気管支には及ばないことが多いが，及べば壊死組織を生じ，微小無気肺となり，感染して肺炎となる．

熱傷により chemical mediator として thromboxanes, leukotriens, neuropeptides, PAF, IL-8 などがあげられており，多核白血球の活性化の重要性も指摘されており（小倉ら2003），経時的に様々な因子が関与し細気管支収縮，微小血管収縮，血管透過性亢進を起こし，進行性となる（井砂ら2003）．

a. 気道熱傷の気管支ファイバー所見による分類（Endorf ら2007，池田2010）

Grade 0：no injury 異常所見なし

Grade 1：mild injury 軽度紅斑

Grade 2：moderate injury 中等度発赤，煤付着，気道分泌

Grade 3：severe injury 易出血性，多量の煤付着，

Grade 4：massive injury 粘膜脱落，壊死，内腔消失

b. 原因的特殊性

火焔，水蒸気，煤煙，などの高温気体，その他，刺激性，有毒性気体．乾燥熱気では，上気道までは損傷するが，肺胞は損傷を免れる．しかし，高熱蒸気では肺胞レベルまで損傷を受ける．

c. 病理学的特殊性

①咽喉頭の浮腫，炎症

②気道の炎症，粘膜剥離や壊死，分泌物や異物

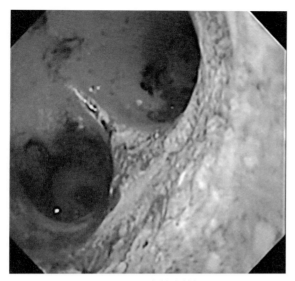

図 3-4-11　気管支熱傷
30歳代男性．顔面頸部前胸部肩部両上肢熱傷合併，12％，自宅で調理中に火災となり受傷．気管ファイバーで気管，気管分枝部，左右気管支にかけて気管粘膜の発赤，腫脹，煤の付着がみられる．

（池田勇人氏提供）

　③肺のうっ血，浮腫，呼吸苦，無気肺（atelectasis）
　④肺胞の肥厚，断裂
　⑤呼吸機能の低下，PAO_2（肺胞気酸素分圧）の低下．
註；PaO_2は動脈血酸素分圧のこと．間違えやすいので注意．

d. 臨床的特殊性
　①鼻毛消失，鼻腔，口腔の充血，びらん，浮腫，咽頭痛，嗄声
　②咳・痰が多く，煤や血液が混じる．濁音，呼吸困難あり．
　③胸部のX線的異常（patchy densities, atelectasis, emphysemaなど）
　④CO中毒症状：COのヘモグロビンに対する親和性は酸素の210倍もあり．30％以下で頭痛，嘔吐，40％以下で視力障害，歩行障害，人格破壊，顔面の特異な紅潮を起こし．50％を超えると意識障害を起こす．

e. 臨床的検査
　①特異な症状のチェック
　②咽頭鏡 laryngoscopy
　③気管支鏡 bronchoscopy（浮腫像の位置，状態のチェック）
　④血液化学的検査（気道熱傷スコア）（井砂ら 2003）
　⑤その他

f. 治療上の特殊性
　①浮腫前の早期の挿管，気管切開による気道の確保（一度気道狭窄を起こすと挿管は困難），呼吸管理，CO中毒では100％酸素吸入など．高頻度パーカッション換気法 high-frequency percussive ventilation は成人では酸素化の改善，肺炎合併率，死亡率の低下が期待できるので推奨度Cである．
　②気道炎症の改善（ステロイドは炎症抑制に働くが感染率，死亡率の増加に関与するので禁忌である（井砂ら 2003）．β_2刺激薬，ヘパリンのネブライザーが有用である（池田 2010）．
　③気管支洗浄 bronchial toilet（加湿，吸引，洗浄など）
　④輸液は，通常の熱傷治療に従うが，特にSwan-Ganzカテーテルによる肺機能，心機能，尿量などのチェックのもとに，必要最低限の輸液量にとどめるべきである（肺浮腫を起こしやすい）．
　CO中毒があれば高濃度酸素療法，高圧酸素療法など呼吸管理が大切である．

❼低温熱傷 moderate temperature burn，湯たんぽ熱傷 hot-water bottle burn

　湯たんぽ熱傷は，暖房法の変化により現在では少なくなったが，昔はかなり多くみられた．特徴はそれほど高温度でない40℃以上の物体（湯たんぽ，ホカロン，こたつ，電気毛布，など）が長時間，特に睡眠中，接触しているため意外と深い熱傷になりやすい．しかも，下肢などに多く，見た目より深部まで損傷されていることが多い．また40℃以下では起こらないとといわれるが（横尾ら 2004），高齢者や糖尿病，泥酔，精神疾患者など疼痛に対する閾値が落ちていると起こることがある．
　治療は，一応，保存的に軟膏療法を行うが，1～2週間で治癒しないときは，外科的に皮弁形成術の適応となる．島状皮弁，筋皮弁なども要求される．

❽圧挫熱傷 heat press injury

　ランドリー用のスチームプレス機などによるもので，深度が深く，手背，前腕伸側に多い．
　治療は，遊離皮膚移植ではなく，皮弁移植の適応になることが多い（第32章-2-B-⑫「圧挫熱傷」の項参照，図32-2-60）．

D. 熱傷治癒後の諸問題

❶色素沈着 pigmentation

　第1度熱傷および第2度熱傷真皮浅層程度までの表在性熱傷では，治癒後に褐色調の色素沈着が起こりやすい．この色素は1～2年で通常消褪するが，数年にわたっても残ることがあり，これを予防するには，熱傷治癒後にステロイド軟膏による密封閉鎖療法を行えば効果的なことがある．

❷色素脱失 depigmentation

　第2度熱傷の治癒後にみられやすく，熱傷の程度によっ

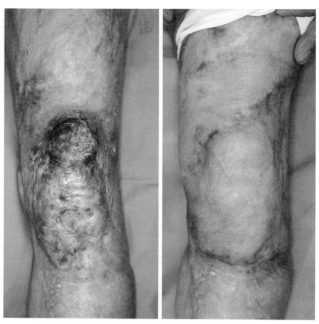

図3-4-12　左膝瘢痕癌（左），皮弁形成後（右）
（高浜宏光氏提供）

て一面に色素脱失を起こす場合と，点状になる場合とがある．通常1～2年放置しておくと次第に色素が現れて治癒していく．特に点状脱失の場合はその可能性が大きい．回復の徴候がない場合は遊離植皮を行い（図3-4-10），症例によっては，special skin graft を行う（第7章-3「特殊な遊離植皮術」の項参照）．

❸ケロイド keloid, 肥厚性瘢痕 hypertrophic scar

熱傷後は，主として第2度真皮深層や第3度熱傷の自然治癒後に生じる．その予防は早期に植皮を行い，さらにその境界部にケロイドの予防法を行うが，一度形成されたケロイドに対しては，後述のケロイド治療法（第4章-2「ケロイド」，第6章-4-C「Z形成術の特殊型」の項参照）に従って治療する．

❹瘢痕拘縮 scar contraction

顔面では，瞼，鼻孔周囲，口唇，耳介など自由縁を持つ部位では，熱傷治癒後生じた瘢痕が拘縮を起こしやすい．

❺体温調節機能障害 thermoregulation dysfunction

瘢痕面積の広い場合に生じる．

❻筋骨格系変形 skeletal deformity

瘢痕による筋骨格系の成長障害や変形，熱傷深度が深く，直接，筋骨格系の損傷がある場合は，関節脱臼，骨粗鬆症による病的骨折，異所性化骨，骨性強直，などの著明な障害，変形を生じる．

特に異所性化骨は1～3％にみられ，若年者，女性に多いという．また，熱傷範囲と深度が関与していると考えられている．好発部位は肘，肩，股関節部であるが，受傷後2～3ヵ月目には発症するといわれ，注意を要する．原因が不明なため予防法はなく，発症したら小児は自然消褪を待ち，成人は摘出手術になる（和田1987）．

❼皮膚癌 skin cancer

約2％にみられる（Yucel 2000）．Marjolin's ulcer (1828) と呼ばれ，有棘細胞癌が多く（Horton 1958），同じ有棘細胞癌でも他の発生母地のものに比べ，予後不良である（図3-4-12）（第4章-1-C-⑫「瘢痕癌」の項参照）．その他，少数であるが，基底細胞癌，悪性黒色腫，肉腫などもみられる（田中 2004）．Harnら（1990）によると，診断時には所属リンパ節転移が32％にみられるので，瘢痕癌切除時に同時にリンパ節切除を行ったほうがよい．

❽多毛性早熟症 hirsutism

Shafir（1979）は，局所的に起こすことがあるという．

❾熱傷後のリハビリテーション postburn rehabilitation

熱傷治癒後は多かれ少なかれ社会復帰上いろいろな問題を残す．特に最近では重症熱傷も医学の進歩により救命できるようになったためである．

瘢痕による醜さ，拘縮，植皮後のキメ，色調，気道熱傷における言語の問題，就職，結婚の問題，あるいはそのための精神的歪み，悩みについての解決も必要である．

熱傷後は形成外科医ばかりでなく，精神科医，心理学者，ケースワーカー，スキンケア担当者（いわゆる cosmetologist），physical therapist（PT），occupational therapist（OT），speech therapist（ST）などいろいろな専門的人々のチーム協力が必要であり（Berstein 1988, 鬼塚 1990, 菅又ら 1993），QOL（quality of life）が大切である（安田ら 1994）．

❿ストレス障害 acute stress disorder

熱傷後や大きな精神的障害を受けた場合にしばしばみられる．再体験症状，精神麻痺症状，過覚醒症状がみられるもので，4週以内に始まるものを急性ストレス障害 acute stress disorder（ASD）といい，4週以上持続するものを外傷後ストレス障害 post-traumatic stress disorder（PTSD）という．さらに PTSD が3ヵ月以内のものを急性，3ヵ月以上症状が続くものを慢性外傷後ストレス障害という（石田ら 2007）．ASD の頻度は外傷患者で10％前後であるが，熱傷では約30％に PTSD がみられるという（石田ら 2007）．

治療は，石田ら（2007）によると，抗うつ薬のイミプラミン，パロキセチンが有効であるという．また熱傷処理時にケタミン，ジアゼパムを併用すると有効であるという．

表 3-5-1 冷傷の分類

深度	症状	浮腫	水疱	ガングレン	組織損傷
1度	紅斑	+	−	−	−
2度	紅斑	+	+	−	皮膚表層
3度	チアノーシス±	+	±	+（遅）	皮膚全層
4度	チアノーシス±	−	−	+（早）	皮膚および深部組織

(Converse JM : Reconstructive Plastic Surgery, Saunders, p516, 1977 より引用)

3.5 冷傷 cold injury

A. 冷傷とは

冷傷とは，組織が低温にさらされた場合に起こる（図3-5-1）．

これは通常，局所的には凍傷 frost bite，全身的には低体温症 systemic hypothermia であり，総括的には，冷傷 cold injury と呼ぶ．

なお，低温熱傷は，約60℃前後以下の低い温度の長時間接触で起こる熱傷で，冷傷とは異なる．病態は，寒冷による細胞氷結と循環障害である．最近では岩井ら（2015）の報告がある．

B. 冷傷の程度

冷傷の程度は，極めて分類しにくく，Converse（1977）は，表3-5-1のように分けているものの，決してすっきりしたものではない．むしろ浅達性か深達性かの単純な分類が実際的で，治療をするうえでは急性期，亜急性期，慢性期に分けたほうが扱いやすい（奥田ら 1991）．

C. 冷傷の種類

冷傷 cold injury の臨床的分類として，Converse（1977）は次のような名称をつけて分類している．なお冷傷の分類には Edars ら（1952），Christenson ら（1984）の分類がある（百束ら 2006）．

❶凍瘡 chilblain
高湿度，低温に時々さらされた場合であるが，凍結はしていない．自然治癒する．組織損傷はなく，腫脹をみる樽柿型と多形滲出性紅斑型とがあり，小児に多い（図3-5-1）．

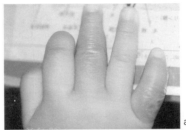
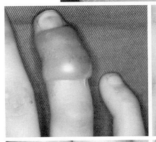
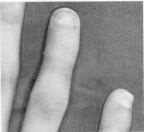
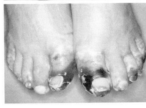
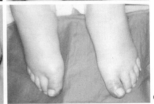

図3-5-1 凍傷
a：第1度凍傷（いわゆるしもやけ）
b：第2度凍傷
c：第3度凍傷

（奥田良三氏提供）

❷浸水足 immersion foot，塹壕足 trench foot
1〜10℃に数時間以上濡れた足がさらされた場合に起こる．組織凍結はなく，ときに組織損傷があるが自然治癒することが多い．

❸凍傷 frostbite
氷点下に数時間さらされたとき，ガングレンが起こる．大山ら（1976）は，LPガスによる特殊な凍傷を報告している（図3-5-1）．

❹高山凍傷 high altitude frostbite，windchill
低酸素，低温，強風などで起こる．組織損傷，指趾切断 autoamputation がある．

112　第3章　創傷治療

❺低体温症 hypothermia

体温調節機構が損傷. 直腸温が35℃以下に低下した場合で, 重篤な結果を呈す.

vital organ として脳, 心肺, 腹部内臓が body core といわれ, それに対して, 四肢や体表は body shell といわれるが, 大切なのは body core で, その温度を深部体温 core temperature とよび, 直腸温で測定される.

直腸温の下限は35℃と考えられている. 心電図では特徴のある J 波を示す.

低体温症は, 急性, 亜急性, 慢性に分けられ, 急性では10℃以下の水につかったときで急速に体動がなくなり, 意識障害, 呼吸機能の低下などが起こる. 亜急性はスキー事故時などにみられ, 呼吸障害, 不整脈, 言語不明, 瞳孔拡大, 感覚障害などがみられる. 慢性は長期間寒冷にさらされたときで, 老人, 乳幼児に多く, 顔面紅潮, 低血圧, 徐脈, 不整脈, 体動が遅く, 意識もうろうもしばしばみられる.

❻代替フロンによる凍傷

朝本ら (2014) によると, 代替フロンによる凍傷の障害例の報告は少ない. そもそも, 1930 年米国で冷媒用に開発されたフロンがオゾン層を破壊するとして 1996 年までに中止されたが, その代替品として hydrofluorocarbon (HFC) および hydrochlorfluorocarbone (HCFC) が作成された. この代替フロンによる凍傷は rapid freezing とも呼ばれ, 短時間で深部組織を低温損傷する.

治療は, 通常の冷傷のそれに従う. なお, 代替フロンは凍傷の他に, 精神的多幸感, 高揚感, 性的快楽もあり, 精神科あたりでは凍傷を伴わない患者も多い.

D.　冷傷の原因

冷傷の原因として, 寒冷と同時に次のような付随条件も大きな影響があるという (Converse 1977).
- ①寒冷
- ②付随条件
  - (a)保温の異常
    - (1) tight な服, (2) 湿潤, (3)その他
  - (b)風力
  - (c)意識の異常
    - (1)疲労, (2) 飢餓, (3) 飲酒, (4) その他
  - (d)冷傷の既往, その他

E.　冷傷の組織変化

冷傷の場合は低温状況によっても変わるが, 大別して組織に次のような病理変化がみられる.
- ①細胞の直接障害：細胞内氷晶形成, 細胞外氷晶形成,

細胞収縮による脱水, 電解質の細胞内異常, 濃縮, ショック, 脂質–蛋白複合体の変性など (Zacarian 1985).
- ②細胞の間接障害：毛細管の血行障害から栓塞, 壊死などを起こす.

F.　冷傷の治療

❶低体温症の治療

- ①衣服除去のうえ, 40℃ の温浴内で急速加温 rapid rewarming する. マッサージは禁忌である.
- ②その際, 心電図, 血圧, 点滴, 中心静脈圧, 導尿などのショック対策, 必要があればアシドーシス, 不整脈などそれぞれの症状に対する治療を行う.

❷冷傷の局所治療

- ①寒冷状態の除去
- ②衣服除去 (passive surface rewarming)：32℃ くらいまでは有効.
- ③急速加温：40〜42℃温水使用. なお, 加温によるショック (rewarming shock) を防ぐ. 四肢のマッサージは, 組織損傷の恐れのためよくない (active surface rewarming). 体温が29℃以下のときは40〜42℃の生食液で腹膜灌流 (奥田ら1991).
- ④鎮静薬, 安定剤の投与：その他, 抗凝固薬, 低分子デキストラン, 末梢血管拡張薬の投与もあるが, 効果は疑問である. なお, プロスタグランジンは効果があるとの報告がある (坂野ら1986, 加藤ら1988).
- ⑤破傷風予防
- ⑥安静：特に足損傷のあるときは足の高挙, 四肢関節運動は状況に応じて行う.
- ⑦水疱の治療, 浮腫の治療：アクトシンR軟膏, ブロメライン軟膏, ゲーベンクリーム, 抗菌薬加軟膏など (百束ら, 2006). 末梢血管拡張にはPGE_1製剤, 交感神経ブロックも用いられる.
- ⑧壊死部分の治療：全身状態の回復を待って, 病変部は, CT, MRIで診断する. 昔のようにdemacationを待つ必要はない. 植皮するなり, 切断縫縮する. 局所的には浮腫が消褪し, 壊死部分がはっきりする4週以後が外科的治療の時期であろう (図3-5-2). 症状に応じて切断, 植皮などを行い, 適応があれば, toe to finger など指の再建を考慮する.
- ⑨予後：体温の回復, 感覚回復が早いとき, 水疱や浮腫の発生は予後良好となることを示し, 逆の場合は不良である.
- ⑩冷傷治癒後の問題点：体温調節機構の障害, しびれ,

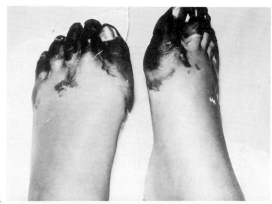
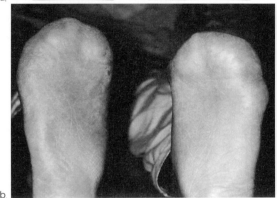
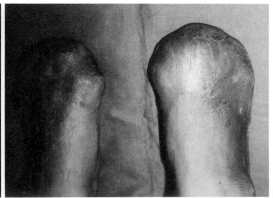

図3-5-2　両足趾凍傷
a：術前，b, c：足趾切断，縫縮後1ヵ月半

皮膚のキメ，色調の変化，関節などのこり stiffness，運動時疼痛，爪の変形などをきたしやすい．sympathectomyを含め，それぞれの異常を処置する．

3・6　電撃傷
electrical burn

電撃傷は通電による生体の障害で，最初の報告は1879年といわれている（McCarthy 1990）．

A. 原因

電撃傷は，家庭内ではプラグやコンセントあるいは裸線を舐めて起こす口唇電撃傷が多く，家庭外では高圧線に触れて起こすものが圧倒的に多い．

電撃傷は，これらに触れ，しかも一方が接地して電流が体内を流れるときに起こり，電流が体表で抵抗を受けてジュール熱やスパークを起こし，そこに熱傷を起こさせるほか，電流が体内を通るための電気的作用による障害も起こる．

感電による死亡率は20〜40%（大橋1977）である．

B. 症状

❶電撃傷の症状に影響する因子
a. 感電条件

① 直流と交流の差：交流の最低致死量は電圧にもよるが，20〜150 mA，直流は交流の1/4といわれる．しかし，高電圧直流は同電圧交流より危険であり，低電圧の場合はその逆になる．1 mAで刺痛，10 mAで筋攣縮，50〜100 mAで呼吸麻痺，1,000 mAで心収縮を起こすという（迎2009）．心臓や呼吸中枢は交流に感受性が強く，心室細動，呼吸麻痺を起こしやすい．交流は筋肉にテタニー様筋攣縮を起こす．

② 電圧（ボルト数）：高いほど重篤，40 V以上であれば発生，5,000 V以上なら局所的 arc current で，跳ね飛ばされるので，電撃傷よりそのための外傷が強い．

③ 感電面積：小さければ current density は高い．しかし，組織の電気抵抗で contact burn は強くなる．一方，感電面積が広いと抵抗は少ないのに流入電流が多く，重篤となりやすい．

④ 感電時間

⑤ 感電流：感電したとき，逃避できる電流を離脱電流

（let-go current）といい，離脱できず，死亡にまで及ぶものを膠着電流（freezing current）という．電流量が多いほど重篤となる．通常用いられるのは，50〜60 Hzで，100 V，10〜15 mA という．

b. 接地条件

身体のどこかが接地している場合は，電流は電気抵抗の少ない組織に沿って身体を通過し，その経過上の臓器にいろいろな程度の障害を起こしうる．接地していない場合は，スパークによる熱傷を起こす．

c. 身体的条件

身体各組織の電気抵抗はまちまちであり，電流の通過による組織障害も電気抵抗によって差が出てくる．抵抗が大きいほど組織損傷も大きい．特に小児は，皮膚厚，湿潤性，水分量が多く，通電しやすく，子供ゆえに，コンセント，プラグ，裸電線など，いろいろなものを触わり，舐め，電撃症を受けやすい．

電気抵抗の大きい組織から小さい組織の順に並べると次のとおりである．

骨＞脂肪＞腱＞皮膚＞筋肉＞血管＞神経

❷部位別症状

一般に皮膚抵抗が大きいほど，局所症状がひどく，皮膚抵抗が小さいと，全身症状がひどくなる傾向がある．

a. 全身症状

1) 脳障害

電流の直接作用のほかに，電柱から落下して起こす頭部障害のあることも忘れてはならない．急性期の症状としては，意識消失，痙攣，運動や知覚異常，なお，ときに遅延して自律神経異常や，対麻痺 paraplegia や四肢麻痺 quadriplegia などの障害が出ることもある．

2) 心障害

電流閉鎖時に心停止を，電流開放時は心室細動を起こす．特に低電圧電流は心室細動を起こしやすい．なお受傷直後には発生しないで，受傷後8〜12時間後に不整脈などの症状を起こすことがある（田中 2003）．

3) 呼吸障害

呼吸中枢が高電圧によって障害され，呼吸麻痺を起こす．

4) 腎障害

電撃ショック，腎への直接作用のほか，筋障害による挫滅症候群 crush syndrome を起こすこともある．ミオグロビン尿 myoglobinuria（コーヒー色様尿）のあるときは，急性腎不全の可能性が大きい．

5) 消化器系障害

まれではあるが消化器系の障害を受けると死亡率が高い（Yang 1985）．

b. 局所症状

1) 皮膚障害

皮膚障害は，湿潤，汚染，薄い表皮，血行の良好なほど，抵抗が小さくなり，通常では，乾燥皮膚で 100,000 Ω/cm^2 もあるのに，湿潤皮膚では，1,000 Ω/cm^2 以下にもなり，わずかなボルト数でも致命傷になることがある．

電気による皮膚損傷は，次の3つに大別される．

①電気接触熱傷 electrical contact burn
②電気温熱熱傷 electrothermal burn
③火炎熱傷 flame burn

Artz（1979）は true electrical burn, arc burn, flame burn に分けているが，true electrical burn が電撃傷の本態である（大橋 1997）．

皮膚損傷の特有な所見として，局所的には表皮剝脱，鉱性変化，電紋，電流斑などの限局性皮膚変化および周囲組織の壊死，浮腫，運動障害などを起こす．

特に電撃傷では他の外傷と異なり，血栓形成による受傷範囲の拡大があり，受傷直後に比べて次第に受傷部分が大きく，深達性になり，潰瘍を形成しやすくなる．しかも，潰瘍は難治性で周囲組織の血管壁ももろく，往々にして二次出血を起こす．

アーク放電による場合は，高温（3,000〜20,000℃）になる割には，跳ね飛ばされて，通電時間は短く，深い熱傷にならないことが多い．

2) 筋損傷

筋への直接損傷のほか，筋収縮によって，身体の自由が奪われることがある．ことに手掌に，たとえば，高圧線が触れると，筋収縮によって，これを握りしめるようになり，損傷がひどくなるが，手背に触れた場合は，その逆で放れやすい．筋損傷では挫滅症候群 crush syndrome の発生を考慮すべきである．

3) 血管

電気の良導体となるため，遠くまで，血管壁の損傷を受け，そのため，血栓形成，二次出血を起こしやすく，受傷範囲が拡大し，いわゆる二次損傷を起こす．

4) 神経

Schwann 鞘が破壊されるという．運動神経は知覚神経よりも障害されやすい．ジュール熱による直接障害では完全壊死となる（田中 2003）．

5) 白内障 cataract

原因はよくわかっていないが，頭部に侵入した場合にくることが多い．遅延性である．

6) 骨

電流の筋収縮作用による骨折，脱臼のほか，高所よりの落下による骨損傷もある．ときに遅延性に骨嚢腫 bone cyst，石灰化，異所性骨形成が起こることがある．治療はそれぞれに対処する．

7) その他

麻痺性イレウス，腸管障害など．特殊なものに，小児の口唇電撃症がある（第25章-2-C-④「口唇電撃症」の項参照）．

C. 治療

❶全身療法

a. 電撃ショックの治療

電撃傷を受けたとき起こるもので，実際は，仕事現場などで起こるため治療の時期を失しやすい．

① 電流の遮断：電流の遮断を不用意に行うと，救助者自身が，患者になりうる場合もある．
② 人工呼吸：呼吸障害の有無，さらに中枢性か局所性かによって適切な処置を行う．
③ 心臓マッサージ，カウンターショック：心室細動などの心症状によって速やかに処置する．

b. 腎障害の治療

①皮膚損傷による体液喪失，②二次出血のための輸血，輸液などを行い，循環血液量の不足からくる腎障害を予防し，③さらに筋損傷からくる挫滅症候群の発生を予防するため，早期に壊死組織の切除，四肢切断など考慮する．④通常，急性腎不全は1.5～7.5％の頻度．死亡率は3～14％との報告がある（Luceら1984）．⑤しかし，一般熱傷の腎障害とは異なり，皮膚損傷と体液喪失とが併行しないため，電撃傷の場合は，腎障害の判断に迷うことが多い．⑥さらに一定の輸液方式もないため，尿量を唯一の決め手とせざるを得ない．⑦特に小児熱傷では，輸液量の算定が難しい．もちろん，一般熱傷の治療方針を参考にするのは当然である．⑧血尿は腎障害のサインであり，血清クレアチニンキナーゼ（CK）上昇は筋損傷と考え，対応を考慮する．

❷局所療法

① 局所療法，通常の深部熱傷に対すると同じように取り扱えばよいが，局所の状態は浅い損傷，深い損傷が混じった熱傷と異なり，境界鮮明な皮革のような皮膚全層にわたる損傷になる．
② 前述したような受傷範囲の拡大，二次出血の危険などから，まず保存的治療を行い，できるだけ早期に創の郭清術と清浄化に努め，さらにできるだけ早く植皮す

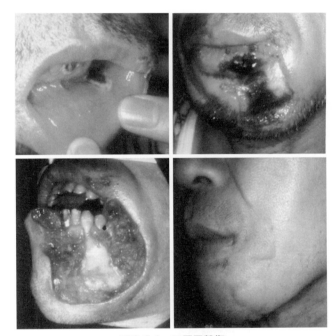

図3-6-1　口唇電撃傷

（原口和久氏提供）

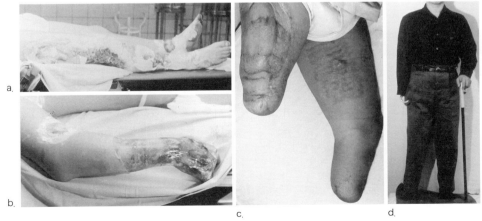

図3-6-2　四肢電撃傷

a：両下肢損傷部．白色は某病院でチンク油をつけられたもの．チンク油はこのような場合，使用禁忌．
b：右手損傷部
c：両下肢損傷部の切断
d：プロテーゼを装用

る．こうして感染を防ぎ（文献上電撃傷は感染が少ないという），血行を改善，二次的損傷を少なくし，治療期間を短縮する．

③この局所療法には，受傷後数時間以内に行うという説と，症状の固定するまで3週間待つという説があるが，要は創の状況に応じてできるだけ早く健康な皮膚で被覆すること，特有の包交時疼痛を軽減し，拘縮を防ぎ，リハビリテーションを早くする．

④骨，神経，腱などの深部組織が露出したものも，湿布などでなるべく保存に努め，電撃傷特有の局所の循環不全が明確化する時期を待って，創郭清ののち遊離植皮，皮弁による被覆を図る．

⑤頭部の場合，通常骨に達することが多く，頭皮弁と遊離植皮での被覆，広範囲の場合は遊離皮弁移植が行われる．腹部の場合は，腹壁の全層や腸損傷まで起こすことがある．腸の切除や筋皮弁による再建が必要になる．

⑥なお四肢では，循環障害の程度によっては切断を余儀なくされることもあるが，機能外科的にみて適切な処置を講じなければならない．四肢の保存も大切であるが，一方手術時期を失してはならない（図3-6-1，図3-6-2）．

3・7 雷撃傷 lightning injury

雷撃傷は落雷の際，体外を通る電流によって損傷を起こすもので，主としてflame burnであり，電撃傷のように体内電流のジュール熱による組織損傷とは異なる（図3-7-1）．ゴルフ場など屋外で受傷することがほとんどである．

A. 雷撃傷の特徴

野崎ら（1991）は雷撃傷の特徴として次のように述べている．

①心停止，呼吸中枢麻痺が起こることがある．しかし，心肺蘇生により救命しうる．

②組織損傷は少ない．電紋は放電の火花が表層を走るためで赤色紋としてみられる．

③意識障害が頻発する．

④筋損傷が少ないため，低カリウム血症が持続する．

⑤中枢，末梢神経への通電が原因と考えられる神経痛や異常感覚が続く．

⑥鼓膜穿孔，前庭機能障害を認めることがある（大橋ら1993）．

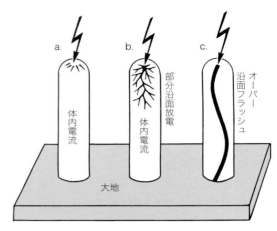

図3-7-1 人体への雷撃の3つのステージを示す模式図
a：全電流が体内を流れる（電流値が低いとき）．
b：体内電流に部分沿面放電が加わる（電流値増加）．
c：体内電流に沿面フラッシュオーバーが加わる（電流値が高いとき）．
（北川信一郎：電気評議，7月号別冊，p646, 1985）

⑦白内障が遅発することがある（大橋ら1993）．
⑧その他

B. 近傍雷撃症

雷撃を受けた本人だけでなく，雷撃の特徴として，周囲へ電流が流れ，また爆風などで近隣の人にまで損傷が及ぶことがある（平山1994）．

3・8 化学傷，薬傷 chemical burn

A. 接触性薬傷

❶原因，作用機序

これは，化学物質による組織損傷chemical injuryであり，OHイオン，Hイオンによる蛋白の破壊，脱水作用などによるものである．リンを除いて，薬傷には温熱作用はない（表3-8-1）．原因となる化学薬品には，表3-8-2のようなものがある．酸（pH 2.5以下が多い），アルカリ（pH 11.5以上が多い），芳香族化合物，脂肪族炭化水素，金属およびその化合物，非鉄金属およびその化合物．

❷種類

a. 酸性傷（図3-8-1）

酸によるもので，Hイオンが蛋白と結合，acid albuminateを作り，また，細胞性脱水 cellular dehydrationnを起こす．

3・8 化学傷, 薬傷

表3-8-1 酸性傷, アルカリ傷, 一般熱傷の比較

相違点＼原因	化学傷（薬傷） 酸	化学傷（薬傷） アルカリ	化学傷（薬傷） 重金属	一般熱湯（第3度）	凍傷
作用イオン	Hイオン	OHイオン	金属イオン		
蛋白と結合	acid albumin	alkali albuminate	蛋白化金属		
作用機序	蛋白結合 細胞脱水	蛋白結合 鹸化	収斂, 腐食作用		
熱作用	リンのみ	リンのみ	溶融金属		
呼吸器系への作用（気道損傷, 肺機能不全）	acid flame	アンモニア, マスタードガス, 催涙ガス			
疼痛	＋	＃		＃	＋
創面よりの分泌	±	＃		＃	±
炎症症状	＋	＃		＃	＋
血管の血栓	＃	＋		＋	
壊死組織	凝固壊死	軟化融解		軟化	乾固
深達性	＋	＃		＃	＃
治療	水洗 緩衝液 壊死組織除去 植皮	水洗 緩衝液 温浴 植皮		温浴 壊死組織除去 植皮	

（表の一部は, 福田 保（監修）：臨床医のための熱傷, 金原出版, p158, 1968；長谷川 隆：形成外科45, S97, 2002より引用）

表3-8-2 原因となる化学薬品

①酸：
　塩酸（金属クレンジングトイレ洗剤）, 硫酸（バッテリー液）, 硝酸, フッ化水素酸（漂白剤）, リン酸
②アルカリ：
　水酸化ナトリウム（排水クリーナー）, 水酸化カリウム（工業用）, 水酸化カルシウム（セメント）
③腐食性芳香族：
　フェノール（防腐剤）, フェニルヒドロキシルアミン, フェニルヒドラジン, 無水フタル酸, ピクリン酸
④脂肪族化合物：
　ホルムアルデヒド, イソシアネート, 酸化エチレン, エチレンイミン, 三塩化酢酸, パラコート
⑤金属およびその化合物：
　ナトリウム, 酸化カルシウム, 塩化亜鉛, 四塩化チタニウム, 炭酸ナトリウム, 次亜塩素酸ナトリウム, ベリリウム塩, バリウム酸, マグネシウム, 水銀およびその化合物
⑥非金属およびその化合物：
　リン, リン化合物, 硫化水素, 塩化硫黄, 二酸化硫黄, フッ素化合物, 過塩素酸, 四塩化炭素, 臭素

（杉本 侃ほか（編）：熱傷, 南江堂, p418, 1982；長谷川 隆：形成外科45, S97, 2002より引用）

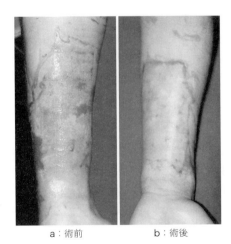

図3-8-1 蟻酸実験中の化学傷（24歳, 男性）
（奥田良三氏提供）

塩酸では白色（漂白）, 硝酸では黄色（キサントプロテイン反応）, 硫酸では黒褐色（炭化）の皮膚色の変化を示す.

b. アルカリ傷（図3-8-2）

アルカリによるもので, OHイオンがalkali albuminateを作り, hydroscopic cellular dehydrationを起こす. その他, 吸水, 鹸化作用もある. 深達性, 進行性, 融解性壊死である. 疼痛が激しい. 水酸化ナトリウム, 水酸化カリウム, 水酸化カルシウム, アンモニア水, など（柳林2010）.

c. 脂肪族炭化水素

メタン, エタン, プロパン, ホルムアルデヒド, イソシアネート, パラコート（柳林2010）.

d. 金属およびその化合物

K, Mg, Na, Zn, Hg, 酸化カルシウム, セメント, 次亜塩素酸ナトリウム, 炭酸ナトリウム, 四塩化チタニウム（柳林2010）.

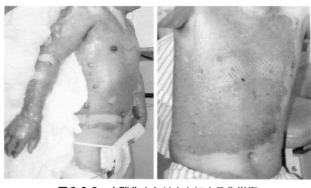

図3-8-2 水酸化ナトリウムによる化学傷
第2, 第3度で45%, 73日目退院.

(奥田良三氏提供)

金属の蛋白化金属による収斂, 腐食作用に基づく. 金属が溶融していれば, 熱傷を合併する.

e. 非鉄金属およびその化合物

フッ素, 塩素, 臭素, リン, フッ化水素, 硫化水素, 四塩化炭素 (柳林 2010).

❸症状

表3-8-1のようにまとめられる.

一般的特徴としては, 受傷初期では, 症状の発現が遅れ, 損傷深度の診断が困難であり, 輸液量の投与が難しい. また, 全身的中毒症状もみられるので, 慎重な対応が必要である.

❹治療

基本的には熱傷治療に従う. しかし, 初期は酸性, アルカリ性か損傷物質の鑑別に時間がかかることもあり, とりあえず洗浄をする. (柳林 2010, 安田 2010)

① 水洗 (hydrotherapy): 受傷後直ちに始め, 水圧は低めに長期間持続させる. 24時間以上を要する (佐野ら 1988). Bromberg (1965) も6時間〜6日行い, 平均24時間であったという.

② フッ化水素 hydrofluoric acid: 半導体製造, ガラス工芸, 石材洗浄, 染み抜き, さび落とし, フロンガスやフッ素樹脂製造過程で受傷. 10% calcium gluconate (カルチコール) の局注を行い, 創郭清, 創閉鎖を行う. 動脈注射では, 2〜5%とし, 高カルシウム血症に注意する. その他, 塩化ベンゼトニウムの薬浴, ステロイドの外用, 内服療法 (本宮ら 1981, 村上ら 2001).

③ ポビドンヨード液: チオ硫酸ナトリウムを使用する.

④ フェノール損傷: 消毒剤, プラスチック, 殺虫剤に含まれる弱酸性の芳香族化合物で蛋白変性, 神経障害剤である. ポリエチレングリコールで清拭.

⑤ 灯油: 接触性皮膚炎を起こす. ステロイド軟膏塗布.

⑥ イソシアネート: ポリウレタン, 塗料, 接着剤の原料で, 水と反応して猛毒のシアンを発生する. イソプロピルアルコールで洗浄後, 流水洗浄をする.

⑦ 生石灰は, ナトリウム・カリウム合金・酸化カルシウムである. 流水で洗浄.

⑧ タール: 有機溶剤を用いる (井川ら 2004).

⑨ リン: 化学肥料として使用されている. 白リンは猛毒で, 発火しやすい. 脱衣, 流水洗浄. 黄リンは, 5%重曹+3%硫酸銅+ヒドロキシエチルセルロースで洗浄する (鳥居 2000).

⑩ 進行性, 深達性が予想される場合は切除, 植皮を考慮する.

B. 高圧注入損傷
high pressure injection injury

本症は, Rees (1973) によって報告されたもので, 高圧の液体, ガス状物質が注入されて起こる化学傷である.

たとえば, plastic grease paint や揮発剤 (洪ら 2005) などを paint gun (高圧注入器) で注入されて起こる. 圧注圧 $2\,kg/cm^2$ で起こるとされるが, 現在は $100〜200\,kg/cm^2$ など, さらに高圧の器械が使用されている.

金沢ら (2000) の報告によると, 20歳代, 30歳代, 40歳代の順で多く, 男性が98%で, スプレーガン使用中が7割, 次に, 油圧プレスが多いという.

指先が最も多く, 腱筋膜に沿って中枢へ広がる. 局在性激痛や重度壊死, これらの物質による直接障害のほか, コンパートメント症候群による障害も合併する (小宮山ら 2006). 腱組織粗性結合組織内を拡大し, 有機溶剤のときは, リンパに沿うため著明な壊死を起こす.

治療は, 早期のデブリドマンであり, 時期が遅れると手指切断 (約50%) になる. 創閉鎖は, 症例に応じて適応する.

堀切ら (2013) は, 予後を左右する因子として, ①塗料やシンナーなどの有機物, ②指先部受傷, ③治療開始遅延をあげ, 経過時間と切断率に関連性はないが, 毒性が高い物質は6時間以内に処置すれば切断率は40%, 6時間を過ぎると57%, 1週間過ぎると88%は切断になるため, 6時間以内の郭清術を推奨している.

C. 血管漏出性薬症
extravasation injury

これは, 治療の目的で点滴, 注射など行った薬剤が血管外に漏出して, 全身障害, 皮膚潰瘍, 神経麻痺などの化学傷を起こしたものである. D'Andreaら (2004) によると薬剤投与例の0.6%〜6%にみられるという. 薬剤によって作用が異なる.

抗癌剤, 膵炎治療薬 (メシル酸ガベキサート FOY®, 小熊ら 2005), それ以外の細胞毒性薬剤, 血管収縮薬, 浸透圧の異常を起こす薬剤などがある. 特に乳幼児では, 生食液でも皮膚壊死を起こすことがある.

治療は, 直ちに点滴除去を行い, 薬剤によっては皮膚切開をし, 生食洗浄, ステロイド局注 (ベタメタゾン酢酸エステル; リンデロン懸濁液), 抗酸性液, あるいは抗アルカリ液の局注, 局所冷却を行う.

皮膚壊死があれば, 外科的郭清を行い, 早期に創を閉鎖する (第 32 章「四肢部」の項参照).

3·9 放射線皮膚障害
radiational injury

A. 放射線の基礎的事項

放射線 (radiation) とは, 空間または物質を通しての高エネルギーの伝播である.

❶放射線の種類
放射線は次のように分類される.

a. 電磁放射線 electro-magnetic radiation
①電波
②赤外線 (熱線)
③可視光線
④紫外線
⑤X 線 (γ 線)

X 線は電子が原子を取り巻く電子に衝突して放出される電磁放射線 (または電離放射線) であり, γ 線は原子核内のエネルギーが放出される電磁放射線で, 電磁放射線としては同一である.

b. 粒子放射線 corpuscular radiation
①α 線, ②β 線, ③陽子線, ④中性子線 (neutron), ⑤π 中間子線 (π meson) がある.

粒子線は, 原子核を構成する粒子または電子がエネルギーを有したものである.

❷放射線の治療法概略
放射線は, 通常, 癌, 肉腫などの悪性腫瘍の治療に用いられる. その他, ケロイド, Bowen 病, Paget 病, 血管腫, Basedow 病, その他にも用いられるが, 適応, 放射線量, 放射線の種類などを間違えるといろいろな放射線障害を起こす.

a. アイソトープ治療
これらの疾患に用いられる放射線としては, 次のような

ものがある.
^{226}Ra, ^{131}I, ^{32}P, ^{60}Co, ^{137}Cs, ^{192}Ir, ^{198}Au の β 線または γ 線による密封線源治療.

b. 超高圧放射線治療
直線加速器 linear accelerator (リニアック, ライナック), 2〜40 Mev (MeV: mega electron volts) の超高速 X 線または電子線による外部照射治療.

❸放射線の単位
放射線の単位は, 従来のものでは不都合であるということで, 新しい単位に変えられた (**表 3-9-1**).

a. 放射線エネルギー: 1eV (エレクトロンボルト Electron volt)
電子が 1V (ボルト) の電圧で移動して得る運動エネルギー.

b. 照射線量: C/kg (クーロン毎キログラム)
標準状態の空気 1kg に, 1C (クーロン) の電荷のイオンを生じさせる放射線量 (X 線または γ 線). 照射線量の単位である.
[旧単位] R (レントゲン): 標準状態の空気 1kg に, 2.58 × 10⁻⁴ C (クーロン) の電荷のイオンを生じさせる放射線量 (X 線または γ 線). 1 C/kg = 3,876 R

c. 吸収線量: Gy (グレイ Gray)
吸収線量の単位で, 照射により物質 1kg に 1J (ジュール) の熱量を生じさせる放射線量.
[旧単位] rad (ラド): 放射線が照射された物体 1g 中に 100 erg のエネルギーが吸収される量. 1 Gy = 100 rad

d. 線量当量: Sv (シーベルト Sievelt)
生物効果を表す単位で, 1 Gy と同等な生物学的効果をもたらす放射線量.
[旧単位] rem (レム): 人体に対し, 1 rad と同じ作用を有する線量で, 1 rad に線質係数をかけた線量である. 1Sv = 100 rem. 福島の原発事故以来, 有名になった.

e. 放射能壊変数: Bq (ベクレル Becquerel)
毎秒あたりの原子の崩壊数.

表3-9-1 新旧放射線の単位

	ICRU 単位 (MKS)	旧単位	関 係
照射線量	C/kg	R	$1R = 2.58 \times 10^{4}C/kg$
吸収線量	Gy	rad	$1Gy = 100rad$
総量当量線量	Sv	rem	$1Sv = 100rem$
放射能	Bq	Ci	$1Bq = 2.7 \times 10^{-11}Ci$ $1Ci = 3.7 \times 10^{10}Bq$

(坂井悠二 (編): 図解放射線医学, 文光堂, p6, 1989 を参考に著者作成)

120　第**3**章　創傷治療

表3-9-2　放射線皮膚障害の分類

分類	線　量	主徴候	経　　過
1度	350rad 前後	脱毛, 落屑	潜伏期は2週間, 数ヵ月後に発毛回復, 時間的分布に無関係
2度	500～600rad	紅斑	数時間後, 約10日後, 約1ヵ月後の3段階に分けて発生する. その後, 色素沈着, 落屑, 色素脱失の経過を経て治癒
3度	600～900rad	水疱	疼痛, 紅斑に引き続いて水疱が形成され, びらんとなる. 瘢痕を残して治癒する
4度	1,000rad 前後	潰瘍	さらに逆行して潰瘍を形成する. 境界鮮明, 難治性で疼痛が激しい. 治癒後も再発, 発癌の危険性あり

(武藤輝一ほか：標準外科学, 医学書院, p103, 1976)

❹放射線の作用

電離放射線は電離作用 ionizing および化学的変化による破壊作用がある. その他の放射線は熱作用がある.

B. 放射線皮膚障害の原因

放射線障害は, 血管腫やその他の良性皮膚腫瘍, いろいろな悪性腫瘍および他の皮膚疾患に対して放射線を過照射した場合にみられる. 1959年 Sones らにより interventional radiology として心疾患の診断, 治療に広く利用, 同時に放射線被曝も増加している. 桂ら (2014) は4例を報告, 治療としての放射線障害の取扱いに注意を促している.

C. 分類

❶急性放射線皮膚障害の分類

①通常の分類：第1度 (紅斑), 第2度 (水疱), 第3度 (潰瘍) に分けるのが普通である (**表3-9-2**).

② National Cancer Insititute Common Toxicity Criteria, 2006 の分類：次のように, 5段階に分類している (岡崎2010, 梅川ら2012より改変).

段階	主症状	発現時期	線量 (Gy)	所見
第1度	紅斑, 落屑	数日	2	毛細血管拡張, 血管透過性亢進, 炎症反応
第2度	乾性落屑	3～6週	15	表皮細胞減少, 角質層の肥厚
第3度	湿性落屑	4～6週	18	表皮の喪失, びらん
第4度	潰瘍壊死	6週	20	基底層幹細胞枯渇による表皮の喪失
第5度	壊死, 死亡	10週	20～25	血管閉塞, 真皮細胞壊死

③Routledge (1954) の分類

第1型：healed irradiation burn (萎縮した皮膚, 瘢痕, 毛細管拡張の混在)

第2型：radionecrosis (正常治癒現象がなく潰瘍にな

る)

第3型：postradiation sclerosis (硬い瘢痕と毛細管拡張) 古い分類法であるが, 歴史的に有名なので掲載した.

④武藤ら (1976) の分類

第1度：色素沈着と脱毛

第2度：乾性皮膚炎 (落屑, 萎縮)

第3度：湿性皮膚炎

第4度：潰瘍形成

このうち, 形成外科の対象になるものは, 主として放射線皮膚炎の各型と潰瘍性のものである.

⑤神宮ら (2015) の分類

神宮ら (2015) は, 放射線治療後90日で急性期と晩期照射線障害に分けている.

D. 病理

病理学的には, 血管壁の肥厚, 血栓形成など血管系障害が特徴で, そのほか表皮の角化増殖, 皮膚付属器の萎縮変性が著明である.

神宮ら (2015) によると, 急性期障害は放射線が引き起こす細胞産生の障害による細胞減少と二次的に起こる炎症反応による臨床症状で, これに対して晩期障害は臓器実質細胞の消失と血管内皮細胞の障害, 線維芽細胞の活性化, 慢性的酸素不足とサイトカインの連鎖が絡み合い複雑な作用を呈するという.

障害を起こす放射線線量の関係は**表3-9-3**のとおりである. Ariyan (2006) の論文も参考になろう.

E. 治療

❶急性期の治療

軟膏療法, 特にステロイド軟膏が効果的であるが, 潰瘍を生じたものには可及的早期に郭清術とともに植皮術を行う.

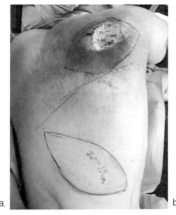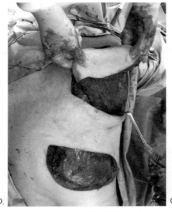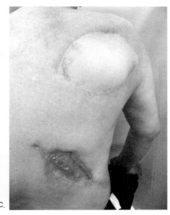

図3-9-1　左肩放射線潰瘍

a：62歳男性，X線透視にて5回心臓カテーテル治療施行，線量24.1Gy被曝したあと，潰瘍発生．広背筋皮弁をデザイン．
b：皮弁挙上．
c：術後1年半，採皮部は全層植皮．

（利根川　守氏提供）（利根川　守，小住奈津子：日形会誌 34：603-608, 2014 より引用）

表3-9-3　障害発生の閾値

紅　斑	6Gy
脱　毛	10Gy
皮膚潰瘍	23Gy
造血器機能消失	20Gy
白内障	5Gy
一時的無月経	3Gy

（坂井悠二（編）：図解放射線医学，文光堂，p345, 1989 より引用）

❷ 慢性期の治療

　手術的に障害部を広く深く，徹底的に切除し，健康組織を露出させるようにする．その後，欠損部の小さいものは縫縮（通常，縫縮不能のことが多い），大きいものは表層の組織障害のみには遊離植皮，深部組織の露出したものには皮弁による被覆を行う（**図3-9-1，図3-9-2**）．この際，創郭清術が不完全であると，植皮の生着も悪く，治癒も遅い．しかし，場合によっては重要な組織あるいは大きな動静脈，神経が露出して十分郭清できないこともあるが，このときはたとえ障害組織でも深部に残さなければならない．

　潰瘍の起こる前に放射線による損傷部を全切除し，生じた皮膚欠損部は適当な方法で被覆する早期手術を勧める．しかし，潰瘍化したものは悪性変化を起こしやすいので，形成手術前に組織検査を行い，悪性化のないことを確かめなければならない．

F. 予後

　放射線皮膚障害は，線維化，血管変性，皮膚付属器（汗腺，皮脂腺など）の萎縮が主体となって互いに影響し合って悪循環をなし，進行性となり潰瘍へ発展し，悪性腫瘍を生じ

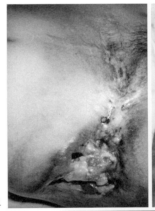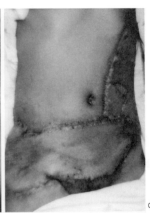
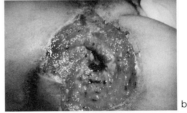

図3-9-2　放射線潰瘍

a：術前，子宮癌に対する放射線療法後の潰瘍，腸骨骨髄炎も併発．
b：潰瘍部郭清，腸骨半切除後，大腿骨骨頭露出．
c：thoracoepigastric tube で被覆．現在歩行可能である．

やすい．

　放射線皮膚障害の悪性化は，炎症と照射との同時催癌作用にあるといわれ，その頻度は，報告者によっても異なるが，ほぼ10〜28％程度である．しかし，わが国では，外国例に比べ，低率である．悪性化までの期間は，最短1年から最長28年にわたっている．転移については，放射線皮膚障害の特異性から起こりがたいが，いったん照射域を出たものは転移が早い．悪性腫瘍としては，squamous celll carcinoma がほとんどであるが，basal cell carcinoma の報

告もある．悪性化は，硬化型，潰瘍型の放射線皮膚炎より生じることが多い．

したがって，放射線皮膚障害は，できるだけ早期に手術的に治療すべきである．保存的治療の可能性は悲観的である．また潰瘍化以前と以後では，病悩期間（治療日数，手術回数など）にかなりな差がある．

3・10 褥瘡
pressure sore, decubitus, pressure ulcer

A. 褥瘡とは

❶ 褥瘡とは
骨突出部と外部の物体との間で皮膚および皮下組織が圧迫され，阻血性壊死 ischemic necrosis を起こした状態であり（deep tissue injury ともいう，秋本 2012），エジプトのミイラにもみられるというが，高齢化社会になって急増したこともあり，1998 年には日本褥瘡学会が設立され，2002 年 10 月よりは厚生労働省の通達で各病院でも褥瘡治療が義務づけられた．

❷ 原因
① 麻痺性褥瘡と非麻痺性褥瘡に分けられる．前者は脊髄の損傷，腫瘍，感染，変性疾患などによって起こり，後者は長期療養などの慢性疾患患者や貧血，栄養不良患者，臥床患者，骨折時などのギプス圧迫（図3-10-1）などによって起こる．

② 現在では様々な外力，内力が 3 つの応力（剪断力，圧縮力，引張力）となり，褥瘡になるといわれ，体位保持能力，病的骨突出，関節拘縮，低栄養，湿潤皮膚，浮腫などが危険因子であるという（岡ら 2004）．

③ 最も多いのがベッド褥瘡で，ベッドの移動，挙上，体位交変換時，車椅子移動時などに，皮膚がずれる力が働くと皮下の穿通枝が引きちぎられたり，引っ張られて阻血しているところに，骨突出を含めて圧がかかると皮膚壊死を起こし，さらにずれが広がると壊死も大きくなり，ポケットが形成される（大浦 1999）．

❸ 褥瘡の名称
褥創という場合もあるが，創ははじめから外部と交通したもの，つまり皮膚が切れた状態であるが，瘡は皮膚が熱を持ってただれた状態であるのが語源であり，創より瘡のほうが適切であり，第 1 回日本褥瘡学会でも瘡である（第 3 章-1-D「創傷治癒」の項参照）．

欧米では decubitus，これは lying down を意味するラテン語の形容詞であるが，米国では pressure sore，最近では pressure ulcer も用いられている．

❹ 頻度（有病率）
全病院，施設では，4.2〜9.5％，長期療養型病院，施設では，5.5％，在宅医療では 7.0〜14.6％ という（大浦 1999）．現在では褥瘡治療・予防も重視され，4.1％（2002），最近では 2〜3％ とかなり減少している．

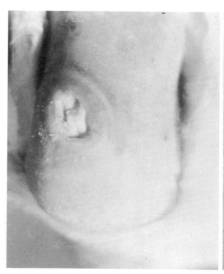 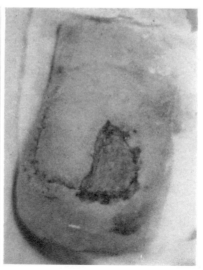

a：術前　　　　　　b：辺縁皮弁による修復後 1 ヵ月　採皮部に遊離植皮

図 3-10-1　ギプスによる褥瘡
（鬼塚卓弥：災害医学 11：1130, 1968 より引用）

また，大浦（2000）は，褥瘡は意識障害者の52％，歩行不能者の93％，体動不能者の86％，排便排尿失禁者の88％，にみられ，原疾患でみると脳血管系障害28％，認知症（痴呆）12％，骨関節系障害9％，併発症として尿路感染21％，呼吸器疾患19％，高血圧症13％，糖尿病11％をあげている．

註；褥瘡専門ナースとして，ET（enterostomal therapist）nurse から発展した創傷・オストミー・失禁（wound, ostomy and continence：WOC）看護認定看護師がいる（真田ら2007）．

B. 好発部位

① 好発部位は，75％が仙骨，大転子，坐骨部であり，残りは膝蓋骨部，脛骨稜，脛骨腓骨踝部，踵骨部，前上腸骨棘，棘突起，肘の骨突出部などである．最も問題になるのは麻痺性褥瘡である．

② Yeoman ら（1954）は，坐骨（28％），仙骨（27～28％），踵骨（9～18％），大転子（12～19％），その他（15～37％）と報告している．牟田ら（1996）は，頸椎損傷で仙骨部62％，坐骨部15％，踵骨部9％，胸腰椎損傷で坐骨部47％，仙骨部36％，大転子部7％と報告している．

③ 乳幼児では，低体重出生児ほど多く，鼻孔周辺，後頭部，仙骨部，学童期では踵にも出やすいという．母集団によって統計に差がある．

C. 症状，所見

❶ 深さによる分類

褥瘡の臨床像は，次のように深さで分類される．
① 紅斑状変化
② 発赤，腫脹，硬結，ときに表皮の落屑，水疱を伴う変化
③ 脂肪組織まで露出した皮膚破壊を伴う変化
④ 皮膚および脂肪組織の壊死
⑤ 皮膚，脂肪組織および筋層に及ぶ壊死
⑥ 骨膜炎，骨炎，骨髄炎の形で骨まで変化の及んだもの
⑦ 上記すべての臨床像に，骨髄炎，腐敗性，化膿性関節炎を伴い，病的骨折，脱臼などを起こしたもの．

❷ DESIGN分類

Braden ら（1988），大浦（1999）は，**表3-10-1**のようなスケールを作成し，治療の基準にしているし，また2001年，日本褥瘡学会によって提唱されたDESIGNは褥瘡の状態把握に有用である（**表3-10-2**）．

すなわち，D：depth（深さ），E：exudates（滲出液），S：size（大きさ），I：inflamation/infection（炎症／感染），G：granulation（肉芽形成），N：necrotic tissue（壊死組織），また P：pocket（ポケット）について末尾に（-p）の文字を入れ，点数化して評価できるようになっている．このことで褥瘡の症状，治癒経過の指標としている．

❸ DESIGN-R分類

なお，このDESIGNスケールには，経時的比較はできるが，他症例との重症度比較には不向きである．褥瘡スケールとしては，K式スケール，脊髄損傷者褥瘡スケールなどもある（真田ら2007）が，学会では，DESIGNに重症度を加味してDESIGN-R（2008）に改変した．この合計点数が9点以下なら8割が1ヵ月以内に治癒，18点以下なら6割が3ヵ月以内に，19点以上なら8割が3ヵ月でも治癒しないと大体の比較はできるが，それも治療次第で変化する（天羽ら2013）．Rは評価rating の頭文字．旧評価法のDESIGNも簡便だと今でも使用している人もいる．特に糖尿病潰瘍評価などに有用である．

❹ その他の分類

他の分類法としては，Shea分類，LAET分類，NPUAP分類，EPUAP分類，PSST分類，PUSH分類など数が多い（天羽ら2013）．

褥瘡のポケットには，初期型ポケット（壊死組織融解型），遅延型ポケット（外力介在型）に分けられる（田中ら2007）．

D. 褥瘡の病態

褥瘡の病態は，上記の深度分類で決められるが，米国褥瘡諮問委員会 National Pressure Ulcer Advisory Panel；NPUAP）では4度に分類しているが，病態の進行は一見軽くても深部がすでに障害されていることがあり，注意が必要である（真田ら2007）．

また，1度褥瘡でも発赤，硬結，浮腫，疼痛，皮膚温変化，皮膚変色などがあれば重症化しやすいといい，超音波診断で低エコー領域があれば重症化しやすい（真田ら2007）．

したがって，褥瘡になりやすい原因を予防することが必要である．その条件として，南（2010）は，① 湿潤・浸軟 maceration，② 外力 pressure；摩擦，ずれ（背起こし30°以上では，ずれが起こる），応力 stress；圧縮力，引っ張り応力，剪断応力，③ ドライスキン，④ 浮腫，⑤ 栄養不良，を列記している．

E. 褥瘡スケール

褥瘡スケールには，褥瘡危険因子評価スケール，Braden scale，DESIGNスケールがある．

124 第**3**章 創傷治療

表3-10-1 ブレーデンスケール

患者氏名：＿＿＿＿＿＿＿＿＿　　　評価者氏名：＿＿＿＿＿＿＿＿＿　　　評価年月日：＿＿＿＿＿＿＿＿＿

知覚の認知 圧迫による不快感に対して適切に反応できる能力	1.まったく知覚なし 痛みに対する反応（うめく，避ける，つかむ等）なし．この反応は，意識レベルの低下や鎮静による．あるいは，体のおおよそ全体にわたり痛覚の障害がある	2.重度の障害あり 痛みにのみ反応する．不快感を伝えるときには，うめくことや身の置き場なく動くことしかできない．あるいは，知覚障害があり，体の1/2以上にわたり痛みや不快感の感じ方が完全ではない	3.軽度の障害あり 呼びかけに反応する．しかし，不快感や体位変換のニードを伝えることが，いつもできるとは限らない．あるいは，いくぶん知覚障害があり，四肢の1，2本において痛みや不快感の感じ方が完全ではない部位がある	4.障害なし 呼びかけに反応する．知覚欠損はなく，痛みや不快感を訴えることができる	
湿潤 皮膚が湿潤にさらされる程度	1.常に湿っている 皮膚は汗や尿などのために，ほとんどいつも湿っている．患者を移動したり，体位変換するごとに湿気が認められる	2.たいてい湿っている 皮膚はいつもではないが，しばしば湿っている．各勤務時間中に，少なくとも1回は寝衣寝具を交換しなければならない	3.時々湿っている 皮膚は時々湿っている．定期的な交換以外に，1日1回程度，寝衣寝具を追加して交換する必要がある	4.めったに湿っていない 皮膚は通常乾燥している．定期的に寝衣寝具を交換すればよい	
活動性 行動の範囲	1.臥床 寝たきりの状態である	2.坐位可能 ほとんど，またはまったく歩けない．自力で体重を支えられなかったり，椅子や車椅子に座るときは，介助が必要であったりする	3.時々歩行可能 介助の有無にかかわらず，日中ときどき歩くが，非常に短い距離に限られる．各勤務時間中にほとんどの時間を床上で過ごす	4.歩行可能 起きている間は少なくとも1日2回は部屋の外を歩く．そして，少なくとも2時間に1回は室内を歩く	
可動性 体位を変えたり整えたりできる能力	1.まったく体動なし 介助なしでは，体幹または四肢を少しも動かさない	2.非常に限られる ときどき体幹または四肢を少し動かす．しかし，しばしば自力で動かしたり，または有効な（圧迫を除去するような）体動はしない	3.やや限られる 少しの動きではあるが，しばしば自力で体幹または四肢を動かす	4.自由に体動する 介助なしで頻回にかつ適切な（体位を変えるような）体動をする	
栄養状態 普段の食事摂取状況	1.不良 決して全量摂取しない．めったに出された食事の1/3以上を食べない．蛋白質・乳製品は1日2皿（カップ）分以下の摂取である．水分摂取が不足している．消化態栄養剤（半消化態，経腸栄養剤）の補充はない．あるいは，絶食であったり，透明な流動食（お茶，ジュース等）なら摂取したりする．または，末梢点滴を5日間以上続けている	2.やや不良 めったに全量摂取しない．普段は出された食事の約1/2しか食べない．蛋白質・乳製品は1日3皿（カップ）分の摂取である．ときどき消化態栄養剤（半消化態，経腸栄養剤）を摂取することもある．あるいは，流動食や経管栄養を受けているが，その量は1日必要摂取量以下である	3.良好 たいていは1日3回以上食事をし，1食につき半分以上は食べる．蛋白質・乳製品を1日4皿（カップ）分摂取する．ときどき食事を拒否することもあるが，勧めれば通常補食する．あるいは，栄養的におおよそ整った経管栄養や高カロリー輸液を受けている	4.非常に良好 毎食おおよそ食べる．通常は蛋白質・乳製品を1日4皿（カップ）分以上摂取する．ときどき間食（おやつ）を食べる．補食する必要はない	
摩擦とずれ	1.問題あり 移動のためには，中等度から最大限の介助を要する．シーツでこすれず体を動かすことは不可能である．しばしば床上や椅子の上でずり落ち，全面介助で何度も元の位置に戻すことが必要となる．痙攣，拘縮，振戦は持続的に摩擦を引き起こす	2.潜在的に問題あり 弱々しく動く．または最小限の介助が必要である．移動時皮膚は，ある程度シーツや椅子，抑制帯，補助具等にこすれている可能性がある．たいがいの時間は，椅子や床上で比較的よい体位を保つことができる	3.問題なし 自力で椅子や床上を動き，移動中十分に体を支える筋力を備えている．いつでも，椅子や床上でよい体位を保つことができる		
				Total	

（真田弘美：形成外科 46：353, 2003；立花隆夫ほか：形成外科 46：459, 2003 より引用）

3・10 褥瘡 **125**

表3-10-2　DESIGN-R褥瘡経過評価用

Depth 深さ　創内の一番深い部分で評価し，改善に伴い創底が浅くなった場合，これと相応の深さとして評価する					
d	0	皮膚損傷・発赤なし	D	3	皮下組織までの損傷
	1	持続する発赤		4	皮下組織を越える損傷
				5	関節腔，体腔に至る損傷または，深さ判定が不能の場合
	2	真皮までの損傷		U	深さ判定が不能の場合

Exudate 滲出液					
e	0	なし	E	6	多量：1日2回以上のドレッシング交換を要する
	1	少量：毎日のドレッシング交換を要しない			
	3	中等量：1日1回のドレッシング交換を要する			

Size 大きさ　皮膚損傷範囲を測定：［長径 (cm) ×長径と直交する最大径 (cm)］					
s	0	皮膚損傷なし	S	15	100以上
	3	4未満			
	6	4以上16未満			
	8	16以上36未満			
	9	36以上64未満			
	12	64以上100未満			

Inflammation/Infection 炎症／感染					
i	0	局所の炎症徴候なし	I	3	局所の明らかな感染徴候あり（炎症徴候，膿・悪臭など）
	1	局所の炎症徴候あり（創周囲の発赤，腫脹，熱感，疼痛）		9	全身的影響あり（発熱など）

Granulation 肉芽形成					
g	0	治癒あるいは創が浅いため肉芽形成の評価ができない	G	4	良性肉芽が，創面の10%以上50%未満を占める
	1	良性肉芽が，創面の90%以上を占める		5	良性肉芽が，創面の10%未満を占める
	3	良性肉芽が，創面の50%以上を占める		6	良性肉芽がまったく形成されていない

Necrotic tissue 壊死組織　混在している場合は全体的に多い病態をもって評価する					
n	0	壊死組織なし	N	3	やわらかい壊死組織あり
				6	硬く厚い密着した壊死組織あり

Pocket ポケット　毎回同じ体位で，ポケット全周（潰瘍面も含め）［長径 (cm) ×短径 (cm)］から潰瘍の大きさを差し引いたもの					
p	0	ポケットなし	P	6	4未満
				9	4以上16未満
				12	16以上36未満
				24	36以上

部位［仙骨部，坐骨部，大転子部，踵部，その他（　　　　　　　　　　　　　　　）］
※深さ（Depth：d, D）の得点は合計点に加えない．

(日本褥瘡学会 (編)：在宅褥瘡予防・治療ガイドブック，照林社，p1-189, 2008)

F. 治療原則

　褥瘡の治療は，医師だけでなく，看護師，理学療法士，作業療法士，栄養士，その他の専門家によるチーム医療が必要である．

　褥瘡は，慢性創傷の典型的なもののひとつで，wound bed preparation（WEB）が重要視されている．さらに，大浦（2007）はWEBの評価項目として，

　①Tissue non-viable or deficient 壊死組織・活性のない組織，

　②Infection or Inflammation 感染または炎症，

　③Moisture imbalance 湿潤のアンバランス，

　④Edge of wound-non advancing or undermined epidermal margin 創辺縁の治癒遅延の頭文字をとってTIMEとして重視している．

❶保存的治療 conservative therapy

a. 麻痺性褥瘡

　①2時間以内毎の体位変換：体圧が圧力測定器（ケープKK，日本）を用いて40mmHg以下にする（真田ら2007）．2時間毎の体位交換のエビデンスはない（上記，真田ら）．

　②体圧分散寝具：ウレタンフォーム・マットレス，エアーマットレス，ハイブリッド・マット，ウォーターベッド，

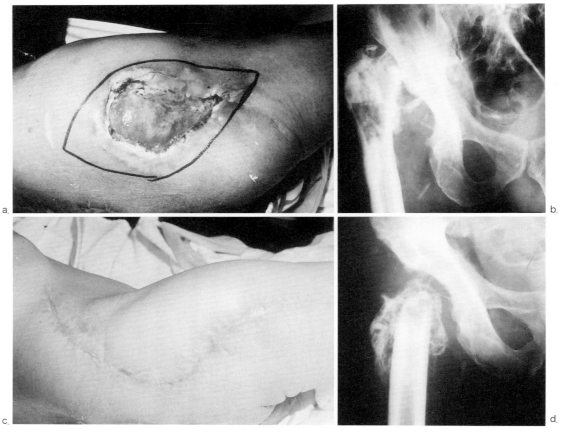

図3-10-2 右大転子部褥瘡,化膿性関節炎,脊髄損傷患者
a:術前
b:術前X線像
c:術後約1年.大腿骨骨頭,大転子部,腸骨翼の一部を切除後,一次的に創縫合.
d:術後のX線像

(鬼塚卓弥ほか:手術22:776, 1968 より引用)

エアー・フローティング・システム・ベッド®. 褥瘡用寝具の条件は,沈潜immersion,包括envelopment,接触面変化contact area changingの3要素で,圧再配分pressure redistributionを図ることが必要である(松尾ら2010). 30°側臥位,30°頭側挙上の30°ルールを提唱(須釜ら2003).
③姿勢法:床上姿勢,車上姿勢,特殊椅子,特殊ベッド(ローリングマット)の利用,円座は,血行障害,皮膚伸展を起こし使用禁忌である.
④スキンケア:寝具,下着,入浴,皮膚の乾燥予防,失禁対策(バルーンカテーテルよりウリーナーパックがよい),尿道カテーテルやおむつの使用は,介護者側にはよいが,褥瘡を生じやすい(柏ら1999).
⑤栄養改善:貧血対策,高蛋白,高カロリー食の処方,栄養管理については,表3-10-3のように厚生省指針がある.
⑥リハビリテーション:症例ごとにリハビリテーションプログラムを処方

⑦その他:療養の継続性

b. 非麻痺性褥瘡
①圧迫を除去し,一般の創処理を行うだけで治癒することが多い.
②シリコンフォームによる創治療ではかなり早く治癒させることができる(図3-10-2).
③アルコール中毒,梅毒,糖尿病,循環障害などの患者の場合は,局所療法のほかに原因疾患の治療を行う.
④これらの保存的療法で治癒しない場合は,外科的に治療する.

❷**軟膏療法** wound bed preparation
保存療法として,あるいは外科療法の前処置として行われる.
創消毒のうえ,適用な軟膏を選択して塗布する.大浦(1999)は,表3-10-4のような選択を行っている.術者それぞれの好みもあるがEBMに沿った選択を行うべきであり,また,同じ軟膏を漫然と使用すべきでもない.たとえば,

表3-10-3　栄養管理の目安

血清アルブミン	3.0g/dL以上（1日の必要量：蛋白質として1.1〜1.2g/kg）
ヘモグロビン	11.0g/dL以上
空腹時血糖	80〜110mg/dL
血清鉄	80〜160mg/dL（1日の必要量15mg）
血清亜鉛	70〜150mg/dL（1日の必要量15mg）
血清銅	80〜130mg/dL（1日の必要量1.3〜2.5mg）
血清カルシウム	8.5〜10.3mg/dL（1日の必要量600mg）
血清ビタミンA	400〜1,200ng/mL（1日の必要量2,000IU）
血清ビタミンC	2〜15mg/mL（褥瘡発生時の1日必要量150〜500mg）
血清ナトリウム	137〜147mEq/L（1日の必要量：食塩として10g以下）
摂取カロリー	1日の必要量25〜30kcal/kg
水分	適量（体重，全身状態，発熱，尿量により異なるが，飲用として1L/dayが目安）

（厚生省老人保健福祉局（監修）：褥瘡の治療・予防ガイドライン，宮地良樹（編），照林社，p43，1998；立花隆夫ほか：形成外科 46：459，2003 より引用）

表3-10-4　外用剤の種類

壊死組織除去	ブロメライン（ブロメライン®） 塩化リゾチーム（リフラップ軟膏®） ストレプトキナーゼ（バリダーゼ®） 亜鉛華軟膏
肉芽形成促進	塩化リゾチーム（リフラップ軟膏®） トレチノイントコフェリル（オルセノン軟膏®） 白糖・ポビドンヨード（ユーパスタ®） カデキソマーヨウ素（カデックス®） ブクラデシンナトリウム（アクトシン軟膏®） プロスタグランジンE_1（プロスタンディン軟膏®）（FGF） bFGF（フィブラストスプレー®）
感染除去	白糖・ポビドンヨード（ユーパスタ®） カデキソマーヨウ素（カデックス®） 抗菌薬軟膏 色素，ヨード スルファジアジン銀（ゲーベンクリーム®） フシジン酸ナトリウム（フシジンレオ軟膏®）
表皮形成促進	プロスタグランジンE_1（プロスタンディン軟膏®） ブクラデシンナトリウム（アクトシン軟膏®） 混合死菌浮遊液・ヒドロコルチゾン（エキザルベ®） 塩化リゾチーム（リフラップ軟膏®） トレチノイントコフェリル（オルセノン軟膏®） bFGF（フィブラストスプレー®）

（大浦武彦：形成外科 42：1067，1999 を参考に著者作成）

田中ら（2007）は外用薬としてポビドンヨード・シュガーで滲出液を吸収し，トラフェルミン（bFGF）で血管新生作用，肉芽形成促進作用で創傷治癒を促進，トレチノイントコフェリルなどを使い分けている．

詳細については，創傷治療の項を参照．

a.　種類

①有効成分で，抗炎症作用，抗菌作用，壊死組織除去作用，肉芽形成促進作用，上皮化促進作用に分類．

②基剤で，疎水性基剤，親水性基剤（乳剤性，水溶性）．

③投与法で，スプレー剤，ビーズ剤．

b.　適応

（安田ら2010，堀ら2013，高木2010，日本褥瘡学会guideline 2012）

①炎症期：ポリウレタンフィルム，水疱では，ハイドロコロイド，酸化亜鉛，ジメチルイソプロピルアズレン，スルファジアジン銀，白色ワセリンなど．

②炎症発赤期：プロスタンディン軟膏，ジメチルイソプロピルアズレンなど．ガイドラインでは，ジメチルイソプロピルアズレンを推奨度C1としている．

③滲出期：アクトシン軟膏，ユーパスタ軟膏，カデックス，オプサイト，テガダーム，バイオクルーシブ，パーミエイド，ハイドロファイバー（アクアセル®），アルギン酸塩，ポリウレタンフォーム，アルギネート（ソーブサン，カルトスタット，アルゴダーム，クラビオAG），ハイドロポリマー（ティエール）．ガイドラインでも滲出液吸収作用を有するカデキソマーヨウ素ポビドンヨード・シュガーを推奨度B，デキストラノマー，ヨウ素軟膏をC1としている．最近，堀切ら（2015）も，ブクラデシンナトリウム軟膏（アクトシン軟膏®），白糖・ポビドンヨード配合剤の有用性を報告している．滲出液が少ないと，デュオアクティブ，テガソーブ，アブソキュア，コムフィール），ガイドラインはトレチノイントコフェリルがC1．びらん，浅い潰瘍では，酸化亜鉛，白色ワセリンをC1推奨している．

④感染期：ゲーベンクリーム，アクアセルAg®，など．ガイドラインでは，創面保護効果の高い油脂性基剤の白色ワセリン，感染合併では，カデキソマーヨウ素，スルファジアジン銀，ポビドンヨードシュガーが推奨度B，フラジオマイシン硫酸塩トリプシン，ポビドン

ヨード，ヨウ素軟膏，ヨードホルムが推奨度C1，非特異的抗菌活性のスルファジアジン銀が推奨度C1という．

⑤壊死期：ユーパスタ，プロイメラン軟膏，ゲーベンクリーム，グラニュゲル，ニュージェル，ジェリパーム，イントラサイトジェル，ハイドロファイバー，アルギン酸塩，ガイドラインでは，深部損傷の疑念があれば除圧のうえ，酸化亜鉛，ジメチルイソプロピルアズレン，白色ワセリンを推奨度C1としている．

⑥壊死組織除去：カデキソマーヨウ素，スルファジアジン銀，デキストラノマー，ブロメライン，ポビドンシュガーが推奨度C1．

⑦肉芽期：プロスタグランジン，フィブラストスプレー，アラントロックス®，オルセノン®，リフラップ®，ソルコセリル®軟膏，bFGF®，プロスタグランジン®軟膏，アクトシン軟膏®，ガイドラインではアルミニウムクロロヒドロキシアラントイネート，トラフェルミン，トレチノイントコフェリル，ポビドンヨードシュガーが推奨度B．

⑧創縮小期：アルミニウムクロロヒドロキシアラントイネート，トラフェルミン，ポビドンヨードシュガーなどが推奨度Bである．

⑨上皮化期：アズノール軟膏®，プロスタンディン®軟膏，フィブラストスプレー，アクトシン軟膏

c. 外用薬のまとめ
1) デブリドマン薬
a) 硬い壊死組織でも浸軟薬
自己融解デブリドマンといわれる（市岡2007）．ポケット状創に適用がある．ハイドロジェル，ハイドロコロイドが選択される．

プロメライン軟膏，リフラップ軟膏，グラニュゲル®，イントラサイトジェル®．

b) ポケット治療剤
アルギン酸塩，銀含有ハイドロファイバー，壊死組織が多いときは，外科的郭清を考慮．

2) 肉芽増殖・表皮化促進薬
フィブラストスプレー®：スプレーして用いるので他の創面被覆材との併用を必要とする．アクトシン®軟膏，オルセノン軟膏®，プロスタンディン®軟膏，PGE$_1$活性を有する油性軟膏で，肉芽形成促進作用と表皮形成促進作用がある．bFGFは正電荷であるので，キチン以外の負電荷を持つ被覆材では吸着されて効果が消えるという（黒川2009）．

FGFは，fibroblast growth factorの略で，ウシの脳下垂体由来の蛋白の一種で，線維芽細胞増殖作用を持つとGospodarowiczが報告したもので，1986年，FGFの全塩基性配列が確認され，遺伝子組み換えで大量生産が可能にな

り，頻用されるようになった（小野ら2004，Akitaら2005）．骨髄由来の血管内皮前駆細胞や間葉系前駆細胞など．

3) 肉芽収斂薬
リンデロンV軟膏，軟膏クロマイ®P軟膏，エキザルベ®

❸創の管理 wound bed preparation
創の清浄化を行う際，壊死組織の存在は感染の病巣となるため創の治癒を悪くする．また，持続的な創の圧迫も血流を遮断して治癒に悪く働く因子となる．

そのため，これらの創治癒に悪く働く因子をコントロールして，創治癒の環境作りをすることが治療の第一歩である．創の消毒と洗浄，デブリドマン，軟膏療法，スキンケアを正しく行い，創傷治癒の環境整備を行う必要がある．手術の術前処置として大切である．

ガイドラインでは十分な量の生食液や水道水で洗浄する，洗浄で不十分なときはポビドンヨード消毒併用が約70%，C1推奨である．なお，感染発見にはEuropean Wound Management Associationが提唱した褥瘡感染発見のcriteriaも参考になろう（真田ほか2007）．

なお，皮膚潰瘍の治療法として，PRP（platelet-rich plasma 多血小板血漿）の使用法もある（三宅ら2009）．無菌ウジ療法（maggot debridement therapy）は，Bear（1931）がはじめて報告，最近では大西ら（2008）の報告がある．

❹陰圧療法 negative pressure wound therapy（NPWT）
褥瘡治療で，しばしば使用される方法で，数多くの報告がある（渡辺ほか2005，松村ほか2005，井砂2010，清川2010，島田ら2010）．

a. 目的
これは，Chariker（1993），Frischmanら（1995），Argentaら（1997）が報告，創に持続的陰圧をかけて治癒を促進する方法である（Armstrongdgら2005，宮村ら2005，Argentaら2006）．

b. 効果
①吸引による創縮小効果，②過多の滲出液の除去，③創部と滲出液中の各種サイトカインの生成，線維芽細胞や表皮細胞，血管内皮細胞の増殖に関与（伊東ら2015），④細菌数減少，⑤圧による血流改善，⑥浮腫軽減，⑦肉芽形成促進，⑧ポケット癒着促進，に効果があり，特にポケットのある褥瘡には第一選択である．

c. 機器
VAC（KCL社，米国），VISTA（Smith & Nephew社，英国）がある．機器については，わが国では，2010年，保険適応されたが，適応条件があり，注意を要する．米国では，VAC内の陰圧は125mmHgにセットされているが，井砂（2010），伊東ら（2015）は，125，75，50mmHgに変えても効果に差がないという．効果は，持続陰圧より間欠陰圧のほ

うが高いといわれている.

現在, 保険適応の機器として, ベッドサイド仕用の V.A.C.®ATS, RENASYS®EZ, と携帯仕様の ActiV.A.C®, RENASYS®GO と, 外来仕用の SNaP®, PICO® の 6 種類があり, 目的に応じて使い分けるのがよいという (島田 2015).

機器を購入しなくても, ステイプラーとゴム, 生食ボトル, などで自作も可能である. 黒川ら (2010) は, bFGF を噴霧, ポリウレタンか, ハイドロポリマーのドレッシング材で潰瘍を被覆, シリコンチューブをはめ, さらにドレッシングして密閉する. この場合, 浅野ら (2015) によれば, 早期に創閉鎖するにはポリウレタンフォームがよいが, 肉芽や瘢痕を少なくする整容的に大切な部位ではガーゼが適しているという.

システム交換は, 感染創で 1〜2 回 /day, 非感染創で 1 回 /2〜3 日で, 疼痛もあるが, 創郭清, 洗浄, bFGF 投与して, さらなる創傷治癒促進が図れる. 無水アルコール洗浄で, 陰圧と硬化療法の両効果を期待する方法もある (Hayasi 2004, 田中ら 2007, 菅谷ら 2013). ただし, 装着時の注意として, 空気リーク, 装着による不快感, 陰圧負荷時疼痛, 周囲健常皮膚の炎症予防がある.

この VAC と同様の名称に negative pressure wound therapy (NPWT), sub-atomospheric wound therapy (SAWT), topical negative pressure therapy (TNPT) などの名前があるが, ウレタンフォームの重要性を考え, microderformatinal wound therapy (MDWT) という名称を推奨しているいる論文もある (小川ら 2009).

VAC は, 商品名なので, 一般的には NPWT を使用すべきである.

d. 適応と禁忌

滲出液創, ポケット創, 浮腫創, 胸骨離開創, 骨露出熱傷創, 糖尿病性潰瘍, 褥瘡, 瘻孔, など. 禁忌は悪性腫瘍, 未治療骨髄炎, 止血困難者.

❺外科的治療

保存療法で改善がみられない場合 (Stage Ⅲ〜) や骨が触れる場合 (Stage Ⅳ) は手術療法が適応となる. 手術療法により全身状態の改善も見込まれるうえ, 介護者にとっても管理が楽になり, 在宅も可能となる. また, 結果的に治療費も軽減される. ただし, ①全身状態が比較的良好であること, ②感染が沈静化していること, ③周囲皮膚の状態が良好であること, ④腹臥位, 側臥位が取れることなどが条件となる. これらの適応と条件を誤ると増悪することもあるので要注意である.

a. 手術前処置

外科治療は, Lanson ら (1945) がはじめて発表した. 麻痺性褥瘡では, まず術前に全身管理を行い, 前述のように高蛋白, 高ビタミン, 高カロリー食による栄養の改善, 輸血による貧血の改善, 泌尿器疾患のコントロール, 特に尿路感染症の治療, 自動膀胱への移行などを考慮する. また, 仙骨部や坐骨部の褥瘡では, 術後の糞便による汚染が懸念される場合は, あらかじめ低残渣食へ食事変更をしておく必要がある. 排便コントロールが不良なケースでは, 人工肛門造設なども一考かと思われる. 特に褥瘡患者の栄養管理は重要で, そのガイドラインも作られており, 創傷治癒過程にかかわる栄養素としてのアルギニンが注目されている (田村 2007).

術前に, 体位転換, push up 訓練 (起立起坐訓練), 術後の創部圧迫の回避のためにもリハビリテーション・プログラムにのっとった訓練も必要になる.

さらに周術期の問題として, 副腎機能低下による術中, 術後の予期しないショック状態など, 全身状態によっては手術侵襲が重篤な合併症を引き起こすこともあり, 手術適応について十分に, 関係各科と検討を行っておくべきである.

b. 手術法

手術法は, デブリドマン, および生じた組織欠損の再建手術からなる. デブリドマンは, 褥瘡の部位を問わず原則は同じである. すなわち, 切除部位をピオクタニンで潰瘍, 嚢胞壁を染色し, 見分けよくする. ドプラ血流計で穿通枝を確認, 褥瘡部を瘻孔, bursal wall (bursectomy), 下床の骨突出部を含めて切除する. この手術操作が不十分であると, 術後に縫合不全, 感染を引き起こす.

生じた欠損部の大きさによって, 縫縮, 局所皮弁, 遠隔皮弁, 筋膜皮弁, 筋弁, 筋皮弁などを用いる. 岡部ら (1998), 柏ら (2004) の手術方針は参考になろう. 手術に際しては, 縫合部の緊張を避け, 止血を厳重に行う. 特に骨突出部切除後は, 死腔ができやすく出血も激しいので, ここに筋肉や有茎の脂肪などを充填し, 吸引ドレーンを入れる. そうでないと, 術後血腫を作りやすく皮弁の生着が悪いうえに, 感染を誘発し, 縫合不全を起こし, 潰瘍を再発しやすい. また皮弁の採皮部として, 体重や装具などの非負荷部を選ばないと, 新たな褥瘡を作りやすく, 特に骨突出部を切除する場合は, 体重負荷部が移動することもあるため注意が必要である. 大浦 (1999) は, 老人褥瘡の治療は, 皮弁を用いる根本的手術ではなく, 手術侵襲の少ない遊離植皮なども考えるべきであり, 術前術後のケアの重要性を報告している.

G. 褥瘡再発

褥瘡の手術は, 再発しやすいことを念頭に置いて, 術後のケアに万全を期し, また, 再発した場合どうするか考えておく必要がある.

Disa ら (1992) は, 再発率は平均 69%, 牟田ら (1996) は,

表3-10-5　褥瘡手術方針

```
1. 局所手術療法
    ①仙骨部褥瘡
        ・直径5 cm未満：Limberg FC flap
        ・直径5 cm以上8 cm未満：Limberg FC flapまたは大臀筋V-Y
                                    advancement FC flap
        ・直径8 cm以上：遠位部を茎とした大臀筋
                        V-Y advancement FC flap
        ・仙骨部，臀部にわたる広範囲な褥瘡：posterior thigh flap
    ②坐骨部褥瘡
        ・2つのadipofascial turn-over flapとLimberg FC flapの3枚重ね法，大
            腿筋膜張筋皮弁
    ③大転子部褥瘡
        ・直径5 cm未満：Limberg FC flap
        ・直径5 cm以上：Lateral thigh flap
    ④全身状態不良患者の褥瘡
        ・保存療法で十分に肉芽をあげたあとに局所麻酔下に全層植皮術
        ・ただし坐骨部褥瘡では植皮は禁忌
2. 再発予防的手術（荷重面の拡大化を目的とした手術）
    ①骨突出部の切除による平坦化
    ②筋腱切離術や骨切り術などによる股関節や膝関節の拘縮解除
```

（岡部勝行ほか：形成外科 41：933，1998より引用）

74.2％と報告，谷口ら（1990）は，仙骨部では，切除縫縮が55.6％，皮弁が14.8％，大腿筋皮弁が3.6％という．坐骨部では，皮弁が76.2％，切除縫縮が54.2％，hamstring flapが45.2％，大転子部では皮弁40％，大腿筋膜張筋が12.5％と報告した．

　以上をまとめると，筋弁，筋皮弁が切除縫縮や皮弁より再発が少なく，筋皮弁は筋膜皮弁より再発率が高い．おそらく筋の萎縮，変性が早期にくるためであろう（小山1997）．

　岡部ら（1998）は，再発率の高い方から坐骨部，仙骨部，大転子部の順であり，堤田ら（1997）も同様の報告を行っているが，坐位時間と発生率との間に相関関係はないという．再発率は，術後のケア，日常生活により異なる．

H. 治療法の選択

　褥瘡好発部位の再建法を岡部ら（1998）は，**表3-10-5**のようにまとめているが，実際には症例ごとに検討して適当な手術法を適応するべきである（柏ら1999）．

❶手術法別選択

a. 単純縫縮

　比較的小範囲の褥瘡が適応となる．皮膚・皮下組織にゆとりがある場合に用いられる．注意点としては，荷重部分に縫合線が一致しないように，骨の突出があれば削骨や骨切除を行う．

b. 植皮術

　高齢者や基礎疾患によっては，手術侵襲の少ない植皮術は治療の選択肢となる．良好な肉芽形成がなされていることや死腔がないなどが条件となる．

c. 皮弁，筋膜皮弁

　比較的広範囲の欠損に対しては局所皮弁が用いられる．さらに回転皮弁や伸展皮弁にするとさらに大きな欠損の再建に有用である．皮弁に筋膜をつけ筋膜皮弁にすることで，血行の安定した皮弁にすることができる．

d. 筋皮弁

　比較的大きく，死腔を伴う褥瘡に選択される．筋体は死腔の充填材として用いる．

e. 穿通動脈皮弁

　筋体を穿通して皮膚に至る血管を利用した皮弁で，ドプラで動脈穿通枝を確認する．この皮弁の利点として，皮弁の挙上が比較的容易であり，数本の穿通枝を皮弁に入れることで安定した血流を確保できる．筋肉の犠牲がないので筋欠落症状がない．この穿通動脈皮弁は褥瘡手術に多用されている（稲川2003）．

f. 遊離吻合皮弁 free flap

　褥瘡手術に多用されているわけではないが，坐骨部の褥瘡に足底皮弁を遊離皮弁として行った報告がある（Sekiguchi 1995）．

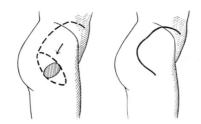

図3-10-3 大転子部褥瘡
(鬼塚卓弥ほか：手術 22：776, 1968 より引用)

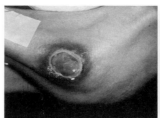
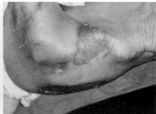

a：術前　　　　b：術後
図3-10-4 大転子部褥瘡

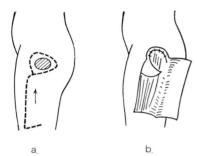

図3-10-5 大腿皮弁と筋弁による修復法
(Spira M et al : Symposium on the Neurologic Aspects of Plastic Surgery, Mosby, p221, 1978 より引用)

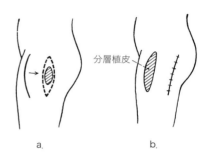

図3-10-6 双茎大腿皮弁による修復法

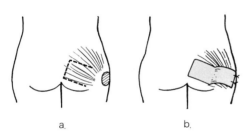

図3-10-7 大臀筋弁による修復法
(Becker H : Plast Reconstr Surg 63：653, 1979 より引用)

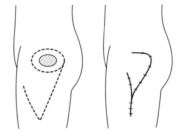

図3-10-8 大腿筋膜張筋皮弁

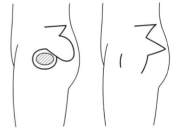

図3-10-9 双葉状皮弁

❷部位別手術法の選択

a. 大転子部

大転子部は，症状が進行しやすく，筋肉下，腱下滑液包から関節腔まで及ぶことがある．

治療は，外側広筋皮弁，大腿筋膜張筋皮弁，腹直筋皮弁，大臀筋皮弁，縫工筋皮弁，大腿直筋皮弁，大腿二頭筋皮弁などの（**図3-10-2〜図3-10-11**）方法がある（鬼塚1968，畠ら1999）．岡部ら（1998）は，5cm未満の大きさでは，Limberg fasciocutaneous flap，5cm以上では，lateral thigh flapを勧めている．しかし，どの皮弁を用いるかは，褥瘡の範囲，深さ，ポケットの状態など，程度によってきめる．術前にセメントビーズに抗生物質を含ませたものを創に充填し，良好な肉芽形成を促す方法も報告されている（黒岡2003）．皆川ら（2006）は，ポケットを伴う褥瘡でも網状植皮のうえ，フィルムドレッシングを行い，サクションドレーンを行えば治癒も可能であると報告している．

b. 坐骨部

皮弁としては，後大腿皮弁，臀部大腿皮弁，外側大腿皮弁，後内側大腿皮弁があり，筋，筋皮弁としては，大臀筋弁（gluteal plication 大臀筋を起始部で起こし，正中部で縫合する方法），大臀筋皮弁（下臀部動脈を入れる，肛門括約筋，肛門管，坐骨神経に注意する）（横川ら2008），薄筋皮弁，大腿筋膜張筋皮弁 tensor fascia lata M-C flap（皮弁基部は腰動脈穿通枝の1/2 is axial pattern flapで，遠位1/2は無軸皮弁 random pattern flapになっている．筋膜皮弁とすればさらによい（光嶋ら1998），大腿二頭筋皮弁 hamstring MC flap（後大腿皮神経に注意），膝屈曲筋皮弁，腹直筋皮弁（Hayashiら1992）など（**図3-10-13**）のような方法がある．

第3章 創傷治療

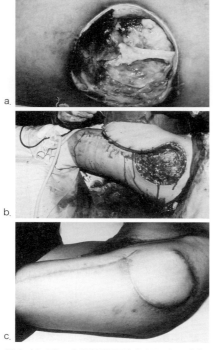

図3-10-10 大腿筋膜張筋皮弁による大転子部褥瘡の修復
a:術前,b:術中,c:術後
(陣内卓雄氏提供)

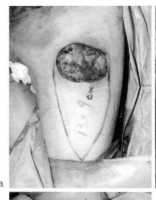 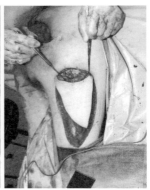

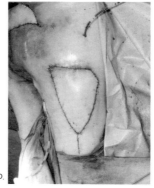

図3-10-11
a:坐骨褥瘡デブリドマン後.
b:坐骨部褥瘡皮下茎皮弁挙上.
c:坐骨部褥瘡皮弁閉鎖.

(福屋安彦氏提供)

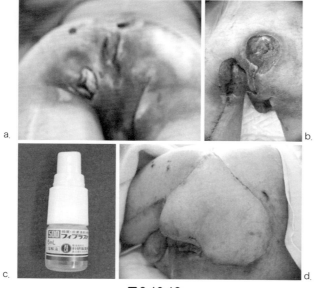

図3-10-12
a:40歳代男性.交通事故による脊損後の褥瘡.
b:デブリドマン後,閉鎖陰圧療法.
c:局所にbFGF使用.
d:大臀筋皮弁にて創閉鎖,術後1ヵ月.

(a:上中麻希ほか:日形会誌 28:658-662, 2008より引用)
(西野健一氏提供)

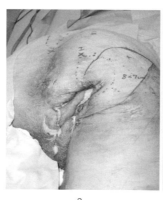 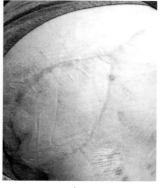

図3-10-13
a:坐骨褥瘡,40歳代男性.交通事故により脊損,単純縫縮術を受けたが,再発.
b:デブリドマン後,大臀筋皮弁の回転皮弁で閉鎖,術後2年再発なし.

(西野健一氏提供)

大腿筋膜張筋皮弁が好んで用いられる.
広範囲褥瘡の場合は,人工肛門,尿路変更などの考慮も必要になる.

c. 仙骨部

上臀動静脈の筋,筋膜皮弁がよい.単純縫縮術は小さい創でも再発しやすい.Amirら(2004)はexpanderで皮膚と大臀筋を伸展させ縫縮する方法を報告しているが,expander挿入時の血管損傷などの合併症がある.また,大

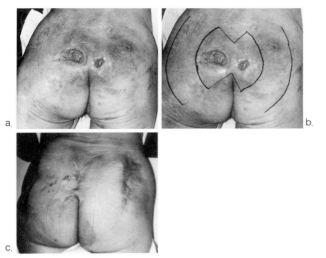

図3-10-14　仙骨部褥瘡（1）
a：術前．
b：手術法．褥瘡部を切除したのち，両側よりdouble pedicle flapを移動して閉鎖．採皮部には遊離植皮．
c：術後1年．

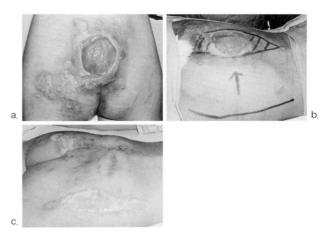

図3-10-15　仙骨部褥瘡（2）
a：術前．
b：手術法．褥瘡は仙骨面を含めてノミで切除．扁平にしたのち，両側よりのdouble pedicle flapで被覆．ドナーに分層植皮．
c：術後1年．

（鬼塚卓弥：医事新報2754号グラビア，1977より引用）

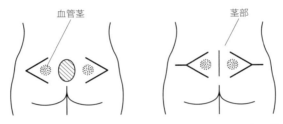

図3-10-16　血管柄付きV-Y法（縦型双茎皮弁とV-Y皮弁の併用法）
（古賀祐季子ほか：日形会誌 24：350, 2004より引用）

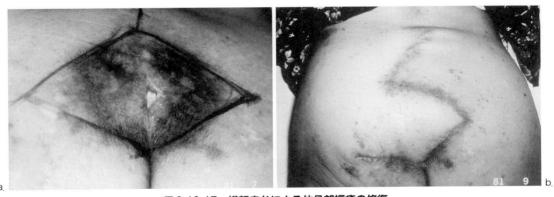

図3-10-17　横転皮弁による仙骨部褥瘡の修復
a：術前．
b：術後2ヵ月．

臀筋弁反転法と遊離植皮，大臀筋単純縫縮法と皮膚縫縮，大臀筋皮弁V-Y法（Tuncbilekら2004は両側からのV-Y法であるが，中央縫合部の一方の表皮を切除し，これを重ねることで生着と再発予防を確保），類似の方法としてIchiokaら（2004）は，創周囲のadipofascial flapを上下より反転し，その上に通常のfasciocutaneous flapを重ねて3重にするtriple coverageの方法を報告している．腹直筋皮弁．図3-10-14～図3-10-22のような方法も用いられる．岡部ら（1998）は，5cm未満の大きさでは，Limberg fasciocutaneous flapを，8cm以上では大臀筋V-Y advancement fasciocutaneous flapあるいは大腿皮弁を勧めている．最近，Hsianoら（2015）の報告がある．しかし，脊損患者では筋萎縮を起こしているから要注意である（Yamamotoら1993）．最近では他の方法が選択される．た

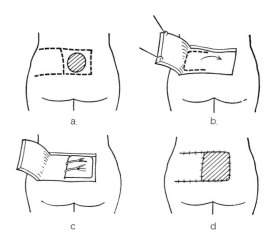

図3-10-18 仙骨部褥瘡に大臀筋移植法
上下大臀筋動脈を含む.
a：褥瘡部を骨突出部を含めて切除, 皮弁作成.
b：大臀筋皮弁作成.
c：大臀筋を褥瘡部に反転移植.
d：皮弁をもとに戻し, 筋弁の上に遊離植皮.
(Stalling JO et al：Plast Reconstr Surg 54：52, 1974 より引用)

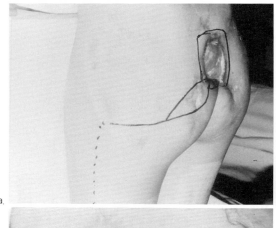
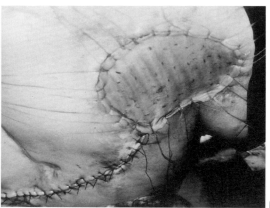
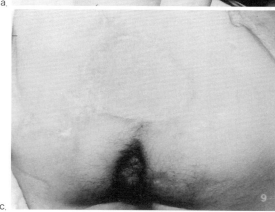

図3-10-19 大臀筋弁と遊離植皮による仙骨部褥瘡の修復
a：術前デザイン.
b：術直後.
c：術後.
(鬼塚卓弥ほか：日整会誌60：109, 1986 より引用)

とえば大臀筋穿通枝皮弁 gluteal artery perforator based flap が好まれるようになった. 原岡ら (2004) は, 本皮弁の長所として, ①手技が簡単, ②片側皮弁で目的を達成, ③再発時の再々再建が可能, ④臀筋機能が温存でき, 欠点がほとんどないという. しかし, ここは, クッション作用が少ない部位であり, 荷重に耐えられず再発することも多い. Prado ら (2007) は, 中央のつながった, 穿通枝を利用した両側 V-Y 皮弁を double-A bilateral flap として報告している.

d. 腸骨部
皮弁法を用いるより, 腸骨稜を切除して縫縮する方法も検討に値する.

e. その他の部位
①頭部は血行がよく, 褥瘡のできにくいところであるが, 軟部組織が薄く, 長期間の同一体位にすると, できることがある. 手術時褥瘡というのもある.
②顔面は血行がよく, 褥瘡発生は少ないが, まれに長期間にわたり, 挿管チューブ, カテーテルなどを固定し

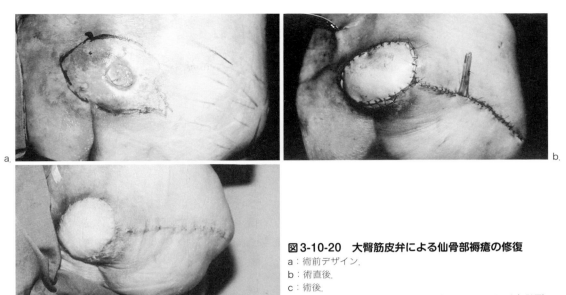

図3-10-20 大臀筋皮弁による仙骨部褥瘡の修復
a：術前デザイン．
b：術直後．
c：術後．

（鬼塚卓弥ほか：整災外 30：47, 1987 より引用）

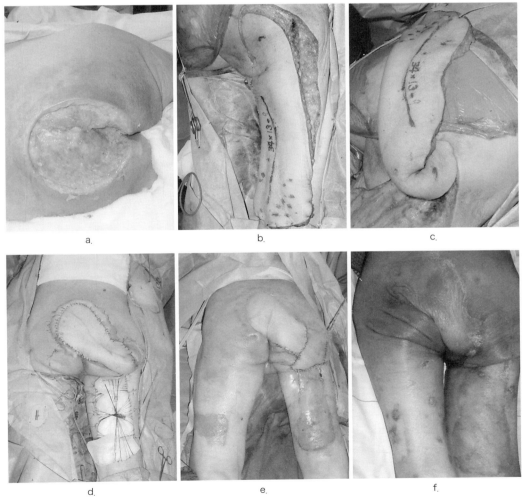

図3-10-21 仙骨部褥瘡（76歳，男性）
a：郭清後，b：大腿後部皮弁，c：皮弁移動，d：皮弁移植，e, f：術後

（西野健一氏提供）

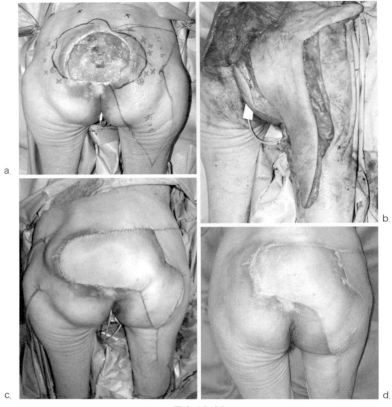

図 3-10-22
a：仙骨部褥瘡，70歳代男性，b：穿通枝茎双葉皮弁で修復，120°回旋，c：術後，d：術後6ヵ月．

(長谷川正和ほか：千葉医学雑誌 84 (1)：27-32, 2008 より引用)
(黒木知明氏提供)

たりすると，鼻柱，鼻翼，口唇などにできる．頭の位置によっては，頬骨，頬骨弓や耳介部にできることもある．
③肩甲骨部では，肩甲骨棘部，肩甲骨下角部にできやすい．
④胸腰部では脊椎の変形によって，その突出部にできる．
⑤側胸部でも体位によってできる．たとえば，車椅子の手もたれとか，腹臥位では肋骨弓などである．
⑥膝部では膝関節周囲の骨突出部にできやすい．
⑦踵部では，体位によって，踵骨後部，外踝，内踝などにできる（図3-10-23〜図3-10-26）．

❸多発褥瘡
それぞれの部位に対する手術法を適応するが，症例によっては下肢切断の考慮も必要である．

I. 遷延治癒

褥瘡の多くは手術によって治癒が可能であるが，実際には術後の治癒経過が思わしくなく長期に及ぶケースがある．

❶骨髄炎
仙骨部や坐骨部の褥瘡が深部まで及んだ場合，骨髄炎を併発していることがあり，保存的治癒は困難である．また，大転子部褥瘡では，股関節に感染が波及して化膿性関節炎を起こすことがある．さらに脱臼を生じ進行すると敗血症を併発，死に至ることもある（図3-10-3）．
診断は，局所所見，X線検査，MRI瘻孔造影，骨シンチ，Gaシンチが有用である．
治療は瘻孔の十分な開放と洗浄を繰り返し行う．抗菌薬の全身的な投与を行う一方，壊死骨の除去を行い，抗菌薬含有セメントビーズの埋入や持続洗浄を行い，局所の感染が鎮静化したところで二期的に再建を行う．

❷尿道皮膚瘻
坐骨部褥瘡で坐骨結節の骨切除を過度に行うと，坐位時に荷重を会陰部で受けることになり，ここに新しく褥瘡を生じやすくなる．この会陰部には尿道があり，穿孔して尿道皮膚瘻を生じる恐れがあり注意が必要である．

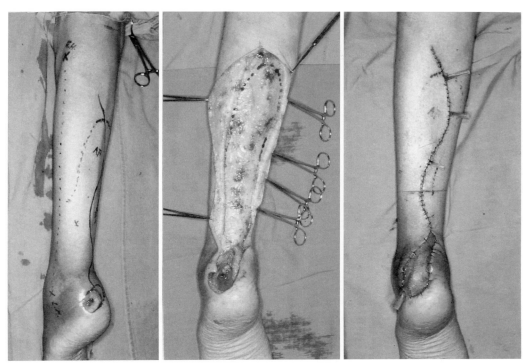

図3-10-23　踵骨部潰瘍の腓腹筋膜弁による修復

（重原岳雄氏提供）

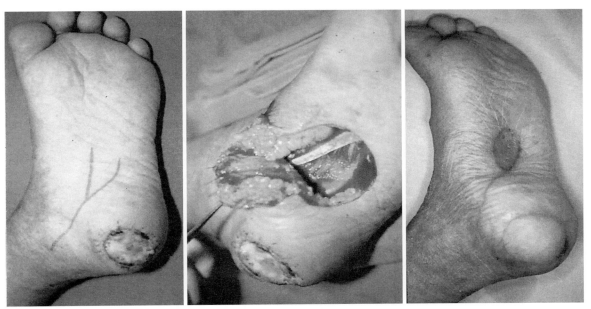

図3-10-24　足部褥瘡の足底筋皮弁による修復

（吉川厚重氏提供）

138 第3章 創傷治療

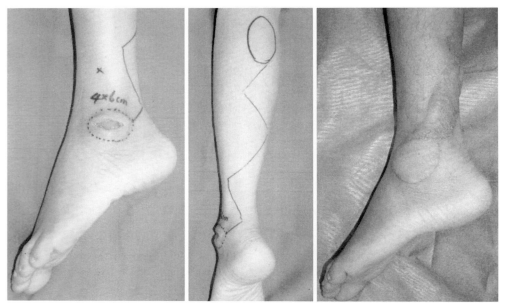

図3-10-25 踝部褥瘡の膝窩下部皮弁による修復

(吉川厚重氏提供)

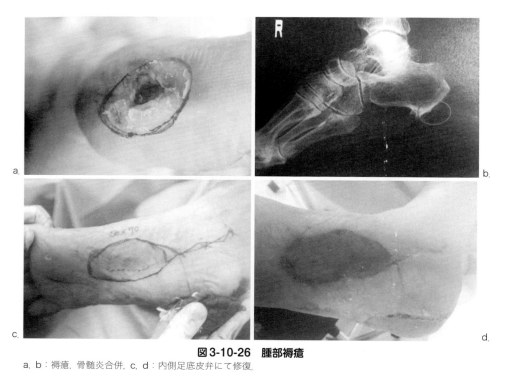

図3-10-26 踵部褥瘡
a, b：褥瘡，骨髄炎合併, c, d：内側足底皮弁にて修復

(大塚康二朗氏提供)

J. 術後合併症

❶感染
デブリドマン不足，血腫形成，血行障害などで生じることが多い．局所所見，臨床症状，血液検査データなどを参考とする．明らかな排膿が創部に認められるときは，速やかに抜糸して開放創として洗浄や適切な抗菌薬を投与する．

❷血腫
筋肉や骨組織など血流の豊富な部位の手術操作であるため褥瘡手術では血腫形成に十分注意する必要がある．術中の確実な止血操作が重要であることはいうまでもない．ドレーンには種々なものがあるが，吸引ドレーンが望ましい（本章創傷治療の項参照）．著者はドレーン抜去の時期を1日量が10 mL以下になったときを目安としている．

血腫形成が波動感や試験穿刺で確認されたら，速やかに創を開放し血腫除去を行い洗浄し出血点を確認，止血を行う．そして，再度ドレーンを挿入して創閉鎖を行う．

❸縫合不全，皮膚壊死，皮弁壊死
各種皮弁は，挙上時には血行が保たれていても，皮膚縫合時の緊張などにより血行障害を生じてくることがある．術前のデザインに問題があることが多い．創縁やpedicleにかかる緊張が，血行障害の原因のときは迷わずに抜糸を行う必要がある．また，術後の創部圧迫の回避が不十分な場合にも生じる．

K. 術後の後療法

前述保存療法とともに大切なのは，皮膚病変の早期発見，早期予防である．
①皮膚の衛生（スキンケア）に注意．
②体移動，圧迫部を常に変化させること．
③鏡など用いて普段みえないところも，常に監視して，皮膚病変を未然に防ぐことなどである．

L. 栄養管理

柿崎ら（2013）によると，褥瘡の栄養管理を重要視しており，予防，治癒に大切という．低栄養状態を次のように分類している．
①エネルギーマラスムス marasmus：エネルギーおよび蛋白質の長期欠乏で，著明な体重減少状態，全身衰弱，老人様顔貌，発育障害など呈する消耗症．
②クワシオルコル kwashiorkor：栄養失調症の一種で，低蛋白，低アルブミン血症による顔，腕，手足の浮腫，脱毛があるが，体重は不変．
③両者の混合型：セロファン様皮膚を呈す．

柿崎ら（2013）は，また，栄養必要量の決定法（明確なエビデンスはない）として，
④エネルギーは，30～35 kcal/day/体重，しかし，創の状態で変化する．
⑤必要摂取蛋白質量は，健常高齢者が0.85 g/kg/day.
⑥水分は，皮膚乾燥予防のためもあり，1 mL/kcal/day，あるいは，30～50 mL/体重/dayを投与する．
⑦栄養素は，アルギニン，カルシウム．
⑧栄養摂取法は，経口，経腸，経静脈，の順で考慮．

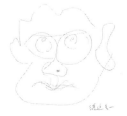

4章 瘢痕およびケロイドの治療
treatment of scar and keloid

4·1 瘢痕一般論

A. 瘢痕の定義 definition of scar

❶瘢痕 scar

外傷によって，皮膚がその真皮乳頭層から深部まで障害されると，その欠損部分は結合組織で置換される．この結合組織を，表皮を含めて瘢痕（組織）scar と呼んでいる．

❷瘢痕拘縮 scar contraction, scar contracture

瘢痕が存在することによって，四肢関節部の屈伸や瞼，口唇などの開閉など，機能障害を起こしたものを瘢痕拘縮 scar contracture，瘢痕拘縮を起こす過程のものを scar contraction（瘢痕拘縮化）という（Converse 1977）．

❸瘢痕の評価 evaluation of scar

瘢痕を消すことは不可能であるが，目立たなくすることは可能であり，それを行うのが形成外科である．しかし，瘢痕の美醜の評価については，いろいろな試みがなされているが（Draaijers ら 2004），主観的なものが多い．

瘢痕の評価として，Vancouver Scar Scale が用いられてきたが，日本では，2011 年に，瘢痕・ケロイド研究会で『ケロイド・肥厚性瘢痕 分類・評価表 2011-JSW Scar Scale』が作成された．グレード判定として，治療法方針を決める目安の分類と，治療効果判定をみていく経過観察用スコアに分かれている．

遺伝的素因の比重がやや低いが，判定の差があまりないということから，全国的に受け入れられてきている（小川ら 2012）．

1) バンクーバー瘢痕スケール Vancouver Scar Scale

（学会のガイドラインではC1である）

1	硬さ	0	普通	①やわらかい，②ややややわらかい，③やや硬い，④硬い，⑤拘縮
2	高さ	0	平坦	①＜2mm，②2.5mm，③＞5mm
3	赤さ	0	普通	①ピンク，②赤，③紫
4	色素沈着	0	普通	①色素脱失，②混合，③色素沈着
5	疼痛	0	なし	①時々あり，②薬が必要
6	瘙痒	0	なし	①時々あり，②薬が必要

2) 学会の瘢痕スケール JSW Scar Scale

日本形成外科学会の瘢痕・ケロイド治療研究会で作成した評価表である（表 4-1-1）．

3) Patient and Observer Scar Assessment Scale (POSAS)

これは特に熱傷瘢痕の評価に利用されている．患者が評価に参加しているのが特徴である（学会ガイドライン 2015 では C1）．

4) Sheridan らの評価法

これは患者の日常生活を基準にしているのが特徴である（学会ガイドライン 2015 では C1）．

5) その他

Manchester Scar Scale，患者・表価者の Visual Analog Scale（VAS），分光測色計，柔軟性測定器（neuromatometer，cutometer），瘢痕の形状，高さ測定器（three-dimensional topography），厚み測定器（超音波診断）などがある（秋田ら：学会ガイドライン 2015）．

6) 著者の評価

以上いろいろな評価法があるが，評価法が複雑で，評価機器も使用しにくいこともあり，著者は，肉眼的評価で十分であると考えている．

B. 瘢痕の性状を左右する因子

瘢痕は，創の治癒条件によって，様々な性状を呈する．たとえば，

①一次治癒によるか，二次治癒によるか
②血腫の有無
③感染の有無
④治癒期間
⑤年齢，性別，身体部位
⑥周囲皮膚の緊張度
⑦周囲皮膚の可動性（関節周囲など）
⑧その他

C. 瘢痕の分類 classification of scar

❶瘢痕の分類 classification of scar

瘢痕は，その性状によって次のようにいろいろな名前をつけて呼ばれている．

142　第**4**章　瘢痕およびケロイドの治療

表4-1-1　JSW Scar Scale 2011 (ケロイド・肥厚性瘢痕　分類・評価表　2011)

分類（グレード判定, 治療指針決定用）			評価（治療効果判定, 経過観察用）			
1. 人種	黒色系人種	2	硬結			
	その他	1	0：なし	1：軽度	2：中等度	3：高度
	白色系人種	0				
2. 家族性	あり	1	隆起			
	なし	0	0：なし	1：軽度	2：中等度	3：高度
3. 数	多発	2				
	単発	0	瘢痕の赤さ			
4. 部位	前胸部, 肩－肩甲部, 恥骨上部	2	0：なし	1：軽度	2：中等度	3：高度
	その他	0				
5. 発症年齢	0歳〜30歳	2	周囲発赤浸潤			
	31歳〜60歳	1	0：なし	1：軽度	2：中等度	3：高度
	61歳〜	0				
6. 原因	不明もしくは微細な傷（痤瘡や虫刺され）	3	自発痛・圧痛			
	手術を含むある程度の大きさの傷	0	0：なし	1：軽度	2：中等度	3：高度
7. 大きさ（最大径×最小径cm²）	20 cm² 以上	1				
	20 cm² 未満	0	瘙痒			
8. 垂直増大傾向（隆起）	あり	2	0：なし	1：軽度	2：中等度	3：高度
	なし	0				合計 0点〜18点
9. 水平拡大傾向	あり	3	備考			
	なし	0	軽度：症状が面積の1/3以下にあるもの, または症状が間欠的なもの			
10. 形状	不整形あり	3				
	その他	0	高度：症状がほぼ全体にあるもの, または症状が持続するもの			
11. 周囲発赤浸潤	あり	2				
	なし	0	中等度：軽度でも高度でもないもの			
12. 自覚症状（疼痛・瘙痒など）	常にあり	2				
	間欠的	1				
	なし	0				
合計 0点〜25点						

参考
0点〜5点　正常瘢痕的性質
5点〜15点　肥厚性瘢痕的性質
15点〜25点　ケロイド的性質
＊判定は初診時に行う
（すでに治療が行われている場合, 問診を参考にし, 治療前の症状を可能な限り評価する）
＊範囲の大きいものでは, 症状が最も強い部分を評価する
＊複数あるものでは, それぞれにつき, 4〜12を個別に評価する（1〜3は共通）

（小川 令, 赤石諭史, 秋田定伯, 土佐泰祥, 山脇聖子, 岡部圭介, 長尾宗朝, 山本純；瘢痕・ケロイド治療研究会 ケロイド・肥厚性瘢痕 分類・評価ワーキンググループ. JSW Scar Scale. Available online at : http://www.scar-keloid.com/index.html）

①瘢痕の新旧：新鮮瘢痕, 陳旧瘢痕（immature and mature scar）
②瘢痕の安定性：安定瘢痕, 不安定瘢痕（stable and unstable scar）
③瘢痕の範囲：広範囲瘢痕, 小範囲瘢痕（extensive and small scar）
④瘢痕の高低：等高瘢痕, 陥凹瘢痕, 肥厚性瘢痕, ケロイド（flat, depressed, hypertrophic scar and keloid）
⑤瘢痕の表面：平滑瘢痕, 非平滑瘢痕（smooth and uneven scar）
⑥瘢痕の拘縮：拘縮瘢痕, 非拘縮瘢痕（contracted scar and uncontracted scar）
⑦瘢痕の疼痛：有痛性瘢痕, 無痛性瘢痕（painful and painless scar）

⑧瘢痕の色調：色素沈着性瘢痕, 色素脱失性瘢痕（pigmented scar and depigmented scar）
⑨瘢痕の形状：線状瘢痕（linear scar）, 弁状瘢痕（trap door scar, or deformity）, 縫合瘢痕（suture mark, stitch mark）
⑩その他：以上の組み合せ瘢痕
⑪無瘢痕 scarless scar
　再生医学の観点から瘢痕とはみえない状態を作り出す研究が進められている. たとえば多血小板血漿 platelet rich plasma（PRP）や塩基性線維芽細胞成長因子（bFGF）の利用などである（貴志, 中島 2005）.

❷瘢痕の新旧（経過年数）
創傷が治癒して瘢痕となった直後は, 赤色を帯びて硬い

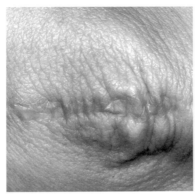 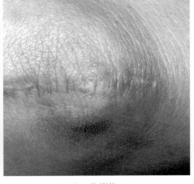

a：Themage&Fraxel 使用　　　　b：施術後

図 4-1-1　瘢痕，赤みの改善

（加王文祥氏提供）

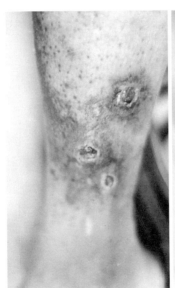 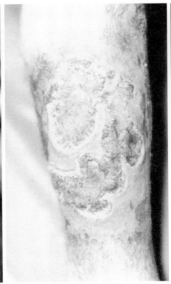 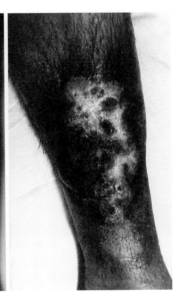

a：初診時　　　　b：血行不全と潰瘍6ヵ月　　　　c：軟膏療法と抗生物質療法後2ヵ月

図 4-1-2　不安定瘢痕

が，時を経るにつれて，白っぽくやわらかく目立たなくなる（第3章「創傷治癒」の項参照）．長く続く赤い瘢痕の治療は再縫縮かレーザー治療である（図4-1-1）．瘢痕は，治癒後3ヵ月間くらいは，まだ不安定で，張力などの刺激によって線維芽細胞が異常増殖を起こし，瘢痕幅が開大し，肥厚性瘢痕あるいはケロイドになることもある（第4章-2-C-②「肥厚性瘢痕と瘢痕ケロイド」の項参照）．

これらの変化がある程度おさまるのは，肥厚性瘢痕，ケロイドを除いて受傷後大体4〜5ヵ月以降である．

しかし，創内に異物や感染などがあれば，不安定な状態が長く続く．

瘢痕の二次修正術は少なくとも受傷後半年以上経ってから行ったほうがよい．著者は，瘢痕がやわらかくなる時期を一応の目安にして，二次修正術を行っている．なお，瘢痕がすっかり落ち着くには3年以上を要する．

❸瘢痕の安定性

瘢痕には，ある程度の外力にも，その他の原因に対しても比較的変化を受けない安定なもの（stable scar）と，ちょっとした外力で，すぐ創を作り，また，これがなかなか治癒しない不安定なもの（unstable scar）とがある．特に熱傷，外傷などによって起こった広範囲の瘢痕は，治癒が悪く，傷つきやすく，潰瘍になりやすい．また，部位的には下腿に生じやすく，ときに悪性変化を起こす（図4-1-2,

図 4-1-3）．

治療は，母床の血行がよい場合（筋膜，筋，皮下組織のある箇所）では，遊離植皮を行うが，骨の上などのように血行の悪いところでは，たとえ遊離植皮が生着しても傷がつきやすいので皮弁がよい（第 7 章 -6「有茎植皮・皮弁移植」の項参照）．

❹瘢痕の範囲（広狭）

瘢痕の広さには，小範囲のもの（small scar）と広範囲のもの（extensive scar）とがある．広範囲の瘢痕は，一般に交通事故，労災事故のような重篤な外傷や広範な熱傷などのあとにできやすい（図 4-1-4）．

治療は，瘢痕の範囲や，母床の状態などを考慮し，一次縫縮から遊離植皮，有茎植皮など適切に行う（第 6 章「縫縮術」，第 7 章「植皮術」の項参照）．

❺瘢痕の高低

これは，瘢痕の表面と正常皮膚面との相関関係のことで，瘢痕のほうが低ければ陥凹瘢痕 depressed scar，同一の高さならば等高瘢痕 flat scar，隆起していれば肥厚性瘢痕 hypertrophic scar，あるいはケロイド keloid（後述）という（図 4-1-4，図 4-1-5）．また，瘢痕の高低を数値化した瘢痕隆起指数を利用するのも一考である（小川ほか 2011）．

$$\text{瘢痕隆起指数} = \frac{\text{Scar Area 1} + \text{Scar Area 2}}{\text{Scar Area 2}}$$

a. 陥凹瘢痕 depressed scar

陥凹瘢痕は，創の不適当な治療や縫合による瘢痕拘縮のため，あるいは瘢痕が深部組織と癒着したりして生じる（図 4-1-5）．

また，瞼縁，口唇縁などでは，陥凹と同時に，これらの自由縁の捻れの変形を起こすことが多い．

治療は，真皮脂肪移植術（第 9 章「真皮・真皮脂肪・脂肪移植術」），脂肪注入法，Poulard 法（第 6 章「縫縮術」），Z 形成術（第 6 章 -4「Z 形成術」），または W 形成術（第 6 章 -5「W 形成術」）を行う．

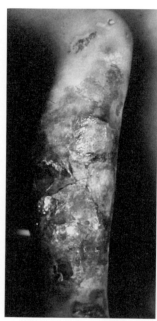
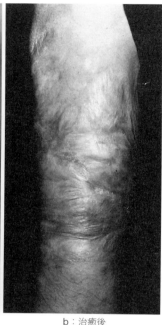

a：熱傷後 6 年間潰瘍と治癒を繰り返す．　　b：治癒後

図 4-1-3　不安定瘢痕

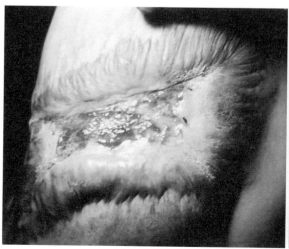
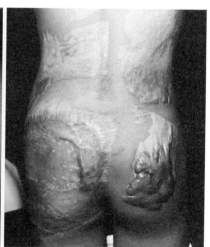

a：術前　　　　　　　　　　　　　b：背部よりの植皮後

図 4-1-4　臀部潰瘍

（鬼塚卓弥：交通医 19：418, 1965 より引用）

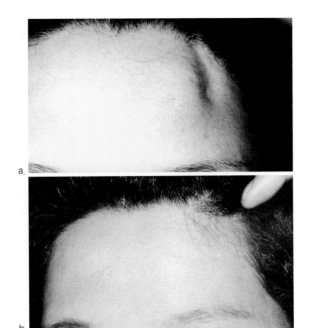

a：術前，b：Z形成術後7ヵ月
図 4-1-5　額部陥凹瘢痕

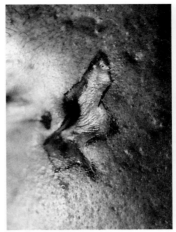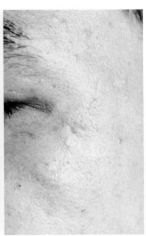

a：痤瘡瘢痕およびその化膿による比較　　b：W形成術および削皮後
　的大きな陥凹瘢痕

図 4-1-6　痤瘡瘢痕
(Onizuka T : Aesthetic Plast Surg 6 : 85, 1982 より引用)

1) 痤瘡瘢痕 acne scar, pitted scar

これは，陥凹瘢痕のひとつで，一般に痤瘡の治癒したあとが小さい陥凹になったものであり，頬，口唇，鼻，額などにできる（図4-1-6）．

治療は，削皮術 dermabrasion（グラインダー削皮術など）であるが，現在では laser abrasion（CO_2 レーザー，Er:YAG レーザー），microdermabrasion, chemical peeling などがある（饗庭ら 2003）（第5章「皮面形成術」の項参照）．しかし，深いものや，比較的大きいものは縫縮したほうがよい．コラーゲン，ヒアルロン酸などの充填法（filling 法）もあるが，効果がないこともある．

2) 皮下陥凹瘢痕 subcutaneous scar groove, subcutaneous depressed scar, pathological or traumatic dimple

陥凹瘢痕の特殊型で，皮面に瘢痕がなく，皮下組織の瘢痕拘縮によって生じる陥凹である．頬部や額部に起こりやすく，皮膚が損傷されない程度の外力で，皮下軟部組織が外力と深部骨組織の間で挫滅され，この挫滅組織が瘢痕拘縮を起こして皮膚を骨組織に癒着させ，陥凹を生じるものである（第3章-3-2-A「非開放性損傷」の項参照，図4-1-5）．特に女子や幼児のように皮下脂肪が豊富でふっくらした頬を持つ人に目立ちやすく，また，顔面静止時より運動時に目立ちやすい．Peters ら(1986)，Dahl ら(1996)，鈴木ら(2004)のいう localized involutional lipoatrophy も注射薬剤による外傷と考えられる．Dahl ら(1996)も，62％に注射の既往があるという．しかし，免疫異常の可能性も示唆されている．

治療は，原因があれば原因除去，自然寛解を待つが，軽快しなければステロイド局注，マッサージなどの保存的方法と，脂肪注入法，縫縮，真皮脂肪移植とかの外科的方法を検討する．陳旧性では，経験上，保存的方法はほとんど効果がない．

b. 等高瘢痕 flat scar

周囲の健康な皮膚と等しい高さの瘢痕で，もしこれが自然皺襞に平行な幅の狭い線状瘢痕であれば，理想的な瘢痕といえる．

c. 肥厚性瘢痕あるいはケロイド hypertrophic scar or keloid

この種の瘢痕の治療は，形成外科で最も大切なもののひとつである．ケロイドの本体が不明であるうえに，その治療にも，いまだに決め手になるものがなく，効果的と考えられるあらゆる方法が，経験的に用いられている現状である．この hypertrophic というのは，Mowlem (1951) によって用いられたが，米国派は enlarged, elevated scar という言葉を用いている（Converse 1977）．

なお，肥厚性瘢痕あるいはケロイドについては，文献的，臨床的に複雑な問題を有しているので次項で詳述する．

❻ 瘢痕表面の性状

a. 平滑瘢痕 smooth scar

平滑瘢痕は，熱傷治癒後や，おでき furuncle（癤，せつ）のあとにみられることが多く，表面が平らでつるつるしており，光沢があって瘢痕の厚さも薄い．また，この種の瘢痕は拘縮がなく，下部組織と癒着していることも少ない．

したがって，機能的に問題になることは，ほとんどなく，美容的観点から治療が行われる．

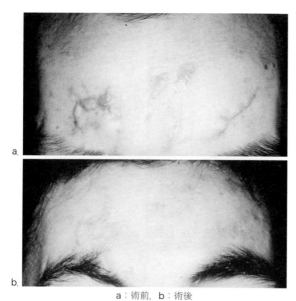

a：術前．b：術後
図4-1-7 凹凸瘢痕

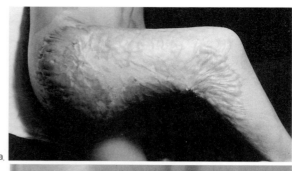

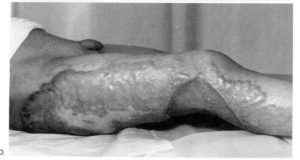

a：術前．b：膝窩部のみ遊離植皮
図4-1-8 右膝関節部拘縮瘢痕

（鬼塚卓弥：交通医 19：132, 1965 より引用）

b. 凹凸瘢痕 uneven scar

凹凸瘢痕は，いろいろな程度の熱傷が治癒したあとや，furuncle が治癒したあとなどにみられ，表面が凹凸で，なかには，瘻孔のあとにトンネルを生じているもの，あるいは，瘢痕化した部分に，ところどころ正常皮膚が疣状に突出して残っているものなどがある（図4-1-6，図4-1-7）．

註；尋常性痤瘡または痤瘡は，一個一個別々の毛包の感染症で，吹き出物と俗にいうが，特に思春期の顔面にできるものをニキビあるいは furuncle 癤（せつ）という．癰（よう）は癤の集合体で，複雑な瘢痕を残すが，最近はほとんどみられない．

c. 拘縮瘢痕 contracted scar

拘縮瘢痕は，組織の広範な欠損によることが多く，特に熱傷，潰瘍，感染，外傷後に四肢の関節部や瞼縁，口唇縁，頸部などの運動部位に起こりやすく，凸面より凹面に起こりやすい．しかも，この種の瘢痕は，肥厚性瘢痕やケロイドになりやすく，四肢関節部に著明である（図4-1-8）．

瘢痕拘縮は肉芽量に比例するが，Gabbiani ら（1977）は，筋線維芽細胞（myofibroblast）によるためで，普通の細胞が細長く，円い核なのに，この細胞は intracellular fibril や dense body があり，くびれの多い核を有しており，fibroblast と平滑筋細胞との両方の性質を持っているため myofibroblast といわれている．

❼瘢痕と疼痛

a. 無痛性瘢痕 painless scar

疼痛のない通常の瘢痕である．

b. 有痛性瘢痕 painful scar

有痛性瘢痕は，再生した表層の感覚神経の被刺激性の増加によるといわれている．

有痛性瘢痕の特殊なものにケロイドがある．ケロイドは，正常の皮膚と比較して，一般に，つまんだり，圧迫すると痛いが，針で突いても痛くないという性質があり，これを肥厚性瘢痕との臨床的鑑別に用いている人もいる．

一般に，瘢痕部の疼痛は，天候の変化によって起こりやすいが，注意しなければいけないのは，他の原因に基づく疼痛との鑑別である．切断神経腫 amputation neuroma は，特徴的な鋭い痛みによって，causalgia は，既往歴によって区別する．しかし，瘢痕部疼痛は，局所麻酔薬で一次的に除去できるので，ある程度の鑑別診断には役立つ．

❽瘢痕の色調

瘢痕の色は，前述したように，新しいものはピンク色であるが，時が経つにつれて白っぽくなっていき，通常では，1年くらいで色調の変化がおさまる．おさまらない場合は，色素レーザー法を試みてよい（Alster 1994）．ケロイドでは，5〜10年と長年月にわたって赤色調が消褪しない場合もある．

また，第1度，第2度浅層の熱傷ではときに褐色の色素沈着を起こし，第2度深層以上の熱傷では，色素脱失を起こして白色調になることもある．これらの色調異常は，時とともにある程度は改善される．色素沈着は，アラキドン

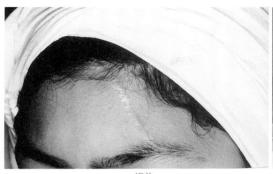
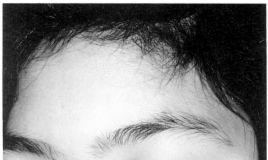

a：術前　　　　　　　　　　　　　b：連続W形成術後7ヵ月

図4-1-9　額部の線状瘢痕

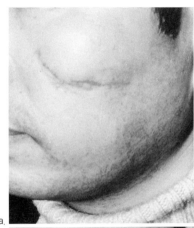
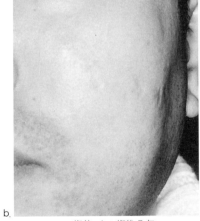

a：術前，b：術後5年

図4-1-10　頰部弁状瘢痕

酸の酸化による炎症反応によってメラニン合成が増加するためで、色素脱失は、強い炎症反応でメラノサイトの破壊によると考えられている（深水2012）．

外傷性刺青 traumatic tattoo は，瘢痕の色調の特殊なもので，新鮮創治療の際に，創の洗浄や壊死組織除去などのデブリドマンを怠ったため，異物が残存して青くみえる瘢痕である（図3-2-2参照）

治療は，剝皮術や切除術が行われる（Agris 1976, 薄ら

1991）．

❾瘢痕の形状

a. 線状瘢痕 linear scar

これは，細長い瘢痕で，切創，刺創，手術創などのあとに生じる．この瘢痕は，陥凹していなければ瘢痕の形としては綺麗であるが，1mm以上の幅があれば再修正の適応になるし，1mm以下でも，長い線状瘢痕はzigzagの形に変えて目立たなくしたほうがよい（**図4-1-9**）．

b. 弁状瘢痕 trap door scar or deformity

弁状瘢痕は，曲線状瘢痕の特殊なもので，円型，またはU型の線状瘢痕が拘縮して，瘢痕に取り囲まれた中央部が盛り上がったものをいう．この盛り上がりは，円型の瘢痕では，拘縮の方向や強さが集まるためで（**図4-1-10**），従来いわれたリンパ管や静脈の閉塞によるものではない．

治療は，大きい弁状瘢痕はZ形成術やW形成術で瘢痕の方向を変えてやればよいが，小さいものは盛り上がっている部分まで全切除，縫縮する．

c. 面状瘢痕

これは，ある程度の幅を有する瘢痕である．

d. 縫合瘢痕 suture mark

縫合瘢痕は，stitch mark とも呼ばれ，皮膚を縫合したことによって生じる瘢痕で，著明な場合は百足虫（むかで）様の醜い瘢痕となるし，軽度の場合は，縫合針を刺入したところだけ点状の瘢痕になる場合がある（**図4-1-11**）．

1）原因

縫合瘢痕の原因として，Converse（1977）は，次のような因子を列記している．

①ケロイド傾向

②縫合糸膿瘍：縫合糸の軽度感染，周囲皮膚の緊張，縫合糸の異物性，炎症などが総合的に関連する．

③皮膚の部位的性状の差：たとえば，眼瞼，赤唇部，手掌，足底，鼻尖鼻翼部，陰囊，陰唇部は，などは，比較的瘢痕が目立たないが，他の部位では，縫合糸瘢痕が目立ちやすい．

④縫合材料：非吸収性縫合材料，たとえば，絹糸，ワイヤー，ナイロンなどのほうが，吸収性縫合材料より，縫合瘢痕を生じにくいが，同じ非吸収性縫合材料でも，天然素材糸（絹糸，綿糸，麻糸など）より合成糸（ナイロン，ダクロン，テフロンなど）のほうが縫合瘢痕誘発のリスクが小さいと考えられている．

⑤皮膚の緊張：皮膚を強く縫合すると，阻血性壊死から縫合瘢痕を生じやすいし，皮膚を寄せる際，創縁に緊張があれば，当然，強く引っ張って縫合することになり，同時に周囲皮膚も強くもとに戻ろうとするため両方の力が相乗し合って阻血性壊死や創縁が縫合糸で切れて，醜い縫合瘢痕を残す．

2）予防法

縫合瘢痕を防ぐとすれば，皮膚の部位的性状の差はどうにもならないが，次のような点に注意すれば軽減できる．

①縫合材料：縫合糸としては，組織反応を起こしやすい天然素材糸（絹糸など）を用いないで，合成糸（ナイロン糸など）を用いる．

縫合針は直接，皮膚を損傷するため，できれば，小さいatraumatic needle（無傷針）を用いるべきである．皮膚は硬いので小さい針は刺入しにくいし，無理に刺入すると針を駄目にし，鑷子で創縁を圧挫しやすい．やはり限度がある．

②減張縫合：第2章-4-H-③「減張縫合法」で述べたような，いろいろな減張縫合を組み合せて用いる．

③創外減張法：第2章-4-H-③「減張縫合法」で述べたように，減張縫合のほかsurgical tapeその他によって皮膚を引きよせ，創縁に収縮伸展の刺激がかからないように，圧迫法や固定法を行い，安静を図る．

ケロイド傾向のある場合には，後述のケロイド予防を行う．

3）治療法

縫合瘢痕が小さく短い場合は，縫縮を行うが，長い瘢痕はW形成術を行う（第6章-5「W形成術」の項参照）．

e. 伸張瘢痕 stria cutis, stretch scar

皮膚が伸展により割けたあとに生じる瘢痕で，原因は，急激な身体の成長，妊娠，肥満，副腎皮質ホルモン投与，Cushing症候群，Marfan症候群などでもみられる．

また，瘢痕切除のため，周囲健常皮膚を強力に伸展縫合した場合にも生じる．

皮膚線条の原因として，最近はグルココルチコイドの産生異常が考えられている．グルココルチコイドの作用機序は不明であるが，線維芽細胞の活性を抑制，ヒアルロン酸-ヒアルロニダーゼ系への影響などがあるという．

註；グルチコイドの産生で，毛細血管壁の透過性低下，炎症組織への白血球浸潤の抑制などがあり，外傷や感染などの炎症性反応が抑制される．

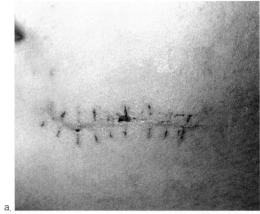
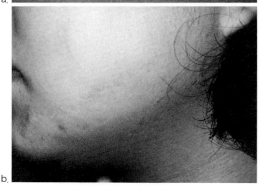

a：術前，b：術後2年
図 4-1-11　縫合瘢痕

f. 自傷瘢痕 self-inflicted scar

自傷行為，つまり，自らの体に意図的に傷をつけることで生じた瘢痕で，その特殊性で治療に難渋する瘢痕である．

治療の方法としては，メイクアップ法，レーザー法，剥削術，切除法，植皮術などがあるが，治療後の瘢痕状態が刺青と同じく，自傷行為によると判断されるような瘢痕にみえてはならない（第5章「皮面形成術」，図5-7-26参照）．

小池ら（2007），石垣ら（2010），原ら（2012）の報告があるが，レーザー法が主流になりつつある（表4-1-2）．

❿いろいろな瘢痕の混在

以上のように，様々な種類の瘢痕があるが，瘢痕は，ただ1種類だけでなく，その原因，治療法，治癒期間，治療後の経過などによって，いくつかの種類の瘢痕が組み合わされ，さらに複雑な瘢痕になる．たとえば，不安定な拘縮した広範囲の瘢痕，一部平滑で一部肥厚一部拘縮した瘢痕といったふうにいろいろ混在した瘢痕ができる．

⓫瘢痕治療に対する満足度

瘢痕治療後の患者満足度について調べた論文は少ない．山本ら（1998）によると，顔面軟部組織の瘢痕に対し，気にならないというのが73％で，40歳以上では，90％以上の満

表4-1-2　瘢痕の治療法

手術時間	瘢痕治療後6ヵ月以降*
1. 小範囲の瘢痕	単純縫縮術, 連続縫縮術, Z形成術, W形成術, 辺縁皮弁, 島状皮弁, 皮下茎皮弁
2. 広範囲の瘢痕	植皮（遊離または有茎）
3. 小陥凹瘢痕	単純縫縮術, Poulard法, Z形成術, W形成術, 辺縁皮弁, 島状皮弁, 皮下茎皮弁, 真皮移植, 脂肪移植
4. 大陥凹瘢痕	骨・軟骨・真皮脂肪移植, 有茎皮弁
5. 皮下陥凹瘢痕	受傷後1ヵ月以内ならばステロイド局注, 真皮脂肪移植, 脂肪移植, 切除縫合
6. 痤瘡瘢痕	削皮術, 大きいものは陥凹瘢痕療法に準ずる
7. 小拘縮瘢痕	Z形成術, W形成術, 辺縁皮弁, 植皮（遊離, 有茎）
8. 大拘縮瘢痕	植皮（遊離, 有茎）
9. 線状瘢痕	W形成術
10. 弁状瘢痕	Z形成術, W形成術, 小さいものは縫縮
11. 縫合瘢痕	W形成術
12. 有痛性瘢痕	原因療法, 対症療法
13. 色素沈着瘢痕	削皮術, 植皮, 化粧法, 小さいものは1に準ずる
14. 色素脱失瘢痕	植皮, 化粧法, 小さいものは1に準ずる
15. 外傷性刺青	削皮術, 深いものは切除縫合, 植皮, 化粧法
16. 肥厚性瘢痕 17. ケロイド	上記各療法に抗ケロイド療法（放射線照射など）を加える
18. 平滑な瘢痕 19. 凹凸な瘢痕	上記各療法に準ずる

*瘢痕を含め周囲の硬結部induration areaまで切除可能な場合は, 6ヵ月以降待たないでいつでも手術できる.

足度が得られたという. 現在, 瘢痕の評価にPatients and Observer Scar Assessment Scaleが利用されるようになった（van de Karら2005）（前述）.

⓬瘢痕癌

瘢痕から生じる悪性腫瘍は, 頭部や四肢に多く（約85％）（柳下ら1976）, 瘢痕癌以外の皮膚癌が, 顔面に多いことと対照的である. 30歳以下で受傷したものに多い.

a. 誘因

熱傷治癒後の瘢痕から生じることが多く, 特に火焔熱傷, 昔のイロリ熱傷が多い. そのほか, 放射線皮膚障害による瘢痕からも生じやすい. 露出部の瘢痕に多いのは, 外界の刺激が原因のひとつになるであろう. なお, 瘢痕に植皮をした場合にも植皮部位の癌化がみられる.

b. 種類

大部分が, 有棘細胞癌である（Trevesら1930, Hortonら1958, 難波1973）.

c. 発生状況

瘢痕形成後, 平均20年以上経てから通常40〜50歳代［9〜61歳（Gloverら1949）, 8〜67歳（難波1973）］に潰瘍変化を起こし, 潰瘍化より3年以内に, 大部分は癌の診断を受けるほど進行が早い（難波1973）. また, 年齢的に瘢痕形成時期が遅いほど, 悪性化までの期間が短いという. 一方, これに対して, 普通の皮膚癌は60歳代に多い.

臨床像としては, 潰瘍型と腫瘤型があるが, 前者のほうが多く, しかもより悪性である.

d. 治療

治療としては, ブレオマイシンなどの抗癌剤療法, 放射線療法, 手術療法の併用法が用いられるが, 極めて悪性であり, 安定した瘢痕が潰瘍化した場合は, その時点で広範囲切除, 四肢切断を考慮するような治療計画が望ましい.

e. 予後

極めて悪い. 瘢痕癌の転移は10〜100％で, 通常のsquamous cell carcinomaの1％以下の転移に比べてはるかに大きい（Crawleyら1978）. おそらく瘢痕癌組織の未分化度によるものであろう. しかも, 周囲の瘢痕組織が防壁となるため, かなり進行しても転移が遅いが, この防壁が崩れたら転移は早い. 手術や組織検査でもこの防壁を崩すことになる.

D. 瘢痕の見分け方

瘢痕の形成には経験的に, 創を診ただけで, その結果として起こる瘢痕の種類も, ある程度予測することができる. その手がかりとして, 次の事柄があげられる.

①若年者の創は, 高齢者に比べて治癒しやすいが, その豊富な弾性線維のゆえに開大しやすく, また肥厚しやすい. Bondら（2008）も同様のことを述べている.

②創が感染すれば, 治癒が遅れ, 瘢痕が開大したり, 肥厚したり, 複雑なものになりやすい.

③額部, 鼻部, 耳部のように, 下層に硬い深部組織のあるところでは, 頬部のように動きやすい部位に比べて

第4章 瘢痕およびケロイドの治療

表4-1-3 瘢痕へのアプローチ

①色調に対しての主なアプローチ
　褐色：メラニン，刺青　→　Q-Ruby/Q-AlexQ, Nd:YAG, Alex
　赤色：毛細血管　　　→　PDL/LPDL, LLLT

②性状，形状に対しての主なアプローチ
　赤色肥厚性　→　PDL/LPDL, LLLT etc
　白色肥厚性　→　Ablation, PDL/LPDL, Alex, FR etc
　赤色陥凹性　→　まず赤から白へ　PDL/LPDL, LLLT etc
　白色陥凹性　→　PDL/LPDL, Alex, FR etc
　面状　　　　→　FR, Alex, PDL/LPD

Alex：Long-pulsed alexandrite laser
PDL：Pulsed dye laser, LPDL：Long-pulsed dye laser
FR：フラクショナルレーザー（Er:Glass, Nd:YAG, CO_2, etc）

（大城貴文ほか：PEPARS 27：102, 2009）

瘢痕が綺麗である．

④動きのある部位や緊張のかかる部位の瘢痕は開大しやすく，肥厚しやすく，また拘縮を起こしやすい．

⑤自然皺襞に平行な創は，目立ちにくい瘢痕になる．

⑥瞼縁，口唇縁周囲の創は，瘢痕拘縮のために外反症や捻れの変形を起こすことがある．

⑦頬部打撲のあとは，皮膚に損傷がなくても皮下陥凹瘢痕になりやすい．

⑧創の治癒が長期にわたって（3週間以上）遅れるときは，肥厚性瘢痕，またはケロイドを生じやすい．

⑨深部組織に達する創，輪郭線contour lineを横切る創は，治癒後に陥凹瘢痕になりやすい．

⑩長い直線状瘢痕は，短いzigzagな瘢痕に比べて目立ちやすい（目の錯覚による）．

⑪有毛部，衣服部内の創は，当然のことながら，他の部位に比べて目立たない．

⑫頬部の水平方向の創は垂直方向に比べて，幅広い瘢痕になりやすい．zigzagの瘢痕では，水平方向の部分が幅広くなりやすい．

E. 瘢痕治療法のまとめ

　瘢痕の治療は，創傷治療を別にすれば，形成外科治療の大部分を占めるほどの大きな分野であり，**表4-1-2，表4-1-3**のように，各種瘢痕によって一応の原則的治療法が決まっている．なお，各身体部位のそれぞれの瘢痕については，各章で述べる．

　瘢痕の治療法をまとめると

①赤色調瘢痕：ルビー，アレキサンドライトレーザー

②毛細管拡張瘢痕：GaA1As，半導体レーザー

③白斑，色素脱失瘢痕：細片植皮

④自傷瘢痕：病態に応じて，レーザーを含むいろいろな

方法を併用する．

⑤肥厚性瘢痕：圧迫，シリコンジェル，ステロイド外用，トラニラスト，ケナコルト局注，パルス色素レーザー．

⑥ケロイド：ケロイドを切除後5-FU，ボツリヌストキシン注射（Wilson 2013），色素レーザー，炭酸ガスレーザーなどがあるが，ケロイドの病態で選択する．放射線照射．

⑦ニキビ：凹凸軽減に，炭酸ガスレーザー，YAGレーザーなどのablativeレーザーを選択，次にロングパルスNd:YAGレーザーなどのnon-ablativeレーザーにかえる．最近では，フラクショナルレーザーが主流になりつつある（赤石ら2009）．

4.2 ケロイド
keloid

A. ケロイドとは

　ケロイドは，Alibert（1825）によりkeloidと，はじめて記述されたが，その皮膚に突起を伸ばしていく様子がカニの鋏に似ていることから，claw（鋏）を意味するギリシャ語のχηλη（chele）にその名を由来している．Cosmanら（1961）がはじめて総論化した．

　ケロイドとは，一般に，外傷後の創傷治癒過程で，コラーゲン線維が異常に蓄積した瘢痕であるが，最近では，そのうち，特に長時間持続するものや，瘢痕部を越えて正常皮膚にまで進展するものをケロイドという考え方が主流である．Senら（2013）は，keloid scaringあるいはkeloid diseaseと呼び，瘢痕を越えて周囲に広がるfibroproliferative scarと定義している．なお，隆起性皮膚

表4-2-1 肥厚性瘢痕とケロイドの性状・病態像の比較

	肥厚性瘢痕	ケロイド
成因	真皮中層から深層まで広範囲に損傷が及んだ場合	わずかな真皮損傷でも発生原因になる
好発部位	なし.しかし皮膚の薄い部位や血流の悪い部位にできやすい	三角筋部,胸部正中,肩甲骨部,恥骨部
なりにくい部位	頭部,眼瞼,陰嚢,手掌,足底,粘膜部	同左
体質との関係	少ない	強い
増悪因子	思春期,熱傷後,創治癒遅延,感染,うっ血,浮腫,異物,刺激ホルモン	同左
経過	盛り上がり,赤み,痛みなどのピークは受傷後3ヵ月〜1年くらいが多く,半年〜数年内に軽減する	数年以上,ときには生涯にわたり増大傾向を示し,腫瘍性要素が強い
組織学的所見	腫瘤の境界が明瞭である	腫瘤の辺縁で線維の乱れがある
盛り上がりの範囲	元の皮膚損傷部を越えない 押し広げるように広がる	元の損傷部位を越えて健常皮膚へと全方向に拡大していく.水平方向には,滲むように拡大,垂直方向には多様に隆起する
健常皮膚との境界	周辺健常組織の発赤,浸潤なし	境界部での潮紅と増殖が盛んである.発赤,浸潤あり
表面の性状	活動期(未熟期)では赤み,盛り上がりが目立つ.成熟期では全体として白く,平坦化する	隆起が著明で,赤みや光沢に富み,皮膚温が高い.中央部から扁平,萎縮していく
痒み,疼痛	活動期では中等度〜重度,成熟期ではなし〜	重度
瘢痕拘縮	関節に及ぶと著明である	同左
治療	容易	困難
再発率	低い	高い
減張,圧迫,安静など	十分に効果がある	効果は少ない
その他	不安定な瘢痕状態が長期に続いた場合,瘢痕癌の発生母地になる	縫合糸などに強く反応し,感染,瘻孔のみられるタイプ,凸凹不整の目立つタイプ,中央部が平坦化し両端で増殖するタイプなど変化が多い

(鬼塚卓弥(監修):標準形成外科学,医学書院,p167,2000;大浦武彦ほか:形成外科 36:265,1993を参考に著者作成)

線維肉腫との鑑別も必要である.

B. ケロイドの分類

❶ケロイドの分類(その1)

従来の分類は,次の3つに分けるのが一般的であったが,今日では❷の分類が用いられている.

①特発性(真性)ケロイド true, spontaneous, genuine or idiopathic keloid

②瘢痕(仮性)ケロイド false, secondary, spurious or cicatrical keloid

③肥厚性瘢痕 hypertrophic, hyperplastic scar

❷ケロイドの分類(その2)

ケロイドを肥厚性瘢痕の重症型と考え,肥厚性瘢痕とケロイドの2つに分ける方法である.

❸ケロイドの分類(その3)

大浦ら(1993)は,肥厚性瘢痕を,さらに高度,中等度,軽度の肥厚性瘢痕に分けている.

C. 鑑別診断

ケロイドの鑑別診断上,問題になるのは,特発性ケロイド,瘢痕ケロイド,肥厚性瘢痕の区別である.

❶特発性ケロイドと瘢痕ケロイド

①一般に,特発性ケロイドと瘢痕ケロイドは,皮膚病変には本質的な差がなく,その原因の有無で区別し,前者は,何らの外傷がなく発生し,後者は,外傷を誘因として生じると考えられていた.

②しかし,最近では,外傷がないとみなされていた特発性ケロイドも,本人の気づかない,また記憶にもとまらないような蚊の咬傷,圧迫,蚤傷,光線照射,痤瘡,感染などから起こると考えられるようになっている.

❷肥厚性瘢痕と瘢痕ケロイド

肥厚性瘢痕と瘢痕ケロイドも，臨床的にまた組織学的に区別することは難しく，一般には増殖性変化が受傷範囲を越えて及べば瘢痕ケロイドで，越えなければ肥厚性瘢痕という考え方と，長期間持続するものが瘢痕ケロイドで，一定期間を経て消褪してくるものが肥厚性瘢痕との考え方もある（**表4-2-1**）．その他の仮説として以下があげられる．

①肥厚性瘢痕は，4週以内に起こり，数ヵ月続き，消褪するが，ケロイドは，瘢痕形成後生じ，増殖を続ける．両者ともに線維芽細胞の増殖があるが，ケロイドの増殖率が著明である．ケロイドのコラーゲンは，肥厚性瘢痕より大きく，厚い．アラニントランスアミナーゼ（ALT）やアデノシン三リン酸による metabolic activities が著明である．増加した mRNA 濃度は，肥厚性瘢痕では post transcriptional level であるが，ケロイドではそうはならない．post transcriptional difference は，ケロイドでは type I から type III のコラーゲンが増加するが，肥厚性瘢痕にはないなどの区別がある．transforming growth factor（TGF-β）（上皮系細胞に対する強力な増殖抑制作用を示すことが知られている）はケロイドでは増加する（Al-Attar ら 2006）．

②水谷ら（1973）は，腫瘍的性格が弱ければ肥厚性瘢痕，その性格が強くなるにつれ瘢痕ケロイド，特発性ケロイドとしている．

③新井ら（1993）は，ケロイドと肥厚性瘢痕を同質のものとし，大浦ら（1993）は，別個のものとしている．

④コラーゲン I, III 型の mRNA レベルが，正常では低下するのに，ケロイドは低下しない（Arakawa ら 1996, Sato ら 1998）とか，さらに TGF-β がケロイドで中心的役割を演じているという報告がある（Peltonen ら 1991, Bayat ら 2003）．

⑤また，p53遺伝子（細胞の増殖，アポトーシスを司る遺伝子）が，ケロイドの線維芽細胞では変異がみられ，この変異がケロイドの成因であるとの Saed ら（1998）や，堤ら（2000）は Fractal 次元解析を用いて肥厚性瘢痕とケロイドの定量的観察を行って両者の差を認めている．

⑥Bayat（2003）は，インターロイキン，腫瘍壊死因子（tumor necrosis factor-α：TNF-α）（好中球からエラスターゼを産生させ，血管内皮細胞を障害し，微小循環障害が起こる）などの関与を重視している．

⑦吉田ら（2003）は，正常皮膚や成熟瘢痕にみられないストレス線維 stress fiber が肥厚性瘢痕にみられることは，線維芽細胞の関与があるのではと報告している．

⑧松村ら（2004）や舟山ら（2004）は，細胞のアポトーシスに注目，腫瘍的性格とテロメラーゼとの関連でケロイドの説明を行っている．すなわち染色体の末端部に TTAGGG という塩基配列の繰り返しでできるテロメアという部分があり，細胞分裂のたびにテロメラーゼという酵素で短縮していき，最後に分裂できずアポトーシスを起こし，細胞死となることから，テロメラーゼ活性を調べ，その重要性を説明している．ケロイドや肥厚性瘢痕では，細胞のアポトーシスを抑制する XIAP（X-linked inhibitor of apotosis protein），cIAP-1,2, TGF-β_1 が関与し，腫瘍的増殖を起こすのではないかと推論している．

⑨Tredget（1994）は，これら一連の現象を皮膚の炎症を伴う線維性増殖性疾患（fibroproliferative disorders：FPD）として捉えている．

以上，いろいろな面から検討されているが，不明な点が多い．

なお，他に鑑別すべきものに dermatofibrosarcoma protuberans をはじめ線維性腫瘍がある．

D. ケロイドの成因

ケロイドの成因については，従来様々な仮説が唱えられてきたが，いまだに満足な解決は得られていない．ケロイドの発生に多くの因子が複雑に絡み合っているためであろう．以下に述べる成因も，その複雑なもののひとつであり，それのみではケロイドの原因とはなり得ない．しかし，このようなケロイドの起こりやすい場合を考慮しておけば，治療上の参考になるはずである．

❶全身的因子

a. 人種

有色人種にケロイドが発生しやすく，白人に対して9：1の比率で多い．黒人，インド人，マレー人，中国人などに多い．

白色人種では頭髪の赤い人に多く，ブロンドよりブルネットの白人に起こりやすい

現在，色素細胞や，その刺激ホルモンが問題視されている．ケロイドは，特殊な leukocyte antigen（HLA）subtypes との関連があるという．たとえば，B14,21, BW35, DR5, DQW3．またアレルギー傾向があり，IgE, IgG, IgM の価もケロイドでは高い（Al-Attar ら 2006）．

ケロイドを autoimmune connective tissue disease と考えている人もいる（Kazeem 1988）．

b. 性別

一般に，ケロイドの罹患率に性別はない．しかし，普通の病院では女性が多い．これは美容上の問題から治療を求めて来院するものが多いためと思われる．

c. 年齢

ケロイドの発生傾向は一生一定しているものではなく，

年齢に関係ないという人もいるが，一般には，5歳前後と20歳前後に罹患頻度が高い．しかし，これも受診希望年齢と関係がありそうである．

d. 遺伝関係

ケロイドの家族集簇発生例は，ときに報告され，杉本（1973）は46％，大谷ら（1992）は14.2％に遺伝関係を認めており，in vitro, in vivo の実験で growth factor receptor（GFR），PAR-1, supressor gene, Mda-7 などケロイド関与の gene が示唆されている（Chuan-Mei Wang ら 2004）．さらに，Nakashima ら（2010）は，824名のケロイド患者群と3,205名の健常者群との遺伝子解析比較で，3箇所の染色体領域（1q41, 3q22 .3-23, 15q21.3）の4つの一塩基多型（single-nucleotide polymorphisms：SNP）領域を日本人ケロイドに関連した感受性遺伝子座として報告している．

e. 他の疾病との関係

一般に，結核や梅毒を有する人は，他の疾患の人よりもケロイドになりやすいといわれる．たとえば，結核を有する黒人は，同じ条件の白人に比べて19：1（健康人の統計では9：1）の割合でケロイドになるという．

アトピー性体質のものは，58％（冨士森ら 1976），37％（大谷ら 1992）とケロイド発生率が高い．

その他, lichen piliaris のある人, erythromelanosis follicularis（塚田 1990）など，特殊な皮膚疾患があげられている（大原ら 1991）．

一方，ケロイドになりにくいものとしてハンセン病があげられている．

最近，有馬ら（2014）は，ケロイドと高血圧との関連について調査し，合併率に有意差があり，ケロイド内の毛細血管，血管内皮細胞，サイトカインの影響，共通遺伝子について示唆している．

なお，立ら（2014）は，ケロイドより発生した悪性末梢神経鞘腫瘍の稀有なる症例を報告している．

f. その他の成因

ケロイド発生の全身的因子のひとつとして，線維形成性素因 fibroplastic diathesis やホルモンの影響，特に甲状腺，副甲状腺，女性ホルモンの亢進を考える人もいる．

さらに，ケロイド関与物質についての研究も進んでおり，サイトカインの IFN-γ，TGF-β，IL-6 などの関与などで，コラーゲンの増生（佐藤ら 2002），ケロイドと p53 遺伝子の関与（Saed ら 1998，王ら 2001）など報告されているが，意見の一致をみていない．中岡ら（1996）は，新鮮瘢痕の時期に真皮線維芽細胞の増殖活性が高いものは，肥厚性瘢痕になりやすく，活性が低いとなりにくいという．また低年齢の新鮮瘢痕に PCNA（proliferating cell nuclear antigen/cyclin）モノクロナール抗体の陽性率が高いことも低年齢者に肥厚性瘢痕が多いことと関連があるという．

以上，いろいろな全身的因子，学説があるが，これらは，

表4-2-2 採集皮膚の厚さと採皮部のケロイド発生率

皮膚の厚さ	ケロイド発生率
0.012インチ以下（0.3 mm）	12％
0.013〜0.019インチ（0.33〜0.447 mm）	38％
0.020インチ以上（0.5 mm）	100％

臨床的にはケロイドになりやすい体質（たとえばアトピー体質，冨士森 1973），免疫系の問題といわれているものであろう．

❷局所的因子

a. 好発部位

①顔面：耳介およびその周囲，内眼角部．

②頸部：側頸部，前頸部（甲状腺の手術後），項部．

③胸骨部：43％の報告があり（大谷ら 1992），この部位のケロイドは，男子では三角形，女子では蝶形になりやすい．

④三角筋部：25.3％の報告があり，特にBCG接種後（現在の接種法ではなりにくい），土佐ら（2006）は11％のケロイド形成がみられ，小中学生時の再接種後には88％に及ぶという．

⑤背部，腹部，恥骨上部

⑥皮膚の厚い部位

⑦痤瘡のできやすい部位

⑧皮膚張力のある部位：関節周囲などでは，皮膚張力に平行に皮切を加えればケロイドを生じにくいが，直角の皮切では生じやすい．

b. 治癒の遅れた創傷

創傷範囲が広くて治癒しにくいもの，感染，異物埋入によって治癒の遅れたものなどに起こる．

c. 熱傷，薬傷

第2度深度熱傷，第3度の熱傷のときに起こりやすく，第1度では起こらない．薬傷では，酸によるものに起こりやすい．

d. その他の皮膚疾患

梅毒性潰瘍，化膿性痤瘡，帯状疱疹，天然痘，ヒル咬症などで起こることがある．また，刺青は緑色より赤色色素で起こりやすいという．

e. 手術創

一般の外科的手術創でも起こるが，伊藤（1959）は，ダーマトームによる皮膚採取部の深さとケロイド発生との関係について表4-2-2のような結果を報告している．

つまり創が真皮粗大膠原線維層に及んだときケロイドになるといわれるが，さらに杉本（1990）は，皮膚網状層上部は，アルカリホスファターゼ活性が最強で，ケロイド炎症の原発巣と限定している．

f. 異物

交通事故のときのガラス破片，砂利，木片などの異物の埋入でも起こりやすい．また，耳ピアスの流行から耳介ケロイドが増加しているが，使用する金属によるアレルギー説と，ピアス脱着時の微小外傷や感染が原因とする説などがある．（第27章-5-A「ピアス・イヤリング」の項参照）．

❸誘因よりケロイド発生までの期間

創面が治癒したあと，一定期間の休止期を経て隆起が始まる．一般に，受傷後1〜2ヵ月以内に発生するが，まれに10〜20年の休止期を経て，その発生をみる場合もある．

❹ケロイドになりにくい部位

身体のどの部位でもケロイドから免れるところはないが，次の部位ではケロイドが発生しにくいと考えられている．

a. 有毛部，特に頭髪部

この部位でも（たとえば後頭部）まれには生じることもある．しかし，恥毛部（恥骨上部）は例外でケロイドになりやすい．

b. 粘膜部

粘膜部は，ケロイドになりにくいところであるが，もちろん，反論もある．

c. 眼瞼，乳輪，陰茎，陰嚢

これらでは，ケロイドを発生しにくいが，極めてまれに，生じる場合がある．

d. ハンセン病

痛覚麻痺部には，ケロイドは発生しにくい．しかし，同じハンセン病でも，病変が吸収しつつある時期では往々にしてケロイド様肥厚を示すことがある．

E. ケロイドの治療

ケロイドの治療は，1898年Freund，1906年Bearmasらが外科的切除後にX線照射を行って良成績をおさめて以来，ようやく治療の対象になってきたが，それまではケロイドには手を出すなとさえ主張されていたほどである．

ケロイドの治療法を，文献的に調べてみると，次の6方法に大別できる．

❶外用療法

ケロイドの外用療法としては，ヒルドイド®が使用されていたが，現在のところ，ステロイド軟膏の密封閉鎖包帯法 occlusive dressing technique (ODT) が最も効果的であると考えられている．つまり，ケロイドの上にステロイド軟膏を塗布し，その上にポリエチレン膜（市販名サランラップ，クレラップなど）を貼布して絆創膏で密閉，包帯を巻く方法である．ある程度ケロイド予防としての効果が

ある（Clugstonら1995）．

最近は，前記ODTと同じ目的の製品に，ドレニゾンテープ（ポリエチレンフィルムにfludroxycortideを塗布したもの），フルゾンテープ（fluocinolnone acetonide）がよく用いられる．あるいは，レチノイド軟膏（0.05% tretinoin液），またはクリームの使用もある（保阪1996）．しかし，皮膚付属器官を認めないケロイドでは，経皮吸収は不良であり，外用療法の効果に疑問を呈している報告もある（横井2001）．Chen Liyangら（2004）は，contractubexによい効果があると報告している．

なお，接触性皮膚炎やステロイドの長期使用で周囲正常皮膚に萎縮が起こることがあるので注意が必要である（図4-2-1）．

外用薬をまとめると次のようなものがある（熊沢ら2012）．

①副腎皮質ステロイド含有テープ（ドレニゾン®テープ），デプロドンプロピオン酸エステルプラスター（エクラー®プラスター）
②副腎皮質ステロイド含有軟膏（デルモベート®，ダイアコート®，フルメタ®，リンデロン®-DP）
③ヘパリン類似物質（ヒルロイド®）
④イミキモドクリーム（ベセルナ®クリーム5%）

❷注射療法

注射療法としては，ナイトロミンやヒアルロニダーゼ，ヘパリンなどが用いられたが，現在用いられている方法は，ステロイド液のケロイド組織内注射法である．

a. Triamcinolone acetonide 水性懸濁液注射

筋注用ケナコルトA® 40 mg/mLに，同量の局所麻酔液を混入したものをケロイド組織内に注射する．注射1回量は注入によりケロイドが蒼白になるまでで，通常1 cm²に対して0.3〜0.5 mL注射する（図4-2-2）．

この方法は，注射に際して疼痛が激しく，週に1〜2回ずつ数ヵ月続けなければならないこと，また，ケロイドの新鮮なもの（発生後2ヵ月以内，遅くとも6ヵ月以内）でないと効果がない．注入時の疼痛を軽減するため，dermojet法（Vallis 1967，高圧高速注射法）が考案されているが効果は少ない．

副作用として，多毛症，ステロイド痤瘡のほか，長期にわたると皮膚の萎縮，毛細血管拡張，手術瘢痕拡大，生理不順などがみられる．副作用を考慮したうえで使用する．

ステロイドホルモンの局所作用は，蛋白質代謝に変化を及ぼし，fibroblastの増殖を妨げるためという（水谷1973）．

b. 5-fluorouracil (5-FU) 局所注射

5-FU®（50 mg/mL）を原液のまま1〜2週間に1回の割合で，1回10〜50 mg/kgを27G針で表面が白くなる程度に局注する方法である．升岡ら（2002）は効果を認めてい

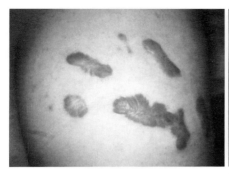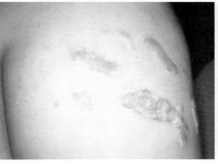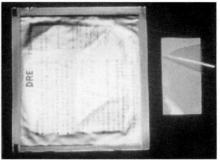

図 4-2-1　ステロイド含有テープの密着療法

（原口和久氏提供）

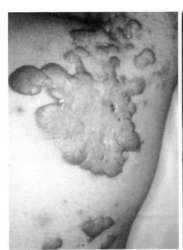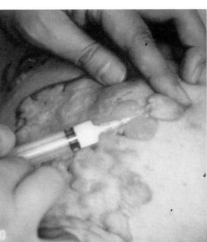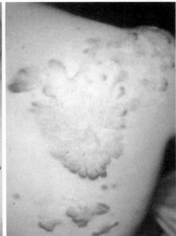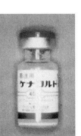

図 4-2-2　ステロイド含有局麻懸濁液の注入

（原口和久氏提供）

るが，本法だけでなく，他の方法との併用を勧めている．

なお，5-FU の代謝酵素である dihydropyrimidine dehydrogenase の量を術前にスクリーニングすること，抗ウイルス薬のソリブジンとの併用で重篤な副作用が出た症例が報告されているので注意が必要である．武（2009）によると，本注射で，96.77％に血管新生の抑制が認められ，ステロイド局所併用注射で，97.14％に効果があったという．

c. その他
トリアムシノロンアセトニド（ケナコルト-A®），塩化メチルロザニリン（ピオクタニンブルー）

❸内服療法
a. トラニラスト（リザベン®）
ケロイドの内服療法として，種々の抗癌剤，テラシン tetrahydroxyquinone（THQ），Madecassol（線維芽細胞抑制作用），beta-amino-propio-nitrile（BAPN）（コラーゲン合成蓄積阻害作用），柴苓湯などが報告されてきた．

現在では，トラニラスト（リザベン）dimethyoxy-cinnamoyl anthraylic acid 製剤がかなり有効（有効 32.4％，やや有効 71.6％，難波 1987）である．また，有効 55.6％で，特に副作用の発現が少なく，胃腸障害，泌尿器，肝臓に対するものも重篤なものはなく，服用中止で容易に消失または改善する（難波ら 1992）ことで広く用いられるようになった．

これは気管支喘息，アトピー性皮膚炎などに抗アレルギー作用薬剤として用いたものであるが，早稲田（1984），難波ら（1987）は，肥満細胞が脱顆粒現象を起こした場合，顆粒中に含まれるヒスタミン，セロトニン，ロイコトリエンなどの chemical mediator が筋線維芽細胞に働いてケロイド，肥厚性瘢痕の増殖をはじめ発赤，瘙痒，疼痛などを起こすという仮説を唱え，トラニラストは，肥満細胞-chemical mediator 放出の部分を抑制する（つまり脱顆粒抑制作用）ことで，ケロイドの生成を防ぐと考えられている．

Shin ら（2004）の報告によると，肥厚性瘢痕の拘縮は，myofibroblast によるもので，トラニラストで有意に抑制されるという．しかも，年齢が若いほど，受傷後，日が浅いほど，また，他薬剤併用ほど効果がある．

形成外科診療ガイドライン（2015）でも．トラニラストは有用と判断されている．

用量は，成人 300 mg/day，あるいは 5 mg/kg/day とされている．

副作用としては，肝機能検査値異常，および膀胱炎様の泌尿器系の障害，消化器系障害である（難波ら 1987）．しかし，ケロイド，肥厚性瘢痕の発生機転が不明確な今日，トラニラストは，今のところ一連の有効薬剤のひとつと考えられるべきものであろう．なお本薬剤に否定的な人もいる（横井ら 2001）．1〜2 ヵ月投与して効果がなければ中止するほうがよい（保阪 1996）．なお，著者には使用経験はないが，柴苓湯の有用性の報告もある（大西ら 1993）．

平松ら（2008）は，柴苓湯とトラニラストの効果を比較して，前者は 54.3%，後者は 47.5% と柴苓湯の有用性を報告している．

ケロイドの瘙痒は，肥満細胞が多数出現するためで，この細胞にヒスタミン形成能があるのが原因である（水谷 1973）．

なお，トラニラスト以外の抗アレルギー薬として，熊沢ら（2012）は次のものをあげている．

アゼラスチン塩酸塩（アゼプチン®）；ヒスタミン拮抗剤，ペミロラストカリウム（アレギサール®）；トラニラスト様作用，エバスチン（エバステル®）；末梢 H_1 受容体拮抗作用が少ない抗アレルギー薬，オロパタジン塩酸塩（アレロック®）；H_1 受容体拮抗作用，柴苓湯（ツムラ柴苓湯エキス顆粒）；抗炎症作用，イトラコナソール（イトリゾール®）；抗真菌作用．

❹物理的療法

a. 圧迫法 mechanical pressure

ケロイドの圧迫法は，昔から効果の認められている方法で，ケロイドに対する効果は血液循環を減少させることにある．

Dunoff ら（1978）は，圧迫によって glycosaminoglycan の血管透過性に変化を与え，二次的に瘢痕形成を少なくするという．しかし，圧迫法はケロイドの根本的治療法ではなく，圧迫を中止すると再発しやすいので，他の方法を併用し，瘢痕組織が落ち着くまで長期間圧迫を継続しないと意味がない．

しかし，冨士森（1973）によると，本法の長所として，
①年齢，部位，患部の大きさを問わない．
②局所注射法やX線照射にみられるような副作用がない．
③扁平化や拘縮予防は他の方法に勝る．

④ケロイド鑑別に役立つ．
などを列記して推奨している．しかし，著者の経験からいえば，以上の長所はある程度認めるが，これのみに頼り過ぎてはいけない，あくまでもケロイド療法のひとつと考えるべきである．

方法としては，サージカルテープ（3M），シリコンジェルシート，スポンジ，弾性絆創膏，弾性包帯，コルセット，サポーター，ギプスなどで，少なくとも 2〜3 ヵ月間圧迫を続ける．紙テープでも有用である（Atkinson ら 2005）．ガイドラインでは C1 である．

冨士森（1976, 1984, 1990）は，モデリング療法といって，生成早期のまだ可塑性のある時期に圧迫力を加えて瘢痕の開大，肥厚，拘縮を防いでいる．

b. シリコンシート貼布法

Perkins（1982），Quinn ら（1985）により報告されたもので，1〜1.5 mm 厚さのシリコン膜を貼布するだけで効果がある（大森 1990，冨士森 1990，Ahn ら 1991，Niessen ら 1998）．製品として，Cica-Care®（Smith&Nephew 社製，UK），シリコンクッション（クリニセル®），シリコンジェルシート（エフシート®）などがある．横井（2001）は，瘢痕表面に水分不透過性絆創膏を貼付し，瘢痕表面を保湿することでケロイド・肥厚性瘢痕の治療を行い，圧迫法よりも優れていると述べている

作用機序は不明であるが，圧迫，酸素不足，化学作用，皮膚温度，電解質作用，保湿と密閉などがあげられている（小坂ら 2004）．その他，細胞活性の低下があげられるが，保阪（1996），横井（2001）らは否定的である．最近，陰性電荷発生の関与が示唆されている（土佐ら 2007）．形成外科診療ガイドライン（2015）では，エビデンスはないが，推奨度 C1 である．

本法は，早期使用ほど効果があり，若年者ほど効果があるが，副作用として湿疹などが多くみられる．

c. レーザー療法

ケロイドのレーザー治療は，大城が 1980 年に炭酸ガスレーザーやアルゴンレーザーの蒸散治療を始めているが，ケロイド治療は，1984 年，Abergel ら，Henderson らがはじめとされる．特定の標的色素を持たないので，いろいろなレーザーが使用されてきた．

フラクショナルレーザーは，点状に分割照射され，熱変性を起こし，組織再構成に働く（青木ら 2009）．Ohshiro ら（1992）は，低反応レベルのレーザー治療 low reaction level laser therapy（LLLT）を報告，Alster（1994），Dierickx（1995），米田ら（2004）は，色素レーザー治療の効果を報告している．

拘縮のない薄い赤色調の肥厚性瘢痕やケロイドに適応があり，自覚症状や肥厚の軽減に効果があるという．

レーザーによる効果は，①毛細血管の破壊による低酸素，

②熱上昇で炎症作用を起こさせ，③血管透過性亢進，④コラーゲン線維束分解，⑤真皮の再構成を図る方法である．しかし，他の方法との併用を行ったほうがよい．色素レーザーが一般的であるが，ロングパルスNd:YAGレーザーも効果がある．なお，厚いケロイドでは，外科的に切除，薄くしないと効果はない（赤石ら2009）．大城（2013）は，半導体LLLTレーザー，ロングパルス色素レーザーは急性期，慢性期にも利用，毛細管拡張があればロングパルスNd:YAGレーザーを使用，瘢痕をぼかすためにはフラクショナルレーザーを使用している．

小川（2015）は，血管を標的として色素レーザーやNd:YAGレーザーを，肌色に近いものにはフラクショナルレーザーを選択している．その結果，1年間の照射で再発率52.9%，上腕35.7%，肩甲骨部25%，下腹部4%と報告，ケロイド治療の難しさを記している．

形成外科診療ガイドライン2015では，根拠はないが一応推奨されるというが，検討が必要．

d. 放射線療法 radiation therapy

ケロイドの放射線療法は，Freund（1898），Bearmas（1906）によって始められて以来，比較的効果のある方法として一般に用いられるようになった（中田ら2002）．

放射線の作用機序は，線維芽細胞の急速な成熟を起こし，同時に線維組織の血行を減らし，収縮を起こすものという．しかし，なかにはX線照射は，瘢痕という誘癌因子に，さらに照射という誘癌因子を相乗させることがあると，その使用に反対している人もいるが，肯定的意見が多い（百束ら2004）．なお国際放射線防護委員会では，最大許容線量についての勧告がなされている（宮下ら1999）．

この方法は，X線療法，ラジウム療法，放射性同位元素療法に大別される（単位は前章参照）．

1) X線療法

この療法は，文献的に調べても，照射条件，照射量などまちまちである．放射線科との協力が必要である．

a) 硬X線療法

従来のX線装置では，電圧を小さく，Alフィルターを通して用いられるが，それでも組織に対する透過性が高いので，深部組織までX線の影響を受ける．今日，用いられない．

すべての放射線の生物学的作用は，その吸収線量に比例するので，ケロイドのような表在性のものには，次の軟X線のような透過性の低い線質のX線を利用するほうが合理的であり，また危険も少ない．

b) 軟X線療法

軟X線療法には，一般にDermopan（デルモパン）から発生するX線が用いられるが，これには

①step 1：10kV，フィルターなしの超軟X線Grenz ray
②step 2：29kV，0.3mmAlフイルター
③step 3：43kV，0.6mmAlフイルター
④step 4：50kV，1mm Alフイルター

の4種類がある．このうち，10kVのものは組織半価層が0.35mmなのでケロイドの治療には不適当である．他の軟X線は，29kV，43kV，50kVの組織半価層が，それぞれ3.5mm，7.5mm，12mmであり，皮膚の厚さに応じて利用する．この点，従来の表在治療用X線，たとえば100kV，4mm Alのものでは，皮膚表面から15mmの深さでも，深部線量がなお80%以上もあり，深部組織が障害されやすい．Dermopanの10Gyは電子線の12〜14Gyに相当する（宮下ら2007）．

放射線の照射では，生物学的等価線量biological effective dose（BED）が問題にされるが，これは，1回線量X照射回数X『1＋1回線量／（α／β値）』と計算され，癌細胞などでは，一般にα／βは10程度とし，ケロイドも10として計算するため，20Gy/4分割/4日間に相当する．放射線治療計画ガイドライン2008では，切除しないケロイドには24〜30Gyが必要であり，若者では避けるとなっている．10〜20Gyの線量では発癌のリスクは少ないが，発生の可能性は否定されていない（秋田らガイドライン2015）．

2) ラジウム療法

X線に次ぎ，古くから用いられていたが，装着や照射量が正確で使用法が簡単という特色はあっても，ラジウムの管理が面倒なことなどから，今日では，ケロイドの治療目的に用いられることは少なくなった．

使用法は，1〜10mgのラジウムをガラス管，針管などに入れて用いる．

3) アイソトープ療法

これには，^{32}P，^{60}Co，^{90}Srなどによる治療があるが，ケロイド治療にはほとんど用いられない．

4) リニアック電子線

2 MeV Electron，1mm鉛板で表層皮膚線量1%以下．肥厚性瘢痕で5Gy，隔週2日，総量10Gyまで照射するが，ケロイドは総量15〜20Gyという（朝倉1990）．百束ら（2004）は15Gy/3分割/3日間の照射で20Gyまでがよいとしている．小川（2015）は，30Gy（20Gy/4分轄/4日間などに相当）を超えないように照射するという．また，彼は放射線感受性の高い小児や乳腺，甲状腺部には照射しないという．

放射線科の協力が必要である．塚田ら（1998），百束ら（2004）は4MeVの電子線を使用している．

電子線は，線量分布の理由から現在最もよい放射線療法とされており，デルモパンに変わって広く行われるようになっている．

小川ら（2002）は，電子線によるケロイド治癒率を（表4-2-3）のようにまとめている．

第4章 瘢痕およびケロイドの治療

表4-2-3 文献にみられる術後電子線照射によるケロイド完全治癒率

報告者	人　種	照射量（Gy）	完全治癒率
Enhamre	caucasian	10～15	29～35%
Sallstrom	caucasian	18	64%
Norris	black	8～12	47.1%
Ollstein	caucasian	15	75%
〃	non-caucasian	15	81%
Kovalic	white	3～20	60%
〃	black	3～20	75%
Borok	記載なし	12～16	92%
高橋	日本人	20	48%
三橋	日本人	14～21	63.3%

（小川　令ほか：日形会誌 22：357, 2002 より引用）

百束ら（2004）は，部位によって胸部，肩甲部，恥骨上部は総線量 20 Gy/4 分割，耳垂部は 10 Gy/2 分割，その他の部位は 15 Gy/3 分割照射としている．

5) 放射線の効果

放射線の効果は，新鮮なケロイドでは，ある程度，軟化，扁平化を起こして自覚症状を軽減するが，陳旧ケロイドではその効果は少ない．しかも照射量が少ないと効果がなく，小幡ら（2007）によると，放射線量は，24 Gy は必要という．また年齢的にも 5～9 歳では有意に治療成績が低いという．

小川ら（2008）は，胸，肩，恥骨部は，20 Gy/4 分割/4 日間を，耳垂部は，10 Gy/2 分割/2 日間，その他，15 Gy/3 分割/3 日間を使用しているが，18 ヵ月以上で胸，肩は有意に再発率が低下したという．

安部ら（2010）は自験例を分析，高張力部位には，1 回 2 Gy 群［総線量 20 Gy，生物学的実効線量（biological effective dose：BED）が 24 Gy，time dose fractionation factor（TDF）が 32.2］で，再発率 12.50%であり，1 回 3 Gy 群［総線量 15～24 Gy：平均 20.05 Gy，BED 19.5～31.2 Gy：平均 26.2 Gy，TDF 30.1～48.1：平均 40.20］で，再発率 15.79%である．再発率に有意差がなく治療効果が総線量あるいは生物学的実効線量に依存することを報告している．

ただし，甲状腺被曝は 1 Gy でも 0.35%の癌発生率があり，部位に注意する必要がある（朝倉 1990）．

一方，過量にわたると皮膚萎縮，色素沈着（20 Gy までなら少ない；朝倉 1990）．百束ら（2004）は，血管拡張からいわゆる放射線皮膚炎 radiodermatitis，潰瘍 ulcer を起こし，往々にして悪性化し，放射線皮膚癌となることがあるが，現在，癌化した症例はなく，現在でも欧米ではケロイドに放射線治療が行われている．

一方，その副作用を重視して放射線療法は行わないという人もいるが，美容上，ケロイドが個人に精神的負担をかけるとすれば，放射線治療も必要であるというのがおおかたの意見である．

6) 放射線療法のまとめ

放射線療法は，現在のところ，放射線の種類，発生装置，物質，照射方法，線量をそれぞれ異にし，各人の経験に応じて照射されている．しかも放射線療法は，外科的療法後，予防の目的で直ちに併用してその最大の効果をあげうるのみで，いったん生じたケロイドに対しては効果が少ない．現在では，10～30 Gy を 2～15 回に分割して照射する方法が報告されているが，曖昧さは避けられない．

なお，ケロイド単独照射と切除後照射における再発率では，前者は 50～100%，後者は 10～20%の再発率がある（朝倉 1990）．

❺外科的療法 surgical therapy

外科的療法としては，昔は雪状炭酸法，電気凝固法，削皮術などが用いられたが，現在はほとんど用いられない．もっぱらケロイドの大きさによって縫縮法と植皮術が行われているが，単なる外科的療法のみでは意味がない．ほとんどが再発するからである．

a.　液体窒素凍結療法

ケロイドを凍結し，瘢痕治癒させる方法で，ケロイドを平坦化させるのが目的であるが，麻酔しないと疼痛を伴う．

b.　縫縮法

縫縮法の要点は，創縁にかかる緊張の除去と皮膚に対する刺激の除去にある．

そのためには，切開線を皮膚皺襞に平行に置き，皮下剝離を広範に行い，皮下縫合を十分に行う．

通常，dermostitch 法を行ってかなり創縁を盛り上げ，このまま皮膚縫合にて終了する場合もあるが，ケロイド傾向の強い場合は，創縁を盛り上げた部分の皮膚に連続 Z 形成術を行い，左右上下に皮膚の余裕を持たせるようにする．この際，Z の斜辺の部分の皮膚が余って，でこぼこになるが，通常の創と異なり，トリミングしてはならない．また，創両端の dog ear も，皮膚に余裕を持たせるため切除して

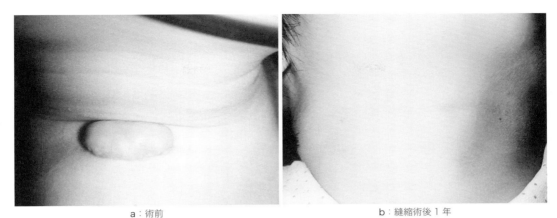

a：術前　　　　　　　　　　　　　　　b：縫縮術後1年

図 4-2-3　頸部ケロイド

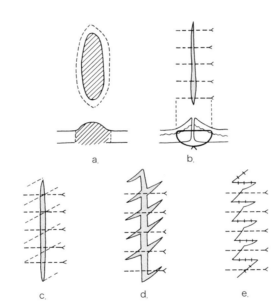

a：ケロイド切除．
b：周囲皮下を広く剥離，真皮縫合を大きくかける．
c, d：真皮縫合で皮面を盛り上げておき，盛り上げの範囲内にZ形成術を行う．
e：通常のZ形成術のように余剰の皮膚を切除して皮面を平坦にすることはしない．両端のdog earもそのままにして皮面を凹凸のままにしておく．

図 4-2-4　ケロイド形成術

はならない（今井1976）(図 4-2-3〜図 4-2-6).

なお，縫縮法のひとつにケロイド内で部分切除する intra-keloidal excision という方法があるが（Conway 1956），くり抜き法もそのひとつである（菅原ら1967）(図 4-2-7).

連続縫縮術の途中段階の手術ではよいが，最終の仕上げの手術では，前記の連続Z形成術がよい．

また，創にかかる tension を減弱するためボトリヌストキシンAを利用した報告例もある（Wilson 2006）．

c. 植皮法

植皮は縫縮が不可能なときに行う．無理に縫縮しても，創縁の過度な緊張のためにケロイドを誘発しやすいからである．

植皮は症例に応じて，分層植皮，全層植皮，有茎植皮（第7章-6「有茎植皮・皮弁移植」の項参照）を行うが，辺縁ケロイドを起こしやすいので，その再発予防に放射線療法を行う（Ship ら1993）．または二次的に治療する場合もある．ケロイド傾向の少ないときは，ステロイド軟膏の密封閉鎖

第4章 瘢痕およびケロイドの治療

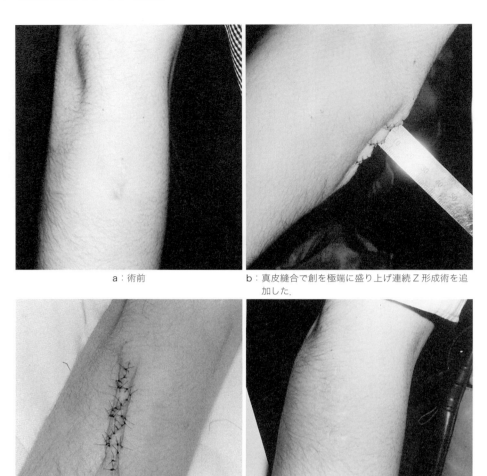

a：術前　　　　　　　　　b：真皮縫合で創を極端に盛り上げ連続Z形成術を追加した．

c：bと同じ　　　　　　　d：術後1年

図 4-2-5　ケロイド予防の縫縮術
（Onizuka T：Aesthetic Plast Surg 6：85, 1982 より引用）

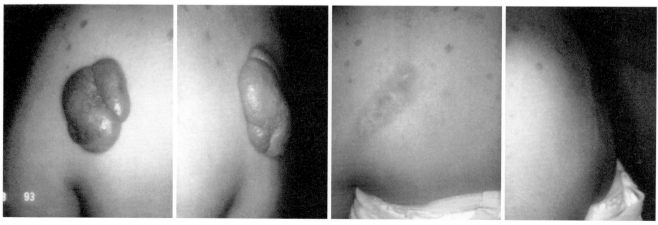

図 4-2-6　右肩ケロイド縫縮術

（原口和久氏提供）

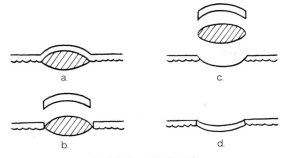

図 4-2-7　くり抜き法

療法を行ってもよい.
d. くり抜き法
　これは遊離植皮の特殊なもので, ケロイドの表面をカミソリで切除, ケロイド本体をくり抜き, 摘出したのち再び表皮を戻し移植する方法であり, 他に傷をつけないで済む利点があるが, 実際はケロイド表面が凸凹で, 表皮採取は技術的に難しく, 効果も不確実である. それよりもケロイド切除後, 薄目分層植皮をしたほうがよい (図 4-2-7).
　本法の理論的根拠は, ケロイド発生層の除去にある (杉本 1990).

e. ケロイド内 Z 形成術
　これは, ケロイド内に Z 形成術を施して, 真皮の膠原線維の方向を転換すると緊張がゆるみ, ケロイドが扁平化するという Holmstrand ら (1961), Longacre (1972) の考え方によるもので, 高田ら (1977), 大森 (1987) の追試報告では, 止痒効果はあるが平坦化効果は少ないという.

f. その他の治療
　瘢痕を化粧でカモフラージュし, 目立たなくする手段である (かずき 2009).
　落合ら (2009) は, 骨髄より間葉系幹細胞を採取, 縫合創に移植して瘢痕を目立たなくする実験を行って好結果を得たと報告しているが, 今後, 再生医療の進歩に期待したい.

g. ケロイドの切除法の実際
　ケロイド切除後の創縁が無理なく寄せられるときには縫縮を行う. この際, 周囲皮下を広く剥離, 皮下縫合は真皮にかけるよりも皮下組織同士を縫合するように行う. 創縁は正確に密着させて, 死腔や血腫を防ぐ. 創縁に緊張がかかる場合は植皮を行うが, 場合によってはケロイド内切除術を含めた連続縫縮術 (第 6 章 -6「連続 (分割) 縫縮術」の項参照) を行う.

1) ケロイド手術の切開線の注意
　縫縮法にしても, 植皮法にしても, 皮膚皺襞を横切る切開, これを Z 形成術や W 形成術などで方向を変え, できるだけ皺襞と平行になるようにする (第 6 章 -4「Z 形成術」, 第 6 章 -5「W 形成術」の項参照の項参照).

2) 縫合糸, 抜糸
　縫合糸は, 吸収性 PSD®-polydioxanone 糸で創外減張法を行い, 皮膚表面接着剤ダーマボンド® も有用である. 補強の目的では, 安息香酸チンクを塗布, その上にサージカルテープを貼付する. テガダーム®, オプサイド®, パーミエイド®, IV3000 ドレッシング®, などを使用する (牧口ら 2009).
　抜糸は, できるだけ早期 (術後 2～3 日目, 植皮では 7 日目) に行う.

3) 術後放射線照射
　本法は前述したとおりで, できるだけ避けたい方法であるが, 使用せざるを得ない場合は, 患者に対するインフォームド・コンセントを十分に行うことが大切である.
　方法としては, 術直後～7 日目より, 抜糸時期に関係なく, 症例に応じて X 線の分割照射を行うが, ケロイド傾向の強いものほど早期照射 (2 日目より) を行う.
　最近では電子線照射が多いが, 照射方法は報告によって様々で, 1 回 2～5 Gy, 総量 15～20 Gy 照射するのが一般的である. 照射範囲は瘢痕または縫合創から 5～10 mm まで含め照射深度を調節する. しかし, 20 Gy 以下では再発することもあるので, 実際には他の療法と併用するほうがよい.
　遊離植皮片に照射すると色素沈着を起こしやすいので, 鉛板での被覆を行い, 縫合部のみに照射する.

4) 包交
　ステロイド軟膏を使用し, 抜糸後は同軟膏の密封閉鎖療法を行い, その上にガーゼやスポンジを置き, 弾性包帯で圧迫する.

5) 術後観察
　ケロイドは, 術後 1 ヵ月から 2 ヵ月以内に最も起こりやすいので, この期間, 絶えず観察を行い, ケロイドの発生の徴候があれば, 直ちに X 線照射の追加, その他の抗ケロイド療法を行う.
　ケロイド再発傾向の徴候としては,
①瘢痕の色が一度褪色し始めたものが, 再び赤色を帯びてきたとき

162　第4章　瘢痕およびケロイドの治療

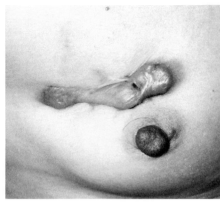
a：術前

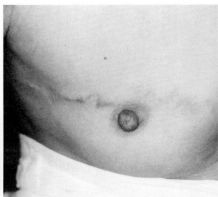
b：連続Z形成術後2年

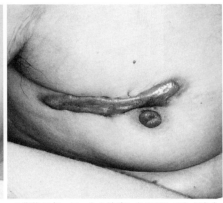
c：術後8年，いったん治癒したかにみえたが完全な再発である

図4-2-8　乳房部ケロイドの再発

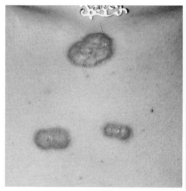
a：初診時

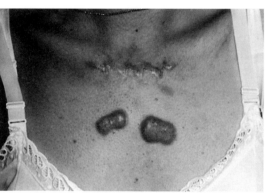
b：上部ケロイドのみの連続Z形成術後1年3ヵ月

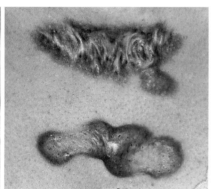
c：術後3年4ヵ月

図4-2-9　胸部ケロイドの再発

②瘢痕の色が鮮紅色を増してきたとき
③瘢痕が盛り上がりをみせてきたとき
④これまでと異なった疼痛，瘙痒感が出てきたとき
⑤その他
があげられる．

したがって，ケロイドの再発を防ぐために，3ヵ月間は全例に対して，ステロイド密封閉鎖療法を行うとともに，テープ，弾性絆創膏や包帯で圧迫固定を行う．

3ヵ月以後も，絶えず観察を続け，再発の徴候がみえれば，再び，抗ケロイド療法を行う．

6）治癒の判定

術後瘢痕が白っぽい色になれば，一応ケロイドは治癒したとみてよい．

しかし，冨士森（1973）は，自験例を調査し，治癒率64%と報告していることを記したい．なお，外国文献では，Conway（1960）の45〜77%，Cosman（1961）の61.5%などの報告がある．電子線による治癒率でもかなり成績にばらつきがある．わが国では，電子線利用後の再発率は，21.1%（秋田ら2007），12.8%（小川ら2007）との報告もある．もちろん，部位によって異なるのは当然である．

Darziら（1992）の報告によると，β線源の^{90}Srを用いた症例で，単独ではあまり効果がないが，外科手術後48時間以内に併用すると75%の効果があるという．しかも手術前の照射は無効であり，ケロイド内トリアムシノロンアセトニド注射は64〜72%に効果があったという．

このようにいったん治癒したようにみえても，数年後にケロイドが再発する例のあることを忘れてはならない．

図4-2-8，図4-2-9はケロイド再発例である．

Nicholasら（2012）は，Vancouver Scar Scaleに対して，患者と医療者が判定するPatient & Observer Assessment Scale（POAS）を用いて，前者より信頼性があると報告しているが，あまり細かい評価は意味がない．

❻併用療法

以上のように，いろいろなケロイド治療法があるが，それぞれ単独では，ほとんど治療効果はなく，互いに併用し

てはじめてよい結果を期待できる．

❼まとめ
a. ケロイドの予防
ケロイドが発生してから治療するのではなく，予防こそ最大の治療法であるから，身体の他の部位にケロイドがあれば，その発生の危険が大きいものとして予防する．しかし，これまでは，生体の創傷治癒メカニズムに働きかける外用療法でケロイドを予防する考え方であったが，最近では，治癒機能そのものをbFGFなどで積極的に創治癒を促進することでケロイドを予防するという考え方に変化してきている（小野 2009）．

b. ケロイドが発生した場合
眼瞼，口唇，関節部などは，機能障害を起こしやすいので，できるだけ早く治療する．その他の部位は，通常は，1〜2年くらい経過を観察する．いったん発生したケロイドに治療を行い，たとえ，それが扁平化しても，瘢痕が幅広くなって美容的には意味がない．後日，外科的に切除し，ケロイドの予防を行ったほうがよい成績を得ることができる．

また，1〜2年のうちには，ケロイド表面の色が次第に赤味を減じ，また皺が寄ってくる．大体この頃に手術をすれば，それほど再発しない．

一方，この観察期間中は，ステロイド軟膏の密封閉鎖療法を行えば，ケロイドの一部は扁平化，褪色化を起こし，また痛痒感を減弱させることができる．

c. ケロイドの時期的治療のまとめ
1) 初期
内服療法；トラニラスト 5 mg/kg/day
ステロイドODT
シリコンシート貼付
圧迫療法

2) 進行期
ステロイド局注
赤色調はレーザー照射

3) 活動期
すべての併用療法

4) 退縮期
外科療法とケロイド予防療法

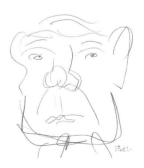

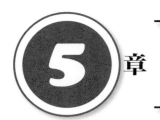

5章 皮面形成術 dermoplasty

5・1 皮面形成術一般論

A. 皮面形成術とは

　皮面形成術 dermoplasty とは，皮膚の表皮および真皮中層位までに侵襲を加えることによって治療目的を達する方法である．

　註：本書第1版(1969)では皮膚表面形成術と称していたが語呂の良さも考えて第2改訂版(1982)から皮面形成術と簡略化した．

B. 皮膚の解剖，機能

　皮膚は，人体の最も大きい臓器で，人種，個人でも異なるが，成人の平均で $7,620\,cm^2$ といわれる(Senら2013)．

　皮膚とは，表皮，真皮，皮下組織の3層を指す．発生学的には，表皮，毛髪，脂腺，汗腺，爪などは，外胚葉性で，他は中胚葉由来の組織である．

❶皮膚の解剖

a. 表皮 epidermis

　表皮は，胎生12週には分化し，重層扁平細胞よりなり，血管を含まない．その構造は，図5-1-1，表5-1-1，図5-6-1のごとく角層，透明層，顆粒層，有棘層，基底層の5層よりなる．このうち，透明層を除いて4層に分ける人もいる(伊藤2004)．

　表皮は，基底細胞層の細胞分裂によって生じた新しい細胞によって，絶えず成長，置換を繰り返す．角層は，軟ケラチン soft keratin より構成されている．ちなみに硬ケラチン hard keratin は，毛，爪を構成する．

　皮膚の表面には，いろいろな溝があり，皮溝 furrow, sulcus cutis は，表皮，乳頭層までの皮膚のへこみで，胎生期に生じ，成長によって変化，三角形の溝になり，それで囲まれた部分を皮丘 crista cutis，皮櫛 ridge といい，さらに太い溝に囲まれた部分を皮野 area cutanea といい，指紋 dactylogram, finger tactilis はそのひとつである．この皮野を，俗にきめ(肌理 texture)ともいう．手掌にみられる深い凹みを，皮線 crease という．

　皺 wrinkle は，後天性のもので，年齢的に，骨格，内臓，筋肉の老化から浅筋膜のずれとなり，皮膚の老化も加わり皮膚で吸収できなくなって残ったものである．

　なお，groove は年齢と関係のない皮膚のへこみ，fold は皮膚の重なりと解釈されている(Wong 2005)(第28章-9-A-b「解剖学的分類」の項参照)．

b. 真皮 dermis, cutis

　真皮は，次の2層よりなる．真皮の組成は，コラーゲンが約70％，エラスチンが0.6～2.1％，ムコ多糖類が0.1～0.3％である．

1) 乳頭層 papillary layer

　これは，人間に特徴的なもので，繊細な線維を含み，毛細血管が入り込んでいる．乳頭下層 subpapillary layer を分けて考える人もいる(伊藤2004)．

2) 網状層 reticular layer

　この層には，線維芽細胞 fibroblast，組織球 histiocyte (macrophage)，肥満細胞 mast cell, mastocyte などの細胞成分と，コラーゲンなどの線維成分がある．

　①コラーゲンは，タイプⅠ，Ⅲからなり，表層に平行に走行し，皮膚を伸展させるとその方向に伸び，あるいは配列する．

　②弾性線維は，コラーゲン線維より細く，その間に介在する．

　③線維間には，ムコ多糖類の基質が存在する．

c. 皮膚付属器

1) 毛包 hair follicle

a) 毛包

　表皮が真皮内に侵入してできたもので，脂腺 sebaceous gland，汗腺 sweat gland と同じ起源である．

b) 毛

　産毛(ウブ毛) lanugo hair，毳毛(ぜいもう) vellus hair，終毛 terminal hair がある．

　ウブ毛は，眉毛，睫毛，頭毛を除いて6ヵ月頃の胎児に発生するもので，細く毛髄もない．

　毳毛は，ウブ毛に代わって生えてくるもので，ウブ毛に似ているが1cmぐらいの粗い毛である．

　終毛は，図5-1-1 のような構造を呈している．

c) 毛の成長

　毛には，成長期 anagen，退行期 catagen，休止期 telogen の毛周期 hair cycle がある．成長期はまたⅠ～Ⅵ期に分けられ，Ⅰ～Ⅴ期を活動期 proanagen ともいえる．Ⅵ期を持続的毛幹伸長期 meta-anagen であるとする(倉田2007)(21

表 5-1-1　皮膚の構成組織

表皮	角層	corneous layer（keratinを含む）
	透明層	shining layer（eleidinを含む）
	顆粒層	granular layer（keratohyalinを含む）
	有棘層	prickle-cell layer, squamous cell layer
	基底層	basel-cell layer（melaninを含む）
真皮	乳頭層	papillary layer（毛細血管網を含む）
	乳頭下層	subpapillary layer
	網状層	reticular layer

表 5-1-2　皮脂腺の部位による差

1cm² あたりの数			
額部, オトガイ部	55～56	鼻部	62
上眼瞼部	24	頬部	36
鎖骨部	19	前胸部	16
下腹部	4	背部	19
大腿下腿部	0～1	臀部	7

（森本正紀（編）：顔面形成外科, 医学書院, 1973を参考に著者作成）

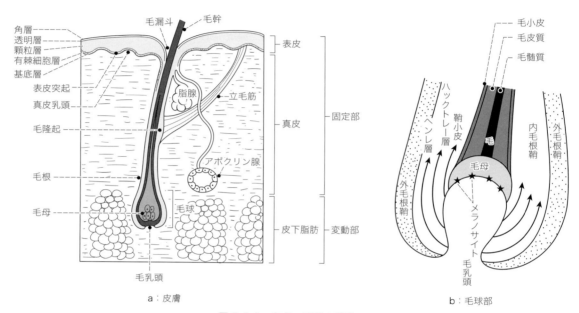

図 5-1-1　皮膚・毛髪の構造
（上野賢一：小皮膚科学, 第3版, 金芳堂, p15, 1985を参考に著者作成）

章「頭部」の項参照).

毛包は, 約500万個あるといわれ, そのうち8万～15万個が頭皮に存在するという（貴志ら 2007).

2) 皮脂腺 sebaceous holocrine gland

手掌, 足底を除いて全身に分布し, 皮脂を分泌し, 皮膚の表面は, 乳酸や脂肪酸によって弱酸性 (pH 4.2～6.4) の皮脂膜（酸性膜 acid mantle）を作って皮膚を保護する. 皮表脂質 skin surface lipid, lipid filmと呼ぶ. 皮脂腺の分布は部位によって異なる (表5-1-2).

皮脂腺が多いことは, 表皮欠損の場合, 表皮再生が早いことを意味する.

皮脂の組成はトリグリセリド, 遊離脂肪酸, ワックスエステル, スクアレン, コレステロールエステル, コレステロールなどである（戸田 1999).

3) 汗腺 sweat (eccrine and apocrine) gland

汗腺は, 小汗腺 (eccrine gland) と大汗腺 (apocrine gland) とがある.

a) エクリン腺

エクリン腺は全身に分布し, 真皮と皮下組織の境界部, あるいは真皮の下1/3に分泌部を置き, これより真皮内汗管, 表皮内汗管を通って皮丘上に開口する. ちなみに他の哺乳動物のエクリン腺は, 足の裏や鼻先などの特殊な部位にしかないという. 汗腺の総数は日本人では180万～275万（平均230万）である. しかし, その総数は幼児期に決まり, 高温地帯の人は, 寒冷地区の人に比べ汗腺数が多く, 年齢的に乳幼児は汗をかきやすく, 加齢的に減少し, 高齢者になると乾燥肌となりやすい.

エクリン腺は, 足裏臭, アポクリン腺は腋窩臭（わきが）に代表される悪臭を呈する.

b) アポクリン腺

アポクリン腺は, 腋窩, 乳頭周囲, 肛門・会陰部, 外耳道, 眼瞼, などに分布し, エクリン腺より大きく, 毛脂腺嚢に開口している. 分泌されたときは無臭であるが, 皮膚面の細菌により分解されて臭いを放つ.

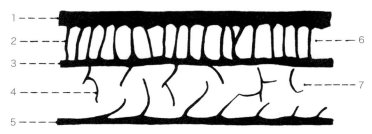

図 5-1-2　皮下脂肪層の基本構造
1：皮膚 skin, 2：カンパー筋膜 Camper's fascia, 3：皮下筋膜 subcutaneous fascia（浅筋膜 superficial fascia），
4：スカルパ筋膜 Scarpa's fascia, 5：筋筋膜 muscle fascia（深筋膜 deep fascia）, 6：浅層 superficial layer, 7：深層 deep layer
(Markman B et al：Plast Reconstr Surg 80：248, 1987 より引用)

4) 加齢臭 aging note, aging odor

加齢により，男性ではペラルゴン酸（pelargone acid 飽和脂肪酸），ジアセチルなど，女性ではノネナール nonenal が増加して加齢臭となる．個人差はあるが，男性で40歳代後半，女性で50歳代くらいから気づき始めるという．

d. 皮下組織 hypodermis, subcutaneous tissue

真皮の下には，脂肪層 fatty layer があり，その深部には，panniculus carnosus 筋層（広頸筋のような）がある．

真皮と皮下脂肪層の間は，不規則面で，脂肪層の突出（脂肪柱 columnae adiposae, fat columns）があり，コラーゲン線維も垂直に皮下脂肪層に伸び，脂肪塊を分離するように皮膚支帯 retinaculum cutis を作っている．

皮下脂肪層の構造は，部位により異なる（**図 5-1-2，図 5-1-3**）．表層の小葉域 lobular area と，深層の間葉域 septal area に分けられている（戸田 1999）．

Nakajima ら（2004）は，皮下脂肪筋膜組織を2つに分けて，硬構造の浅層 protective adiposofascial system と移動性構造である深層 lubricant adiposofascial system とに分類，前者は，外力に対する防御，後者は，筋骨運動のためとしている．

e. 皮膚の厚さ skin thickness

皮膚の厚さを，身体の各部位について測ったものは少ない．日本人の皮膚の厚さとして，古い報告で，屍体ではあるが，甘利（1949），三宅（1959）の測定値がある．

生体については，室田ら（1966）の報告例（**表 5-1-3，表 5-1-4**）があるが，これら皮膚の厚さは測定が極めて困難なので，大まかな数値であるが，大体の参考にはなろう．最近，Lee ら（2014）の報告がある．

f. 爪 nail

表皮の変化したもので，硬ケラチンより構成されている（第 32 章 -1-C- ② -j「爪の解剖，機能」の項参照）．

❷ 皮膚の機能 skin function

皮膚機能には，次のような作用がある．

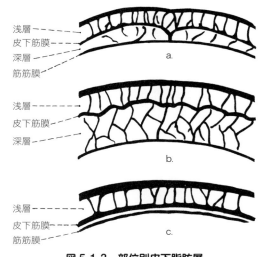

図 5-1-3　部位別皮下脂肪層
a：腹部，b：側腹部，c：下肢
(Markman B et al：Plast Reconstr Surg 80：248, 1987 より引用)

①身体保護作用：外部環境に対する保護膜的作用で，機械的防護，細菌やウイルス防護，水分蒸散防護，紫外線防護，免疫機能などがある．
②温度調節作用
③感覚作用
④腺作用

❸ 皮膚色調 skin color tone

皮膚の色調は，個人差が大きい．人種，年齢，性，部位によっても変わる．主に，メラニン，カロチンなどの量，循環血液量，角層の性状などで変化する（上野 2002）．メラニンは表皮基底層のメラノサイトで作られるが，このメラノサイトは基底細胞の約 36 個に 1 個の割合で含まれている．

日本人の皮膚色調と紫外線との関係を分類したものに，佐藤（1991, 2009），山下（2004）らの分類がある．なお，外国人では，Fitzpatrick（1975）の分類が有名である．

168　第5章　皮面形成術

表 5-1-3　生体皮膚の厚さ

		男子 (203例) (平均年齢25.7歳)		女子 (119例) (平均年齢32.0歳)		総数 (322例) (平均年齢28.0歳)	
		平均値	測定数	平均値	測定数	平均値	測定数
頭部	前　頭　部	1.30 mm	1例	mm	例	1.30 mm	1例
	前　頭　頂　部	2.35	7			2.35	7
	後　頭　部	2.15	3			2.15	3
	側　頭　部	1.95	2			1.95	2
	耳　介　後　部			0.50	1	0.50	1
顔部	頬　　部						
	眼　瞼	0.60	2	0.55	1	0.60	3
頸部	前　面　部	0.75	3	0.70	1	0.75	4
	前　項　部	4.60	1			4.60	1
腰背部	背　部	2.60	7	1.85	5	2.30	12
	腰　部	2.30	23	1.95	10	2.20	33
	肛　門　周　囲			0.45	1	0.45	1
胸腹部	胸　部	1.35	7	1.25	4	1.30	11
	腋　窩	0.25	1			0.25	1
	腹　部	1.30	47	1.45	27	1.35	74
	鼠　径　部	0.45	3			0.45	3
	陰　囊	0.20	1			0.20	1
上肢	上　腕　伸　側	1.50	10	1.10	3	1.45	13
	上　腕　屈　側	0.60	3	0.85	2	0.70	5
	前　腕　伸　側	1.10	7	0.75	3	1.00	10
	前　腕　屈　側	0.90	7	0.75	2	0.85	9
	手　背	0.75	4	1.15	3	0.95	7
	手　掌	1.10	5			1.10	5
	指　背						
	指　腹	0.80	9	0.70	3	0.80	12
	指　外　側	0.85	11	0.50	3	0.80	14
下肢	臀　部	1.30	5	1.55	3	1.40	8
	大　腿　前　側	1.30	21	1.10	18	1.25	39
	大　腿　外　側	1.50	21	1.25	33	1.35	54
	大　腿　内　側	0.90	5	1.30	6	1.10	11
	大　腿　後　側	0.70	2	0.40	2	0.55	4
	膝　部	1.20	15	1.05	10	1.15	25
	膝　窩　部	0.65	1	0.75	3	0.75	4
	下　腿　内　側	1.35	23	0.85	12	1.15	35
	下　腿　外　側	0.95	9	1.20	2	1.00	11
	下　腿　後　側	0.90	7	1.30	3	1.00	10
	足　背　部	0.85	13	0.75	6	0.80	19
	足底部 土踏まず	0.90	7	1.55	5	1.20	12
	足底部 接地部	1.20	3	2.55	1	1.55	4

(室田景久ほか：形成外科 9：209, 1966 より引用)

表 5-1-4　皮膚の厚さ (μm)

	男　性	女　性
頬部	1,240	1,040
オトガイ部	890	750
前頸部	1,560	1,260
鎖骨上部	960	560
前胸部	1,390	1,490
腹部	1,440	1,230
背部	2,280	1,470
鼠径部	500	500
前大腿部	1,160	1,080

(Lee Y et al：Surg Radiol Anat 24：183, 2002, 小川　令ほか：PEPARS 94：17, 2014 より引用)

表5-1-5 生理的老化と光老化の特徴

特　徴	生理的老化	光老化
臨床的特徴	ちりめん皺，乾燥，たるみ 創傷遅延，易出血性	図形や線状の深い皺 細かい皺，粗い皺 色素沈着，黄ばみ 乾燥，血管拡張，皮膚癌（あるいは前癌症）
組織学的特徴		
表皮	菲薄化 表皮突起の減少	肥厚と菲薄化，細胞異型性 不規則な色素沈着，表皮突起の消失
真皮乳頭層	弾力線維の減少	変性弾力線維の増加（solar elastosis）
真皮網状層	線維芽細胞の不活性化 マスト細胞の減少，炎症細胞の浸潤なし	線維芽細胞の活性化 マスト細胞の増殖，炎症細胞の浸潤
膠原線維	膠原線維の減少，配列の乱れた太い線維束	線維束および膠原線維の減少と均一化 コラーゲン産生能の低下
コラゲナーゼ	コラゲナーゼ産生能の増加	コラゲナーゼ産生能の著明な増加
エラスチン	エラスチン産生能の減少	エラスチン産生能の亢進
血管	減少	著明な減少，血管拡張
付属器	汗腺，脂腺の減少 毛成長の減少，毛包数減少	汗腺，脂腺の減少 毛成長の減少

(Obagi ZE：Skin Health；The Concepts. Obagi Skin Health Restoration & Rejuvenation, Obagi ZE ed, Springer, p27, 1999 より引用；船坂陽子ほか：Facial Rejuvenation 最近の進歩, 波利井清紀ほか（編）：克誠堂出版, p5, 2001 を参考に著者作成)

C. 皮面形成術の適応

皮面形成術は，老化皮膚，腫瘍性皮膚病変，瘢痕性皮膚疾患などに適応がある．

❶老化皮膚 aging skin
a. 皮膚の老化現象

人間の皮膚は，内的，外的影響で変化 dermatoheliosis するが，皮面形成術の適応になるのは，皮膚の老化であり，加齢老化 intrinsic aging と光老化 photo-aging に分けられる．

これらの変化は，シワ，色素斑，たるみ，などによってスコア化され，評価されている（Chung ら 2001, 2003）．また写真，レプリカ，機器を用いた評価法もある．

1) 生理的老化 intrinsic aging, chronological aging

皮膚の加齢老化は，生理的変化であり，細胞成分の減少と代謝遅滞である（菊池 2004）．表皮は，肥厚し，メラニンが増え，コラーゲンは太い線維束となり，また，汗腺，皮脂腺機能の低下により皮膚は乾燥し，外部環境に対する防護作用も低下し，その結果，小皺や乾燥肌としてみられる（表5-1-5）．

2) 光老化 photo-aging

皮膚は，紫外線により活性酸素が産生され細胞膜を破壊し，細胞内のミトコンドリア，核 DNA，コラーゲン線維の変性，減少を起こす．角層は厚くなり，メラニン増加で皮膚は褐色調を帯び，色素異常，皮膚腫瘍などを生じる．紫外線を受けやすい戸外生活者，また喫煙者は老化が早い（Koh ら 2002）（表5-1-5）．

表5-1-6 日本人の皮膚性状，Japanese Skin Type（JST）

皮膚性状 skin type	UV感受性 sensitivity	日光熱傷 sun burn	日光日焼け sun turn
JST- I	平均以上	容易	軽度
JST- II	平均	中等度	中等度
JST- III	平均以下	軽度	著明（長期継続）

(佐藤吉昭：太陽紫外線防御研究委員会学術報告②：32, 1991 を参考に著者作成)

b. 紫外線による皮膚障害

太陽光は，地上では，紫外線が6％，可視光線が52％，赤外線が42％の分布であり，紫外線のうち中波長紫外線 ultraviolet-B-ray（UVB：290〜320 nm）は5％で，95％は長波長紫外線 ultraviolet–A-ray（UVA：320〜400 nm）であるという（上出 2013）．

UVB は，70％が角層で吸収され，表皮内でほぼ吸収されるという．UVA は，80％が表皮真皮境界部に達し，一部はさらに深部にまで達し，表皮細胞の DNA 変性，蛋白変性を起こす．

UVB も UVA も皮膚の防御反応を越え，いろいろな皮膚障害を起こす（表5-1-6）．したがって，従来は UVB による障害だけであるが，今日では UVA 防御にも適した広域サンスクリーン剤が主流になっている（上出 2013）．

1) 急性皮膚障害

a) 日光熱傷 sunburn

中波長紫外線 ultraviolet-B-ray（UVB）による急性皮膚障害である（表5-1-6）．

表5-1-7　皮膚の日焼け分類

Type I	桃白色で，紫外線で赤くなるが，黒くならない．1万人中14.2%
Type II	黄白色で，赤くなってから黒くなる．1万人中56.4%%
Type III	薄褐色で，少し赤くなり黒くなる．1万人中22.4%
Type IV	茶褐色で，赤くならないですぐ黒くなる．1万人中22.4% 皮膚色調によって，皮面形成術，化粧法，などに影響が出てくる．

(山下2004)

表5-1-8　Fitzpatrickの皮膚タイプ（Fitzpatrick skin phototype）

皮膚のタイプ	皮膚色調	身体的特徴	日光反応
type 1	桃白色	ブロンドか赤色髪 淡青色虹彩 雀卵斑が多い	常に赤くなる（burn）. 褐色（tan）にならない．
type 2	桃白色	淡青色虹彩	容易に赤くなる. 時に褐色なる．
type 3	薄褐色か桃白色	髪色や虹彩はいろいろ	時々赤くなる. 次第に褐色になる．
type 4	オリーブ色か淡褐色	淡褐色か褐色	わずかに赤くなる. すぐ褐色になる．
type 5	東洋人的色調 まれに日光過敏症		まれに赤くなる. 常に褐色になる．
type 6	黒褐色か黒色 まれに日光過敏症		赤くならない. 常に黒褐色

b) 日焼け suntan, delayed tanning

中波長紫外線 ultraviolet B ray（UVB）を受けて約3日目頃よりメラニン合成増加，メラノサイト増加，メラノゾームの表皮への移動など生体防御反応が起こる．

長波長紫外線 ultraviolet A ray（UVA）や可視光線 visible ray でも起こりうる．

日本人と白人では日光に対する皮膚反応が異なること，個人差があることにも注意（**表5-1-7〜表5-1-9**）．

註：熱中症は高温環境下での身体障害の総称で，皮膚障害ではなく，熱発生と発散のバランスの異常により身体の順応障害を起こし，I度（熱痙攣，熱失神），II度（熱疲労），III度（熱射病）と分類されている．従来は体温が上昇するかどうかで，上昇しない日射病，熱痙攣，上昇する熱疲労，熱射病とに分けられていた．

❷慢性皮膚障害

a. 光老化 photoaging

日光変性と呼ばれ，加齢によるものとは異なる変化である．真皮上層の弾力線維の変性である．しかも年齢を重ねると，それだけ日光被曝時間も長くなるので，変性もそれだけ進行する．

表5-1-9　Baumannの皮膚タイプ Baumann skin type

		油　肌		乾燥肌	
		Pigmented	Non-pigmented	Pigmented	Non-pigmented
過　敏		OSPW	OSNW	DSPW	DSNW
		OSPT	USNT	DSPT	DSNT
非過敏		ORPW	ORNW	DRPW	DRNW
		ORPT	ORNT	DRPT	DRNT

O：oily，D：dry，P：pigmented，N：non-pigmented，S：sensitive，R：resistant，W：wrinkled，T：tight

b. 光発癌 photo-carcinogenesis

悪性黒色腫を除く皮膚癌の90%が，日光露出部に生じる．UVBによるDNA障害が考えられている（宮地1996）．

c. 紫外線予防
1）紫外線予防剤
a）サンスクリーン剤 sunscreen

UVB，UVAの光化学作用による皮膚障害を予防する薬剤で，紫外線散乱剤と紫外線吸収剤の2種類で，前者には紫外線を乱反射させる酸化チタン，酸化亜鉛などの金属製

粉末が含まれており，後者は有機物質で，メトキシケイヒ酸エチルヘキシジル，ジメチル PABA エチル PARS，t-ブチルメトキシジがある（百澤ら 2014）．

b) サンシェイド剤 sunshade

光エネルギーを物理作用で吸収，反射して皮膚障害を予防する薬剤．ベンゾイルメタンなど．

通常は，併用剤として市販されている．

2) 紫外線予防効果

紫外線の予防効果には，UVB 防御効果の sun protecting factor（SPF），UVA 防止効果の PA 分類（protection grade of UVA）がある．

a) SPF (Sun Protecting Factor)

SPF は，次の数式で決められる．最小紅斑量 minimal erythema dose は太陽光線に近い人工光源によって紅斑を起こす最小の量である．すなわち

SPF ＝サンスクリーン剤を用いた部位の最小紅斑量／サンスクリーン剤の塗布されていない部位の最小紅斑量

である．

SPF20 などと数字をつけるが，この 20 は，20 倍の効力がある意味で，個人差が大きい．

b) PA (Protection grade of UVA)

①＜ PA ＋＞は UVA 防止効果がある，

②＜ PA ＋＋＞は，かなりある，

③＜ PA ＋＋＋＞は，非常にある，

④＜ PA ＋＋＋＋＞は，相当ある

と分類されている．

通常市販製品には＜ SPF30 ＞と表示され，上限値は＜ SPF50 ＞で，それ以上は＜ SPF50 ＋＞と表示されることになっている．

PA は，＋の数で＜ PA ＋＋＞と表示，＜ PA ＋＋＋＋＞は，2013 年より承認，適用された．

しかし，紫外線予防効果には人種差，個人差，環境差があることに留意すべきである．

❸皮膚の老化症状

a. 皺 wrinkle

1) 小じわ shallow wrinkle

表皮が主で真皮結合組織までの変化で出現しやすい．

2) 大じわ deep wrinkle

真皮が主で真皮結合組織が変化する．

b. 弛み，たるみ drooping

弾力線維の衰えによるもので，内部組織を支えられなくなった状態である．

c. くすみ shading

肌の明度の低下した状態である．漆畑（2002）は肌にぼんやりとした好ましくない色や影ができることと定義している．

d. 色素沈着，シミ pigmentation

メラニンの異常である．雀卵斑 ephelides，freckle（先天性色素沈着症），肝斑 chloasma，melasma（慢性過剰刺激性炎症性色素沈着症），後天性真皮メラノーシス acquired dermal melanocytosis（遅発性太田母斑），老人性色素斑 lentigo senilis，脂漏性角化症 seborrhoeic keratosis，verruca senilis（表皮原発良性腫瘍）などが含まれる（葛西 2004）．シミは俗語であるが，広く用いられている．

e. 皮膚老化の遅延

老化を止めることはできないが，進行を多少遅らせることはできる．そのための方法として体調の管理，化粧品の使用，理学療法の併用などがある．

❹老化皮膚の治療法，若返り法 rejuvenation

皮膚の老化は，単一の病変として現れるのではなく，いろいろな病態が複雑に絡み合って出現，進行していく．したがって，老化皮膚の治療もいろいろな方法を組み合わせるとともに，将来現れる病変に対する予防も考えて治療する必要がある．

a. 保存的療法

①内科的療法（疾病治療）

②保湿剤

③メラニン産生抑制薬（内服薬；トラネキサム酸：1,500 mg，ビタミン C：3,000 mg，ビタミン E：600 mg など，外用剤：5％ハイドロキノン軟膏，1％コウジ酸含有クリーム）（葛西 2004，山下 2008）

④抗酸化薬（コエンザイム Q-10 など）

⑤その他，リハビリメイク（かずき 2001）などがある．

b. 外科的療法

若返りの方法として，non-ablative rejuvenation，ablative rejuvenation という分け方もある．

前者は，表皮に損傷を与えずに真皮あるいはその内方に傷害を与えて目的を達成する方法で，

後者は，表皮はもちろん真皮やその内層にまで損傷をあたえて治療の目的（メラニン産生抑制，表皮形成促進，メラニン破壊）を達成させる方法である．

組織に何らかの障害を与えるという点でいずれも外科的療法といえる．

1) シミ，くすみ，（老人性色素斑 senile lentigo）

①化学外科療法 chemical peeling（グリコール酸や乳酸などの α-hydroxy acid-AHA や TCA-peeling など）（第5章 -6「化学外科療法」の項参照）

②レーザー法（Q スイッチルビーレーザー，波長 694 nm を 5 J/cm²，複数回，Q スイッチアレキサンドライトレーザー波長 755 nm，Nd:YAG レーザー半波長 532 nm など）．必ず，レーザー治療の前に，テストレーザー照射や前述の保存的療法を行う．

③電気外科療法

④凍結療法

2) 浅い皺 shallow wrinkle

①化学外科療法（トレチノイン塗布法など）

②レーザー法（Q スイッチレーザー法など）

③ボツリヌス毒素療法

④コラーゲン注射法，ヒアルロン酸注射法，などの
フィーラー法

最近は，レーザー治療後，トレチノイン治療を併用する
ほうがよいとされる．

3) 深い皺 deep wrinkle

①除皺術 rhytidectomy, rhytidoplasty

②脂肪移植法

③真皮移植法

④皮膚切除法

4) たるみ skin sag

①除皺術：皮膚単純切除法，皮膚伸展切除法，SMAS
（superficial musculoaponeurotic system）法，顔面表
在筋膜伸展法など

②除脂術 lipectomy

③脂肪形成術 lipoplasty, liposculpture（Hamra 法など）

❺腫瘍性皮膚病変

老化によっていろいろな皮膚病変を起こす（第 20 章「形
成外科に関連のある皮膚疾患」の項参照）．

a. 良性腫瘍

1) 老人性面皰 comedo senilis, 脂漏性角化症 seborrhoeic keratosis（老人性疣贅 verruca senilis）

炭酸ガスレーザー，Er:YAG レーザーなどが有用である．
炭酸ガスレーザーには，連続波とパルス波があり，さらに，
後者には normal pulse, super pulse, ultrapulse の 3 種が
ある（山下 2008）．

2) 毛細血管拡張症 telangiectasis, 星芒状血管腫，酒皶，あから顔など

レーザー治療が第一選択である．

血管系の場合，血管ヘモグロビンが標的となるため，波
長の近い色素レーザー（585 nm），ロングパルス色素レー
ザー（595 nm），ロングパルス KTP:YAG レーザー（532 nm）
などが選ばれる．SPTL-1b や Vbeam，Q スイッチ Nd:YAG
レーザー，ロングパルス YAG レーザーも有用である．光
治療器や IPL して AuroraGA® も用いられる．

3) 肝斑 chloasma, melasma

ホルモン異常，紫外線，ストレスなどの影響で，年配者
に生じやすい．メラノサイトの数は正常で，大きさが大き
く，メラニン顆粒も増加するためという．鼻を挟んで両頬
部にみられる．

治療は，内服療法，外用療法が主体である．レーザー療

法は，禁忌か準禁忌である（山下 2008）．1 ヵ月くらいで効
果が出始めるが，中止するとすぐ再発する．

4) 太田母斑 Otas's nevus

太田（1938）の報告になるもので，Q スイッチルビーレー
ザー，Q スイッチアレキサンドライトレーザー，Q スイッ
チ Nd:YAG レーザーなどが使用される．

5) 日光角化症 actinic keratosis

肥大型，萎縮型，棘融解型，類 Bowen 型，苔癬型，色素
沈着型の 6 型がある．切除が第一選択である．炭酸ガス
レーザー治療も有用である．

6) 雀卵斑 ephelides, そばかす

顔面に生じる多数の小色素斑で，遺伝性がある．3〜5 歳
頃より出始め，加齢的に増強する．UV ケアとレーザー治
療である．chemicalpeeling もある．

レーザーとしては，Q スイッチルビーレーザー，Q ス
イッチアレキサンドライトが多い．

7) 扁平母斑 nevus spilus

レーザー治療が有用である．山下（2008）は，レーザー治
療後，炎症性色素沈着，色素が軽減あるいは消失するもの，
毛穴に沿って色素増強を起こすものの 3 タイプがあるとい
う．テスト照射によるタイプ分けが必要である．

8) その他

黄色腫 xanthoma，皮膚アミロイドーシス amyloidosis，
老人性白斑 leukoderma senile など．

b. 老人性腫瘍の治療法

1) 治療法の種類

①炭酸ガスレーザー法

②切除法

③化学外科療法

④電気外科療法

⑤凍結療法

⑥皮弁法

⑦遊離植皮法

詳細については第 9 章「真皮・真皮脂肪・脂肪移植術」
の項，第 20 章「形成外科に関連のある皮膚疾患」の項なら
びに，各部位別にはその章の美容の項を参照されたい．

なお，治療に際しては，皮面形成術に過度の期待を寄せ
ている患者も多い点に留意する必要がある．期待と術後結
果にズレがあったり，また若返り効果があっても，その持
続時間が短く，繰り返しの治療になったりすることでトラ
ブルを生じることがある．術前のインフォームド・コンセ
ントが大切である．

2) 前癌病変

日光角化症 solar or actinic keratosis，Bowen 病，ケラ
トアカントーマ keratoacanthoma，乳房外ページェット病
extramammary Paget's disease など（第 20 章参照）．

表5-1-10 皮面形成術の方法と長所，短所

分層切除の方法	長所	短所
凍結療法	簡便 止血能が高い 安価	正確でなく，深部への組織破壊の調節ができない 輪郭形成が不可能 色素脱失
削皮術	輪郭形成が可能 安価	止血能が低い 正確でなく，深部への組織破壊の調節ができない
電気焼灼術	鼻尖部にはよい 止血能が高い	瘢痕化（50%）
剃刀による切除術	安価 簡便	止血能が低い
レーザー療法	正確 深部への組織破壊が少ない	時間の浪費 高価 特別な訓練が必要 0.5 mm 以上の血管の止血は困難
剃刀とアルゴン光線凝固の併用法	正確 止血能が高い 深部への組織破壊が少ない 特別な訓練は必要ない 能率的である	アルゴン光線凝固器は高価

(Hoasjoe DK et al：J Otolaryngol 24：51, 1995；元村尚嗣ほか：日形会誌18：103, 1998を参考に著者作成)

3) 悪性腫瘍
基底細胞癌，有棘細胞癌，悪性黒色腫など（第20章参照）．

4) 瘢痕性皮膚疾患
にきび瘢痕，外傷性刺青など（第20章参照）．

D. 皮面形成術の種類

皮面形成術には次のような種類がある．

1) 削皮術 dermal planning, skin abrasion, dermabrasion
①サンドペーパー法 sandpaper method
②ワイヤーブラシ法 wire brush method
③スチールバー法 steel burr method
④顕微鏡下削皮術 microskin abrasion

2) 電気外科療法 electrosurgery
①電気分解法 electrolysis
②電気乾固法 electrodesiccation
③電気凝固法 electrocoagulation
④電気切開法 electrosection

3) 焼灼法 cautery therapy

4) 凍結療法 cryosurgery
①雪状炭酸療法 carbon dioxide snow therapy or dry ice therapy
②液体窒素療法 liquid nitrogen therapy

5) 刺青療法 therapeutic tattooing

6) 化学外科療法 chemosurgery, chemical peeling
①トリクロロ酸法 trichloroacetic acid method, Obagi液法
②フェノール法 phenol method
③グリコール酸法 glycolic acid method
④サリチル酸法 salicylic acid method, Jessner液法

7) レーザー光線療法 laser surgery, laser peeling
①アルゴンレーザー法 argon laser method
②色素レーザー法 dye laser method
③アレキサンドライトレーザー法 alexandrite laser method
④ルビーレーザー法 ruby laser method
⑤炭酸ガスレーザー法 CO_2 laser method
⑥YAGレーザー法 YAG laser method
⑦半導体レーザー laser diode method
⑧Qスイッチレーザー法 Qスイッチed laser method

8) 光線療法 light therapy
intense pulsed light therapy（IPL）

9) 超音波療法 ultrasonic therapy

10) 高周波療法 radio-frequency therapy（RF）

11) 注入療法 filler therapy
①脂肪注入法 fat injection therapy
②コラーゲン注入法 collagen injection therapy
③ヒアルロン酸注入法
④ハイドロキシアパタイト注入法

12) ボツリヌス毒素療法 botulinum toxin therapy

13) 各皮面形成術の併用法
皮面形成術の各方法の長所，短所について Hoasjoe ら（1995），元村ら（1998）は表5-1-10 のようにまとめている．各皮面形成術の特徴をもとに併用する．

174 第5章 皮面形成術

5·2 削皮術，剝削術
dermal planing, dermabrasion

削皮術は，皮膚を削り，目的物を破壊し，あるいは皮面に薄い瘢痕を作ることで，治療目的を達する方法であるが，今日ではレーザー療法にとってかわられた．しかし，歴史的な方法として簡単に記載したい．

削皮術には，物理的削皮術 physiological peeling（機械的削皮術 mechanical peeling，レーザー削皮術 laser peeling）と化学的削皮術 chemical peeling がある．

註：削の偏の字は小さくする意味であり，つくりは刃物を意味し，剝の偏はむく意味で，皮を剝ぎ取る，動物の剝製，着物を剝ぎ取るのように使用されるので皮膚全層を取るのが語源である．擦のつくりはこする意味であるから，実際にはabrasionは，器械で皮膚をこする場合に用いられるので，擦皮術が適当ではなかろうか．またpeelingは，皮を剝くということであるが，abrasionを擦皮術といい，peelingを薬削術と訳し，両者を合わせて剝削術と命名したらどうかと考えている．適切な用語が欲しい．

A. 目的

削皮術，皮膚剝削術の目的は，皮膚の表面を削って凹凸を平らにし，色素沈着を少なくすることで，物理的剝削術 physical peeling のひとつである．

痤瘡のあとの小円形瘢痕や線状の陥凹瘢痕は，光線の工合によっては，影になる部分ができて目立つので，凹凸を削皮して，なだらかな面にすると，影ができず，また，ちょうど水彩絵具のぼかしのように，正常部と瘢痕部との境界が不明瞭になることで瘢痕を目立たなくする．したがって，本法は，瘢痕や色素を除去するのではなく，新しい瘢痕を作って，見かけ上目立たなくする方法といえる．インフォームド・コンセントが大切である．gradation 法ともいえる．

B. 適応

削皮術の適応として，**表5-2-1**のようなものが列挙できる．しかし，適応するうえで次の点に注意を払わなければならない．

❶きめ（肌理）skin texture

いわゆる "きめの粗い肌" は，毛囊や汗腺などの皮膚付属器官が多く，また発育のよい肌で，削皮後の治癒が良好で，反対にそれらの発育の悪い "きめの細かい肌" は治癒が遅い．したがって，きめの粗い肌では相当深く削ってもよいが，

表5-2-1 削皮術の適応

1.　瘢痕
a.　尋常性痤瘡後の瘢痕
b.　水痘，痘瘡後の瘢痕
c.　切創，割創による軽度の瘢痕
d.　熱傷後瘢痕の一部
e.　膿皮症後瘢痕
f.　口周囲放射状瘢痕など
g.　炭粉沈着症
h.　その他
2.　母斑症
a.　扁平母斑
b.　母斑細胞性母斑（表皮母斑）
c.　Becker 母斑
d.　汗管腫
e.　Bourneville-Pringle 母斑症
3.　その他
a.　雀卵斑
b.　肝斑
c.　炎症後色素沈着
d.　遊離植皮後の色素沈着
e.　結節性痒疹

逆に平坦な瘢痕になって周囲の粗い肌との差がかえって目立つこともある．この点，きめの細かい肌は目立たないが深く削ることはできない．

❷削皮術後の再生

これは，残存する毛囊や汗腺などの皮膚付属器官から起こる．したがって，深く削れば，これらの数が少なくなって再生が遅れ，また広範な瘢痕の場合も，瘢痕化によって，それらの数が著しく少なくなっているので治癒が遅い．

❸刺青 cosmetic tattoo

比較的表在性のものは，削皮によって目立たなくなるが，深いものには効果がない．深いものは，削皮術後に切除縫合したほうがよい．しかし，刺青のデザインによっては，削皮術の適応がなく，植皮しなければならない．今日ではレーザー療法が第一選択である（第5章-7「レーザー光線療法」の項参照）．

❹母斑，雀卵斑，肝斑

著者の経験では，扁平母斑では再発が多く，また雀卵斑，肝斑は，削皮しないほうがよい．Rompelら（1997）は，削皮術 dermabrasion も2歳以内であればある程度効果があるという．しかし，現在では，肝斑を除けば，レーザー治療が第一選択である．

表5-2-2　削皮術4方法の比較

sandpaper法	wire brush法	steel burr法	microskin abrasion法
1. 特別の装置を必要としない	必要とする	必要とする	必要とする
2. 使いにくい	使いやすい	同左	同左
3. 深層まで削皮できない	深さの調節が容易	同左	同左
4. 広範囲の削皮には時間がかかる	時間がかからない	同左	時間がかかる
5. 指頭大以下の小範囲はやりにくい	容易	同左	容易
6. 辺縁部のぼかしが容易	可能	難しい	難しい
7. 割創を作らない	条痕を作りやすい	割創を作りやすい	作らない
8. 出血が多い	比較的少ない	少ない	少ない
9. 熱傷の危険はない	比較的少ない	比較的少ない	ない
10. sillicagranulom を作ることがある	ない	ない	ない
11. 毛髪やガーゼの巻き込み事故はない	起こりやすい	起こりやすい	ない
12. 削皮後の創面は絨毛状	条痕になることがある	平坦	ほぼ平坦
13. 尋常性痤瘡にはあまりよくない	最もよい	比較的よい	よくない
14. 小円板状陥凹瘢痕にはあまりよくない	比較的よい	最もよい	よくない
15. 扁平母斑には4者の差はない	同左	同左	同左

C. 手術器具

❶ sandpaper 法

sandpaper は，一般の建築用，工材用のものではなく，人体に用いる場合は，砂粒の大きさが一定で接着がよく，しかも，耐水性のよいものが適する．今日では，この方法は，ほとんど用いられない．歴史的方法である（**表5-2-2**）．

しかし，Fezza ら（2006）は，従来法の見直しを行い，dermasanding として報告している．レーザー法との併用である．

❷ wire brush 法

この器械は，モーター（毎分 3,000～12,000 回転）と回転誘導索，保護筒，steel wire brush，足踏み式スイッチからなり，brush には硬，標準，軟の3種がある．また回転速度は，スイッチを踏む力で加減する（**表5-2-2**）．

❸ steel burr 法

この器械の主な部分は，高速回転モーター（回転速度毎分 30,000 回転）と回転誘導索，保護筒，steel burr よりなる．burr にはスチールのほか砥石，ダイアモンド，ルビーがあり，それぞれいくつかの種類に分かれている（**図5-2-1，表5-2-2**）．

❹ microabrasion 法

酸化アルミニウムの微粒子で削皮する方法であり，microderm abrasion ともいう．後述の microskin abrasion

（小林 1988）とは異なる（**表5-2-2**）．

D. 4方法の優劣

sandpaper 法，wire brush 法，steel burr 法，小林（1988）の microskin abrasion 法の4者の優劣を比較すると，**表5-2-2** のようになる．

E. 手術法

❶ steel burr 法

a. 術前処置

削皮術の術前処置も，他の一般形成外科手術法の基本に従うが，特に次の点に注意しなければならない．

①削皮すべき周囲に膿疱などの化膿性病巣がないこと．

②毛髪周囲を削皮するときは，剃毛するか，接着剤で毛髪を接着しておく．毛髪が burr や brush に纏絡して脱毛や皮膚剥脱を予防するためである．毛髪の絆創膏固定はよくない．絆創膏を巻き込むからである．

③削皮に際しては，血液が周囲に霧散するので四角布などで被覆する．

④四角布で被覆しても，削皮野に近過ぎないようにする．近いと四角布を巻き込みやすいからである．

b. 麻酔

削皮術の麻酔法としては，一般の麻酔法のほかに特殊なものとして凍結麻酔法と塗布麻酔法とがある．

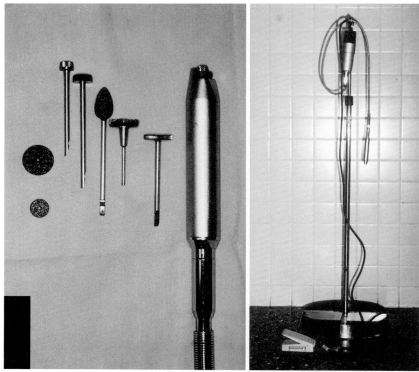

a：各種の burr と保護筒　　　b：器具全体

図 5-2-1　steel burr の機器

1) 凍結麻酔法 freezing anesthesia

雪状炭酸，クロールエチルなどを用いて皮膚を凍結することによって麻酔しようとするものである．

最近，凍結麻酔法のひとつとして Cryogen (tetrafluoroethane) の使用報告もある (Kao ら 2004)．

a) 凍結麻酔法の長所
① 麻酔法が簡単で容易なこと．
② 麻酔と同時に皮膚が硬化して削皮しやすいこと．
③ 凍結の深さが，通常 2.5 mm 以上に達しないため，無痛の範囲であれば深くない意味であり，削り過ぎない．

b) 短所
① 凍結による組織損傷
② 毒性や引火性 (クロールエチル) がある．

2) 塗布麻酔法 tropical or surface anesthesia

塗布麻酔法は，リドカインクリームを術野に塗布する方法で，その処方にはいろいろなものがある (横内ら 1992)．

長所は，使用しやすく，苦痛がない点であるが，短所としては，効果に時間がかかること，効力が不確実という問題がある．われわれの使用クリームは次のとおりである．

7％リドカインクリームの処方例：

リドカイン	7 g
カーボポール 934P	1 g
BL-2	2.7 mL
10％水酸化ナトリウム液	1 mL
精製水	89 mL
全量	100 g

精製水とカーボポール 934P を乳鉢のなかでまぜ，均一になったら，水酸化ナトリウム液をゼリー状になるまで混和し，BL-2 を加え，次にリドカインを加え，クリーム状とする．本法は密封閉鎖式に行うと若干効果が高まるが，それでも効果が出るまで 1 時間を要する．市販品のペンレス® のほうが簡便である．

3) イオントホレーゼ法 iontophoresis

これは，イオン導入法，またはイオン浸透法といわれ，Phoresor (IOMED 社製) という特殊な器械を用い，2〜4％リドカインを浸したガーゼまたはスポンジを患部に当て，その上に薄い錫の金属板を置き，これに交流電気を通じると，電極からイオンに解離されて，疼痛なく皮膚を通して体内に導入され，麻酔効果を得ることができる．Phoresor を用いると，約 10 分で無痛となり，その効果も 1 時間近く続くが，無痛範囲が狭いのが欠点である．

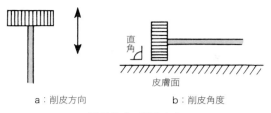

図 5-2-2 削皮方向
a：削皮方向　　b：削皮角度

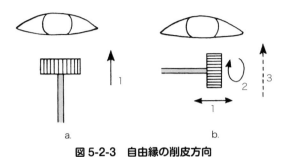

図 5-2-3 自由縁の削皮方向
1：削皮方向，2：burrの回転方向，3：削皮時の皮膚の移動方向
逆にすると瞼裂傷などを起こしやすい

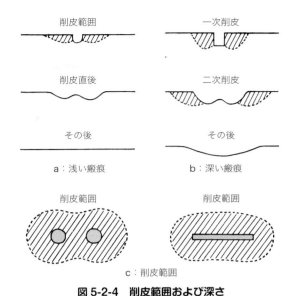

図 5-2-4 削皮範囲および深さ
(大森清一ほか：皮膚外科手術，金原出版，p121，1959より引用)

4) 局所浸潤麻酔法

第2章-2-F-②「浸潤麻酔法」の項参照．

5) 全身麻酔

第2章-2-E「全身麻酔法」の項参照．

c. 削皮術の実際

1) 保護筒の持ちかた：

保護筒を手掌と4本の指で把持し，親指を皮膚面につけて削皮の方向や深さを調節する．

2) 削皮の方向

① burrの動かし方は必ず前後方向に行い，しっかり把持する．そうでないと横すべりを起こし，思わぬ傷をつけたり，毛髪や四角布を巻き込んだりする（図5-2-2）．

② burrの削皮面を皮膚表面に平行にして削皮しないと，割創，切創を作りやすい（図5-2-2）．

③ 眼瞼や口周囲では，burrの回転方向や移動方向が遊離縁に向かうようにする．そうでないと，このような遊離縁は移動性が高いので，辺縁をburrに巻き込んで大きな傷を作ることがある（図5-2-3）．

3) 削皮の深さ

皮膚が真皮乳頭層より深部まで傷害された場合，その治癒したあとが瘢痕になる．したがって，真皮乳頭層まで削皮すれば瘢痕を残さないことになるが，実際には真皮網状層まで削皮しないと目的を達しないことが多い．

4) 削皮の範囲

削皮は，陥凹部が目立たないようになだらかな面にすることを目的としているため，その範囲は，瘢痕の大きさ，数によって異なるが，大体，0.5～1 cm くらいの陥凹周囲を少し深目に削ると，創治癒後なだらかな面になる．同一部位を何回も削ると摩擦熱で熱傷を起こすので，短時間で削るようにする．また術野を冷やすのもよい．

深い陥凹瘢痕の場合は，一度に削皮すると治癒が悪くなるから，数回に分けて削る．瘢痕が深いほど削皮範囲も広くなる．自由縁周囲の削皮には注意を要する．組織を巻き込みやすいからである（図5-2-3～図5-2-6）．

d. 術後処置

削皮術の術後処置としては，分層植皮片採取後の採皮部と同じ処置を行う．

術後は，出血はあるが比較的軽度であり，通常24～48時間で痂皮を形成する．広範囲に削皮すると浮腫を生じやすいが疼痛は通常少ない．もし疼痛があれば，鎮痛薬を投与する．また術後に化膿することはまずないので，広範囲削皮の場合を除き抗菌薬投与は不要である．

第1回の包交は，一般に4～7日目に行うが，症例によって変えてよい．

e. 治癒後処置

深く削り過ぎたときは，ケロイドになりやすいので，その予防の目的でステロイド軟膏の密封閉鎖療法を行うほうがよい．また，色素沈着の予防として，ステロイド軟膏の密封閉鎖療法，ビタミンC含有ローション，ビタミンC含有クリーム，コウジ酸含有クリーム，ハイドロキノン含有クリーム，トレチノイン含有クリームなどを使用する．また症例によってはカバーマークによる遮光や保湿剤による乾燥予防も行う．

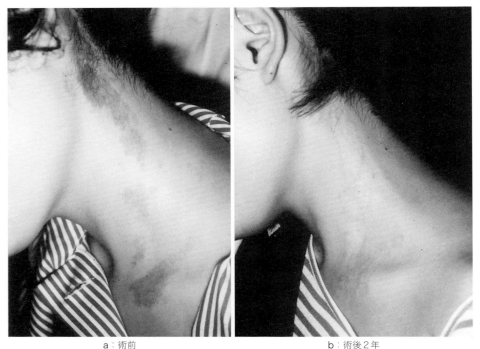

a：術前　　　　　　　　　　　　b：術後2年

図 5-2-5　単純性血管腫の削皮例
一般に単純性血管腫で削皮術の適応になるものは少ない．

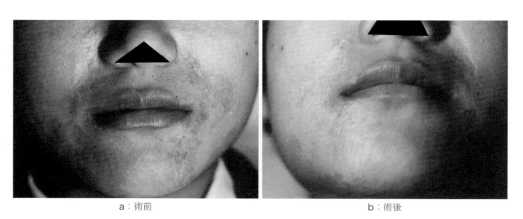

a：術前　　　　　　　　　　　　b：術後

図 5-2-6　陥凹瘢痕削皮例

（鬼塚卓弥：交通医 20：456, 1967 より引用）

❷ microabrasion

1985年イタリアで開発されたもので，150 μm の酸化アルミナの微粒子や塩（NaCl）を高圧で皮面に吹き付けて削皮する．現在では酸化アルミナの副作用を考えて塩が用いられている．

適応は，グリコール酸ピーリング後，残存した赤み，にきび痕などの追加治療として用いられるが，色素沈着，瘢痕，複数回の治療を要するなどの短所がある（戸佐 2004）．

❸ microskin abrasion

これは，顕微鏡直視下で皮膚の真皮網状層上部をマイクロメスとハサミで切除する方法である（図 5-2-7，図 5-2-8）．皮膚浅層切除 10% H_2O_2 を塗布すると，表皮が残っていれば白色化しないので区別しやすく，そこを剝離すると取り残しがない（小林 1988, 黒川ら 1992）．老人性色素斑の切除に用いられる．術後の処置は steer burr 法の場合と同じである．レーザーなど高価な器械は不要で，手軽に行える長所があるが，深さを一定にできない，時に削皮し過ぎると瘢痕を残すといった短所がある．

5・2 削皮術, 剝削術　179

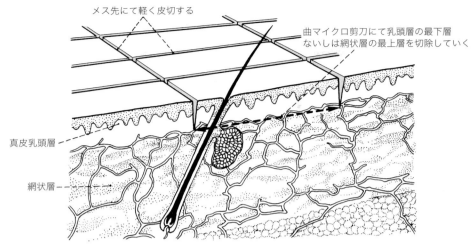

図 5-2-7　microskin abrasion の手術手技の要点
(小林敏男:形成外科 31:1060, 1988 より引用)

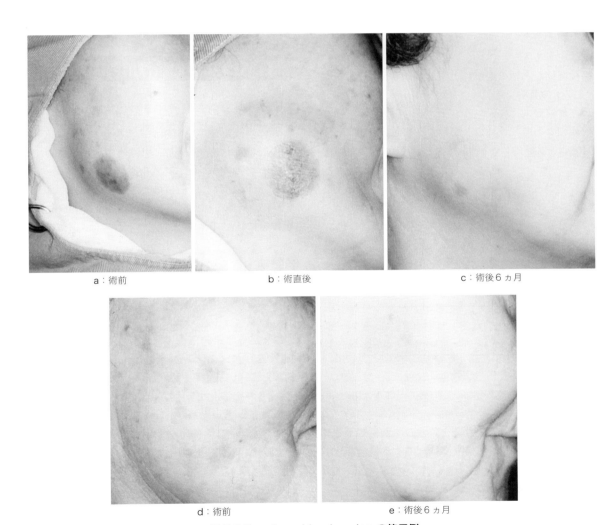

a:術前　　　b:術直後　　　c:術後6ヵ月

d:術前　　　e:術後6ヵ月

図 5-2-8　microskin abrasion の使用例
a〜c:症例1
d, e:症例2

F. 後遺症

現在は，以下の後遺症のため，削皮術よりレーザー治療が選択される．

❶瘢痕ケロイド

深く削り過ぎたときなどに生じやすいが，steel burr では熱を持ちやすく，熱傷を起こすと創を深くし，治癒が遅れ，ケロイドを形成することがある．治療は前述のように予防を行うが，いったん生じたケロイドに対しては，ケロイド治療（第4章-2「ケロイド」の項参照）を行う．

❷色素沈着

色素沈着は浅く削ったときに起こりやすく，通常は術後数ヵ月で消褪するが，年余にわたって残るものもある

色素沈着を起こしやすい人として，森本（1973）は次のような人をあげている．
　①肌色の黒い人
　②戸外生活をする人
　③種痘接種部位など他の瘢痕に色素沈着が著明な人
　④肝斑（しみ）の著明な人
　⑤アトピー体質の人

治療は前述のとおりである．上記のように色素沈着の恐れがあるときは，試験的に小範囲を削皮してみて効果を判定する．

❸その他

その他の後遺症としては，潮紅，色素脱失，毛細管拡張，milium 様皮疹がある．色素脱失は深く削り過ぎたときに生じやすく，他は年月が経過すれば消褪していく．

5・3　電気外科療法 electrosurgery

A. 種類

外科療法の定義を，人為的に組織を破壊して治療効果を得るものと解釈すれば，電気外科療法は次のように分類することができる．

❶電流の体内熱作用によるもの
　① 電気乾固法 electrodesiccation（表層電気乾固法 electrofulguration）
　② 電気凝固法 electrocoagulation
　③ 電気切開法 electrosection, electrocutting

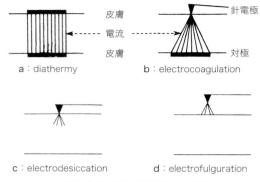

図 5-3-1　電気外科療法の原理

❷電流の体外熱作用によるもの
　電気焼灼法 electrocautery

❸電流の化学作用によるもの
　電気分解法 electrolysis がある．

B. 電流の体内熱作用によるもの

❶原理

人体組織を挟んで両極がある場合，電流は人体を通って両極間に流れる．その際，組織内の抵抗によって電気エネルギーが熱エネルギーに変換されるときジュール熱を発生する．両極が等しい面積のときには弱い熱しか生じないが（デイアテルミー電気透熱療法 medical diathermy），一極が他極に比べて極端に小さいときには，電気密度が高くなり，小さいほうに高い熱を生じる．この熱を利用して組織を破壊するのが電気外科療法 electrosurgery の原理である（図 5-3-1）．

電気外科療法に用いる電流としては，図 5-3-2 のようにいろいろな波形があるが，断続電流に近づくほど凝固作用が，一定電圧連続電流になるほど切開作用が強くなる．吉田（1979）によると electrocutting ではアーク放電が短時間で起こり，放電圧力と温度が上昇，水分の過熱水化による細胞の突沸化で切開が起こるが，electrocoagulation では放電圧が低いため，水分の過熱水化が不十分で温度上昇だけとなり，凝固作用を呈する．

しかし，波形と出力電力が一定のときは，チップ先端が針状になるほどエネルギーが集中，高熱を発するが，球状になるほど接触面積が広くなるのでエネルギーがそれだけ分散される．チップの選択上，注意が必要である（図 5-3-3）．

最近では，絶縁針といって凝固破壊させる部分以外は針の表面に特殊 coating を行い，絶縁することで余分な組織損傷を避けるようにしたものがある．もちろん皮面には瘢痕を残さない．脱毛，毛細管拡張症，腋臭症などに用いら

5・3 電気外科療法

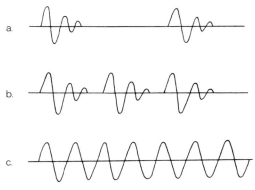

図 5-3-2 電気外科療法に使用される電流
a：断続電流：electrodesiccation と electrocoagulation 用（半波整流型波形）
b：断続電流：electrocutting 用（平滑化全波整流型波形）
c：一定電圧連続電流：electrocutting 用，electrocoagulation 用（全波整流型波形）

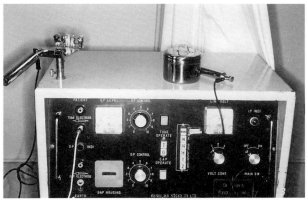

a：本体

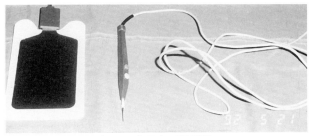

b：フットスイッチと電極

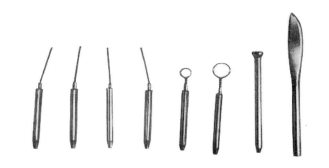

c：各種電極

図 5-3-3 電気外科療法機器

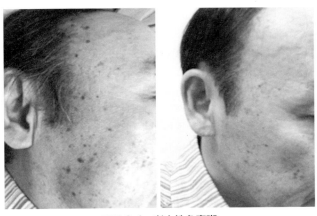

図 5-3-4 老人性色素斑
60 歳代．電気メスで削皮．

（保阪善昭氏提供）

れている．

❷電気乾固法 electrodesiccation

電気乾固法は，単電極 mono-terminal electrode を用いて高電圧の下に低電流を通じて行われるもので，振動波は図 5-3-2 のように電圧が急速に減少，次の波まで間隔のあるもので，組織細胞内の水を乾固させることによって目的を達するものである．

この方法の適応は，血管腫（port wine stain），皮膚良性小腫瘍（黒子），小瘢痕，脱毛などに用いられる．

われわれの使用している器械は，図 5-3-3 のものであるが，乾固，凝固両用に使用でき，電極も針状のものからループ状のものまで各種揃っている．通常は，ループ状電極を用いるが，脱毛には針状電極を用いて毛に平行に毛根まで入れたあと通電する．確実に毛囊に達していれば容易に抜毛できる．通常 1 cm² あたり 2～3 本まで脱毛するのが安全である．脱毛が多過ぎると熱傷により瘢痕となる．

今日ではレーザー脱毛が第一選択になった．

電気凝固法は，両電極 biterminal electrode を用いて低電圧のもとに高電流を流すことによって形成され，その振動波は電気乾固法と同じ波型である．この方法では強い熱のために組織を完全に凝固，破壊させる．

適応は，血管腫，皮膚良性腫瘍，止血などである（図 5-3-4）．

❸電気凝固法 electrocoagulation

電気凝固法は，両電極 biterminal electrode を用いて低電圧のもとに高電流を流すことによって形成され，その振動波は電気乾固法と同じ波型である．この方法では強い熱のために組織を完全に凝固し，破壊させる．

表 5-3-1　電気外科療法の各種

	電気乾固法	電気凝固法	電気切開法
電極	単電極	両電極	同左
電圧	高	低	一定
電流	低	高	一定
振動波			
作用	細胞水の乾固	組織凝固破壊	組織解離
適応	血管腫	血管腫	切開
	皮膚良性腫瘍	同左	同左
	小瘢痕	止血	
	脱毛		
器械	spark gap apparatus	同左	同左

適応は，血管腫，皮膚良性腫瘍，止血などである．

電気乾固法も電気凝固法も spark gap apparatus で作られるが，前者でも電流を強くすれば凝固になるし，後者も電流を弱くすれば組織の破壊力が減少して脱毛などにも用いられるようになる．したがって，同じ器械で両者の役割を果たさせることも可能である．

❹電気切開法 electrosection

電気切開法は，両電極を利用して一定電圧，一定電流を用いて組織の解離を起こさせて切開の目的を達するものである．しかし，この電流も，spark gap apparatus を用いて各振動波の間隔を小さくしていけば凝固電流で切開を行うこともできる．したがって，このときには切開と同時に止血することが可能で，出血の多い症例に使用される．

適応は，良性および悪性の皮膚腫瘍，褥瘡，血管腫，von Recklinghausen 病腫瘍の切除などである．

❺3方法の比較および注意

以上の3方法をわかりやすく比較すると，表 5-3-1 のごとくになる．

いずれの方法にしても，施行中の患者の身体に金属片が付着しないように留意し，偶発的熱傷を予防，特に心臓ペースメーカーを使用している場合には電気メスの高周波がペースメーカーの機能を障害するので用いないほうが安全である．今日では，手術中の止血に凝固作用を利用するだけである．レーザー治療に取って代わられた．

C. 電流の体外熱作用によるもの

これは，電流の熱作用によって温められた物体を，体表面に当てることによって目的を達しようとするもので，低温のものは広く保温用に用いられているが，高温物体で焼灼に用いる電気焼灼法 electrocautery は，形成外科的には用いられない．

D. 電流の化学作用によるもの

これには電気分解法 electrolysis がある．本法の原理は組織内に直流を通すことによって組織中の食塩 NaCl が電気分解され，陰極の針に NaOH，対極板の陽極に HCl を生じるが，このうち陰極の NaOH により組織を破壊するように作られたものである．通常脱毛に用いられ，約 1 mA の直流を 3〜4 秒通電するが，そのとき針の刺入部に白い泡が出てくるのでそれとわかる．脱毛に利用されたが，今日では用いられない．レーザーが第一選択である．

薬剤をイオン化して作用させるものにイオントフォレーシス iontophresis があるが，これは微弱電流を断続的に流すことによって皮膚に塗布した薬剤を早く体内に導入する方法で，ビタミン C やビタミン A あるいは両者の誘導体が用いられる（鈴木ら 2004）．

超音波を用いればソノフォレーシス sonophoresis になる．

5・4　凍結療法
cryosurgery

これは，組織を凍結，破壊する方法で，cryo- とはギリシャ語で cold, freeze を意味する言葉である．

A. 種類

凍結療法，凍結外科療法 cryosurgery の種類としては，表 5-4-1 のようなものがあるが，代表的なものは，雪状炭酸法 carbon dioxide (snow) therapy と液化窒素法 liquid nitrogen therapy などで，前者は − 78.5 ℃，後者は − 195.85℃の低温を作ることができる．

B. 凍結療法に対する生体の反応

法貴（1979）によると，次の4つがある．

①凍結付着：− 30℃前後の凍結によって吸着力を生じる．たとえばプローブが病巣から離れないようにするのに利用される．

②凍結固形化：凍結で組織を固形にする．出血しやすい腫瘍や，転移しやすい腫瘍を固形化し出血や転移を予防する．

③凍結炎症：凍結部位に生体の反応として炎症を起こす．

④凍結壊死：凍結による組織の破壊を起こさせて目的を

表5-4-1　冷却剤cryogens

冷却剤	minimum attainable tamperature	mode of refrigeration
liquid nitrogen (N_2)	− 195.8 (℃)	change of phase
nitrous oxide (N_2O)	− 89.7	change of phase, effect
carbon dioxide (CO_2)	− 78.5	Joule-Thomson
freon − 22 ($CHCIF_2$)	− 70	Joule-Thomson effect
〃	− 40.8	change of phase
− 12 (CCI_2F_2)	− 60	Joule-Thomson effect
〃	− 29.8	change of phase
thermoelectric cooling	− 20〜− 35	Peltier effect

(大塚　壽ほか：形成外科17：371, 1974より引用)

達するものである.

C. 作用機序

Cryosurgery の作用機序は, 凍結による組織の破壊作用であるが, それには一次障害と二次障害があり, 次のように分類されている (法貴 1979).

❶一次障害 (細胞障害)
①細胞外氷晶slow freezing：脱水, 電解質異常, 原形質膜破壊
②細胞内氷晶rapid freezing：原形質, 細胞膜の機械的破壊
③pH 変化：原形質・細胞膜の蛋白, リポ蛋白の変性
④低温ショックthermal shock：急速な温度低下による細胞障害

❷二次障害 (循環障害)
微小循環の阻血性変化
以上の各作用をまとめると
①氷晶による細胞膜の破壊
②細胞の脱水と電解質の異常濃縮
③蛋白変性
④局所の阻血性壊死
となる (大塚ら 1974).

D. 凍結条件

組織の凍結破壊作用は, 次の条件によって左右される.
①冷却法：冷却器具, 冷却剤 (表 5-4-1)
②冷却温度
③冷却作用時間：反復すると細胞破壊が大きい.
④凍結速度

(1)slow freezing：細胞外のみに氷晶を生じ細胞内の脱水と電解質の異常濃縮から壊死に発展するもので, 1 〜10℃ /分である.
(2)rapid freezing：細胞内の氷晶が大きく, 最も破壊作用が著しい. 100℃ / 分の冷却速度である.
(3)ultra rapid freezing：1,000℃ / 分の冷却速度で, 細胞内外に氷晶を生じるが, 氷晶が小さいため破壊作用は少ない.
⑤融解速度
(1)slow thawing：氷晶の再結晶が起こるため細胞破壊が大きい.
(2)rapid thawing：slow thawing ほどではない.
⑥局所の血流状態：解剖学的部位による.
⑦組織の抗低温性
⑧腫瘍, その他, 対象組織の種類の大きさ, 深さ, 位置など.

E. 長所・短所

❶長所
①術中, 術後の出血, 疼痛が少ない.
②術後の変形や機能障害が少ない.
③ poor risk でも可能.
④腫瘍塊の縮小, 播種予防.

❷短所
①瘢痕が目立つことあり.
②色素脱失, 沈着を起こすことあり.
③その他.

F. 適応

表 5-4-2 のような適応がある.

G. 主な凍結療法

❶雪状炭酸療法 carbon dioxide (snow) or dry ice therapy

a. 適応

一般に, 凍結療法は比較的表層のものに適するが, 雪状炭酸法の適応は, 色素性母斑, 異所的蒙古斑, 太田母斑, Vidal 苔癬などである.

b. 器具

器具は, 図 5-4-1a のような鉄製ボンベに液体炭酸ガスを詰めたものと, これより採取した雪状炭酸を棒状に固める器具からなる (図 5-4-1d).

表5-4-2 凍結療法の適応疾患

1. ウイルス性疣贅など
    尋常性疣贅, 青年性扁平疣贅, 尖圭コンジローマ, bowenoid papulosis
2. 脈管腫
    血管拡張性肉芽腫, 老人性血管腫, 粘膜の血管腫, 苺状血管腫(色素レーザーが第一選択)
3. 上皮性良性腫瘍
    脂漏性角化症, skin tag, 粘膜嚢腫
4. 癌前駆症
    日光角化症, Bowen病, 表皮内悪性黒色腫
5. 原発性皮膚悪性腫瘍
    基底細胞癌, 有棘細胞癌, oral florid papillomatosis, 悪性黒色腫
6. その他
    円形脱毛症, multicentric reticulohistiocytosis

(鈴木 正ほか:形成外科44:S91, 2001より引用)

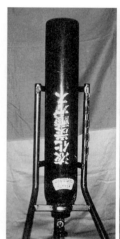
a:液化炭酸ガスボンベ噴出させると雪状炭酸になる.

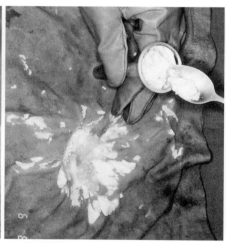
b:雪状炭酸をスプーンで筒に入れているところ. 下方はシャモアという一種の鹿革.

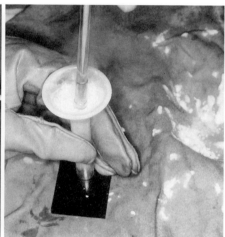
c:筒の中の雪状炭酸を棒で固める.

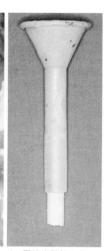
d:雪状炭酸棒を作ったところ. 先端の白いところ.

図5-4-1 雪状炭酸療法器具と雪状炭酸棒の作り方

c. 採取法

雪状炭酸を採取するには, 自分の手に凍傷を起こさないように手袋をはめ, さらにボンベの噴出口をシャモアchamoisという一種の鹿革で包みこみ(図5-4-1b), このなかに液化炭酸ガスを噴出させて固形雪状炭酸にする. 噴出時の音がすごい. 取り出した雪状炭酸は, 金属筒のなかで固めて棒状にする(図5-4-1c, d).

d. 治療法

1) 術前準備

雪状炭酸法の場合は, 消毒その他特殊な前処置を必要としないが, 不必要な部位を傷害しないようにボール紙で型取りしたり, 絆創膏やセロファンを貼ったり, あるいはコロジオン®や軟膏を塗布しておくとよい.

麻酔は通常不要であるが, なかには疼痛を訴える人もいるので, この場合には通常の局所麻酔剤を注射する.

2) 実施法

準備ができたら, 雪状炭酸棒をガーゼに包んで病変部に圧抵する. この棒の先端をナイフやヘラでこすると融けるから, 病変部の大きさや形に合わせて望みの形の尖端に作ることができる. 雪状炭酸の効果は圧抵の時間, 圧力, 回数などによって変わってくるので, 症例に応じて適宜使い分けなければならない. 実際は経験的なものであり, 通常は圧抵時間2〜5秒, 1週間〜10日に1回行う. 1クール20回とし, 場合によっては数クール繰り返す.

3) 術後の経過

雪状炭酸を当てたところは凍結して白色になるが, 通常5〜10秒で消褪し, 数分で反応性充血を起こしてくる. この際, かなりの疼痛があるが, 数時間で消失する.

治療後は, 軟膏を塗布するだけでよい. 凍結反応が強ければ水疱を形成するが, この水疱は破れてもその下で表皮形成が進み, 1週間〜10日で治癒する(図5-4-2).

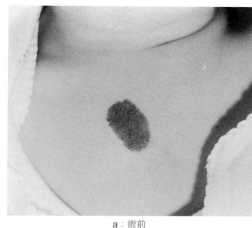
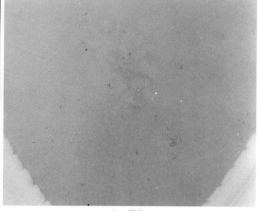

a：術前　　　　　　　　　　　　　　b：術後
　　　　　　　　　　　　　　少し瘢痕化している．

図 5-4-2　胸部母斑の雪状炭酸による治療例

　表皮の再生は，残存表皮および毛囊上皮から起こるが，術後7日目にはすでにその基底細胞に色素顆粒が認められる．

4）長所，短所

　雪状炭酸法は，比較的簡便に行えるし，また組織の慢性瘢痕化を促すため，作用が深部に達するわりには瘢痕が目立たない長所があるが，瘢痕化が一様でないと色素性母斑など施術後の術野が病変部と瘢痕部とに分かれ，まだらにみえて醜い．治療に時間がかかり過ぎるのも短所である（**図 5-4-3**）．今日ではほとんど用いられない．レーザー療法になった．

❷液体窒素療法 liquid nitrogen therapy

　方法として，特殊な器具につめて使用する銅ディスク法，これを綿棒などにつけて塗布する法，ピンセットでつまむ法（cryoforceps；タグチ社），スプレー法（CRY-AC；YAYO社，クライオプロ（エムエムアンドニーク）などがある（鈴木ら2001）．

　本法は，雪状炭酸法に比べて組織反応が強く，形成外科的適応は，太田母斑，扁平母斑，青色母斑，老人性色素斑などの色素異常症，化膿性肉芽腫，ケロイド，脂漏性角化症，疣贅，その他，胼胝腫（鶏眼）などの角化異常症に用いる．悪性腫瘍としては，日光性角化症，Bowen病，基底細胞癌などに適応があるが，しかし，著者は凍結法より病理診断のためもあり，切除することを勧めている（**図 5-4-4**）．本法も，レーザー法に取って変わりつつあるが，雪状炭酸法やレーザー法に比べて複雑な装置も不要で，簡便であり，疣贅や鶏眼など小腫瘍症例を選べば使いやすいよい方法である．

　保阪ら（1991，2001），Hosakaら1995），Korpanら（2001）の文献がある．

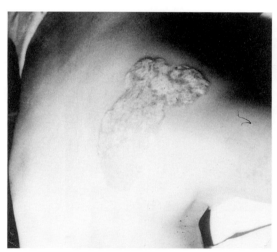

図 5-4-3　単純性血管腫に雪状炭酸を用いた失敗例
部分的に色素脱失がみられ，大変醜い（某病院で行われたもの）．

5・5　刺青療法
therapeutic tattooing

　刺青療法は，たとえば単純性血管腫などの上に特別な色素を刺青して赤い血管腫の色を正常の肌色にみせる方法である．

　この方法が注目され出したのは，Byars（1945），Conway（1956，1967）以来で，植皮片の色の変化，単純性血管腫，刺青，尋常性白斑に試みられた．Rees（1975），Spearら（1989），Dreverら（1993，Mathesら（2006）は乳頭乳輪に，Patipa（1987），Mazzaら（1993）は瞼縁，赤唇部に用いた．

　刺青のための色素は，表皮を通してみた感じが正常皮膚

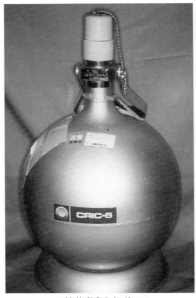
a：液体窒素入りボンベ

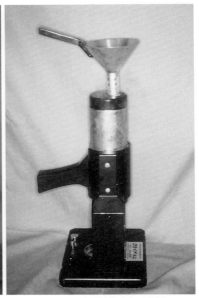
b：ディスク型液体窒素圧抵器
（クライオミニ）上方は漏斗

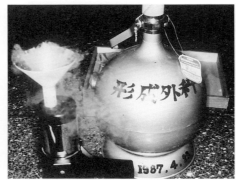
c：液体窒素を漏斗を通して入れているところ

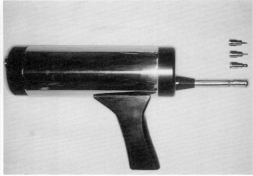
d：ディスク型液体窒素圧抵器とディスクの種類

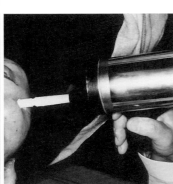
e：圧抵しているところ

図 5-4-4　液体窒素療法

色になるようにするため，いろいろな影響を受けやすく，いかなる色素を用いるかは決定が難しい．通常各種の色素を混合して用いるがその標準色素として，Conway (1956) はいろいろな色素を推している．これらの色素は真皮上層に刺入する．表皮に入れたものは剝落し，真皮深層に入れたものは吸収されるからである．

Tsur ら (1993) は，ひげのあるところの瘢痕を目立たなくするために刺青を用いた．今日では，母斑，母斑症に本法を用いることはない．

5・6　化学外科療法
chemosurgery, chemical peeling

A. 化学外科療法とは

❶歴史

化学外科療法は，chemical planning, chemabrasion ともいわれ，4000 年前エジプトですでに用いられていたが，医学的には Unna (1882) が最初といわれ，サリチル酸，レゾルシノール，フェノール，トリクロロ酢酸を用いた．

本格的導入は，Mackee ら (1952)，Baker ら (1961) からで，フェノールやトリクロール酢酸による facial peeling

表5-6-1 ケミカルピーリングの剥離深度による分類

剥離深度レベル	剥離深度による分類名称	組織学的剥離の深さ
1	最浅層ピーリング	角層
2	浅層ピーリング	表皮顆粒層から基底層の間
3	中間層ピーリング	表皮と真皮乳頭層の一部から全部
4	深層ピーリング	表皮と真皮乳頭層＆網状層まで

(日本皮膚科学会：ケミカルピーリングガイドライン, 第3版, 2008；古川福実ほか；日皮会誌118：347, 2008)

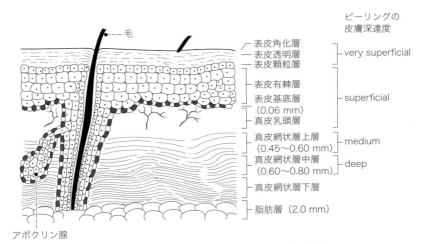

図 5-6-1 皮膚深達度によるピーリングの分類
(Brody HJ：Chemical Peeling, Mosby-Year Book, p1, 1922；山下理恵：Facial rejuvenation 最近の進歩, 波利井清紀ほか（編）, 克誠堂出版, p21, 2001を参考に著者作成)

が行われた．その後，Van Scott ら(1984)が alpha hydroxy acid (AHA) を, Fitzpatrick ら(1988)がグリコール酸を用いるに至って，麻酔が不要, 手軽, 外来処置が可能, 副作用が少ないなどの長所から盛んに利用されるようになった．

2001年, 日本皮膚科学会で「ケミカルピーリングガイドライン」が作られ, 2008年に改訂3版とされている．

❷作用
化学外科療法は，化学薬品(剤)により皮膚表層を腐食し，腐食後再生する表皮および真皮結合組織で修復する方法である．薬剤の濃度, 種類によって, **表5-6-1, 表5-6-2, 図5-6-1** のように分類されている (宮坂2003, 山下2003)．

人によって効果は様々で濃度, 時間, 重ね塗りを症例ごとに検討しなければならない．たとえば, 有色の度合い，乾燥の程度, 脂性の程度, 全身状態や局所皮膚状態などで効果に影響する．

作用深度は，日本皮膚科学会(古川ら2008)の「ケミカルピーリングガイドライン(第3版)」, 山下(2003), 戸佐(2009)の薬剤の深達度分類によって次のように分けられる．
①角層のみ very superficial (レベルⅠ)
②表皮内 superficial (レベルⅡ)
③真皮乳頭層 medium (レベルⅢ)
④真皮網状層 deep (レベルⅣ)

❸適応
化学外科療法に用いる薬剤の希釈液は顔面の小皺, しみの改善, 痤瘡, 肝斑, くすみに適応され, 高濃度のものは痤瘡瘢痕, 疣贅や鶏眼などに使用される．

不適応として, 白壁(2001), 上田(2002)は,
①3週間以内に他院で chemical peeling をしているもの,
②日焼けで発赤しているもの
③糖尿病など基礎疾患のあるもの
④皮膚疾患患者
⑤手術結果に異常な期待を寄せているもの
⑥精神的に異常のあるもの
などを列挙している．
⑦chemical peeling は小じわにはよいが，大じわには向かないという．

❹使用薬剤
使用薬剤には**表5-6-2**のようにいろいろなものが市販されている．

表5-6-2　剥離深度と使用薬剤例

A	剥離深達レベル1, 2	①20～35％αヒドロキシン酸（グリコール酸・乳酸） ②20～35％サリチル酸（エタノール基剤・マクロゴール基剤） ③10～20％トリクロロ酢酸（TCA）
B	剥離深達レベル1, 2, 3	①50～70％グリコール酸 ②35～50％ TCA
C	剥離深達レベル3, 4,	①ベーカーゴードン液 ②フェノール（濃度88％以上）

a. 目的別薬剤

主な使用薬剤は，次のようなものがある（松本ら 2004）．

①機能不全の角質を除去：レチノイン酸，AHA などの
　ピーリング剤

②角質機能の回復：保湿剤

③表皮の新生：レチノイン酸

④コラーゲンの産生促進：レチノイン酸，カイネチン，
　アスコルビン酸誘導体

⑤メラニン産生抑制：ハイドロキノン（美白剤）

b. 深度別薬剤

薬剤の深達度により**表5-6-2**のように利用される（日本皮膚科学会ケミカルピーリングガイドライン 2008，林ら 2005，戸佐 2009）．

①レベルⅠ：最浅層ピーリング（角層）：20～30％グリコール酸，10～20％ TCA，20～30％サリチル酸

②レベルⅡ：浅層ピーリング（表皮顆粒層から基底層の間）：50～70％グリコール酸，30～50％ TCA，

③レベルⅢ：中間層ピーリング（表皮と真皮乳頭層の一部から全部）：50～70％グリコール酸，30～50％ TCA

④レベルⅣ：深層ピーリング（表皮と真皮網状層まで）：ベーカーゴードン液，phenolなど

c. 使用薬剤各論

1) トリクロロ酢酸，三塩化酢酸 trichloracetic acid（TCA）

a) 皮膚腫瘍

100％結晶（CCl_3COOH）を水で溶解して使用する．

適応は，尋常性疣贅，青年性扁平疣贅，痤瘡後瘢痕，など．

作用は，皮面の蛋白質変性作用後の組織修復過程で健常な皮膚組織との置換である．AHA のように中和の必要はない．局所の蛋白と結合して障害，瘢痕形成の危険があるが，全身的副作用はない（古川ら 2008）．

使用法は，三塩化酢酸を綿花に含ませ，あるいは，注射針を用いて，黒子や他の色素性母斑の除去を図る．三塩化酢酸塗布後数秒内に塗布した部分が白くなる（frosting phenomenon）．そのあと次第に黒色の痂皮となり，1週間くらいで痂皮が脱落して治癒する．効果が不足すれば，同様の処置を繰り返す（Pigment peel plus®；米国 Biomedic 社製）．

b) 顔面若返り法 facial rejuvenation

1962年 Ayres の報告以来，広く用いられるようになった．また TCA に青色の顔料を配合したのが Obagi 液（TCA）で，blue peel といわれ，塗布範囲がわかりやすい（伊藤 2009）．Obagi Nu-Derm system™（OMP 社製，米国）にて preparation を行う（野村ら 2005）．

しかし，かなり作用が強いので，濃度，量，塗布回数の調整が必要である．35％以上高濃度のものは皮膚損傷を起こし，深達した場合は疼痛がある（上田 2002）．

適用は，痤瘡，痤瘡瘢痕，老人性色素斑，脂漏性角化症，小皺，しみ，くすみ，肝斑，不適応は皮膚過敏症，日光発赤者，妊婦，授乳者，最近皮面形成術を受けたもの，ヘルペス，自己免疫疾患患者など．

今日ではその副作用のためシワなど顔全体に用いるのではなく，主として小範囲の spot peeling に用いられる（上田 2002）．

2) フェノール phenol

C_6H_5OH の溶液で，皮膚の蛋白質変性作用を有す．今日では用いられない．

フェノール療法は，50％フェノールをグリセリンなどと混ぜて使用する（Litton ら 1981）．薬剤の濃度，使用範囲に注意しないと腐食し過ぎる．またその吸収による腎障害，心障害，アレルギー性ショックをはじめ，いろいろな障害を起こす．心電図を使用しながらの施術を要する．

適応は，老化した皮膚，雀卵斑，老人性色素斑などに主に deep peeling として，昔は用いられたが，最近ではグリコール酸に取って代わった．

3) グリコール酸 glycolic acid（α-hydroxy acids，AHA）

AHA は，フルーツ酸ともいわれグリコール酸 $CH_2OHCOOH$，乳酸，リンゴ酸，クエン酸などの総称で（戸佐 2000，2013）である．

最も使用頻度が高く，pH 3 以上で濃度が10％以下であれば，ほとんど反応性はみられないという．しかし，pH 2 以下，30％以上の高濃度になると浮腫やびらん，痂皮形成の危険が高くなるという（古川ら 2008）．

角質層細胞の密着を離開させ，角質層下部のデスモゾームを破壊し，表皮細胞間の接着をゆるめ，表皮剥離促進作

表5-6-3 作用機序によるskin lightening agent（美白剤*とピーリング）**

1. チロジナーゼに対する作用	4. 表皮ターンオーバー促進**
●チロジナーゼ活性阻害	●レチノイド外用剤
・ハイドロキノン	・トレチノイン（Retin-A）
・アルブチン	・アダパレン（ディフェリン®）
・コウジ酸	・タザロテン
・油溶性甘草エキス	●ケミカルピーリング剤
・エラグ酸	・hydroxy acid（AHA）
・ルシノール	・α-hydroxy acid（AHA）
・4-メトキシサリチル酸カリウム	・グリコール酸，乳酸
●チロジナーゼ分解促進	・β-hydroxy acid（AHA）
・リノール酸	・サリチル酸
●チロジナーゼ成熟抑制	・poluhydroxy acid（PHA）
・マグノリグナン	・combination HA
2. エンドセリン情報伝達阻害	Jessner
●カミツレエキス	・TCA（トリクロロ酢酸）
3. メラノゾーム転送阻害	5. その他
●ニコチン酸アミド	●トラネキサム酸

＊：日本で言う美白剤はこの表では1～3に相当し，1が狭義のメラニン合成阻害薬となる．

＊＊：表皮ターンオーバー促進することにより色を薄くするもので，レチノイド外用剤とケミカルピーリング剤がある．skin lightening agentであるが，日本でいう美白剤の定義には合致しない．

(渡邊晋一ほか（編）：皮膚レーザー治療プロフェショナル，南江堂，p150，2013より引用)

表5-6-4 市販ピーリング剤

製品名	製品の種類
エンビロン®	グリコール酸ジェル：5，10，20，30%
	グリコール酸・乳酸マスク：マイルド，ストロング
	乳酸ジェル：5，10，20，30%
リセルビータ®	グリコール酸ジェル：5，10，20，30%
	グリコール酸マスク：10，20，30，50%
サンソリット®	グリコール酸ジェル：10，20，30%
	乳酸マスク：20，40%
AHA's ジェル®	グリコール酸液：20，40，60%
ジョルビ®	グリコール酸ジェル：5，10，20，30，40，50%
ナチュラルビセ®（ホームケア用のみ）	グリコール酸ジェル：25，50%

(山下理恵：Facial Rejuvenation最近の進歩，波利井清紀ほか（編），克誠堂出版，p21，2001を参考に著者作成)

用を起こし，その後の健常皮膚再生を促進し，またチロジナーゼ活性の抑制によるメラニン産生能の低下作用がある．

基剤の種類や希釈度によって深達度が異なるが，皮膚の浅い層の剝皮剤であり，合併症が少ないため使用しやすい薬剤である（**表5-6-1，表5-6-4**）．pHに注意を要する（船坂2004）．レチノイン酸，ビタミンC外用剤と併用することもある．

適応は，痤瘡，痤瘡後瘢痕，くすみ，しみ，肝斑，小じわなどに主としてvery superficialあるいはsuperficial peeling剤として用いられる（**図5-6-2**）．

禁忌は，妊婦，免疫疾患，日焼け，ステロイド外用者，ヘルペスなど（戸佐2013）．

4）乳酸

乳酸もグリコール酸と同じ部類に属するので，作用も類似している．

しかし，グリコール酸に比べて，①保湿効果がよい，②コラゲナーゼ活性が高い，③メラニン生成抑制作用がよい，④刺激が少ない，などの長所がある．

一方，乳酸臭，コストが高いなどの短所もある（山田ら2005）．難治性痤瘡によい（**図5-6-3**）．

肌の状態によって，pHを変え，時間を調節して使用する．また，レーザーとの併用法もある．

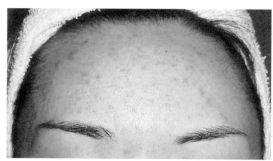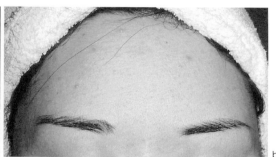

図 5-6-2 痤瘡（24 歳，女性）
a：術前，b：術後 2 週間（30％グリコール酸ピーリング 3 回，1 回 3 分間）

（谷　祐子氏提供）

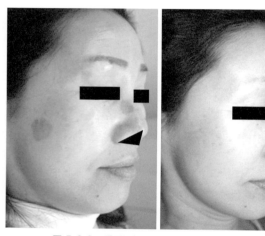

図 5-6-3 乳酸ピーリング→中和→ VC 導入
1 回／月× 6 回試行後，5 回試行後に，右頬に Ruby Laser 併用

（伊藤文子氏提供）

5）レチノイド

レチノイド retinoid は，ビタミン A（レチノール retinol）誘導体の総称で，トレチノイン tretinoin は，レチノールの生体内代謝産物のレチノイン酸 retinoic acid である（菊池 2002）．トレチノインは，脂溶性で，遮光，冷所保存を要す．基剤により皮膚吸収性が異なる．

その作用は，皮膚のレチノイド酸レセプター retinoid X receptor に作用して角層の緊密化，表皮肥厚，メラニン減少，真皮コラーゲンのタイプ I の増加，乳頭層の厚化，血管新生作用などを起こす（菊地 2002，鈴木ら 2005，柴田ら 2005）．

トレチノイン外用剤は，Kligman ら（1986）が，にきび，光老化に使用効果をみて，広く使用されるようになったが，日本での使用は，Griffiths ら（1994）が，色素沈着を起こしやすい東洋人にも使用可能なことを報告してからで，歴史的には新しい．

トレチノインは，米国では Retin-A®，Renova® など外用剤として使用されている．日本ではレチノール，パルミチン酸レチノールは化粧品に含まれることが多いが作用が弱い．

シミでは 0.025％，ニキビでは 0.05％など低濃度から始め，症状，副作用をみながら 0.1％まで増減する．使用期間，使用回数も症例ごとに決められる．ハイドロキノンと併用することが多い（栗田ら 2013）．

適応は，老人性色素斑，炎症後色素沈着，後天性真皮メラノーシス aquired dermal melanocytosis-ADM，遅発性太田母斑，雀卵斑，肝斑，Q スイッチ使用不可能例，などが対象である（図 5-6-4）．

しかし，老人性色素斑の表皮突起は真皮深く入り込んでいるので再発しやすい．したがって，レーザー治療後に使用されることが多い（北野 2011，栗田ら 2013）．

5％ハイドロキノン軟膏や，Q スイッチビーレーザーとの併用法もある（百澤 2013）．

レチノイドには，強い催奇性のため妊婦には禁忌．また，皮膚刺激症状，紅斑，落屑などが生じやすいので，アトピー性皮膚炎やその他の皮膚疾患を有する場合には慎重投与が必要である．

6）サリチル酸

これには，サリチル酸エタノール，サリチル酸マクロゴールがある．

a）サリチル酸エタノール

パウダー（$C_6H_4(OH)COOH$）をエタノールで溶解して 20～30％液として使用する．グリコール酸の second choice として使用される．脂溶性で，角質溶解作用と鎮痛作用がある．高濃度では，皮膚損傷や中毒の危険から使用が控えられていたが，Kligman（1997）が，20～30％の低濃度，短時間使用で，安全性があり，疼痛効果もあると報告して以来，ピーリングにも用いられるようになった．

30％グリコール酸より深達性があり，トリクロル酢酸（TCA）に比べれば弱いので，down time は 7 日と短い．通常，数回の塗布を繰り返す．高濃度のものはスピール膏として胼胝，鶏眼などの角化症の治療に使用されている．

皮膚科学会痤瘡委員会推奨度 C2 で，日光性黒子は推奨

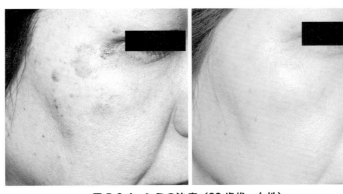

図 5-6-4　シミの治療（60 歳代，女性）
トレチノイン 0.1％ とハイドロキノン軟膏塗布を 1 日 1 回，3 ヵ月後，シミの改善，肌理の改善がみられる．

（森岡大地氏提供）

度 C2，肝斑 C2 である．

適応は，痤瘡，痤瘡瘢痕，毛孔性苔癬，グリコール酸無効例である．

不適応は，日光発赤者，自己免疫疾患患者，光感受性薬剤使用者，妊婦，授乳者，エタノール過敏者，アトピー罹患者，喘息の既往者などである（戸佐 2000）．

b) サリチル酸マクロゴール

これは，角層のみに作用するので，刺激が少なく，ダウンタイムがほとんどない（古川ら 2008，谷 2014）．皮膚科学会の痤瘡推奨度は C1 で，日光性黒子 C1，肝斑 C2 である．

7) 併用法

個々の薬剤の効果を高め，副作用を減少させるために上記薬剤を配合，あるいは別々に使用する方法であり，単独法より頻用されている（柴田ら 2005）．

a) 混合法，Jessner 液

Jessner 液は，①サリチル酸 14 g，②レゾルチノール（$C_6H_4(OH)$）14 g，③乳酸 14 g，④ 95％ エタノールで 100 mL にしたもので，TCA より効率は落ち，局所安全性はあるが，レゾルチノール resorucinol の心臓に対する悪影響があり，salicylism という中毒現象を起こすことがある．

b) 段階法

これは，薬剤を混合するのではなく，別々に併用する方法である．たとえばグリコール酸法とレチノイン酸の併用法などがある．

❺ 施術法

a. 施術前家庭処置

術前処置（ホームケア）として，薄いグリコール酸水溶液やクリームで過敏性判定や角層の汚れを落とす．2 週間以上家庭で行っておく．

船坂（2001）は角質を薄くする化粧品使用者，乾燥肌，レチノイン酸使用者にはレチノインの使用を中止させるか，グリコール酸の濃度を薄くし，脂漏性肌，光老化皮膚では濃くする．

b. 術直前処置

術直前には 2％ グリコール酸入り石鹸で洗顔，その後，油分をアルコール綿で清拭，眼球の保護を忘れない．

c. 麻酔

麻酔は，特に必要ない．精神安定剤を投与することはある．

d. ピーリングの実際

1) グリコール酸ピーリング

グリコール酸ピーリングの最もよい適応は，痤瘡である（表 5-6-2，図 5-6-5）．肥厚した角質を取り除くことにより毛包内の内容物（面皰 comedo）を容易に圧出，排出することができる．

グリコール酸は，濃度，作用時間，pH によって皮膚への深達性が異なる．また，皮膚反応に個人差があるので，最初は必ず薄い濃度から始め，皮膚の状態をみながら作用時間を調節する．テストが大切である．

副作用として紅斑，色素沈着，痤瘡の一時的増悪，アレルギーなどがあり，施術前に合併症についてインフォームド・コンセントを行っておく．特に眼瞼周囲には注意を要する．眼球保護のため，eye protect を使用する．

使用法は次のとおりである．

① ピーリングの前に，皮膚の皮脂を十分に落とし，ピーリング剤の深達性を高めるためエタノールによる脱脂を行う．

② グリコール酸塗布（20～30％，pH 1.0～2.0）を行う．顔面全体の治療を行う場合，T ゾーンと呼ばれる額部，鼻部，その後，顎部，頬部の順で塗布を行うとよいが，症状に応じて長く反応させたい部分を先に塗布しても

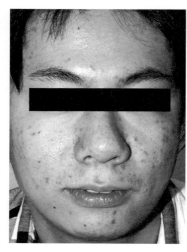
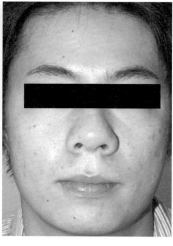

図5-6-6 痤瘡（20歳，男性）
グリコール酸（30％，1回15分，月2回）によるケミカルピーリング，ビタミンCイオン導入，トレチノイン軟膏の併用療法，2ヵ月後．

（森岡大地氏提供）

よい．塗布は，できる限り均一に手際よく行う．皮膚の反応をみながら軽い発赤を確認後（15秒〜2分），2％炭酸ナトリウムをスプレーまたは塗布して中和するか，水で洗顔する（戸佐2003）．さもないと作用が進行する．
③中和後，洗顔を行うかスポンジなどでよくふき取って，鎮静，保湿のため15〜20分のクーリングを行う．
④痤瘡の場合，ピーリングにより，面皰（コメド）を容易に圧出することが可能となる．クーリングの前に素早く行うのがよい．
⑤施術終了後，ビタミンCローション，遮光剤を塗布する．ピーリングにより一時的に角質が失われるので，特に保湿と紫外線の防御が必要である．

2）TCAピーリング

顔面全体に使用するのではなく，spot peelingといい，小範囲に利用するもので，peelする深さによって，その結晶10〜40gを100mLの蒸留水で希釈して使用する．濃いほど深く作用する．本格使用の前にテストする．3〜5日目頃に細かい鱗屑ができるのを目安にしている人もいる（宮崎2002）．TCA-peeling後，レチノイン酸（催奇性がある）とハイドロキノンを用いることもあり，術後の色素沈着を少なくできる．皮膚科学会推奨度C2である．

3）サリチル酸ピーリング

これは，second choiceとして，20％エタノール液で始める．

作用機序は，角質代謝促進，弾性線維増加で，濃度，pH，塗布時間，などで深達度が変わる．痤瘡がよい適応であるが，色素沈着，肝斑，小じわ，太い毛穴などにも使用される（戸佐2011）．

塗布したところは，白い被膜ができるので，これを温水に浸したガーゼで拭き取る．反応が少なければ，濃度を上げる．エタノール基剤のサリチル酸の副作用を少なくしたマクロゴール基剤のサリチル酸も用いられる（上田2002）．

疼痛があれば冷却する．遮光は必須である．

e．術後処置

術後は，20〜30分間の冷水湿布，ステロイドを使用，日焼け止めUVケアクリームで遮光する．角質層が薄くなり，紫外線に過敏になるからである．

術後の皮膚の状態は，削皮の深さによって異なり，発赤，疼痛，腫脹があるが，10日前後で上皮化する．そうなるように施術を調節しなければならない．上皮化すれば，化粧を許可する．それまでは化粧，発汗する運動，仕事を禁止，入浴はシャワーのみとする．また乾燥肌になりやすく，保湿剤の使用なども必要であるが刺激のある化粧品は使用しないようにする．特にアトピー性皮膚炎，脂漏性皮膚炎患者には要注意である．遮光にも注意する．

サリチル酸では，保湿剤を塗布するが，洗顔，入浴は当日より可能である（戸佐2000）．

f．合併症

皮膚過敏症，中毒，感染，ヘルペス感染，色素沈着，色素脱失，瘢痕などが報告されている．

g．術後家庭処置

AHA含有軟膏，レチノイン酸（0.025％），ビタミンC外用剤，5％ハイドロキノンクリームなど症例に応じて塗布させる．

h．再施術

効果が少ないときは，2〜4週間間隔で，6〜12回繰り返す．術前のインフォームド・コンセントが大切である．

5・7 レーザー光線療法
laser therapy

A. レーザーとは

❶名称と歴史

レーザー laser は，Light Amplification by Stimulated Emission of Radiation（誘導放出による光の増幅）の頭文字を並べて作られた言葉で，強い収束性，高エネルギーを発生する自然界に存在しない単一波長の人工光である．

1960 年 Maiman が，量子エレクトロニクスの成果として，報告，命名したもので，青木（2015）によると，1954 年に Townes がアンモニアガスを媒質としてマイクロ波の誘導放出からなるメーザー Micro-wave Amplification by Stimulated Emission of Radiation-MASER 発振に成功しているという．

1963 年，Goldman が，はじめてレーザーを母斑細胞母斑，単純性血管腫に用いた．また，Solomon ら（1968）が血管腫治療に用い，アルゴンレーザーを皮面形術術 resurfacing に用いたのは，Spadoni ら（1987）であるが，レーザー療法は現在 ablative laser resurfacing と non-ablative laser resurfacing に分けられている（後述）．

❷レーザーの理論

光の波長の短いほうから X 線があり，次に短，中，長波長の紫外線があり，可視光線 380〜780 nm（1,000 nm = 1 μm），近赤外線，中赤外線，遠赤外線，microwave，TV 電波 or FM 電波，AM 電波の順になる．

レーザー光線は，紫外線とマイクロウエーブとの間の波長で，医学用に用いられるのは，そのなかの可視光線と赤外線の間である（図 5-7-1）．

レーザー光線は気体や固体などに発振を起こさせる物質（レーザー媒質 laser medium）を使ってグランドレベルという原子の安定した状態を励起媒体 pumping source（放電，電流，フラッシュランプ，化学反応など）と共振器 resonator（2 枚の鏡を組み合わせたファブペロー干渉計）で人工的に作り出した自然界に存在しない人工光線である（宮坂 2004）（図 5-7-1 〜図 5-7-3）．レーザーで，その青緑色光が補色である赤色に吸収されるという原理による．

日本では，レーザーの安全性，教育制度の充実のために，日本レーザー医学会が専門医制度を発足させ，医療用レーザーの安全使用指針，施設基準，資格もまとめられた．

人工光線は単一波長であるため，波長を合わせて増幅する可干渉性 coherency があり，光の特性を利用して増幅し，

集光レンズで一点に光エネルギーを集中させるようにして組織を破壊しようというものである．

そして Anderson ら（1983）の選択的光熱溶解 selective photothermolysis および熱緩和時間 thermal relaxation time の理論により治療の裏づけがなされた．

この理論は
①目的とする色素に達し，特異的に吸収される波長
②目的とする細胞，組織の緩和時間より短い照射時間
③目的とする細胞，組織を破壊するのに十分な照射エネルギー

の3つの条件を満たせば色素病変を，周囲組織の損傷最小限として治療目的をあげることである（阿部2015）．

❸レーザーの特徴

①レーザー光線の傷害作用は極めて限局性で，しかも，周囲の非傷害部位との境界が明瞭である．
②0.5 mm 以下の動脈，1 mm 以下の静脈からの出血を止めることができるため，無血野が得られることなどの特性を持つ．
③補色による吸収．
④腫瘍細胞を散布しない．
⑤術後の炎症や浮腫が少ない．
⑥ファイバーを通して内視鏡下の手術ができる．
⑦肉芽生成が少ない．

以上の特徴を利用した発振装置をそれぞれ選んで用いることにより，よい治療効果をあげることができる．

B. レーザーの作用機序

レーザーの作用機序は，光化学作用 photochemical effect，光熱作用 photothermal effect，光イオン化作用 photoionization である（表 5-7-1）．

❶光化学作用 photo-chemical effects

光化学作用とは，光を照射すると，生体内の物質が別の物質に変換される作用で，光線力学的療法 photo-dynamic therapy（PDT）は，腫瘍親和性の高い光感受性物質で，ポリフィリン前駆体の ALA（アミノレブリン酸：5-amino-laevulinic acid）と，ALA を励起する 600〜800 nm の波長の光源との併用で，ターゲットとする細胞内に光化学反応を惹起させ腫瘍細胞を選択的に死滅させる治療法である．

ALA は，皮脂腺や毛包，表皮の中層まで親和性を示すため，皮膚科では日光角化症，乳房外 Paget などの広範性病変や Bowen 病，基底細胞癌などの表皮の腫瘍病変，脂腺増多症や難治性の尋常性痤瘡や疣贅の治療に用いられている（表 5-7-1，表 5-7-2）．

光源として，エキシマダイレーザー（630 nm），パルス

194　第5章　皮面形成術

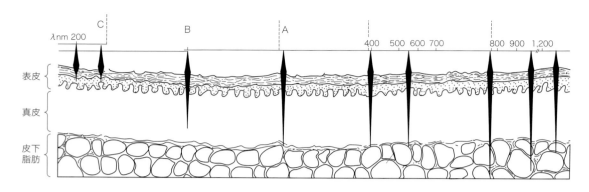

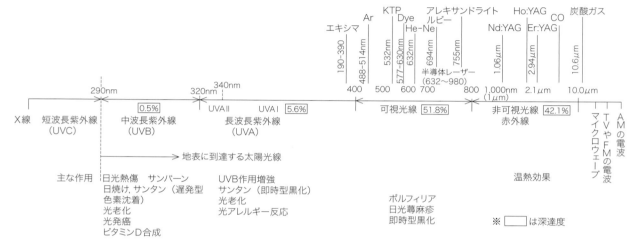

図 5-7-1　光の波長スペクトルと主なレーザー光の皮膚への深達度

(宮地良樹：あたらしい眼科13：361, 1996；菊地　真：レーザー治療最近の進歩, 波利井清紀 (監修), 克誠堂出版, p10, 2004；Harber LC et al：医学書院サウンダース, p87, 1981；宮坂宗男：レーザー治療最近の進歩, 波利井清紀 (監修), 克誠堂出版, p24, 2004 を参考に著者作成)

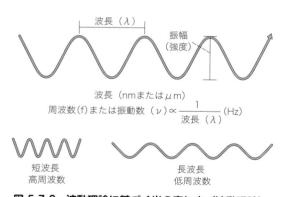

図 5-7-2　波動理論に基づく光の表し方（波動理論）
光を波として捉える表し方で，波長（λ）が基本となる．振動数は波長の逆数なので短波長レーザーほど振動数が高くなる．
(菊地　真：レーザー治療最近の進歩, 波利井清紀 (監修), 克誠堂出版, p8, 2004 より引用)

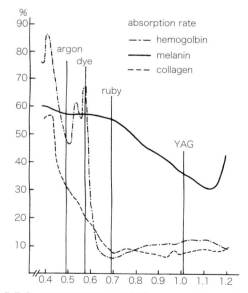

図 5-7-3　メラニン色素，赤血球，コラーゲンの吸収曲線
argon, dye, ruby, YAG はそれぞれのレーザー装置の発振波長を表す．
(若松信吾：形成外科31：1024, 1988 より引用)

表5-7-1 レーザーと生体組織の相互作用

相互作用	応用例
〔Ⅰ〕光化学作用（photochemical effects）	
photoinduction	biostimulation
photoactivation of drugs	POD
photoradiation	
photochemotherapy	photodynamic therapy（PDT）
	black light therapy（PUVA）
photoresonance	
〔Ⅱ〕光熱作用（photothermal effects）	
photothermolysis	thermal-dynamic effects
	microscale overheating
protohyperthermia	37～43℃
	no irreversible damage of normal tissue
photothermotherapy	45～60℃
	losening of membranes（edema），tissue welding；denaturation of enzymes
photocoagulation	60～100℃
	coagulation, necrosis
photocarbonization	100～300℃
	drying out, vaporization of water, carbonization
photovaporization	＞300℃
	pyrolysis, vaporization of solid tissue matrix
〔Ⅲ〕光イオン化作用（photoionization effects）	
photoablation	fast thermal explosion（e.g.Angioplasty）
photodisruption	optical breakdown, mechanical
photofragmentation	shockwave（e.g.Lithotripsy）

(Mueller G et al：Advances in Laser Medicine Ⅱ，Mueller G et al ed, Ecomed, Munich, p17, 1989；菊地　真：レーザー治療最近の進歩，波利井清紀（監修），克誠堂出版，p3, 2004 を参考に著者作成)

表5-7-2 形成外科領域で使用されているレーザー装置の種類

レーザー媒質	レーザーの種類（発振様式）	レーザー波長（nm）	適応疾患
気体レーザー	炭酸ガス（CW，P）	10,600	切開，蒸散，リサーフェシング
	アルゴン（CW）	514.5, 488	血管原性疾患
	ヘリウムネオン（CW）	632.8	鎮痛，創傷治癒促進
	クリプトン（CW）	530.9, 647.1	血管原性疾患
	銅蒸気（CW）	510, 578	血管原性疾患
固体レーザー	ルビー（P）	694.3	メラニン，刺青，脱毛
	アレキサンドライト（P）	755	メラニン，刺青，脱毛
	Nd:YAG（P）	1,064, 1,320	メラニン，刺青，脱毛
	KTP:YAG（P）	532	血管原性疾患
	Er:YAG（P）	2,940	リサーフェシング
液体レーザー	色素レーザー（CW，P）	585, 590	血管原性疾患
		510	メラニン
半導体レーザー（固体レーザー）	GaAlAs系（CW，P）	800, 870	鎮痛，創傷治癒促進，脱毛
	InGaAsP系（CW，P）	980, 1,450	

CW：連続発振様式，P：パルス発振様式，メラニン：メラニン沈着性疾患
YAGは，Y：イットリウム，A：アルミニウム，G：ガーネットの複合元素のレーザー.

(宮坂宗男：レーザー治療最近の進歩，波利井清紀（監修），克誠堂出版，p26, 2004 より引用)

ダイレーザー（585nm），スーパーライザー（800〜1,100nm），遠赤外線治療器のメタルハイドランプ（セラビーム 600〜700nm），LED の Omunilux（633nm），スライドプロジェクターなども用いられている．

治療法は，親水軟膏を基剤とする 20% ALA 軟膏を作成し ODT（密封閉鎖法）や，体重あたり 10mg/kg を内服し，数時間後に光源を照射する方法が行われている．

外用療法では，病巣以外の健常部位への炎症後色素沈着が強く起こる．

内服療法では，反応光源が太陽光に含まれる可視光であるため治療前後の遮光が必要である．外用療法より利便性が高く，服用後の一過性の胃酸の亢進による嘔気が生じる場合もあるが，約 2 日間で失活し排出される．ALA は，サプリメント商品にも含有されている物質のため生体における心配される副作用はない．いずれもポリフィリン症や光線過敏症の場合は治療ができない．

❷光熱作用 photothermal effects

レーザー光線治療の主な作用で，標的色素にのみ，光が吸収されて熱エネルギーに変わり，組織損傷を起こすものである．また，光が吸収され，熱を発生し，冷えていくまでの時間を熱緩解時間 thermal relaxation time といい，組織によって変わる．

しかし，熱緩解時間より短いパルス幅を用いると，組織損傷は，目的とする組織のみに起こり，その周囲組織には損傷が及ばない．

人間の皮膚は，主なものは赤血球の赤い色素ヘモグロビンとメラノサイト内のメラニン色素で，両者の組み合わせで色合いが変わる．メラニンが深いところにあると青く dermal melanosis，浅いとその集まりによって黒色，褐色，茶色などにみえる．色素異常症は，メラニン色素の増減であり，赤あざは，血管の腫瘍性増殖のため赤血球が集まったものである．これらの色素異常に合わせてレーザー光を選択する．

❸光イオン化作用 photo-ionization

パルス幅を 10nsec 以下に短くするとエネルギー密度が瞬時に高くなり，通常は光エネルギーが熱エネルギーに変換されて効果を発揮するが，この場合は光が分子結合を破壊することによって熱と関係ない効果を出す．その反応を光イオン化作用という．しかし，程度の差で，どちらの効果が大きいかで熱作用かイオン化作用になる．

C. レーザーの作用差

❶作用差のパラメーター

レーザーは，その波長と集光化によって，いろいろ使い分け，また露光法，露光時間，出力などによって作用に差が現れる．つまり，レーザー装置のパラメーターは，発振波長，発振時間（パルス），スポットサイズ，出力である．このうち，発振波長と発振時間は装置に固有のもので変更できないことが多いが，スポットサイズ，出力は変えられる．1W 以下のものは低エネルギーレーザーと呼ばれる．

予算的余裕があれば，装置を含む上記のいろいろなパラメーターを使用して，いろいろな疾患ごとに使い分けるのが理想であろう．医療用に用いられているレーザーの種類を媒体，波長別に，**表 5-7-2** のようにまとめられる．

❷波長による作用差

レーザー光は，皮膚表面でまず散乱され，表皮，真皮のメラニンで吸収され，次に真皮内コラーゲンで散乱される．波長が長いと深達性があり，短くなると途中散乱が多く深達性は悪くなる．皮膚疾患の深さによって選択される（**図 5-7-1, 図 5-7-2**）．

a. 波長 1μm 以下の可視光線領域

これには色依存性があり，補色に吸収される．たとえば，アルゴンレーザーは青緑色であるが，その補色の赤色に吸収されるため，血管腫などの治療に用いられる（**図 5-7-3**）．

b. 波長 1μm 以上の非可視光線領域

これは，色調に関係ないので，皮膚の深達度が深いため組織にすべて吸収され，熱効果を生じ，組織を破壊する．

CO_2 レーザーや YAG レーザーは外科用メスとして使用される（**図 5-7-1, 図 5-7-3**）．

❸集光化による作用差

光は焦点の絞り方で皮膚に与える損傷も変化し，損傷の程度は発赤から炭化まで様々な反応を起こすが，基本的には**図 5-7-4** のような皮膚反応を起こす．

a. Focused beam 切開

これは，焦点を絞り，エネルギーを高めて移動させると組織切開となる linear vaporization である．

b. Focused beam 焼灼

これは，焦点を移動しない方法で，点状に組織破壊を行う pointed vaporization である．

c. Defocused beam 法

焦点を広げて露光する方法で，組織表層を幅広く凝固させる．皮膚疾患などの治療に用いる．

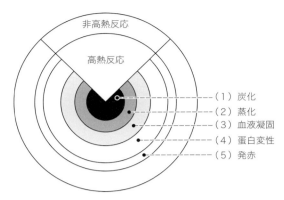

図 5-7-4　レーザー照射時の皮膚での反応
(JIS C 6802：1997 より引用)
(玉井久義：レーザー治療最近の進歩, 波利井清紀(監修), 克誠堂出版, p19, 2004 より引用)

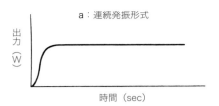

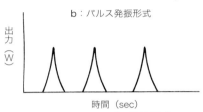

図 5-7-5　レーザー発振形式

表 5-7-3　各種 Q スイッチレーザーの出力条件

Qスイッチレーザー	波長	パルス幅	フルエンス
ルビー	694 nm	20 nsec	5～10 J/cm²
アレキサンドライト	755 nm	80 nsec	5～10 J/cm²
YAG (infrared)	1,064 nm	10 nsec	5～10 J/cm²
YAG (green)	532 nm	10 nsec	2～5 J/cm²

d. Microbeam 法

大城(1988)は，この集光化を microlaser surgery といってパワー密度により次のように分けている.

① Laser micropinning（ニキビ治療，アテロームなどの治療）
② Laser microvaporization（小腫瘍などの治療）
③ Laser microabrasion（削皮術の代わり）
④ Laser microepithelial peeling（扁平母斑，表皮母斑などの治療）
⑤ Laser microvascular surgery（血管吻合，血栓栓塞の治療）

❹発振形式と発振時間による作用差（パルス幅）（図 5-7-5）

a. 連続発振形式 continuous wave oscillation type

一定の出力を持続的に発振し，長い時間を要するもので，組織の切開，凝固に用いる．レーザー出力の単位はワット(W)で表す．出血性病変の蒸散向きである．

b. パルス発振形式 pulsed wave oscillation type

短時間，間欠的に強い出力を出すもので，母斑や血管腫の治療に用いる．パルス発振の時間は熱緩和時間 thermal relaxation time といわれ，組織により時間が異なるが，この時間以内であれば組織が選択的に破壊され，それ以上であれば選択性が失われる．

c. P モード発振形式

スーパーパルスを特殊に間隙化させたモード形式で，凝固層が薄い（加王 2014）.

パルス色素レーザーは，ローダミンを使用，560～650 nm の波長で酸化ヘモグロビンとメラニンによく吸収され，595 nm の波長の冷却装置付きロングパルス幅色素レーザー V-Beam™, (Candela 社製, 米国) は 2010 に保険治療が認められ（飯田 2013），3 ヵ月以上の治療期間をあけることで保険適応となる．

適応は苺状血管腫，単純性血管腫，毛細血管拡張症である．保険適応外であるが，酒皶，ケロイド，痤瘡やリジュビネーション rejuvenation にも効果がある．

単発パルスレーザー出力 power out put は，ジュール(J)で表し，単位面積あたりのエネルギー量としてフルエンス fluence という単位を用いる．同じフルエンス(J/cm²)であれば照射時間（パルス幅）が短いほど，単位時間あたりの出力パワーは高くなる（秋岡 2004, 葛西 2004）.

d. Q スイッチ発振形式 Q スイッチ type

Q スイッチシステムは，1962 年 Hellwarth が開発（青木 2015）し，1967 年 Laub ら(1968) が，ルビーレーザーに使用した．

Q スイッチとは共振器の特性を示すもので，レーザー発振を止めて，すなわちシャッターを止めて，その間に発振体にエネルギーを蓄積，次にこのシャッターを急に開いて照射すると，一度にエネルギーを強く出せる．このシャッターの開閉を Q スイッチといい，Q 値というのは蓄積されたエネルギーと単位時間あたりのエネルギー損失の比率で表わす．ノーマルパルスが μs（マイクロ秒）なに対し Q スイッチは ns（ナノ秒）と単位が格段に異なる．すなわち，瞬間的エネルギーが強くなり，光凝固だけでなく，組織の蒸散や光音響効果により，損傷を起こす．パルス幅がナノ秒単位になるとメラニン顆粒レベルの選択的光熱溶解 selective photothermolysis とが生じる **(表 5-7-3)**.

198　第**5**章　皮面形成術

表5-7-4　医用レーザー臨床応用安全使用指針（日本レーザー医学会，日本医科機械学会）によるレーザー機器のクラス分類

クラス1：人体に影響を与えない低出力（おおむね0.39μW以下）のもの
クラス2：可視光（波長400～700nm）で，人体の防御反応により障害を回避し得る程度の低出力（おおむね1mW以下）のもの
クラス3A：光学的手段でのビーム内観察は危険で，放出レベルがクラス2の出力の5倍以下（おおむね5mW以下）のもの
クラス3B：連続または鏡面反射によるレーザーの曝露により眼に障害を生じる可能性があるが，拡散反射によるレーザー光線に曝露しても眼の障害を生じる可能性のない出力（おおむね0.5W以下）のもの
クラス4：拡散反射によるレーザーの曝露でも眼に障害を与える可能性のある出力のもの
　　クラス4A：0.5W以上～5W未満のもの
　　クラス4B：5W以上～30W未満のもの
　　クラス4C：30W以上のもの

（日本レーザー医学会，日本医科機械学会：医用レーザー臨床応用学会使用指針，1988より引用；玉井久義：レーザー治療最近の進歩，波利井清紀（監修），克誠堂出版，p18，2004より引用）

最近ではピコ秒pico s レーザーも検討されている．

D. 細胞の生存閾値による分類（大城1988）

a. 高反応レベルレーザー治療 high reactive level laser therapy（HLLT）

　光生物学的破壊反応を起こし，細胞を死滅させる治療法で癌治療に用いられる．

b. 低反応レベルレーザー治療 low level laser therapy（LLLT）

　細胞の生存閾値内で治療目的を達するもので，王丸ら（2014）によれば，創傷治癒促進，皮弁の血流促進，肥厚性瘢痕の抑制やアトピー性皮膚炎の治療に用いられるもの．
　痩身治療にも用いられるが，レーザー刺激が脂肪細胞のミトコンドリア内のcAMP活性を高め，引き続いて中性脂肪を遊離脂肪酸とグリセロールに分解するホルモン感受性リパーゼが活性化されるためという（本田ら2014）．

E. 色の認識と評価

　青木（2015）によると，網膜の色感応細胞である錐体細胞は，3種類で，420nm，534nm，564nmのスペクトルにピークを有し，その光に含まれる波長の割合で，色相を得るが，さらに明暗感知細胞である桿体細胞も働いて明度や彩度という他の要素，また，皮面の質感や周辺の色，対称の年齢，性別など瞬時に識別し，総合的に認識するという．
　したがって，レーザーによる治療後の色の評価についても評価者によって変わりうることを知っておく必要はあろう．

F. レーザーの安全性

　レーザー光線の安全性は，レーザー光線のエネルギー，波長，露光時間，組織の生物・物理学的特性によって異なるが，眼障害，皮膚障害に注意しなければならない．

　医用レーザーの安全使用指針については，日本レーザー医学会，日本医科機械学会により，**表5-7-4**のような基準が作られている．
　レーザー光線障害としては，眼障害ほか皮膚障害として色素沈着，瘢痕形成，色素再発などがある．
　治療の際は，治療室の入り口にレーザー治療中の掲示板を貼付，患者，術者，治療室内のすべての人は，波長に対応したゴーグル型の防護眼鏡の着用が義務づけられている．眼瞼周囲の治療では，患者にアイガードシールドやアイコンタクトシェルをつけて眼球を保護する．機器使用についても安全整備が規制され，また治療室を含めた環境条件も厳しくなっている．
　また，全身麻酔の場合は，酸素，亜酸化窒素などの助燃性物質を使用すると発火の危険性がある．また，光力学療法 photodynamic therapy（PDT）は 5-amino-laevulinic acid など感光色素を用いて腫瘍などの治療も行うので，安全性には厳しい対応が求められている．

G. レーザー機器の種類

　レーザーの機器は，年々改良され，新しい機器も開発されている．

❶レーザーの機器の構成

　レーザーの機器は，①レーザー光発振媒質（laser medium），②共振器（resonator），③励起装置（pumping source）からなる．発振媒質によっていろいろな波長のものがある．

❷レーザー機能の名称

①パルス pulse：レーザーが照射される時間
②Power（ワット；W）：単位あたりのエネルギー量w/cm²で表す．power density，irradiance，intensityともいう．
③エネルギー量（ジュール；J）：ワット×作用時間

④エネルギー密度（J/cm²）：単位面積あたりのエネルギー量で，フルエンス fluence という．

これらの関係は下記のとおりである．

論文によって表現がまちまちであるので混同しないことが大切である．特に mm と nm とを誤記しやすい．

フルエンス fluence (J/cm²) ＝ power density (J/cm²/sec) ×時間 sec. ちなみに，

$1\,m = 10^2\,cm = 10^3\,mm = 10^6\,\mu m = 10^9\,nm = 10^{12}\,pm$, $1\,\mu m = 1,000\,nm$ である．

❸ レーザー機器の分類

レーザーの種類は，発生物質の種類により

①固体レーザー（Nd:YAG，ルビー，アレキサンドライト）
②気体レーザー（ヘリウム，アルゴン，クリプトン，炭酸ガス，エキシマー：XeF, Kr F）
③液体レーザー（色素）：粉末状の色素をアルコールなどの有機溶媒に溶かしたもの
④半導体レーザー（GaAs/GaAlAs 系，InpGaAsP 系，鉛化合物系）

に分けられる（神川ら 1975，松本ら 1988, 1993, 宮坂 2004）．

半導体レーザーは固体レーザーでもある（**表 5-7-2**）．

しかし，レーザー機器の開発は日進月歩であり，より効果のある，副作用の少ない機器が次から次に市販されているので，詳細は省略したい．

❹ レーザー機器の選択

レーザーの機器は年々改良され，新しい機器も開発されているており，選択に迷うほどであるが（山下 2004，市川ら 2005），原則は，水，メラニン，血管の特異性に適合した波長の機器を選択する．

すなわち，赤色のヘモグロビンは 600 nm 付近の波長に吸収特異性があり，585 nm のダイレーザー．メラニンは 600〜1,200 nm で吸収され，694 nm のルビーや 755 nm のアレキサンドライト，1,064 nm の Nd:YAG レーザーが代表的なものである．用途により選択する．

❺ レーザー機器の各種

a. アルゴンレーザー Argon laser

Solomon（1968）らによってはじめて臨床応用された．

アルゴンレーザーは青緑色の可視光線で，457.9〜514.5 nm の波長があり，そのうち，出力の強い（80％）のが 488 nm と 514.5 nm で，血管内の酸化ヘモグロビンに吸収される．

アルゴンレーザーの波長は，ヘモグロビンとコラーゲン組織との吸収率の差が小さく，治療に必要な最低エネルギーと瘢痕化の最低エネルギーとの差が狭く，瘢痕ができ

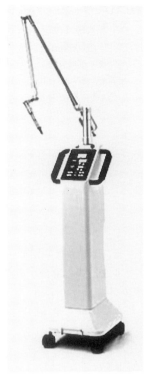

図 5-7-6　炭酸ガスレーザー CO₂ Esprit
色素性母斑，疣贅などに適応．
（谷　祐子氏提供）

やすいということで（若松 1994），最近は色素レーザーに代わった（松本 1993-a）．

b. 炭酸ガスレーザー Carbon dioxide laser

Patel（1968）によって開発されたもので，Polanyi が 1967 年実用化した（新橋 2009）．レーザー発振体は，CO_2, N_2, He の 3 種の混合ガスである．炭酸ガスは，波長 10,600 nm の非可視光線であるため，He-Ne レーザーなどをガイドビームとする．吸収組織は水のため，色素に関係なく，限局的組織の急激な高温化（最大 1,500℃）で，照射された組織は瞬時に蒸散する，つまり熱作用によって破壊するもので，最初は連続波様式であったため，レーザーメスとして使用された．形成外科領域では，Kaplan（1973）が，その蒸散，凝固作用を利用して，メスのほか，小腫瘍の治療に用いた（**図 5-7-6**）．

この炭酸ガスレーザー光を，短パルス化することで熱作用を少なくして，真皮上層まで剝皮することで除皺術に用いられたのが，スーパーパルス，ウルトラパルス炭酸ガスレーザー（Alster 1996, David 1996）で，短時間パルス照射することで周辺組織への熱拡散時間を短くして熱損傷を少なくした．また computer pattern generator（CPG）で，一定の深さに達するようにできるスキャナーも開発されている．

後述の Er:YAG レーザーとの違いは **表 5-7-5** のとおりで

表5-7-5 炭酸ガスレーザーとEr:YAGレーザーの比較

	炭酸ガス	Er:YAG
波長	10,600 nm	2,940 nm
パルス幅	60～900 μsec	200～300 μsec
フルエンス	250～500 mJ/cm^2	2～20 J/cm^2
蒸散量／パス	20～30 μm	2～3 μm
熱損傷	30～100 μm	5～30 μm
上皮化期間	7～10日	4～5日
治療後の赤み	3～6ヵ月	2～4週

(Alster TS：Erbium：Manual of Cutaneous Laser Techniques, 2nd Ed, Alster TS ed, Lippincott Williams & Wilkins, p135, 2000；新橋　武：レーザー治療最近の進歩, 波利井清紀ほか (監修), 克誠堂出版, p156, 2004より引用)

ある.

Er:YAG レーザーは, 炭酸ガスレーザーよりも水に対する吸収率が高くエネルギーの大部分が表皮細胞の水に吸収されるため, 炭酸ガスレーザーに比べ, 周囲組織へのダメージが少ない. しかし止血効果は弱いなどの特徴もある (表5-7-5).

代表機器として, Esprit (JMEC 社製), UniPulse (NIDEK 社製), Captain (SM メディカル社製), LASERY15Z (渋谷工業社製), Encore (Lumenis 社製) などが承認されている.

1) 適応

①小腫瘍, たとえば, 黒子を含む母斑, 母斑症, 尋常性疣贅 verruca vulgalis, common warts, 胼胝腫 tylosis, 脂漏性角化症, 老人性疣贅 verruca senilis, 青年性疣贅 verruca planae juveniles, 扁平苔癬, 尖端圭コンジローム condyloma, moist warts など. しかし悪性化が疑われる場合は切除のうえ, 辺縁の病理組織学的検索を必要とする.

②血管腫, リンパ管腫, (太い血管は適応なし), 老人性血管腫, 星芒状血管腫, 毛細血管拡張性肉芽

③皺 (フラクショナルレーザーとして用いた場合)

④爪疾患たとえば真菌症 mycosis, 陥入爪など

⑤シワ, たるみでも重症例には効果がない.

⑥炎症性疾患, 感染性疾患, 免疫不全疾患には不適応である.

2) 使用器械

現在使用されている炭酸ガスレーザー器械は数種類がある (久保田 2001, 青木ら 2004). 詳細は省略する. 水によく吸収され, total resurfacing に有用.

3) 使用法

消毒は引火性のあるアルコール類は使用しない.

照射前の局所麻酔は外用剤の ODT を 15～30 分行うことで十分だが, 真皮層までの治療が必要な場合は麻酔薬の局注を必要とすることもある.

照射野から離れての照射のため, 誤照射, 過照射がありうることを常に念頭に置いて施術することが大切である.

最初は低フルエンスから始め, その効果をテストする.

通常出力 4～10 W, 照射時間は 0.2 秒, スポット 2 mm 前後の範囲で使用されるが, 予備照射で出力を確認すれば安全である.

照射中は冷却生理食塩水で濡れたガーゼや綿棒で, 炭化した病変を軽く擦過しながら蒸散した深さが真皮浅層に留まることに留意して行う.

小扁平腫瘍は, パルス照射, さもなければ連続照射. 隆起性の腫瘍はメスで隆起部分を切除後照射すれば, 効率的であるし, 過照射による副作用を防ぐことができる.

最近, 面状に照射するレーザー法と異なり点状に数多く照射する方法 (fractional photothermolysis) が報告され, 副作用が少なく, down time も短い (吉村 2005).

照射後は, 表在性のものは 4～5 日で上皮化が起こるが, 外用剤による湿潤環境を保つ.

母斑など真皮まで達する創では上皮化まで 10 日～2 週間を要するので被覆材などで保護する. 術後の紅斑や色素沈着は約 3 ヵ月で消褪する.

炭酸ガスレーザー使用後の創傷治癒過程については, 人工皮膚を利用した論文がある (本田ら 2007).

4) 合併症

①レーザー光反射による熱傷：これを防ぐには, 施療者, 患者は保護眼鏡を使用, 器械はクロムメッキで反射を予防, 術野以外は濡れた布片で被覆する.

②肥厚性瘢痕, ケロイド

③色素沈着, 脱失：遮光に注意する. しかし術後の色素沈着予防に遮光は不要との意見もある (葛西 2004).

④感染症：レーザー治療中生じる煙霧 (レーザースモーク) のなかには human papilloma virus-HPV や humann immunodeficiency virus；HIV, hepatitis B や有毒ガスが含まれている可能性があり要注意である (宮坂 2004). 施術中の防護に徹する.

❻ルビーレーザー Rubby laser

Maiman (1960) によりはじめて開発され, レーザー治療の幕開けとなったものである. 発振パルス幅が msec 単位のノーマル発振ルビーレーザーと nsec 単位の Q スイッチルビーレーザーとがある.

a. ノーマル発振ルビーレーザー

1) 条件

波長 694.3 nm にピークを持つ赤色光線で, 出力 10～40 J/cm^2, パルス幅 240～400 μsec (短パルス), 出力 5～30 J/cm^2 の選択が可能である. 幼少児や皮膚の薄い部位では低エネルギー, その他は高エネルギーを用いる.

2) 適応

メラニン沈着性皮膚疾患である. メラニン色素によく吸収され, ヘモグロビンや水にはあまり吸収されない波長の

ためである（阿部 2015）．

①扁平母斑，遅発性の Becker 母斑にも効果がある．長パルスのみでは再発が多く，Q スイッチでも再発が起こる．通常，照射後一時色素が濃くなることもあるが，破壊されたメラニンのターンオーバーに最低 3 ヵ月以上を要するので，これを 1 クールの期間と考えて照射を繰り返す．（小野ら 2004）．

②太田母斑では，出力 5～8 J/cm^2，ホワイトニング現象を目安に照射する．Q スイッチで照射を繰り返すことで良結果が得られる．部位，年齢，性別などによっても異なるが 1～6 回くらいを要する．副作用として，色素斑，白斑には要注意．

③母斑細胞母斑には，短パルス追加照射．

④老人性色素斑や脂漏性角化症は，短パルス追加照射．

⑤その他，外傷性刺青，整容的刺青，異所性蒙古斑，雀卵斑の有効率は 50 % 以下で，メラニン色素の多いもの，深層のものには効果が少ないと考えてよい（大塚ら 1991）．

b. Q スイッチルビーレーザー

694 nm の発振波長と 30～50 nsec のパルス発振時間を有するもので，メラニンにはよく吸収され，酸化ヘモグロビンには吸収されない．3～10 J/cm^2 のエネルギー密度，スポットサイズ 5～6.5 mm で用いられる（Nelson ら 1992）（図 5-7-7～図 5-7-9）．

刺青に好結果があることが報告されて以来，Taylor（1990），Scheibner ら（1990），Ashinoff ら（1993），Fitzpatrick（1994）などの報告が続いた．

刺青の黒色には，Q スイッチ Nd:YAG（1,064 nm），赤色には Q スイッチ Nd:YAG（532 nm），緑色には，Q スイッチルビーレーザーを使用．Achauer ら（1994）も整容的刺青，外傷性刺青ともに効果があったという．

刺青では，素人による刺青が治しやすい（Anderson 1992）．

レーザー効果の理由については，不明であるが，Taylor ら（1991）は，レーザーで色素含有細胞が選択的に破壊されて色素が流出するためだろうという．

太田母斑にも効果がある（Geronemus 1992，林ら 1993，大久保ら 1994）．

その他，黒子 Lentigines，ベッカー母斑 Becker's nevi，扁平母斑 nevus spilus，雀卵斑 ephelides，カフェ・オ・レ斑 Cafe au lait spot，後天性真皮メラノーシス（遅発性対称性太田母斑様色素斑），堀田斑にも適用があるが，giant nevi, dysplastic nevi, lentigo maligna には効果がないという（Anderson 1992）．

小じわ，痤瘡瘢痕，脂漏性角化症，単純性血管腫，SPTL 1-b で効果のないものにも有効である（岩城 2002）（表 5-7-6）．

有毛性色素性母斑に対する combined laser の治療成績は，河野ら（2001）によると，境界型で 74 %，浅在性複合型で 75.3 %，深在性複合型で 70.9 %，浅在性真皮型で 87.7 %，深在性真皮型で 77.5 % と報告している．なお，合併症として色素脱失，瘢痕化があり，注意を要する．

現在，保険適応疾患として Q スイッチルビーレーザーが認められているのは，太田母斑，異所性蒙古斑，外傷性異物沈着症（外傷性刺青），扁平母斑の 4 疾患である．

❼色素レーザー Dye laser

a. 色素レーザーとは

色素レーザーを単純性血管腫に用いたのは，Greenwald ら（1981）で，坂東（1982），Tan ら（1984），林ら（1988），松本ら（1988）と報告が続いた．

色素レーザーは，発振管のなかに，いろいろな色素を詰め込んで発振媒体にしたもので，色素の種類を変えることで，いろいろな波長を出すことができる．ヘモグロビンの最適吸収波長は 577 nm であるから，通常 575 nm，577 nm，585 nm の波長のものが用いられたが，真皮深達度が高い 585 nm により飛躍的な進歩を遂げた．しかし，近年では 595 nm による，より深達度の高い波長が主流となっている（阿部 2015）．

b. 機器

①SPTL-1b（Candela 社製），波長 585 nm，パルス幅 0.45 msec，スポットサイズは，7 mm，3～10 J/cm^2 で使用．

②パルス幅可変式の V-beam® や V-beam Perfecta（Candela 社製）は，ウルトラロングパルス色素レーザーで，波長 595 nm，パルス幅 0.45～40 msec，冷却付き（－26.2℃），スポット 7～12 mm，15 J/cm^2（林 2009，葛西 2012）がある．

③除皺専用の NLite™（久保田 2004）などがある（表 5-7-7）．

短パルスほど細い血管を，長パルスほど太い血管を熱変性させる（中野 2004）．

c. 色素レーザーの作用

レーザー光は，赤血球に吸収され，二次的に血管壁が破壊され，照射目的を達成するようになっている．この際，熱伝導はできるだけ血管壁までにとどめ，周囲組織の破壊を少なくする．

しかし，585 nm の波長では，メラニンにも吸収されるため，肌色の濃い症例では熱傷を起こし，瘢痕化の原因になるので，術前術後の美白処置が大切である．

照射時間は血管の太さと熱緩和時間から決められる．したがって，症例ごとに血管径や血流量が異なるため固定されたパルス幅においては効果に限りがある．近年ではパルス幅可変式の色素レーザーが登場し，効果をあげている

202　第5章　皮面形成術

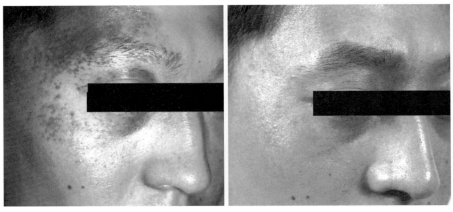

図5-7-7　太田母斑
ルビーレーザー照射後.
（加王文祥氏提供）

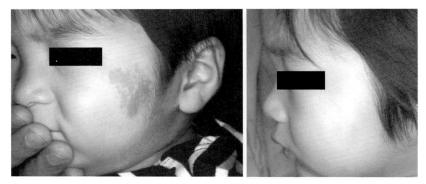

図5-7-8　扁平母斑（2歳，男児）
Qスイッチルビーレーザー，6.0J/cm^2，照射後2年.
（清水祐紀氏提供）

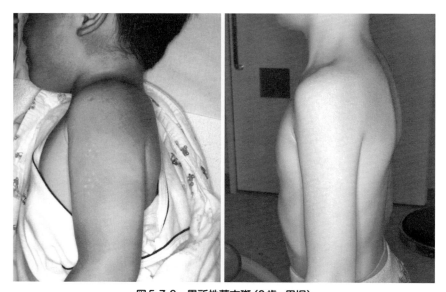

図5-7-9　異所性蒙古斑（2歳，男児）
Qスイッチルビーレーザー，6.0J/cm^2，2回照射を3ヵ月間隔で2回照射，術後3年.
（清水祐紀氏提供）

表5-7-6　V-beam™と従来の短パルス色素レーザー装置（SPTL-Ib型；CANDELA）

	SPTL-1b	V-beam
波長	585 nm	595 nm
パルス幅	450 μs	1.5～40 ms
スポットサイズ	2, 5, 7 mm	7, 10, 3×10 mm
照射エネルギー密度	2 mm　6～10J/cm^2	7 mm　4～15J/cm^2
	5 mm　3～10J/cm^2	10 mm　3～7.5J/cm^2
	7 mm　3～10J/cm^2	3×10 mm　7～25J/cm^2
皮膚冷却装置	なし	dynamic cooling

（岩城佳津美ほか：日形会誌 22：690, 2002 より引用）

表5-7-7　YAGレーザーの種類

1. 真皮色素性病変除去：QスイッチNd:YAGレーザー（1,064 nm）
2. 表皮色素性病変と赤色刺青：QスイッチNd:YAGレーザー（532nm）
3. 脱毛・静脈除去：ロングパルスNd:YAGレーザー（1,064 nm）
4. non-abrasive resurfacing：1,320 nm Nd:YAGレーザー
5. 毛細血管拡張の治療：KTPレーザー（532 nm）
6. skin resurfacing：Er:YAGレーザー（2,940 nm）

（葛西健一郎：レーザー治療最近の進歩, 波利井清紀（監修）, 克誠堂出版, p55, 2004 より引用）

（阿部 2015）. 出力エネルギーは 6.5～9.0 J/cm^2 が用いられる.

さらに，レーザー光線は，皮膚のコラーゲン，メラニン色素，赤血球など，いろいろな条件で吸収率も変化するため多少の器械の調整が必要である. また深達性にも問題がある.

d. 色素レーザーの適応

単純性血管腫，苺状血管腫，毛細血管拡張症，酒皶鼻，であるが，老人性色素斑，雀卵斑，母斑細胞母斑にも適応される. 尋常性疣贅に使用して約70％の効果を得たとの報告もある（向井ら 2000, 林 2004）.

色素レーザーで効果のない症例には，ロングパルスNd:YAGレーザーを追加照射して効果があるという（井口ら 2003）. また 595 nm の V-beam® は 2010 年に保険適応の治療として認可された.

単純性血管腫，毛細血管拡張症，苺状血管腫は 3ヵ月以上治療間隔をあけることで保険適応が可能である. 肥厚性瘢痕，ケロイド，疣贅，ニキビ，赤色痤瘡などは，保険適応外であるが治療効果がある（林 2009）.

禁忌は，接触性皮膚炎，脂漏性皮膚炎. 紫斑ができないパルス幅とする（葛西 2012）.

❽アレキサンドライトレーザー

a. Qスイッチアレキサンドライトレーザー

1) アレキサンドライトレーザーとは

当初，刺青用として開発されたもので，アレキサンドライト石（合成の分子式 Cr^{3+}：$BeAl_2O_4$）を発振体として使用する. Qスイッチとして用いられる. Nd:YAGレーザーとルビーレーザーの中間で，ルビーに比べて組織深達性があり，メラノゾームへの影響が少なく，色素脱失が少ない（林ら 2012）.

2) 機器

ALEXLAZRTM (Candela) は，Qスイッチアレキサンドライトで，パルス幅 50～100 nsec, 700～820 nm の波長で，フルエンス 4.5～10 J/cm^2, スポットサイズ 2～4 mm, で使用.

3) 適応

皮膚色素沈着症，刺青，外傷性刺青，脂漏性角化症，母斑細胞母斑，老人性色素斑，太田母斑に適応がある. 波長が長い程，皮膚深達性が強い.

林ら（1994）は，スポットサイズ 3 mm，エネルギー密度 4.5～8.0J/cm^2 で，太田母斑に対し 100％ 近い臨床効果をあげている.

岩城（2004）は，痂皮が薄い，顔全体のくすみ，肌理が改善，スポットサイズが大，治療期間が短いなどの長所があるという. 老人性色素斑，雀卵斑，肌質（きめ）の改善，毛孔開大，毛孔性苔癬などにも効果があるとしている. 外傷性刺青でも，すす，ペン芯，砂利には効果があり，火薬，花火には効果が低いといわれる（Gedardo ら 1999）.

b. ロングパルスアレキサンドライトレーザー

1) 機器

Qスイッチレーザーに比べ同じ波長 755 nm でも，照射時間が約 100 万倍長く（ロングパルス），照射強度が 20 万分の 1 程度に弱いため，主に毛包部のメラニン色素をターゲットにした脱毛レーザーとして用いられている.（林ら 2012）.

Candela 社製 Gentle LASE ™には，気化ガス冷却装置

dynamic cooling device (DCD) がついており，照射直前に，気化ガスで患部を冷却できるようになっている．波長 755 nm，パルス幅 3 msec，〜50 J/cm²，スポットサイズは 3 種の選択が可能である（岩城 2004，阿部 2015）．

本器械は，酸化ヘモグロビンにはほとんど吸収されず，メラニンに選択的に吸収される．

2）適応
① 刺青（Q-alex）
① 脱毛（long-alex）
③ 太田母斑（Q-alex，），スポットサイズ 3 mm，フルエンス 6〜8 J/cm²
④ 異所性蒙古斑には Q-alex
⑤ 扁平母斑は Q-alex 使用，フルエンス 6〜8 J
⑥ 母斑細胞母斑は，難治である．
⑦ 刺青は，Q-alex で，6〜8 J，赤，黄，白は困難
⑧ 脱毛は，long-alex 使用，腋窩，四肢，ビキニライン，胸背，顔面で使用．
⑨ 雀卵斑
⑩ 老人性色素斑は，Q-alex
⑪ 脂漏性角化症には long-alex，術後色素沈着に注意（林ら 2012）．
⑫ 外傷性刺青でも，すす，ペン芯，砂利には治療効果があり，火薬，花火は低いといわれる（Gerardo ら 1999）．

日本人の脱毛には，皮膚色調タイプ Japanese skin type で，照射条件を使い分けている人（河野 ら 2001）もいるが，症例を十分に観察して，テスト照射から始めるくらいの慎重さが望ましい．照射出力を上げれば効果は出るが，それだけ表皮損傷も多くなるからである．冷却装置や術中冷却などいろいろ工夫がされている．

❾ YAG レーザー

イットリウム，アルミニウム，ガーネットを用いた固体レーザーのことである．表 5-7-7，表 5-7-8，図 5-7-10 のような種類がある．

Q スイッチ Nd:YAG レーザーの特徴は，1 台の機器で 532 nm と 1,064 nm の 2 つの波長を選択できることである（表 5-7-7）．1,064 nm の波長の使用では真皮メラノーシス（太田母斑，伊藤母斑，異所性蒙古斑）や外傷性刺青などの深在性色素疾患が治療可能である．

a．レーザートーニング laser toning

また低出力で照射することにより，リジュビネーション rejuvenation や肝斑に対するレーザートーニングとして効果がある．

機器としては，MedliteC6，波長 1,064/532 nm，パルス幅 6 nsec（HOYA ConBio 社製）．

従来は，レーザーを照射すると，レーザービームが当たる中央部はエネルギーが最も高く，辺縁ほど低くなるガウ

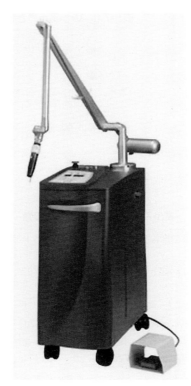

図 5-7-10　Q スイッチ YAG レーザー（HOYA Medite™ C3）
太田母斑，ADM 扁平母斑，老人性色素斑，雀卵斑，ピーリングなどに適応．
（谷　祐子氏提供）

シアン型といわれるものであるが，レーザートーニングは，トップハット型といって中央も辺縁も同じエネルギーが及ぶようになっている．従来は，肝斑は，レーザーは不適応とされていたが，この器械では治療が可能になってきた．

最近では，冷却法を併用できるようになり，損傷を減らし，皺取りなどに Non-ablative facial resurfacing として使用される．

b．Q スイッチ Nd:YAG レーザー（波長 532 nm）

これは，Nd:YAG レーザー 1,064 nm の半波長である 532 nm で，深達性は低いので表在性色素疾患（老人性色素斑，扁平母斑，雀卵斑，カフェ・オ・レ斑，口唇メラノーシス）などに適応がある．刺青に対しては 532 nm が赤，ピンク，黄，紫，橙色．1,064 nm が黒に効果がある（表 5-7-7，表 5-7-8）．

c．long pulsed Nd:YAG レーザー（波長 1,064 nm，照射時間 20〜100 msec）

波長 1,064 nm と長く，水への吸収度は低いがヘモグロビンに吸収されるので，血管を凝固させる作用があり深達度が高い．またメラニンにも吸収される（図 5-7-8）．

d．Nd:YAG レーザー（波長 1,320 nm）

1）機器

熱凝固層は 10 μm 以下である．炭酸ガスに比べて，10 倍以上の水吸収性がある．CoolTouch CTEV，(CoolTouch

表5-7-8 刺青の色とそれぞれのQスイッチレーザーに対する反応性

Qスイッチレーザー	黒	緑	赤 (Fe)	赤 (Fe以外)	青・黄など	白
YAG (532)	△	×	黒変	◎	×	×
ルビー (694)	◎	◎	黒変	×	△	×
アレキサンドライト (755)	◎	○	黒変	×	×	×
YAG (1,064)	◎	×	黒変	×	△	×

(葛西健一郎：レーザー治療最近の進歩, 波利井清紀 (監修), 克誠堂出版, p143, 2004より引用)

社製, 米国) (Affirm, Cynosure 社製, 米国) や複合機として (Profile, Sciton 社製, 米国), その他, Thermage & Fraxel の組み合わせは Thermage で真皮深層と皮下組織に作用し, コラーゲン生成に関与, さらに Fraxel を組み合わせ, 真皮浅層を resurface する. Nd はネオジウムの元素番号.

Laser toning は, Qスイッチ Nd:YAG レーザーで弱いパワーを利用する.

照射部位によってエネルギー密度を変えることが大切である.

ハンドピース先端に冷却装置付きのものは, 皮膚温度センサーがついた CoolTouch® (Laser Aesthetic 社製：米国) で, 病悩期間 down time が短く, 化粧して帰宅できる (衣笠ら 2002).

2) 適応
Qスイッチ Nd:YAG レーザーは, 表在性色素斑, 雀卵斑, 扁平母斑, カフェ・オ・レ斑, 太田母斑, 伊藤母斑, 刺青, skin juvenation (寺瀬ら 2012).

e. Potassium-titanyl-phosphate laser (KTP レーザー) (532 nm)

これ は, Nd:YAG (neodymium-doped Yttrium Alminium Garmet) レーザーを, リン酸チタニルカリウム KTP 結晶 (KTiOPO4) を通過させた 532 nm の緑色の可視光線である. 532/1,064 nm の可変式でメラニン異常や血管病変に適応がある. 主に毛細血管拡張症に用いられる. 大久保ら (2001) は酒皶鼻に用いている.

f. Er:YAG レーザー (波長 2,940 nm)

エルビュウム (erbium) YAG レーザーは, 水への吸収率は炭酸ガスの16倍といわれ, 波長は 2,940 nm で, 他に比べ熱作用が少なく, 周囲組織への熱拡散が浅く, 止血効果が少ないため出血しやすいので (加王 2014), 皮膚を正確に剝削することができる. 現在剝皮的フラクショナルレーザーとして用いられている (後述). しかし, 治療効果としては少ない. Dual mode Er:YAG, などがある. CO_3 system などがある.

Er:YAG レーザー機器としては, 承認はされていないが, MCL30 (Asclepion 社製), JOULE (Sciton 社製), などがある.

適応は顔面若返り facial rejuvenation, 瘢痕にも用いられる (新橋 2000).

g. Er:YSGG レーザー

1) 機器
エルビウム・スカンジウム・ガドリウム・レーザーで, 水への吸収は, 炭酸ガスと Er:YAG レーザーの中間くらいである.

波長は 2,790 nm で, 凝固作用が強く止血作用が高い. パルス幅は, 0.3〜0.5 msec であるが, 通常 0.4 msec が使用される. 出力は 1.0〜3.5 J /cm², スポットサイズは 6 mm, 最大照射面積は 3 × 3 cm である. 特異的な波長特性によりバランスのとれた蒸散と熱凝固作用があり, ダウンタイムが短い.

Er:YAG も Er:YSGG レーザーも大口径, 高出力で照射すると陥凹する結果が生じるので注意する.

2) 適応
表在性色素病変, 肌質の改善, シミ, くすみ, 小皺, 毛孔開大, 痤瘡, 瘢痕などである (飯田 2012).

❿フラクショナルレーザー

分割式レーザー fractional photothermolysis で, 1回の治療で治療面積の5〜30%に細いレーザービームを多数照射する方法で, これを数回に分けて照射する (加王 2014).

Rox Anderson (2004), Manstein ら (2004) により報告された (加王 2015), 分画光熱融解理論 (fractional photothermolysis) に適応したレーザー照射装置で, 微細なレーザー照射を 1 cm² あたり数百から数千発行うという新しい概念を適応したレーザー装置で毛根よりも細い口径で間隔をあけて正常な皮膚を残しつつ, 点状に照射する方法である. 先端のハンドピースは華道で用いる剣山のようになっていて optic pin という. ダウンタイムが短いのが特徴である.

非剝皮的 (非侵襲的) NAFL (non-ablative fractional laser), 剝皮的 (侵襲的) AFL (ablative fractional laser) の2つに分類され, レーザー機器も様々開発されている. NAFL は角層に作用することなく表皮と真皮を熱変性させる. AFL は表皮から真皮にかけて全層性に作用する (図5-7-11 〜図5-7-13).

206 第5章 皮面形成術

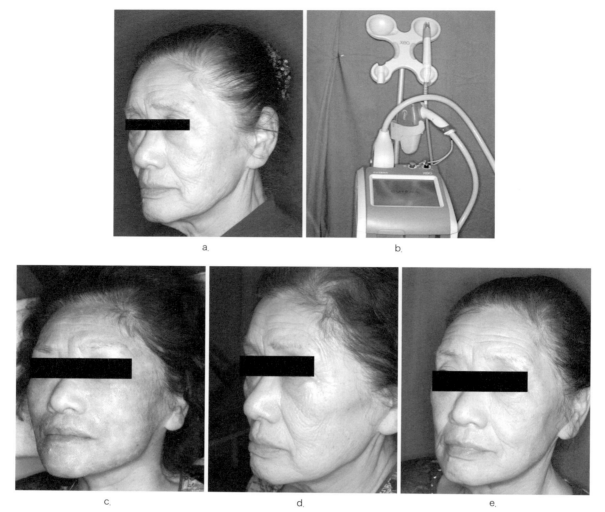

図5-7-11 非手術的若返り術
a：非手術的若返り術.
b：Pearl Fractional Laser使用．スポット300μm，パルス幅0.6msec，波長2,790nm，出力240mJ/spot，照射密度8％，パス．
c：レーザー照射直後．
d：術後1年．
e：ハイドロキシアパタイトフィラーRadiesseを頬部，法令線，マリオネットラインに計3.0mL注入．

（清水祐紀氏提供）

a. 非削皮的フラクショナルレーザー non-ablative fractional laser（NAFL）

網状に正常皮膚を残しながら点状に照射するので，表皮や真皮再生が早期に起こりダウンタイムが短い特徴がある．NAFLの波長は波長依存性に深達度が増強されるわけでなく，深達度の高い順は，1,320，1,550，15,40，1,410，1,440，1,927nmである．

治療効果は照射径，照射時間に左右され，熱凝固層の幅が広がれば上がるが，炎症後色素沈着のリスクも増える．皮膚冷却は必須となり，エアークーリングや接触式がある．毛穴開大，小皺，痤瘡瘢痕に適応がある．色素沈着のアフターケアには4％ハイドロキノンの美白剤が有効である．感染性皮膚疾患には禁忌である（河野2010，2013，寺瀬2010）

b. 削皮的レーザーフラクショナルレーザー ablative fractional laser（AFL）

前項の非削皮的レーザー治療NAFLと大きく異なる点は組織の蒸散の有無である．NAFLは凝固層のみであるが，AFLは組織が蒸散され中央部は孔を開けたように組織の欠損が起こり，その周囲を凝固層が取り囲む．そのためNAFLに比べて効果は高いが陥凹を生じることもある．（河野2010，2013，寺瀬2010）．AFLの種類はYSGG，Er:YAG，炭酸ガスレーザーである．高出力，低密度でシワに，抵出力，高密度照射で色素性母斑に適応（河野ら2013）．最近，酒巻ら（2013）は，人工皮膚モデルを用いて，炭酸ガスフラクショナルレーザーの組織再生過程を調べ，

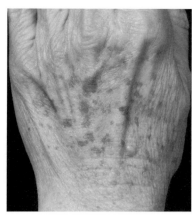 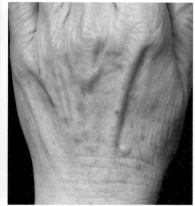

図 5-7-12 左手背, 老人斑
Themage & Fraxel 使用, 施術後.

（加王文祥氏提供）

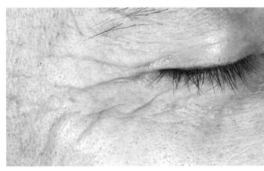 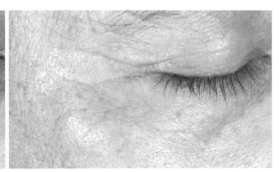

図 5-7-13 こめかみ部のシワ
レーザー照射後.

（加王文祥氏提供）

照射直後の短期間で組織再生が可能で，ダウンタイムの短さを確認している．

瘢痕の場合は，フラクショナル炭酸ガスレーザー治療（ScaarFX 使用）では異常コラーゲンに含まれる水をターゲットとして瘢痕組織を多数の小さな円柱状に蒸散させ，急速な再上皮化と新しいコラーゲンの構築（I型コラーゲンの減少とIII型コラーゲンの増加）で正常皮膚に近づけると考えられており，瘢痕の厚さによる照射出力の調整，また疼痛の管理が必要である（竹本ら 2015）．

加王（2015）は，フラクショナル炭酸ガスレーザー治療（Encore と AcuPulse 使用）では，まず真皮層への治療を，次に表皮層への治療を施行した．瘢痕の隆起，陥凹の扁平化，瘢痕組織の軟化と範囲の縮小を行い，表皮層照射では色調肌理の改善が図れるという．

宮田（2015）は，eCO_2, CO_2RE を用いてリストカット瘢痕，線状瘢痕の治療を行っている．

また，岩城ら（2015）は，UltraPulse® 炭酸ガスレーザー ENCORE™ を用いて痤瘡後の瘢痕治療について報告している．

矢加部ら（2015）は，Er:YAG レーザーを用いているが，蒸散作用が高く，熱損傷域をほとんど生成しない．また，使用した ProFractio™ にはいろいろな調節機能がついており，炭酸ガスより使いやすいという．評価は ANTERA 3D™ の皮膚分析期を使用，やや満足な結果であったという．

現在では，いろいろなレーザー治療機器が市販されているが，それぞれの機器の特徴を知って適切な治療を行って欲しい．

⓫ 半導体レーザー laser diode (LD)

InGaAs（波長 900〜1,000 nm）をはじめ，種々の半導体を用いてレーザー光を発振させ，レーザーメスに用いられるが，低出力（5〜100 mV）では，除痛用に利用されている．また，脱毛にも適応がある（志田山 2003, b）．八木ら（2004）は，国産初の半導体レーザー装置について報告している．

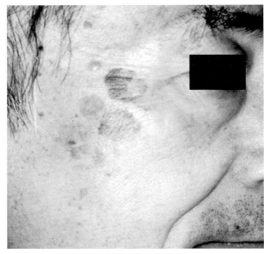
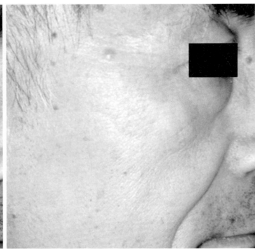

図5-7-14　老人性色素斑
Qスイッチ YAG レーザー治療.

（加王文祥氏提供）

H. 疾患別による使用レーザー機器の適応

レーザー機器の進歩が著しく，性能が新しくなれば適応も変化することに留意いただきたい（青木ら 2004，山下 2004）．

❶老人性色素斑 senile pigment freckle, solar lentigo, 後天性真皮メラノサイトーシス acquired dermal melanocytosis

表皮ケラチノサイトの異常で，境界鮮明の不定形の色素斑で，俗にシミといわれて来院するものが多い．皮膚科では，シミは肝斑の俗称とされているが，患者サイドでは，約60％は老人性色素斑をシミと考えているという（渡邊ら 2013）．

メラニン色素沈着には，次のようにQスイッチタイプが広く利用されている．またノーマルパルス，ショートパルス，ロングパルスなどがあるが，症例で使い分ける．いずれにしても術後の色素沈着の合併症があるので，ハイドロキノン，レチノン酸の併用，遮光（Micropore® など肌色遮光テープを使用）に注意する．

肝斑の合併例には注意が必要で，術前にトラネキサム酸，ビタミンC，Eの内服を1〜2ヵ月とハイドロキノンやレチノインの併用療法を行ったうえでの治療が勧められる．
① Qスイッチルビーレーザー：メラニン色素沈着症などの第一選択として用いられるが，著効率は75％（山下 1998）．河野ら（2005）はガラス板で皮膚を圧迫し，血管からヘモグロビンを圧排し，メラニンへの光吸収を効率化している．
② Qスイッチアレキサンドライトレーザー：ロングパルスも利用されている．深達性で色の濃い色素斑にはよい．
③ 色素レーザー：色素沈着に用いられるが，小薗ら（2004）は，著効率67％と報告．
④ Qスイッチ Nd:YAG レーザー：日光色素斑，雀卵斑などに用いられるが，著効率75％（鈴木 1996）（図5-7-14）．
⑤ 炭酸ガスレーザー：色素斑というより脂漏性角化症の混在部位に削皮的に利用する．defocused beam として用いる．破壊作用が強いので注意を要する．

いずれのレーザー治療にも，炎症性色素沈着の合併症があり，色素斑を治療するつもりで色素沈着が残ってはトラブルの原因になりやすい．試験照射も必須である．さらに，術後のケアが大切である．

註：老人性色素斑の治療法には，レーザー以外，IPL，凍結療法，ケミカルピーリング，美白剤などの外用療法，などがある（渡邊ら 2013）．

❷太田母斑 nevus of Ota

表皮基底層から真皮にわたる母斑細胞による色素斑である．海外では太田母斑は母斑ではなく，色素異常症に分類されている（渡邊ら 2013）．
① Qスイッチルビーレーザー（QR）．（波長694 nm，パルス幅30 nsec．が用いられる）
② Qスイッチアレキサンドライトレーザー（QAlex）
③ Qスイッチ Nd:YAG レーザー

症例に応じて，3ヵ月以上の間隔で照射を複数回繰り返

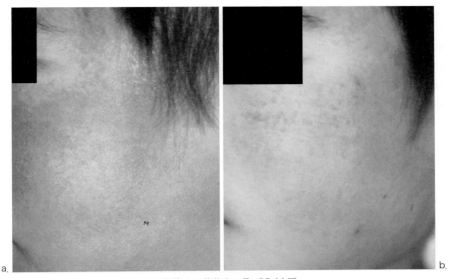

a:術前, b:術後6ヵ月. QR 11回.
図 5-7-15　太田母斑
（野田宏子氏提供）

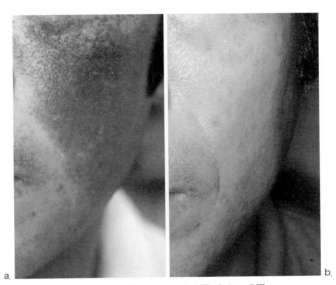

a:術前, b:術後3ヵ月. NR 3回, Q-Alex 5回.
図 5-7-16　太田母斑
（野田宏子氏提供）

す（図5-7-15, 図5-7-16）.

　照射直後は白色 immediate whitening phenomenon を起こすが10～20分で消失, 蕁麻疹様紅斑になる. 次回は, 炎症性色素沈着が取れてから照射しないと色素脱失の恐れがある. 3～4ヵ月の間隔をあける. 5回以上の照射を要す（渡邊ら 2013）.

❸目の下の隈 dermal melanocytosis, infraorbital ring-shaped melanosis

　疲れ, 睡眠不足, 生理前にできやすく, 老化によるコラーゲン線維の減少によるという. また, 皮膚表面血流量の遅滞とメラニン量の増加が報告されている（舛田 2009）. 治療はQスイッチルビーレーザーである（渡邊ら 2013）.

❹顔面の赤み

　血管の拡張により顔面の赤みは, laser toning で治療.
　レーザートーニング laser toning とは, Qスイッチ YAG レーザー『MedLite メトライト C6』を低出力で照射する肝斑の新治療法である. 肝斑のほかにも, 開大毛穴や, くすみにも有用である.

❺母斑細胞母斑 nevus cell nevus, 色素性母斑 naevus pigmentosus

母斑細胞による色素斑で，細胞の所在位置によって境界型，複合型，真皮内型に分けられる（図 5-7-17）．レーザーのみでは，完全除去は難しい（加王 2014）．

①Q スイッチルビーレーザー
②ウルトラパルス炭酸ガスレーザー
③Er:YAG レーザー
④上記レーザーの併用法

❻扁平母斑 nevus spilus, ベッカー母斑 Becker nevus

色素細胞数の増加のない表皮基底層のメラニン増加によるもので，母斑細胞のみられないものである．渡邊ら（2013）によると von Recklinghausen 病や Albright 症候群のない場合の色素斑という．欧米での扁平母斑は，境界鮮明な淡褐色斑内に濃褐色の斑点があるもの指しており，日本とは異なっている．

Becker 母斑は，遅発性扁平母斑といい，肩甲部から前胸部にわたる褐色の色素斑で，病理学的には扁平母斑とは別ものである．

治療時期はできるだけ早期に行う．生後 1〜6 ヵ月との報告もある（佐々木ら 2004）（図 5-7-18, 図 5-7-19）．

①ノーマルルビーレーザー（NR）：照射例の半数には効果が少なく，現在では用いられない．
②Q スイッチルビーレーザー
③Q スイッチアレキサンドライトレーザー
④Q スイッチ（532 nm）Nd:YAG レーザー：短パルスのため，表在性色素沈着症に効果があり，扁平母斑に適応がある．扁平母斑のレーザー治療法も，かなり進歩してきたとはいえ，まだ再発，瘢痕形成，脱色素斑形成などの合併症がみられるので要注意である．そのために，次のレーザー併用法が取られる．また，その後の遮光，美白剤の使用も大切である．
⑤ウルトラパルス炭酸ガスレーザー（ニデック社製）とQ スイッチルビーレーザーと併用することもある．
⑥併用法 combined laser method：これは，レーザー照射の2段階法ともいうべきもので，まずノーマルルビーレーザーは深達性とはいえないので，弱い照射を行ったあと，表皮をガーゼで除去し，遮蔽層が浅くなった色素細胞層に，ルビーレーザーを追加照射するという，つまり両者の長所を取り入れた方法である．

河野ら（2001）は，境界型で 74%，浅在性複合型で 75.3%，深在性複合型で 70.9%，浅在性真皮内型で 87.7%，深在性真皮内型で 77.5% と治療効果があったという（舘下ら 1997）．

一方，今津ら（2005）は，Q スイッチルビーレーザーと炭酸ガスレーザーの併用法で，着効 21%，有効 46%，やや有効 20%，無効 13% と報告，大城ら（2006）も，同様の成績を発表しているが，文献上の写真では結果に疑問もある．色は消えても瘢痕が残っては意味がない．レーザー効果には，機器によりかなり差があることを銘記すべきである．

なお，注意しないと，毛嚢から点状に再発があり，まだらに色素脱失が起こることがある（図 5-7-19）．必ず，試験照射を行って再発するようであれば，中止することもある（渡邊ら 2013）．

❼肝斑

肝斑は，妊娠などを契機として発症するといわれているが，紫外線が増悪因子で，夏期に増悪し冬期に軽快する．本症は額，眼窩下部，頬骨部にかけて生じ，上下眼瞼には出ない．

肝斑は，原則的には美白剤が第一選択で，レーザー治療は現在では実施しない場合が多い．しかし，トラネキサム酸の使用を主流として，それに低出力のレーザー治療が行われることもある．渡邊ら（2013）はQ スイッチレーザーを照射すると，照射後 1〜2 週間は色が消失するが，1 ヵ月後には色素増強がみられるので色素沈着の前に次の照射をするというが，いつかはハイドロキノン外用に切り替える必要がある．

Q-YAG レーザーを使用して，レーザートーニング laser toning も行われている．スポットサイズ 6 mm, 2.8〜3.4 J/cm², 照射スピード 10Hz と，トラネキサム酸，ビタミン C 内服，美白剤外用の治療法がある（飯田ら 2011）．

山下ら（2013）は，老化すると肝斑だけでなく，他の色素斑も混じってくることから加齢性混在性色素斑 aging complex pigmentation と呼び，自身の治療プロトコールで治療している．すなわち，

① pretreatment：2 ヵ月
● 内服：トラネキサム酸：1,500 mg/day
● ビタミン C：3,000 mg/day
● ビタミン E：600 mg/day
● 外用：ビタミン C ローション，コウジ酸，トラネキサム酸クリーム，
● APPS フラーレンローション，ハイドロキノン，UV ケア
② main treatment
● A 型肝斑：1,064 nm Q-YAG レーザートーニング：1〜2 週間に 1 回，4〜5 回
● B 型肝斑：1,064 nm ロングパルス YAG レーザーピーリング 1 ヵ月 1 回，4〜5 回
● 老人性色素斑，雀卵斑合併：Q ルビー，532 nm Q-YAG レーザーや光治療
● Meso Toning：ビタミン C ＋トラネキサム酸局注

加王（2014）は，IPL も使用している．

5・7 レーザー光線療法　211

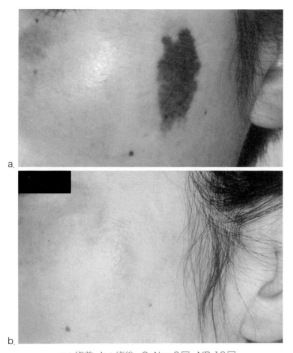

a：術前，b：術後．Q-Alex 2回，NR 12回．
図 5-7-17　青色母斑
（野田宏子氏提供）

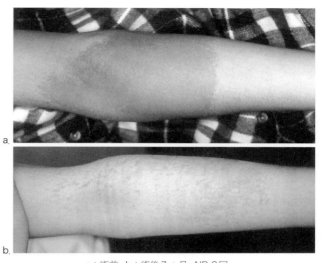

a：術前，b：術後7ヵ月．NR 2回．
図 5-7-18　扁平母斑
（野田宏子氏提供）

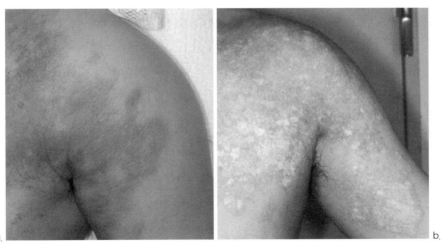

a：術前，b：術後9ヵ月．NR 1回，QDL 1回，Q-Alex 2回．
図 5-7-19　Becker 母斑
（野田宏子氏提供）

　島村（2014）によると，肝斑にレーザーが禁忌の理由は高出力レーザーが表皮メラノサイト内のメラニンまで破壊することにより表皮へのダメージが強いからであるという．しかし近年は弱い照射法が様々に工夫されている．IPLでは，メラニン吸収を抑えた長波長（640～1200 nm）を選択し，低出力，長パルス時間でマイルドな照射を行うことにより，もともと肝斑は真皮浅層の光変性が強いため，IPL の真皮に対するリモデリング作用が効果を発揮していると考えられる．また Q スイッチ Nd:YAG レーザーの 1,064 nm の波長を低出力かつ治療間隔を毎週のように短く行うレーザートーニングの方法では，メラニンを高出力で破壊はせず，表皮メラニン顆粒を細胞質内に多く貯留しているケラチノサイトを除去するという考えから成り立っている．
　いずれの治療でも，メラノサイト内のメラニンの過剰産

生を抑制するプレトリートメントとして，抗炎症薬，抗酸化薬，過酸化脂質減少の役目のあるトラネキサム酸1,500 mg/day，ビタミンC 3,000 mg/day，ビタミンE 600 mg/dayの1～2ヵ月間の内服を先に行う必要がある．同時に治療前後の4%ハイドロキノンの併用も有効である．

例 IPL：Limelight™（Cutera社製，米国），QスイッチNd:YAGレーザー：Medlite®C6，HOYA ConBioR社製，米国）

❽口唇色素斑

Peutz-Jeghers症候群や単独にもみられる色素斑である．Qスイッチレーザーが用いられる．悪性黒色腫との鑑別が大切である．

❾獣皮母斑 hairy nevus

炭酸ガスレーザーによる削皮術が行われたことがある（Reynoldsら2003）．

❿異所性蒙古斑 heterotopic Mongolian spot

蒙古斑は仙骨，腰臀部にみられる胎生期真皮メラノサイトーシスで，大部分は10歳頃までには自然消失する．四肢，側腹部にみられるものは成人期まで残り，持続性蒙古斑persistant Mongolian spotと呼ばれる（渡邊ら2013）．

治療はQスイッチレーザーで，他のレーザーは無効であるという．真皮メラノサイトが真皮下にまで広がっているためである．

実際は，以下のように①ルビーレーザーで始め，効果が思わしくなければ②に移る．照射間隔は3ヵ月以上で，太田母斑より長くあける．炎症性色素沈着が治まってから，次の照射に移るほうがよく，色素脱失があれば中止する（渡邊ら2013）．

① Qスイッチルビーレーザー（RD1200R Spectrum Medical Technologies社製，米国）は，メンテナンス中止でわが国では使用されていない（RubyZ-1，JMEC社製，日本）．
② QスイッチNd:YAGレーザー（Medlite™ Continum Biomedical社製，米国）．
③ Qスイッチアレキサンドライトレーザー（ALEXLAZAR，照射径4 mm，3.0 J/cm²，Candela社製，米国）．

⓫植皮後色素沈着 pigmentation after skin grafting

① Qスイッチルビーレーザー
② Qスイッチアレキサンドライトレーザー
③ Nd:YAGレーザー
④ ケミカルピーリング＋ビタミンC・トラネキサム酸イオン導入

⓬整容的刺青 cosmetic tattoo

いわゆる入れ墨とアートメークとがあるが，刺青の色によって使い分ける．

素人の入れた刺青は，浅く，深さのむらがあり，色素量も少ないので治療しやすいが，色素が残存しやすく，玄人や器械彫りの場合は深く，色素量も多いので，治療に難渋することがある．

金属が含有していれば黒変し，緑，黄色はレーザー治療では難渋する．レーザーの照射回数が多くなると皮膚が瘢痕化することもあるが，人生の更正のため，除去を希望する人には，多少の瘢痕が残っても他の方法との併用で早期の完全除去が望ましい．しかし，色調が消えても，いかにも入れ墨を消したと思われるような治療はしていけない（表5-7-8）．色素脱失，瘢痕化，ケロイドにも要注意である．

1）Qスイッチ Nd:YAGレーザー

第1選択であろう．墨汁は，炭素のため熱に弱く，剥がされやすい．他の色素があれば長時間を要し，また除去できないこともあり，他のレーザーや方法に切り替えることも必要である．深部にあるものは，波長の長いものが除去しやすい．

2）Qスイッチルビーレーザー

鉄剤を含む赤色系，チタンを含む白色系入れ墨，あるいはシミ消しのために刺青したものはルビーレーザーでは黒色あるいは緑色に変色する場合があるので，さらに黒色用レーザー照射が必要である（図5-7-20，図5-7-21）．

3）Qスイッチアレキサンドライトレーザー

ルビーレーザーと同じである．アートメイクによい．ALEXLAZR，照射径4 mm，5.0 J/cm²などが利用される．

4）ピコ秒レーザー

レーザーの照射時間がピコ秒（1ps = 10⁻¹²⁵）のもので，従来のQスイッチレーザーに比べて除去効果が高い．現在，ピコ秒アレキサンドライトレーザー（Pico-Alex），ピコ秒Nd:YAGレーザー（Pico-YAG）が発売されている（葛西2016）．

⓭外傷性刺青 traumatic tattoo

刺青と同様にQスイッチアレキサンドライトレーザー，Qスイッチルビーレーザー，QスイッチYAGレーザーなどが用いられるが，整容的刺青cosmetic tattooよりは治療しやすい（図5-7-22）．

⓮血管性病変 vascular malformation

QスイッチNd:YAGレーザー，Dye laser，炭酸ガスレーザー，KTPレーザーなど（表5-7-9）．赤色病変については，ダイレーザー：595，585，590 nmが基本となる．現在はパルスダイレーザー595 nmが主たる血管病変の治療である．

血管腫の深さ，血管の太さ，血流の早さが効果を左右す

5・7 レーザー光線療法　213

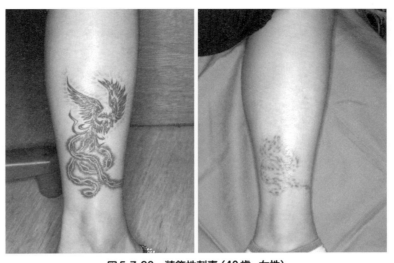

図 5-7-20　装飾性刺青（40 歳，女性）
Q スイッチルビーレーザー 10.0 J/cm^2 にて 2 回照射．さらに 6.0 J/cm^2 にて 4 回照射．

（清水祐紀氏提供）

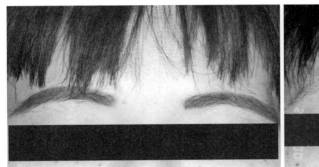 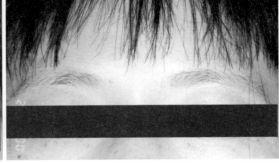

図 5-7-21　装飾性刺青
レーザー照射後．

（加王文祥氏提供）

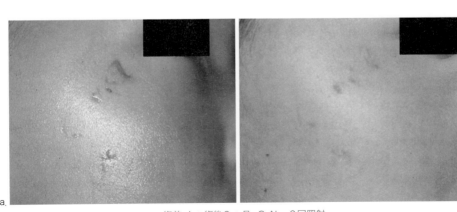

a：術前．b：術後 9 ヵ月．Q-Alex 9 回照射．
図 5-7-22　外傷性刺青

（野田宏子氏提供）

る．暗赤色調が強いとき，角質層の厚い部分は，あらかじめ削皮術で上皮を薄くしておくと効果的．

a. 単純性血管腫 port wine stain, simple hemangioma

　レーザー治療の効果は，症例によって異なること，副作用として色素沈着，色素脱失，瘢痕形成，多くは褪色するが病変は残ること，$0.5\,J/cm^2$ ごとの試験照射が必要であることなどを十分に説明しておく必要がある．他の症例写真を見せて納得させることも一方法であろう．

　また，血管腫の型によって，治療効果に差があることも説明する必要があろう．①表在小血管型，②表在中血管型，③表在大血管型は効果がよく，④全層小血管型，⑤全層中血管型，⑥全層大血管型は効果が悪い．渡邊ら（2013）によると5回程度照射して治療効果が現れない場合は中止したほうがよいという．

　日本では色素レーザーが多く，dye laser, SPTL-1b（短波長 $585\,nm \pm 5\,nm$，Candela社製），ultra long pulsed dye laser 超長波長 $595\,nm$（V-beam™，Candela社製）が多い．両者を比較した報告もある（岩城ら2002）．それによると，短パルスが効果ない症例にはV-beamが効果的である．

　最初は，波長 $585\,nm$ が第一選択で，効果例は 20〜30％ に過ぎなかったが，V-beam，冷却下で高出力の照射が可能になり，波長が長く，可変式のロングパルス色素レーザーが順次開発され，多様な血管幅や深達度に対応可能で，効果が上がってきた．最初は，照射径 $7\,mm$，パルス幅 $3.0\,msec$，エネルギー密度 $10\,J/cm^2$ で始め，効果がなければ可変する（渡邊ら2013）．

　羽森ら（2004）は，色素レーザーで効果の少ない症例には直線偏光近赤外線装置（Super Lizer™）で，血流量を増加させたうえでレーザー治療を行い，色調の改善をみたと報告している（**図5-7-23〜図5-7-25**）．

　しかし，年齢，病変部分，分布状況でも変化し，効果が芳しくないときには，方法を変える必要もある．年齢的には，幼児ほど効果があり，部位別には額部，耳介部，頸部，肩部，胸部，背部，上腕部などは効果がよく，眼瞼部，上口唇部，前腕部，手背部，臀部，下肢部では効果が悪い（林ら1997）．表在型のほうが全層型より効果がよいが，組織検査をしないで，色彩計で血管腫の診断，治療効果を判定する試みも行われている（宮本ら1998）．

b. 苺状血管腫 strawberry hemangioma or mark

　苺状血管腫は，wait and see が基本方針であったが，最近ではレーザー治療も行われるようになった．3ヵ月に1回照射であれば保険が適用される．しかし，病変部が大きい，または2〜18ヵ月の乳児で片側が閉眼に近い状態が続くと将来弱視が生じる可能性が高く，ステロイドの投与，プロプラノロールの投与が優先されよう．潰瘍があればレーザー治療は適用しない．

　レーザー治療は，上記色素レーザー dye laser の条件で

表5-7-9　血管原性疾患とレーザー機器

血管原性疾患	現在治療に用いられているレーザー機器および光治療器
単純性血管腫	パルス色素レーザー，IPL
苺状血管腫	パルス色素レーザー，Nd:YAGレーザー
海綿状血管腫	Nd:YAGレーザー，KTP:YAGレーザー
毛細血管拡張症	パルス色素レーザー，半導体レーザー，IPL
被角血管腫	炭酸ガスレーザー
くも状血管腫	炭酸ガスレーザー，パルス色素レーザー，クリプトンレーザー
老人性血管腫	炭酸ガスレーザー，パルス色素レーザー
口唇静脈瘤	炭酸ガスレーザー
毛細血管拡張性肉芽腫	炭酸ガスレーザー，クリプトンレーザー，Nd:YAGレーザー
色素血管母斑	パルス色素レーザー，Qスイッチレーザー
Sturge-Weber症候群	パルス色素レーザー
下腿静脈瘤	Nd:YAGレーザー，クリプトンレーザー，銅蒸気レーザー

（宮坂宗男：レーザー治療最近の進歩，波利井清紀（監修），克誠堂出版，p84，2004より引用）

よいが，表皮が薄くなっていることが多く，控えめの照射が安全である．発症早期よりレーザー治療が行われることもある．

　色素レーザーで，表面の色は消褪しても，内部腫瘤は残るので腫瘍内照射 intralesional laser treatment といってファイバーを挿入，Nd:YAGレーザーを照射する方法があるが，水冷式表面冷却装置を用いて潰瘍化，瘢痕化を予防する（松本2004）．

　苺状血管腫のなかでレーザー治療の有効性の高いのは，腫瘤状，局面型でかつ生後3ヵ月以内などの早期治療開始例である．

　皮下型苺状血管腫はレーザーに反応が悪く，また自然消褪も遅く，1〜数年以上を要す．皮下病変を伴う腫瘤型，皮下型苺状血管腫には，例として，SPTL-1bでは，照射径 $7\,mm$，$6\,J/cm^2$ で施行，V-beamで照射径 $7\,mm$，$3\,msec$，$10\,J/cm^2$ の照射を実施（渡邊ら2013）．

　しかし，血管腫の消褪が少ない場合は，外科的切除に切り替え，いたずらに治療期間を伸ばすべきではない．

⑮海綿状血管腫 cavernous hemangioma

　海綿状血管腫は血管奇形であるので，臨床像が皮下型の苺状血管腫に似るが，表在性に効果のあるダイレーザーには適応しない．

　炭酸ガスレーザー，Nd:YAGレーザー，KTPレーザーが適応となる．

　表面照射では，皮膚の瘢痕化を起こすので，腫瘍内照射

5・7 レーザー光線療法　215

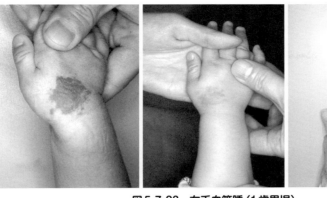

図5-7-23　右手血管腫（1歳男児）
パルス式ダイレーザー照射, スポット5mm, 出力6.0 J/cm2, 1回照射, ③3ヵ月後.
（清水祐紀氏提供）

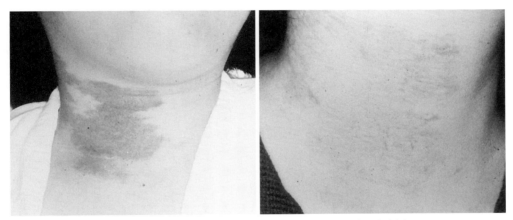

図5-7-24　アルゴンレーザーによる頸部単純性血管腫治療例

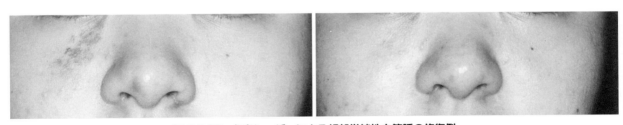

図5-7-25　色素レーザーによる頬部単純性血管腫の修復例

を行う (Burstein 2000).

⓰毛細血管拡張症 telangiectasis

真皮上層の毛細血管拡張で, 酒皶鼻 rosasea, 被角血管腫 angiokeratoma, 星芒状血管腫などがあり, 色素レーザー, YAGレーザー, 炭酸ガスレーザーなどが用いられる. 施術後の色素沈着には注意. 遮光は必須. V-beam（色素レーザー）は平成10年に認可された.

⓱老人性血管腫

高齢者にみられる赤い小丘疹で, 真皮乳頭下層の毛細血管の増殖で, 色素レーザーが第一選択である. 大きいものは炭酸ガスレーザーが必要である. V-beam, 照射径7mm, 3ms, 10 J/cm^2 で始める（渡邊ら2013）. 大きい拡張血管があればパルス幅を大きくする.

⓲血管拡張性肉芽腫 botryomykose

赤色の小丘疹である. 色素レーザー, 炭酸ガスレーザー,

216　第**5**章　皮面形成術

表5-7-10　代表的脱毛レーザー

名　称	波　長	製造会社	販売会社	照射時間幅	最大出力	承　認
MGL	755 nm	Candela	Candela	3 msec	20 J/cm^2 (径18 nm)	−
GentleLASE	755 nm	Candela	Candela	3 msec	24 J/cm^2 (径12 nm)	+
EliteMPX	755/1,064 nm	Cynosure	Cynosure	0.5〜300 msec	アレキサンドライト 30 J/cm^2 (径15 nm)	−
					Nd: YAG 40 J/cm^2 (径15 nm)	−
LightSheer ET	810 nm	Lumenis	Lumenis	5〜400 msec	100 J/cm^2 (径9 nm)	−
LightSheer XC	810 nm	Lumenis	Lumenis	5〜400 msec	100 J/cm^2 (径12 nm)	−
MeDioStar miXT	940+810 nm	Asclepion	U&A	10〜500 msec	44 J/cm^2 (径12 nm)	−
GentleYAG	1,064 nm	Candela	Candela	0.25〜250 msec	70 J/cm^2 (径12 nm)	+

(渡辺晋一ほか (編)：皮膚レーザー治療プロフェッショナル, 南江堂, p17, 2013より引用)

電気焼灼を利用する. 色素沈着, 瘢痕化に注意.

⓳下肢静脈瘤 varicosity, varix

ロングパルス色素レーザー, KTP:YAGレーザー, Nd:YAGレーザーが用いられる. 静脈瘤のタイプによって, パルス幅, フルエンス fluence を使い分け, また, 下記の Type 2 までがレーザー治療の適応である.

術前の duplex 超音波検査で, 最大逆流速度が 30 cm/秒以上か, saphena femoral junction の直径が 9 mm 以上のときは, 静脈抜去術を行い, それ以下では弁形成術を行い, 大伏在静脈の直径が 8 mm 以下では, 硬化療法が利用される (河野ら 2004).

レーザー照射は, 表面照射より血管内照射 endovenous laser photocoagulation が 96.8 % と効果的である (Chang 2002, 市川ら 2005).

Goldman (1991), 河野ら (2004) は, 治療法別に以下のように下肢静脈瘤を分類しているが, 血管径によってレーザーを使い分ける. 血管の太さが 1.5 mm を超えるものに対しては 1064 nm のロングパルス Nd:YAG レーザー, 3 mm 以上では血管内ファイバーが使用される.

- Type 1A：telangiectatic matting 敷物様毛細血管拡張症 (血管径 0.2 mm 以下, 赤色)
- Type 1：telangiectasia 毛細管拡張症 (血管径 1.0 mm 以下, 赤色)
- Type 2：venulectasia 細静脈拡張症 (血管径 2.0 mm 以下, 赤紫色)
- Type 3：reticular vein 網目状静脈瘤 (血管径 4.0 mm 以下, 青色)
- Type 4：non-saphenous varicose vein 非伏在静脈瘤 (血管径 8.0 mm 以下, 青〜青緑色)
- Type 5：saphenous varicose vein 伏在静脈瘤 (血管系 8.0 mm 以上, 青〜青緑色)

⓴脱毛 depilation, epilation

レーザー脱毛は, Berry (1979) が睫毛に用いたのが最初といわれている. その後, 1996 年 Grossman が, 脱毛レーザー Epilaser ™ を報告する至って一般化していった. Dierickx ら (1998), 志田山ら (2001), 松本 (2001), 若松ら (2006) の報告がある (表5-7-10).

1) 適応
①多毛症 hirsutism, 有毛性母斑 hairy nevus, Becker 母斑などの皮膚科的疾患
②小耳症における頭髪の脱毛などの再建外科的疾患,
③腋窩, 眉毛, 陰毛, 四肢毛などの美容的脱毛に用いられる.
④性同一性障害者 gender identity disorder のひげ, 胸毛など
　レーザー脱毛は, 電気脱毛に比べて一度に多数脱毛できる, 治療回数や時間が短い, などの長所がある.

2) 使用機器
①ロングパルスアレキサンドライトレーザー (755 nm GentleLase, Candela 社製, 米国)：現在の脱毛の主力器械である.
②ロングパルスダイオードレーザー：発振体は波長 800 nm の亜砒酸ガリウムダイオード集合体である. (Lumenis 社製, 米国)
③複合機：IPL 治療や血管病変, リジュビネーションにも適応できる脱毛効果のある機種も多く開発されている. e-Max (RF と IPL, ダイオード), LumenisOne (フラッシュランプ, ロングパルスダイオード, Nd:YAG レーザー), StarLux 500 (フラッシュランプ), Xeo (ロングパルス Nd:YAG レーザー, フラッシュランプ)
④半導体レーザー (Light Sheer®, Coherent 社製, 米国)
　Grossman ら (1996) は, 脱毛には毛包を破壊するために高出力を必要とし, 出力が高ければ, 皮膚損傷も強くなるので, Chill Tip のような水冷式接触型サファイヤチップで

皮膚を冷却する必要がある．照射条件は人種を含め，肌条件が異なるので，肌に合った条件を選択する．波長，照射出力だけでなく，毛包径に合わせた照射時間の設定ができる機種もある（渡辺ら 2013）．

2000 年以降は，広域帯の光治療器 IPL が普及し，数多くの機種がある（中岡 2009，清水 2012）．

志田山（2003）は，ダイオードレーザーを用いた脱毛治療の長期成績や，合併症として，紅斑，毛嚢炎，色素沈着，色素脱失，などを報告している．

術前処置は，松本（2001）は，色素計メグザメーター MX16® でメラニン値を調べ，その数値が 500 以下でないと，皮膚色の黒い人は熱傷を起こしやすいという．硬毛があっても熱傷を起こすことがあり，術前の抜毛，ワックス脱毛などが必要である．

麻酔は，表面麻酔，局所麻酔．小児では全身麻酔とする．

照射は，低エネルギーから testing を行い，熱傷を避ける．術後はステロイド軟膏塗布，冷却を行う．なお遮光に注意する．

毛が太く密度の高い髭などはペンレステープ®（マルホ製薬），EMULA®CREM5％（アストラ製薬）による ODT などを治療前 30～60 分間行うと除痛効果が高い．

照射は，低出力のテスト照射を行い発赤の状態を確認し熱傷を避ける．また冷却装置付き脱毛レーザー機の場合，四肢などは過冷却による障害もあるため，器械のインジケーター設定や，ハンドピース先端の氷結などの有無にも注意する．

例：あご髭，口ひげ，頬ひげの場合，ロングパルスアレキサンドライトレーザー（GentleLASE），スポットサイズ 12 mm，初回 14～16 J から開始し治療回数に合わせて徐々に出力を上げていく．

治療間隔は 6～8 週間で，毛量の減少が著しい場合は 2 ヵ月以上の間隔でもよい．術後はステロイド軟膏塗布，20～30 分の患部の冷却を行い，術後 1 週間は露出部位の遮光を要する．

若松ら（2006）は，脱毛の限界は剛毛が細いうぶ毛に変わる時点で終了すべきであるという．

合併症は熱傷，色素沈着である．

㉑皮面再建術 resurfacing

術前に，少なくとも 1 ヵ月前から，コウジ酸クリーム，ハイドロキノンやトレチノイン含有クリームを使用させる．術後の遮光や保湿は大切である．

使用するレーザーとしては，次のようなものが利用される．術後は保湿に注意する．

今までの，laser resurfacing は侵襲性で ablative であったが，laser 改良によって，non-ablative resurfacing になり，点状照射にすることで fractional laser resurfacing へと発

展，さらに，エネルギー源を変えて超音波治療となった（石川 2010）．

①フラクショナルレーザー．これまで，いろいろなレーザーが用いられてきたが，フラクショナルレーザーが出て，毛根より細い点状照射，種々の波長のレーザーがフラクショナル化された．ベタ削皮に比べ点状削皮であるため，上皮化が早く，ダウンタイムも短い．様々な機器が開発され，ablative，non-ablative の施術ができるようになった．

②たるみの治療というのは，レーザーで真皮，皮下組織を破壊し，治癒過程で組織再構築することである．レーザーのほか，高周波，超音波なども使われる．

③intense pulsed light（IPL）療法は，広波長域の強力な可視光線をフラッシュ照射して，シミ，皺，毛細血管拡張症や痤瘡を治療する方法である（杉野 2013）．

㉒陥入爪 ingrown nail

太宰ら（2001）は，陥入爪の治療に使用，陥入部分の爪を切除，爪基部に補助切開を入れ，炭酸ガスレーザーで，陥入部爪母の局所的破壊を defocus beam として照射する方法を報告．侵襲が少なく，術後の疼痛も再発も少ないという．

陥入爪は爪母の確実な処理が必要で，再発の場合は外科的に直視下で陥入部の後爪郭の爪母を一塊とした切除が望ましい．

㉓瘢痕 scar

色素レーザーなどが用いられる（鈴木 2006）が，最近ではフラクショナルレーザーも有用であるという（加王 2014）．しかし，あまり，効果はない（第 4 章 -c- ⑨ -f「自傷瘢痕」の項参照）．

水痘後の陥凹性瘢痕は炭酸ガスレーザー，Er:YAG レーザーが有用であるが，ニキビ痕では難渋することもあり，リストカット痕はレーザーでは難渋する（図 5-7-26）．

痤瘡瘢痕の治療としては，minimally ablative laser resurfacing が治療の主流であり，Er:YSGG レーザーとフラクショナルレーザーが利用されている．前者は皮面全体を水平に蒸散するが，深部まで照射すると皮膚障害が著明になる．後者は華道で使用する剣山で皮膚に当てた傷のように，点状に創ができ，周囲に正常皮膚が残るため，深く蒸散し深部組織を破壊するが回復も速い．浅岡ら（2014）は，この両者の併用法を行い，ダウンタイムを短くして，しかもよい効果をあげている．Er:YAG レーザーや炭酸ガスレーザーなどのフラクショナルレーザーよりよい（渡邊ら 2013）．

ケロイド，肥厚性瘢痕は原則として炭酸ガスレーザーの適応ではない．しかし低出力レーザー LLLT による治療が

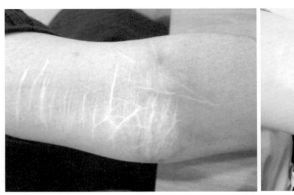
Pixel使用後15ヵ月．

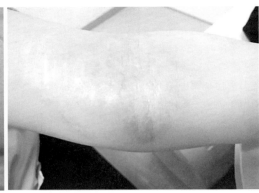

図5-7-26　瘢痕（40歳代，女性）

（有川公三氏提供）

試みられている．

㉔皺，たるみ

最初，ablative laser resurfacing で老化皮膚の skin rejuvenation が図られ，炭酸ガスレーザーで真皮上層を蒸散することが主流で，ポラリスがよく使用されている．その後 down time を短くするため，皮面を冷却しながら 1,340 nm の Nd:YAG レーザーや，赤外線レーザーや，パルス色素レーザー，高周波治療，フラクショナルレーザーが用いられた．しかし，エビデンスは明確ではない．non-ablative laser は，老人斑，雀卵斑の除去を除けば rejuvenation の効果は期待できない（渡辺ら 2013）．

I. レーザー治療の禁忌

①光過敏症
②光禁忌薬投与中（金製剤，抗リウマチ薬・シオゾール服用などの既往）
③抗凝固薬投与中
④妊婦

J. レーザー手術の実際

❶インフォームド・コンセント（同意と説明）

すべてのレーザー機種使用に共通の手術法について述べるとともに，異なるところは，その都度，別記した．まずテスト照射を行い，効果が認められれば本照射に移る．また，照射が数回，数年にわたること，満足な効果が得られないときには，治療法の変更もあることなどをインフォームド・コンセントしておくことが大切である．

❷術前処置

日焼けした人は，レーザーが日焼けにより増強したメラニンに吸収され，治療効果を減ずるので，美白効果のあるクリーム，たとえば，① 4％ハイドロキノン，2％コウジ酸 kojic acid，10％グリコール酸含有軟膏，または，② 4％ハイドロキノン，0.025％トレチノイン酸の外用や，ビタミンC剤を使用しておく．

トレチノイン酸には，催奇性があるので使用には注意が必要．ヘルペスの既往があれば抗ウイルス薬（バルトレックス®など）を予防投与（山下 1999，土井ら 1999）．

❸術直前処置

洗顔，剃毛を行う．毛髪があると光を吸収し，熱傷の可能性がある．さらに，レーザー装置の点検．保護眼鏡を関係者すべてが着用．発煙性レーザー（炭酸ガスレーザー）では，煙吸引器準備．施術室内に反射性，発火性のものは除去しておく．光の反射で思わぬ事故を起こすことがある．

❹麻酔

①皮膚表面麻酔薬5％エムラクリーム，7％リドカインクリームなどのODT（密封閉鎖法）を治療前30～60分前から施行．少ない照射数では無麻酔でよい．
②部位によっては，局所麻酔，伝達麻酔，小児では処置用抑制具のレストレイナー・ペディなどを利用すればほとんどの場合は治療可能である．
③静止が難しい部位の治療には全身麻酔などで対応する．エピネフリン含有局所麻酔薬では血管収縮のため赤色調が減少したり，皮膚が進展されると治療範囲がみえにくくなるためマーキングなどを行う．

❺眼球保護

患者，術者，介護者すべてが必要である．

❻施術

消毒には，アルコールを使用しない．

施術は，エステチック（美容的）単位（aesthetic unit）ごとに行う．

幼少時や皮膚の薄い部位は，弱いエネルギーで，成人や皮膚の厚い人では，エネルギーを高くする．疾患によってレーザーの種類，強さを調節する．いずれにしてもテスト照射を行うほうが安全である．機種によって照射数値が異なっているためである．ハンドピースは，皮面に直角になるよう，しっかり手で把持し，光のスポットの辺縁がくっ付くように，スポットをずらして照射していく．手が滑って，誤照射しないように注意する．

照射は，浅層2度熱傷を越さぬように注意する．痂皮を生じ，上皮化まで1週間くらいで治癒するようにする．単純性血管腫では，麻酔によって血管腫の位置が不明瞭になるので，タッピング，加温，体位の変更なども必要になるし，術前に境界部分に沿って印を付けておくことも大切である．

❼術後処置

術後は患部には抗生剤含有ステロイド軟膏（リンデロンVG軟膏®）を塗布し，冷却して疼痛，腫脹を緩和する．びらん面を生じるような部位にはハイドロコロイドなどの創傷被覆材，非固着性のシリコンガーゼ（トレックス-C®）などを使用し，ガーゼ保護が必要な場合もある．患部は次第に痂皮を形成し，10日ほどで脱落，発赤を呈する．血管腫の場合は紫紅色となり次第に減退する．遮光に注意し，術後の色素沈着にはハイドロキノンなどを用いる．2～3ヵ月で効果を判定，施術を繰り返すが，再照射は瘢痕を形成しやすいので注意を要する．

❽術後の治療評価

レーザー治療の術後評価は，肉眼，写真，色彩色素計などによる判定が行われているが，それぞれ一長一短がある（坂本ら2001）．

客観的評価として自動肌診断システムのデジタル画像解析装置，卓上型のロボスキャンやA-ONEなどがあるが，いずれも安価とはいえない．

K. 合併症

皮膚の色，厚さ，毛髪の有無，密集度，血管の状況，レーザーの器械，照射条件によって照射効果も様々であるので，テスト照射をしていても，いろいろな合併症が起こる．

① 二次性色素沈着：照射エネルギーが低いとmelanogenesisが促進され，色素沈着を起こすことがある．下腿に多い．予防としては，ハイドロキノン，トレチノイン軟膏，サンスクリーン日焼け止め化粧品な

どが用いられる．その他，ビタミンC，ビタミンEの外用や内服も行われる．

② 感染：単純ヘルペスの誘発，毛包炎

③ 再発：照射されていない周囲からのメラノサイトの遊走による．

④ 持続性紅斑：瘢痕が形成されるまでの数週間，数ヵ月以上も発赤が消えないこともある．

⑤ 瘢痕形成

⑥ 色素沈着，色素脱失：上腕に多い．脱色素斑は治療が難しい．半数以上は1～2年後にもとに戻るが，色素斑は治療が難しい．

⑦ 効果不満足：色調の濃いものでは，効果を出すまでに時間がかかり，あるいは満足が得られないときは，他の方法に切り替えることも大切である．

⑧ その他：眼球保護が不十分なことによる虹彩炎，ブドウ膜炎，RF複合機による表在性知覚異常，Nd:YAGレーザーによる脱毛後の腋窩多汗の出現，いずれも長期経過を有するような報告もある．

5·8 intense pulsed light (IPL)

❶IPLとは（表5-8-1）

これは，レーザーと異なり，フラッシュランプで，分散性光である．

IPLは，Goldmanら（1996）が開発した光テクノロジー応用の器械で，波長515～1,200 nmの白色光源，吸収された光は熱に変換，組織を破壊するのが原理である（杉野2013）．照射面積がひろく，フィルターを利用することで，色素性病変や血管性病変の治療に用いられ，若返り法rejuvenation techniqueの主流のひとつとされている（杉野2013）．

皮膚を通して血管に吸収され，血管壊死を起こさせるもので selective photo- thermolysis，0.1～3mm径のleg veinには安全で効果のある方法であるという（Goldmanら1996）．

❷IPLとレーザー光の違い（表5-8-2）

① レーザー光は，monochromatic（単一波調），collimated（直線的），coherent（干渉性）なのに対し，IPLは，broad spectrum（広帯域波長，515～1,200 nm），non-collimated（非直線的），non-coherent（非干渉性）であり，熱凝固性が少ない．

② cut offフィルター，パルス発振時間を自由に変えることができるので治療の自由度が高い（丸山ら2002，阿

220 第**5**章 皮面形成術

表5-8-1 代表的なフラクショナルレーザー

Non-ablative fractional laser			
製造元	機　器	発振源	波長（nm）
Solta	Fraxel re:store	Er:Glass fiber	1,550
	Fraxel re:fine	Raman fiber	1,410
Cynosure	Affirm	Nd:YAG	1,320, 1,440
Palomar	Lux 1540	Er:Glass	1,540
	Lux 1440	Nd:YAG	1,440
Ablative fractional laser			
製造元	機　器	発振源	波長（nm）
Solta	Fraxel re:pair	CO_2	10,600
Alma	Pixel Harmoney	Er:YAG	2,940
	Pixel CO_2	CO_2	10,600
	Pixel CO_2 Omnifit	CO_2	10,600
Candela	QuadraLase	CO_2	10,600
Cutera	Pearl Fractional	Er:YSGG	2,790
Cynosure	Affirm CO_2	CO_2	10,600
Lumenis	UltraPulse Active FX	CO_2	10,600
	UltraPulse Deep FX	CO_2	10,600
Lutronic	eCO_2	CO_2	10,600
Palomar	Lux 2940	Er:YAG	2,940
Sciton	Profractional	Er:YAG	2,940

（河野太郎ほか：フラクショナルレーザー治療. PEPARS 45：43-48, 2010より引用）

表5-8-2 レーザーとIPLの違い

	回数	処置	PIHの頻度
Qスイッチレーザー	原則1回（部位による）	1週間程度の被覆	比較的多い
IPL	3〜5回以上	直後よりメイク可	少ない

（飯田匠子ほか：形成外科 56：S1, 2013）

部2015）.

③レーザーがselective photothermolysis の理論に従っているのに対してIPLは非選択性であり，各種病変に適応がある（吹角2004）.

④IPLは照射面積が広い広域波長光を照射できるため，皮膚の標的色素となる3要素，メラニン，ヘモグロビン，水をターゲットにすることができるため，治療が1台の装置で可能であり，同時に顔面の光老化に対する非侵襲的なrejuvenationが可能である機器として使用される.

❸IPLの適応

有川（2014）らによると，skin rejuvenation（SR-570〜950 nm）で，しみ，そばかす，くすみ，小じわ，はり，肌理，毛穴縮小，など）（**図5-8-1，図5-8-2**）.

❹長所短所

長所は，総合的若返り rejuvenation が得られる，術後の化粧ができる，病悩期間 down time が短い，術後の発赤や色素沈着も少ないなどの長所がある.

短所として，薄い痂皮ができることがある，治療回数が多いため治療期間が長いなどがある.

また，機器毎に各病変に対する照射設定が異なるため，治療効果に経験による差が生じることである.

使用に際しては，IPL は散乱光であるため照射面と皮膚が密着する必要があり，皮膚に無色のジェルを塗布し，皮膚面と隙間が生じないように注意する.

治療回数は症状により異なるが2〜4週間毎に3〜5回の繰り返しが必要である．特に頬骨などの上では注意を要する（小山2005）．毛がある場合は剃毛を行う．530〜950 nmの波長域で調節する.

液で emulsification 乳化，洗浄し，吸引，除去する．また外部から超音波を作用させる external ultrasonic の機器もある（Rosenberg ら 2000）．

B. 長所・短所

超音波療法には，次のような長所，短所がある（葛西ら 1984）．

❶長所
①組織内の脈管，神経が温存される．
②組織の障害が少ない．
③出血が少ない．
④腫瘍の破砕，吸引，除去が可能である．
⑤吸引された組織の検索が可能である．
⑥操作が容易，安全である．

❷短所
①チップ（超音波メス）を長時間，あるいは強圧で当てると，深部まで損傷されやすい．
②長時間同一部位にチップ先端を作用させるとその部位に熱傷を起こす．
③線維組織の多いところでは破砕されにくい．

C. 適応

適応は，形成外科領域では局在性脂肪除去 lipectomy（Rosenberg ら 2000），脂肪吸引 liposuction（Abramson 2003），腋臭症 osmidrosis（西内ら 1992，伊藤ら 1998），乳房縮小術 reduction mammaplasty（Giuseppe 2003），女性化乳房 gynecomastia（Hammonds 2003，Rohrich ら 2003）などである．

表皮のみの切除が可能なため，老人性色素斑，脂漏性角化症，疣贅や，グラインダーでは技術的に難しい眼瞼周囲，耳介などの太田母斑や，範囲の狭い雀卵斑，肝斑，外傷性刺青などに適応がある（斉藤ら 1992）．

若返り法としては，高密度焦点式超音波 high intensity focused ultra-sound を利用，真皮だけでなく，SMAS まで当てて，これを締める効果を期待する．振動による摩擦，熱作用，あるいは共振作用によるという．

禁忌は，創傷，痤瘡，異物，神経麻痺．

註：超音波は媒質がないと伝わらないので，体表で使用するときは，通常，ジェルを塗って隙間なく接触させる．診断的使用の場合がそうである．体内では直接ハンドピースを入れる．

D. 合併症

血腫 hematoma，漿液腫 seroma，乳腺炎 mastitis などがある．

E. 施行例

超音波の施行例として腋臭症を取り上げると次のように行う．

❶術前デザイン
腋毛の生えている範囲から，1 cm 程度広い範囲に，ピオクタニンで印をつける（図5-9-1）．多めに麻酔液を注入する．

❷超音波処理
小皮切より剪刀にて周囲皮下を剥離，そこにハンドピース（超音波機器のチップ）を挿入，デザインの範囲まで出力 90％で剥離を進める．続いて出力 50〜60％とし，ハンドピースをデザインの範囲までまんべんなく作用させる．このとき，ハンドピースは常に動かし，また，スウィッチのオン on，オフ off を素早く行うことにより，1 箇所に集中しないようにする．皮膚裏面が十分に白くなるか，あるいは表皮に赤みがさす頃合いを見計らい，手術を終了する．手術後は軽い tie over dressing を行う（図5-9-1）．

❸術後処理
tie over は，3〜4 日後で除去し，以後は開放創として扱う．抜糸は術後 2 週間以降に行う．

❹機器
現在，市販されているものとしては，CUSA（Cavitron 社製電歪式）と SONOTEC（住友ベークライト社製電歪式）両者とも，破砕された組織を生食水で乳化，洗浄（irrigation）し，吸引（suction）するようになっている．美容治療用としては，ウルセラ Ulthera system（Ulthera 社製，米国）がある．

❺長所
①剪除法よりアポクリン腺の除去効果が高い．
②広範囲に対応できる．
③施術が簡単で時間が早い．
④術後管理が容易で患者の苦痛が少ない．
⑤患者の社会復帰が早い．
⑥創痕が目立たないなどがある．

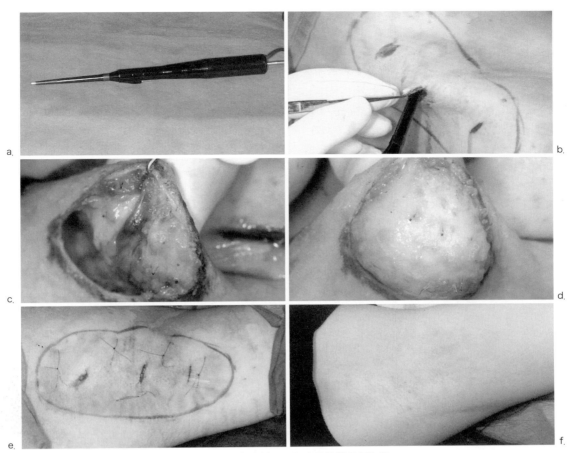

図 5-9-1　超音波メスによる腋臭症の治療
a：超音波メスのハンドピース．
b：使用中．
c：使用前の皮下の状態．
d：使用後の皮下の状態．
e：術直後．
f：術後1年

（酒井倫明氏提供）

5·10 高周波療法
radio-frequency (RF) therapy

　高周波（radio-frequency：RF）は，3kHz～300 GHzの，非イオン化の電磁波である．体内でジュール熱を発し，皮膚浅層から深層を熱作用で破壊し，その創傷治癒作用つまりelectro-thermolysis, selective dermal healingの理論で，皮膚の収縮skin tighteningを促す方法である．表皮と真皮浅層は，冷却により保護されている（根岸ら 2004）．ダイオード，IPL療法などより効果的という（古山ら 2005, 青木ら 2006）．

A. 高周波療法とレーザー治療の違い

　高周波は光でなく，高周波電気エネルギーのことであり，電気抵抗（インピーダンス）の低いところを流れて電界を作り，熱エネルギーを発生する．レーザーは，波長の違いによって，ターゲットにダメージを与えるが，高周波療法RFは電気の抵抗や温度の変化を利用して真皮層に刺激を与え，真皮コラーゲンを再構築させることができる（阿部 2015）．

B. 適応

　シワ，たるみの治療や痤瘡瘢痕に用いる．光より波長が長く，色の変化を受けないため，メラニンを考慮する必要がない（河野ら 2015）．

C. 機器

　RF機器としては，単極型（モノポーラ型）と双極型（バイ

ポーラ型)とがあるが,皮膚用には無麻酔で副作用の少ないバイポーラ式が多い.

①バイポーラ形式:オーロラ®Aurora(Aurora 社製),ポラリス® Polaris(Syneron Medical 社製,イスラエル),ルートロニック社製(韓国)などがある.

②フラクショナル高周波 fractional radio-frequency:双極式高周波によるフラクショナル高周波治療である.出力が強ければ剝皮的 ablative に,弱ければ非剝皮的 non-ablative に働く(河野ら 2013,小住 2014).浅岡ら(2015)は,e-Matrix,双極性のフラクショナル RF を使用しているが,皮膚の色調に左右されないので,すべてのスキンタイプに使用できるという.対称は,皺,たるみ,くすみ,毛穴開大などである.ダウンタイムも短い.

③モノポーラ形式:サーマクール®(Thermage 社製,米国)があり,軽度ないし中等度のたるみに効果がある(根岸ら 2004,新橋 2004,古山 2005).

④超密度焦点式 high intensity focused ultrasound:これは,non-surgical lifting とも呼ばれて,安全性が高く合併症も少なく,病悩期間 down time も短いが,速効性はなく,複数回の施術を要し,効果発現に日数がかかる,手術に替わるものではない,などの問題もあり,適応には注意を要する.また不整脈,心臓ペースメーカー使用者,金属プレート使用者などには禁忌である(古山 2005).

⑤併用法:2014 年,波長 1,470 nm の半導体レーザー(Leonardo®,Biotec)にラディアル 2 リングファイバー(ELVeS Radial 2 Ring™,Biotec)を組み合わせたレーザー治療と高周波を用いた治療(Venefit™,Covidien)が保険適用となった(山本 2015).

註;IR(infrared light)は,近赤外線を用いるもので,タイタン®(Cutera 社,米国)とアンチラックス®がある.1,100~1,800 nm の波長域で,メラニンやヘモグロビンに吸収されることなく水に吸収される.可変式 PC 制御下に 0~20℃ に冷却されている(伊藤ら 2009).

5・11 ボツリヌス毒素療法
botulinum toxin therapy

A. ボツリヌス毒素療法とは

これは,A 型ボツリヌス毒素の作用を利用して眼瞼痙攣の治療法として開発されたものである(Scott 1980,Mataraso ら 2003).

ボツリヌス毒素は,食中毒を起こす原因菌の嫌気性菌であるボツリヌス菌(Clostridium botulinum)が産生する菌体外神経毒素で,この毒素を減弱化したものを眼瞼痙攣 blepharospasm,斜視 strabismus にはじめて使用したのが Scott(1980)である.

血清型により 7 つの毒素型(A~G 型)が報告されている.A 型毒素(BOTOX-A)は,この 7 つの毒素型のうち最も安定しており,効力の強いものである.1989 年には,米国 FDA により斜視,良性本態性眼瞼痙攣,第Ⅶ脳神経障害の治療薬として承認され,2002 年には,眉間の皺に BOTOX-A® の使用が承認された(Allergan Inc. Irvine California USA, Ispen Products Maidenhead Berkshire UK).現在の米国では,美容外科の相当数が BOTOX 注射であると,Rohrich(2003)はその多さを報告,2013 年の統計では年間約 380 万件で非手術法の第 1 位を占めている(新橋ら 2015).

わが国では,2009 年,眉間のシワ治療にボトックスビスタ®(BOTOX Vista®)(Allergan 社製)が,2013 年には,多汗症への保険治療が厚労省承認となった(山下ら 2013).Botox とは,認可適応が異なる.

B. ボツリヌストキシン botulinum toxin の作用

次の 3 種類が市販されている(表 5-11-1)(Rohrich ら 2003,佐藤 2013).

① type-A:Ona-botolinum toxin A,Botox®(Allergan Pharmaceuticals, Irvine, Ca.)

② type-B:Abo-botolinum toxin A,Dysport®(Ipsen, UK)

③ Inco-botolinum toxin A,XEOMIN®(Merz,独)

④ Rima-botolinum toxin B,MYOBLOC®(Elan, Ireland)
日本では,BOTOX Vista® 注用 50 単位(グラクソスミスクライン社製)が認可され,使用されている.

加熱で効力を減ずるので未使用は,－4℃ 以下に冷凍保存,開封して未使用のものは廃棄する.

C. ボツリヌストキシンの作用機序

神経終末で,アセチルコリンの放出を阻害し,筋肉弛緩を起こす.注射後,2~3 日で効力が発現し始め,2~3 週間で最大となり,3~4 ヵ月は有効で,6 ヵ月以内で無効になる(佐藤ら 2013).また,彼は,XEOMIN と BOTOX の比較実験を行い,効果発現は XEOMIN® が BOTOX® より早いという.

表5-11-1　ボツリヌストキシンType AとType Bの相違

	Type A	Type B
使いやすさ	粉末	液状
保存	−5℃	2〜8℃
疼痛	軽度	軽度〜中等度
効果発現	72時間	24時間
持続期間	12週間	8週間
副作用	少々	多量では口渇

(Kim EJ et al : Plast Reconstr Surg S88, 2003 より引用)

D. ボツリヌストキシンの適応，禁忌

❶適応

①額部，眼瞼部，口唇部などの除皺，オトガイの梅干し様シワ pebby chin

②歯肉露出症 gummy smile の修正（Kane 2003）

③頸部の七面鳥様皺襞 gobbler neck（Kane 2003, Matarasso ら 2003，新橋ら 2015）

④痙攣性疾患：眼瞼痙攣 blepharospasm，痙攣性斜頸 spastic torticollis，歯ぎしり bruxism, teeth griding，顔面痙攣 facial spasm，振戦 tremor

⑤片頭痛 migraine headhache（Guyuron ら 2003）

⑥四肢筋肉（Mee-Young Park ら 2003），消化器領域，産婦人科領域

⑦先天異常領域にも適応が広がっている（Rohrich 2003, Matarrasso ら 2003）．

⑧Nefertiti lift ボットクスリフト（新橋ら 2015）

註；古代エジプト女王の名前で．最も美しい女性の一人で，広頸筋をブロックして頸のラインをすっきりさせる目的（新橋ら 2015）

⑨咬筋肥大：卵型フェイスライン（新橋ら 2015）

⑩マイクロボトックス（メソボトックス）による肌質改善 skin rejuvenation 新橋ら 2015）

⑪瘢痕形成の際，筋緊張をなくし，創にかかる tension を最小にし，瘢痕を綺麗にできるという報告もある（Wilson 2006）．

ボツリヌストキシンの使用については白人例が多いが，東洋人についても同様の効果が得られたという報告も多い（Ki-Young Ahn ら 2003, Mee-Young Park ら 2003，笹本 2000，新橋ら 2015）．

❷禁忌

①講演者や吹奏楽者の口唇部位に感染のあるもの（佐藤ら 2004, Semchyshyn ら 2005）

②神経筋疾患のあるもの，重症筋無力症，ランバート・イートン Eaton-Lambert 症候群，筋萎縮性側索硬化症，

神経伝達に異常のある薬剤使用者

③妊婦，授乳者

④過敏症患者

⑤抗生物質使用者（シクロスポリン，リンコマイシン，クリンダマイシン，ゲンタマイシン）

⑥閉塞隅角緑内障患者

⑦その他（アセチルサリチル酸，ビタミンE，イチョウ gingko biloba 服用者など）

E. ボツリヌストキシンの顔面除皺術

❶インフォームド・コンセントとアレルギーテスト

効果出現が注入後2〜3日後であること，効果持続時間は6ヵ月であること，適応，禁忌の説明を行い，同意の上アレルギーテストを行い，マイナスであれば本格的に施術するが，部位によって注射量，注射部位数，濃度が異なる．深い皺では filler との併用法がよい場合もある．

❷術前準備

①医師，患者，看護師で治療部位の確認

②記録用カメラ撮影

③説明と同意の書類

④左右対称性の確認

⑤起坐位での対象性確認

⑥使用後の失活のために0.5％次亜塩素酸ナトリウム液を準備（佐藤ら 2013）

❸施術前処置

BOTOX-A® 製剤と溶解法は，1バイアル100単位で，−4℃で保存されている（図5-11-1）．使用直前に1バイアルを 2.5〜5 mL の生食液に溶解し，0.1 mL あたり 2〜4 単位とする（1バイアルを 2.0 mL の生食液で溶かすと 0.1 mL が5単位となる）．溶解後の保存は冷蔵し，2週間以内に消費する．

❹注入法（図5-11-2）

ペンレス麻酔を行ったほうがよい．BOTOX® はアルコールで力価が落ちるので，消毒用にアルコールを用いた場合は乾燥するまで待つ（林ら 2005）．

1 mL 用注射器を用い，30G の針を使用する．刺入方向は 60° 以上で下向きに，筋組織内に注入する．皺と皺との間の皮膚の高まりの部分の筋肉内に注入する．

表情筋は，浅層と深層の表情筋が隣接しているのでターゲットを決めるとき注意が必要である．また，表情筋とその拮抗筋との相互作用を理解しておくことが大切である．

顔面神経，顔面動静脈，耳下腺を避ける．

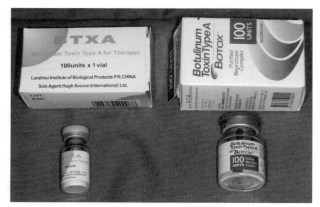

図 5-11-1　市販の BOTOX-A

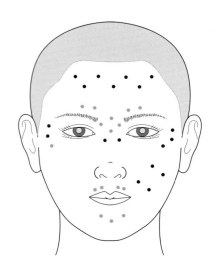

図 5-11-2　ボツリヌストキシンの注射部位

　0.1 mL の注入では刺入点より 5〜10 mm の範囲で拡散する．筋に広く作用させたいときは 0.1 mL あたり 2 単位とし，1 ポイント 0.1〜0.2 mL を注入する．ピンポイントで作用させたいときは 0.1 mL あたり 4 単位とし，1 ポイント 0.05〜0.1 mL を注入する．BOTOX® は速やかに尿中に排泄される．

　毒素の効果は 24 時間以内に発現するが，筋麻痺の効果が皮膚に及ぶまで 2 週間以上を要する．効果持続期間は約 2〜6 ヵ月である（榎堀 2004）．

❺部位別注入法

　上顔面には効果があるが，下顔面は重力の影響で注射だけでは効果が少ないので，ヒアルロン酸注入などの併用法を考えるべきという（山下ら 2013）．

a. 額部

　機能的眼瞼下垂を予防するため，眉毛上縁より 2 cm の領域には注入しない．比較的太い皺を指標に 40 単位程度を 10 点程度に分けて注入する（図 5-11-3）．

b. 眉間部

　眉間皺の中央，左右の皺眉筋の筋腹，鼻根筋の中央の 5〜7 点に 10〜20 単位を注入する（図 5-11-4）．

c. 眼瞼部 crow's feet

　カラスの足跡は上部に 1 点，外眼角から外側へ 1 cm のところに 1 点，外眼角から下方 1 cm のところに 1 点，全部で 3 点のポイントに 6〜12 単位を注入する（図 5-11-5）．

d. 鼻部

　バニーライン bunny line（内眼角から鼻背に向かう鼻側面の下斜方向のシワ）．

e. 口唇部

　赤唇縁上方に 1 点あるいは 2 点，下口唇は 1〜2 点注入する．しかし，皺の状況によって注入箇所を選択する．口唇は 3〜5 単位，filler との併用が望ましい．トキシン注射によって，鼻下長になり，赤唇も薄くなりやすい．

　口唇の縦シワ，梅干しシワ，口角下垂，ガミースマイルも適応である．

f. 鼻唇溝部

　片側あたり 2.5〜5 単位使用する．

g. 顎部

　5〜10 単位，咬筋肥大には 2.5〜5 単位を片側に使用する．

h. 頸部

　頸部には 5 箇所くらいは必要である．30〜60 単位．

i. 腋窩部

　多汗症 hyperhidrosis に用いる．1 ポイント 0.2 単位，4 単位を発汗の著明なところに 2 cm ごとに横 2 列，縦 5〜7 列の点に各点 2〜4 単位を皮下注入する）（図 5-11-6）．

j. その他の部位の皺

　2.5 単位．

❻追加投与

　再投与が必要と思われても，少なくとも 6 ヵ月以降に行う．

F. ボツリヌストキシンの合併症

　左右の不対称，眼瞼下垂（1%），眉毛下垂，局所のしびれ，頭痛，嘔吐，投与部位の誤り，過量注射，アルコールで失活，などがみられる（Binder ら 1998，Brandt 1998，笹本 2000，Carruthers ら 2003，Matarrasso ら 2003，古山ら 2004，榎堀 2004）．

5・11 ボツリヌス毒素療法 227

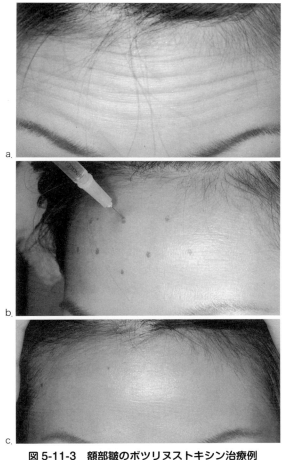

図 5-11-3 額部皺のボツリヌストキシン治療例
a：術前，b：注射中，c：術後
（酒井倫明氏提供）

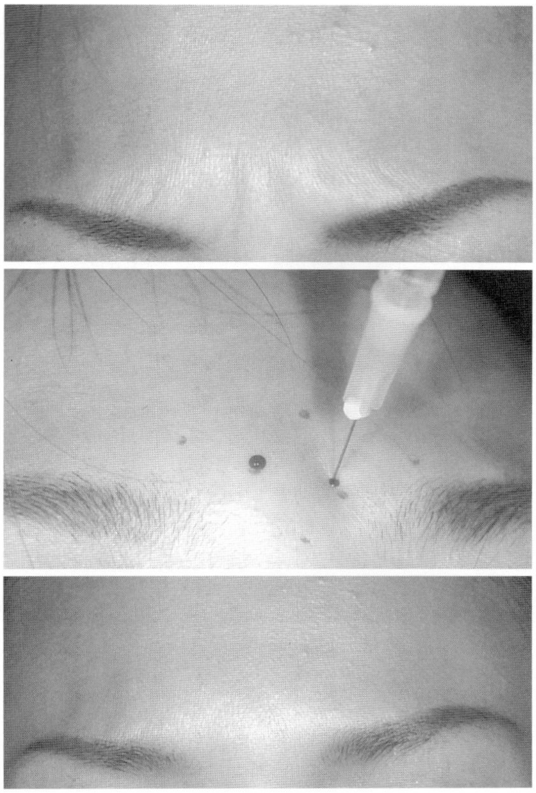

図 5-11-4 眉間部の皺のボツリヌストキシンによる治療
a：術前，b：注射中，c：術後
（酒井倫明氏提供）

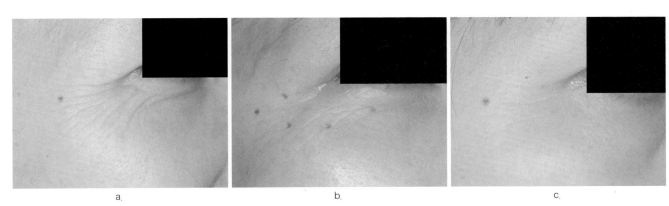

図 5-11-5 カラスの足跡のボツリヌストキシン治療
a：術前，b：注射中，c：術後
（酒井倫明氏提供）

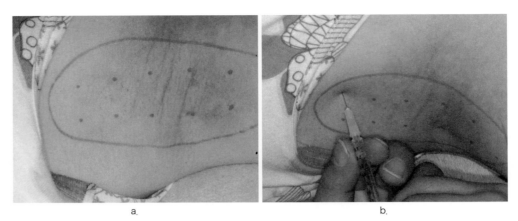

図 5-11-6 多汗症のボツリヌストキシン治療例
a：注入法のデザイン，b：注入の実際

（酒井倫明氏提供）

G. ボツリヌストキシンの中和抗体

佐藤（2013）によると，毒素に対する中和抗体が，多くは3年以内に生じ，二次治療が不良になることがあるという．薬剤耐性にも考慮が必要である（吉村 2005）．

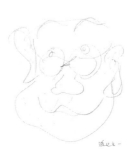

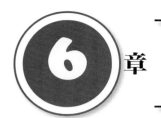

6章 縫縮術
reefing, excision and suture

縫縮術 reefing, excision and suture は，形成外科的処置のなかで，最も基本的なものであり，その手術手技は，他の形成外科的処置（たとえば植皮など）にも必要なものである．

この方法は，原則的には，一次縫合の可能な小範囲の瘢痕，小腫瘍などの切除に用いられるが，この章では，皮弁形成術などを含め，とにかく一次縫合の可能な方法について記述する．

問題は，現在の医学では，縫縮後の瘢痕は必ず残るので，これをいかに綺麗に仕上げるかということで，いろいろな方法，術式が取られている．また，その評価についても，瘢痕の幅，高さ，色調，縫合糸痕，など，様々な視点から評価がなされているが（Singer 2007, 宮下ら 2012），臨床的には，見た目で評価されることが多い．

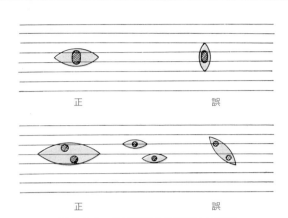

図 6-1-1　自然皺襞と切開線との関係
できるだけ自然皺襞に平行に切開する．

6・1　単純縫縮術
simple reefing, simple excision and suture

これは，最も初歩的なもので，患部を紡錘形に切除して縫合する方法である（図 6-1-1）．

A. 単純縫縮術の原則

単純縫縮術において，形成外科と他の外科系と異なるのは，以下に集約される（図 6-1-2）．
①皮膚切開は皮膚自然皺襞に沿って入れる
②切開は深部に向かって内外方に行う
③皮下剥離を行う
④厳重な止血
⑤皮下縫合
⑥小さく鋭利な針と単繊維合成糸で縫合
⑦術後圧迫
⑧肥厚性瘢痕，ケロイドの予防
⑨その他

B. 本法を行ううえでの注意

①切開線の原則に従うこと（図 6-1-1）（第2章-4-E-①「切開線」の項参照）．しかし，顔面の長い瘢痕などでは，zigzag に切開縫合するのが原則である．
②瘢痕や腫瘍の縁ぎりぎりに切開してはならない（図 6-1-3a）．瘢痕では，通常，皮面よりも深部に瘢痕組織が広がっており，瘢痕組織が残れば，術後二次拘縮を起こす恐れがある（図 6-1-3b）．また，陥凹している瘢痕では，その周囲が彎曲していることがあり，正常な皮面のところで切開しないと，術後，再び，陥凹瘢痕となることがある（図 6-1-3b）．例外として，Poulard 法，連続分割縫縮術などの場合は瘢痕を残す（第6章-1-E「瘢痕上縫縮術，Poulard 法」の項参照）．
③縫縮し過ぎると，四肢では循環障害，神経障害や，顔面では，眼瞼外反，口唇外反などを起こすし，それほどでないにしても，正常皮膚に亀裂を生じ，妊娠線条に類似した線条瘢痕を生じる（岡本ら1977）．また，創が離解しやすく，離解しないまでも，肥厚性瘢痕やケロイドになりやすい．
④顔面などでは，縫縮による皮膚の緊張によって，乳幼児では骨の発育障害を起こしやすい．

C. dog ear の修正

dog ear とは，創縫合のあとで両端が盛り上がり，犬の耳に似ることから名づけられたものであるが，pig ear という人もいる．頭皮の小さい dog ear，ケロイドの縫縮端の dog ear を除いて自然消失することはないので，必ず処置しなければならない．

dog ear の修正法としては，いろいろな方法（図 6-1-4）

第6章 縫縮術

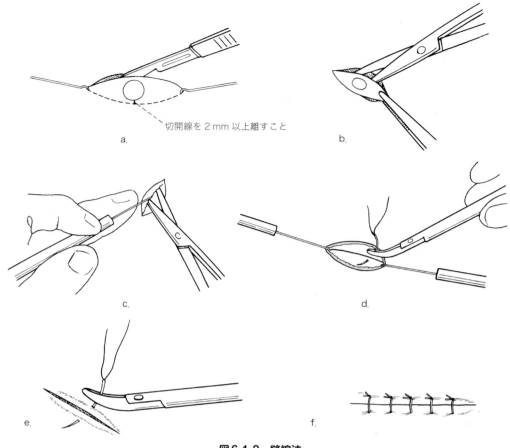

図6-1-2　縫縮法
a：切開，b：切除，c：剝離．創縁より脂肪がはみ出している場合は，はみ出した部分を切除する．
d：真皮縫合．スキンフックで創の両端を引っ張ると縫合位置を間違えない．
e：皮膚縫合，f：縫合完了

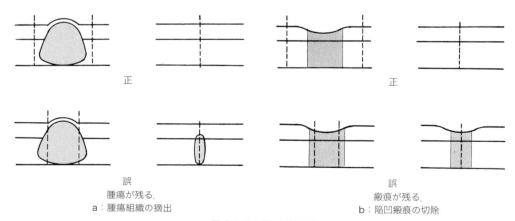

図6-1-3　単純縫縮術
正
誤　腫瘍が残る．
a：腫瘍組織の摘出
正
誤　瘢痕が残る．
b：陥凹瘢痕の切除

があるが，通常は図6-1-4bのように切開を少し延長し，余分の皮膚を切除する方法が最も簡単である．しかし，できれば最初からdog earのできないように切開線を決めることが望ましい．

どんなに幅の狭い瘢痕でも，このdog earの修正のため，必ず術前の瘢痕長より術後は長くなるので，患者には，術前にこの点をよく納得してもらっておかなければならない．

D. 切開線の形

縫縮を行う切開線は，できるだけ犠牲になる組織を少なくし，かつdog earを作らないデザインをする．Tilleman

6・1 単純縫縮術　231

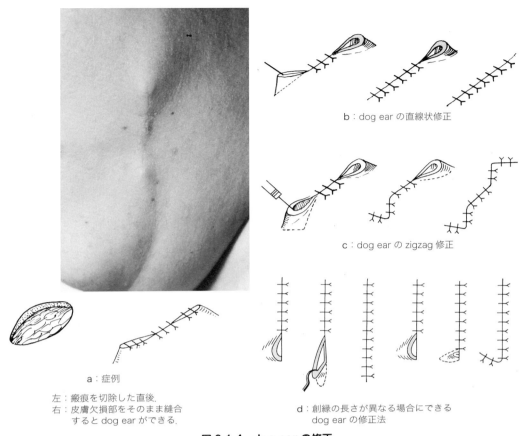

a：症例
左：瘢痕を切除した直後．
右：皮膚欠損部をそのまま縫合するとdog earができる．

b：dog earの直線状修正

c：dog earのzigzag修正

d：創縁の長さが異なる場合にできるdog earの修正法

図6-1-4　dog earの修正
（鬼塚卓弥：外科MOOK No.4, 金原出版, p33, 1978より引用）

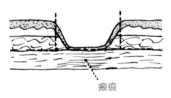
a：切開線，瘢痕部は表皮のみ切除

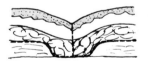
b：瘢痕組織を全切除すると皮膚の陥凹を生ずる場合（不良）

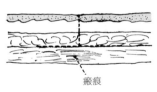
c：瘢痕組織を切除しない場合（良）

図6-1-5　Poulard法

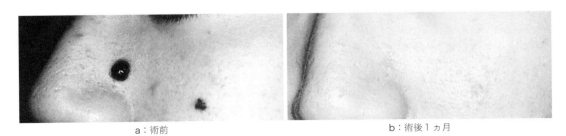

a：術前　　　　　　　　　　　　　　b：術後1ヵ月

図6-1-6　くり抜き法
小さい母斑や瘢痕では切除したまま瘢痕治癒をさせる方法で，治癒後はちょうど痤瘡瘢痕のようにみえることもある．

第6章 縫縮術

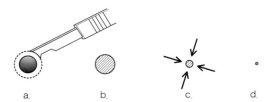

a：小腫瘍の周囲を切開，b：小腫瘍切除後の皮膚欠損部
c：瘢痕拘縮により周囲正常皮膚を引き寄せる，d：小さい瘢痕で治癒
図6-1-7 くり抜き法

ら（2004）は，周囲皮膚の中縫いで，dog ear をできるだけ作らない方法を報告している．また，Iida ら（2014）は，Ω型の皮切で，術後瘢痕の長さを延長しない工夫をしている．

E. 瘢痕上縫縮術，Poulard 法

これは，図6-1-5のように，瘢痕組織の表皮のみを切除し，残った瘢痕組織の上に，周囲の正常皮膚を剥離して引き寄せ，縫合する方法である．瘢痕を全切除すれば，その欠損部が深過ぎて，再び陥凹する恐れのある場合に用いる〔Poulard--Ivy 1942 より〕．

F. くり抜き縫合法 open treatment suture

これは，図6-1-6のように，5〜6mmくらいまでの顔面小腫瘍をトレパンまたはメスで切除して，そのまま創治療のみで放置するもので，1〜2週間で瘢痕治癒させる方法である（図6-1-7）．創が大きいと思われる場合には1〜2本軽く縫合し，創縁を寄せて小さくすると，12mmくらいまでの大きさでも4〜5日で治癒させることができる（井上ら 1988）．

6.2 連続（分割）縫縮術
multiple partial excision, serial excision

これは，一次縫合ができないほど広範な瘢痕を，数回に分けて少しずつ縫縮していく方法である．1回の手術で縫縮できるだけの瘢痕を切除しても，縫縮範囲は部位によっても異なるが，通常，6ヵ月から1〜2年経つと周囲正常皮膚の伸展によって，再び縫縮できる状態になるからである．この伸展は，表皮基底層の細胞増殖によることが3H-thymidine autoradiography で確かめられている（井上ら 1975）．

本法は，手術が簡単で，しかも術後の瘢痕も目立たないが，一方，手術回数が多く，全体の治療期間が長いという欠点がある．しかし，この欠点を考えに入れても，結果と

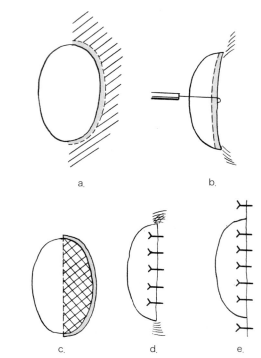

a：瘢痕周囲の切開線および正常な周囲皮膚の剥離．
b：剥離側の皮膚を鉤で引き寄せられる範囲の瘢痕部に印をつける．
c：印までの瘢痕を全切除．
d：縫合によって生じた dog ear を修正．
e：術後，周囲皮膚に余裕ができたら同じような手術法を繰り返す．
図6-2-1 瘢痕の連続縫縮術

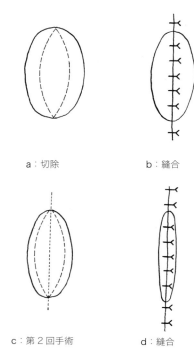

a：切除　　　b：縫合

c：第2回手術　　　d：縫合
図6-2-2 色素性母斑や単純性血管腫などの連続縫縮術
全切除できるまで何回も同様な縫縮術を繰り返す．

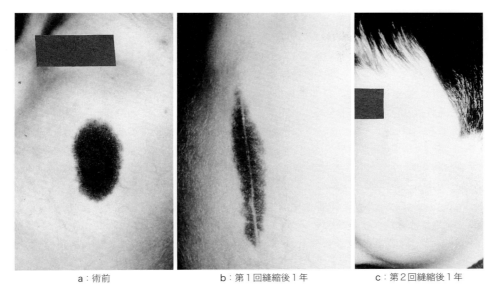

a：術前　　　　　b：第1回縫縮後1年　　　　c：第2回縫縮後1年

図 6-2-3　連続縫縮術の例（頬部色素性母斑）

しては遊離植皮術に勝る方法ということができる．
手術法は，次のような点に注意する．
①最後の瘢痕が，線状になり，できるだけ自然皺襞に平行になるようにデザインする．
②瞼，鼻，口唇の周囲では，これらが変形しない程度に1回の切除量を決める．
③正常皮膚側を切開剥離し，一方，瘢痕側は剥離せずに，正常皮膚側を皮膚鉤で引き寄せてみて，無理のない程度，つまり緊張が強くない程度に引き寄せられる範囲の瘢痕のみ切除する．最初から瘢痕側を剥離すると，緊張が強過ぎた場合，血行障害から壊死することがある（図6-2-1）．しかし，色素性母斑のような場合は，瘢痕より血行が多いので中央部から剥離，切除してもよい（図6-2-2，図6-2-3）．
④本法の各手術の間隔は，周囲皮膚の伸びにもよるが，1年以上，少なくとも6ヵ月以上の間隔をおく．しかし，手術回数が増すにつれて，皮膚の伸びに余裕がなくなるので，間隔も伸ばさなくてはならない．
⑤身体の成長が著明な年齢（10〜14歳）では，本法を避けたほうがよい．菅又ら（2002）の反対意見はあるが，著者は経験的に，成長による伸びとの関係で，手術効果が少ないと考えている．
⑥一度に伸展し過ぎると，皮膚に亀裂を生じ，妊娠線条類似のメカニズムで，線状瘢痕を残す．また，循環障害や神経障害を起こすこともある．
⑦頬部の連続縫縮術を若年者に行うと，顔面骨の発育不全を起こし，変形する．
⑧縫合により直線状の瘢痕が長くなったり，拘縮を起こした場合は，Z形成術，W形成術，辺縁皮弁法などを適宜利用して目立たなくする．

6・3　皮膚伸展法
tissue expansion method

A. 皮膚伸展法とは

①Neumann（1957）が，はじめて外傷性耳介欠損の再建に用い，その後Radovan（1982），Argenta（1983）らが，発展させたもので，皮膚を人工的に伸展させる方法である．すなわち，妊娠すると，胎児の成長に従い腹部の皮膚は自然に伸展されてくるが，これを胎児の代わりにシリコン製袋，つまりexpanderを皮下に挿入し，このなかに生食液を注入し，膨らませ，皮膚を伸展させるような方法である．
②なお，silicone bagを入れないで，手術時に急速に皮膚を伸展させる方法を，術中皮膚伸展法（intra-operative expansion method）という．
③また，Ronertら（2004）は，体外より生食液を注入しないで，組織液の浸潤でexpanderを膨らませるself-filling osmotic tissue expanderを開発し，好結果を得たと報告している．これは，hydrogel, vinyl pyrolidone, methylmetacrylateからなる固形物質で，毒性もなく，多孔性のシリコン膜で被覆して使用される（商品名Osmed, Ilmenau, Germany）．しかし，普及しなかった．

B. 適応

適応は，単純縫縮できないほど広範囲の瘢痕や母斑を，その周囲の正常皮膚を伸展させることで，一期的に縫縮するのに用いられる．たとえば，瘢痕性脱毛症，色素性母斑，広範囲瘢痕，その他，先天性乳房欠損症や不全症（ポーランド症候群）などに使用する．

C. 皮膚伸展器の構造

皮膚伸展器 tissue expander には，皮膚を伸展させるエンビロープ envelope と，生食液を注入する補助タンク（リザーバー reservoir dome）と，両者を結合させる tube より形成されている．

補助タンクに注入した生食液は，tube を通り，expander を膨らませるが，弁がついているため，逆流しない仕掛けになっている．なお，reservoir を本体にとりつけた tube のないものもできている（図6-3-1～図6-3-3）．

expander 本体は，目的に応じて，いろいろな形，容量のものがある．直方体 rectangular，半球状 round の型が普通であるが，用途に応じて，卵状 oval type，三日月状 crescent type，球状 spherical type，筒状 tubular type，あるいは，ドーナツ dough-nut type（小住ら 1997）などの形が使い分けられている．

単純拡張の目的では rectangular type がよい（大槻ら 2016）．古賀（2016）は折り紙で箱をつくり（expander で），これを展開するように皮膚を拡げる方法を報告している．

容量は，数 mL から 1,000 mL を超えるものまで，いろいろなタイプのものがある．reservoir dome は，直径 3cm，高さ 1cm の半球状で，底面は，注入時の針が穿通しないようにステンレスでできている．Dome を皮下に置く皮内型 interior type と，皮膚の外に置く皮外型 exterior type とがある．皮外型のものは，感染の危険はあるが，小児では注射時の疼痛を与えないので使いやすい（図6-3-4）．

D. 皮膚伸展器の使用法

皮膚伸展器 tissue expander を使用するには，次の 3 段階を経なければならない．

❶第1段階（expander 挿入）

①tissue expander の挿入である．まず目的部位の隣接部に，伸展と直角方向に皮膚切開を入れ，皮下剥離を行う．さもないと露出，破損，感染，壊死などの大合併症が多い（野崎ら 1988）．
②剥離範囲は，目的部位の 1.5 倍前後とし，厳重止血する．
③次に expander に漏れがないかどうか，生食液を注入

しチェックしたのち，生食液をいったん抜きとり，expander を丸めて挿入し，挿入後，expander に皺ができないように広げる．
④補助タンクは，生食液を注入しやすいように母床が硬い部分に埋没，両者の間を皮下剥離，tube にて連結する．なお，皮外型 dome の場合は，tube は埋没するが，dome は皮膚の外に出す．注入時の痛みがないのは長所であるが，感染の危険がある．小児には使用価値がある（丸山ら 2001）．最近は，内視鏡による挿入も行われている．
⑤皮膚縫合を行い，第1段階を終了する．なお，この際，緊張が強くない程度に生食液を注入し，expander の皺をとっておくことも大切である．

❷第2段階（生食液注入）（図6-3-2，図6-3-3）

第1段階でも多少，生食液は注入しておく．本格的注入は 1 週間後より行う．補助タンクに，23～27 ゲージ注射針を垂直に刺す．タンクの底はステンレス製なので，針が突き抜けることはない．tube 付きの butterfly needle も使いやすい．試みてよい方法である．注入を始めると，expander が膨らんでくるが，皮膚の緊張具合い，色調，疼痛などを参考に注入量を決める．通常，総容量の 1/10 くらいとする．

疼痛があれば，少し戻し吸引して，expander を小さくしておく．

注入期間は，1週間1回で，通常 4～6 週間で目的を達する．注入量の上限は，菅野ら（1988）によると，皮膚伸展率の 6.3％前後という．予定注入量（full inflation）でも，皮膚伸展が認められないときは，全容量の 30％を限度に，over inflation を行う．堀（1987）は，この伸展限度を皮膚表面性状のレプリカ法による観察を行い，1週間ごとに注入を重ねると皮溝が浅く，皮野が拡大するが，そのうち回復しなくなるという．その時期が限度であろう．

❸第3段階（expander 除去ならびに縫縮）

生食液の最終注入後，1～2 週間を待って expander 除去を行う．前回の皮膚切開部より抜去するが，そのあとには被膜が残されており，その形から皮膚の伸展性を阻害し，あるいは病変部切除後，縫縮がうまくできないときには，被膜に一部割を入れる．全摘の必要はない．しかし，小耳症手術の場合は，被膜を切除したほうが耳介の形をよく出せるが，出血しやすいので要注意である．縫縮が終了して一連の手術過程が終わる．

6・3 皮膚伸展法　235

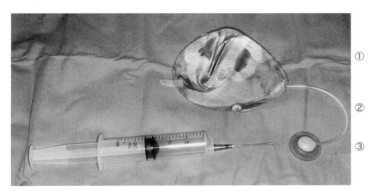

図6-3-1　tissue expander
①：envelope，②：tube，③：reservoir

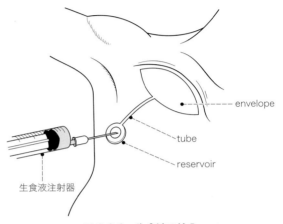

図6-3-3　生食液の注入
図6-3-2の説明図．

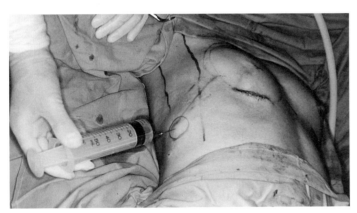

図6-3-2　補助タンクに生食液の注入

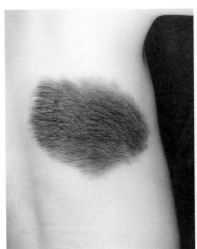 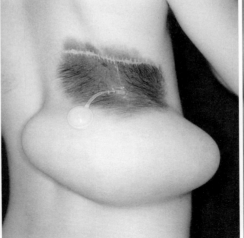 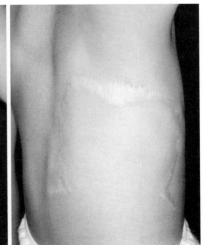

図6-3-4　背部母斑のexpanderによる修復

exterior reservoir使用

（三川信之氏提供）

236 第**6**章 縫縮術

表6-3-1 tissue expansion 合併症（部位別合併症）

部位	施行例	挿入数	小合併症		大合併症				計
			血腫	漿液腫	露出	破損	感染	皮膚壊死	
頭頸部	21	35		2	2	1	3		8
上肢	13	20	1		3	2		1	7
体幹	18	21						1	1
下肢	19	41	6	1	4	4	2		17
計	71	117	7	3	9	7	5	2	33

(Manders E K et al：Plast Reconstr Surg 74：493, 1984；野崎幹弘ほか：形成外科31：641, 1988を参考に著者作成)

表6-3-2 部位による注入間隔

頭部	5〜7日
顔面	3〜5
頸	4〜6
前胸腹部	5〜7
背腰部	7〜9
上肢	4〜6
下肢	6〜8

(Radovan C：Plast Reconstr Surg 74：482, 1984より引用)

E. 皮膚伸展法の長所・短所

❶長所
①単純縫縮術に比べ，広範囲の病変部が一次縫縮できる．
②連続縫縮術に比べ，手術回数，治療期間を短縮できる．
③皮膚のキメ，色調がよい．
④遊離植皮のように他の部位に瘢痕を作らないで済む．
⑤創閉鎖時に dog ear が小さい．
⑥その他

❷短所
①手術が2回になる．
②治療終了まで日数がかかる．
③expander を膨らませている間の外貌が異様である．
④合併症がある．

❸合併症
①tissue expander 法には，**表6-3-1**のような小合併症，大合併症が起こる．
②その頻度は，17〜25％（Manders ら1984, Leighton 1986, 野崎ら1988）である．野崎ら（1988）は，下肢での合併症は，約40％，また子供でも，26％（Iconomou ら1993）に達すると報告，Farzaneh ら（2006）は小合併症24％，大合併症13％と発表している．

③最も問題になるのは，拡張し過ぎによる皮膚の亀裂や破損であり，急速に拡張すると疼痛や発赤，皮膚の菲薄化を起こしてくるが，生食液を，5〜10 mL 抜くことで軽減できる．宮本ら（1987）は，皮膚拡張量は，皮膚欠損の20％多いくらいが適当と述べているが，もちろん，部位によって加減すべきである（**表6-3-2**）．
④エンビロープの形，大きさ，強度も問題であり，水漏れ，皺，破損を生じないようなものを使用すべきである．

❹理論
Hirshowitz（1977）は，真皮のコラーゲン線維のコイル状構造が緊張方向に配列することと，コラーゲン線維間の脱水が皮膚伸展の要因という．なお，Gibson（1986）は，皮膚伸展を次のように分類している．
①皮膚の固有伸展 inherent extensibility
コラーゲン線維の成立のためであり，量ではなく，また，身体部位によって異なる．
②生物学的伸展 biological creep
妊娠などの場合で新しい細胞が作られて伸展．
③機械的伸展 mechanical creep
コラーゲン線維が伸び，皮膚が薄くなる（尾郷1988）．
④化学的伸展 chemical creep
ステロイド投与時などにみられる（岩平1988）．

F. 利用法の実際

expander の適応部位は全身どこでも可能であるが，最適応は頭部であろう．

❶頭部，額部
①この部位は，皮膚が厚く，特殊な構造ゆえexpandしやすい．瘢痕性脱毛症や色素性母斑などに用いられる．
②手術法は，瘢痕側に皮切を入れ，帽状腱膜下をできるだけ広く剥離し，expander を挿入する．しかし，注入速度に注意し，皮膚が壊死にならなくても脱毛を起こしては意味がない．

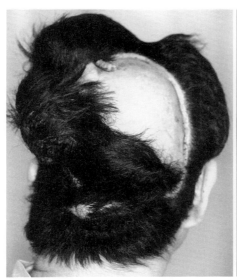
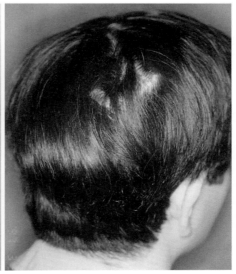

図 6-3-5 頭皮伸展例
腫瘍摘出後植皮した部位の修復に 4 個の expander を挿入，頭皮を伸展させた．

（保阪善昭氏提供）

③通常，round type が用いられる．
④補助タンクは耳介上部などに置く．皮膚色調，疼痛などを参考にして，6〜7 週かけて拡大させる．
⑤その後，expander を除去，瘢痕切除後，頭皮を再建する．
⑥広範な場合は，6 ヵ月以上経ってから同様の操作を繰り返す．
⑦前頭部では，3〜6 ヵ月の乳児でも，合併症なく，可能であるという（林ら 2003）（図 6-3-5，図 6-3-6）．

❷顔面
①顔面では鼻，頬，口唇，眼瞼と皮膚の厚さ，動きやすさ，皮膚付属器の数などで使用法が異なる．
②鼻の再建の場合は，皮膚の性質が似ている額部皮膚を expand して用いる．しかし，術後の皮弁の拘縮のため up nose になりやすいので注意を要する．
③眼瞼，口唇は，expand しにくいうえ，自由縁があるため周囲皮膚を expand して移植しても，術後の拘縮を考えなくてはならない．
④頬部は，下顎部，頸部に expander を入れるが，下床に骨があるところが expand しやすい．剝離層は，顔面表在筋膜 superficial musculo-aponeurotic system-SMAS の上，頸部は，広頸筋上（山田ら 2001），expander のタイプは，rectangular type，round type が多く用いられ，補助タンクは，頸や肩に置かれる．

❸耳介部
小耳症や外傷性耳介欠損の再建のために，予備手術として耳介後方皮膚の伸展を行う．

市販の 75〜95 mL の expander を，後頭部生え際の皮膚切開から挿入する．

❹頸部
頸部に対する expander は胸部に挿入する．

❺乳房部
悪性腫瘍などによる乳房摘出後は，正常皮膚が不足しているため，本法は，よい適応になる（図 6-3-4）．

目的とする大きさの乳房を作るために，あらかじめ，乳房部皮膚を伸展しておき，そのあとにシリコンバッグを挿入し，乳房の形を整える．

expander による被膜形成が，シリコンバッグ挿入の場合に比べて少なくみえるのは，拡張による被膜の伸展によると考えられる．なお，乳房拡大のための生食液注入用 tube を抜去すれば，そのままインプラントに早替わりするものに Becker type expander がある（Becker 1984, 1987, 高柳ら 1991）．

❻腹部，背部，臀部
腹部は，下床に硬い組織がないため expand しにくいが，可能である．

背部，臀部は，expand 中，就寝，坐位に障害をきたしやすく，術後管理が必要である（図 6-3-4）．

❼四肢部
四肢部は，下床が硬い骨のため expand しやすいが，円

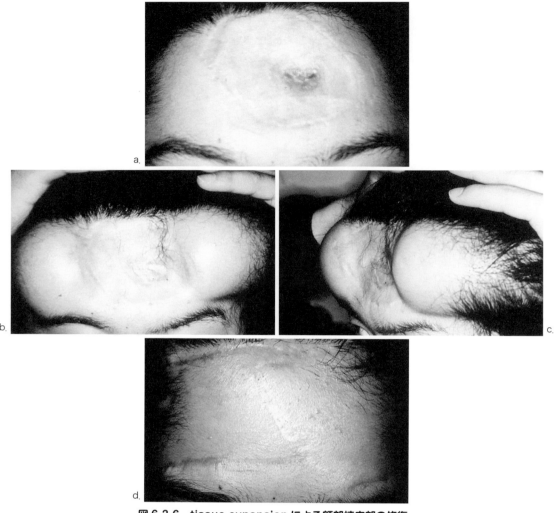

図 6-3-6　tissue expansion による額部植皮部の修復
a：術前，b, c：tissue expansion 中，d：瘢痕部縫縮術後．

周を考慮すると小さい expander を複数個挿入したほうがよい．しかし，下肢では，血行障害や神経障害（neuropraxia）を起こしやすいので，適応には注意が必要である．また，合併症も多く，手掌や足底は不適である．

❽遊離植皮との併用法

全層植皮のとき，広い皮膚を利用する場合，あらかじめ tissue expander で広げておくことがある．梶（1994），難波ら（1988）は，移植したあと強い収縮は起こらないという．

❾遊離吻合皮弁との併用法（expanded free flap）

free flap の使用に際して，あらかじめ expander で皮膚を伸展しておき，広い範囲の皮膚を myocutaneous flap や free flap として移植する方法がある（Forte ら 1985，植木ら 1990，竹内ら 2001）．

Thornton ら（1987）は，大胸筋皮弁 pectoralis musculocutaneous flap や広背筋皮弁 latissimus dorsi myocutaneous flap と併用すると 1,000～2,000 mL 拡大することで胸部半分を cover できると報告している．

G. 術中皮膚伸展法
intra-operative expansion

❶術中皮膚伸展法とは

Sasaki（1986）により発表されたもので，いろいろな大きさのものを，術中に使用して皮膚を伸展させたのち，縫縮を行う方法で，バルーンカテーテルで代用，好結果が得られる（尾郷 1988，2001，Dunaway ら 1993，三鍋ら 2002，Alfaro ら 2002）．伸展率は伸展部位にもよるがおおよそ 10

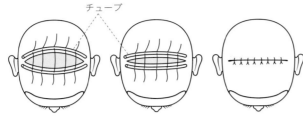

図6-3-7 創外皮膚伸展法

~20%である(尾郷ら2001).

❷適応

下床に骨のある頭部,額部,肩甲部などが適応で,顔面,頸部,腹部,背部では,伸展率は少ない.手部,下肢部は不適応である.

❸伸展法

①伸展方法は,Sasaki(1986)によると,3分注入,3分休みを3回繰り返し.
②Hirshowitzら(1986),Gibson(1986)は,3分注入,1分休みを4回繰り返している.
③尾郷(1988,2001)によると,5分注入3回と,3分注入5回では最終注入量は同じで,時間や回数を増やしても,術後,水疱形成や表皮壊死を起こし,結果的には限界があるという.
④また,Weeら(1992)は,この方法より術前伸展法が,効果が大であると述べているが,適応を選べば簡便でよい.
⑤短期間皮膚伸展法は,表皮,真皮の菲薄化,つまり表皮では細胞の扁平化,真皮ではコラーゲン線維束の直線的配列によると考えられている(加曽利1991).
⑥一方,この伸展効果は,皮下剝離のためとも考えられる.
⑦尾郷ら(2001)は,肥厚性瘢痕が多いことに要注意という.
⑧カテーテルは,5 mL,30 mL,75 mLのものが市販されている.

H. 創外皮膚伸展法 external skin expansion

文献的には,Guillouら(1990)が,創閉鎖できない広範なものに,創縁両側の正常皮膚にsilicone tissue extenderを用いて,徐々に創縁を引き寄せ,数日後,縫縮する方法を用いた(図6-3-7).

市販のSURE-CLOSURE™を用いる方法(加藤ら1996),あるいは創縁にプラスチックチューブを置き,チューブに糸を掛けて創縁を引き寄せる方法,牽引用シリコン糸を用いる方法がある(Fanら2004).1回の手術で終わる利点があるが,創の管理に問題があり,治癒に時間を要し,チューブの跡が瘢痕化して醜いなどの欠点がある(図6-3-7).metalic plateを使用した例もある(Cinら2006).

創縁に,爪つきボルト・ナットを装着して創を寄せるWisebands devices(Barneaら2004)なども同じ範疇の方法である.

I. 浸透圧皮膚伸展法 osmotic expander method

これは,外から生食液を注入するのではなく,組織液を滲出させて膨らませる方法で,osmotic expanderといい,膨らます手間がはぶけるなどの利点はあるが,問題点もある.Osmotic-active Hydrogel(Osmed GmbH, Ilmenau, ドイツ)が,製品化されている(Ronertら2003).

J. テーピングによる皮膚進展法

これは特殊な器具を使用しないでも,外来にあるテープを利用する方法で,安価で簡便である(富岡ら2016).

6・4 Z形成術 Z-plasty

これは,形成外科で,最も頻用する形成術のひとつで,切開線が,Z字型を成すので名づけられている.この方法は,もともと有茎皮弁の一種であるが,一次縫合に用いることがあるので,この項に収録した.Z形成術は,Fricke(1829),Horner(1837),Denonvilliers(1856)らの報告から発展したが,Denonvilliersを第1報告者とする人が多い.

A. 理論

Z形成術の理論は,2つの三角皮弁を交換することにより,2点間の距離を延長させ,これと交叉する方向を短縮させることにある.

Z形成術をわかりやすく説明すると図6-4-1のようになるが,これを図式で示したのが図6-4-2である.三角皮弁(ABD)と(BAC)を交換すると,術後三角皮弁(ACD)と(BDC)とになり,横方向に短縮して,縦方向に延長し,(AB)が,(x+y)となる.

この延長率は,三角皮弁の角度で異なり,次の式で表わされる.

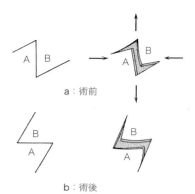

図 6-4-1　Z形成術の説明図

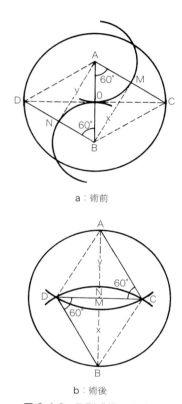

図 6-4-2　Z形成術の理論図
(Davis J S et al : Ann Surg 109：1001, 1939 より引用)

{[DC（長い対角線）− AB（短い対角線）]/AB（短い対角線）} × 100（%）

たとえば、三角皮弁の角度が60°の場合の延長率は、

DC − AB/AB × 100 = $\sqrt{(5 - 4 \cdot \cos 60°)} - 1 \times 100$
= 73%

となる．

したがって，角度が大きくなると，延長率も表6-4-1のように大きくなるが，角度が76°以上になると，三角皮弁の交換が実際上不可能になり，また，角度が30°以下になると三角弁の血行障害を起こしやすく，延長率も少ない．したがって，これらの欠点の最も少ない角度は60°という

表 6-4-1　Z形成術の皮弁の角度と延長率（計算値）の関係

角度	延長率	角度	延長率
10°	3%	100°	139%
20	11	110	152
30	24	120	164
40	39	130	175
50	56	140	184
60	73	150	191
70	91	160	196
80	108	170	199
90	124	180	200

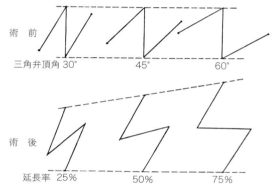

図 6-4-3　Z形成術の皮弁の角度と延長率説明図
(McGregor IA : Fundamental Techniques of Plastic Surgery and Their Surgical Applications, Livingstone, p40, 1972 より引用)

ことがいえるが，これは，あくまでも原則であり，後述するような特殊型もあり，症例に応じて適当な角度を選ぶべきである（図6-4-3）．

Z効果の計算値と多少ずれるものの，Furnas（1971）が豚皮を用いて，秋元（2015）は，コンピューターシミュレーションして同じような延長結果を出している．

なお，尾郷ら（1977）は，ペーパーモデルによる実験から，Z形成術の延長効果は理論値よりはるかに小さいという．

著者は，薄いスポンジ片を用いて，患者さんにZ形成術の説明をしている．

B. 方法

Z形成術は，次の順序で行う（図6-4-4）．

① まず瘢痕上，あるいは延長したいと思う位置にピオクタニンで線を書いておけば，わかりやすい．これがZの斜辺になる（図6-4-4a）．

② 次にこの斜辺の両側に，斜辺を底辺とした正三角形を描き菱形を作る．斜辺が菱形の短い対角線になるわけである（図6-4-4b）．

③ でき上がった菱形の相対する二辺のうち，自然皺襞に

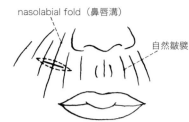

a：鼻唇溝を横切る瘢痕　　b：瘢痕の両側に正三角形を描く

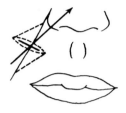 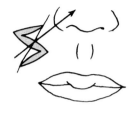

c：三角形の斜辺の一辺が自然皺襞（矢印）に近いほうを残す．これがZ形成術の切開線

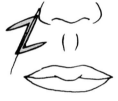 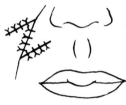

d：三角皮弁を交換する　　e：術後

図6-4-4　Z形成術の利用法をわかりやすくしたもの
実際には瘢痕の位置方向によって変化させる．

平行，あるいはこれに近いほうを選べば，求めるZの切開線となる（図6-4-4b, c）．
④2つの皮弁を，お互いに位置を交換して縫合すれば，でき上がりである（図6-4-4d, e）．
⑤Zの三角皮弁の茎を横切る瘢痕があれば，皮弁の血行障害を起こすので，この場合はZ形成術の適応は少ない．

C．Z形成術の特殊型

　Z形成術を用いて最も効果のあるのは線状の瘢痕拘縮で，しかも周囲の皮膚に余裕があり，Zの各辺の長さが同じで，皮弁の角度が60°の場合であるが，実際にはこのような理想的なZ形成術を行える場合は少なく，症例に応じて次のようにいろいろな形のZ形成術を適応する．

❶連続Z形成術 continuous multiple Z-plasties

　線状瘢痕が長くなると，1つのZ形成術だけでは側切開が長くなり，顔面などでは不可能になることもある．この場合，いくつかの小さいZ形成術を組み合わせれば，側切

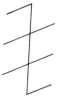 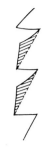 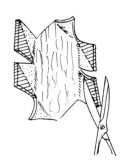

① 連続Z形成術の切開線　　② そのまま縫合すると斜線の部分がdog ear状に盛り上がる　　③ その余剰分を切除

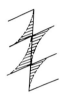 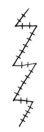

④ 術前デザインにおけるdog ear切除範囲　　⑤ 術後

a：平行連続Z形成術

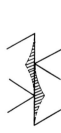 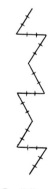

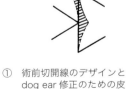

① 術前切開線のデザインとdog ear修正のための皮膚切除範囲　　② 術後

b：不整連続Z形成術

図6-4-5　連続Z形成術の種類とその際の余剰皮膚の切除
ケロイド治療の場合はこの余剰皮膚を切除しない．

開も短くて済み，かえって目立たない．この組み合わせ方により，図6-4-5のように平行連続Z形成術 parallel continuous Z-plastiesと，不整連続Z形成術 skew continuous multiple Z-plastiesとがある．しかし，実際には図6-4-5aのように切開すると縫合後Zの斜線に当る

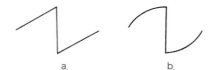

図 6-4-6　通常のZ形成術(a)とS字状Z形成術(b)
(McGregor IA : Fundamental Techniques of Plastic Surgery and Their Surgical Applications, Livingstone, p47, 1972)

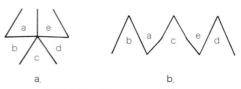

図 6-4-9　5 flaps technique

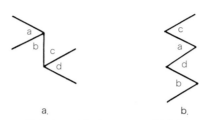

図 6-4-7　LimbergのZ形成術

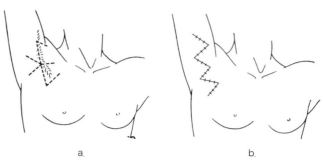

図 6-4-10　Hirshowitz Z形成術の応用

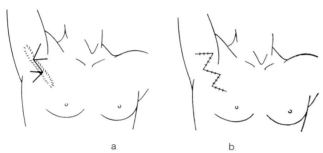

図 6-4-8　腋窩部瘢痕拘縮に対するLimbergのZ形成術の応用

部分が盛り上がって凹凸になるため，点線のように切開し斜線の部分を切除しなければならない（図6-4-5b）．連続Z形成術の場合も，当然自然皺襞を考慮すべきである．

連続Z形成術は，昔は盛んに用いられたが，今日では，ケロイド治療を除けば，ほとんど用いられない．W形成術が広く用いられるためである．

連続Z形成術は，Morestin（1914）によって，はじめて報告された．

❷S字状Z形成術　S-shaped Z-plasty

これは，Zの三角皮弁の一辺を彎曲させたもので，先端の血行を改善できる（図6-4-6）．

❸LimbergのZ形成術　four flap Z-plasties

これは，図6-4-7からもわかるように，延長率は大きいが，皮膚に相当な余裕がないと用いられない（Limberg 1966）（図6-4-8）．尾郷（1977）によると，90°の皮弁を二等分して，45°の4弁Z形成術にすると延長効果はそれほど変わらないが，周囲皮膚の変形や緊張の度合いを減少させるという．

この皮弁は，多用されているが，ロシアのLimbergが，1946年に報告したのが最初であろう．

また尾郷（1977）は，同じ2点間を延長するのにLimbergの4弁Z形成術のほうが2個のZ形成術より延長効果が優れていることをペーパーモデルで実証した．

❹Rhomboid flap 菱形皮弁

Limberg flapと同じものである．原著ではrhomboid defect（菱形欠損）をLimberg flapで修復すると表現されている．Jackson（Neligan2013）は，この皮弁をRhomboid flap菱形皮弁と呼んでいるが，四角弁というべきものであろう．

❺HirshowitzのZ形成術　five flap Z-plasties

これは5つの皮弁よりなるもので（図6-4-9, 図6-4-10），次のような利点，欠点がある（Hirshowitzら1977）．

a. 長所
①手技が簡単
②大きな延長効果
③瘢痕のなかに正常皮膚を挿入可能
④Z形成術の追加可能

b. 短所
①皮弁の長さ，厚さが一定しないことがある．
②手術前に皮弁の可能性，延長率を把握しにくい．
③拘縮が別部位に生じる恐れがある．

❻複合Z形成術　composite Z-plasty

これは，皮膚だけのZ形成術ではなく，皮膚と皮膚以外の組織，たとえば粘膜との組み合わせのように，2つ以上

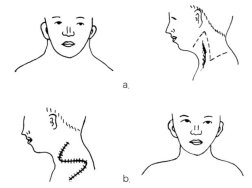

図6-4-11 翼状頸のZ形成術による修復法
(鬼塚卓弥:交通医 19:132, 1965 より引用)

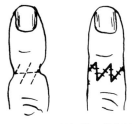

図6-4-12 絞扼溝の修復法

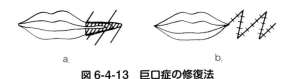

図6-4-13 巨口症の修復法

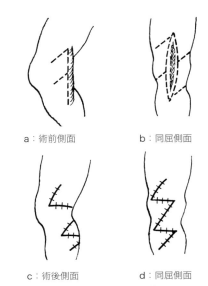

a:術前側面　　b:同屈側面
c:術後側面　　d:同屈側面

図6-4-14 関節部の水かき様瘢痕拘縮の修復法

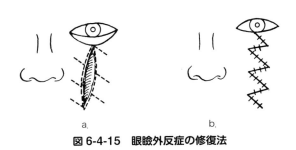

図6-4-15 眼瞼外反症の修復法

の組織で作る方法である．

❼ KaracaoglanのZ形成術

Karacaoglanら(1994)は，7個のZ形成術を報告しているが，皮弁が細過ぎて血行に心配がある．

❽ Senの3Z形成術

Sen(2007)は，皮膚欠損部を周囲に作成したZ皮弁で被覆する方法で，一考の余地はあろう．

❾ Z形成術の組み合わせ法

林(1999)は，Zのなかに細カットを入れて，辺の長さを伸ばす工夫をしている．

D. 適応

Z形成術の適応は以下のとおりである．

❶ 2点間の距離の延長

これは，Z形成術の最も大きな適応のひとつであり，次のような場合がある．

a. 先天性変形

Turner症候群の翼状頸(図6-4-11)や，腋窩，鼠径部の水かき，四肢の絞扼溝(図6-4-12)，巨口症(図6-4-13)など．

b. 後天性変形，緊張方向の変換

頸部や，各関節屈曲部の瘢痕拘縮(図6-4-14)，眼瞼(兎眼‐開瞼症)(図6-4-15)，口唇(外反症，小口症など)(図6-4-16)，鼻孔(狭窄症)などの瘢痕拘縮．

❷ 部位の交換

Zの相隣る三角弁を交換することによって，解剖学的偏位の修正に用いる．たとえば，眉，瞼(図6-4-17)，口唇，鼻翼など(図6-4-18)の偏位に用いる．

❸ 変形部と被覆部の交換

生え際(図6-4-19)や頸部(図6-4-20)の瘢痕や母斑などに応用される．すなわち，Zの一方の三角皮弁を病変部に

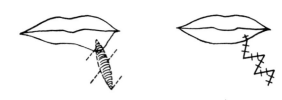

図 6-4-16 口唇外反症の修復法

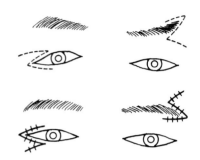

図 6-4-17 眉毛，眼瞼の位置異常の修復法

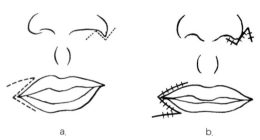

図 6-4-18 鼻翼，口角変形の修正法

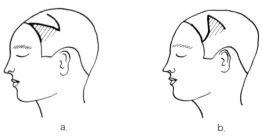

図 6-4-19 有毛部の位置変化によって目立たなくなった生え際の瘢痕

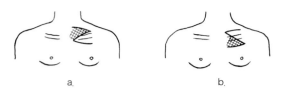

図 6-4-20 頸部の色素性母斑や単純性血管腫などを Z 形成術で衣服に隠れるところに移動

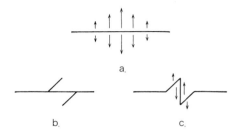

a. 単純な縫縮法では創縁に直角に張力がかかり，創が開きやすい．
b，c．Z 形成術を行うと張力の大部分は剪断力となって創の離開が少ない．

図 6-4-21 創縁にかかる張力および方向の変換

(McGregor IA : Fundamental Techniques of Plastic Surgery and Their Surgical Applications, Livingstone, p51, 1972)

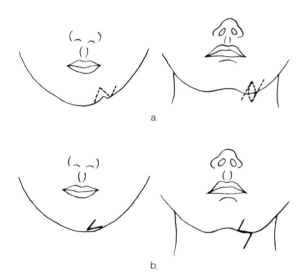

図 6-4-22 輪郭線の陥凹部の修復法

おき，他方の正常三角皮弁と交換することによって，病変部を髪や衣服で隠れるところに移す．

❹直線状瘢痕の修復

　長い直線状瘢痕よりも，短い zigzag の瘢痕のほうが錯覚的に目立たないという理由から，連続 Z 形成術を行う．しかし，2 点間の延長を要しないときは，同じ zigzag にするにしても，W 形成術のほうが簡便である．

❺瘢痕拘縮の修正

　瘢痕拘縮も，血行に注意すれば，皮膚瘢痕があっても Z-plasty が可能である（上石ら 1996）．

❻緊張方向の変換

　皮膚欠損を縫縮すると，必ず，創縁中央部にかかる張力が大きく，創端では小さくなるため，中央部が離開しやすく，またケロイド傾向も強い．しかし，中央部に Z 形成術を行うと斜辺には，反対方向の剪断力が強くかかるが，その他の創縁にはあまり緊張がかからない（図 6-4-21）．

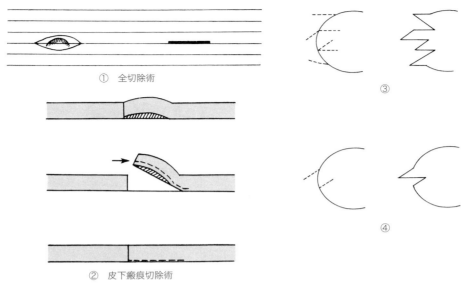

図 6-4-23 弁状瘢痕の修復法

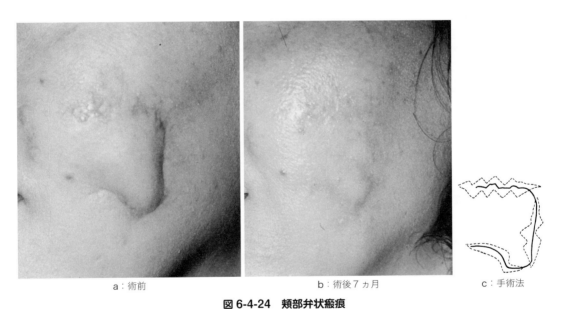

a：術前　　b：術後7ヵ月　　c：手術法

図 6-4-24 頬部弁状瘢痕
連続した切開を行う場合は，外側を内側の創縁の長さに合わせるのは難しいが，このように方向を変えたW形成術をいくつか併用すると，切開線のデザインが楽である．

❼皮膚陥凹の修正

これは，Poulard の方法（第6章 -1-E「瘢痕上縫縮術，Poylard 法」の項参照）と異なり，Z の三角皮弁に含まれる皮下組織を利用して陥凹部を修正する方法である．先天性四肢絞扼溝（図 6-4-12）をはじめ，瘢痕性陥凹，特に下顎部など輪郭線を横切る瘢痕性陥凹は，Z 形成術のよい適応のひとつである（図 6-4-22）．

❽弁状瘢痕の修正

この弁状瘢痕は，円形の瘢痕拘縮によるものであるから，Z 形成術によって拘縮の方向を変える．しかし，弁状瘢痕の修正法としては，通常，小さいものは縫縮，大きいものは皮下瘢痕を切除のうえ，創縁に Z 形成術を施す．しかも，Z 形成術は円形の著明なところに効果的に行えば，数多くの Z を要しない（図 6-4-23，図 6-4-24）．

❾縫合瘢痕の修正

これは，連続 Z 形成術の特殊型を用いるのであるが，実際には Z 形成術より W 形成術を用いるほうが多い（図 6-4-24）．

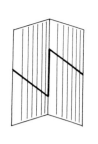 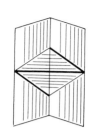 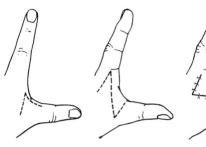 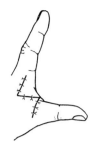

a：基礎図　　　　　　　　　　　　　b：指間形成術への応用

図 6-4-25　山を谷にする場合の Z 形成術

❿突出部の修正

　これは，陥凹瘢痕や輪郭線を横切る場合の修正の逆で，前者を谷から山へ修正するとすれば，これは山から谷へ修正する場合に用いる．Furnas（1965）は，tetrahedral Z-plasty という名前でその理論を説明している（図 6-4-25）．

⓫直線状瘢痕を zigzag にする場合

　直線状瘢痕を短い zigzag 瘢痕にすると，心理的に，あるいは，錯覚から目立たなくなる．これを，上石ら（1996）は，ぼかし効果と呼んでいる（詳細は，次項参照）．

6･5　W 形成術　W-plasties

　W 形成術の目的は，長い線状瘢痕を zigzag の短い線状瘢痕に変えることによって，
　①多少の瘢痕拘縮を除去し，
　②人間の目の錯覚から瘢痕を目立たなくするものである（図 6-5-1〜図 6-5-4）．

A. 理論

　これは，手術後の瘢痕が W 字型にみえるため名づけられたもので，単純縫縮術の特殊型である．つまり，創縁が直線状でなく zigzag を成すものと考えられる（図 6-5-1）．Z 形成術と異なる点は，次のようなものである（Borges 1959）．
　①皮弁の交換がない．
　②創の平行方向の延長率が少ない．
　③正常皮膚の切除量が多い．
　④1 辺の長さが変わらない（連続 Z 形成術では斜方向の 1 辺の長さが長くなる）．

B. 適応

　①軽度の瘢痕拘縮
　②直線状瘢痕を zigzag にして目立たなくする．
　③陥凹瘢痕の修正
　④弁状瘢痕の修正
　⑤縫合瘢痕の修正：これは，図 6-5-1 ④のように切除するため連続菱形縫縮法 multiple diamond shaped excision ともいう．
　⑥その他の複雑な瘢痕：瘢痕の形に応じて，W の一辺の長さを適当に変える場合で，しばしば用いられる．

C. W 形成術と心理的効果

　直線状の瘢痕は，一点をみたとき，どこまでも続いているように錯覚するものである．しかし，直線状瘢痕を，連続 Z 形成術，または W 形成術で zigzag の瘢痕にすると，図 6-5-3 のように自然皺襞と交わるほうの瘢痕も短く，次の瘢痕との間に間隔があるため目立たない．

D. W 形成術上の注意

　①W 形成術の一辺の長さは一般に 3〜5mm，皮弁の頂角は，60°前後が適当であり，これより短いとき，あるいは鈍角になり過ぎたとき，術後瘢痕が直線的になり，W 形成術の意味がなくなる．
　一方，一辺の長さが長過ぎると目立ちやすい．
　②創縁，特に W の隅にあたるところが皮面に直角に，正確に切れていないと創縁の接合が悪く，術後瘢痕が凹凸になりやすい．もし，縫合後，皮弁先端が突出する場合は切除する．三点縫合 triangle suture のような複雑な方法を用いる必要はない．W 形成術と真皮縫合 dermostitch 法を併用すると，さらによい結果が得られる．
　③各相対する辺の長さは，あらかじめ正確にデザインす

6・5　W形成術　247

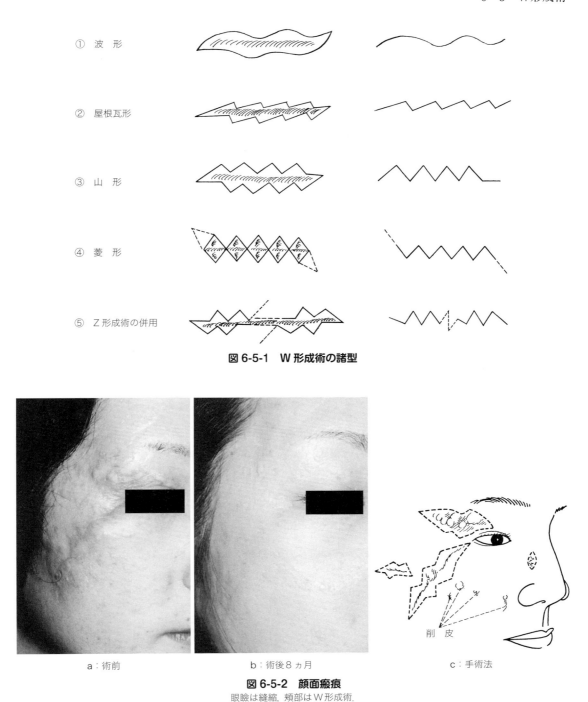

① 波　形
② 屋根瓦形
③ 山　形
④ 菱　形
⑤ Z形成術の併用

図 6-5-1　W形成術の諸型

a：術前　　　　b：術後8ヵ月　　　　c：手術法
図 6-5-2　顔面瘢痕
眼瞼は縫縮，頬部はW形成術．

ることが望ましいが，万一，縫合中にその不適合があれば，注意深くトリミングする．一辺の長さを変えると，その前後も変えざるを得ないからである．
④瞼頬皺襞では，皮膚の薄い眼瞼部と皮膚の厚い頬部とを縫合することになって段違いを生じやすい．
⑤W形成術の創縁が，瘢痕治癒後，3ヵ月以上経過してから削皮術を行うと，さらに瘢痕を目立たなくすることができる．
⑥自然皺襞に沿った直線状瘢痕でも，W形成術を行うと，より目立たなくすることができる．
⑦自由縁に近い瘢痕の修正では，拘縮除去とともに目立たなくできるが，縫合方向を自由縁に平行にしないと外反を起こしやすい（図6-5-4）．
⑧自由縁の瘢痕拘縮が修正できないときは，Z形成術を併用する．

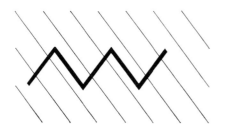
a：実際の瘢痕

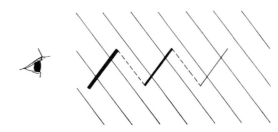
b：錯覚上の効果

直線状瘢痕は遠いところはぼけた感じになるが，線が続いているようにみえる．

c：実際の瘢痕

d：錯覚上の効果

近いところは目立つが，遠いところは不連続な線にみえるため，目立たない．

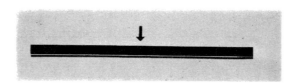
e：直線状瘢痕

光線の具合でやはり直線状の陰影が生ずるため目立ちやすい．

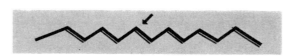
f：zigzag 瘢痕

zigzag 瘢痕にすると陰影も分散されて，目立たない．

図 6-5-3　W 形成術による zigzag 瘢痕の効果

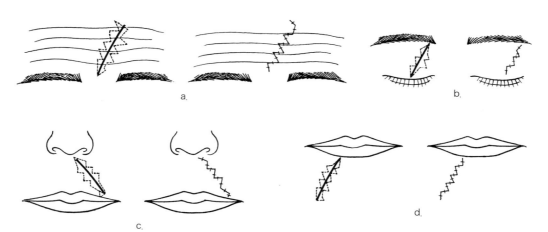

図 6-5-4　自由縁に近い瘢痕の修正

Wの一辺を自由縁に直角，他辺を平行にデザイン，自由縁に平行な張力を生じるように切開縫合しないと自由縁の変形を生じる．デザインによっては瘢痕の端で切開線の長さが異なるときは小さい楔状切開を行い，dog ear の修正をする．この修正は自由縁端では行わないで，瘢痕の他端で行うのがコツである．

6·6 辺縁皮弁法 contiguous flap

これは，有茎皮弁のひとつであるが，一次縫合が不可能な場合でも減張切開，あるいは周囲正常皮弁をずらすことによって，一次縫合を可能にする方法である（詳細は，第7章-6「有茎植皮・皮弁移植」の項参照）．

A. 伸展皮弁法 advancement flap

皮弁をまっすぐに引っ張ってくる方法である（**図6-6-1**）．縫縮術 straight advancement flap 法，W-形成術，V-Y 法などがある．V-Y 法の理論については Andrades ら（2005）の報告がある．

註：学会の名称では前進皮弁となっているが，この皮弁には単に前に進めるだけでなく，引っ張りの要素もあるため，著者は伸展する皮弁と名づけたい．

B. 横転皮弁法 transposed flap

60°の平行四辺形が基本型になっていて，1皮弁法（**図6-6-2～図6-6-4**），2皮弁法（**図6-6-5**），3皮弁法（**図6-6-6**），4皮弁法（**図6-6-7**）などがある．皮弁先端の角度は，必ずしも60°を要しない．症例ごとに決めるべきである．

❶ Limberg 皮弁 Limberg flag, Dufourmentel 皮弁 Dufourmentel flap

実際の皮膚欠損部の修復の場合，まず Limberg の基本型を当てがってみて，次に周囲皮膚の余裕などから切開線を決めていく．なお，Limberg の基本型における平行四辺形の60°の角が，75°になったものに Dufourmentel flap があるが，多少の dog ear ができる（**図6-6-8**）．

尾郷ら（1980），秋元（1993）は，Limberg と Dufourmentel の方法を比較，45°の頂角を持つ皮弁の作成を推奨している．

❷ 双葉状皮弁法 bilobed flap

Esser（1917）によりはじめて報告された方法で，2つの異なる大きさの皮弁を交換する方法であるが，それぞれ大きさを半減していき，最後に縫縮する．

回転角は，90°がよいという（Zimany 1953, Grabb ら 1975）．それより大きくなると dog ear も大きくなる．Iida ら（1999）の報告は参考になろう．

しかし，これを Z 形成術の特殊型としている人もいるが，むしろ辺縁皮弁法というべきものである（**図6-6-9～図6-6-11**）．穿通枝を利用すれば大きな皮弁も利用可能である．

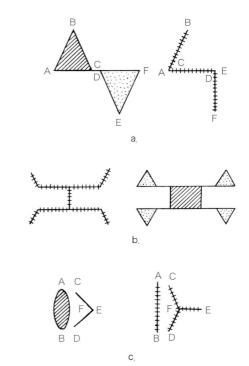

図6-6-1 伸展皮弁法

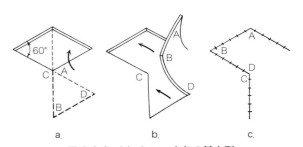

図6-6-2 Limberg 皮弁の基本型
(Jervis W : Plast Reconstr Surg 54 : 335, 1974 より引用)

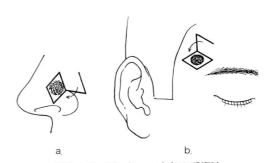

図6-6-3 Limberg 皮弁の手術法

250 第6章 縫縮術

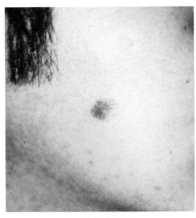
a：左頬部母斑

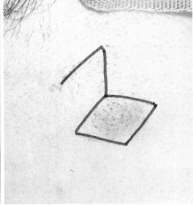
b：多少変形させたLimberg flapのデザイン

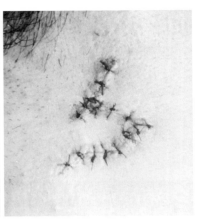
c：術後

図6-6-4　Limberg皮弁の応用

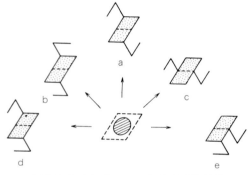

図6-6-5　Limbergの2皮弁の基本型
(Jervis W：Plast Reconstr Surg 54：335, 1974より引用)

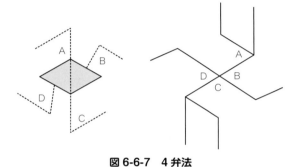

図6-6-7　4弁法
あまり複雑な方法は瘢痕が増えるだけでよいとは思えない．
(Turan T et al：Plast Reconstr Surg 104：1675, 1678, 1999より引用)

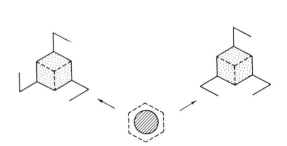

図6-6-6　Limbergの3皮弁
(Jervis W：Plast Reconstr Surg 54：335, 1974より引用)

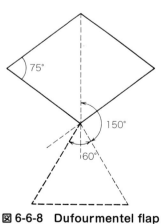

図6-6-8　Dufourmentel flap
(Jervis W et al：Plast Reconstr Surg 54：335, 1974より引用)

6・6 辺縁皮弁法　251

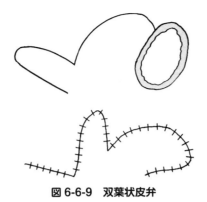

図 6-6-9　双葉状皮弁

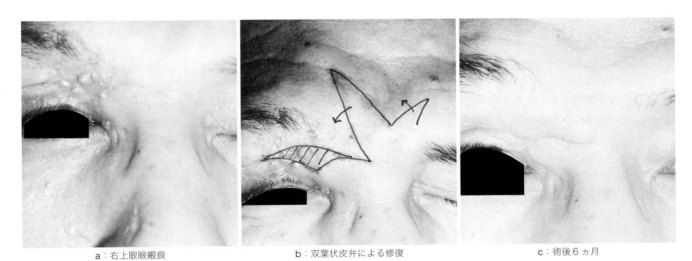

a：右上眼瞼瘢痕　　　　　　　　b：双葉状皮弁による修復　　　　　　c：術後6ヵ月

図 6-6-10　双葉状皮弁による上眼瞼瘢痕の修復例

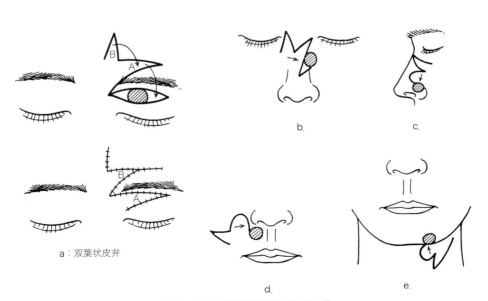

a：双葉状皮弁

図 6-6-11　双葉状皮弁法のいろいろ

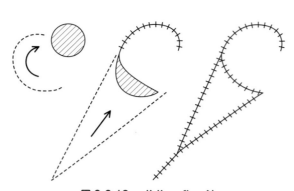

図 6-6-12　sliding flap 法
(Calderon W et al : Plast Reconstr Surg 114 : 1539, 2004 より引用)

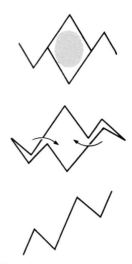

図 6-6-13　Rhomboid-to-W-technique
実際は側方皮弁の移植に際して dog ear の修正が必要である．

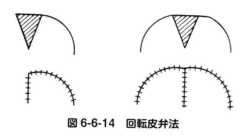

図 6-6-14　回転皮弁法

Yenidunya（2007）の症例報告がある．

❸組み合わせ皮弁法，連合皮弁法 combination flap

a. sliding flap 法
横転皮弁と伸展皮弁との組み合わせ（Campus ら 1993，Calderon ら 2004）（図 6-6-12）．

b. Rhomboid-to-W-technique
Becker（1979）が報告したもので，佐藤ら（1983），倉田（1984），奥田ら（1996）の追試がある（図 6-6-13）．Rhomboid flap を皮下茎弁にした方法もある（Uzunixmzil ら 1994）．

c. V-Y-S 法
Argamaso（1974），黒川（1992）は，自由縁の近くや，皮下茎を作成しにくいところに適応があるという．

d. 回転皮弁法 rotation flap
これは，頬部皮膚や頭皮に用いられる（図 6-6-14）（詳細は，第 7 章-6「有茎植皮・皮弁移植」の項参照）．

e. 連続縫縮術と Z 形成術
連続縫縮術だけでは，瘢痕拘縮を起こすこともあり，適宜に Z 形成術，W 形成術，辺縁皮弁法を追加する（東ら 2006）．

6・7　島状皮弁法　island flap method

これも，有茎皮弁の特殊なものであり（第 7 章-6「有茎植皮・皮弁移植」の項参照），皮膚に余裕のある部位に，動脈を茎にした皮弁を作り，これを移動して，病変部を修復しようとする方法で，瘢痕部も採皮部も，一次縫合が可能な場合である．例として，次のものがあげられる．
① 鼻の皮膚の小欠損に，額部からの動脈皮弁を利用する（図 6-7-1）．
② 後頭部，側頭部の瘢痕性脱毛症に比較的余裕のある頭頂部の皮弁で，側頭動脈を茎にして修復する．あるいは図 6-7-2 のように，側頭動脈を利用して前頭部の瘢痕を頭頂部に移動させ，目立たなくする方法もある．
③ 眉毛の動脈皮弁による植毛（図 6-7-3）．

6・8　皮下茎皮弁法　subcutaneous pedicle flap method

❶皮下茎弁とは
これは，皮下組織だけの茎を有する小皮弁である．顔面のように血管網の発達しているところでは，皮下組織はいわゆる dermal vascular plexus が豊富で，小皮弁ならば皮下組織の茎だけでも壊死を起こさない．

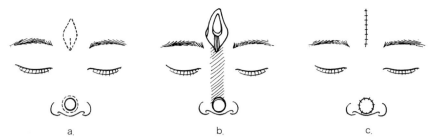

図 6-7-1　額部の動脈皮弁を用いた鼻尖部欠損の修復法
額部から鼻尖部までは皮下トンネルとし，皮弁をくぐらせる．

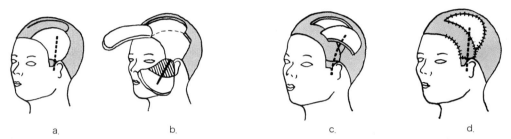

図 6-7-2　前側頭部の瘢痕を側頭動脈を利用して頭頂部に移動，目立たなくする方法
(Onizuka T : Plast Reconstr Surg 35：338, 1965 より引用)

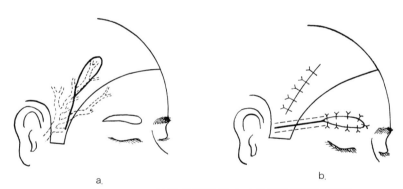

図 6-7-3　島状皮弁（側頭動脈利用）による眉毛欠損の修復法

　註；これは，本書第1版では皮下組織有茎皮弁となっているが，語呂の良さからいって皮下茎皮弁とした．
　適応は，以下のとおりである．
　①単純縫縮法の不可能な場合，
　②一次縫合は可能でも，瞼，口唇のように外反症を起こしやすい場合に用いられる(**図6-8-1～図6-8-3**)．

❷皮下茎皮弁の作成

　皮下茎皮弁は，皮下の血管網を利用する特殊皮弁ゆえ，これを傷害しないことが大切である．そのための注意として，次のようなものがある．
　①血行の豊富な部位を選ぶ．

　②術前に，布片を用いて，皮弁の大きさ，移動角度，距離などを確認しておく．
　③茎部はできるだけ厚くする．顔面では，真皮下と脂肪層の深目のところ（顔面神経を損傷しない程度），他の部位では浅筋膜上あるいは深筋膜上で剝離して作成する．
　④茎部は引っ張ってはいけない．そのためには皮弁回転軸から採皮部までの距離を移植部までの距離より長めにして，茎部をたるませるようにする．
　⑤茎部の幅はできるだけ広くし，移植に支障がなければ，皮弁より幅広くする．小川(1996)によると，少なくとも茎部の幅は，皮弁幅の1/2以上，回転角は60°以下

が必要という．
⑥採皮部や移植部を縫合したとき，茎部に緊張がかからないようにする．
⑦止血を完全にする．
⑧atraumaticに行う．

❸プロペラ皮弁
百束(1991)の報告になるもので，穿通枝を含む皮下茎弁，島状皮弁といえよう．有用な皮弁で，遊離吻合皮弁として縫縮術に使用できる．

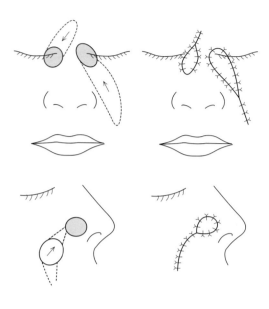

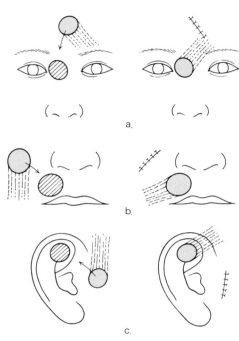

図6-8-2　皮下茎皮弁のいろいろ

図6-8-1　皮下茎皮弁のいろいろ
(Grabb WC et al : Skin Flaps. Little Brown, 1975を参考に著者作成)

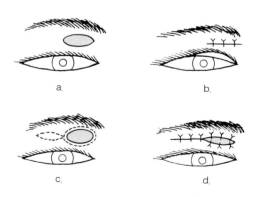

図6-8-3　皮下茎皮弁
a：瘢痕
b：瘢痕の全切除を行うと眼瞼外反を起こす．
c, d：余裕のある周囲皮膚を皮下組織を茎にして180°回転，瘢痕を全切除したあとへ移植すると，外反症にならない．皮下組織の血行の盛んな部位に用いられる．

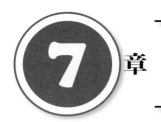

7章 植皮術
skin grafting and flap transfer

7・1 植皮一般論

縫縮法を用いられないほど大きな皮膚欠損部は，これを他からの皮膚で被覆しなければならない．すなわち植皮術 skin grafting である．植皮術は，形成外科で行う治療法のなかで，縫縮術に次いで重要なものである．

註；次に，植皮関係の名称であるが，graft は移植，grafting は移植術と使い分ける．同様の名称としての transplantation, transposition は，組織をあるところから別のところへ移動させることであり，implanting は，組織を移植部へ置くことを意味する (McCarthy 1990)．最近，使用される言葉として harvesting というのがあるが，これは，組織を採集する意味であり，engineering は，組織工学，再生医学の領域から出てきたもので，組織の代用再生を意味する (Maler ら 2006)．

異種移植は，古い用語では heterograft と呼ばれていたが，今日では，動物間でなく，同一固体でも，場所が異なる移植時に用いられ，xenograft と名称変更が行われた．同種植皮は，古くは homograft といわれていたが，同じく allograft に代えられた．

A. 皮膚の解剖

第 5 章 -1-B「皮膚の解剖，機能」の項参照．

B. 植皮法の分類

植皮法の分類としては，いろいろな方法があるが，ここでは著者の慣用している分類法を列挙した (表 7-1-1, 図 7-1-1)．

C. 異種植皮 xenograft

異種植皮は，Gibson (1942) によれば 1682 年にすでに記録があるとのことであるが，実際には Reverdin (1872) が羊を用いたのが最も古い記録ではないかという．1950 年代には牛が用いられ，1960 年代には豚皮が用いられるようになった (図 7-1-1)．

異種植皮は，動物の皮膚を人間に移植するような場合で，今日の医学をもってしても永久生着は不可能であり，ただ，重症熱傷例に対して，全身状態改善のため，生体包帯 biological dressing として用いられる．通常は豚皮 porcine skin が使用されたが，今日では，培養皮膚が使用されるようになった (第 7 章 -5-A「生体代用皮膚」の項参照)．

D. 同種植皮 allograft, isograft

❶同種異系移植，同種同系移植

allograft は，同種異系植皮であり，二卵性双生児間の植

表 7-1-1 植皮法の分類

1. 異種植皮 xenograft：異種動物の皮膚を移植する（ブタからヒトへ）
2. 同種植皮 allograft：同種異種個体の皮膚を移植する（ヒトから別のヒトへ）
a. 同種異系植皮 allograft（ヒトからヒトへ，二卵性双生児間の植皮など）
b. 同種同系植皮 isograft（一卵性双生児間の植皮など）
3. 自家植皮 autograft：自己の皮膚を移植する
a. 遊離植皮 free skin graft
b. 有茎植皮 pedicle graft
4. 混合移植 intermingled graft（自家移植と同種移植など混合して移植し，移植片の不足を補う方法）

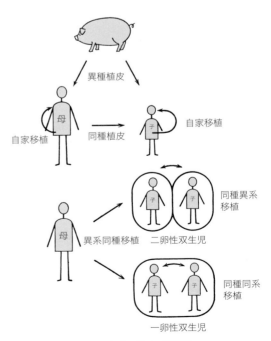

図 7-1-1 植皮の種類

皮，親から子への植皮などを指す．しかし，同種同系植皮はisograftと呼ばれ，一卵性双生児間の植皮に名づけられる．動物では実験的に作られた純系間の移植はisograftであるが，人間は一卵性双生児を除き，すべて雑系のため人間同志の植皮はallograftになる (**図7-1-1**)．

❷同種植皮と免疫

同種移植は免疫反応として拒絶反応を起こすが，時間的に①移植後すぐに現れる液性拒絶反応 humoral rejection（たとえば不適合血液型輸血），②少し遅れる細胞性の急性拒絶反応 acute rejection（たとえば同種皮膚移植），③および遅発性拒絶反応 chronic rejection（たとえば慢性移植腎症）とがある．

皮膚の同種移植を行うと，皮膚はいったん生着するが，4〜6日目頃，血管再生期に入るにつれて血行障害を起こし，8〜10日目頃には壊死する．このことは免疫反応による拒絶反応 rejection phenomenon と考えられ，しかも，一度同種植皮を行って拒絶された個体に，もう一度同種植皮を行うと，2度目は1度目より早く壊死するとして，これを他家再移植現象 second set phenomenon，あるいは促進拒絶反応 accelerated rejection という（Medawar ら 1942）．この場合，抗原はもちろん皮膚であるが，他の臓器細胞を用いても起こるため，個体特異性抗原である組織適合性抗原 histocompatibility antigen といわれている．

小リンパ球によって運ばれた抗原はリンパ節で，免疫学的能力のある細胞により DNA-RNA 系の統制のもとで抗体が産生される．つまり，主要組織適合系 major histocompatibility complex system で支配され，染色体6の短腕の遺伝子にコード化されている（Lee ら 2006）．

❸同種植皮の延命と生着

同種植皮は，遅延型過敏反応に属する抗原抗体反応と考えられているが，この反応に何らかの変化を起こさせ，拒絶反応を長引かせると同種植皮の延命につながるという．これには，免疫学的寛容 immunological tolerance と免疫学的増強 immunological enhancement がある．たとえば，リンパ系の除去，胸腺摘出，免疫抑制薬の使用，放射線照射などを行う．この方法は，臨床的にもある程度用いられている．しかし，このような方法を用いないでも，次のように生着ないし延命できる場合がある．

a. 生着可能な場合
①一卵性双生児間（両児の組織適合性が同一であるため）
②無γグロブリン血症（抗原に反応しない）

b. 延命する場合
① Hodgkin 病（抗原に反応しにくい）
②尿毒症（免疫能力の低下）
③重症熱傷（免疫能力の低下）

❹同種植皮の臨床効果

同種植皮は重症熱傷などに用いられるが，その効果は次のことを期待するためである．すなわち，
①広範囲熱傷における全身状態の改善
②不感蒸泄の抑制
③蛋白漏出の抑制
④疼痛の軽減
⑤感染の予防
⑥表皮形成の促進効果
⑦拘縮予防効果
などである．

通常，母親を含めた家族，あるいはボランティアの皮膚が採取されるが，すぐ使用する場合のほかは4℃に保存，あるいは－196℃に凍結保存を行う．後者のほうは，viabilityが高く，生着期間も薬剤の使用や UV-B 照射と同じく延長しうる（藤田 1993）．従来は，家族からの提供が多かったが，現在では，スキンバンクからの皮膚が利用されている．

❺同種植皮の適応

a. 重症熱傷
異種植皮でも同じであるが，同種植皮でも組織蛋白の漏出予防，疼痛予防などで，植皮片が脱落するまでの間，全身状態を改善できるように生体包帯 biological dressing 的に用いられる．

b. 肉芽面形成
熱傷創など汚染された肉芽面に，同種植皮を適応することによって，綺麗な肉芽面を形成し，自家植皮の生着を良好にする．

c. 疼痛の軽減
開放創を被覆すると疼痛が軽減される．

d. 露出腱，露出骨面の被覆
一種の生体包帯的働きを期待するものである．

f. 有茎植皮の採皮部
有茎植皮の場合，皮弁茎部をもとに戻す間の採皮部に，あるいは皮弁裏打ちにごく短期間用いられる．しかし，Miller（1974）は，STSG のドナーは拒否反応の結果，浅いものも深くなりやすいとその使用を警告している．

g. その他
上記以外に重要臓器の被覆，障害部を早期に可動させたいときなどに適応がある．

❻同種植皮の方法

a. Jackson 法（1954）
自家皮膚を 1/2 インチ（1〜2cm）幅の短冊状にして同種皮膚と並べて移植，同種皮膚が脱落後自家皮膚からの表皮が伸びて治癒する．

b. 難波法 (1968)

1辺2cm大の自家皮膚と同種皮膚を patch graft として混合植皮する. 植皮片相互の間隙をあけないことが大切である. この方法で同種皮膚を mesh graft にする方法もある (難波 1984).

c. Sawhney法 (1972)

同種皮膚で格子を作り, このなかに自家皮膚を移植する.

d. Yang法 (1980)

シート状の同種皮膚に穴を開け, このなかに自家皮膚を移植する.

e. Alexander法 (1981)

自家皮膚も同種皮膚も mesh graft する方法.

f. 同種培養表皮移植法 (Green法1975)

一方, 1975年に Rheinward, Green らによって確立された 3T3 feeder layer 法による表皮培養法は, 小さな皮膚片から大量の表皮細胞の入手が可能となり, 臨床応用がされている. 自家培養表皮を培養する 3〜4 週間の期間が待てないような全身熱傷などの症例に, すぐ使用ができるメリットがある. 同種培養表皮は一時的な創被覆材としての役割のほか, 各種のサイトカインが放出され, 創縁からの表皮細胞の増殖促進作用がある.

同種培養表皮は, HIV, HBV, HCV, ATLA などのウイルス検査で合格した乳幼児の増殖能に優れた表皮から作成される (松崎ら 2002).

g. 同種真皮移植法

同種植皮には, 生細胞を有する場合と有しない場合とでは, 免疫性に大きな違いが出てくるのは当然で, 最近では同種無細胞真皮マトリックス acellular allogeneic dermal matrix として用いると永久生着の可能性もあり, 自家表皮, 培養表皮との同時移植が考えられるようになった. この同種無細胞真皮マトリックスは米国 (アロダーム™, ライフセル社), 韓国 (シュアダーム™, ハンスバイオメド社) で市販されている (高見 2005).

E. 自家植皮 autograft

異種植皮にしても, 同種植皮にしても, いったん生着したものが免疫反応によって壊死脱落するのが通例であり, 特殊な例外を除き, 生体包帯的に一時的に用いられるに過ぎない. したがって, 永久生着を期待する場合には, 自己の皮膚を自己の他の部位に植皮する自家植皮に限られる.

自家植皮は, 大きく分けて遊離植皮と有茎植皮に分けられ, 遊離植皮は皮膚をいったん母床 (皮下組織) から切り離して他に移植することであり, 有茎植皮はその一部 (茎) が母床を離れず, あるいは吻合によって茎がつながれ, ここを通して血液の供給を受けるものである. 有茎植皮を皮弁移植ともいう. 皮膚採取部の栄養血管をいったん切離し

表7-1-2 遊離植皮と有茎植皮の比較

	遊離植皮	有茎植皮
1. 生存状態	移植床よりの血行再開で生存する	茎部を通しての血行で生存する
2. 移植	皮膚だけ可能	他の組織も含ませることが可能
3. 弾力性	少ない	多い
4. 術後収縮	起こしやすい	起こしにくい
5. 色素沈着	起こしやすい	起こしにくい
6. 外力に対する抵抗	弱い	強い
7. 全層欠損部, 穿孔部に	用いられない	用いられる
8. 血行不良の移植床には	用いられない	用いられる
9. 骨皮質, 軟骨, 露出腱など無血行のところには	用いられない	用いられる
10. 癒着	起こす (骨髄, 被覆腱の上に移植可能であるが)	起こさない
11. 表情運動	比較的出る	出ない
12. 圧迫包帯	必要とする	必ずしも必要としない
13. 手術	1回でよい	数回を要する. 吻合皮弁は別

て, 植皮部の栄養血管に microsurgery の技術で血管同士を吻合して血流を再開させる植皮法を遊離吻合皮弁 free flap 法という.

遊離植皮と有茎植皮は**表7-1-2**のような差がある.

註;遊離皮弁は free flap の直訳であるが, 血管吻合なしには, 移植は成功しないし, 他の移植法の遊離植皮, 遊離骨移植, 遊離腱移植など, 遊離がついたものと混乱しかねないので, 著者は, 吻合という技術なしには成功し得ないことから, 吻合皮弁なる用語を提案し続けたが, 採用に至らず, 学会使用の遊離をつけて遊離吻合皮弁 free flap に統一することにした.

7・2 遊離植皮術
free skin grafting

A. 遊離植皮の種類

遊離皮膚移植の種類と移植片の厚さとの関係を図示すると, **図7-2-1**, **表7-2-1**のようになる. 次のものが頻用される. 報告者の名前を記す場合もある (塚田 2004).

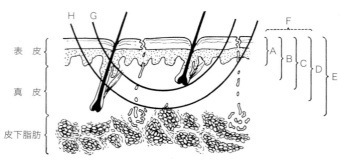

図 7-2-1　遊離植皮片の厚さ

A：表皮植皮 epidermic graft
B：薄目の分層植皮 thin split thickness skin graft
C：中間の分層植皮 intermediate split thickness skin graft
D：厚目の分層植皮 thick split thickness skin graft
E：全層植皮 full thickness or whole skin graft
F：分層植皮 split thickness skin gfaft
G：Reverdin 法
H：Davis 法

（鬼塚卓弥：交通医 19：510, 1965 より引用）

表 7-2-1　遊離植皮の分類

1. 単純遊離植皮 skin graft
   a. 分層植皮 split thickness skin graft (STSG)
      1. 薄目分層植皮 thin STSG
      2. 中間分層植皮 intermediate STSG
      3. 厚目分層植皮 thick STSG
   b. 全層植皮 full thickness skin graft (FTSG)
2. 複合遊離植皮 composite graft（皮膚と他組織の同時移植）
3. 特殊遊離植皮 special skin graft
   a. 重ねばり植皮 over graft (Webster 法)
   b. つまみどり植皮 pinch graft (Reverdin 法, Davis 法)
   c. 切りばり植皮 patch graft (postage stamp graft)
   d. 網状植皮 mesh skin graft
   e. 瘢痕皮膚植皮 scared skin graft（鬼塚）
   f. 含皮下血管網遊離植皮（塚田）
   g. 内ばり植皮 inlay graft
   h. 外ばり植皮 outlay graft
   i. 重層植皮 laminated skin graft
   j. 遷延植皮 delayed skin graft
   k. 伸展皮膚移植 expanded skin graft
   l. 培養皮膚移植 cultured skin graft
4. 代用皮膚移植 skin substitute graft

①薄目分層植皮（Ollier-Thiersch 植皮）
　真皮乳頭層までの皮膚を利用するもの.
②中間分層植皮（Blair-Brown 植皮）
　真皮中層までの厚さの皮膚移植.
③厚目分層植皮（Padgett 植皮）
　表皮と真皮 3/4 までの厚さのもの.
④全層植皮（Wolfe-Krause 植皮）
　表皮と真皮全層を含むもの.
⑤含皮下血管網全層植皮（塚田植皮）
　真皮直下の血管網を含むもので, 採皮に際して真皮が障害されないので術後の二次収縮が少なく, 色素沈着も少ない. また機能回復が早いなどの長所がある（塚田 2004）.

B. 植皮片の生着過程

植皮片の生着は, 次の 3 つの過程で起こると考えられている (図 7-2-2).
第 1 期：血清浸染期 serum imbibition phases
第 2 期：血行再開期 revascularization phase
第 3 期：血行再編期 vascular reorganization phase

❶血清浸染期 serum imbibition phase

植皮後最初の 2〜3 日間, 植皮片は組織液の循環によると考えられ, phase of plasmatic circulation と名づけられたが (Huebscher 1888), これは間違った命名であり, 最近の考え方は, 循環ではなく吸収であるという. 塚田 (2004) は, これを寄生的栄養によるプラズマ浸漬 plasmatic imbibition と呼んでいる. 福居ら (1991) は, horse-radish peroxidase を用いた実験で 30 分以内にはすでに植皮片全体に浸染 imbibition（註）が起こっていると報告している. Maeda ら (1999) も, serum imbibition は, cell division に大きな役割を演じていると結論づけている.

Psillakis らは, すでに 1969 年, 植皮片は, 母床から水分や電解質が受動的に取り込まれるためで, circulation ではなく imbibition であり, 最初に取り込まれた組織液は, 次の phase, つまり, 新生した血管やリンパ管によってドレーンされるという.

註：本書第 3 版では浸漬としたが, 学会用語集の浸染に改変することにした.

❷血行再開期 revascularization phase

移植と同時に皮片血管と母床血管が吻合 (direct vascular anastomosis) し始めると考えられているが, Smahel (1977), 岡田ら (1988) は, 皮片と母床血管断端間において吻合に適した条件が整っているときは吻合が起きるが, そうでないときは, 母床からの血管の新生に頼らねばならないという. つまり, 直接吻合による一次血行再開 primary revascularization と移植床からの血管新生による

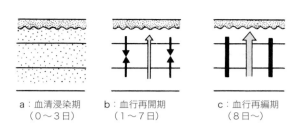

a：血清浸染期　　b：血行再開期　　c：血行再編期
（0〜3日）　　　（1〜7日）　　　（8日〜）

図 7-2-2　植皮片の生着過程

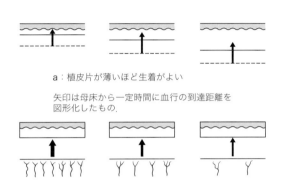

a：植皮片が薄いほど生着がよい

矢印は母床から一定時間に血行の到達距離を
図形化したもの.

b：母床の血行がよいほど血管再生の早いことを図形化したもの

図 7-2-3　植皮片の生着条件

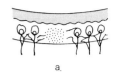 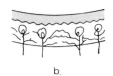

図 7-2-4　橋渡し現象
血行が悪いと皮膚は壊死するが(a)．小範囲であれば周囲からの血行が連絡
し合って壊死を起こさない(b)．

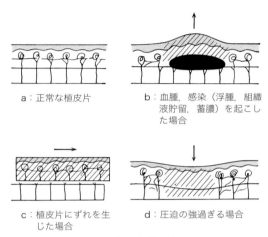

a：正常な植皮片　　　　b：血腫，感染（浮腫，組織
　　　　　　　　　　　　　液貯留，蓄膿）を起こし
　　　　　　　　　　　　　た場合

c：植皮片にずれを生　　d：圧迫の強過ぎる場合
　　じた場合

図 7-2-5　遊離植皮片の壊死の原因

二次血行再開 secondary revascularization があり，前者が優勢であれば血行再開も早く，後者では遅い．

母床の新生血管は，フィブリン網内に形成された導管的役割を果たす静脈洞様血管で始まり，次第に器質化し，血管へ成熟する（塚田 2004）．移植後，約6時間で，まず内皮細胞が活動を始め，12時間までには母床と植皮片との間の線維層を通過し（endotheial replacement），24時間頃には多くの母床血管が植皮片を通る．血流は，4日目に新生毛細管内にみられる（new capillary invasion）．

❸ **血行再編期** vascular reorganization phase

8日目には血行はほとんど完成され，10日目には増殖してきた線維芽細胞の連絡が強くなって植皮片と母床との癒合が強固となり，ほぼ生着が確認される．

C. 植皮片生着のための諸条件

❶ **皮片の厚さ**

植皮片が生着するには，母床からの新生血管の再生を要するため，植皮片が薄いほど組織液浸染，再生などがよく，生着の可能性が大きくなる（図 7-2-3）．

❷ **母床の状態**

植皮片の生着は最終的には母床からの血管再生によっているので，母床の血行がよいほど生着もよい（図 7-2-3）．したがって，全身状態が悪いとき，血行障害を起こす疾患があるときはもちろん，悪い肉芽組織，骨，軟骨，腱などの上は，血行が悪くて生着しにくいが，骨でも出血のある骨髄まで露出すれば薄い皮片は生着し，腱ではパラテノンがあれば生着の可能性がある．筋膜と脂肪では，筋膜のほうがよく生着し，古い肉芽組織より新しい肉芽組織のほうが血管に富むので生着しやすい．また，橋渡し現象 bridging phenomenon といって，露出した骨皮質上でも小範囲であれば，周囲からの血行により生着することがある（図 7-2-4）．

❸ **植皮片と母床との密着**

植皮片は，母床から栄養されるので，両者が密着しているほど生着もよく，線維組織の接合，血管再生も早い．そのための条件として，次のものがあげられる．

a. **止血**

植皮片下に出血が起こると，これが血腫となり，植皮片は，母床から離れるので壊死を起こし，生着しない．したがって，肉眼的出血は，完全に止めなければならない（図 7-2-5）．Antithrombotic therapy を受けている患者は出血

260　第**7**章　植皮術

表7-2-2　植皮片の厚さによる特色

性　質	分　層　植　皮	全　層　植　皮
1. 採皮法	ダーマトーム	メスと鋏
2. 生着と母床の関係	皮片が薄いほど生着し，また表皮のように薄いものになると感染のある肉芽面上にも生着する	母床の血行がよくなければ生着しにくい
3. 植皮片の術後収縮	採皮直後の一次収縮は弱く，移植後の二次収縮は強い．例外として額部のように母床に硬い組織のあるところでは二次収縮が少ない	一次収縮は強く，二次収縮は少ない
4. 術後色素沈着	起こりやすい	起こりにくい
5. 美容的効果	よくないところもある．母床の凹凸は治せない	かなり期待できる
6. 感覚獲得	感覚出現は早いが，完成は遅い	出現は遅いが，感覚完成は早い
7. 感染に対して	比較的抵抗できる	抵抗できない
8. 露出した骨，軟骨，腱などの上	生着しない	生着しない
9. 採皮部	そのまま治癒しやすい	縫縮または植皮を要する
10. 適応	広範囲の植皮，四肢，新鮮創，出血する骨面，筋膜，骨膜，軟骨膜，肉芽面	小範囲の植皮，顔面その他美容的効果の望ましい部位
11. 不適応	体重負荷部，摩擦される部位，母床が凹凸している部位	広範囲の植皮，血行の悪い母床上（骨，軟骨，腱，不良肉芽の上）

表7-2-3　遊離植皮の採皮部

植皮部	皮膚の厚さ	望ましい採皮部
額　部	分　層	胸部
眼瞼部	全　層	耳介後部，鎖骨部
鼻　部	全　層	額部，鎖骨部，胸部，オトガイ下部
頬　部	全　層	鎖骨部，胸部
口唇部	全　層	鎖骨部，オトガイ下部，胸部
頸　部	全　層	胸部，腹部
体幹部	分　層	植皮部以外の体幹部，大腿部，頭部
乳輪部	全　層	包皮，陰嚢，小陰唇，大陰唇外側の各部
四肢部	分　層	腹部，背部，頭部
手背部手掌部	分層または全層	腹部，鼠径部，肘窩部，足背部，足底部，骨果部

のリスクは増加するが，中止の必要はないという（Reemら 2015）．

b.　無菌

　植皮部が化膿すると，組織液の滲出や膿の貯留により，植皮片が浮き上がって生着しない．化膿の恐れがある場合は，手術を延期，あるいは，極めて薄い皮片の移植により無菌状態にしてから改めて厚めの皮片移植を行う．

c.　安静固定

　血管再生が起こる間，また，植皮片下の結合組織性癒合が確実になるまでの間は安静，固定を行わないと，せっか

く再生してきた血行を遮断し，壊死を起こすことになる（図7-2-5）．

❹遊離植皮片の選び方

a.　遊離植皮片の厚さから選ぶ方法

　理解しやすいように，**表7-2-2**にまとめた．皮膚全層の3/4くらいの厚い分層皮片は全層皮片と類似した性質を持ち，しかも，全層皮片に比べて機器で採皮しやすいこと，採取後の処置が簡単なことなどから，今日盛んに用いられる．

b.　皮膚の厚さの年齢による差

　幼小児の皮膚は，成人に比べて薄く，幼児では 0.010～0.012 インチ（0.25～0.29 mm）以上深く採皮してはならない．

　小児でも 14 歳までは 0.016 インチ（0.4 mm）までは採皮できるが，それ以上は全層に近くなり，採皮部の治癒が遅れて肥厚性瘢痕になりやすく，また，治癒しないこともある．

　成人では，女性のほうが男性より薄く，特に上腕内側，大腿内側では薄い．成人の皮膚を 0.015 インチ（0.38 mm）以上の厚さに採皮すると，術後，その部分が肥厚性瘢痕になりやすい．上記の数字は，白人の場合であるが，日本人は，白人より一般に皮膚が厚い．

c.　皮膚の厚さの部位による差

　（第 5 章 -1-b- ① -e「皮膚の厚さ」の項参照）

d.　遊離皮片はどこからとればよいか

　いろいろな条件をまとめてみると，受皮部と採皮部との関係は下記のようになる（**表 7-2-3**）．

　①目立たない被覆部を選ぶ．

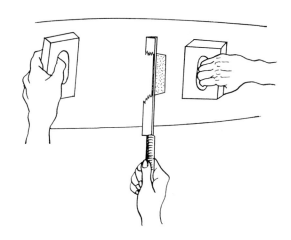

図7-2-6 かみそり，チールシュ刀，フリーハンドダーマトームなどによる皮片採取法
（鬼塚卓弥：手術 25：1271, 1971 より引用）

②顔や頸部では主に全層植皮，他は分層植皮を行う．
③顔面では，肌色，きめ（肌理）の点で，植皮部近くに採皮部を選ぶほうがよい．しかし，植皮部の大きさ，位置によっては，すぐ近くから皮片がとれないことがあり，このときは，鎖骨部，胸部を選ぶ．
④一般に，無毛部が望ましい．
⑤耳介後部の皮片は，術後，赤味を帯びることがある．
⑥鎖骨部は，女性では衣服から出て目立つことがある．
⑦頭皮の分層植皮は，採皮部が毛髪に覆われて目立たないし，上皮化も早い．Mimoun ら（2006）の頭皮植皮の報告がある．
⑧大腿，腹部皮片は，顔には肌色，きめの点で一般に不適当である．
⑨額部では，大腿部からの分層植皮でもよいが，のちに述べるように，術後，ステロイドホルモンの密封閉鎖療法を続けるほうがよい．
⑩頸部や腋窩部のように，拘縮しやすいところでは，真皮の厚い腹部などが，拘縮をいくぶんでも防ぐ意味で用いられる．
⑪全層植皮の代わりに，厚めの分層で代用することもある．両者の性質が類似していること，機器での皮片採取が簡単で採皮部の処置も早いなどの利点がある．
⑫含皮下血管網皮膚は，全層植皮に比べて拘縮しにくい．頸部，腋窩などに用いられる．

❺遊離皮片の採り方・採る器械
a. 分層皮片を採る器械
分層皮片を採取する器械は，ダーマトーム dermatome（採皮刀）といわれ，いくつかの種類がある．

1）手動式ダーマトーム
a）かみそりとチールシュ（Thiersh）刀
これは，小さい皮片を採取する場合に用いる．しかし，熟練しないと一定の厚さのものが採れないので，厚さを考慮しないでよい場合，たとえば，肉芽創の植皮などに用いる．チールシュ刃は，今日ほとんど用いられない．

註：古い病院では残っていると思われるが，出刃包丁を鋭利にしたものに似ている．

カミソリは，片刃はそのまま，両刃は半切して，直ペアン鉗子に挟み，チールシュ刀あるいは A & H フリーハンドダーマトームと同じ要領で採皮するが，小皮片しか採れないのが欠点である．しかし，使用目的によっては，簡便で安価である利点がある．

使用法は，図 7-2-6 のように，板で皮膚を引っ張ったり，生食液の皮下注射を行って皮膚を緊張させたりすると比較的採りやすい．

b）A&H フリーハンドダーマトーム A & H freehand dermatome
これは，前者に比べれば，比較的広く，約 10cm の幅まで，一定の厚さに採取することができ，しかも，装置が簡単で手軽に採れるが，もちろん，ある程度の熟練は必要である．用途は極めて広い（図 7-2-7）．

なお，Humby knife, Goulian knife と呼ばれているものも，これと同じタイプである．

使用法は，剃毛した採皮部に，流動パラフィン（滅菌水，生食液でもよい）を塗り，皮片採取部の両側を付属の板で引っ張って緊張させ，目盛りを合わせた採皮刀を反復運動させて皮片を採る．使用上の注意には，次のようなことがある．

①目盛りが大まかであるので，大体の厚さを決めて，あとは刀と皮面の角度および刀で皮面を押さえる力を加減する．刀と皮面との角度が大きくなるほど厚く，鋭角になるほど薄く採れる．逆に，この角度が変わらぬように刀を動かさないと一定の厚さのものは採れない（図 7-2-8）．
②刀をあまり強く皮面に押しつけると厚くなりやすい．
③母床が硬いほど採取しやすく，その採取部も大腿に限

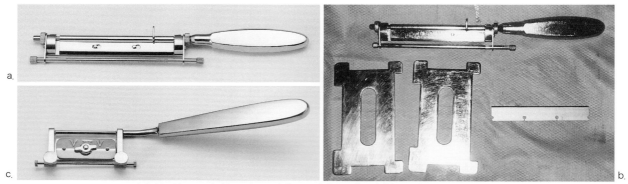

a：A＆Hフリーハンドダーマトーム本体，b：本体と2枚の皮膚押さえ板と刃，c：ミニナイフ

図7-2-7　A＆Hフリーハンドダーマトーム

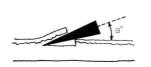 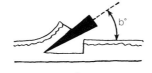

図7-2-8　刀の角度と採取皮片の厚さ
刀と皮膚面の角度が小さいと採取皮弁は薄くなり(a)，この角度が大きくなると厚い皮片が採れる(b)．

（鬼塚卓弥：手術25：1271，1971より引用）

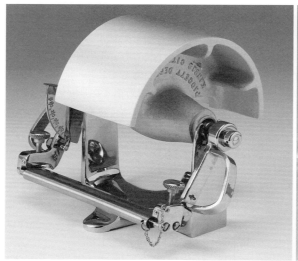 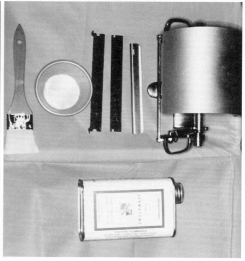

a：本体　　　　　　　　　　　　b：付属品
右より本体，刃カバー，刃，刃押さえ，シャーレ，刷子，下はセメント．

図7-2-9　Padgett型ダーマトーム

られているが，同じ大腿でも内側より外側がとりやすい．特に女性や子供の場合，内側は，皮下脂肪が豊富で，皮膚がやわらかいので採りにくい．内側でも，生食液を注入，皮面を硬くしたり，平らにすれば採取しやすくなる．その他の部位でも，同じように生食液を注入すると採取しやすい．板で採取部の皮膚を引っ張って緊張させるのも同じ原理である（**図7-2-9**）．この特殊なものに，ミニナイフがあるが，原理は同じである．

c）ドラム式ダーマトーム

（1）ドラム式ダーマトーム

註：ドラム式ダーマトームの市販品は，わが国では一社だけで，ほとんどは電動式ダーマトームに変わりつつある（フォーメディックス社大野社長2014）．

① Padgett-Hood型 dermatome（1939）：10×20 cmの大きさで，目盛り板を調節し，0.005インチ（約0.13 mm）から0.500インチ（約1.3 mm）まで自由に採れる．ドラムの大きさには，small（8×3インチ），medium（8×4インチ），giant（8×5インチ）がある．

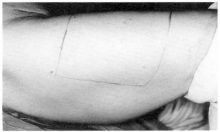
a：採皮部の決定

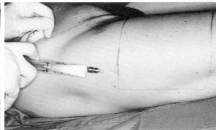
b：表面をできるだけ平らにするため生食液を注入する　注入部は採皮部の外側とする．

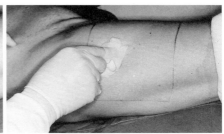
c：皮膚面をエーテルで清拭

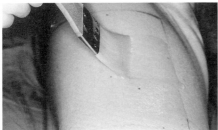
d：セメントを塗布

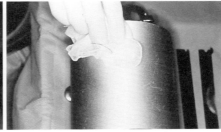
e：ドラム面をエーテルで清拭

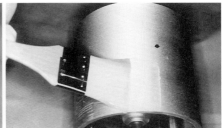
f：ドラム面にセメントを塗布

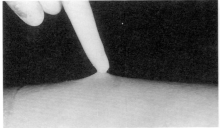
g：セメントの乾き具合をみる

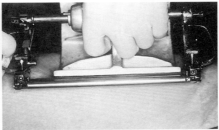
h：ドラムを皮面に密着させる

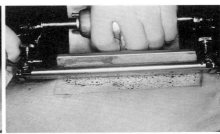
i：採皮開始

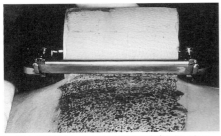
j：採皮を進める　ドラム両側縁で皮膚を深く切らないように注意する．

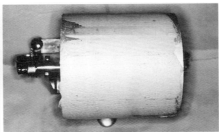
k：採皮終了

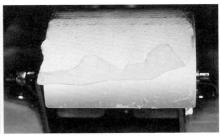
l：採皮した皮膚を剥がす

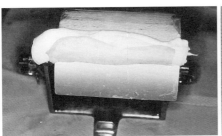
m：皮膚は生食ガーゼに包み込んでおく

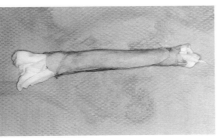
n：ガーゼに巻き取った皮片は使用するまで生食液中に保存する

図7-2-10　Padgett型ダーマトームによる採皮法

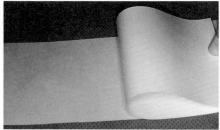
a：両側テープの一側の保護紙を剥がす

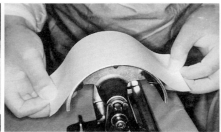
b：ドラムに貼付

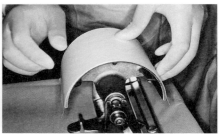
c：ドラムに貼付し終わったところ　テープがドラムよりはみだすようにする．

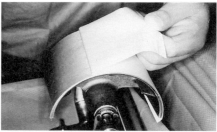
d：反対側の保護紙を剥がす

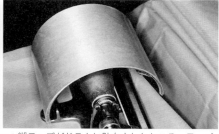
e：糊テープがドラムに貼布されたところ　テープの両端は内方に巻き込んでおく．

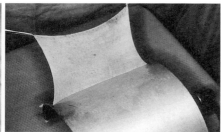
f：皮膚を採取後，皮片のみ持ち上げたところ

図 7-2-11　両面テープ使用法
その他の処置はセメント使用の場合と同じである．

②Reese型 dermatome（1946）：ドラムに接着剤を塗る代わりに，dermotapeという接着布を用いる．しかも，大きさが7×4インチのみで，厚さは，0.020インチ（約0.5 mm）まで，0.002インチ（約0.05 mm）間隔の計測板で調節できる．今日では，用いられていない．
　Padgett-Hood型は，皮片採取の途中で自由に厚さを変えられるが，Reese型は，計測板の厚さのものしか採皮できず，また途中で厚さの変更は難しい．Padgett-Hood型は，Reese型のように接着布を用いないので，薄い皮片の採取は難しい．ドラムから皮片を剥がすときに破れやすいからである．

③mesh型 dermatome：特殊な手動式ダーマトームである．（後述）華道で使用する剣山の針の代わりに短い刃を並べたような構造になっている．その上に皮膚を置いて，木の棒を転がして，皮膚を互い違いに切るようになっている．簡便で安価である．

(2) ドラム式ダーマトームによる採皮法（図7-2-10）
①採皮部は，術前に剃毛，清拭を行う．
②植皮部の大きさを，濾紙かパラフィン紙，あるいは厚めの布で型取る（図7-2-10a）．
③この型紙を採皮部にあて，ピオクタニンで印をつけておく．なお，このとき，上下，左右，数箇所に目印をつけると，縫合の際に便利である．皮片を採取すると縮んでしまい，目印がないと縫合しにくいからである．
④採皮部の周囲から生食液を注入して，採皮部が平らになるように膨らませる（図7-2-10b）．このとき，採皮部内から注入してはならない．注入部の針穴から生食液が逆流してセメントの塗りを悪くし，採皮に際して皮膚がドラムから離れて，皮片に円形の穴があきやすい．採皮部を平らにするには，反対側から手で押さえてもよいが，生食液を注入するほうが結果がよい．
⑤皮膚面，およびドラム面をエーテルで清拭する（図7-2-10c, e）．
⑥皮膚面，ドラム面が乾燥したら，セメントを2～3回むらなく塗る．やわらかい幅広い刷子で塗るとよい（図7-2-10d, f）．最近では，両面テープのような，テープの両面に糊のついたダーマトームテープが用いられる（図7-2-11）．
⑦セメントを塗ってから2～5分待ち，その乾き工合をみるが，室内の温度，セメントの濃度などによって，この時間は一定しないので，絶えず乾き具合を調べなければならない．ときどき，ゴム手袋の指で触ってみて，セメントの乾き具合をみる．触った指を持ち上げて，手袋のゴムがテント状に引っ張られ，少々の力では剥げなくなる時間が皮片採取時間である（図7-2-10g）．
⑧次に，採取したい皮片の厚さを目盛り板で確かめたのち，ドラムを採皮部に十分圧抵する．
⑨ドラムをゆっくり回転させながら刀を反復運動させれば，皮膚片がドラムに貼付したまま切離されていく（図7-2-10h～l）．この際，ドラムからはみ出た皮膚が持ち上げられて切り込まれたりすることがあるので注意を

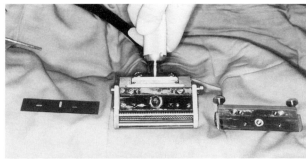
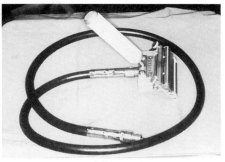

a：本体（左より刃，モーター部分，刃押さえ）　　b：本体とコード

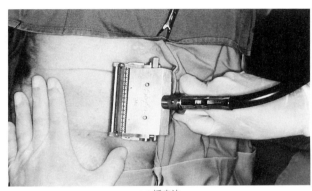

c：採皮法

図7-2-12　Stryker型ダーマトーム
切りとられた皮片が表に出てきたら，助手にピンセット2本でその皮片を引っ張り上げさせる．

要する．
⑩この際，皮膚片の厚さを再び確かめ，もし厚いときは目盛を少なくする．皮膚片の厚さは出血点の大きさでみる．出血点が小さいときは薄く，大きいときは厚く，脂肪がみえたら全層に近い．
⑪採取した皮片は，生食ガーゼに巻き込んで，使用するときまで，乾燥を防いでおく（図7-2-10m, n）．

2) 電動式ダーマトーム electric dermatome
今日使用される採皮刀は，ほとんどが電動式である．

a) 電動式ダーマトームの種類
これには，Brown型，Stryker型（図7-2-12），和製にはCosmos型がある．

b) 電動式ダーマトームの長所，欠点
電動式の長所は以下のとおりである．
①皮片の長さが長く採れること
②一定の厚さの皮片が採れること
③採皮法が簡単で，手動式ダーマトームのように，セメントや流動パラフィンなど潤滑剤を塗布する必要がないこと
短所には以下のとおりである．
①幅に制限があることがあげられ，Brown型は，1.3/4～3インチ（9.5cm），Stryker型は，3インチ（9.5cm），Cosmos型は，2.5～6.5cmまでしか採れない．
②厚さはBrown型で0.001インチ（0.02mm）の差で0.025インチ（0.6mm）まで，Stryker型で0.030インチ（0.76mm）まで，Cosmos型で0.3～1.2mmのものが採れる．

c) 電動式ダーマトームの使用法
使用上の注意は次のとおりである（図7-2-12）．
①皮膚を引っ張る必要がない．
②ダーマトームを皮面に一定の圧で，前下方に押さえながら，ゆっくり押し進める．急いではならない．急ぐと皮片がちぎれやすい．
③皮片が切除されて，刃の間から現れてきたら，これを，助手に2本のピンセットなどで軽く持ち上げさせたほうがよい．そうしないと，皮片が器械の間に巻き込まれやすい．

b. 全層皮片の採り方

1) 全層植皮片を採る器械
メスで採皮したのち，鋏で皮下脂肪を切除する．場合によっては，前記の分層植皮片を採る器械で皮下脂肪ぎりぎりまで採皮すると，ほぼ全層に近い皮片が採取できる．

2) 全層皮片採皮法
①植皮部の準備が終わったら（図7-2-13a, b），その大きさを濾紙，パラフィン紙，布（古い四角布がよい）などで型取る（図7-2-13c～e）．
②この型紙を採皮部に当て，ピオクタニンで印をつけ，

266　第7章　植皮術

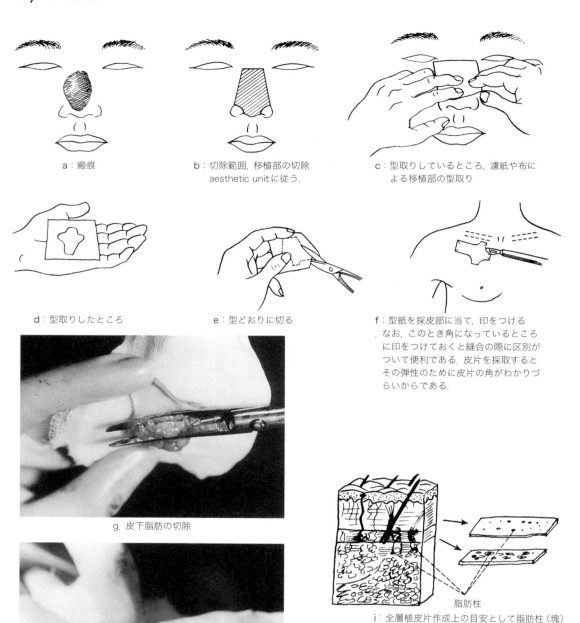

図 7-2-13　全層植皮片採取法

さらに上下左右にも印をつける．なお型紙が裏表逆にならないように注意する．採皮部の自然皺襞が植皮部のそれと同じ方向になるように採皮部の位置を決める（図 7-2-13f）．

③皮片の採皮法は，皮片を採取しながら皮下脂肪を剝離する方法もあるが，脂肪をつけたままの皮片を採取して，あとで脂肪を切除するほうが時間的に早い（図 7-2-13g, h）．著者は，ガーゼ塊や駆血帯の巻いたものの上に皮片を乗せて脂肪除去を行っているが，プラスチック板を用いる人もいる（吉田ら 2004）．

④採取した皮片は，採皮部の処置が終わるまで生食ガーゼに包んで乾燥を防ぐ．

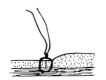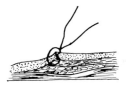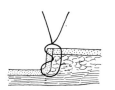

a：移植部と植皮片の厚さがほぼ等しい場合，縫合糸も母床に固定する．
b：移植部の皮膚の厚さが厚い場合，健常部を斜めに削除して，なだらかにする．
c：あるいは3点縫合を行う．

図 7-2-14　遊離植皮片の縫合法

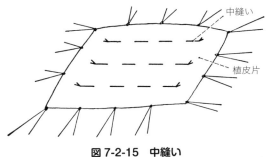

図 7-2-15　中縫い

⑤採皮部の処置は，小さな採皮部は一次縫縮を行うが，広範囲のものは大腿部，その他より薄めの分層皮片を採取して植皮するか，切除した瘢痕皮片を再移植する（瘢痕皮片植皮法-鬼塚）．
⑥採皮部の処置のあと，採取皮片をとり出してガーゼの上にのせ，指尖の感じで厚さを調節しながら脂肪を除去する（図7-2-13g）．この際，注意しないと皮片に穴を開けやすい．脂肪を除去する部分は，まず大きな脂肪がとれると，次第にポツポツと脂肪の塊がみえてくる．この脂肪の塊が削るにしたがって次第に小さくなっていき，最後にはまったくなくなってしまう．こうなるともう分層であるが，脂肪の塊がみえてくるところで削るのをやめ，全層皮片とする（図7-2-13h, i）．
⑦含皮下血管網全層植皮（塚田1979）は，真皮直下の疎性結合組織 areolar tissue を残し，そのコラーゲン組織，細網線維，エラスチン線維，無定型基質の保護を行っている．

❻遊離植皮術の実際
a. 植皮部の処理
　遊離植皮を行う場合は，皮片を採取する前に植皮部の処理を行う必要がある．なぜならば植皮部の処理を行っているうちに，
　①汚染がひどくて，直ちに植皮できない場合
　②郭清後，深部組織が露出して有茎植皮の適応になったりする場合

がある．
植皮部の処理は次のように行う．
1) 植皮部の郭清 debridement，清浄化 cleansing
①新鮮創では，特に異物や壊死組織の除去，細菌感染の防止に注意する．
②陳旧肉芽創では，不良肉芽や壊死物質を切除，抗菌薬加生食液湿布を2～7日間行って創の清浄化を図る．
③瘢痕化した症例では，この瘢痕はできるだけ除去し，拘縮を除く．創はできれば凹凸をなくし，平らにしたほうが術後の結果がよい．
④人工真皮の貼付も有用である．

2) 止血
　大きな動静脈出血 bleeding は結紮，小出血 oozing は電気凝固を行って，肉眼的出血は完全に止める．なお1回の止血だけでは，特にエピネフリンなどを使用しているときは，エピネフリンの薬効が切れてから，往々にして後出血を起こすことがあるので，時間をおいて，数回止血を繰り返すほうが確実である．
　植皮部の準備が終わったら，生食液ガーゼで覆い，植皮片を採取するまで保護しておく．

b. 遊離皮片採取法
　症例に応じて，前述した器械を用いて採皮する．

c. 遊離皮片縫合法
　分層皮片も全層皮片も，縫合法は同じであるから両者まとめて述べる．
①皮片の準備が終わったら，再び植皮部に戻り，植皮部を覆っていた生食ガーゼを除き，改めて出血の有無をみる．もし，出血があれば止血を繰り返す．
②肉眼的出血が止まったら，採取皮片を先につけておいた印を頼りに縫合糸で縫合，順次，他の部分も縫合する．縫合の仕方は図7-2-14のように行う．この際，縫合した糸は切らないで長く残しておき，4～5本ずつまとめてペアンで止めておく．
③母床が，凹凸している場合は，植皮片が浮き上がって生着しないことがあるから，植皮片の中央部も母床に固定する．中縫い basting or quilting suture である（図7-2-15）．なお，植皮片の縁を周囲健常皮膚に overlap

268　第7章　植皮術

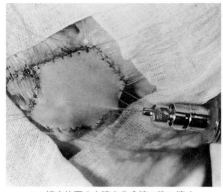
a：植皮片下の血液を生食液で洗い流す

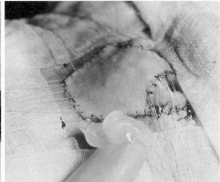
b：抗菌薬加軟膏塗布

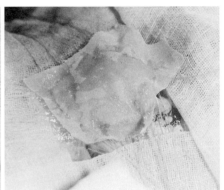
c：シリコン加工ナイロンガーゼ貼付

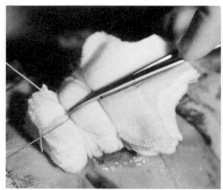
d：tie overを行っているところ

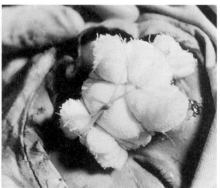
e：tie over完了

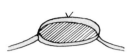
f：ガーゼを巻かない場合の周辺皮膚の盛り上がり

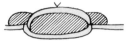
g：ガーゼを巻いた場合

図7-2-16　遊離植皮術

(鬼塚卓弥：外科27：265, 1965；交通医19：510, 1965より引用)

させてはいけない．trap door変形を起こしやすいからである．

④植皮片に穴を開けて，組織液や出血を廃液ドレナージしようとするのは無意味である．ドレナージとしての目的はなく，術後，そのあとが瘢痕化し，ちょうど，蝦蟇蛙（ガマガエル）の背中のように，ぶつぶつした感じにみえて醜い．華道での剣山で植皮片に穴を開ける方法も同じで（小川2012），綺麗な植皮をしたいなら穴は開けないほうがよい．

⑤縫合が終わったら，もう一度出血の有無を調べる．縫合中の創縁からの出血が皮片下にたまって血腫を作ることがある．図7-2-16aのように生食液で洗い出す．皮片下の凝血がなくなると皮片は桃色にみえる．

⑥最後に，皮片上に抗菌薬加ワセリン軟膏を塗布（図7-2-16b），シリコン加工ナイロンガーゼを置き（図7-2-16c），その上に植皮片よりやや大き目のガーゼまたは化繊綿を置いて，これを先ほどのペアンでまとめた糸で互いに包み込むように結び合わせる（図7-2-16d）．これをtie over法という（図7-2-16e）．なお，このtie over法をbolster法ともいう．

特殊な圧迫法として，①逆tie over法は手指植皮の固定法である．②また，ネラトンカテーテルとスチールで作った植皮副子を輪ゴムで固定する方法，③エリックのアーチバーを利用する方法（吉田2002），④tie overのときワイヤフレームを植皮片周囲に用いる方法（平井ら1988），⑤ポリウレタンフォームを巻き込む方法（加藤ら2014）など報告されている．

tie overの結び込む力は，通常約30mmHgの圧がよいというが，実際に圧を測ることは難しい．術者の経験によらねばならないが，強めに結ぶよりもむしろゆるまない程度に弱めのほうがよい．特に額部のように母床に硬い骨組織があるところでは，圧迫し過ぎると皮片の壊死を起こす．

⑦tie over法が終わったら，縫合部にガーゼをまき，周辺皮膚の盛り上がりや，死腔を防ぎ，さらに，植皮片への過圧迫を防ぐ（図7-2-16f, g）．また，縫合部が汚染されることを防ぐ．

⑧全体に乾ガーゼを当て，絆創膏で固定したあと，弾性包帯で固定する．必要があれば，副木，ギプスなどで固定し，四肢では，うっ血を防ぐ目的で，患部を挙上する．

註；tie over法の邦訳として包圧法を提案したい．

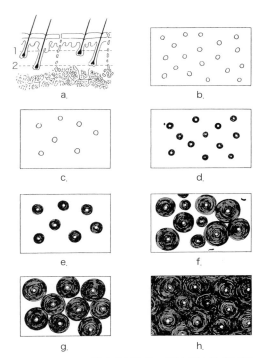

図7-2-17　分層植皮片採取後の採皮部の治癒過程
a：皮膚断面．b：採皮層が浅いほど皮膚付属器が多く残存．c：採皮層が深くなると皮膚付属器が少なくなる．d～h：表皮の再生は皮膚付属器の表皮細胞の増殖によるため，皮膚付属器の数が多いほど表皮化も早く（b, d, f, h）皮膚付属器が少なければ表皮化も遅い（c, e, g）．

d. 開放療法 open technique

これは，特殊な皮膚欠損で，母床の状態がよく，出血も滲出液も少ないとき，しかも，患者の協力の得られるときに限って用いられる．現在の創を湿潤に保つ治療法には反する．しかし，小範囲であれば，考慮してもよい方法である．

e. 遷延植皮法 delayed skin graft

植皮部の出血が多く，血腫ができる恐れのあるとき，熱傷のあとなど，壊死組織が残る心配のあるときなどは，遷延植皮法といって植皮部の郭清，洗浄を行ったのち，植皮はしないで患部に生食ガーゼ，または人工皮膚を当てて湿布を行い，数日後に植皮することがある．このときには，ほとんど出血がないので，必ずしも tie over 法を行う必要はなく，心配であれば数箇所縫合するなり，surgical tape を貼付して，その上に通常の圧迫包帯法を行う．通常の植皮法ではやはり tie over 法が必要である（本章276頁）．

❼皮片採取後の採皮部の処置

①まず，エピネフリンガーゼで圧迫止血する．次に，シリコン加工ナイロンガーゼを当て，ワセリン軟膏，あるいは抗菌薬加ワセリン軟膏などを塗布する（軟膏を採皮部に直接塗布すると血液でぬるぬるして塗布しにくいので，ナイロンガーゼの上に塗布する）．ナイロンガーゼの上には，乾ガーゼを数層置き，弾性包帯をや

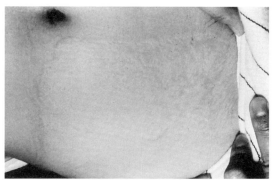

図7-2-18　腹部の分層植皮片採取部の瘢痕
腹部から採皮すると治癒するまでの間，疼痛が強いのが欠点である．

や固めに巻く．現在は市販の創被覆材を利用する（後述）．

②なお，開放療法といって，手術中に採皮部をドライヤーで乾燥させる方法は，血痂ができても，時とともにひびわれを起こし，これが採皮部に食い込んで歩行もできないほど痛むし，さらに，無菌的管理が難しいうえに，治癒期間も包帯療法と変わらないので，よい方法ではない．

③切除した瘢痕を薄くして，採皮部に再移植する瘢痕皮片植皮法があるが，治療期間も短く，他の方法と異なり包帯交換時の疼痛がほとんどない（第7章-3-E-②「瘢痕皮片植皮法」の項参照）．

④あらかじめ広めに皮片を採取し，余った皮膚を mesh graft にする．

⑤採皮部が小さいときは縫縮する．採皮部が広い場合でも，できるだけ縫縮すれば創が小さくなり，治癒も早く，また植皮するにしても小皮片で済む．

⑥最近では，大腿部を採皮部に選ぶことは，衣服から出やすいこと（特に子供）や，性生活の面で避ける傾向にある．その代わりに臀部，背部がしばしば用いられるが，皮膚厚の点で，大腿部より治癒しやすい．

⑦分層皮片採取部は，皮片の厚さにもよるが，通常は2～3週間で治癒する（図7-2-17，図7-2-18）．皮片が厚いと治癒も遅れ，また，術後肥厚性瘢痕になりやすい．伊藤（1959）は，0.020インチ（0.5mm）以上の厚さに採ると肥厚性瘢痕になりやすいという．また，採皮片は薄くても採皮部に感染を起こすと深くなりやすく，治癒が遅れる．

❽植皮術後の処置
a. 採皮部の処置
1) 包交時期

分層植皮の場合の採皮部は，残存の表皮，皮脂腺，毛嚢

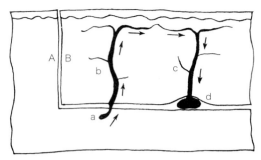

A：母床　　B：植皮片
図 7-2-19　血腫の生成
母床と植皮片の間にすでに吻合のできた血管から血液がa→b→cと逆流して血腫dを作ることがある．
(Smahel J : Plast Reconstr Surg 35 : 207, 1965 より引用)

から表皮再生が行われる．したがって，第1回目の包交は表皮の完成する10～14日目頃に行うが，感染の恐れがなければもう少し長く放置してもよい．しかし，感染を起こすと創が深くなり，治癒がいっそう遅れる．ちょうど，第2度熱傷が感染を起こすと第3度熱傷に移行して治癒が遅れるようなものである．したがって，この場合は速やかに包交しなければならない．また凝血がはなはだしい場合は，凝血を含んだガーゼが板状になり，この下に感染を起こしていることもあるので注意が必要である．この意味でも採皮部の止血は大切である．

2) 採皮部の包交　dressing change of donor site

採皮部の包交は，ガーゼまで除去し，最下層のナイロンガーゼはそのまま放置する．無理に剝がすと，疼痛が激しく，また，せっかくでき始めた表皮を剝がすことになり，治癒が遅れる．したがって，包交は，ナイロンガーゼをそのままにして，その上面を消毒したあと，手術時のように抗菌薬軟膏を塗布，さらにもう1枚のナイロンガーゼを重ね，乾ガーゼ，弾性包帯を巻いていく．第2回以降は，週1～2回の包交でよく，表皮化が完成すれば，最下層のナイロンガーゼも自然に剝がれていくから，患者に不必要な疼痛を与えないで済む．

3) 採皮部治癒後の処置

採取皮片の厚さが，約0.5mmを超える場合は，治癒が遅れるとともに，往々にして肥厚性瘢痕やケロイドとなることがあるので，その予防を行う（第4章「瘢痕およびケロイドの治療」の項参照）．さらに，採皮部の瘢痕を連続縫縮すれば，直線状瘢痕にすることもできる．

b. 植皮部の処置
1) 包交時期

植皮部の第1回包交は，通常6～7日目に行うが，生着の疑わしいときは4日目に包交する．

2) 植皮片壊死の徴候

生着の疑わしい症状として，①体温の上昇，②滲出液，③悪臭，④疼痛などがある．

このうち，最も頼りになるのは発熱である．温度表で体温をみると，術前の平熱から術直後の37℃前後の体温上昇期を経て，2日目には平熱近くまで下熱するが，これが3～4日目より，再び上昇する場合は，壊死が起こりつつある徴候であるから，4日目に包交を行う．

疼痛は，術直後では，弾性包帯を強く巻き過ぎたときに起こりやすい．植皮片のずれが起こらないように注意深く巻き直す．感染による疼痛は，時期的に遅く出現する．

悪臭は，感染がかなり進み，組織液貯留から蓄膿がなければ起こらないので，末期的徴候である．

3) 植皮部の包交　dressing change of receipient site

tie over を外し，抜糸する．この際，水疱や血腫ができていたら，つぶして内容を除去する．その結果，水疱，血腫の拡大を防いで，生着もよくなるし，たとえ壊死しても治癒が早くなる．植皮部の消毒のあと，軟膏塗布，ナイロンガーゼ，乾ガーゼや脱脂綿塊を当てて弾性包帯を巻き，さらに1週間は厳重に圧迫固定する．そうしないと，皮片が移動して，せっかく生着したものが剝離して壊死を起こす．また図7-2-19のような血腫の起こる可能性もあるという．特に動きのある部位では心すべきことである．第2回以後の包交は，週2回くらいで十分である．

4) 植皮部治癒後の処置

術後3週間も経てば，植皮片は固着するので，必要があれば，自他動運動を徐々に始め，植皮部は紫外線を避け，また，ステロイド軟膏による密封閉鎖療法を行えば，植皮部が，早くやわらかくなるとともに，術後の色素沈着もある程度防ぐことができる．

❾遊離植皮術の問題点
a. 植皮片の術後色素沈着
1) 術後色素沈着の要因

植皮片は，特に術後，褐色調の色素沈着をきたしやすく，また，いったん沈着したらなかなか回復しない．この傾向は，いろいろな因子によって影響を受ける．

①紫外線：植皮片には，外傷として働くほかに，採皮部は，衣服に隠れる部位に取ることが多く，採皮部と移植部との組織固有性の問題も絡む（塚田2004）．
②植皮片の厚さ：薄いほど，採皮による外傷を受けやすく，メラノサイトの調節機構を障害するので，色素沈着をきたしやすい．皮膚が薄い程，皮膚付属器が少なくなり機能回復が遅れる．
③植皮床の状態：植皮床の肉芽の状態が悪いことは，炎症反応，刺激の継続であり，治癒を遅延させる．
④生着の良否

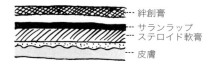

図7-2-20　ステロイド軟膏の密封閉鎖療法
最近はステロイド加絆創膏も市販されている．

⑤人種差
⑥個人差
⑦ホルモン
⑧皮膚炎：冨士森（1973）は，アトピー様皮膚の人は元来色素沈着を起こしやすいとしている．

2）色素沈着の予防法
①似かよった皮膚の全層を用いること
②植皮片を完全生着させるようにすること
③一応，年齢，性，部位，体質など考慮すること
④術後，植皮部に紫外線を少なくとも1年間は当てないこと
⑤ハイドロキノン系軟膏塗布
⑥ステロイド軟膏の密封閉鎖療法
⑦medical soin esthetique法：皮膚の柔軟性を保つ方法（磯ら1987）
⑧silicone cream密封閉鎖法（Sawadaら1992）
などがある．

著者は④と⑥を併用して好結果をあげている（図7-2-20）．市販のテープを利用すれば便利である．通常，2ヵ月間は行うが，長期間使用はステロイド含有のため皮膚の萎縮を起こすことがあるので定期的観察を要する．

いったん色素沈着を起こした場合は，
①連続縫縮術を行って直線状瘢痕にしたり，
②再植皮を行ったり，
③削皮術，
④有茎植皮を行うが，再手術を行わない限り，他の方法は効果が少ない．

b. 植皮片のきめ（肌理）の相異

皮膚のきめは，①皮丘，②皮溝の方向，③大きさ，形，④皮膚の透明度，⑤湿潤度，⑥植皮片の厚さ，などいろいろな条件によって異なる．できるだけ，植皮部と採皮部に，上記の条件を合わせるよう努力したほうがよい．さらに，術後，いわゆるリハビリテーションと称して，植皮片のスキンケアを強調している人もいる．

c. 植皮片の収縮

植皮片の収縮で問題になるのは，術後生じる二次収縮である．

植皮片の収縮は，母床が収縮し，植皮片が次に収縮する．その主役を演じるのが，contractile fibroblastといわれる筋線維芽細胞myofibroblastである．

①皮片が厚いほど二次収縮は少ないが，Rudolphら（1976）は，皮膚の薄いところと厚いところでは，同じ厚さのsplit thickness skin graft（STSG）を採皮するとしたら，厚い部位のほうから採皮したほうが収縮しやすいという．しかも，彼らの電顕的研究によると，STSGよりfull thickness skin graft（FTSG）のほうが早く，筋線維芽細胞が消失するという．また，拘縮に抵抗するのはコラーゲンであるが，STSGでは，コラーゲンの消失が多く，FTSGではむしろ新しいコラーゲンが生成されるということからも，STSGのほうが収縮しやすいことがわかる（McCarthy 1990）．塚田（2004）も，コラーゲンの崩壊と新生が起こり，太さの変動が起こるが，含皮下血管網全層植皮ではこの変化がなく，収縮が少ないという．
②部位によって差があり，額部のように母床に骨組織など硬いものがあるときは収縮が少ない．
③頸部前面のように特殊な彎曲を呈し，しかも，運動性の著明なところでは収縮を起こしやすい．
④また，この二次収縮は，ケロイド素因のある人では著しく生じやすい．

d. 植皮片の皺

これは，前述，植皮片の収縮とも関与している．
①拘縮の皺
②結合組織の過形成皺
③機能的皺
④植皮技術による皺
⑤成長による皺
などがある．

e. 辺縁の肥厚性瘢痕やケロイド

植皮片縫合部にできることがあるが，植皮後，すぐに予防法を講ずるのは難しく，特に放射線療法を行うと，通常でも起こりやすい色素沈着がひどくなりやすい．植皮片生着後改めて処置する．

f. 毛髪再生

無毛部に移植した植皮片の毛髪が再生すると，極めて目立ちやすい．採皮部の選択が大切である．

g. 輪郭の変化

植皮片下の結合組織の影響で扁平になりやすく，ふっくらとした輪郭を出しにくい．

h. 部位的異常

体重負荷部の遊離植皮片は，
①体重に耐えられず，阻血性壊死，潰瘍を起こしやすい．
②毛囊炎を起こしやすい．
③いったん治癒しても，異常角化症hyperkeratosisを生じやすい．
④感覚異常のため，特に手足では，熱傷，凍傷を起こしやすく，潰瘍に発展しやすい．

i. 植皮片の機能回復
1) 知覚
通常，術後1～2ヵ月目から始まり，痛覚回復が最も早いが，痛覚，冷覚ともに過敏になりやすく，温覚は判定しにくいため，知覚回復の指標として最もよいのは触覚である．

また，知覚回復は，母床の状況にも左右されるが，骨膜，筋の上の植皮片は回復が悪い．また，回復の早さは一般に分層植皮，全層植皮の順序であるという．また，若年者ほど知覚の獲得がよく，母床の血行や神経分布の悪いものほど劣る．

なお，神経再生は，周辺皮膚と植皮床より同時に起こるが，知覚の回復は，周辺より求心的に起こるという．しかし，生着が不十分であると神経再生にも障害を起こす．

分層植皮採皮部の「かゆみ止め」としては，トラニストとジルテック®との併用が効果的である（飯岡ほか2003）．

2) 発汗
8～10週で発汗が認められ，移植皮膚が厚いほど発汗がよく，また，植皮後1年半くらいで移植床の発汗状況に類似してくる．

3) 脂腺
分層植皮では3週間，全層植皮では3ヵ月くらいで機能を回復，6～11ヵ月で移植床の状態に順応する．

4) リンパの再開
リンパは，植皮後4～5日目には植皮片にみられる．

j. 植皮片の成長
Baranら（1972）の実験によると，全層植皮片あるいは皮弁は正常皮膚とほぼ同じ率で成長するが，分層植皮の場合は成長しにくいという．

7·3 特殊な遊離植皮術
special skin grafting

A. 真皮上植皮術，重ねばり植皮術
dermal overgrafting

❶真皮上植皮，重ねばり植皮法 dermal overgrafting, 重ね植皮法 laminated grafting
重ねばり植皮術は，表皮を剥離した瘢痕の上に，あるいは真皮上に薄い分層皮片を移植する方法で，Webster (1958)によってはじめて報告された．また，Hynes (1956)もshaving and skin graftingの名で報告し，大森(1959)はspecial skin graftingという名称を用いている．瘢痕表皮を剥削して自家培養表皮を移植するのも，本法の一種であろう（矢永ら2000）．最近Waltonら（2008）の報告がある．

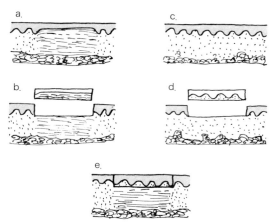

図7-3-1 special skin grafting
a：瘢痕部，b：瘢痕組織の一部切除，母床に瘢痕が残存，
c：正常皮膚部，d：表皮を採取，e：瘢痕部に移植
（大森清一ほか：皮膚外科手術，金原出版，p73, 1959より引用）

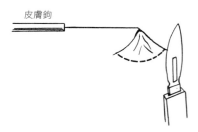

図7-3-2 pinch graftの皮片採取法
(Barsky AJ : Principles and Practice of Plastic Surgery, Williams & Wilkins, p45, 1950より引用)

❷適応
重ねばり植皮術の適応はConverse (1977)によると次のごとくである．
①広範囲色素性母斑 extensive pigmented moles
②広範囲瘢痕 extensive scar：治癒が早く，簡便であり，美容的にもfaceに用いられるし，骨や重要臓器に癒着した瘢痕の場合でも，表層を切除，植皮できる．
③慢性放射線皮膚炎 chronic radiodermatitis
④刺青 tattoo
⑤その他：皮弁の移動や複合植皮に際して，接触面積を大きくしたりして血行をよくする．

❸植皮方法
瘢痕の表面をカミソリで薄く剝ぎとり，その下の瘢痕は残す．次に薄い分層皮片を採取，植皮部に移植して縫合する（図7-3-1）．この際，フィブリン糊を使用することもある．しかし血液製剤には法的規制がある．

7・3 特殊な遊離植皮術　273

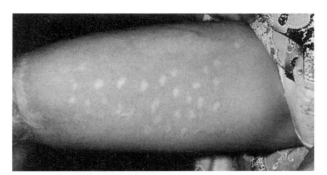

図 7-3-3　pinch graft の採皮部

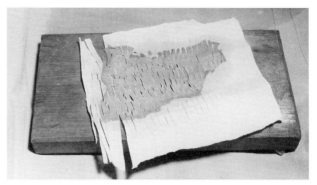

図 7-3-5　皮膚片にメスで互い違いに割を入れて
メッシュスキンを作成

❹長所・欠点
a. 長所
①植皮片が薄く，生着しやすい．
②移植床にもとの瘢痕が残っているので，術後の収縮が少ない．
③植皮片が薄いので，採皮部の治癒が早く，治癒後の瘢痕も目立たない．
④色素脱失性瘢痕は，そのよい適応である．

b. 短所
①術後の色素沈着が強い．
②瘢痕の程度により毛囊などが残存する場合，術後3ヵ月くらいまではepidermoid cystといって，粟粒腫（milium）様の発疹ができやすく，そのあとが瘢痕となり，かえって醜い．

B. つまみ取り植皮術 pinch grafting（Reverdin法，Davis法）

これは，つまみ取り植皮法，Reverdin法，Davis法といわれる植皮法で，広範な熱傷例で採皮部が少なく，これを被覆できない場合，小皮片を，間隔をおいて移植，残りの欠損部は小皮片からの表皮再生で被覆しようとする方法である．

皮片の採取法は，図7-3-2のように皮膚を引っ張り上げて，メスでそぎ落として採取するので，皮片の中央部は厚く，周囲は次第に薄くなっている．

手技は極めて簡便であるが，植皮部も採皮部も疣状の醜い瘢痕が残り（図7-3-3），また，拘縮の可能性もあるので，今日では用いられず，patch graft や mesh graft になった．

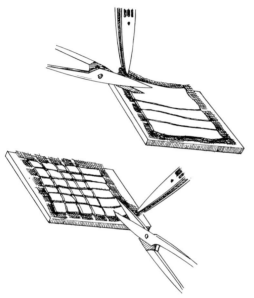

a：1枚の分層皮片を表皮側を下にして軟膏ガーゼの上に貼付したのち，これを小四角形にガーゼとともに切離する．

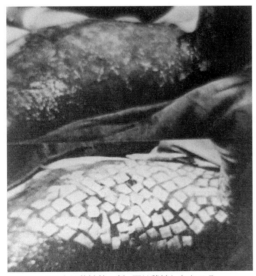

b：上は移植前の創，下は移植したところ

図 7-3-4　patch graft（postage stamp graft）
(Barsky AJ et al : Principles and Practice of Plastic Surgery, McGraw-Hill, p51, 1964 より引用)

C. 切り張り植皮術 patch grafting，切手状植皮術 postage stamp grafting

これは，貼付植皮法，切手状植皮法ともいわれ，原則と

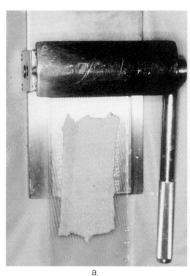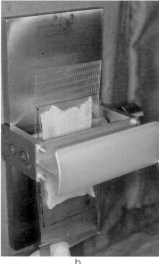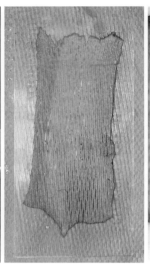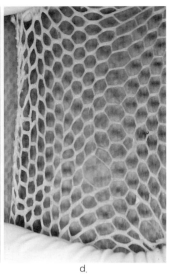

a：通常のダーマトームで採皮した皮膚をダーマキャリアに載せる．
b：両者をメッシュグラフトダーマトームに入れる．
c：ハンドルを回すとドラムとダーマキャリアのプラスチックの歯の間に皮膚が挟まれて，メッシュスキンができる．
d：メッシュスキンを広げたところ．

図 7-3-6　メッシュスキンの作り方

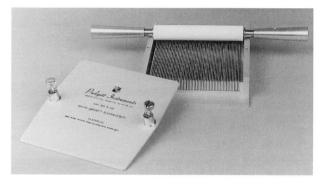

図 7-3-7　メッシュスキンエキスパンダー
互い違いの切れ目のあるメスの列の上に皮片を置き，付属のローラーで押し進めるとメッシュ状に皮膚が切れる．

しては，前述の pinch graft と同じであるが，皮片採取法と移植法が異なる．すなわち，ダーマトームで分層皮片を採取，これを軟膏ガーゼの上に表皮側を下にして貼付し，ガーゼごと小皮片として植皮する（図 7-3-4）．そのために採皮部の術後瘢痕が目立たず，また軟膏ガーゼに貼布することから薄い分層皮片が破れたり，めくれたり，裏表逆になることもなく植皮操作が簡単である．

1）本法の長所
①生着しやすい
②少ない皮膚で広い範囲に植皮できる
③採皮部の治癒が早い
④手技が簡便
⑤外科的侵襲が少ない

などである．

2）欠点
植皮部（受皮部）は，pinch graft と同じく，疣状の醜い瘢痕になるので，整容を目的とする植皮には使用しない．

3）適応
①衰弱のはなはだしい患者
②凹凸のある不良母床
③広範囲熱傷
などに用いられる．

今日では mesh graft である．しかし，どこからでも特別の器械を用いないで，カミソリででも採皮できるし，病室でも外来ででも簡単に移植できるし，症例によって本法と mesh graft を使い分けたほうがよい．

D. 網状植皮術　mesh skin grafting

網状植皮法とは，Tanner ら（1964）の開発したもので，1枚の分層皮片に数多くの平行な短い線状切開を上下左右に少しずつ，ずらして入れるもので，皮膚に入れる切開の仕方で，1.5〜9倍にも拡大できる．女性のはく網タイツも同じ原理で布を引き延ばすものである．

切開を入れる器具を，ダーマキャリア dermacarrier といい，1.5, 3, 6, 9倍の4種類がある．採取皮膚の厚さは，8〜15/1,000 インチにする．これより薄いと皮膚はボロボロになって使いづらい．皮膚の間隙は，瘢痕で治癒する．

本法の適応は，patch graft と同じく以下のとおりである．
①広範囲皮膚欠損部

7・3 特殊な遊離植皮術　275

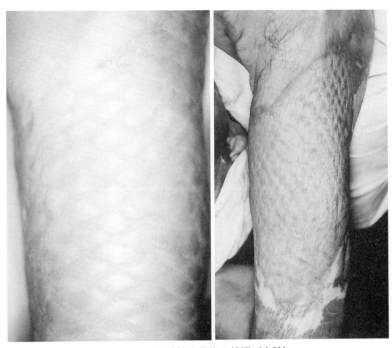

図 7-3-8　網状植皮術後の状態（上腕）
mesh graftは創を早く，しかも少ない皮膚の量で治療させるのが目的であり，整容的にはよくない．

もっと簡便なものに，mesh expander メッシュスキンエキスパンダー（図7-3-7）というのもあり，この上に皮膚を載せて付属のローラーを転がすだけで切れ目を入れることができる．

図7-3-8は，mesh skin graftを行って創が治癒したところである．美容的には綺麗ではなく，拘縮を起こしやすく，再形成術を要する．

E. 瘢痕皮膚植皮術　scared skin grafting

❶反復採皮片植皮術

これは，分層皮片を採取したあとの採皮部が治癒してから，再び同部位より採皮する方法で，数回の採皮が可能であり，採皮のたびに，次第に角質層が厚くなり，採皮部の治癒も早くなって，植皮片の生着もよい．採皮部の少ない広範囲熱傷例，大きな皮弁の移動後の採皮部の修復などに適応がある（図7-3-9）．

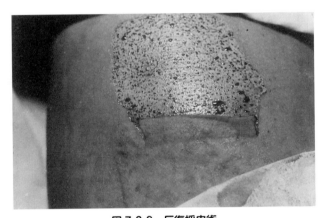

図 7-3-9　反復採皮術
一度分層皮片を採取したところが治癒したのち，再び採皮する方法．

②でこぼこした表面
③長所，短所も patch graft とほぼ同様である
メスを用いて網状に切開してもよいがかなり面倒である（図7-3-5）．

この目的のために作られた Padgett skin graft mesher，Zimmer skin graft mesher を用いると簡便である．図7-3-6は，メッシュグラフトダーマトームで，通常のダーマトームで採取した皮膚を，前述ダーマキャリアといって1倍半から9倍まで拡大できるように割目の入ったプラスチック板に貼布して，これをメッシュグラフトダーマトームに挟み込むと，好みの切れ込みを入れることができる．

❷瘢痕皮片植皮法　scared skin grafting（鬼塚1969）

これは切除した瘢痕を薄い分層皮片になるまで鋏で削って，採皮部の欠損部に移植する方法である．図7-3-10のように瘢痕皮片を，四角布を丸めた上に縫合，固定し，カミソリで削っている．ダーマトームで採取する方法もある．

本法を用いると，身体の他の部位に新しい傷をつけな

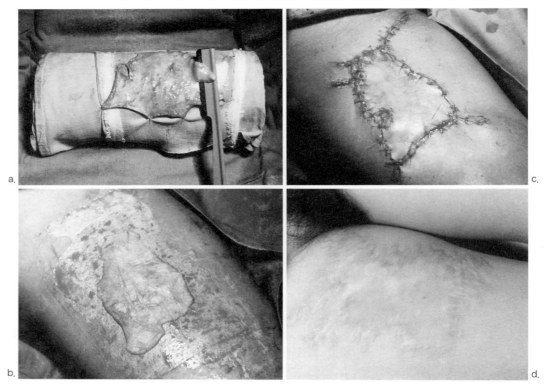

図 7-3-10 瘢痕皮片植皮術
a：切除瘢痕表皮を下にして四角布を丸めた上に固定し，カミソリで余分の組織を切除する．
b：瘢痕皮片を採取部に載せたところ．
c：採皮部はできるだけ引き寄せて瘢痕皮片と縫合，露出部がないようにする．
d：術後3年．

で済むし，採皮部の治癒も早いという利点がある．なお，瘢痕皮片生着後，周囲健康皮膚に余裕ができたら serial excision を行えば，採皮部も比較的目立たない瘢痕にすることができる (表 7-3-1)．

F. その他の特殊な遊離植皮術

❶ 内ばり植皮術 inlay grafting

内ばり植皮は，Esser (1917) の報告に始まるといわれるが，組織内に遊離植皮して内腔を作るのに用いられる．epitherial inlay skin graft ともいわれる．

a. 手術法

たとえば，眼窩を再建する場合，まず皮膚を切開，皮下組織を剝離し，適当な大きさの内腔を作る．次に，歯科用モデリングコンパウンドでこの内壁の型をとり，この上に分層植皮片の表皮をモデリング側にしてかぶせ，縫合する．さらに，これをそのまま内腔に入れ，皮膚を閉じて手術を終わる．第2回の手術は7～10日後，移植皮膚の生着を待って外表皮膚を切開し，モデリングコンパウンドを除去すれば，皮膚で内ばりされた眼窩を作ることができる．しかし，術後，遊離植皮片の二次収縮が起こりやすいために，シリコンなどで作成した眼窩拡張器を数ヵ月挿入固定して内腔が縮小するのを防ぐ．皮膚の収縮傾向が治まったところで，永久プロテーゼと入れ替える．皮膚の代わりに粘膜を用いる場合もある（第23章-10-C-⑥-a「保存的治療」の項参照）．

b. 適応
① 義眼床作成
② 結膜嚢作成
③ 口唇前庭 sulcus 作成
④ 膣腔作成

c. 長所・短所

内腔を作る方法としては優れた方法であるが，植皮片が収縮しやすいのが欠点で，長期間にわたる収縮予防固定が必要である．今日では，薄目の吻合皮弁 thin flap も用いられている．

❷ 外ばり植皮法 outlay grafting

これは，内ばり移植術と異なり，内腔を作るのではなく，眼瞼外反の修復などのとき，植皮片の収縮を考えて，皮膚欠損部以上の広い皮膚を移植する場合に用いられる．

❸ 重ねばり植皮法 laminated grafting

植皮を繰り返し，真皮を層状に厚くする方法．

表7-3-1 複合移植の組織構成

移植部	採取部	組成構成
鼻翼,鼻柱	耳介	皮膚,皮下組織,軟骨
耳介	反対側耳介	〃
眼瞼	耳介	〃
〃	反対側眼瞼	皮膚,瞼板,筋,結膜,睫毛
上口唇	下口唇	皮膚,粘膜,筋
指爪	足爪	爪,爪下組織,骨膜
陥凹部	腹部	真皮,皮下脂肪
眉毛,睫毛	頭皮	皮膚,頭毛,皮下組織

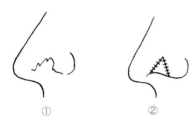

a：鼻翼欠損の複合移植による修復法

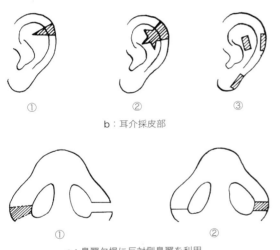

b：耳介採皮部

c：鼻翼欠損に反対側鼻翼を利用

図7-3-11　複合移植の例（1）

❹**遷延植皮法** delayed skin grafting

皮膚切除後すぐ植皮しないで，2日，あるいはそれ以上経ってから植皮する方法で，
　①母床の止血が困難な場合
　②創の汚染が著明な場合
　③母床の血行不良な場合
などに用いられる．目的は，ガーゼ湿布することによって，①では止血を，②では創の清浄化を，③では肉芽の形成を促すことができるからである（本章, 269頁）．

a：母床との接触面積をできるだけ広くする．

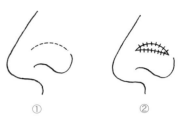

b：断端に移植するよりは接触面積が広くなる．

図7-3-12　複合移植の例（2）

G. 余剰皮膚保存法

余った皮膚を保存して次の手術に利用するまでの保存法である．
①採皮部に戻す方法
②4℃冷却保存皮膚：採取皮膚を生食液，または，血清中につけて冷蔵庫内に保存するものであるが，14日で皮膚の呼吸能力が半分に落ちる．
③冷凍保存皮膚：glycerolやdimethyl sulfoxideなどを用いて冷凍させて保存する方法である．
④凍結保存皮膚
⑤培養保存皮膚

H. 複合移植法 composite graft

これは，Koenig (1902) の報告が最初であるが，Brownら (1941) によって一般化された．

❶**複合移植とは**

複合移植とは，皮膚，軟骨を含む耳介の一部を遊離移植するように，2つ以上の組織を遊離移植する方法で，複合移植の組織の組み合わせによりいろいろな方法がある．表7-3-1は，これら組織の組み合わせを示したものである．

❷**複合移植の例**（図7-3-11, 図7-3-12）
①耳介よりの複合移植：皮膚-皮下組織-軟骨-皮下組織-皮膚の組み合わせ．
②真皮脂肪移植 dermal fat graft（第9章-2「真皮脂肪移植術」の項参照）：真皮-脂肪組織の組み合わせ．
③皮膚柱植毛術：皮膚-毛髪-皮下組織の組み合わせ．

278 第7章 植皮術

これまでの報告例として，舌，耳介，鼻，乳輪，足趾，小
陰唇，皮膚皮下組織がある（宮脇 2009）.

❸複合移植生着過程

通常の遊離植皮と同じ過程を経て生着する．しかし，複
合移植では組織の厚さがかなり厚く，通常の植皮では壊死
を起こすのに生着することは，血清浸染説を支持するもの
であり，その可能な範囲が生着すると考えられるし，同時
に，McLaughlin（1954）の血管吻合説をも満足させるもの
で，術後，数時間で移植片が桃色になるのは血管吻合によ
る血行の再開であるとした.

事実，移植直後より，移植片中の血管に，血球の移動が
認められ，24～48時間後には不規則な血流が始まる（Birch
ら 1969）.

添田（1975）は，赤血球を含む血漿が毛細管腔または組
織間隙を通じ吸収され，2～3日頃より移植床と移植片中の
血管が吻合し血行が再開することを確かめた.

❹長所，短所

a. 長所

①有茎移植に比べて，1回の手術で済む.
②遊離移植と異なり，輪郭を出すことができる.

b. 短所

①大きさに制限があり，鼻では，1～2cm幅くらいまで
が限度である.
②部位，種類によって大きさが異なり，たとえば，皮膚
柱植毛（脱毛しない範囲）では3～5mm幅くらい，真
皮脂肪移植では，小児手掌大まで生着が可能である.

❺手術法の要点

手術法は，一般の遊離植皮術に従うが，次の諸点に注意
する.

①母床の血行のよいところを選ぶ.
②止血を厳重にする.
③皮片の接触面積をできるだけ広くする.
④皮片の組織を挫滅しないように，ていねいに取り扱う.
⑤採取に際し，エピネフリンなど血管収縮薬を用いない.
⑥Prostaglandin EL（40～60mg/day），bFGF，高圧酸
素療法，など創治癒有効法を施行.

I. 含皮下血管網全層植皮術

これは，塚田（1979）の報告したもので，①豊富な皮下血
管網を有するため生着が早く，②皮膚付属器を損傷しない
ので瘢痕性硬化や収縮が少ない，③皮膚の機能回復が早く，
色素沈着などが少ないなどの長所がある．また，その生着
機転は移植皮膚の既存血管系が完全に変性しないで新生血

管系を介して機能を取り戻すためという（表7-2-1）.

J. 混合植皮術
combined graft, alternate strip method

これは，同種，または異種植皮と自家植皮とをいっしょ
に行ったもので，自家植皮の量的不足を補うとともに，同
種植皮が拒絶されたあと，raw surface をみることなく自
家表皮が急速にのびてくるという Jackson（1954）の
creeping substitution なる現象を利用したものである．報
告例としては，Sawhney（1972），Yang（1980），Alexander
ら（1981），難波（1992）などの報告がある.

方法としては，同種，あるいは異種皮片を短冊状に移植
し，その間に，自家植皮片を移植するもので，patch graft
や mesh graft として用いられる.

K. 播種植皮術 microskin graft

これは，mixered skin grafting ミキサー植皮ともいわれ
たもので，Zhang ら（1986）は microskin graft として報告
している．分層皮片を細片にして創面に播種し，表皮形成
を促す方法で，広範囲創面に適応できるが，もちろん，播
種量が多いほど生着率がよい．通常フィブリン接着剤を利
用する．この際，特殊な器具も不要で，また，播種皮片は真
皮面を必ずしも創面に向ける必要はない.

7·4 培養皮膚移植術
cultured epithelial grafting

A. 培養皮膚移植とは

培養皮膚移植とは，表皮細胞を培養して量を殖やし，創
に移植，閉鎖を行うものである．最初に，その可能性を報
告したのは Billingham ら（1952）で，1975 年，Rheinwald
と Green らは，放射線照射にて増殖能を失った 3T3cell（3
日に 1 回継代培養（transfer）することから名づけられたマ
ウスの胎児線維芽細胞）を feeder layer にした表皮細胞の
培養方法を確立した．その後，培養液のカルシウム濃度を
下げ，feeder layer を用いない無血清培養法も開発されてい
る.

ヒトへの自家培養表皮移植は，広範囲熱傷患者に自己皮
膚を培養して移植，創閉鎖に用いられた（Rheinward ら
1975，Green ら 1975，1979，O, Connor ら 1981，Gallico ら
1984，熊谷ら 1985，1990）.

外国では Epicel®（Genzyme 社製），日本ではジェイス®
（Japan Tissue Engineering 社製）がある.

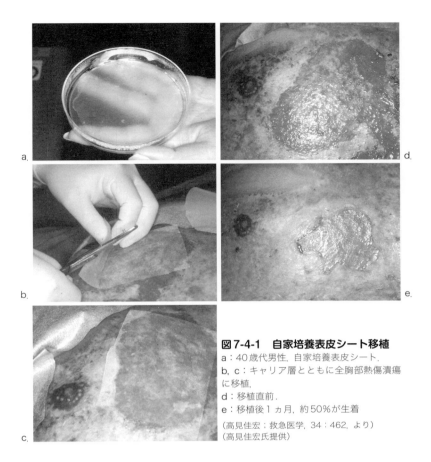

図7-4-1 自家培養表皮シート移植
a：40歳代男性，自家培養表皮シート．
b, c：キャリア層とともに全胸部熱傷潰瘍に移植．
d：移植直前．
e：移植後1ヵ月，約50％が生着
(高見佳宏；救急医学, 34：462, より)
(高見佳宏氏提供)

B. 培養皮膚の分類

❶自家培養皮膚
　①培養表皮：表皮細胞を培養したもの
　②表皮細胞スプレー：表皮細胞を浮遊液としたもの
　③培養真皮：線維芽細胞を培養したもの
　④複合型培養皮膚：前2者を培養したもの

❷同種(他家)培養皮膚：生物学的創傷被覆材
　①同種培養表皮
　②同種培養真皮
　③同種複合型培養皮膚

❸混合型培養皮膚：同種線維芽細胞と自家培養表皮の組み合わせ
　猪口(2000)らの報告がある．

C. 適応

　本法の適応は，一期的治癒を起こさせる目的(深達性第2度熱傷の場合)と良好な移植床の形成を促し，二次植皮術を成功させる目的(第3度熱傷の場合など)とがある．

❶培養皮膚の長所
　①広範囲熱傷など自己正常皮膚が少ない場合
　②広範囲の母斑(特に巨大母斑細胞母斑)
　③入れ墨
　④凹凸のある瘢痕の修正
　⑤白斑

❷培養表皮の短所
　①真皮を含まないので真皮の再建が必要．
　②広範囲をカバーする皮膚を得るには培養期間がかかる．
　③培養技術，器具を要する．
　④生着率が安定していない．
　⑤真皮成分がないため移植床の状態で生着率が異なる．
　⑥色素沈着・脱失を起こしやすい，ことなどである．

第7章 植皮術

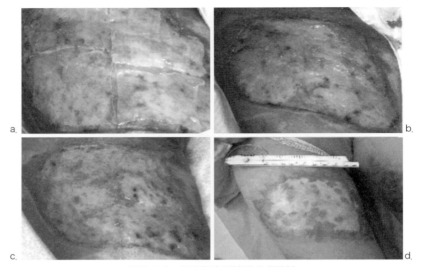

図7-4-2 自家複合型培養皮膚移植
a：自家複合型培養皮膚移植，30歳代女性．b：自家複合型培養皮膚移植．c：移植後2週，93％が生着．d：移植後9ヵ月

(Takami Y et al：J Nippon Med Sch 81：336, 2014)
(高見佳宏氏提供)

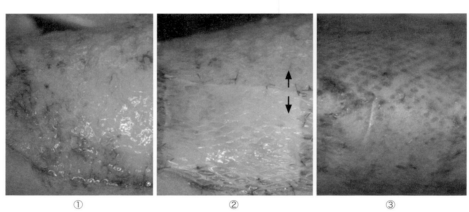

図7-4-3 同種無細胞真皮（ADM）と自家植皮の同時移植
①：30歳代女性，大腿部第3度熱傷．②：同種無細胞真皮移植，その上に分層移植，上矢印ADMなし，下ADMあり．③：移植後3週

(創傷の治療最近の進歩，第2版，克誠堂出版，p167, 2005)
(高見佳宏氏提供)

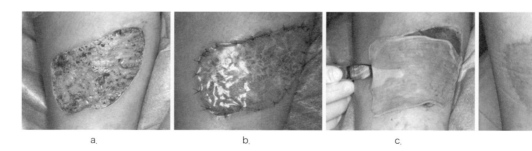

図7-4-4 人工真皮を利用した分割植皮，
a：20歳代女性，Ⅲ度熱傷．b：ペルナック移植後2週．c：表層のシリコン除去，ペルナック上に分層植皮．d：植皮後3週

(高見佳宏ほか：理学ジャーナル 40：345-351, 2006)
(高見佳宏氏提供)

D. 培養法

皮膚培養法は，採皮した皮膚を細切，滅菌し，0.2〜0.25%濃度のトリプシン溶液中に4℃，24時間保存，この処理で，分散した表皮細胞を培養する．

培養法については，矢永ら（1996），熊谷（2005）の論文に詳しい．採皮部については，移植部に近い皮膚がよいという（相原ら 2005）．

培養開始後，7〜10日間で集簇化するので，このまま，あるいは培養を続けるが，2〜3週間すると移植に適した厚さになるという（熊谷ら 1991）．この状態の表皮をキャリアとしてのワセリン加軟膏ガーゼ，ベスキチン膜，滅菌和紙などに貼布，移植する．長瀬ら（2000）は，10 cm² の皮膚が，2週間の培養で，600〜2,400 cm² になるという．

自家培養表皮シートは，保険適応となっている（ジェイス®，J-Tec社）．

E. 培養表皮移植

培養された表皮をキャリアとともに移植する．移植床に，凹凸のあるときは，表皮を削り，平らな真皮層とし，止血ののち，その上に培養表皮を乗せ，ハイドロジェル，フィブリン糊（ビオプラックス，テシエールなど）などの被覆材で被い，生食ガーゼ，乾ガーゼを当て，圧迫包帯固定する．数箇所ガーゼを縫合して移動を防ぐ．

註；生物製剤には，使用上の法的規制がある．

感染創や第3度以上の熱傷創であれば，自家移植であっても数日で壊死，消失するので，創傷処理を行ったあと，植皮するようにする．たとえば，Gallico ら（1984），Cuono ら（1984）らは培養表皮移植の前に，同種皮膚で創閉鎖を行い，汚染を防ぐとともに真皮成分を移植，表皮を削除したあと，培養表皮を移植した．

この表皮の長期生着の有無については，未定であるが，創傷治癒機構に関与していると考えられる．

同種皮膚は，抗原抗体反応によって拒絶され，脱落する．しかし培養表皮は class I antigen, class II antigen のなか，ランゲルハンス細胞の消失による class II antigen ができず，抗原性が少なくなるという（熊谷ほか 1995）．

5〜7日後，最初の包帯交換をするが，生着しないところがあれば追加移植する．同種であれば，拒絶反応の起こる前に，この表皮を切除，自家に切り替える（Nguyen ら 1996）（図 7-4-1 〜図 7-4-4）．

F. 培養表皮の保存

培養皮膚の安全性を確認後，10〜15%グリセロール含有培養液と 10% 牛胎児血清などのなかに保存，4℃，2時間，

−80℃，1昼夜と徐々に冷却したあと，−135℃のフリーザーあるいは液体窒素タンクに保存する．−80℃の冷凍庫では長期間はもたない（熊谷 2005）．

解凍は，入れ物ごと 37℃の恒温槽で急速解凍する．解凍したら生食液で洗浄，使用する．

広範囲皮膚欠損の場合は，凍結保存同種培養皮膚移植（スキンバンク皮膚）を行い，その間，表皮培養を行い，自家移植に切り替える．今日では，市販の同種培養真皮が用いられる．

G. 長所・短所

❶長所

①わずかな皮膚で広範囲熱傷の皮膚欠損部を被覆できること．
②広範な母斑，白斑，刺青などもカバーできる．
③瘢痕の治療，植皮後のカラーマッチ，質感の改善に優れる．
④生着がよい．
⑤正常に近い真皮様組織（neodermia）に再構築される．
などである．

❷短所

①正常の皮膚質感に劣る．
②培養表皮では，真皮を含まないので真皮の再建が必要．
③広範囲をカバーする皮膚を得るには培養期間がかかる．
④培養技術，器具を要する．
⑤生着率が安定していない．
⑥真皮成分がないため移植床の状態で生着率異なる．
⑦色素沈着・脱失を起こしやすい．
などである．

H. 表皮細胞スプレー

健常自家皮膚の小片から蛋白分解酵素処理にて表皮細胞を分離し，皮膚幹細胞を含んだ表皮細胞浮遊液として，第2度熱傷創等にスプレーする治療法が開発されている（Gerlach ら 2011）．その臨床的有効性について一定の見解は得られていない（高見ら 2014）．

I. 自家培養真皮

自家培養真皮は培養担体としての人工的なマトリックスに自家線維芽細胞を組み込んだものである．細胞から分泌される増殖因子などにより創傷治癒を促進させる目的で開発されている．しかし，その臨床応用はいまだ極めて限ら

れており一般化していない（鈴木ら 2003）．

J. 自家複合型培養皮膚

自家複合型培養皮膚は，コラーゲンゲル，コラーゲンスポンジ，フィブリン，同種無細胞真皮などの真皮相当層に自家線維芽細胞を組み込み，そのうえで自家表皮細胞を培養することで表皮層と真皮層の両方を有した培養皮膚である．真皮層を持たない培養表皮シートと異なり，真皮欠損層にも移植可能であり，熱傷創への生着率も改善している．今後のさらなる改良とより広範な臨床使用が期待される（高見 2014）．

K. 同種培養表皮

同種表皮細胞をシート状に培養したものである．同種培養表皮は移植後に生着はしないが，増殖因子の分泌などを通して，深達性第2度熱傷の上皮化を促進するという報告がみられる．また移植後拒絶反応の起こる前に切除して自家に切り替える方法も報告されている（Nguyen ら 1996）．

培養表皮が脱落しても，同種真皮は抗原性が少ないので，表皮を削除した後自家培養表皮を移植する．

L. 同種培養真皮

自家培養真皮と異なり，同種の線維芽細胞を用いた培養真皮は，比較的広く用いられている．マトリックス部分には，ヒアルロン酸とコラーゲンからなるスポンジ，バイクリル®メッシュなどが用いられている．同種線維芽細胞は抗原性が極めて低いことが知られており，移植後の免疫学的拒絶反応は認められないと考えられている．この真皮の作用は，細胞から放出されるサイトカイン（VEGF，bFGF，KGF，PDGF，HGF，IL-6，IL-8，TGF-β など）の産生により，創傷治癒作用，血管増生，感染抑制，細胞成長，良好な移植床形成などの効果があるという（藤森ら 2003）．しかし最終的には，このうえに自家植皮が必要である（黒柳 2000，鈴木ら 2003）．

M. 同種複合型培養皮膚

構造は自家複合型培養皮膚と同様であるが，細胞成分に同種の細胞を用いている．代表的なものに Aprigraf® がある（Curran ら 2002）．主に難治性皮膚潰瘍の治癒を促進する目的で用いられている．

N. 混合型培養皮膚―同種線維芽細胞と自家培養表皮の組み合わせ

同種線維芽細胞の低抗原性から，複合型培養皮膚の線維芽細胞を同種の細胞で代用する試みがなされたことがあるが，広く試みられてはいない．

7·5 代用皮膚 skin substitute

これは，熱傷などの場合，自己皮膚が少ない場合に用いられる．表7-5-1 のように分類されている．
① 生体代用皮膚 biological skin（生体材料 bioskin，biomaterial による皮膚）
② 人工代用皮膚 synthetic skin substitute，あるいは人工皮膚 artificial skin（人工的に合成した物質），
③ 両者からなる加工生体代用皮膚 biosynthetic skin substitute
に大別される．

これらは，すべて創傷被覆材 skin substitute で，目的別に表7-5-2 のように分けられる．

A. 生体代用皮膚 biological skin

生体代用皮膚というのは，生きていた組織をそのまま，あるいは何らかの処理を加えて移植するものである．Brown（1953）が biological dressing と命名した．

❶生体代用皮膚の条件
生体代用皮膚は，あくまでも自家皮膚の代用であり，永久生着は不可能であることから，一時生体包帯的役割を演ずるに過ぎない．しかし，一時的使用とはいえ，生体適合性（biocompatibility），生体機能性（biofunctionality）など代用皮膚のそなえるべき条件がある．
①創面によく密着適合すること
②創治癒を障害しないこと
③分泌物を吸収すること
④滅菌できること
⑤その他，生体の機能を障害しないこと

❷移植部の条件
代用皮膚は，どんな創面にも適応されるのではなく，移植床に壊死組織，滲出液など密着を阻害する因子がないことが条件となる．そうでないと，代用皮膚は，融解しやすく，感染を起こしやすい．

表7-5-1 代用皮膚（創傷被覆材）の分類

A. 生体代用皮膚（蛋白系）biologic skin substitute
  1. 皮膚組織（表皮，真皮）
    a. 同種組織：同種皮膚，同種培養皮膚，同種無細胞真皮
    b. 異種組織：新鮮豚皮，凍結豚皮，凍結乾燥豚皮，異種無細胞真皮
        凍結豚皮 lyophilized porcinc skin（LPS），
        凍結乾燥豚真皮 lyophilized dermis porcinc skin（LDPS）（Alloask-D™）
  2. 膜組織：羊膜，筋膜
  3. 真皮様組織：コラーゲン膜
  4. 血液製剤：フィブリン膜
B. 加工生体代用皮膚（多糖類）biosynthetic skin substitute
  1. コラーゲン不織布（Meipack™）
  2. キチン膜（Beschitin-W™）
  3. アルギン酸塩不織布（Kaltostat™, Sorban™）
  4. N-サクシニルキトサン・アテロコラーゲン
  5. ヒアルロン酸膜（Hylumed Film™）
C. 人工代用皮膚（合成皮膚）synthetic skin substitute
  1. ポリアミド・ポリウレタン系
    a. コラーゲン結合ナイロン編物（Biobrane™）
    b. コラーゲンスポンジ人工真皮（ペルナック™, Terudermis™, Integra®）
    c. ポリウレタン膜（Biocclusive™, Op-Site™, Tegaderm™）
    d. ポリウレタン・フォーム（Allevyn™, Lyoform™）
  2. ポリアミノ酸系
    a. ポリ-L-ロイシン Hydropholic Sponge（Xemex Epicuel™）
  3. ハイドロコロイド系
    a. ポリイソプチレン／ペクチン／ゼラチン／カルボキシメチルセルロース Composite（DuoDerm™）
    b. ポリイソプロピレン／カラヤガム／カルボキシメチルセルロース Composite（J&J Ulcer Dressing™）
    c. スチレン・イソプレン・コポリマー／ポリシクロペンタジェン／カラヤガム／カルボキシメチルセルロース（Comfeel Ulcus™）
  4. ハイドロゲル型
    a. ポリエチレンオキサイド Hydrogel Dressing（Vigilon™）
    b. ポリ-N-ビニルピロリドン Hydrogel Dressing（Nue-Gel™）

（日本熱傷学会用語委員会（編）：熱傷用語集，広研印刷，p73，1996；山田直人ほか：形成外科39：63，1996を参考に著者作成）

❸生体代用皮膚の種類

a. 同種植皮 allograft

同種植皮，培養表皮（Epicel®），培養真皮（Trans Cyte™, Dermagraft™），培養皮膚（Apligraft™），などがある（宗内ら2004, Paletta ら2006）．

b. 同種無細胞真皮

同種皮膚はその細胞成分には抗原性があるが，マトリックス部分には抗原性がほとんど認められないので，酵素処理，デタージェント処理，物理的処理等で同種皮膚を無細胞化した拒絶反応のない同種真皮（無細胞真皮マトリックス Acellular Dermal Matrix：ADM）が利用されている．

商品化されたADMとしては，AlloDerm™（LifeCell，米国），SureDerm™（Hans Biomed，韓国）などがある．

ADMの臨床使用として，①代用真皮（薄い自家植皮との同時移植により移植床に真皮成分を付加し，薄めの分層植皮を厚めの植皮の性状に近づけるもの），②同種無細胞真皮と自家植皮の同時移植（皮下組織の増大，乳房再建の補助，硬膜の代用，ヘルニア閉鎖の補強，腱組織の代用，複合型培養皮膚の真皮相当部分などに用いられている）（Takami ら2014）．

ADMの問題点としては，ドナー供給の問題，潜在的な感染伝搬の危険性などがある．

c. 異種植皮 xenograft

異種植皮は，Reverdin（1872），Lee（1880）が，羊の皮膚を熱傷に使用して以来，いろいろな動物が用いられた．Bromberg ら（1965）が，porcine skin を発表して以来，広く用いられるようになったが，最近では，他の人工代用皮膚に代わってきた．

豚皮で往時広く利用されていたのは，凍結豚皮 lyophilized dried porcine skin（LPS）で，roll，あるいは patch の形式で市販されていた．使用にあたっては，生食液に30～60分浸して再生したあと真皮面を創面に当てて用いる．

このLPSを改良したものが，凍結乾燥豚真皮 lyophilized

284 第**7**章 植皮術

表7-5-2 創傷被覆材

A. 一時的な創面保護を目的とする被覆材
    1. 凍結乾燥豚真皮（Alloask D™），チキン膜（Beschitin-W™），
    2. アルギネート不織布（Kaltostat™, Sorban™），ポリウレタン・フォーム（Allevyn™, Lyoform™），
    3. ポリ-L-ロイシン Hydropholic Sponge（Xemex Epicuel™），
    4. N-サクシニルキトサン・アテロコラーゲン・スポンジ（Uresuc-C™），
    5. ハイドロコロイド・ドレッシング（DuoDerm™, J&J Ulcer Dressing™, Comfeel Ulcus™）
    6. ハイドロゲル・ドレッシング（Vigilon™, Nue-Gel™），コラーゲン結合ナイロン編物（Biobrane™）
B. 感染予防を目的とする被覆材
    1. 硫酸フラジオマイシン含有ガーゼ（Sofratulle™）
    2. 硫酸ゲンタマイシン含有 N-サクシニルキトサン・アテロコラーゲン・スポンジ（Uresuc-C™）
    3. スルファジアジン銀含有ポリ-L-ロイシン Hydropholic Sponge（Xemex Epicuel™）
    4. 静菌作用を有するバイオフィルム様アルギネート不織布（Kaltostat™, Sorban™）
C. 湿潤環境維持を目的とする被覆材
    1. アルギネート不織布（Kaltostat™, Sorban™）
    2. N-サクシニルキトサン・アテロコラーゲン・スポンジ（Uresuc-C™）
    3. ポリウレタン・フォーム（Allevyn™, Lyoform™）
    4. ハイドロコロイド・ドレッシング（DuoDerm™, J&J Ulcer Dressing™, Comfeel Ulcus™）

（日本熱傷学会用語委員会（編）：熱傷用語集，広研印刷，p73，1996より引用）

dermis porcine skin（LDPS）で，長所は，①使用前生食液による柔軟化時間が短い，②表裏の区別がない，③滲出液は，ガーゼに吸収されるなどであるが，安田ら（1989）によると，LPS と LDPS の間に被覆効果に差はないという．

porcine skin は，創と密着し，serum imbibition を確保することによって，創閉鎖，蛋白漏出予防，その他のいろいろな働きを有する．

porcine skin は，第2度熱傷には効果が大きいが，第3度熱傷では，いろいろな長所はあるものの，感染に弱いため，あまり大きな適応はない．

免疫性については，免疫原性は認められるが弱い．欧米では異種の無細胞真皮が臨床応用されている．

d. 羊膜 amnion

羊膜は，0.2〜0.5 mm の薄い半透明の膜で，血管はなく，非常に伸展性が強い．上皮基底膜，緻密層，線維細胞層の4層よりなる．

熱傷に羊膜を利用した報告はあるが，ほとんど用いられていない．鶏卵膜についても一般的でない．今後の問題であろう．

e. コラーゲン膜 collagen wound dressing（CAS）

新鮮なウシの真皮層から，テロペプチド（抗原決定基を含む）を除去した可溶性アテロコラーゲンを，グルタールアルデヒドで架橋，不織布にしたもので，メイパック® として市販されていたが，現在では販売されていない．

1）長所

①滲出液や血液を吸収するのでガーゼ交換の必要性が少ない．
②使用前に湿らせる必要がなく，包交時，剥がす必要が

ない．
③疼痛や出血が少ない．
④抗原抗体反応が少ない．
⑤第2度の熱傷によい．

2）短所

①滲出液の漏出性に劣る．
②密着性に若干劣る．したがって可動部位は避けたほうがよい．

f. フィブリン膜 fibrin film

フィブリン膜は，血液から抽出されたものである（西 1989）．

吸収性，肉芽形成作用，止血効果，包帯交換時の疼痛がない，などの長所があるが，短所として，フィブリン溶解現象 fibrinolysis に弱い，膜の透過性がない，細菌感染に弱い，などがある．現在，C型肝炎の伝播が問題になっており，法的規制がある．

g. キチン膜 chitin membrane, Beschitin-W™

これは，甲殻類の外骨格から抽出したムコ多糖類の一種であるキチンを成分としたものである（大島 1990）．豚皮やコラーゲン膜と同様の適応があるが，使用するにはやや硬い．しかも，分泌物が多いと浸軟，融解が起こりやすい．このためスポンジ併用などの改良タイプも作られている．

①滲出液の吸収がよい．
②創面への密着性がよい．
③鎮痛効果がよい．
④表皮，肉芽形成促進作用がある．
⑤抗原性がほとんどない．
などの長所がある．

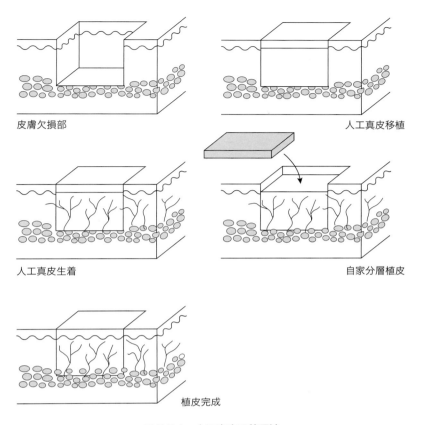

図 7-5-1 人工真皮の使用法

B. 人工代用皮膚，人工真皮
skin substitute, human skin equivalents

❶人工真皮とは
　人工皮膚には，①細胞を含まない acellular artificial skin と②細胞を含む cellular artificial skin とがある．
　前者は人工真皮ともいわれ，米国の Yannas, Burke ら (1980, 1981) が開発した 2 層性人工皮膚を端緒とする．2 層性とは，表皮相当部としてのシリコン膜と真皮相当部分としてのコラーゲン層を張り合わせた構造のことである．

❷人工真皮の働き
　人工真皮は真皮欠損層に貼付されると，コラーゲン層が足場 (scaffold) となって真皮様肉芽組織で置換されていくので，その上に自家遊離植皮が可能となる．人工真皮は次のバイブレーンと異なり，一時的な皮膚被覆材ではなく，貼付後，剝がす必要がないので永久生着型 permanent skin substitute といわれ，皮弁を使用しなくてもよい簡便な創修復法といえる (大浦ら 1994)．

❸人工真皮の長所短所
　人工真皮は一般皮膚欠損創だけではなく，小範囲であれば露出腱，露出骨の上に貼付しても新しい真皮様肉芽組織を再生しうる．また再生組織は拘縮も少ない長所があるが，創閉鎖までに 2 回の手術が必要であること，感染に弱いなどの短所がある (瀬崎ら 1999，木野ら 1999，黒柳 2001，牧野ら 2001，河合ら 2009)．
　鈴木ら (2004, 2005, 2013) は，人工真皮＋塩基性線維芽細胞増殖因子 (bFGF) 併用療法から bFGF 徐放性人工真皮へ，河合ら (2013, 2016) は，塩基性線維芽細胞増殖因子 (bFGF) との併用で感染層などの条件の悪い場合でも応用が可能であるという．

❹人工真皮の使用法
　人工真皮の使用法は，移植床に貼付し周囲を創縁に縫合し軽く圧迫固定する．強い圧迫はスポンジの空隙が押しつぶされ，組織侵入が妨げられるので避ける．2～3 週後，シリコン膜を剝がし，真皮様肉芽組織の表層を軽く擦過・洗浄後，薄い自家分層植皮でカバーする (図 7-5-1)．
　人工真皮に陰圧閉鎖療法を併用すると，植皮までの時間を短縮できる (Jeschke ら 2004，田中ら 2007，島田 2015)．

❺ 人工真皮の種類

現在インテグラ®，ペルナック®，テルダーミス®，の3種の人工真皮が皮膚欠損層の真皮再生のために広く用いられている．それらの違いについては鈴木らの論文（2005）に詳しい．

福田ら（2009）も，人工真皮にPRPを含ませたりして生着率を上げている．

a. インテグラ Integra®

インテグラは，コラーゲンにグリコサミノグリカン（GAG）の一種であるコンドロイチン6硫酸を添加した牛腱由来コラーゲンスポンジを真皮相当層とする．Yannasら（1980）は，原型である acellular artificial skin を StageⅠとし，表皮基底細胞をスポンジ内に播種した StageⅡ（cellular artificial skin）を開発した．鈴木ら（2005）に詳しい．

Moiemen（2006）は，頭蓋骨や腸の露出創上の使用例を報告している．また Moiemen ら（2001）らは，移植されたインテグラには，組織学的に imbibition, fibroblast migration, neovascularization, remodeling and maturation の4相が明確に認められると報告している．さらにインテグラによって肥厚性瘢痕，ケロイドの発生を抑制できるという報告もみられる（Vloemans ら 2001）（高見 2014）．

b. テルダーミス Terudermis®

テルダーミスは，次のバイオブレーンと異なり，一時的な皮膚被覆材ではなく，貼付後，剝がす必要がないので，永久生着型 permanent skin substitute といわれ，肉芽ができたら，その上に遊離植皮をすることで皮弁を使用しなくてもよい簡便な創修復法といえる（大浦ら 1994）．しかし，次のペルナックのほうが使用しやすい（黒川 2005）．

c. ペルナック®

これも，コラーゲンの架橋法が異なるだけで，同じ類のものである．

ペルナックは，凍結乾燥したブタ腱由来アテロコラーゲンスポンジを真皮相当層としたもので，わが国で開発された．コラーゲン層はインテグラのコラーゲン構造に近いが，GAG は含んでいない．通常の代用真皮として広く用いられている（黒川 2005）．

使用法は，移植床にペルナックを貼付し，周囲を創に縫合し軽く圧迫包帯する．強い圧迫では組織侵入を妨げる．貼付後2週間くらいして真皮化したら遊離植皮する方法，あるいは人工真皮の上に同時に植皮する方法，人工真皮の上に培養皮膚を移植する方法，また，陥凹部では，ペルナックのコラーゲンスポンジ部分をまず充塡し，線維芽細胞や毛細血管が侵入し，凹みがとれたところでペルナックを移植する方法がある（大浦ら 1994，松田ら 1994，鈴木 1996，高見 2014）．

d. バイオブレーン Biobrane®

シリコン膜（表皮相当）とナイロンファブリック（真皮相当）とをコラーゲンペプチドで coating したものである．同類のものにポリビニルスポンジがある．

長所は，①不感蒸泄抑制，②体液漏出防止，③鎮痛，④感染防止，⑤伸縮性があり密着もよい，⑥保存可能，⑦使用も簡便，⑧無抗原性などである．

短所は，①抗菌性はない，②分層採皮部，表在性真皮熱傷では，ナイロンファブリックの間に新生表皮が入り込み，剝離するとき，新生表皮が損傷されやすい．一時的創被覆材である．今日では用いられない．

7·6 有茎植皮・皮弁移植
pedicled skin graft, flap transposition

A. 定義

皮弁 flap とは，周囲の皮膚組織より，一部を残して弁状に切り離した皮膚および皮下組織の部分で，残された部位（茎）pedicle を通して血液の供給を受けるものである．血管柄付きと表現される場合もある．したがって，皮弁 flap は必ず茎 pedicle 有するため，従来のように pedicled flap あるいは pedicle flap と呼ぶと，言葉の重複になるということで使用されない．しかし，茎の数や特徴を強調する意味で使用するときは必要である．

皮弁をそのまま起こしたものが単純皮弁 simple flap であり，これを丸めたものを管状皮弁または皮膚筒 tubed flap という．

B. 分類

皮弁の分類については，学会でも議論され，一応まとめられているが，異論も残されている（鳥居ら 2005）．

表7-6-1 のように分けると理解しやすいであろう．そのために多少独断的な点は許されたい．

❶ 茎の数による分類

皮弁は，茎の数により1つ single，2つ double，多数 multiple のものがある（図7-6-1）．

❷ 採皮部と受皮部との位置関係による分類

皮弁のなかには，①移植部のすぐそばに接して皮弁を作る辺縁皮弁 contiguous flap，②移植部から正常の皮膚部を越えたところに皮弁を作る隣接皮弁，区域皮弁 neighboring flap，③解剖単位の異なる遠くへ作る遠隔皮

表7-6-1　皮弁の分類（一私案）

1. 茎の数による分類
   A. 単茎皮弁 single pedicled flap
   B. 双茎皮弁 double pedicled flap
   C. 多茎皮弁 multiple pedicled flap
2. 採皮部と受皮部の位置関係による分類
   A. 辺縁皮弁 contiguous or sliding flap（French法）
   B. 隣接皮弁 neighboring flap（Indian法）
   C. 遠隔皮弁 distant flap（Italian法）
3. 茎の動静脈による分類
   A. 有軸皮弁 axial pattern flap
      ① 動脈皮弁 artery flap
         i. 単純動脈皮弁 simple artery flap
         ii. 島状皮弁 island flap
         iii. 筋間中隔皮弁 intermuscular septum flap
         iv. 筋間皮弁 intermuscular flap
         v. 穿通枝皮弁 perforator flap
         vi. 拡大有軸皮弁 extended axial pattern flap
         vii. 薄化皮弁 thin flap
         viii. 連合皮弁 combination flap
      ② 静脈皮弁 venous flap
   B. 無軸皮弁 random pattern flap
      ① 単純皮弁 simple flap
      ② 皮下茎弁 subcutaneous pedicled flap
4. 組織の種類による分類
   A. 皮弁 flap, cutaneous flap
   B. 複合皮弁 composite flap, 混合皮弁 compound flap
      ① 筋膜皮弁 fasciocutaneous flap
      ② 筋皮弁 musculocutaneous flap
      ③ 骨皮弁 osteocutaneous flap
      ④ 筋骨皮弁 musculoosteocutaneous flap
      ⑤ 神経皮弁 neurocutaneous flap
         i. 神経血管島状皮弁 neurovascular island flap
         ii. 感覚皮弁 sensory flap
         iii. 皮神経皮弁 neuroskin flap
5. 皮弁の開放の有無による分類
   A. 開放皮弁 open flap
   B. 閉鎖皮弁 closed flap
      ① 裏打ち皮弁 lining flap
      ② 管状皮弁 tubed flap
6. 皮弁の移動法による分類
   A. 直達皮弁 direct flap
      ① 伸展皮弁 advancement flap
         i. 直伸皮弁 straight advancement flap
         ii. 四角状伸展皮弁 rectangular advancement flap
         iii. 三角状伸展皮弁 triangular advancement flap, V-Y皮弁 V-Y advancement flap
      ② 軸皮弁, 回旋皮弁 pivot flap
         i. 横転皮弁 transposed flap
         ii. 回転皮弁 rotation flap
      ③ はめ込み皮弁 interpolation flap
      ④ 吻合皮弁 free flap
         i. 吻合皮弁 free flap
         ii. 吻合複合皮弁 free compound flap
      ⑤ 蝶番皮弁 hinge flap
   B. 介達皮弁 indirect flap
      ① 袋状皮弁 marsupial flap
      ② 跳躍皮弁 jump flap
      ③ 匍匐皮弁 caterpillar flap
      ④ 反転皮弁 tumbler falp
      ⑤ ワルツ皮弁 waltz flap
      ⑥ ねじり皮弁 switch flap
7. 茎部血行の方向による分類
   A. 順行性皮弁 normal flap
   B. 逆行性皮弁 reversed flap
8. 皮弁再形成による分類 reconstructed flap
   A. 無形成皮弁 non-reconstructed flap, 従来型皮弁 conventional flap
   B. 形成型皮弁 reconstructed flap
      ① プレハブ皮弁 prefabricated flap
      ② 皮膚伸展皮弁 tissue expanded flap

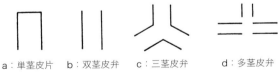

a：単茎皮片　b：双茎皮弁　c：三茎皮弁　d：多茎皮弁

図7-6-1　皮弁茎部の数による分類
三茎以上が多茎皮弁．

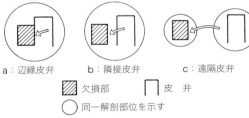

a：辺縁皮弁　b：隣接皮弁　c：遠隔皮弁

▨ 欠損部　⌐⌐ 皮弁
◯ 同一解剖部位を示す

図7-6-2　欠損部と皮弁の位置関係による分類

弁 distant flap がある．後者に対して前二者を局所皮弁 local flap ともいう（図7-6-2）．

❸茎の動静脈の構成による分類

第7章-6-C「皮弁の血管系」の項参照．

a. 有軸皮弁 axial pattern flap

①皮膚，皮下脂肪，有名動静脈からなるものを動脈皮弁 artery flap, ②茎部に皮膚を含まない有名動静脈からなるものを島状皮弁 island flap, ③筋膜や筋肉内の動静脈まで含めて有軸とする皮弁血管系の異なる複数の皮弁を組み合わせたもの，たとえば広背筋皮弁と鼠径皮弁を組み合わせ

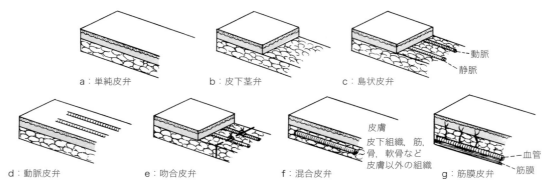

図7-6-3 皮弁の構成組織による分類

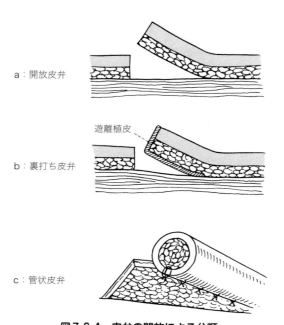

図7-6-4 皮弁の開放による分類

た連合皮弁 combination flap などがある.

b. 無軸皮弁 random pattern flap

無軸皮弁は,無名の動静脈,血管網からなり,動静脈が対とならず,その方向性を明示できないもので(鳥居2005),①皮膚と皮下脂肪層からなるものを単純皮弁 simple flap, ②皮下脂肪層のみからなるものを皮下組織有茎皮弁,略して皮下茎弁 subcutaneous pedicled flap という(図7-6-3).しかし,最近では穿通枝動脈皮弁,筋間中隔皮弁などの実用化が進み,有軸ではあるが,解剖学的名称がないものもあり,この分類は曖昧になっている.

有軸皮弁では,解剖学的欠損をできるだけ少なくするため,穿通枝皮弁が第一選択になりつつある.しかし,穿通枝は変位が多く,術前に,確認しておかないと,術中で目的の穿通枝がなかったり,使用に耐えなかったりした場合,思わぬ手術の齟齬をきたすことがある.

❹組織の種類による分類

いろいろな組織をいくつか組み合わせて用いるのを,複合皮弁 composite flap, 混合皮弁 compound flap と呼び,各種の組み合せ方がある(表7-6-1).

たとえば,筋肉を同時に移植する場合を筋皮弁 myocutaneous flap, 筋膜を含むものを筋膜皮弁 fasciocutaneous flap, 骨を含むものを骨皮弁 osteocutaneous flap, 神経を含むものを神経皮弁 neurocutaneous flap という.

❺皮弁開放性による分類

皮弁を移植する際,皮弁の裏側に露出創があるものを開放皮弁 open flap, 遊離植皮などを行って閉鎖したものを閉鎖皮弁 closed flap, あるいは裏打ち皮弁 lining flap, 皮弁を筒状に丸めたものを管状皮弁,あるいは皮膚筒 tubed flap と区別する(図7-6-4).

❻移動法による分類

また,皮弁で欠損部を一次的に被覆できるものを直達皮弁 direct flap, いったん他の部位を中継点にして移動するものを介達皮弁 indirect flap という.

a. 直達皮弁 direct flap

1) 伸展皮弁 advancement flap

伸展皮弁 advancement flap は,皮弁を軸方向に引っ張って移動させるもので,縫縮術は,その特殊なもので,直伸皮弁 straight advancement flap といい,短冊状になったものは四角弁状伸展皮弁という.

註;形成外科学会では,前進皮弁と邦訳しているが,この皮弁は,伸びる要素,広げる(展)要素があり,また,前では,何の前か不明であるし,伸展が適訳と考える.

2) V-Y皮弁

V字状皮弁を伸展して縫合後の形がY字状になるものをV-Y皮弁(V-Y advancement flap)という.三角弁状伸

7・6 有茎植皮・皮弁移植　289

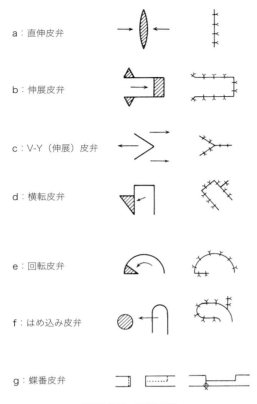

図 7-6-5　直達皮弁

展皮弁ともいう．逆方向の移動を Y-V 法という．この皮弁に側切開を入れたのを，クリオネに似ていることからクリオネ法と呼ぶ人もいる（清水ら 2011）．

3）横転皮弁 transposed flap，回転皮弁 rotation flap

皮弁を横にずらすものを横転皮弁 transposed flap，回して移植するものを回転（旋）皮弁 rotation flap というが，両者とも横方向と回転方向の因子を持っており，どちらの因子がより大きいかでその名称も決まる．簡単には短冊状の皮弁を横転皮弁，扇形の皮弁を回転皮弁と考えてもよい．McCarthy（1990）は，この 2 つの皮弁を pivot flap 軸皮弁として統一している．

4）はめ込み皮弁 interpolation flap

はめ込み皮弁 interpolation flap は，隣接皮弁と同様のものである．

5）蝶番皮弁 hinge flap

蝶番（ちょうつがい）皮弁 hinge flap は，蝶番を開くように移動するもので反転皮弁に類似しているが，穿孔部にふたをするように移動する皮弁であり，反転皮弁のときは，いったん反転したものを，もう一度反転させるときに用いられる（図 7-6-5）ので直達皮弁でなく，介達皮弁である．

6）遊離皮弁 free flap, anastomotic flap，吻合皮弁，遊離吻合皮弁

遊離吻合皮弁 free flap は，1970 年代になってクローズアップされたもので，動静脈だけの茎を有する皮弁を切離して，移植部の動静脈に顕微鏡下で吻合して直達移植するものである．

註：形成外科学会では遊離皮弁と呼ばれているが，これは英語の直訳であり，遊離植皮，遊離移植と混同しやすく，実際に血管を吻合させることで，皮弁移植が成功するわけであるから，吻合皮弁と命名するのが妥当であると考える．さらに，これを明確化して遊離吻合皮弁とした．

b．介達皮弁 indirect flap

介達皮弁は，移植部に移植する前に，いったんどこかを経由して間接的に移動する方法である．

介達皮弁のうち，袋状皮弁 marsupial flap は，露出創のないように腹部の皮弁を三等分し，その 2/3 を袋状に折りたたんで，二次的に前腕を介して他に移植するようなものである．跳躍皮弁 jump flap は，手を介して移動するものであり，匍匐皮弁 caterpillar flap は，尺取虫が移動するように皮弁を移動するものであり，反転皮弁 tumbler flap は，とんぼ返りするように移動する皮弁である．ワルツ皮弁 waltz flap は，ダンスのワルツを踊るように移動していくもの，ねじり皮弁 switch flap は，電気のスィッチを回すように移動するものである（図 7-6-6）．今日では，free flap のためほとんど使用されない．

❼**茎血行の方向による分類**

血液の流入，流出の方向が，解剖学的に正常なのを順行性皮弁，それが逆になったものを逆行性皮弁という．

❽**皮弁の再形成法による分類**

皮弁移植の前に，皮弁を伸ばしたり，新しい血管系を作ったり，何らかの人為的な処理をしたものを前形成型皮弁 prefabricated flap と訳しているが私案である（表 7-6-1）．

C. 皮弁の血管系

人体の血管系は大動脈 aorta から分枝して，すべての組織に分布するが（source vessel），皮弁は，自らの血行を有して移植されるものであり，皮膚に分布する血管系を，どのように利用するかによって，皮弁の種類あるいは名称が異なってくるので，その解剖を知ることは，極めて大切である（Taylor ら 1994，中島ら 2000）（図 7-6-7，図 7-6-8）．

皮弁の血管系は，McGregor ら（1973）による無軸皮弁 random pattern flap と有軸皮弁 axial pattern flap という概念の導入により，従来の皮弁の考え方に画期的変化をもたらした．つまり，前者は，血管網からの皮弁 cutaneous flap であり，解剖学的に有名な動静脈系を持たず，皮弁の長さと幅の比が制限され，ときに delay を要する．後者は，少なくとも 1 つの axial arterio-venous system を有し，解

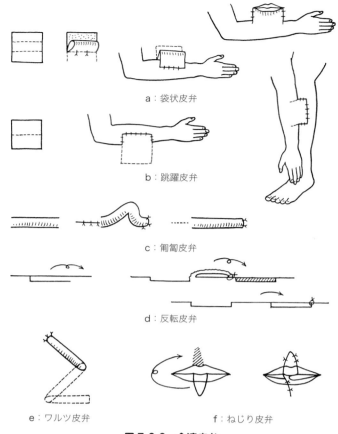

図 7-6-6　介達皮弁
a：袋状皮弁
b：跳躍皮弁
c：匍匐皮弁
d：反転皮弁
e：ワルツ皮弁
f：ねじり皮弁

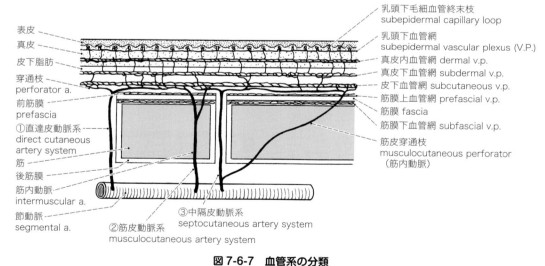

図 7-6-7　血管系の分類
数字は皮弁血行形態の基本系.

剖学的にも，作成可能な皮弁も大きく，また，皮弁デザインの段階でその大きさを明確にすることができる．

この無軸皮弁と有軸皮弁の考え方は，McCraw (1977) の筋皮弁の発展につながっている．

皮弁の血行形態は，通常，節動脈 segmental artery から3ルート，すなわち

①直達皮膚血管系 direct cutaneous vascular system
②中隔皮膚血管系 septocutaneous vascular system
③筋肉皮膚血管系 musculocutaneous vascular system

のいずれかを経由し，末端血管系に達するが，その経路，

7・6 有茎植皮・皮弁移植　291

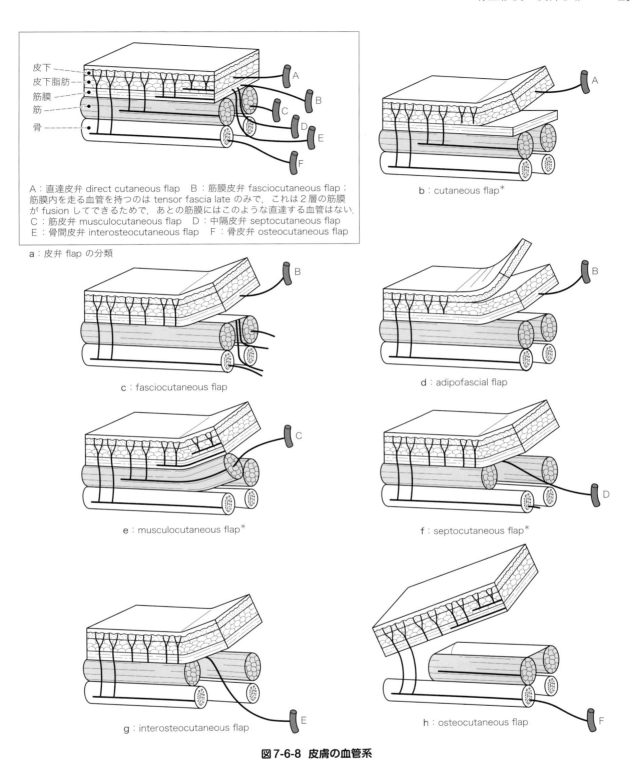

図7-6-8 皮膚の血管系
＊血管形態の基本型

含まれる組織によって細分類されている(図7-6-8).

❶**直達皮膚血管系** direct cutaneous vascular system
　直達皮膚血管系は，節動脈を出た血管系が直接皮膚に分布するものである．したがって，動脈の表層で剥離して皮弁を作成すると無軸皮弁になり，単純皮弁となる．動脈の下層で剥離すると有軸皮弁になり，動脈皮弁といわれ，皮膚を切除して血管系のみの茎にすると島状皮弁となる(図7-6-8b).

❷中隔皮膚血管系 septocutaneous vascular system

これは, 節動脈より筋の間の中隔を通って皮膚に達する血管系で, 節血管系 segmental system ともいわれ (図7-6-8f), 後述の筋膜皮膚血管系 fasciocutaneous vascular system を horizontal type とすれば, 中隔皮膚血管系は, その vertical type といえるであろう. 四肢に多い (佐藤ら1990).

穿通枝皮弁 perforator flap は, この血管系に属するように思われるが, 実際は本動脈系というより組織を穿通し, そこから最終血管分布域に至るまでの動静脈を利用したものである (後述).

❸筋肉皮膚 (筋皮) 血管系 musculocutaneous vascular system

筋肉皮膚血管系は, 筋層を通った血管が, 筋層に分枝したあと, 皮膚まで分布するという血管系で, 筋血管系 muscular system ともいわれ体幹部に多い (Taylor ら1994, 中島ら 2000) (図7-6-8e).

筋層の表層で剝離すれば, 無軸皮弁になるものの, 穿通枝を茎にすれば穿通枝皮弁という有軸皮弁となる. さらに筋層内を走行する血管系を含めて剝離挙上すると有軸皮弁になる.

無軸皮弁より有軸皮弁が血行の面からはよい. 適応によって有軸皮弁を使用できない場合, あるいは使用が無意味な場合もある. レシピエントの状態と皮弁移動後のドナーの問題, 手術の難易度など考慮に入れて, 適応を慎重に決定しなければならない (図7-6-8).

D. 筋膜皮膚血管系 fasciocutaneous vascular system

筋膜に分布する筋膜の血管系は, 表層のほうが下層より密な血管網を形成してはいるが, いわゆる fasciocutaneous artery としての独立したものはない. 後述する筋膜皮弁というのは大腿筋膜張筋を除き, この豊富な血管網を含んだ筋膜を茎にするものであり, 筋膜そのものは血管が少なく, また, 血管網だけを茎にするのは不可能なため, 筋膜と同時に採取して茎にするため筋膜皮弁 fasciocutaneous flap と呼ばれている (筋膜に沿うものを parallel artery system, 筋間中隔を通るものを vertical artery system という).

筋膜の表層で剝離すると無軸皮弁 random pattern flap に, 筋膜の下層で剝離すると有軸皮弁 axial pattern flap になる. 中隔皮膚血管系 septocutaneous vascular system では, 筋膜が入り込んで筋間中隔を形成しているため, 中隔を切断すれば無軸皮弁になるし, 中隔を含め, その下の動脈まで含めれば有軸皮弁になる. 剝離層によって変わる.

E. 皮膚の末端血管系 peripheral vascular system

筋肉を出た動脈は, 筋膜の上下で筋膜血管網を作り, さらに筋膜上血管網 prefascial artery となったのち, 皮下血管網 subcutaneous vascular plexus を形成し, 次に真皮下血管網 subdermal vascular plexus, 真皮血管網 dermal vascular plexus, 表皮下血管網 subepidermal vascular plexus と続き, 乳頭下で capillary loops を作って終わる. 表皮に血管組織はない.

皮膚に達した血管系は, 次のように分かれ, その機能は血流調節, 温度調節である (中西ら 2002).

① 細動脈 arterioles:30～100 μm, 真皮浅層:30 μm くらい, 真皮深層:50 μm くらい
② 終末細動脈 terminal arterioles:10～30 μm
③ 後細動脈 metarterioles:10～20 μm
④ 毛細血管 capillaries:3～7 μm
⑤ 細静脈 venules:50～100 μm

このように, 皮膚は, 豊富な血管網を有するが, 皮膚の栄養に関与するのは, 血流の 1～2% で, ほとんどは血圧維持や体温調節に用いられているといわれる (中西ら 2002). したがって, 皮膚と筋との血流を比較すると, 毛細管密度は皮膚 150/mm^2, 筋 2,000/mm^2 で, その割合は 1:7 になっており, 皮膚では全血量の 4.5% なのに, 筋では 13.2% を有するなど, ほぼ 3 倍の差があることは, 皮弁, 筋皮弁を作成するうえで考慮に入れてもよいことであろう (McCarthy 1990).

F. 無軸皮弁 random pattern flap

いろいろな無軸皮弁があるが, 最近では, 穿通枝皮弁などを含め, 遊離吻合皮弁に取って代わりつつある. しかし, 無軸皮弁も簡単, 安全に利用できることから, 記載することにした.

註:無軸皮弁といっても, 穿通枝までたどると有軸皮弁になるわけで, 有名動静脈を茎とするものを有軸皮弁, 無名動静脈を茎とするものを無軸皮弁とする分類に違和感が出るが, 穿通枝は数が多く, また変位が多過ぎるので, 分類名としては, 解剖学を尊重して, そのままにした.

❶皮弁の長所・短所
前述の有茎植皮の定義から, おのずと長所, 短所ができてくる.

a. 長所
①遊離植皮に比べて血行がよい.
②皮膚と皮下脂肪を同時に移植できる.
③欠損部がどこにあってもよい.

7・6 有茎植皮・皮弁移植

表7-6-2 各種皮弁の長所・短所

	長　　　　所	短　　　　所
辺縁皮弁	1. 色，きめが周囲皮膚と類似する 2. 治療期間が短い	1. 欠損部周辺に新しい瘢痕や変形ができる 2. 周囲組織に瘢痕などがあれば使用できない 3. 脂肪の少ない皮弁は，これを必要とする場合，適応できない
隣接皮弁	1. 色，きめが周囲皮膚と類似する 2. 治療期間が短い 3. 辺縁皮弁より大きい欠損部にも用いられる	1. 多少とも著明な瘢痕が残る 2. 脂肪の少ない部位で，これを必要とする場合に不利 3. 遠隔皮弁に比べ利用できる組織が少ない 4. 顔は額，頰などに制限される
遠隔皮弁	1. 欠損部がどこにあってもよい 2. どんな形の皮弁でも十分な皮膚と脂肪が利用できる 3. 採皮部の瘢痕は被覆すれば目立たない	1. 皮膚の色が，顔では周囲より白っぽくなり，不適当 2. 治療期間が長い（吻合皮弁を除く） 3. 不自然な体位を要求される（吻合皮弁を除く）

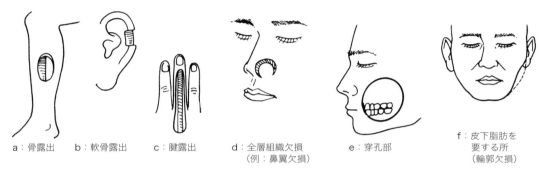

図7-6-9　皮弁の適応

④瘢痕化，拘縮化が少ない．
⑤全層欠損の修復によい．
⑥穿孔部の修復によい．
⑦骨，腱などの被覆によく，癒着を起こさない．
⑧tubeにすると，以上の長所の他に感染の危険や瘢痕化が少なく，血行もよくなる．

b. 短所（遊離吻合皮弁を除く）
①治療期間が長い．
②手術回数が多くなる．
③入院期間が長い．
④厚ぼったく，膨らみやすい．
⑤皮弁の移動上，正常な部分に醜い瘢痕が残りやすい．
⑥顔では，表情運動を消すことが多い．
⑦皮下脂肪の蓄積，移動が起こることがある．
⑧体重負荷部には負荷部以外の皮弁では障害が多い．

❷各種皮弁の長所・短所
表7-6-2のとおりである．

❸皮弁の適応（図7-6-9）
皮弁は，皮膚欠損部であればどこでも利用できるが，次のような場合に最もよく用いられる．
①瘢痕の著明な部位：第3度熱傷のあとなど．

②自然治癒の難しい慢性潰瘍：このような部位は血行が悪く，また感染があり，遊離植皮は不適当である．
③骨露出部：遊離植皮では自身の血行がなく，また骨面では母床からの血行を期待できないので，みずからの血行を有する皮弁の適応となる．
④穿孔部：頰部などの穿孔部，つまり頰部の全層欠損の修復に用いる．
⑤皮膚とともに皮下組織を必要とする場合：(1) 組織の欠損が大き過ぎて，その部分の輪郭を整えるのに皮膚のみでは不十分なとき．(2) 腱の露出した場合，血行以外に癒着を防ぐ目的で皮下脂肪を必要とするとき．
⑥欠損組織の修復：耳介，眼瞼，口唇，頰部，鼻部などの全層欠損の修復に用いる．

❹手術の前に検討すべきこと
free flapを除き，皮弁移植術は，治療期間，入院期間が長いうえに手術回数が多く，治療費用もかさむので，皮弁の長所，短所以外に次のようなことも考慮に入れて適応を決めなければならない．

a. 一般的条件
①年齢：幼小児では固定が難しく，老人では関節拘縮を起こしやすい．
②性別：特に女性の場合，皮弁移植時の体位に注意．

表7-6-3 皮弁の採皮部

植皮部	採皮部
1. 頭部	頭部
2. 額部	頭部, 胸部, 腹部
3. 眼瞼部	額部, 瞼部
4. 鼻部	額部, 頬部, 頸部, 鎖骨部, 胸部, 上肢
5. 口唇部	頬部, オトガイ下部, 頸部, 胸部
6. 頬部	額部, 頸部, 鎖骨部, 頬部, 胸部, 腹部
7. 耳介部	頸部, 鎖骨部
8. 頸部	胸部, 腹部
9. 胸部	胸部, 腹部
10. 腹部	胸部, 腹部
11. 背部	背部, 胸部, 腹部
12. 上肢	胸部, 腹部, 反対側上肢
13. 下肢	胸部, 腹部, 反対側下肢

③知能：知能が低ければ，治療に協力しなかったり，固定を外したりする．
④社会的条件：仕事の種類，休職，休学の可否．
⑤身体的条件：局所的，全身的疾病の有無．
⑥経済的条件：社会的条件とも関連するが，治療期間，入院期間が長いので多額の費用を必要とする．

b. 移植部の条件
①欠損部の位置，大きさ，形．
②周囲組織の状態：瘢痕，炎症の有無．
③母床の状態：新鮮創か陳旧創か，骨，腱などが露出しているかどうか，穿孔の有無．

c. 採皮部の条件
①採皮部の色，きめ
②採皮部の厚さや利用可能な範囲
③毛髪の有無
④瘢痕，炎症，変形などの有無
⑤移植部よりの距離
⑥皮膚採取後の採皮部の瘢痕，変形
⑦患者の希望

❺皮弁の採皮部
表7-6-3のとおりである．

❻各種皮弁手術法
a. 辺縁皮弁法 contiguous flap
これは，欠損部の辺縁に皮弁を作り，ずらすだけで欠損部を覆うもので，フランス法ともいう（パレ Pare など16世紀以来フランスでよく用いられた方法から由来する）．

1）伸展皮弁 advancement flap
a）直伸皮弁 straight advancement flap
最も簡単な方法で，欠損部周囲の皮下を剥離して，創縁を引き寄せて縫合する縫縮術である．

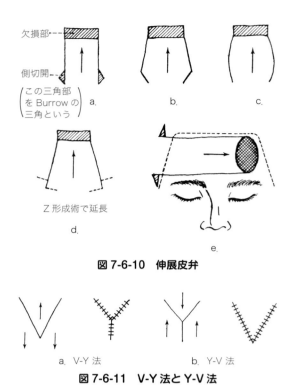

図7-6-10 伸展皮弁

図7-6-11 V-Y法とY-V法
矢印は皮弁の移動方向．

b）四角弁状伸展皮弁 rectangular advancement flap
これは，縫縮術で修復できない欠損部を，周囲皮膚に側切開を入れて作った皮弁をまっすぐにその軸方向にずらして被覆しようとする方法で，sliding 法ともいう（図7-6-10）．
これは，皮膚に余裕のあるところならどこでも作ることができるが，特に子供では皮膚の弾性が大きいことから，また老人では，弾性は少ないが皺が増すことから，比較的よく引き伸ばすことができる．

c）三角弁状伸展皮弁 triangular advancement flap
これは，V-Y法ともいわれ，三角弁をずらしてY字型に縫合するものである（図7-6-11）．この逆の移動は，Y-V法である．

d）伸展皮弁使用上の注意
①皮弁の長さと幅の比は，2:1を越えないことが望ましいが，巨大無軸皮弁のように血行により異なる（本章，図7-6-19，図7-6-20）．
②側切開は，被覆部とか毛髪内のようなできるだけ目立たない位置がよい．
③皮弁に緊張がかからないように注意する．
④皮弁の血行は，解剖学的血管系を考慮し，無軸皮弁では血行検査法（本章，表7-6-5）に従って決める．血行不全のみられるときは，欠損部を全部覆わずに一部残しておき，残った欠損部に遊離植皮を行い，二次的に再び advancement flap を行う．瘢痕の場合は，最初から瘢痕全部を切除しないで，皮弁で覆える範囲だけ切

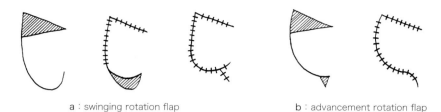

a：swinging rotation flap　　　　　　b：advancement rotation flap

図 7-6-12　回転皮弁

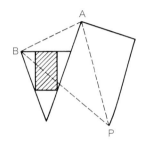 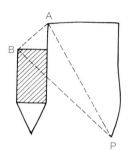 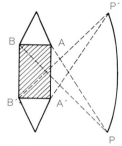

a：McGregor (1960) は瘢痕を三角にみなして皮弁の作成を考えているが，実際には正常皮膚の犠牲が大きいし，茎部にできる dog ear の修正も必要となる
P：皮弁の回旋軸で，pivot point という

b：皮弁の形を工夫すれば正常皮膚の犠牲を少なくできる．しかし PA＝PB はどの場合も必要である

c：瘢痕部位によっては単茎皮弁より双茎皮弁のほうが便利な場合もあるが，この場合 PA，PB の関係が変わる

図 7-6-13　横転皮弁

除，残りは二次的に皮弁形成術を行う．
⑤皮弁の場合も tie over を軽く行う．

2）軸皮弁 pivot flap

a）横転皮弁 transposition or transposed flap

この方法は，回転皮弁 rotation flap と混同されやすいが，両者にはっきりした区別はなく，McGregor (1960) は，皮弁を横にずらすときを transposition flap といい，皮弁を回す場合を rotation flap と名づけているが，前者でも，後者でも，横方向と同時に回転の要素も加わっており，主な移動法により区別されているに過ぎない．

なお，前者は，rectangular or square flap，後者は，半円皮弁 semicircular flap とも呼ばれている．

b）回転皮弁 rotation flap

これは，皮弁をのばすことなく，回転して欠損部を覆う方法で，swinging rotation flap と advancement rotation flap とがあり，いかなる移動が主な動きであるかによって異なる（図7-6-12）．

c）プロペラ皮弁

皮下組織を茎として，飛行機のプロペラのように回転させて移動する皮弁で（百束），皮下茎皮弁，穿通枝皮弁でもある．

b．横転皮弁 transposed flap および回転皮弁 rotation flap の作成法

①これらの皮弁の作り方は，患部が瘢痕でも欠損部でも，それが不規則な形であっても，なくても，いずれも三角形にみたてて，図7-6-13のように作図する．そのために正常皮膚が多少犠牲になってもやむを得ない．しかし，不規則な形をうまく応用すれば犠牲は少ない．

このような三角形ができないとき，あるいは正常皮膚の犠牲が大きいときは，辺縁皮弁の適応がないとみてよい．

②三角形ができたら，そのどちら側に皮弁を作るかは，皮膚の余裕，自然皺襞，血行の走行などを参考にする．

③横転皮弁 transposed flap にするときは，皮弁は矩形であり，特別な場合を除き，その長さと幅の比は 2：1 を越えないほうがよい．

④欠損部と皮弁の大きさ，および位置的関係に注意しないと，せっかく作った皮弁が，小さ過ぎ，また，無理に縫合すると，緊張が高まり先端が壊死する．

⑤皮弁移動後生じる二次欠損部は，さらに，別の辺縁皮弁で被うか遊離植皮を行う．なお，この二次欠損部が，目立たない部位にくるような切開線を考慮することも大切である．

⑥回転皮弁の場合には，切開線は半円形になる（図7-6-14）．

● 切開線が，長いほど皮弁の緊張は少ないが，血行は，それだけ悪くなる．また，半円を大きくすると皮弁の血行はよいが，部位的に大きな半円を作ることが不可

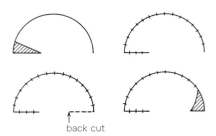

図7-6-14　回転皮弁
半円周の切開を入れる．しかし皮弁に緊張が加わるときはback cutを入れるが，皮弁の血行は悪くなる．大きい皮弁にすると緊張は少ないが，部位的に不可能なこともあり，また手術侵襲が大きくなりやすい．

能な部位もあるし，皮弁も回転しにくい．
- 皮弁を回転しにくいときは，茎部切開（back cut, counter incision）を入れると回転しやすくなるが，血行は悪くなる．back cutをしたあとの欠損部は，V-Y式に縫縮するか，分層植皮を行う．
- 欠損部が大きく回転角度が大きいと，中心部にdog earを生じやすい（dog earの修正法は，第6章の図6-1-4参照）．この場合は，大きな回転皮弁を作るか，大きく作れないときは，血行の点で，dog earはそのままとして二次的に切除する．
⑦皮弁の血行検査（第7章-6-F-⑥-g「皮弁の血行検査」の項参照）を行って，その安全性を確かめたのち皮弁移動を行う．皮弁の血行が悪いときは，勇気をもって血行増進を図るべきである（第7章-6-F-⑥-h「皮弁，皮膚筒の血行遷延法」の項参照）．無理に移動すると皮弁の壊死を起こす．
⑧皮弁移動後の処置：皮弁移動後は，血腫，死腔を防ぎ，tie over法を行って皮弁を軽く圧迫固定する．この際，強く圧迫して，皮弁の血行障害を起こさないことが大切である．皮弁の縫合は，皮弁先端の血行を悪くしないようにU（V）字型埋没縫合法を行うこともある．術後の創処理は，遊離植皮の場合に準ずる（第7章-2-C-⑧「植皮術後の処置」項参照）．

c. 単純皮弁の必要性

単純皮弁の適応は，直達皮弁，それも一次移動の可能な場合が多いが，最近では，遊離吻合皮弁に適応が変わりつつある．しかし，症例によっては二次移動の必要な単純皮弁でも適応があり，形成外科手術の基礎知識，基礎技術として必須項目である．

d. 隣接皮弁，区域皮弁 neighboring flap と遠隔皮弁 distant flap

1) 定義

a) 隣接皮弁の定義

これは，辺縁皮弁のように欠損部に接する部位から皮弁を採取するのではなく，欠損部周辺の正常部位を越えて，しかも，同一解剖学的部位に皮弁を作るもので，この皮弁を欠損部に直達移動できるもの（direct flap）であり，インド法とも呼ばれている（古代インド医学時代のサスルータの造鼻術由来の名称である）．学会では区域皮弁ともいう．

このなかには，前述の横転皮弁 transposed flap，動脈皮弁 artery flap，皮下茎弁 subcutaneous pedicled flap，島状皮弁 island flap，はめ込み皮弁 interpolation flap，などが含まれる．

b) 遠隔皮弁の定義

これは，イタリア法ともいい，鼻欠損に上肢の皮膚を利用するように，他の解剖学的部位に皮弁を作るものである．今日ではほとんど使用されない（イタリア法はイタリアのタグリアコッチの造鼻術から由来した名称）．

2) 隣接皮弁作成の要点

今日では，筋皮弁，筋弁，筋膜皮弁，遊離吻合皮弁などに取って代わられたが，症例によっては，隣接皮弁も，しばしば利用される．形成外科の基本的手技のひとつであり，簡単に記載する．

a) 皮弁を作る場合の要点

①皮弁を作る場合，採皮部より大き目に作る．皮弁移動の際に結合組織増殖を起こして収縮し，あるいは，何回も移動するたびに皮弁の創縁の瘢痕を切除していくためである．
②皮弁の長さと幅の比は，無軸皮弁では，一般に1:1なら安全であるが，それ以上は，皮弁血管系の解剖，実際には皮弁先端の血行の安全性を確かめなければならない．できるだけ有軸皮弁にする（表7-6-5）．
③皮弁の血行の良否は，血行の諸検査法である程度推定できるが，秒単位でなく時間単位でみた場合，手術時には血行がよくても，何時間かのちには悪化する場合もある．原因として，血腫，圧迫包帯，全身状態の変化（貧血など）などが考えられる．

b) 皮弁の移動に関する要点

①皮弁の移動は，皮弁の血行状態検査により血行の安全性を確認してから行う．
②皮弁を直接に欠損部に移動するものを直達法（direct flap method），直接に欠損部まで移動できず，上肢などを介して目的地に移動するものを介達法（indirect flap method）という．たとえば腹部皮弁を顔面に移動する場合，皮弁断端を第一次移動で通常は前腕部へもっていき，第二次移動で他端を切離して顔面に移動，第三次移動で前腕部を切離，顔面移動を終了する（図7-6-15）．
③皮弁の移動法には，tumbler法（反転法）（図7-6-16，caterpillar法（匍匐法，尺取虫法）（図7-6-17）jump flap法（上肢を介する法）（図7-6-18），がある．
④皮弁の移動に際して，隣接皮弁，遠隔皮弁では，辺縁

7・6 有茎植皮・皮弁移植　297

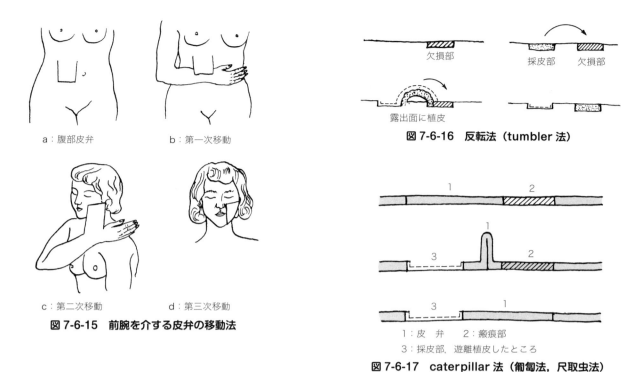

a：腹部皮弁　　　b：第一次移動

c：第二次移動　　d：第三次移動

図 7-6-15　前腕を介する皮弁の移動法

図 7-6-16　反転法（tumbler 法）

1：皮　弁　　2：瘢痕部
3：採皮部，遊離植皮したところ

図 7-6-17　caterpillar 法（匍匐法，尺取虫法）

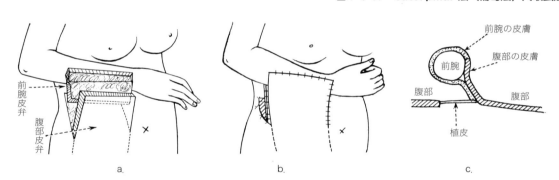

a.　　　　　　　　b.　　　　　　　　c.

図 7-6-18　有茎皮弁の裏打ち
hinge 法と遊離植皮の併用．

（鬼塚卓弥：交通医 19：62，1966 より引用）

皮弁と異なり，皮弁裏面に露出部を生じる．この露出部をそのままにしたのが，開放皮弁 open flap であり，これを他の皮膚で被覆したものが，閉鎖皮弁 closed flap であるが，閉鎖皮弁にしたほうが，結合組織増殖が少なく，感染の危険も少ない（**表 7-6-4**）．皮弁を丸めて，皮膚筒にするのも閉鎖法のひとつである．

⑤術後の固定：開放皮弁，閉鎖皮弁にかかわらず，皮弁は断端のみの縫合でなく，皮弁の中央と母床とも縫合固定し，その上にさらに軽く tie over を行ったほうがよい．

⑥皮弁の移動時期：直達移動の場合は，約 3 週間後に茎部を切離するが，これも，一気に切離しないで，半分切って，断端からの出血の具合，皮弁の血行状態を検査し，血行の安全性を確かめながら切離する．血行が悪ければ delay しなければならない．吻合皮弁にはこの煩雑さはない．

e．巨大皮弁

単純皮弁は大きさ，位置によっては適応がない場合もあるし，血管系の異常で遊離吻合皮弁の使用できない場合，あるいは，thin flap や extended flap を作成する場合など**図 7-6-19**，**図 7-6-20** のような巨大皮弁を作ると直達できることもあり，単純皮弁の大きさの限界を知っていてもよいと考えて紹介することにした．

f．皮膚筒（管状皮弁）tubed flap

今日では，皮膚筒の適応は，ほとんどなく，遊離吻合皮弁 free flap の適応になる．しかし，形成外科医の基本的知識として必要であり，簡単に述べることにする．

1）皮膚筒 tubed flap の作成（**図 7-6-21**，**図 7-6-22**）

①皮膚切開線は，互いに平行に入れる（**図 7-6-22a**）．

②次に切開線の間の皮下を剝離するが，一般剝離法に従

表7-6-4　開放皮弁と閉鎖皮弁の比較

	開放皮弁	閉鎖皮弁
閉鎖する手間	省略できる	できない
皮膚量	閉鎖のための皮膚を省略できる	閉鎖するだけ多量の皮膚を要する
感染の危険	大きい	小さい
結合組織の増殖	大きい	小さい
血行	閉鎖皮弁より悪い	開放皮弁よりよい
皮弁移動の手間	簡便	複雑

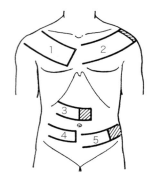
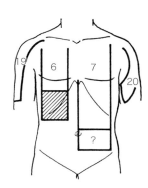
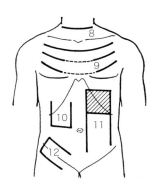

a：胸骨部に茎部を置く前胸部皮弁および下腹部の水平方向の皮弁
斜線：懐死を起こす部分

b：鎖骨部と胸骨部に茎部を置く胸部皮弁
？印：症例が懐死を起こすか起こさないかわからないため，断定できない部分

c：水平方向の胸部皮弁

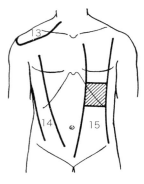
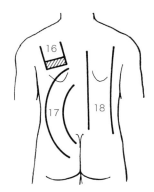
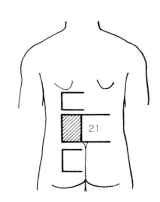

d：胸腹皮弁　斜線は懐死部分

e：軸方向の背部皮弁

f：水平方向の背部皮弁

1： acromio-pectoral flap
2： deltopectoral flap (D-P flap)（内胸動脈分枝）
3, 4： lateral transverse abdominal flap
5： medial transverse abdominal flap（内胸動脈分枝）
6： claviculo-thoracic flap（鎖骨下動脈分枝）
7： claviculo-sterno-thoracic abdominal flap (CSTA flap)
8： transverse cervical flap
9： transverse thoracic flap（内胸動脈分枝）
10： upper abdominal flap
11： lower abdominal flap（浅腹壁動脈）
12： groin flap（浅腸骨回旋動脈）
13： cervicoacromial flap
14： thoracoepigastric flap（胸背動脈と浅腹壁動脈）
15： claviculo-abdominal flap
16： scapular flap
17, 18： vertical double pedicle back flap (VDB flap)（肋間動脈分枝）
19, 20： cervicohumeral flap〔頸横動脈 11～16, 35～40 cm 長さが使える（筋膜下剝離）〕
21： transverse lumbosacral back flap（穿通枝の一方を温存，他方の穿通枝ぐらいまでの長さ）

図7-6-19　体幹の巨大単純皮弁

（鬼塚卓弥：臨床整形外科 7：47, 1972；Onizuka T et al：Br J Plast Surg 28：123, 1975 より引用）

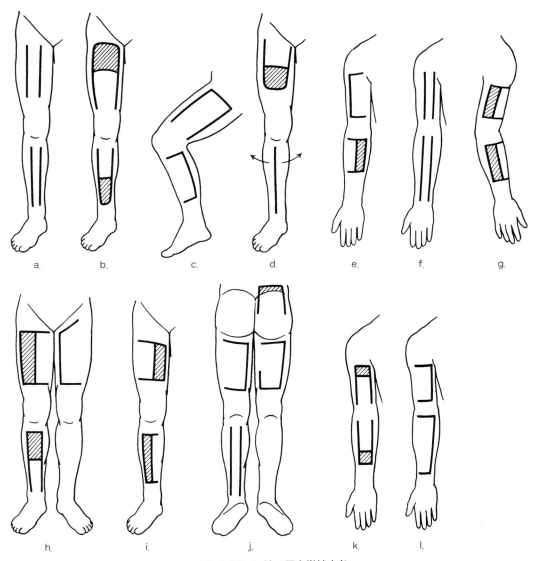

図 7-6-20 四肢の巨大単純皮弁
斜線は壊死を起こしやすい部分.

う(図7-6-22b). なお,縫合に際しては,図7-6-22cのように創縁の脂肪を一部切除して縫合する. 肥満した人では,浅筋膜で剥離するほか,皮下脂肪を,適当に薄くなるまで切除する. 一方,痩せた人では,ほとんど脂肪がなくて,ペチャンコな皮膚筒になるが,将来皮膚を開いて弁状にして移植するときに,脂肪がないだけに血管を損傷しやすい危険がある.
③剥離が終わると止血を厳重に行う. 血腫ができると皮膚筒内の緊張が高まり,皮膚筒の壊死を起こす.
④皮膚を丸めて各創縁を縫合する (図7-6-22d).
⑤採皮部の皮膚欠損部は,できれば縫縮,不可能ならば遊離植皮を行い,できるだけ露出面を作らないようにする.
⑥採皮部と皮膚筒の間にはガーゼを入れ,創が互いに癒着するのを防ぐとともに,長い皮膚筒では中央部がたるんだり,ねじれたりするからガーゼや絆創膏で適当に固定する.

2) 皮膚筒の移動
単純皮弁の場合と同じである

3) 皮膚筒の展開
皮膚筒を目的地に移動し終わったら,皮膚筒の縫合部を再び切開して展開する. この際,中央部の瘢痕組織をできるだけ切除,止血を行った後移植し,tie over 法で軽く固定する.

g. 皮弁の血行検査
1) 臨床的血行検査
数多くの皮弁血行検査法 (表7-6-5) があるが,臨床的に便利なのは臨床的方法である. 特に皮弁の断端から,新鮮

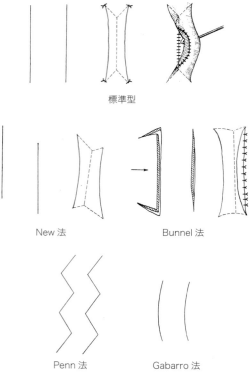

 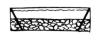

図7-6-21　皮膚筒作成のための切開線各種
（鬼塚卓弥：交通医 20：62, 1966 より引用）

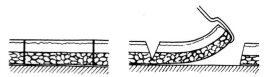

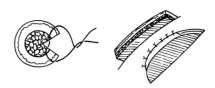

図7-6-22　皮膚筒の作成法

表7-6-5　血行検査法

1. 臨床的方法 clinical tests
   a. 色と温度：皮弁の温度が温かく周囲健常皮膚と同色か桃色のとき
   b. 褪色速度：指圧による褪色回復の速さが4〜5秒以内のとき
   c. 出血：皮膚断端より新鮮血出血
   d. 針穿刺：穿刺部より新鮮血出血
2. 客観的方法 objective tests
   a. 薬剤テスト pharmacological tests
      ❶ 生食テスト（saline wheal法）
      ❷ アトロピンテスト（atropine absorption法）
      ❸ ヒスタミンテスト（histamine wheal法）
   b. 生体染色法 vital dyes tests
      ❶ 蛍光法（fluorescein dye法）
      ❷ disulphine blue dye法
   c. 温度テスト temperature tests
      ❶ thermography
      ❷ surface temperature
      ❸ differential temperature
      ❹ temperature clearance
   d. 光電法 photoelectric tests
      ❶ photoplethysmography
      ❷ laser Doppler
      ③ 近赤外線スペクトロスコピー near-infrared spectroscopy
      ④ 超音波ドプラ法 ultrasound Doppler method
      ⑤ Doppler ultrasonography（従来法）
      ⑥ 経皮酸素pHモニター法 transcutaneous oxygen pH monitoring method
   e. その他

血の出血があるときは，血行良好のしるしである．これが暗赤色になってくると血行が悪く，また皮弁の先端の色が周囲と変わらないときが最もよく，桃色になっても指圧による褪色の回復の速さ capillary refilling test が4〜5秒以内であれば安全であるが，この時間が長いとき，または，皮弁の色が暗赤色を帯びるときは血行不全で，多少の壊死はまぬがれない．

　皮弁の色が，白っぽい白色皮弁 white flap は，虚血 ischemia すなわち動脈血流入障害であり，暗赤色の青色皮弁 blue flap は，うっ血 congestion，すなわち静脈血流出障害になる．この皮弁の色調の変化には，酸化ヘモグロビン oxyhemoglobin とデオキシヘモグロビン deoxyhemoglobin の動きが関与していることが，非侵襲的な検査法のひとつである reflectance spectroscopy で確かめられている（Tosa ら 1998）．

　管状皮弁（皮膚筒）の場合は，術前であれば，切断予定のほうを絞扼し，血行を遮断したのち，切断部の中枢側で血行検査を行う．少しでも血行が悪ければ，血行遷延法 delayed method を行って血行増進を図る．

2）機器的血行検査（八巻ら 2013）

①超音波ドプラ handheld Doppler ultrasound（HHD）：無侵襲で簡便な検査法であるが，穿通枝の位置関係が判断できないことがある．

②超音波診断装置color duplex ultrasound (CDU)：穿通枝マッピングが可能である．カラードプラ，三次元画像化で診断しやすくなった．血管径，血流速度，血流量，など測定できる（荻野ら 2013）．

③デジタルサブトラクション血管撮影法 digital subtraction angiography (DSA)：侵襲的検査であるが，血管内膜の状態を診断できる．しかし，造影剤による血管，腎障害あり．

④コンピューター断層血管撮影 computed tomography angiography (CTA)：最近では，320列のCTAがあり，第一選択になりつつある．立体解剖学的に画像化できる利点があるが，被曝が問題である．Multiplaner reconstruction法とmaximum intensity projection法は，穿通枝を三次元的に診断できる上に，血管径，走行が判定できる．DIEP皮弁（梅本ら 2013），SGAP皮弁，ALT皮弁（雑賀ら 2013），の作成に有用である．

⑤核磁気共鳴血管撮影 magnetic resonance angiography (MRA)：腓骨皮弁やDIEP皮弁（上田ら 2013）に有用である．

⑥静脈画像（phase-lag CTA：pl-CTA）（大西ら 2013）：MDCTを利用，動脈相から時間をずらして静脈相を撮影，画像処理技術で静脈を描出する方法である．

⑦近赤外線分光法（草野ら 2013）：皮弁切離の時期を判定する方法で，使用に制限がある．今後の研究を待ちたい．

⑧indocyanine green ICG検査法：ジアグノグリーンを利用した蛍光検査法である．有茎皮弁ではICG所見と皮弁生着領域が一致しないこともあるが遊離吻合皮弁では有用であるという（五来ほか 2015）．

h. 皮弁，皮膚筒の血行遷延法 delayed method

皮弁先端に血行不全の徴があるときは，無理に移動を行わないで，もとの位置に戻しておくと皮内の血行は次第によくなり，10〜14日後に移動できる状態になる．これを血行遷延法 delayed method，その皮弁を遷延皮弁 delayed flap といい，Blair (1912) によって名づけられ，Germann ら (1933)，Myers ら (1969)，Suzuki ら (1986) によって確認されている．

血行遷延法には，外科的方法と物理的方法とがある．

1) 外科的血行遷延法 surgical delay

皮弁の血行を少しずつ遮断していく方法であるが，皮弁の大きさ，位置，形などによって異なる．図7-6-23のようにいろいろな方法がある．delay によって，hexokinase活性が上昇し，グルコースが減少するが，7日目にはグルコースの消費も正常になる．

2) 物理的血行遷延方法 physical delay

これは，皮弁の茎部をクランプなどで絞扼し，血行を遮断，他端の茎部からの血行を促進しようとする方法である．

しかし，遷延法が予測されるときは，特別なケースを除き，最初から適応はないといえる．

i. 血行遷延法 delayed method の臨床的意義

皮弁の血行で，大切な役割を演じているのは，真皮内血管網と真皮下血管網である．

皮膚の血行を支配するのは，全身的には交感神経，およびホルモンの働きであり，局所的には，代謝作用，物理的作用などであるが，交感神経の働きが主であり，体温調節を支配し，他の働きは二次的なものであるという．

delay 効果発現のメカニズムとしては，①交感神経遮断説，②虚血説，③非特異的炎症説，④血管収縮性局所神経ホルモン枯渇説などがあるが，delay 効果については十分解明されていない（鈴木ら 1989）．

また，delay の効果は，部位，年齢，実験動物などで様々であり，一定していない．

皮弁作成前は，その予定部位（A）には，四方からと母床からと1/5ずつの血行があったものが，皮弁を作成すると，茎部からの血行の1/5だけになる（図7-6-24）．皮弁が作成されると，血流，交感神経支配が絶たれ，血流の減少，血管収縮が起こり，阻血状態になるが，直ちに血管拡張機能が働いて血行が少しずつ増加する．術後12〜48時間頃には交感神経性血管収縮も緩和され，さらに血流が増加するが，皮弁末梢では数時間までに血行再開がなければ壊死を起こす．一方，多少の血行があれば4〜5日までに側副血行も完成し，皮弁は生着する．皮弁遷延後，次の移動に際しては，初回手術に比べて血行不全は少なくなるという．

Callegari ら (1992) は今までふさがっていた血管が開くという preexisting choke vessel 説を唱えていたが，三鍋 (2002) も choke vessel 説をとっている．

choke vessel（連結動脈）とは，各動脈が次第に細くなり，末梢部で網の目状に吻合しているものを指し，解剖学的血行領域 anatomical territory といわれるが，そこで動脈が終わりになるのではなく，隣の解剖学的血行領域と領域を越えて血流がつながっており（linking phenomenon），静脈でも choke 吻合があり，true 吻合と呼ばれている．解剖学的血行領域が linking し，生着可能な拡大範囲を動的血行領域（angiome, dynamic territory）と呼び，choke 現象の及ぶ範囲とした．臨床的例として，拡大皮弁がある．最近，古賀 (2013) の報告がある．

また，三鍋 (2013) によると，皮弁挙上1〜2日に，優位皮膚穿通枝の choke 血管が拡張し，3〜5日には皮弁外周への代償性血行などが，水平方向に変化し，母床の優位穿通枝も拡張し垂直方向の血行変化が起こり，5〜7日目には新しい血行形態になって安定するという．

また，ストレス蛋白質が，臓器の虚血状態に際して誘導され，生着にも関与するともいわれている（飯岡ら 2003）．

① 一部剥離（斜線の部分）してもとの位置に縫合　② 2週後，全剥離してもとの位置に縫合　③ さらに2週後，皮弁の移動

a：皮弁の辺縁から少しずつ剥離する方法

① 双茎皮弁 double pedicle flap の要領で末梢の一部を切らないで残す．　② 2週後，皮弁を完成させる．　③ さらに2週後，皮弁を移動させる．

b：皮弁の末梢を一部残して剥離する方法

① ② ③ ④

c：皮弁の一側に bridge を置く方法 delay の順序は b と同様に行う．

 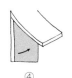

d：皮弁を皮膚筒にする．

 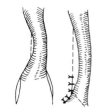

e：血行の安全な長さの皮膚筒を作っておき，これを少しずつ長くしていく方法

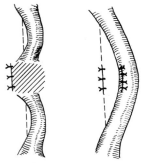

f：皮膚筒の途中に bridge を置く方法

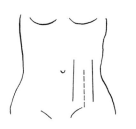

g：皮弁（皮膚筒）のなかに大きな動静脈を入れる．

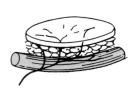

h：有軸皮弁にする．他の有軸皮弁と吻合する．

  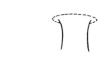

① selective delay　主な動静脈のみ切断結紮．　② partial delay　③ complete delay

i：管状皮弁の外科的血行遷延法
(Grabb WC : Skin Flap, Little Brown, p408, 1975 より引用)

図 7-6-23　血行遷延法のいろいろ

（鬼塚卓弥：交通医 20：62, 1966 より引用）

j. 皮弁 flap（皮膚筒 tube）の壊死

皮弁の移動後，皮弁の栄養は，その母床からの新生血管によるまでは，茎部を通して流れてくる血液によらなければならない．そのためには皮弁に動脈を入れることが大切であるが，それと同時に静脈も重要で，皮弁壊死の主役は静脈性うっ血であるといわれている．その原因として，皮弁の緊張，屈曲，浮腫，炎症などがある．最近では，壊死の原因として，superoxide, anion radical (O_2^-), 一重項酸素 ($^1O_2$) 水酸化ラジカル (OH^-), などの活性酸素による組織障害が考えられており，superoxide dismutase, catalase,

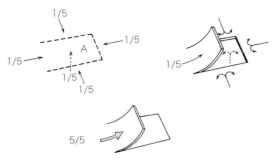

図 7-6-24 血行遷延法
皮弁作成前後および遷延後の血流量の変化
(McGregor IA : Fundamental Techniques of Plastic Surgery and Their Surgical Applications, Livingstone, p111, 1972 より引用)

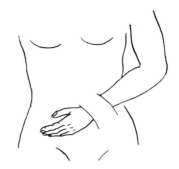

図 7-6-25 muff 法（双茎皮弁の例）

アプロリノールなどの抗酸化薬で改善されるという（鈴木 2002）．

k. 皮弁壊死の予防

皮弁を作成するにあたって，これまで述べてきたようないろいろな注意を守って，絶対大丈夫であろうと思われた皮弁でも壊死に陥ることがある．したがって，絶えず皮弁の血行を観察しながら，血行不良の徴候がみえたら，壊死になる前に血行の改善を行わねばならない．方法としては，次のように物理的方法と化学的方法がある．

1) 物理的方法
① 皮弁の緊張，圧迫，捻れの除去
② 皮弁冷却法：術後24時間皮弁を15～20℃に冷却．皮弁の新陳代謝抑制．
③ 高圧酸素療法
④ 低出力レーザー照射法：効果は認められるが，特殊な装置を必要とする．

2) 化学的方法
① ganglion や axon blocker としての reserpine, dopamine の投与
② α-receptor の blocker としての phentolamine, β-receptor stimulator としての propanole の投与
③ 平滑筋弛緩薬としてのプロスタグランジン系物質の投与．
④ 血液粘稠度を変え，血流を増加するヘパリン，低分子デキストラン，dicumaral, 血管新生を促すイソクスプリン，血管拡張薬のニトログリセリン，ジメチルスルホキシド，ヒアルロニダーゼなどの投与．
⑤ 阻血抵抗薬，ステロイドの投与．
⑥ トロンボキサン合成阻害薬としての複合作用剤, PGI 製剤. PGE_1 の動注あるいは PGE_1 軟膏使用（畑谷ら 2002）．

3) 生物的方法
蛭（leech）法：静脈還流不全に用いられる．leech の産生するヒルジンがプロトロンビンのトロンビンへの移行を阻害する抗凝固作用を利用する．蛭1匹で5～8mLの瀉血ができる．

合併症として，*Aeromonas hydrophia* の感染や，貧血，アレルギーなどがある．

l. 皮弁壊死の治療

不幸にして壊死を起こした場合は，壊死部分は，炎症を誘発，上述の悪循環からますます壊死を増大させるので，できるだけ早く壊死部分を切除，皮弁の創縁から正常出血を起こすところを確認してから縫合し直したほうがよい．しかし，実際には，たとえ壊死したとはいえ，せっかく作った皮弁 flap を切除することは大変な勇気のいることであるが，1～2週間もすれば壊死部分の分離が明確になるので，早急に切除すべきである．

m. 皮弁術後の知覚回復

皮弁の知覚回復は，若年者のほうが（10歳以下）優れており，獲得の速度は1ヵ月に10～15mmで，知覚出現時期は2～3週，5ヵ月などの報告がある．

知覚獲得の順番は，痛覚，触覚，温覚，冷覚で，受皮部の知覚に移植皮弁は近づくという（清田ら 1981）．

G. その他の皮弁

❶双茎皮弁 double pedicled flap

これは，茎部が2つある有茎皮弁で，3つあれば三茎皮弁という．この長所は，茎部が2つあるので血行がよいこと，単茎 single pedicled flap に比べて長い皮弁が作れることであるが，欠点は，皮弁の移動に制限があることである．

適応は，瘢痕性脱毛症，口唇部にオトガイ下部からの皮弁で，ひげを作る場合，手指の皮膚欠損部に対し手指を腹部に挿入し muff 法（図 7-6-25）で修復する場合などである．最近では，吻合皮弁になりつつある．

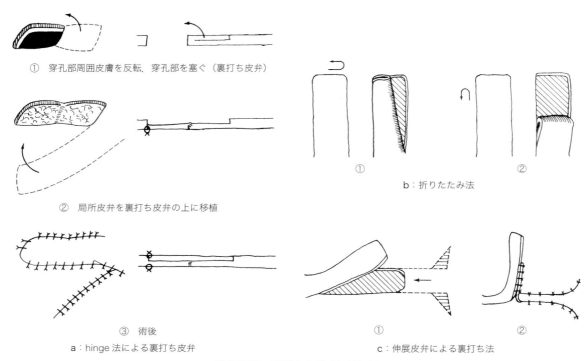

図 7-6-26 裏打ち皮弁のいろいろ

(鬼塚卓弥：交通医 20：62, 1965 より引用)

❷裏打ち皮弁 lining flap

この皮弁は，内面（皮下組織面）を露出させないで，これを皮膚で覆ったものであり，眼瞼，口唇，外鼻，頬などの全層欠損部を修復するのに用いる．閉鎖皮弁法である．

裏打ち lining の方法しては，次の方法がある．

① hinge法，hinged flap method (図7-6-26a)：欠損部周辺の皮膚を，欠損部縁を境として，反転し裏打ちする方法であるが，これは，小さい範囲の穿孔に適し，しかも周囲皮膚に瘢痕や炎症などのないことが条件である．

② 折りたたみ法 folded flap method (図7-6-26b)：皮弁の端を折り曲げて裏打ちする方法で，各種の方法がある．

③ 伸展皮弁法 advancement flap method (図7-6-26c)：採皮部周辺の皮膚を伸展し，裏打ちする方法である．

④ 遊離植皮法 free skin grafting：皮弁の内面を，遊離植皮により裏打ちする方法で，最もよく用いられている．

❸皮下茎弁 subcutaneous pedicled flap，プロペラ皮弁

これは皮弁の特殊なもので，sliding 方式と transposition 方式とがある (Spira ら 1974)．これは，Gersuny (1887) の報告が最初である．特定の動脈を含まず，皮下組織が茎になっているもので，真皮下血管網 subdermal vascular plexus によって栄養されている皮弁である (図 7-6-27)．百束の報告したプロペラ皮弁 propeller flap も，茎の種類で，皮下茎プロペラ皮弁，穿通枝茎プロペラ皮弁，筋茎プロペラ皮弁など呼ばれている．(Hyakusoku ら 1991, 柏 2010, 小野ら 2010)

したがって，あまり多量の皮下組織が茎となっては回転に不便であり，捻れのために皮弁の壊死を起こしやすく，逆に少なくすると血行が悪くなり，小さい皮弁しか作れない．しかも，subdermal vascular plexus の豊富な顔面に制限される．

血流の方向性を利用した皮下茎弁の有用性が評価されている (Cormack ら 1986, Taylor ら 1987, 楠本ら 1993)．

❹表皮剝離皮弁 denuded flap

表皮剝離皮弁とは，有茎の真皮脂肪移植（第9-2「真皮脂肪移植術」の項参照）ともいうべきもので，皮弁の表皮を剝離したあとの真皮と皮下脂肪を移植する方法で，遊離の真皮脂肪移植に比べれば，脂肪の吸収が少ないため多量の脂肪移植を必要とする場合，たとえば，乳房形成術のような場合に用いられる．

また，反転皮弁 turnover flap との併用で下肢の潰瘍修復に用いられる (Mitra ら 2006)．

❺混合皮弁 combined or compound flap

これは，皮弁 flap（皮膚筒 tube）のなかに，遊離の骨，軟骨などを挿入しただけのもので，造指術，造耳術などに用

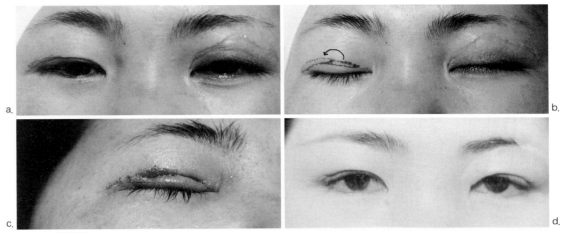

a：上眼瞼瘢痕
b：瘢痕を縫縮すると術後外反症を起こすため，内側の皮弁を皮下組織を茎として180°回転移植すると，外反症なしに修復できるとともに，内側の皮膚のたるみも矯正できる．
c, d：術後

図 7-6-27　皮下茎皮弁

(鬼塚卓弥：交通医 19：58, 1965 より引用)

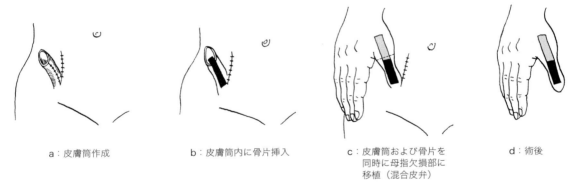

a：皮膚筒作成　　b：皮膚筒内に骨片挿入　　c：皮膚筒および骨片を同時に母指欠損部に移植（混合皮弁）　　d：術後

図 7-6-28　混合皮弁法の例，造指術

いられる（図 7-6-28）．

❻複合皮弁 compound flap

　これは，皮弁のなかに有茎の筋肉，骨，軟骨などをつけたままのものであり，いずれも皮膚とその他の組織とが，血行を保ったまま移植されると解釈できる．
　註；これらの組織移植を遊離吻合皮弁として移植する free composite flap もあり，吻合筋皮弁 free musculocutaneous flap として，あるいは腸骨，肋骨，腓骨などを移植する osteocutaneous flap のときにも用いられる．吻合神経移植（図 7-6-29），wrap around flap（第 32 章 -4-C- ②-d「wrap around flap 母趾外套骨皮弁法」の項参照）も複合皮弁に分類されよう．
　また，Hallock（1991）は，composite flap からキメラ皮弁 chimeric flap を新しく概念化している．Hallock（2006）は，compound flap を 1 本の血管茎からなる composite flap，2 本からなる conjoined flap，別々の血管茎からなる組織を同時に移植する flap を chimeric flap と命名，整理している．

❼動脈皮弁 arterial cutaneous flap

　動脈皮弁は，Bakamjian（1965）によって注目され，McGregor ら（1972-b），Daniel ら（1973）によって axial pattern と random pattern の考え方が導入されてから普遍化されたといえよう．
　動脈皮弁のタイプとしては，以下のとおりである．
　①水平タイプ：groin flap のように主要動脈が皮弁に水平に走るもの．
　②水平垂直タイプ：scapular flap のように筋間中隔をでたあと水平に皮膚に分布するもの．
　③垂直タイプ：thigh flap にみられるように垂直方向に

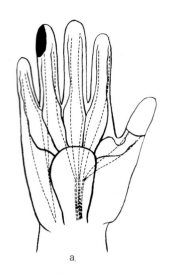
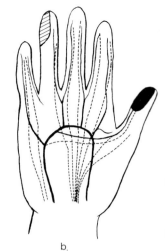

a：造母指後（abdominal tube と bone graft により），環指尖尺側の皮膚を神経，血管ともに剝離
b：手掌皮下を通して母指とともに移植

図 7-6-29 神経血管皮弁

分枝，皮膚に分布するもの．
　実際の動脈皮弁の使用法は第8章「有軸皮弁の実際」，第10章「筋・筋膜移植術」の項参照．

❽ 島状皮弁 island flap

島状皮弁は，茎部が動静脈およびわずかな軟部組織よりなるもので，次のような長所，短所を有する．

a. 長所
① 茎部が血管なので，回転皮弁 rotation flap におけるように back cut や dog ear の心配なく自由に回転することができる．
② 採皮部より移動部まで，その途中の正常皮下をトンネルとしてくぐらせることができ，移植部周辺に余計な瘢痕を残さないで済む．
③ 遊離吻合皮弁にできる．

b. 短所
① 血管を損傷しないように手術するには，高度な技術を要する．
② 動脈の種類，大きさ，移植部との位置的関係によっては利用できない．

c. 適応
① 側頭動脈を利用しての眉毛移植（図22-2-20参照）．
② 側頭動脈を利用して瘢痕性脱毛症を治療する場合（図21-3-22参照）．
③ 前頭動脈を利用して額部皮膚を外鼻皮膚欠損部に移植する場合（図24-2-33参照）．
④ 手の外科で，神経血管皮弁 neurovascular pedicle flap として正常指尖の皮膚を他の指尖に移植して立体覚を出す場合に用いられる（図7-6-29）．しかし，現在では，遊離吻合皮弁として移植されている．
⑤ 肋間動脈を利用した側胸皮弁
⑥ 指そのものを移植する母指化法 pollicization
⑦ 乳癌手術後の放射線潰瘍，褥瘡，下肢の慢性潰瘍などに筋皮弁としていろいろな動脈が利用される．

❾ 遊離吻合皮弁，遊離皮弁 free flap, anastomotic flap

これは，動静脈をいったん切り離して，別の部位の動静脈に吻合して血行を保たせるもので，形成外科学会用語集では，遊離皮弁といわれるが，free flap の直訳であり，著者は，血管吻合という技術的意味を強調した名称にしたい．皮弁は遊離したままでは生着しないわけで，吻合という過程が不可避だからである．現在では解剖学的に血管の解明が進み，またドプラで穿通枝を探し，これを利用すれば受皮部に合わせて適当な採皮部を選択できる．Wei ら（2004）はこれを free-style free flap と呼んでいる．

❿ 筋膜皮弁 fasciocutaneous flap

これは，Ponten（1981）によりはじめて報告されたもので，筋膜そのものには，axial pattern の血管はなく，その上層，下層に prefascial plexus, subfascial plexus とがあって，特に上層のほうが豊富な血管網であるため fascia を皮弁に含めることによって血行が増進される．
　筋膜を皮弁に含めるのは，これらの豊富な血管網を支持するためであり，また，これに筋間中隔を通る穿通枝を入れることによって動脈皮弁にもなりうるものである．
　代表的な筋膜皮弁としては，橈側前腕皮弁 radial forearm flap，傍肩甲皮弁 parascapular flap，側頭皮弁 temporal flap（Smith 1980）などがある．

⓫穿通枝皮弁 perforator flap

1) 穿通枝皮弁とは

穿通枝皮弁は，血管学の進歩，微小血管の追求，など，いろいろな研究の結果，1985年頃より報告されるようになった．その萌芽は Ponte'in (1981)，Song ら (1984)，西条 (1985)，中嶋 (1986)，光嶋 (1989) にあるのではないかと光嶋 (2014) はいう．このうち Song (1984) の ALT 皮弁に始まり，光嶋，梶山に続くと考えられている（光嶋ら 2014）．

これは，最初，解剖学的に命名されている動脈から分枝した無名の動脈を穿通枝と呼んでいたが，大きな皮弁でもこの穿通枝動脈を茎にしても生着することが判明し，血管径も 0.5 mm より細く capillary 単位になってきた．桜井ら (2005) は，主要血管から分枝し，皮膚を栄養する無名の有軸皮弁としているが，Mathes ら (2006) は，筋膜弁，筋膜皮弁から由来するものの，筋，筋膜を含まないものと定義している．しかし，穿通枝皮弁とは，要するに組織を穿通し，そこから最終血管分布域までの動静脈，つまり，皮下血管網までの動静脈を利用した皮弁といえる．

a) 穿通枝皮弁の分類

名称としては，①最終血管茎のタイプで分類する方法 (long pedicle, short pedicle, short segmental pedicle)，②皮弁の薄さで分類する方法（光嶋ら 2012）などがあるが，木村 (2010) の極限まで脂肪層を切除した超薄層化穿通枝皮弁 super thin perforator flap は，穿通枝皮弁の最薄層のものであろう．

最近の光嶋 (2014) の穿通枝皮弁分類をあげよう．
① muscle perforating artery flap（筋内穿通枝皮弁）
② septcutaneous perforator flap（筋間中隔穿通枝皮弁）
③ intertendious perforator flap（腱間穿通枝皮弁）
④ periosteal perjotator flap（骨・軟骨膜間穿通枝皮弁）
⑤ capillary perforator flap（毛細穿通枝皮弁）
に分類している．

指動静脈を利用した指皮弁，手背皮弁も選択される（高松 2014，山下 2014）

b) 穿通枝皮弁の長所，短所

穿通枝皮弁は，いくつかの短所はあるものの，長所として，①主要動脈の犠牲がない，②筋犠牲がない，②全身分布の多さから自由に選択できることなどをあげている（光嶋 2000）．Germann (2004) は，穿通枝をドプラで発見できれば，どこでも free flap を挙上できると言い切っている．

c) 代表的穿通枝皮弁

穿通枝皮弁も有軸皮弁であり，光嶋ら (1996, 2002) は，代表的なものとして，次の皮弁をあげている．
①筋間中隔穿通動脈－前外側，前内側大腿皮弁，前後脛骨皮弁など
②筋内穿通動脈－撓骨動脈穿通枝皮弁，広背筋穿通動脈皮弁など

③腱間穿通動脈－大臀筋穿通動脈皮弁，腹直筋穿通動脈皮弁，傍臍穿通動脈皮弁
④骨軟骨膜間穿通動脈皮弁－浅側頭動脈前耳介枝，後脛骨動脈脛骨骨膜枝など

木村 (2010) は，超薄穿通枝皮弁を作りやすい皮弁として，①前外側大腿皮弁 ALT，大腿筋膜張筋穿通枝皮弁 TFL，③深下腹壁動脈穿通枝皮弁 DIEP，④胸背動脈穿通枝皮弁 TDAP，⑤鼠径皮弁 Groin flap の5皮弁をあげている．

d) 穿通枝探索法

最近，東ら (2007) は，インドシアニングリーン近赤外血管造影法で，穿通枝を探す方法を報告している．穿通枝探索の方法としては，ドプラ法があるが，その原理は，超音波が赤血球で反射され，血流で周波数が変化するのを捉えるもので，周波数が大きいほど焦点深度が深くなるのを聴診して血管の位置を確認する方法で，中川ら (2010) は，カラードプラ法がドプラ法や MDCT (multi-detector-computed-tomography) よりもよいという．

⓬筋弁 muscle flap，筋皮弁 musculocutaneous flap

第10章「筋・筋膜移植術」の項参照．

⓭知覚皮弁 sensory flap

これは，Littler (1956) の神経血管島状皮弁 neurovascular island flap によって報告されたものであるが（図7-6-29），現在では，microsurgery で血管神経を吻合するほうが正常に近い感覚を出すことができる．

wrap around flap, radial forearm neurovascular flap, intercostal neurovascular flap, tensor fascia lata neurovascular flap, medial plantar flap など知覚神経を移植部の神経と吻合して移植する皮弁は知覚皮弁といえる．しかし，筋の萎縮を防ぐため，筋機能を回復させるためのものは知覚皮弁とはいえない（中島 1984）．通常，有軸皮弁として用いられることが多い．

⓮骨皮弁 osteocutaneous flap

これは，皮弁に骨を含むもので，Blair (1912) の報告が最初といわれているが，その頃は皮弁に骨を付着させたものであり，造母指術や頭頸部再建などに用いられていた．しかし，術後の骨吸収などで次第に顧みられなくなったものの，Ostrup ら (1974) の犬による実験，次に，Taylor ら (1975) が種々の骨皮弁を報告して以来，再び脚光を浴びるようになり，頭頸部腫瘍根治術後の再建に盛んに用いられるようになった．腓骨，肩甲骨，腸骨が主に用いられる．

⓯静脈皮弁 venous flap

a. 静脈皮弁とは

これは，通常のように動脈からの血液流入，静脈から流

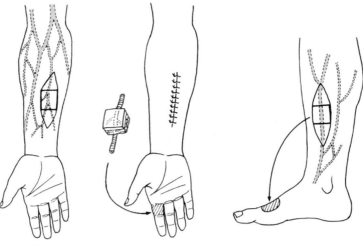

a：前腕の皮弁を静脈を茎として採取し，手指に吻合する症例．皮弁は静脈の中央に配置し，皮弁から出る静脈は，縫合しやすい長さにする．

b：足の例

図7-6-30　静脈皮弁

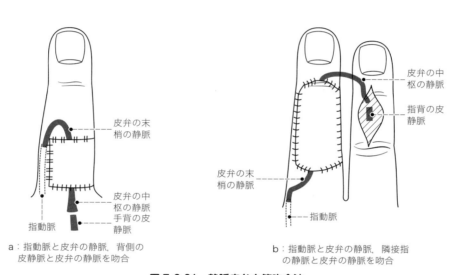

a：指動脈と皮弁の静脈，背側の皮静脈と皮弁の静脈を吻合

b：指動脈と皮弁の静脈，隣接指の静脈と皮弁の静脈を吻合

図7-6-31　静脈皮弁血管吻合法
（中島英親：マイクロサージャリー，エーザイKK，p114, 2003より引用）

出というパターンの皮弁ではなく，静脈から静脈への血液の流出入で支配される皮弁（吉村ら1984, Baekら1985, 福居ら1989）で静脈の脈圧差，A-V shuntなどによって血流が維持されるという（図7-6-30～図7-6-33）．しかし，血流については静脈血のみを通す場合と動脈血を通す場合とが考えられるが，静脈皮弁でも動脈血の流入があれば生着しやすいという（Takatoら1992, Suzukiら1993, 仲沢ら1996）．

b．静脈皮弁の分類

高野ら（1989），稲田ら（1989）は移植片の静脈の両端を移植床の血管との関係で次のように分類している．

①total venous perfusion flap（TVPF）：移植片の静脈の両端を移植床の2本の静脈に吻合するもの

②arterialized venous perfusion flap（AVPF）：移植片の静脈の一方を移植床の動脈に吻合するもの
　(1) 血流が順行性afferent AVPFのもの
　(2) 血流が逆行性efferent AVPFのもの

③total arterial perfusion flap（TAPF）：移植片の静脈の両方を移植床の動脈に吻合するもの

c．静脈皮弁の長所・短所

長所は，①主要動脈を犠牲にしない，②皮弁挙上が容易，③採皮部の選択が容易，④薄い皮弁にできる．

短所は，①50 cm²以上では壊死の危険がある（伊東ら2016）．

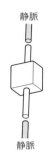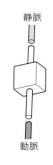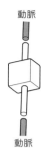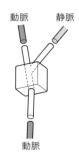

図7-6-32　静脈皮弁法の分類

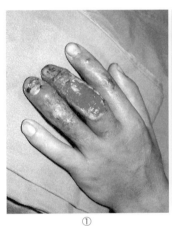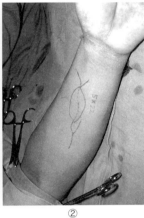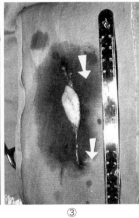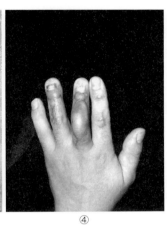

① ② ③ ④

図7-6-33　静脈皮弁使用例
①：30歳代男性，右示指，中指，環指損傷，右中指皮膚欠損，腱断裂，②③：静脈皮弁，④：術後

（中島英親氏提供）

d. 静脈皮弁の臨床応用

指背から指背へ，前腕から掌側への移植など指背の豊富な静脈網が用いられうるが，中島(1989, 2003)は，指の場合は損傷指と同側の前腕屈側，手関節近位，足趾には損傷趾と同側の下腿伸側の静脈皮弁がよく，手では，最大 $8 \times 3\,cm$，足では，$8 \times 2.5\,cm$ の大きさのものが利用できるという．Iwasawa ら(1992)も母指爪の静脈皮弁による母指尖部の再建例を，Nakazawa ら(2004)は，土踏まずの静脈皮弁や母指切断例の再建例を報告している．

⑯プレハブ皮弁 prefabricated flap, 血行新生皮弁

これは，解剖学的に無軸の血管系のところに有軸筋弁，有軸筋膜弁などを挿入し，新しい血管系を作成し，新しい有軸皮弁として移植する皮弁である．

皮弁は新しい血管茎を有するので有茎 pedicle といわれるが，茎のない場合，たとえば，筋膜もあるので，プレハブ皮弁の茎を carrier と呼ぶ人もいる（木村ら 2004, 桜井 2010）．この方法は neurovascularized, secondary vascularized flap ともいわれており，Washio (1971), Erol ら(1980), Yao (1981), Shintomi ら(1982) の優れた報告がある．

Khouri ら(1995)は，プレハブ皮弁を次のように分類している．
① delayed flap
② expanded flap
③ neo-vascularized flap (secondary vascularized flap)
④ pregrafted flap (secondary tissue grafted flap)
⑤ combination flap

まず，腹部皮弁を前腕に移植し，前腕の動静脈を頭部と吻合する（Sanger 1992, Costa ら 1993）.

この方法は従来どおり遊離吻合皮弁 free flap として用いられなかった部位にも新しく free flap の作成を可能にしたもので，その他，骨，軟骨などを併用することもできるが，2回の手術，場合によって皮弁の delay のために数回の手術を必要とするなど，まだ本格的に臨床に用いるには問題があろう（新冨ら 1991）．最近，木村ら(2004)の頸部瘢痕拘縮再建，井川ら(2004)，櫻井ら(2004)の上下顎再建が報告されるようになった．

⑰拡大有軸皮弁 extended axial pattern flap

これは，有軸皮弁をその栄養動脈の支配領域を越えて作

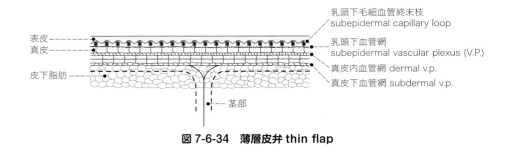

図 7-6-34 薄層皮弁 thin flap

成する皮弁で，延長法として無軸皮弁を利用したものと，有軸皮弁を利用したものがある．そのメカニズムは，不透明な点もあるが，おそらく linking phenomenon つまり，皮弁挙上によって，本来，血行支配の異なる領域の血管同士が連結 choke vessel し，栄養されるためであろう（須網ら 1998）．

前者は，D-P 皮弁を三角筋部（無軸皮弁）まで延長したもの，D-P 皮弁に隣接する有軸皮弁（胸肩峰動脈を栄養動脈とする）を利用するもの，僧帽筋皮弁下部を腋窩に移植する（Elshaer 2004）などである．この flap は，今日の遊離吻合皮弁時代でも有用な皮弁である（Feng ら 2006）．

⓲組織伸展皮弁 tissue expanded flap

これは，通常の有軸皮弁を移植する前に tissue expander で皮膚を伸展しておこうというもので広範囲の皮膚欠損に用いる．また筋皮弁にも利用でき，①皮膚の delay 効果，②皮弁を薄くできる，③形成された被膜が収縮を防ぐ効果がある，④採皮部の閉鎖が容易である，などの利点がある（Mayou ら 1992）．

⓳連合皮弁 combination flap, connected flap

これは，1 つの血管系による皮弁だけでなく，2 つ以上の血管系を有する皮弁で，広範囲皮膚欠損に用いる．通常筋皮弁として用いられることが多い（Harii 1979, 1981，田中ら 1988，郡司ら 1992，光嶋ら 1996）．

光嶋ら（1994），稲川ら（2003）は，連合皮弁を次のように分類している．
①ブリッジ型：皮弁の末梢端に，他の血管系を直列吻合するもの
②キメラ型：主軸血管系の枝に，他の血管系を吻合するもの
③シャム型：2 つの血管系で皮弁を栄養するもの
④モザイク型：皮弁の 2 つの血管系を吻合させ，1 つの血管系とするもの

⓴逆行性皮弁 reversed flap

これは，皮弁の血流が生理的方向と逆になっているもので，Bostwick ら（1976）の報告がはじめである．この方法の注意点は血管系を細くしないこと，屈曲捻転に注意すること，pivot point に組織損傷がないことなど，鳥居（1993）の報告に詳しい．

例として，前腕皮弁，後骨間皮弁，背側中手皮弁，指皮弁，腓骨皮弁，足背皮弁，内側足底皮弁など．

㉑薄層皮弁 thin flap，超薄皮弁 super thin flap

これは over-thin flap（Yang ら 1991），super thin flap（Wang ら 1990）といわれているもので，皮弁に流入動脈を含むが真皮下血管網が露出するまで薄くした皮弁で，薄層皮弁とも訳せる．Thomas（1980），Hyakusoku（1994）らの報告がある．高（Gao）ら（1992）は thin flap と super thin flap とを脂肪の量によって区別し含皮下血管網全層移植との中間的位置づけをしているが，今後の問題であろう（Taylor ら 1987，秋月 1993，中嶋 1993, 2003，小川ら 2003）（図 7-6-34）．Adani ら（2005）は thin flap（thin anterolateral thigh flap）であれば手にも適応できるとしている．

Taylor ら（1987）は，1 本の有名動脈で栄養される範囲を angiome と呼び，隣接の angiome とは，choke artery で連絡しているが，皮弁作成で，血行が非正常化すると，隣接の angiome から choke artery を通って逆流し，血行を正常化しようと働くので，thinning が可能という．木村ら（2016）は，thin flap の作成法で，脂肪付き皮弁を起こしたあと，脂肪を切除していく方法と，最初から脂肪層を薄く剝離していく方法を述べ，後者の場合，①血管の走行がよくわかれば必要以上に血管周囲を剝離しない，②細い血管は深追いしない，③電気凝固による止血は最小限にすると失敗が少ないという．百束ら（1996, 1998），Ogawa ら（2004），Adani は，occipito-cervico-dorsal flap, ooccipito-cervico-pectoral flap, D-P flap, radial forearm flap, groin flap（Kimura 2006），superficial inferior epigastric flap, paraumbilical perforator flap, anterolateral thigh flap（Hong 2006），scapular flap, parascapular flap を例にあげている．

註：薄層皮弁 thin flap，超薄層皮弁 super thin flap については，PEPARS 106 号（2016）に特集がある．

㉒橋渡し皮弁 bridge flap

連合皮弁のひとつで，chain flap, flow-through flap ともいわれる（中塚 2002）．

㉓筋膜脂肪弁 adiposofascial flap，有茎脂肪移植 pedicled fat graft

これは筋膜に脂肪層をつけて移植するものである．脂肪露出面は通常，遊離植皮で被覆する．

適応は，①膨らみを作る，②腱，神経の被覆，③四肢の修正（江口ら 1996，丸山ら 2000，Lee ら 2004）（第9章-2-B「有茎真皮脂肪移植」の項参照）．高齢者，糖尿病患者には要注意である（Demirtas ら 2006）．

㉔皮神経皮弁 neuroskin flap，神経脂肪筋膜弁 neuroadiposofascial pedicled flap (NAF flap)，静脈脂肪筋膜弁 venoadiposofascial pedicled flap (VAF flap)

皮神経皮弁 neuroskin flap は Masquelet らが 1992 年に提唱したもので，皮神経あるいは皮静脈に伴走する血管により栄養される皮弁である．四肢の筋膜皮弁として挙上されるが，皮神経や皮静脈に沿った形で比較的細い脂肪筋膜茎にできることや皮弁挙上が簡単なため，特に下腿の再建時に有用な皮弁である．知覚皮弁，単純皮弁との検討が必要である（第8章-5「下肢の有軸皮弁」の項参照）．

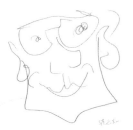

8章 有軸皮弁の実際
axial pattern flap

　よく用いられる有軸皮弁を，部位別に記載した．症例によって動脈皮弁，島状皮弁，筋弁，筋皮弁，筋膜皮弁，骨皮弁，感覚皮弁，穿通枝皮弁，遊離吻合皮弁などを使い分ける．

　現在の技術でたどれる血管の太さまで含めるとするとすべての皮弁が有軸穿通枝皮弁となる．定義付けが問題になる．

　有軸皮弁の利用に際しても，無軸皮弁と同様に患者の身体的，社会的，様々な要因を考慮しなければならない（無軸皮弁の項参照）．特に高齢化社会では基礎疾患を有するものが多く，術前に治療，あるいは術中でもそれなりの対応をせまられることが多い．そのためには，高血圧，糖尿病，心血管疾患，放射線障害，服用薬，透析患者，血液凝固患者，などのチェックや治療が必要である．

8・1　頭頸部の有軸皮弁

A. 側頭筋弁　temporal muscle flap

　耳前部に浅側頭動脈を触診するなり，ドプラ血流計にてその走行をたどり，1cm後方に皮切を入れる．このとき，浅側頭動脈を温存しておくと，後述の側頭-頭頂筋膜弁を別の皮弁として挙上できる．深側頭筋膜に達し，筋膜上で頭皮を剥離，開創すると，動静脈が筋膜上を走るのがみえる．必要な大きさの筋膜を切開し，その下の側頭筋とともに挙上する．側頭筋は，上方の骨膜部分を切開し，逆方向に剥離を進める．骨膜を反転して伸展すると，眼窩および眼窩周辺までの到達範囲が口周囲まで到達できるようになる．深側頭筋膜は，中側頭動脈に栄養されており，筋体と分けて別の皮弁としても挙上できる．有毛皮弁としても利用される（Hariiら1972）．

　茎部は，頬骨弓上縁までである．血管径は，1.5～2mmぐらいである**（図8-1-1）**．側頭筋の栄養血管は顎動脈分枝の前・後深側頭動脈と，浅側頭動脈分枝の中側頭動脈である．

B. 側頭頭頂筋膜弁　temporoparietal fascial flap

　側頭部軟部組織の構造は，外側より，皮膚skin，皮下脂肪subcutaneous fat，側頭-頭頂筋膜superficial temporal fascia (temporo-parietal fascia, epicranial aponeurosis galeal extension, superficial musculoaponeurotic system：SMAS), subgaleal fascia (innominate fascia-Casanovaら1986), superficial temporal fat pad, deep temporal fascia, deep temporal fat pad (buccal fat), 側頭筋 (temporal muscle)，側頭骨，の順になっている．上述の側頭筋弁と同様のデザインで，皮膚切開を加えたのち，皮弁は毛根直下で剥離を行う．このとき，浅側頭動静脈，毛根，顔面神経側頭枝を傷つけないように注意する．必要な大きさの剥離が

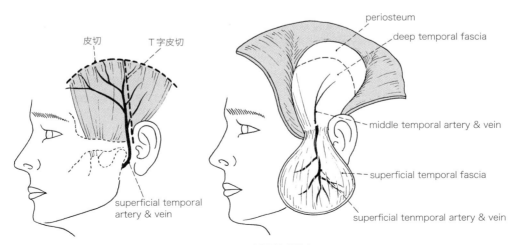

図8-1-1　側頭筋（膜）弁

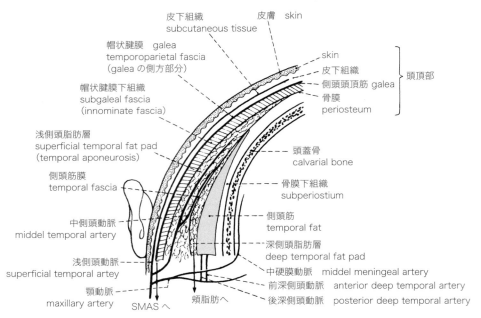

図8-1-2　側頭部頭頂部の解剖

(Tolhurst DE et al : Plast Reconstr Surg 87：603, 1991 ; Casanova R et al : Plast Reconstr Surg 78：300, 1986 ; Psillakis JM et al : Plast Reconstr Surg 78：309, 1986；秦　維郎ほか：日形会誌7：934, 1987；秦　維郎ほか：皮弁・筋皮弁実践マニュアル，波利井清紀（編），全日本病院出版会，p62, 2002を整理し参考に著者作成)

済んだら，深筋膜上で皮弁を挙上する．深側頭筋膜とともに2枚の筋膜弁として1本の茎で挙上することも可能である（Hiraseら，1991）(**図8-1-2**)．この側頭−頭頂筋膜は，もともと耳介の再建に用いられたものであるが，吻合弁として利用したのがSmith（1980）で，それ以来，遊離植皮術と併用して，極めて薄い被覆弁として用いられている（Brentら1985, Carstens1991, 秦ら2002）．

C. 頬骨眼窩額部動脈皮弁　zygomatic-orbital forehead artery flap

これは浅側頭動脈の分枝で，耳珠前方で分かれ，頬骨，外眼角部の上方1cmのところを上向し，顔面神経側頭枝と伴走し，眼瞼動脈，眼窩上動脈と吻合する．

浅側頭動脈前頭枝の欠損，位置的に使用できないときなどに考慮されるが，変異があるので注意を要する（Riggioら2005）．

D. 頭蓋骨弁　calvarial bone flap

❶解剖

これは，浅側頭動脈を茎とするもので，安全性のためには帽状腱膜，側頭筋−筋膜，側頭筋を含めたほうがよい．

しかし，浅側頭動脈を含まないでも，側頭筋膜と無名筋膜 innominate fascia（浅深両側頭動脈との血管網を含む）を茎とすればよい（Psillakisら1986）(**図8-1-3**)．中側頭動脈を含めたものに，Fujinoらの方法（1987）がある．McCarthy法（1984）は，浅・中側頭動脈を含むため血行はよい．文献としては秦ら（1987, 1992, 2002），Beheiryら（2007）が詳しい．

❷手術法

皮切は，冠状ないし半冠状であるが，冠状切開が手術しやすい．帽状腱膜下に頭皮を剥離反転すると，浅側頭動脈が帽状腱膜を通して透けてみえる．この動脈は損傷しやすいので，冠状切開は短めに行い，この動脈を確認してから皮切を進めるとよい．

採骨範囲は，骨膜にピオクタニンで必要量より5mm以上大きくデザインする．骨膜切開後，電動鋸にて外板を切開．この際，骨膜は，剥がれやすいので剥離しないように注意する．これを防ぐには，ドリルで穴を開けて数箇所を糸で固定しておくとよい．この切開を側頭筋のほうに延長し，無名筋膜，側頭筋を含めてpedicleとする．Psillakisら（1986）は無名筋膜だけでよいと述べているが，最初はできれば側頭筋を入れたほうが安全である．

次に，線鋸，あるいは，平ノミにて外板を外すが，pedicle側の骨を切るときは細心の注意を要する．内側から少し割を入れて骨切りを起こさせるようにするとよい．骨切りのときの出血は骨蝋bone waxにて止血する．また，採骨は

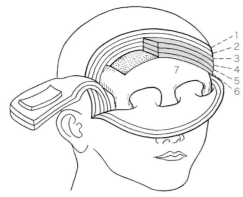

図 8-1-3　頭蓋骨弁
1：頭皮 skin, 2：帽状腱膜 galea, 3：帽状腱膜下組織,
4：無名筋膜 innominate fascia, 5：側頭筋 temporalis muscle,
6：骨膜組織 periosteum, 7：頭蓋骨 calvarium

矢状線を越えて上矢状静脈洞を損傷してはならない（第 21 章「頭部形成術」の項参照）．

頭蓋骨弁は，顔面骨の再建に用いる．

E. 後頭動脈皮弁 occipital artery flap

これは，後頭動脈（径 2～3 mm）支配の皮弁で，若年性脱毛症や有毛皮弁の欲しいときなどに用いられる（Matloub ら 1992）．

F. 胸鎖乳突筋皮弁 sternocleidomastoid muscle flap

この筋は，胸骨と鎖骨から出て，乳様突起に付着する比較的太く，独立した筋であるため，筋前縁に皮切を入れ，筋体裏面に手を挿入して安全に剥離挙上できる．血行パターンは Type II で，dominant pedicle である後頭動脈分枝と 3 つの minor pedicle，すなわち後耳介動脈，上甲状腺動脈，甲状頸動脈のそれぞれの分枝で栄養される．上方茎，下方茎のどちらでも利用可能であるが，通常は，上方茎として用いられることが多い．上方茎の島状筋皮弁として用いる場合は，上甲状腺動脈の分枝を含めたほうが血行がよい．移植範囲は下顎部から頸部前面，後面までで，適応は少なく，採皮部の術後変形が目立つ．また鎖骨付筋（皮）弁として下顎再建に使用できる．

G. 広頸筋皮弁 platysma flap

薄い筋皮弁のため，口腔内，あるいは，顔面表層の再建に用いる．支配動脈は，顔面動脈分枝のオトガイ下動脈である．

H. オトガイ下島状皮弁 submental island flap

オトガイ下動脈（2 mm 径）支配の皮弁で，8 cm までの茎で 7×18 cm の皮膚が利用できる上に，筋-筋膜弁，骨皮弁としても用いられる．静脈はオトガイ下静脈が伴走している．

8·2　胸背部の有軸皮弁

A. 胸部有軸皮弁

❶ 大胸筋皮弁 pectoral major flap

この筋皮弁は，Hueston ら（1968）によりはじめて報告されたが，Ariyan（1979）の報告後，有名になった．大胸筋は，胸部を覆う広大な筋で，支配動脈は鎖骨の外側 1/3 くらいのところで鎖骨下動脈より胸肩峰動脈が分かれ，筋に分布．また，内胸動脈の穿通枝も豊富に分布している．血行パターンは V 型である（図 8-2-1）．詳細な血管解剖については，Rikimaru ら（2005），Beer ら（2006）の報告がある．

皮切は，移植部位に合わせて自由に決められるが，外側皮切から大胸筋下を広く剥離，末梢から筋起始部を切離する．第 4 肋骨以下は，筋体が下床と固着しているので，メスと鋏で丁寧に剥離する．止血は，bipolar の止血鑷子がよい．monopolar では，筋体がピクピク収縮して止血しにくい．次に，裏面を鈍的に剥離，最小必要量の筋を基部として採取し，動脈を損傷しないように上方に筋切開を進める．なお，皮膚は筋に数箇所縫合固定しておかないと剥がれやすい．筋下は穿通枝支配領域であるので，剥離の際，要注意である（図 8-2-3）．

胸肩峰動静脈を血管茎とした大胸筋皮弁は，鎖骨下を軸点 pivot point にして，皮下トンネル，あるいは鎖骨下をトンネルにし，ここを通して，下顎，眼窩，上顎に移植する．

大胸筋を鎖骨まで剥離し，さらに鎖骨を切断すると移動が容易になる．しかし，胸肩峰動脈の到達範囲は第 4 肋骨付近までで，その尾側は内胸動脈の肋間穿通枝の支配のため（古賀ら 2012），皮弁を肋骨弓まで挙上すると，血行が不安定になるが，吻合血管のため一応挙上は可能である（第 7 章 -6-F- ⑥ -e「巨大皮弁」の項参照）．皮弁血行を温存するには，乳輪の 1～2 cm 内側の第 4 肋間穿通枝を温存することが重要との報告もある（Rikimaru ら 2005）．

この筋皮弁の長所は，
①安定した血行（ただし skin portion に関しては部位に

よっては不安定なこともある）
②術中の体位交換不要
③手術操作が容易
④肋骨あるいは胸骨の骨付き筋皮弁とすることもできる
などである．

筋機能の廃絶は，筋保存量にもよるが，投擲動作に多少不便はあるものの，それほど心配しないでよい．しかし，乳房部を含むと美容的に問題がある．
大胸筋皮弁のバリエーションとして以下のものがある．

❷肋骨付き大胸筋皮弁
第5肋骨を主として採取する．大胸筋と骨膜の付着を剥がさないように注意しながら上下の肋間筋を含めて採骨する．
長所は，
①皮弁と骨とを同時移植できる
②血行があること
短所は，
①下顎再建などでは骨の彎曲が逆になる
②骨としての強度が小さい
などである．

❸胸骨付き大胸筋皮弁
大胸筋の付着部を損傷しないようにし，胸骨の外板あるいは全層を採取する．
長所は，①血行がある，②骨が丈夫であること．
短所は，①胸膜，心嚢を損傷する危険がある．

❹鎖骨上部皮弁
Pallua ら（1997）の supra-clavicular island flap で，頸横動脈分枝の上鎖骨動脈 supra-clavicular artery を利用したものである．竹野ら（2001）の報告もある．

❺三角筋胸部皮弁 delto-pectral flap (DP flap)
Bakamjian（1965）により報告された皮弁で，内胸動脈の肋間穿通枝を栄養血管とした皮弁である．通常は第2，3肋間の穿通枝を含めるように作成される．皮弁の先端が三角筋の前半分を越えるときは delay が必要である．

❻肋間皮弁 intercostal flap
肋間皮弁は，Daniel ら（1973），Ostrup ら（1974），Badran（1984）によって開発されたもので，肋間間には内胸動脈 internal mammary artery の分枝である前肋間動脈 anterior intercostal artery と，胸大動脈 thoracic aorta の分枝である後肋間動脈 posterior intercostal artery の豊富な血管系がある．肋間皮弁はこれらを栄養動脈とし，静脈はそれぞれの伴走静脈である（図8-2-2，図8-2-3）．また知

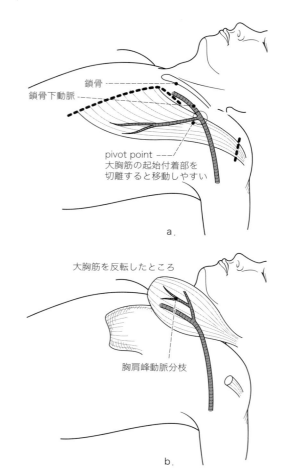
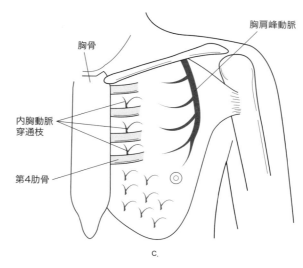

図8-2-1　大胸筋皮弁
（力丸英明ほか：PEPARS 60：71, 2011を参考に著者作成）

覚皮弁，骨皮弁とすることもできる．
通常，第6肋骨部分が手技上容易であり，血管柄付き皮弁，あるいは血管柄付き骨皮弁としても利用される．前肋間動脈を利用する場合は，肋骨に沿って皮切を入れ，胸骨

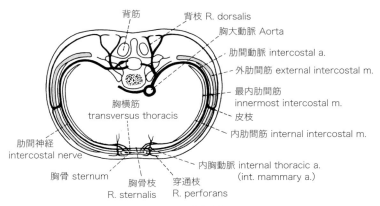

図8-2-2　胸部断面図

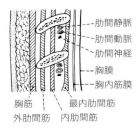

図8-2-3　胸壁の断面

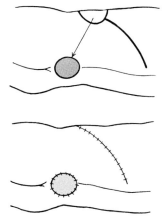

図8-2-4　肋間動静脈を用いた島状皮弁

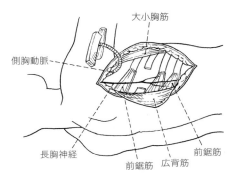

図8-2-5　血管柄付き肋骨弁

外側約1cmのところで内胸動脈からの穿通枝を確認し，これを損傷しないように肋軟骨を採取する要領で肋軟骨を出し，次に，周囲の肋間筋をつけたまま胸膜上で剝離する．この際，皮弁が筋層より剝がれないように，両者を数箇所縫合固定しておくことと，胸膜を穿孔しないように注意すべきである．

肋間（骨）皮弁は，後肋間動脈を血管系として挙上できる．この方法では通常，第8・第9肋骨部分が採取される（図8-2-4，図8-2-5）．

❼肋骨胸部腹部皮弁

竹市ら（2016）は，体幹前部混合皮弁ともいうべき内胸動脈を軸に，肋骨に胸部皮弁，腹部皮弁をつけた皮弁を報告している．

❽穿通枝皮弁 perforator flap

第4肋骨を境に，胸部下部はchoke吻合支配になっている．穿通枝皮弁の挙上が可能である．

註：Choke吻合部領域をangiosomeというが，三鍋ら（2010）は，全身に40のangiosomeがあり，胸背部には6つのangiosomeがあるという．すなわち，①内胸動脈穿通枝，②胸肩峰動脈穿通枝，③外側胸動脈穿通枝，④胸背動脈穿通枝，⑤肩甲回旋動脈穿通枝，⑥肋間動脈穿通枝などである．

B. 背部有軸皮弁

❶広背筋皮弁 latissmus dorsi musculocutaneous flap

この筋皮弁は，Tansini（1906）によって始められ，Olivari（1976）が乳房再建に用いた．

広背筋は，身体のなかで最も大きい筋体を有し，腸骨稜，

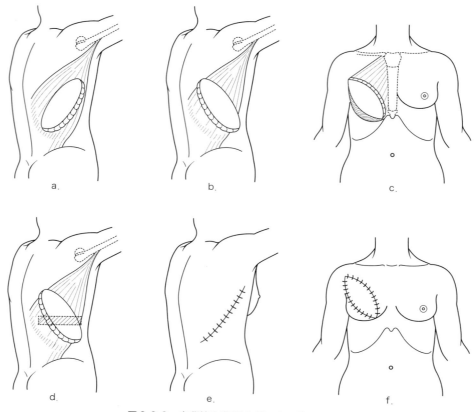

図 8-2-6 広背筋と背側皮膚による乳房再建法
a〜c：移植部の形に合わせて皮弁の方向を変えることができる．
d：肋骨付き筋皮弁とすることができる．
e：縫合できればよい．できなければ植皮
f：移植部
皮弁は移植部に合わせていろいろな方向，形にデザインできる．

第10〜12肋骨，第7〜12胸椎棘突起から起始し，上腕骨内側小結節稜に付着する．

栄養動脈は，腋窩動脈から分枝した肩甲下動脈の終末枝である胸背動脈で，約10cmの血管茎を持ち，太さも1.5〜3mmほどと大きい．この血管は，腕神経叢の分枝である胸背神経と動静脈神経束を形成している．

広背筋の機能は，上腕の外転，伸展，回内であるが，移植後の筋機能廃絶は少ない（増田ら2000）．大胸筋，三角筋，大円筋，などが代償する．

乳癌根治術後のときには，胸背動脈が切断されていることがあるため，広背筋皮弁を採取するには，まずDoppler flow detectorにて血流の状態を調べておく．血行が確認されたら，皮弁のデザインを行ったのち，広背筋前縁に皮切を入れ，広背筋下を用手的に鈍的に剥離する（図8-2-6）．

広背筋を挙上すると，その裏面で，腋窩動脈分岐部から遠位8〜10cm，筋前縁より約2.5cm内側で，筋体に入る胸背動脈を確認できる（図8-2-7〜図8-2-9）．

次に，上腕骨停止部8〜10cm尾側で，筋に入る動静脈を損傷しないように上下に剥離する．筋弁のみのときは，皮下剥離して筋起始を切断する．

筋皮弁にするときは，皮弁の皮切どおりに切開，筋層に達し，動静脈に沿った筋層のみ最小限に皮弁に付着させ，筋皮弁とする（Schwabeggerら2003）．胸背動静脈は，筋体侵入後，前後枝に分かれるのでこの分枝を利用できる．

筋体のボリュームを必要とするときは，広背筋全体を採取する．また，筋体をつけず筋皮穿通枝のみとした穿通枝皮弁としても利用されている（Angrigianiら1995, Guerraら2004）．胸背動脈穿通枝皮弁 thoracodorsal artery perforator flap（TAP flap）である．皮膚は，筋層から剥がれやすいので，数箇所両者を糸で縫合し，固定しておく．

移植範囲は，胸部，腋窩，頸部であるが，移動方法を工夫すれば顔面に持っていくことも可能である．なお，脊椎付近は肋間動脈および腰部穿通枝支配になり，これらの血管を茎として皮弁を挙上することも可能である（逆行性広背筋皮弁）．

皮弁採取部は，できれば縫縮であるが，幅が10cmを超えると縫縮できない．植皮となる．

なお，広背筋皮弁を tissue expander で拡張しておき，

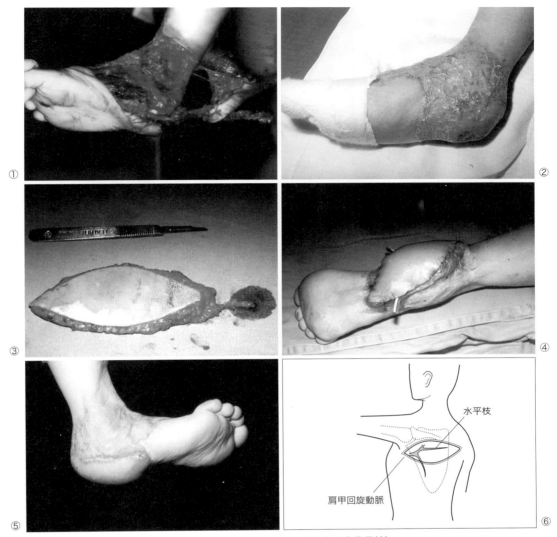

図8-2-7 左足部ローラー外傷（10歳代男性）
肩甲骨部皮弁で修復.

(中島英親氏提供)

広範囲皮膚欠損に利用することも可能である (Mayou ら 1992).

内視鏡下での手術も行われるが，手術がしにくいうえに，手術時間もかかる（大西ら1998）．また，茎部を切断して遊離吻合皮弁とすることも可能である．

❷肋骨付広背筋皮弁

第8～11肋間では，肋間動静脈より数本の穿通枝が出て，広背筋に進入，胸背動静脈と吻合しており，肋骨付広背筋皮弁の挙上が可能である．有茎の肋骨片を採取するときは，通常，広背筋付着面積の多い第11肋骨が用いられる（図8-2-6）．

皮膚のデザインどおり広背筋皮弁を挙上，広背筋前縁を目印にアプローチし，希望する肋骨に達したら，切断予定部の骨膜を剥離，肋骨下縁切開から臓側骨膜のみ剥離，肋骨上縁を切開，肋骨とともに筋皮弁を挙上する．この筋骨皮弁は，広背筋から肋間動静脈までは血行が逆になっているので，静脈うっ血を起こすが，生着には心配がない．臓側骨膜骨間動静脈神経は，臓側に残る（今西ら1992，三鍋ら1996）．この際，肋間動静脈を含める必要はない．

❸前鋸筋皮弁 serratus anterior flap

Schwabegger ら1998の報告がある．また Godat ら (2004) は，前鋸筋への神経，血管支配について解剖学的記載を行っている．

この筋は，第1～8 (10) 肋骨側面から鋸の歯の形をして起こり，肩甲骨椎骨縁，上角，下角の肋骨面につく．

栄養動脈は，胸背動脈，側胸動脈で，神経支配は，長胸神経である．広背筋前縁の皮切から入り，その裏面を剥離すると，前鋸筋上に前記の動脈，神経がみえるので，これら

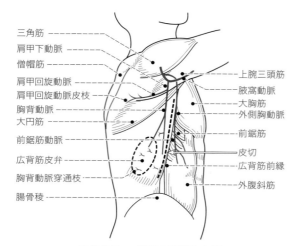

図 8-2-8a　体幹の筋群と血管

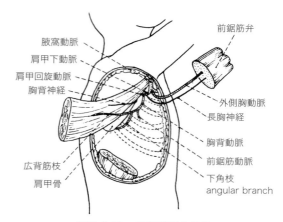

図 8-2-8b　腋窩動脈と分枝

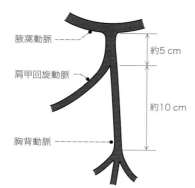

図 8-2-9　肩甲回旋動脈と胸背動脈の位置

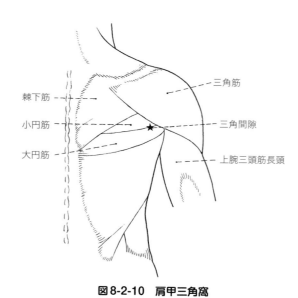

図 8-2-10　肩甲三角窩
★印に肩甲回旋動脈皮枝が出る．

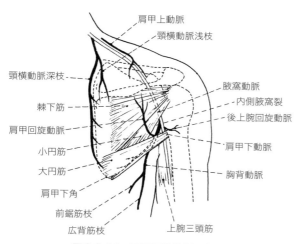

図 8-2-11　肩甲回旋動脈の解剖

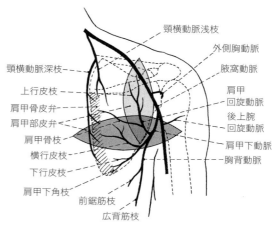

図 8-2-12　肩甲回旋動脈系皮弁・骨皮弁
変異に注意．

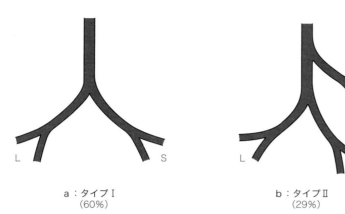

a：タイプⅠ (60%)　　b：タイプⅡ (29%)　　c：タイプⅢ (9%)

L：広背筋，S：前鋸筋

図 8-2-13　肩甲下動脈の分岐タイプ

(Valnicek SM et al：Plast Reconstr Surg 113：2001, 2004 より引用)

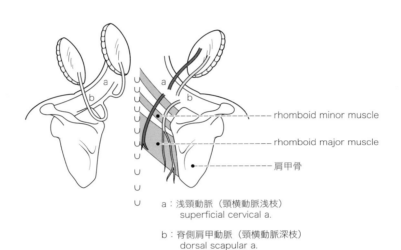

a：浅頸動脈（頸横動脈浅枝） superficial cervical a.
b：脊側肩甲動脈（頸横動脈深枝） dorsal scapular a.

図 8-2-14　背側肩甲動静脈神経弁

(Haas F et al：Plast Reconstr Surg 113：1580, 2004 を参考に著者作成)

を含めて筋，あるいは筋と肋骨を含めて採取する．通常は，長胸神経を温存するために胸背動脈前鋸筋枝に栄養される下部の筋肉を使用することが多い(**図 8-2-8**)．

Linfchez ら（2004）は，前鋸筋を分割して使用できると興味ある報告を行っている．また，Pittet ら（2006）は，この筋皮弁は顔面の再建に適していると報告している．

❹僧帽筋皮弁 trapezius musculocutaneous flap

筋体は，上部，中〜外側部，下部の 3 つに分かれ，それぞれ皮弁として挙上できる(**図 8-2-14**)．

a．上部僧帽筋皮弁

後頸部を茎とし僧帽筋上半部を利用する場合は，傍脊椎穿通枝と後頭動脈分枝が栄養動脈になり，外側〜後部頸部に移動できる．

b．中〜外側部僧帽筋皮弁

頸横動脈浅枝（浅頸動脈 superficial cervical artery）を茎として挙上し，前〜外側頸部や口腔咽頭粘膜欠損に用いられる．皮弁の可動域が動静脈の解剖学的位置に左右されることと血管の注意深い剥離操作が必要であり，やや信頼性にかける．頸横動静脈を損傷しないように最初に同定するほうが安全である．

Ogawa ら（2006）は，浅頸動脈，あるいは，この穿通枝動脈としても皮弁の挙上が可能であり，マイクロサージェリーを用いなくても頭頸部の再建には十分であると報告している．

c．下部僧帽筋皮弁

僧帽筋下部を利用する場合は，頸横動脈深枝（背側肩甲動脈 dorsal scapular artery）が栄養動脈となり，後頭部，背部上方，肩峰部まで移植できる．このタイプの僧帽筋皮

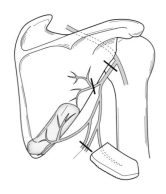

図8-2-15a　肩甲骨皮弁

（宇佐美ら2014）

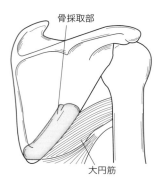

図8-2-15b　肩甲骨背側面の骨採取部と大円筋付着部

（宇佐美ら2014）

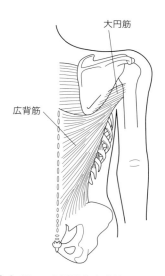

図8-2-15c　大円筋と広背筋の走行

（宇佐美ら2014）

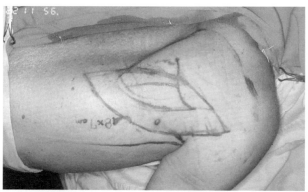

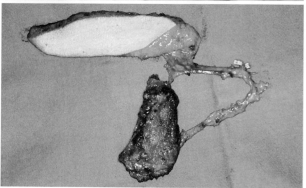

図8-2-16　肩甲骨皮弁

（重原岳雄氏提供）

弁は比較的ドナーの機能損失が少ない．

d. 広範な縦方向の筋皮弁

僧帽筋は縦方向に長く採取できるが（Papadpoulosら2005），他皮弁の予備皮弁としての位置づけであろう（Ugurluら2004）．

❺肩甲部皮弁 scapular flap

a. 肩甲皮弁 cutaneous scapular flap

これは，Dos Santos（1980），Kimら（1987），Websterら1988）により開発されたものである．

栄養動脈は，肩甲下動脈 subscapular artery の最初の分枝である肩甲回旋動脈 circumflex scapular artery である．この動脈は直接腋窩動脈より分枝することもある．上行，横行，下行の皮枝があるが，上行皮枝が常在である（Ohsakiら1993）．静脈は，伴走静脈の肩甲回旋静脈である．肩甲下動脈の分布についてはValnicekら（2004），Kawamuraら2005）の報告がある．

b. 肩甲骨皮弁 osteocutaneous scapular flap

これは，Gilbert（1982）の報告が最初で，1986年Swartzが顎再建に利用したが問題点も指摘されている（中塚ら1991，多久嶋ら2001）（図8-2-15，図8-2-16）．

肩甲骨外側縁は，腓骨よりも丈夫で，長さ10～14cm，幅2cm，厚さ1.6cmが利用でき，しかも，栄養血管としては，

上方で肩甲回旋動脈の4～6cmのところで分枝する骨枝(3～4cm長)と,その下方6～10cmのところで皮枝を出す.下方では,胸背動脈から分枝した肩甲骨下角枝が,下角の頭側1～2cmのところで骨に入り肩甲骨を栄養する.したがって肩甲骨皮弁は上または下方,あるいは上下で採取が可能である.神経障害は,外側上腕皮弁,前外側大腿皮弁に比べて,傍肩甲骨皮弁のほうが少なく,術後の満足度では,外側上腕,前外側大腿,傍肩甲骨の順であったという(Klinkenbergら2013).

短所として上肢の外転,挙上制限が起こる.

c. 大円筋弁 teres major muscle flap

free flapとして独立したものとして採取可能であり,採取後の機能障害も少ない.支配動脈はcircumflex scapular arteryの分枝である(Giesslerら2007).

8・3 腹部の有軸皮弁

A. 腹直筋皮弁 rectus abdominis musculocutaneous flap(RAM flap)

腹直筋皮弁には,縦方向のもの(vertical RAM: VRAM)と,横方向のもの(transverse RAM: TRAM)がある.

腹直筋皮弁は,Taylorら(1975)がはじめて報告し,Robbins(1979)が乳房再建に用いたのがはじめであり,今日最も広く用いられている.

Mathesら(1977)は,VRAMを,Hartrampfら(1982)は,TRAMを報告.腹直筋皮弁を遊離吻合皮弁として利用した中塚(1991)の報告,酒井ら(2000)の多数例の報告がある.

❶解剖

腹直筋は,恥骨結合と恥骨結節に始まり,第5～7肋軟骨や剣状突起に付着する左右2本の幅6～8cmの扁平筋で,腹直筋鞘に包まれている.栄養血管は,頭側では内胸動静脈から続く茎1～3mmの上腹壁動静脈 superior epigastric vesselが胸骨下端で肋軟骨裏面から腹直筋裏面に入る.尾側では,外腸骨動静脈 external iliac vesselの分枝である深下腹壁動静脈 deep inferior epigastric vesselで,臍と恥骨上縁の中間より少し尾側より外下方から腹直筋裏面に入るものの2本である.両者は,臍周辺の筋体内でお互いに吻合している.動脈走行の分類については伊藤ら(1991)の報告がある.また,皮下には浅腹壁動静脈が走っており,臍付近で深腹壁動静脈とも吻合している(図8-3-1,図8-3-2).臍部周辺は穿通枝が多く,V-RAMはT-RAMより血

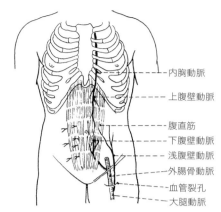

図8-3-1 腹部血管系

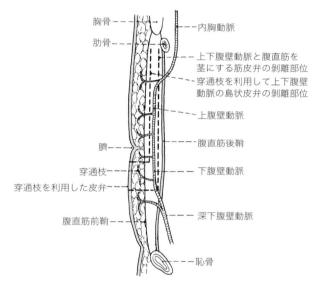

図8-3-2 腹部血管系

行上安全で,また,穿通枝を利用した皮弁も作成できる(次項参照).Chevray(2004)は,浅上腹壁動静脈を利用した遊離吻合皮弁を報告しているが,腹直筋に手をつけないだけ合併症が少ない.下腹部皮弁は,右よりⅢ,Ⅰ,Ⅱ,Ⅳに分けるHartrampf分類,右よりⅡ,Ⅰ,Ⅲ,Ⅳに分けるHolm分類がある.図8-3-4は,Hartrampf分類方式である.

❷用途

上腹壁動静脈を利用した上方茎の筋皮弁では,乳癌後の乳房再建をはじめ,その周囲の皮膚欠損の修復に広く用いられる.

下腹壁動静脈を利用した下方茎の筋皮弁は,下腹壁,股関節部,会陰部,膣部,坐骨部(Penaら1992),下肢(Welliszら1993,Vergoteら1993)などの組織欠損の修復に,遊離吻合皮弁,島状皮弁,皮弁として用いられる(Piza-Katzer

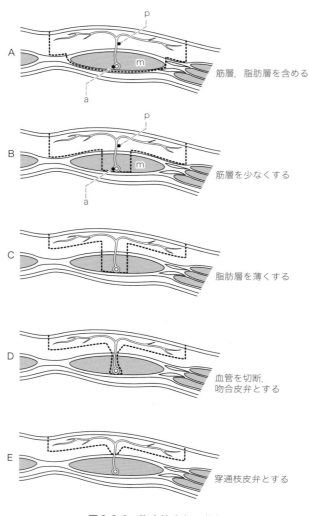

図 8-3-3 腹直筋皮弁の分類
m：腹直筋，p：穿通枝，a：深下腹壁動静脈
A：RAM flap
B：reduced RAM flap
C：thin reduced RAM flap
D：deep inferioepigastric flap
E：(paraumbilical) perforator flap
(稲川喜一ほか：形成外科 44：109, 2001 を参考に著者作成)

ら 1991)．腹直筋皮弁は，有茎としても遊離吻合皮弁としても用いられる (図 8-3-3)．free flap としては，頭頸部組織欠損の充填などに用いられる．

なお，術後出産を希望するもの，腹部手術の既往があるもの，また，抗癌剤の動注を行ったりして，血管の損傷が疑われるときは，適応を十分に検討する必要がある．

❸手術法 (図 8-3-4)

腹直筋皮弁の利用法の例として乳房再建について述べる．再建乳房の反対側の腹直筋を利用する．

腹部の皮膚に横方向あるいは縦方向の切開線をデザインする．次に，皮膚，皮下組織を切開，筋膜に達したのち，皮弁外側より筋膜上を剝離し腹直筋前鞘外側縁に達する．ここからは外側列の穿通枝が確認できるまで注意深く剝離を進める．次に，反対側皮弁を同様に筋膜上で剝離し，腹直筋前鞘内側縁に達したのち，内側列の穿通枝が確認できるまで同様に剝離を進める．臍周辺の下腹部の上 1/3 に，4～5 本の穿通枝がある (図 8-3-2) ので，この部分の穿通枝を含めるように腹直筋前鞘を島状にくり抜いて皮弁側に残すようにする (Ohnishi ら 1986，光嶋ら 1989) (図 8-3-3)．前鞘の切除は必要最小限とする．次いで，その尾側で前鞘を切開，前鞘内に指を入れ，腹直筋を剝離する．

下腹壁動脈は，かなり大きく腹直筋の裏側を縦方向に走っており，すぐ同定できるので確実に結紮する．筋体は必要に応じて採取するが，全幅を採取する場合でも，できるだけ弓状線より下方は温存し断端を弓状線に縫着するようにする．上方の前鞘は，縦切開を加えて筋体を季肋部まで剝離するが，肋骨弓下縁で上腹壁動脈を損傷しないようにする．このまま腹直筋を移植してもよいが，腹直筋のボリュームのため，回転がうまくいかないときは上腹壁動脈を傷つけないようにして腹直筋をトリミングする．最初のデザインで考慮すればベターである．筋体を小さくすることで，移動が便利になり，術後のヘルニア予防にもなる．筋体萎縮を早めるため第 8 肋間神経を切断する人もいる (西村ら 1999)．

次に，胸部の瘢痕を切除，正常皮下をトンネルにして，腹直筋皮弁をくぐらせ乳房部に到達する．ボリュームのためトンネルを通せないときは，新しく皮切を加えるか，肋軟骨を除去 (Yamamoto ら 1994)，移動を容易にする．

腹直筋採取後は，前鞘を縫縮するなり，反対側前鞘を反転して補強，腹壁ヘルニアを防ぐ．前鞘縫合ができないときは，マーレックスメッシュ®も考慮する．最後に皮膚縫合を行い，創を閉鎖する．ドレーンを留置する人もいるが，著者は経験上であるが，ドレーンは必要ないと考えている．

合併症は，壊死，腹壁ヘルニア，創離開，感染，乳房形態不満足，術後疼痛などである．

❹長所・短所

腹直筋の長所，短所として次のようなものがある (中塚ら 1991，酒井ら 1997)．

a. 長所

①縦方向腹直筋皮弁は横方向腹直筋皮弁より血行がよい．(横方向腹直筋皮弁の場合，下腹部を水平方向の 4 つの zone に分け，腹直筋付着部を zone 1，その外側を zone 3，その対側を zone 2，zone 4 とすると，zone 3，4 は，血行が悪く壊死を起こしやすい (図 8-3-4)．そのため血行増強のために深下腹壁動静脈や浅腹壁動静脈を用いた supercharge も行われている．

②長くて，多量の組織を移植できる．組織を必要としな

8・3 腹部の有軸皮弁　325

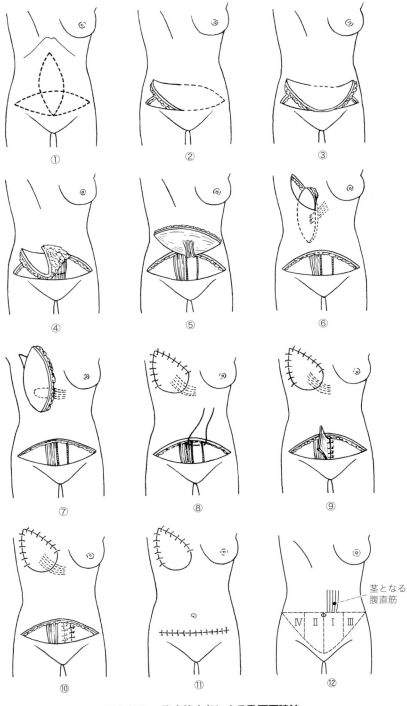

図 8-3-4a　腹直筋皮弁による乳房再建法
① : 皮弁のデザイン，横方向，縦方向，3方向にデザインできる
②③ : 皮弁の挙上
④ : 下腹壁動脈を確認後，腹直筋の切離
⑤ : 腹直筋皮弁を挙上
⑥⑦ : 皮下トンネルを通して乳房部に移動
⑧〜⑩ : 乳房部に移植，腹直筋鞘を閉鎖，補強のため反対側腹直筋前鞘を挙上，これを反転し，採取腹直筋のあとを補強する．
⑪ : 皮膚縫合完成
⑫ : 腹直筋皮弁の生着域．Zone Ⅰ は茎部腹直筋域，Zone Ⅱ は反対側腹直筋域，Zone Ⅲ は茎側側腹域．Zone Ⅳ は反対側側腹域．Zone Ⅰ 茎でⅢの一部，Ⅳが生着不良に陥ることがある．これを防ぐには，反対側の下腹壁動静脈を移植部に血管吻合（super charge）する．下腹壁動静脈を切断，吻合皮弁としても利用できる．

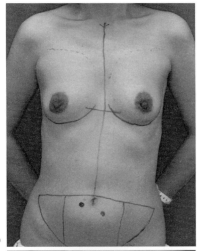
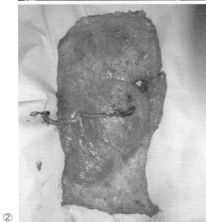
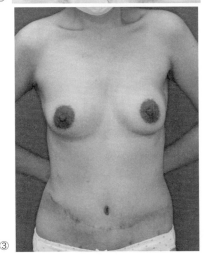

図 8-3-4b
① : 左乳癌
② : DIEP
③ : 左NSMさらに右脂肪注入120 mL，術後6ヵ月

（窪田吉孝氏提供）

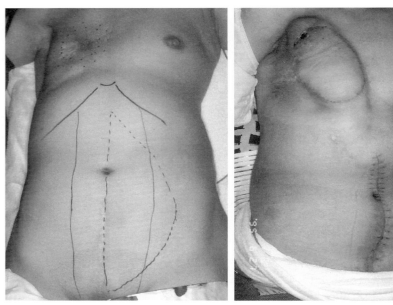

図8-3-5 乳癌の垂直方向腹直筋皮弁（VRAM）で修復

（重原岳雄氏提供）

いときは穿通枝皮弁とすればよい．
③下腹部脂肪除去術の併用になる．
④体位変換が不要である．
⑤横方向腹直筋皮弁の場合は下方の切開線をビキニ型，ハイレグ型の下着に隠れるように工夫できる．

b. 短所

①縦方向の腹直筋皮弁の術後瘢痕は，ビキニ水着ではかくせない．
②有茎皮弁による乳房・胸壁再建の場合は筋処理をしない限り季肋部に膨らみが出る（図8-3-5）．
③再建乳房に臍のくり抜き瘢痕が残ることがある．
④妊娠する可能性のある人には要注意である（Mizgalaら 1994）．
⑤腹筋を使う人（スポーツ選手，声楽家）には要注意である．
⑥腹壁ヘルニアが起こることがある．

B. 深下腹壁動脈穿通枝皮弁，臍周囲皮弁 deep inferior epigastric perforator flap (DIEP flap), paraumbilical flap

Koshima ら（1989）は，（深）下腹壁動脈の穿通枝を用いた皮弁を報告し，腹直筋を含めずに皮弁として挙上できることを報告している．現在では，RAM 皮弁の代替として用いられ，また free flap としても，（深）下腹壁動脈を含まない穿通枝のみからなる皮弁としても利用されている（Taylor ら 1983, Seitchek ら 1992, Koshima 1998）．佐武ら（2003）も乳癌後の再建には DIEP flap がよいという．

Inferior epigastric artery は deep epigastric artery ともいう．

手術法は，深下腹壁動脈穿通枝 deep inferior epigastric artery perforator の外側列，内側列は腹直筋外側縁 2 cm のところと，内側 1 cm のところに出てくるので，臍側の皮切から前鞘を出し，前鞘上を剝離しながら穿通枝を探す．見つかったら深筋膜皮弁を挙上，皮島にしたあと，血管茎の剝離を行う．穿通枝の太さや必要な血管茎の長さによって，筋膜上から筋体内～深下腹壁動静脈本幹まで血管茎を剝離する．神経は，温存し筋萎縮を避ける．安全のために他の動静脈を含めた連合皮弁とすることも考慮する．

❶長所

①長くて大きな血管茎，②術後，腹壁ヘルニアがない，③皮弁の厚ぼったさがない，④比較的広い皮弁が作成できる．⑤瘢痕は衣服で隠せる．⑥脂肪除去も可能．⑦真皮脂肪弁，脂肪筋膜弁とすることも可能，などである．

❷短所

穿通枝の剝離が難しい，穿通枝に変異がある，などとしている（石倉ら 2001）．

C. 腸骨皮弁

腸骨皮弁は，深腸骨回旋動静脈を血管茎としたもので，1978 年，Taylor が初報告，1989 年には Ramasaatry が，同年，Urken が内斜筋茎腸骨皮弁を報告，2001 年に Kimura

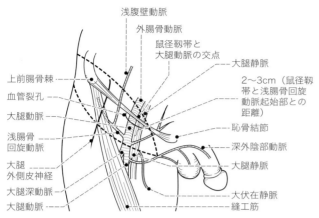

図8-3-6 鼠径皮弁陰部大腿内側皮弁を作る部位
動脈には変異があるので注意を要する．

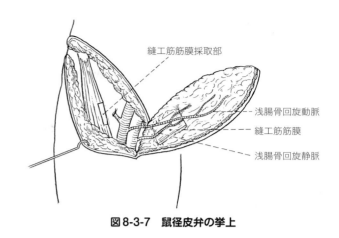

図8-3-7 鼠径皮弁の挙上

が穿通枝皮弁を利用した腸骨皮弁を報告している．血管茎の長さは4〜6cm，動脈の平均径は2.8mm，静脈は平均3.6mmである．

D. 外腹斜筋皮弁 external oblique myocutaneous flap

Bogossianら（1996）が報告したもので，Kuzbari（1997）の遊離吻合筋皮弁の報告，吉岡（1999）の報告があるが通常の皮弁で十分である．

栄養血管は，肋間動静脈の分枝で，外腹斜筋は，第5〜9肋骨下外側より鼠径靱帯腹直筋前鞘に向かって走るが，前腹部は腱膜となっている．穿通枝支配であり，皮膚，筋層の同時使用になるので，移植範囲は，胸郭部下方になり，適応が限られる．場合によっては，深下腹壁動静脈まで露出させざるを得ない場合もある．神経は温存し筋萎縮を避ける．

安全のために，他の穿通動静脈を含めた複数の連合皮弁とすることも考慮する．

E. 鼠径皮弁 groin flap

これは，McGregorら（1972）によりはじめて発表されたもので，遊離吻合皮弁の先がけとなった．

この皮弁は，大腿動脈の分枝である浅腸骨回旋動脈 superficial circumflex iliac artery，あるいは浅腹壁動脈を栄養動脈としているが，両動脈の84％は大腿動脈より分岐している（Hariiら1975）．静脈は伴走静脈のほか，深，浅在のいくつかの静脈がある（深腸骨回旋動脈皮弁については，本章，下肢有軸皮弁の項，図8-3-6）．

皮弁の大きさ，幅10cm，長さ5〜19cmのものが利用できるが，さらにextended flapにすることもできる．デザインは，中島（2003）によれば，恥骨結合と前腸骨棘を結ぶ線（鼠径靱帯）と平行な6cm下方の線と，大腿動脈に6cm外側で，これに平行な線に囲まれた平行四角形を有茎とする腸骨稜に沿った皮弁とする．浅腸骨回旋動脈は，鼠径靱帯2cm下方，大腿動脈前外側から出るが，剥離は周囲から行い，動脈を同定する方法である．

この動脈は，鼠径靱帯に沿って外側に走り，縫工筋内側縁で分岐し，浅枝は皮下へ，深枝は筋膜下を通り，外側大腿皮神経を横切って，前腸骨棘内側で皮下に出る．

皮切は，前述デザインに沿って入れ，末梢より皮下剥離を進め，皮弁茎部四角形部では注意しながら剥離し，上前腸骨棘の内側1〜2cmで縫工筋-筋膜を貫く浅腸骨回旋動脈の拍動を確認する．これを皮弁に含めるために，縫工筋-筋膜の一部を皮弁側につけて挙上する．同じところに，大腿皮神経が走行しているので注意する．さらに大腿動脈まで剥離して大腿動脈，浅腸骨回旋動脈の血管系を確認し，伴走静脈とともに皮弁を挙上する．本皮弁と腸骨と同時採取するときは，筋膜下に腸骨の方に剥離し，骨膜を含めて挙上する（図8-3-7〜図8-3-9）．

鼠径皮弁は，歴史的皮弁ではあるが，血管系に変異が多く，血管茎が細く短い．皮下脂肪が過多の場合は，薄層化thinningを行うか，他の皮弁を利用する人も多い（Chuangら1992）．

F. 浅腸骨回旋動脈穿通枝皮弁 superficial circumflex iliac artery perforator flap (SCIP)

鼠径皮弁の代わりに利用される．浅腸骨回旋動脈の穿通枝動脈を茎にした浅腸骨回旋動脈穿通枝皮弁は，多くの利点がある．すなわち，
①動脈茎を深く採取する必要がない．
②皮弁挙上に時間がかからない．
③皮弁を薄くできる．

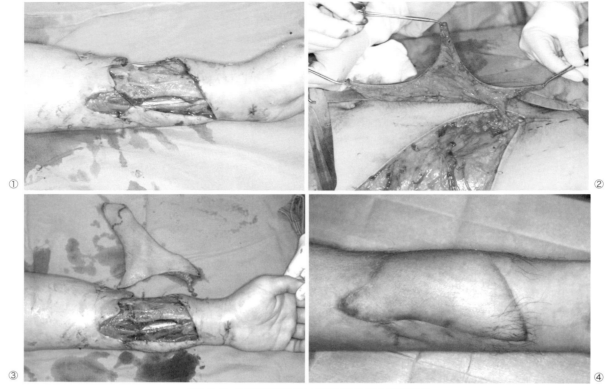

図8-3-8　左前腕剥脱創の鼠径部皮弁による修復例
①：左前腕剥脱創，②：右鼠径部よりthin flap採取，③：左前腕に移植，④：移植後

（木村直弘氏提供）

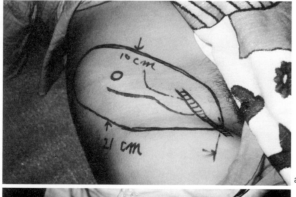

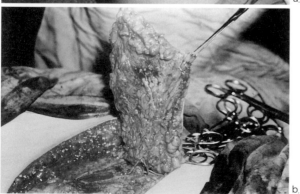

図8-3-9　鼠径皮弁の症例
a：鼠径皮弁のデザイン．
b：鼠径皮弁を挙上したところ．

④脂肪弁も可能である．
⑤採取部が目立たない．
⑥採取部の障害が少ない．
⑦大きな静脈を利用できる．
などである．

　唯一の短所は穿通枝が1mm以下と小さいことである．皮弁の大きさとして，20×15cmまで報告されている．

G. 陰部大腿内側皮弁
pudendo-femoral flap

　これは，深外陰部動脈とその伴走静脈を血管茎としたもので，両者とも1.5mm前後の血管径があり吻合しやすいが，長さは3cmくらいである．また，術後の瘢痕も目立た

ない長所はあるが，短所として，発毛や色調が濃くなるので適応には注意を要する．Werker ら（1998, 2002）は，prepuce free flap としても報告している（図 8-3-6）．

8・4 上肢の有軸皮弁

A. 外側上腕皮弁 lateral upperarm flap

これは，Song ら（1982）の初報告になるもので，上腕動脈 brachial artery から分かれた上腕深動脈 profunda brachii artery の分枝である後橈側 – 側副動脈 posterior radial collateral artery の皮枝を栄養動脈（橈骨神経に伴走）としている．

上腕深動脈は，広背筋付着部下縁のところで上腕動脈から分かれ，上腕三頭筋の下を通り上腕筋 brachialis，腕橈骨筋 brachioradialis と三頭筋 triceps で作られる外側筋間中隔に入る．

後橈側 – 側副動脈は，この外側筋間中隔を通り上腕外側に皮枝を出す（図 8-4-1，図 8-4-2）．この皮弁は，逆行性皮弁にすることもできる（Coessens ら 1993，Hayashi ら 1990）．

デザインは，三角筋と上腕骨外果を結ぶ線上で，外果の 2〜3cm 上方から三角筋付着部までの上腕近位 1/3 に皮弁を作る（図 8-4-3，図 8-4-4）．

Katsaros（1984）は，知覚皮弁，骨付き皮弁を報告している．

B. 内側上腕皮弁 medial upperarm flap

この皮弁の栄養血管は，上尺側 – 側副動脈 superior ulnar collateral artery で，尺骨神経に伴走，腋窩より上腕骨上果 5cm のところまで皮弁を採取できる．しかし，この皮枝は走行が一定しない（図 8-4-2, 6, 7）．

C. 尺側反回皮弁 ulnar recurrent flap (reversed medial arm flap)

栄養血管は，尺側反回動脈，尺側 – 側副動脈を利用する．前者は，上腕三頭筋と上腕筋の間に出る（図 8-4-1，図 8-4-2）．

筋膜皮弁，筋膜脂肪弁として，上腕前面が利用でき，移

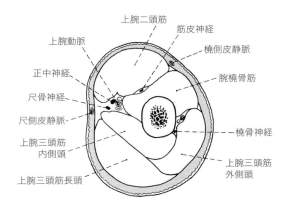

図 8-4-1　上腕中央部の血管系

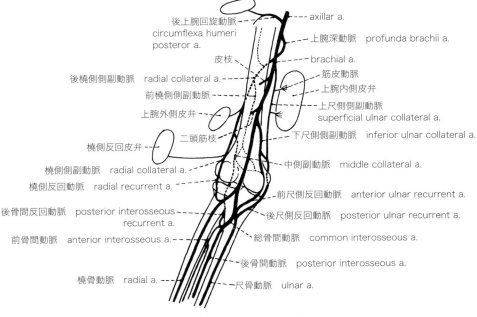

図 8-4-2　肘部の血管系

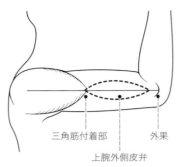

図8-4-3 上腕外側皮弁のデザイン
(中島英親：マイクロサージャリー，エーザイ（株），錦光社，p127, 2003より引用)

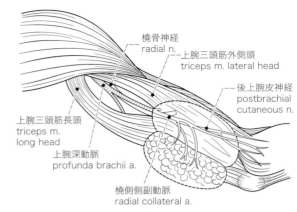

図8-4-4 橈骨神経溝の血管走行
(中島英親：マイクロサージャリー，エーザイ（株），錦光社，p126, 2003より引用)

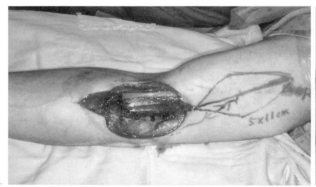

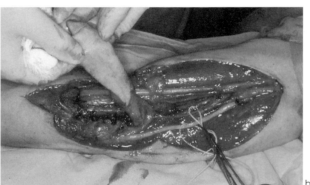

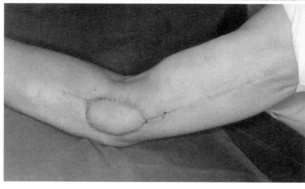

図8-4-5 肘部肉腫の逆行性上腕内側皮弁による修復
(重原岳雄氏提供)

植部は前腕2/3まで可能である．
上腕筋と上腕三頭筋の筋間中隔で血管束を確認，剥離する（図8-4-5）．

D. 橈側反回皮弁 radial recurrent flap(reversed lateral arm flap)

栄養血管は，橈側反回動脈，橈側-側副動脈である．前者は，上腕筋と腕橈骨筋間に出る出．
採取する可能範囲は，上腕外側で，肘外果より三角筋付着部上方4〜5 cmまでである（図8-4-1, 2）．

E. 三角筋皮弁 deltoid flap

これは，腋窩動脈より分かれた後上腕回旋動脈 posterior circumflex humeral artery を栄養血管とした筋膜皮弁で，薄い皮弁が採取できるが，採皮部の術後醜状が目立つ（図8-4-1，図8-4-2）．

F. 前腕皮弁 forearm flap

これは，chinese flap ともいわれ，Yangら（1981）によって報告された．橈骨動脈とその伴走静脈が栄養血管となる

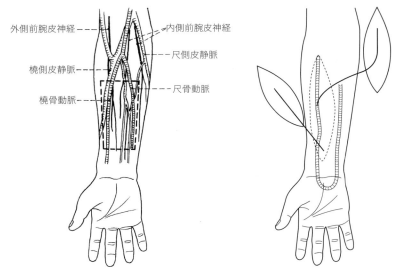

図8-4-6　前腕の血管系(1)

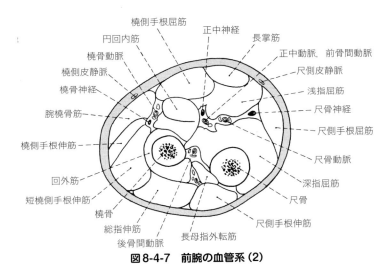

図8-4-7　前腕の血管系(2)
前腕上1/3の断面（図の上方が掌側，左側が橈側）．

(図8-4-6, 図8-4-7).

前腕は，皮下脂肪が少なく，皮膚も薄く，橈骨動脈も3mmと太く，頭頸部や手の再建にしばしば用いられる．

Allen's test を行い，尺骨動脈でも末梢血行が十分なことを確かめたあと，皮弁をデザインする．

❶手術法 (図8-4-8)

皮切は，デザインどおりに，まず橈側あるいは尺側から入って前腕筋膜に達し，これを切開，皮弁を筋膜下で剥離，挙上する．ターニケットは使用するが，エスマルヒは使用しない．皮弁近位部の皮静脈は，なるべく温存しておく．この剥離を，腕橈骨筋と橈側手根屈筋の筋間中隔まで進め，血管茎を損傷しないように注意しながら筋間中隔を骨膜のところで切り，さらに近位遠位で血管茎を結紮切断し，皮弁を挙上する．この皮弁は，逆行性皮弁としても利用できる．

骨採取の必要があれば，筋間中隔を切離しないで，そのまま骨膜に達し，橈骨を有茎筋骨皮弁として採取する．この際，橈骨は骨膜を通して栄養されるので，幅広く骨膜を残して採骨することと，橈骨断面の1/3くらいまでにして，骨折を予防することが大切である (Timmons ら 1986, Boorman ら 1987)．

桜井ら (2002) は，本皮弁の unfavorable result として，橈骨動脈採取による虚血性障害，橈骨神経浅枝支配領域の知覚障害，植皮不生着による腱露出，潰瘍，瘢痕などをあげている．これらの障害を予防するとすれば，Zancolli

332　第8章　有軸皮弁の実際

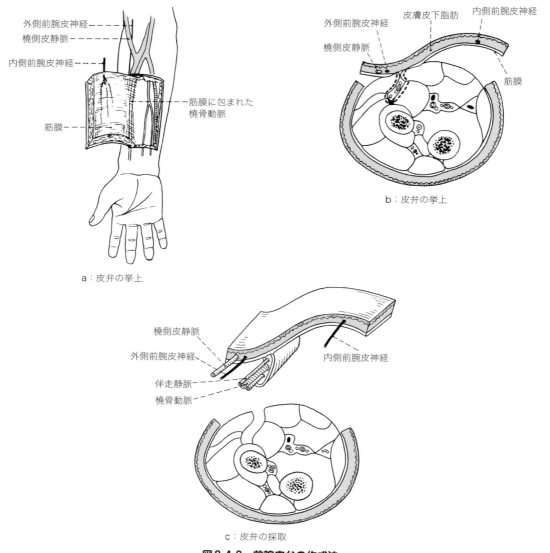

図8-4-8　前腕皮弁の作成法

(1988), Angrigiani ら (1993) の後骨間動静脈の利用法がある. その他, 前腕に瘢痕が残るため美容上の問題もあるが, 症例によっては相殺されよう (Selvaggi ら 2006).

G. 外側前腕皮弁 lateral forearm flap

後橈側-側副動脈の2本の終末枝のうち, 前方の枝を利用し前腕近位部に作成される皮弁で, 上腕外側皮弁 lateral upperarm flap より長い茎が得られる (Lanzetta ら 1997, 小泉ら 2001).

前腕外側皮弁は, 後橈側-側副動脈からの筋間中隔穿通枝によって栄養される (Lanzetta ら 1997, 小泉ら 2001) (図8-4-8).

H. 後骨間動脈皮弁 posterior interosseous flap

これは, 後骨間動脈 posterior interosseous artery を栄養動脈とした前腕後骨間皮弁 posterior interosseous flap である (Costa ら 1991). この皮弁は, 逆行性皮弁としても利用できる (Angrigiani ら 1993). デザインは, 上腕骨外側上顆と尺骨頭を結ぶ線上で中間位1/3に作る (柴田ら 2002).

I. 手指の皮弁

図32-2-12 参照.

8・5 下肢の有軸皮弁

A. 大臀筋皮弁
gluteus maximus, musculocutaneous flap

Minami (1977) により筋皮弁として用いられた. 本筋は, 腸骨翼の外面, 仙骨, 尾骨の外側縁, 腸腰筋膜, 仙結節靱帯から起こり, 下方の腸脛靱帯と大腿骨臀部粗面に付着する.

栄養動脈は, 内腸骨動脈 internal iliac artery の分枝である上臀動脈 superior gluteal artery と下臀動脈 inferior gluteal artery で, それぞれ梨状筋 piriformis の上方と下方から出て大臀筋の裏面に達する. 下臀動脈は坐骨神経と併走し, 下行枝を分岐する (臀部大腿皮弁 gluteal thigh flap, 後部大腿皮弁 posterior thigh flap).

上・下臀動脈を茎として, それぞれ上半分, 下半分の大臀筋を挙上可能である. 上臀動脈を茎とする場合の手術は, まず上臀動脈の出る位置に印をつけておき, 大臀筋直上に皮弁をデザインする. 皮切を入れたのち, 大転子よりで大臀筋を切断, 末梢から皮弁とともに大臀筋を起こし, 上臀動脈を確認, これを温存し, 筋皮弁を挙上する (図 8-5-1).

この皮弁の血管系は短く, 島状皮弁としては仙骨部と坐骨部褥瘡にしか用いられない (図 8-5-2).

また, 筋弁と遊離吻合皮弁 free flap を併用することもある. なお, free flap とすれば, そのボリュームを利用して, 乳房再建, ポーランド症候群などいろいろな症例に移植が可能である. 運動神経は, 下臀神経 (L5, S1, S2) である.

Mathes の血行分類では, 3型である. なお, 大臀筋を 2層に分けて proximal para-sacral perforator を用いた浅層のみの筋弁もできる (Gould ら 1994).

さらに, 稲川ら (2003) は, 大臀筋穿通枝を傍仙骨部穿通枝皮弁 (臀部内側), 上臀部穿通枝皮弁 (臀部中 1/3 上半分), 下臀部穿通枝皮弁 (臀部中 1/3 下半分), 傍転子部穿通枝皮弁 (臀部外側) に分けて, 穿通枝皮弁の利用を報告している (図 8-5-1). Ahmadzadeh ら (2007) の論文も有用である.

註:下肢の皮弁についての特集号が, PEPARS 101, 2015 (大西清編集), および形成外科 58, 2015 (中塚貴志) におさめられている. 参考になろう.

B. 深腸骨回旋動脈 (腸骨) 皮弁
deep circumflex iliac flap

これは, Taylor ら (1978) によって開発されたもので, 深腸骨回旋動静脈を栄養動脈とする.

皮弁のデザインは, 腸骨稜直上に行い, 鼠径靱帯上方 1〜2 cm のところにある深腸骨回旋動脈 deep circumflex

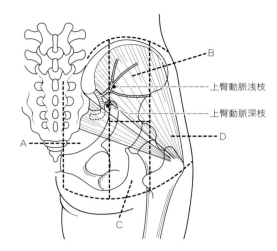

A:傍仙骨部穿通枝皮弁領域　　B:上臀部穿通枝皮弁領域
C:下臀部穿通枝皮弁領域　　　D:傍転子部穿通枝皮弁領域

図 8-5-1　上臀動脈の位置

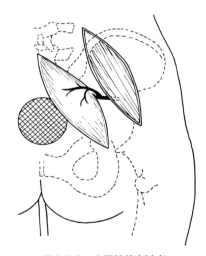

図 8-5-2　大臀筋筋(皮)弁
仙骨部の褥瘡などに利用される.

iliac artery (DCIA) を探す (図 8-5-3). 浅腸骨回旋動脈を使用する方法もあるが, これは骨の血行が不安定で, 血管も細く, 短いので, 骨付き皮弁としては, 特殊な場合を除き使用されなくなった.

皮切は鼠径靱帯上方 1〜2 cm で, 靱帯に平行な切開から皮弁前縁に沿って剥離を進め, 外腹斜筋-筋膜に達する. 皮弁は, 筋膜上で剥離し, 皮膚穿通枝を温存するため腸骨稜の約 2.5〜3 cm 手前で止め外腹斜筋-筋膜を切開する. さらに, 内腹斜筋を切開するとその裏面に DCIA の上行枝が確認できる. これを逆行性に追い DCIA を外腸骨動静脈まで剥離する.

次いで, 腹横筋を約 2 cm 腸骨稜側に残すようにして切

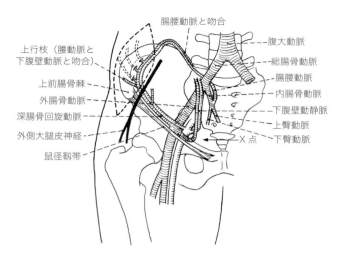

図8-5-3　深腸骨回旋動脈系

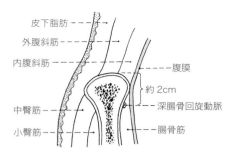

図8-5-5　深腸骨回旋動脈の位置（腸骨断面）

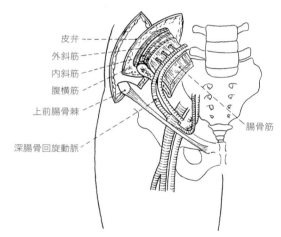

図8-5-4　深腸骨回旋動脈柄付き腸骨採取

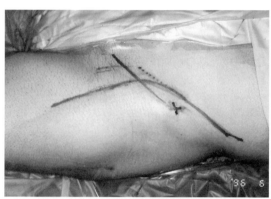
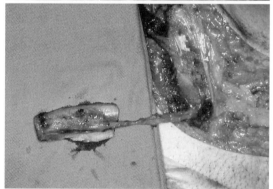

図8-5-6　有茎腸骨弁

（重原岳雄氏提供）

離すると，腸骨筋上を骨稜に沿って後方に走行するDCIAを確認できる．上前腸骨棘の下方1〜2cmのところで，DCIAと交叉する外側大腿皮神経を損傷しないように注意する．

次に，皮弁の外側縁に切開を入れ，腸骨採取のときの要領で腸骨稜に達し，外板を露出させる．さらに，腸骨稜に付着している筋層を切離する．腸骨筋のほうは，深腸骨回旋動脈起始部からたどってきた動静脈の深部で腸骨筋を切断し，内板に達する．こうして腸骨の内外面が露出したら，必要な量の腸骨をピオクタニンで印をつけ，電動鋸で外板より切離する．上前腸骨棘まで採骨する場合もあるが，これは残しておいたほうがよい．腸骨の術後変形が軽く，修正しやすく，また，外側大腿皮神経の損傷も少ないからである（図8-5-4〜図8-5-6）．

なお，腰部大動脈から腰方形筋 m. quadratus lumborum に入る分枝を利用して腸骨後部の筋骨弁を利用できるし（Yelizarov ら 1993），腰動脈の利用も可能である（林ら 1994）．

本法の合併症は，早期術後痛，長期感覚障害で，大腿の neuropathy やヘルニアは少ない（Forrest ら 1992）．

C. 大腿皮弁 thigh flap

❶前外側，前内側大腿皮弁 anterolateral, anteromedial thigh flap

これは，Song ら（1984）が報告した外側大腿回旋動脈皮

8・5 下肢の有軸皮弁

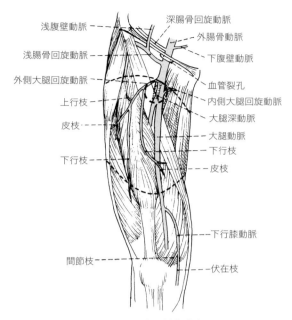

図 8-5-7 大腿前部皮弁

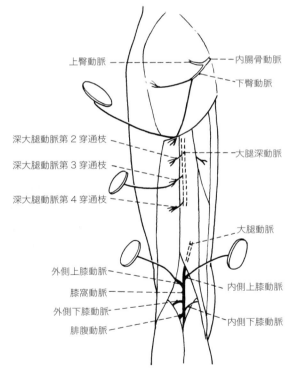

図 8-5-8 大腿後部皮弁

枝を栄養動脈にしたもので，大腿の前外側（anterolateral thigh flap），あるいは前内側（anteromedial thigh flap）に皮弁を作ることができる（光嶋ら 1989）．

前者は，大腿直筋上に縦切開を行い，筋膜下で大腿直筋と外側広筋間の筋間中隔で，後者は，大腿直筋内側と縫工

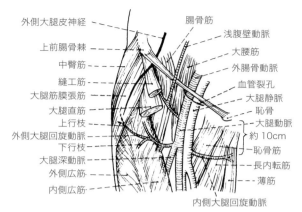

図 8-5-9 大腿筋膜張筋，薄筋と血管系（1）

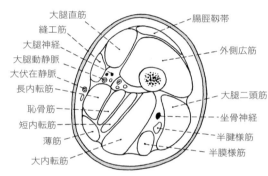

図 8-5-10 大腿筋膜張筋，薄筋と血管系（2）

筋間の筋間中隔で穿通枝を確認して皮弁をデザインする．8％で穿通枝が存在しないこともあるといい（梶ら 1998），40 数％の欠損があるとの報告もある（中島 2003）．Kawai ら（2004），Wei ら（2005）の血管系調査の報告がある（図 8-5-7〜図 8-5-12）．大腿動脈の根幹部になると血管の偏位がいくつかあるので注意を要する．Lakhiani ら（2012）は，これらの偏位を細かく図示している．

薄層化皮弁 thin flap としての適応もあるが，血行安全のため一層の脂肪組織は残す（木村ら 1998）．

胡（Zhi）ら（2005）によると，21 年間 196 例の前外側大腿皮弁の使用経験で 9.7％に合併症がみられたという．穿通枝があれば，逆行性皮弁の作成も可能である（Pan ら 2004）．Hong ら（2005），Khosima ら（2005）の報告も参考になろう．

この皮弁の血管解剖については，青ら（2005, 2015），Schaverien ら（2008）の論文がある．

長所としては，以下のようなことがあげられる．

①この皮枝は太いうえに中枢にたどれば長い太い血管茎とすることができる．

②穿通枝は，筋膜下で探しやすい．

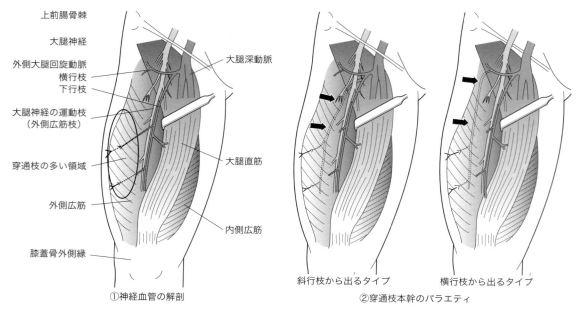

図 8-5-11 大腿血管神経系

（山田 潔ほか：PEPARS 75：156, 2013 より引用）

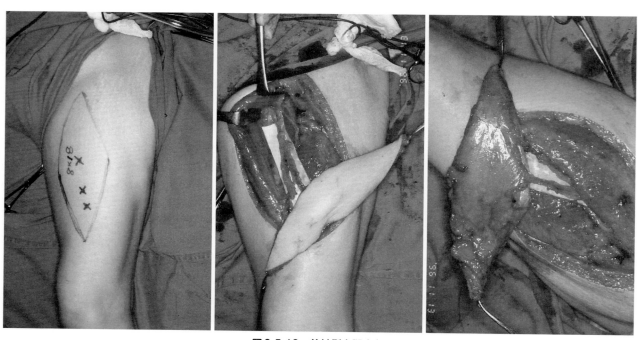

図 8-5-12 前外側大腿皮弁

（重原岳雄氏提供）

③大腿筋膜張筋との複合皮弁として，腹壁ヘルニア，アキレス腱再建に用いられる．外側広筋を同時に採取することも可能である．
④大腿皮神経をつければ，知覚皮弁にできる．
⑤脂肪筋膜弁 adipo-fascial flap としての利用も可能である．
⑥皮弁の厚みが適切である．採皮部の犠牲が少ない．
⑦頭頸部再建，腹壁全層欠損再建，四肢再建によい．
短所は，
①穿通枝欠損例がある．血管系の解剖学的変異が多い．
②大腿部に長い瘢痕が残る．
③有毛部である（梶ら 1998）．

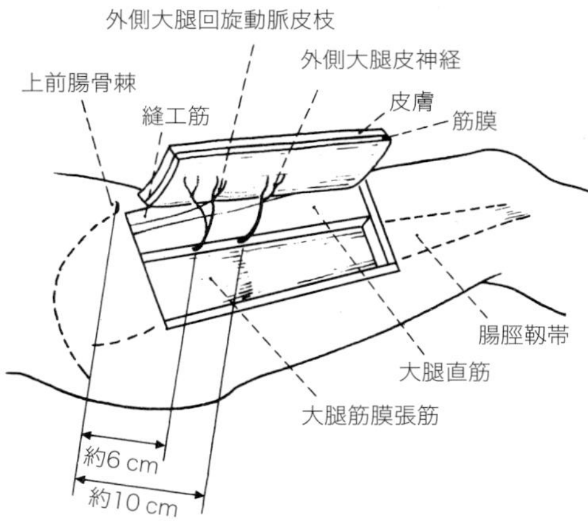

図 8-5-13　大腿筋膜張筋皮弁の採取

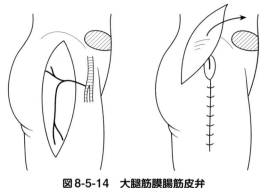

図 8-5-14　大腿筋膜腸筋皮弁
前外側大腿皮弁

❷外側大腿皮弁 lateral thigh flap

外側大腿皮弁は，Baek（1983）がはじめて開発したもので，biceps femoris m. と vastus lateralis m. との間から出る大腿深動脈の第 1～第 4 穿通皮枝を利用した皮弁である．第 3 枝が最も安定しており，大転子と外果の中点にみいだされる．第 1～第 4 皮枝も使用可能であるが第 2 枝は細い．腹臥位で，大腿二頭筋外側の筋間中隔を探す．皮枝を中枢にたどれば，8～9 cm の血管茎を得ることができる．また，吻合部の血管径も 2 mm 前後あり，十分に血管吻合が可能である（Baek 1983，井上ら 1990）．

皮弁は，腸脛靱帯後縁を長軸としてデザインする．これはまた外側大腿皮神経を含めた知覚皮弁とすることもできる．

前外側大腿皮弁 Anterolateral thigh flap については，Kimura ら（1998）に詳しい．

頭頸部再建としては，舌，頰部，中咽頭の再建に用いられる．

❸後部大腿皮弁 posterior thigh flap，臀大腿皮弁 gluteal thigh flap

これは，下臀動静脈の筋膜下分枝と伴走皮神経を茎とする皮弁である．臀溝から膝窩にわたる大きな皮弁（10 × 20 cm）が作成可能で，半膜様筋，大腿二頭筋の間を剝離，神経血管束を同定，大臀筋下方まで追求することができる（Paletta ら 1993）．

この皮弁は，挙上が簡単で，血行もよく，知覚を必要とするときもよい．

坐骨を通る水平線と大腿後面正中線の交わるあたりで下臀動脈下降枝と大腿皮神経を中心に皮弁をデザインする（三川 2015）．

臀部，会陰部，大腿の一部を被覆できる．大腿動脈穿通枝を用いた皮弁も作成可能である．Ahmadzadeh（2007）の解剖についての論文がある（図 8-5-8）．

D. 内側大腿皮弁 medial thigh flap

大腿動脈内側から分枝する皮枝を用い，大腿三角内側に皮弁をデザインする（Baek 1983）．

E. 大腿筋膜張筋皮弁 tensor fascia lata musculocutaneous flap

この筋皮弁は，Nahai ら（1978）によって報告されたものである．この筋は，上前腸骨棘と腸骨稜から 5～8 cm 幅で起こり，腸脛靱帯につく長さ 12～15 cm の筋で，大腿中央で腸脛靱帯 tractus iliotibialis に移行するので，筋自体は小さい．本筋の栄養動脈は，大腿深動脈（profunda femoris artery）の枝である外側大腿回旋動脈 lateral circumflex femoral artery の上行枝で，外側広筋と大腿直筋の間から出て筋膜中央で筋に入る．支配神経は，上臀神経で，静脈は，伴走静脈である（図 8-5-13，図 8-5-14）．

この筋の範囲の皮膚は，筋とともに挙上できるから必要な範囲をデザインし，末梢側を切開，大腿筋膜下を剝離，血管茎を確認する．血管は，2～3 mm の太さで，上前腸骨棘の 6～10 cm 下方で筋に入るが，その直前で 3 本に分かれ，上枝は筋の上 1/3，中枝は筋の中 1/2，下枝は筋の下 1/3 を支配し，筋膜直上を下向し，皮膚に分枝する（図 8-5-13）．

採皮範囲は，腸骨稜から膝上 6～7 cm までであるが，しかし，遠位 1/3 は，血行不全を起こすことがある．安全を確保するため，V-Y 皮弁として利用する方法もある（吉川ら 2001）．

移植範囲は，腰部から下腹部，臀部，大転子部まで，広い範囲に移動できる．Mathes の血行分類では I 型である．

なお，大腿筋膜張筋と中臀筋の親密な解剖学的関係から，両者を併用する方法も報告されている（加藤ら 1987）．鼠径部，大転子部，坐骨部，仙骨部の再建に用いられるが，感

覚神経としては、T12 の皮枝と外側大腿皮神経の 2 重支配であり、感覚皮弁が利用できる。また、腸骨稜前方 5～10 cm を含めれば、骨筋皮弁 osteo-musculo-cutaneous flap としても利用できる。また、植田ら (1999) は、外側大腿回旋動脈下行枝を血管茎とした腸脛靱帯を含む外側広筋皮弁の利用法を報告している。

F. 大腿直筋弁 rectus femoris muscle flap

大腿直筋は、前下腸骨棘より起こり膝蓋骨腱につき、血管系は 2 型で、外側大腿回旋動脈が主血行であり、遠位では分節的支配である (Arai ら 1993)。支配神経は、大腿神経 (L2～L4) で、大腿筋膜張筋が使用できないときに考慮されるが、大腿筋膜張筋より筋体が大きい利点があり、上腹部まで移動可能である。

Alkon ら、Daigeler ら (2005) は、大腿直筋に有用性があるという。

G. 薄筋(皮)弁 gracilis flap

この筋は、Harii ら (1976) によって報告されたもので、顔面神経麻痺の再建、上肢再建、肛門を含めた会陰部の再建、陰茎、膣の再建に用いられる。

薄筋の起始は、恥骨結合 pubic symphysis であり、付着は、脛骨内側果 medial tibial condyle である。栄養動脈は、大腿深動脈 profunda femoris artery の枝である内側大腿回旋動脈 medial circumflex femoral artery で、通常、3 本の血管茎がある。そのほか、下行膝動脈からも栄養されている分節的血行支配であり、Mathes の血行分類の 2 型に相当する (図 8-5-15)。

薄筋を出すには、大腿を外転させると、大内転筋が恥骨の外側にたかまりとしてみえてくるので、その後方を探すと薄筋が出る。大腿遠位部では、丸い腱になっておりこの部分を確認するとわかりやすく、さらに、この腱を引っ張って緊張をかけると皮弁のデザインを誤ることがない。

皮弁の内側に皮切を入れ、長内転筋を内側に開排し、後方に紐状の細い筋を露出させる。大伏在静脈は、なるべく温存する。

次に、恥骨下 8～10 cm のところで、長内転筋の裏を通って筋に入る優位血管系である内側大腿回旋動脈第 2 枝を確認する。血管茎は、約 6 cm で、静脈も伴走する。

このすぐそば、約 1 横指上方 (筋起始部から 6～12 cm) から閉鎖神経 obturator nerve が筋体に入るので、これを損傷しないようにする。単一の運動神経である。

なお、筋皮弁として使用する場合は、8 × 15 cm ぐらいまで採皮可能であるが、皮弁が剥がれやすく、血行支配も狭く、遠位 1/3 は使用できない。

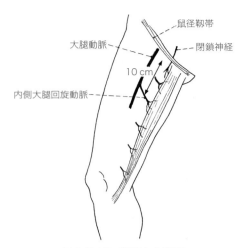

図 8-5-15　薄筋と血管系

血管神経付筋弁、あるいは血管神経付筋皮弁として使用する場合、筋機能回復には 1～2 年を要する (Manktelow 1984)。Yousif ら (1992) は、横方向の薄筋皮弁の有用性を報告している。

H. 縫工筋皮弁 sartorius musculocutaneous flap

この筋は、上前腸骨棘より起始し、大腿前面を内方へ斜行し、脛骨粗面内側に付着する。栄養動脈は、大腿動脈の分枝で、血行形態は 4 型に属する。

神経は、大腿神経支配である。

皮弁は、筋腹直上にデザインする。股関節を屈曲外転外旋させると、筋が収縮し明瞭になる。移動部位によって、中枢茎、遠位茎とすることができ、いずれも鼠径靱帯より約 10 cm 下方で筋を切離する。通常 8 × 16 cm の筋皮弁が採取可能である (図 8-5-16, 図 8-5-17)。

I. 伏在皮弁 saphenous flap

これは、Acland ら (1981) により開発されたもので、膝関節の約 15 cm の近位で、大腿動脈から分枝する下行膝動脈 descending genicular artery から分かれ、2 cm ほど走行し、内転筋管内で 3 本の分枝を出す。すなわち、内側広筋にいく筋関節枝、大腿骨栄養枝、および伏在枝である。伏在枝は数本の皮枝を出し、下腿内側に達する。静脈は、伏在静脈その他である。

縫工筋に沿って皮切を入れ、神経、静脈を損傷しないようにして縫工筋を露出させ、これを注意深く切断すると、その内方に伏在動静脈を見つけることができる。血管系が確認できたら、筋膜を含めて皮弁を切開、挙上する (図 8-5-

8・5 下肢の有軸皮弁　339

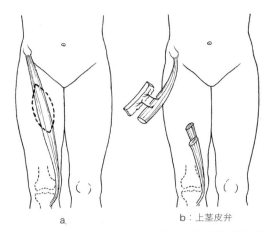
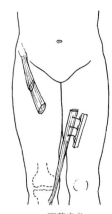

図8-5-16　縫工筋皮弁
a.　　　b：上茎皮弁　　　c：下茎皮弁

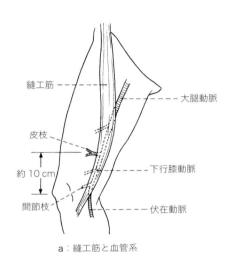
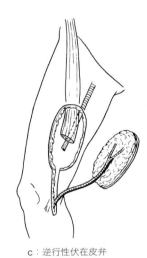

a：縫工筋と血管系　　b：順行性伏在皮弁　　c：逆行性伏在皮弁
筋膜下で挙上，縫工筋前縁に皮枝がある．

図8-5-17　伏在皮弁

16，図8-5-17）．採皮部は，縫工筋を縫合，皮下縫合，皮膚縫合を行うが，縫縮できないときは遊離植皮する．

　この皮弁は，薄く，伏在神経を含めた知覚皮弁の作成も可能であり，逆行性伏在皮弁も作成できる（長谷川ら1994）．

　太田（1992）は，下行膝動脈関節枝の分岐様式を調べ，関節枝と伏在枝が共同幹を成すものが63.2%，関節枝が直接大腿動脈より分岐するもの30.9%，関節枝が欠損するもの5.9%と報告している．また，関節枝より皮枝，骨膜枝，筋枝の分布についても調査している．膝周辺の皮弁作成上参考になろう．

　Karamuerselら（2006）は，膝の内側のsaphenous flapは内側大腿皮神経を含め，薄い皮膚の移植が可能で，採皮部も内側のため目立たないという．

J. 膝皮弁 genu flap

❶外側上膝皮弁 superior lateral genu flap

　これは，膝窩動脈から分かれた外側上膝動脈を茎とした大腿外側皮弁で，膝より大腿中央部まで利用できるし，島状皮弁も可能である（図8-5-8）．

❷内側上膝皮弁 superior medial genu flap

　これは，膝窩動脈から分かれた内側上膝動脈を茎とした大腿内側皮弁で，同じ部位でも下行膝動脈を茎とした伏在皮弁とは血管系が異なる（図8-5-8）．

❸後上膝皮弁 popliteo-posterior genu flap

　これは，膝窩溝7〜10cm上方の皮枝を栄養血管とした

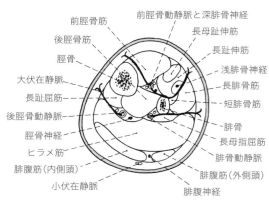

図8-5-18 下腿の血管系

大腿後面の筋膜皮弁である（林ら1993）(図8-5-8).

K. 下腿皮弁 leg flap

下腿では，前脛骨動脈，後脛骨動脈，腓骨動脈の3本の主動脈があり，それぞれの穿通皮枝を何本か出している．したがって，この皮枝を血管茎にすれば島状皮弁の作成も可能である (図8-5-18, 図8-5-19). 通常，筋膜を含める．Banzetら（1994）の論文に詳しい．Suamiら（2003）は，下腿の神経の動脈支配について報告，vascularized nerve transferに重要であると報告している（上腕神経叢についてはLevyら2003が報告）．

❶皮弁（表8-5-1）

a. 腓骨皮弁 peroneal flap

腓骨筋とヒラメ筋の間を通って皮膚に分布する皮枝（septocutaneous vessels）を用いる．しかし，この穿通枝は3〜5本あるが，0.2〜0.3mmと細いので，剥離に注意を要する．しかし，筋膜下に腓骨動脈分枝部までたどれば，血管径が1.0〜1.5mmになり，長さも4〜5cmに達する．しかし腓骨動脈は深いので剥離しにくい．皮弁の挙上は，腓骨後縁の皮切より筋膜下に後方より前方に剥離，皮膚に向かう血管を確認し，皮弁を起こす．これを全周性に切開すれば島状となる．腓骨の末端4cmのところに血管網が

表8-5-1 逆行性の腓骨皮弁，前脛骨皮弁，後脛骨皮弁の比較

	腓骨皮弁	前脛骨皮弁	後脛骨皮弁
血管変異	変異なし	5〜10%	5〜10%
手術体位	側臥位または腹臥位	背臥位	背臥位
血管の位置	腓骨に伴走	筋間	筋間
血管分離	困難	容易	容易
茎回転軸	外側果後方	足関節前面中央	内側果後方
適応部位	腫骨部後方	足関節前面	腫骨部後方
静脈	静脈吻合を要す	ときどき静脈吻合を要す	静脈吻合を要す

(Satoh K et al : Ann Plast Surg 30 : 48, 1993より引用)

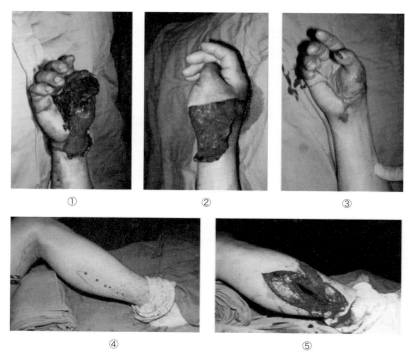

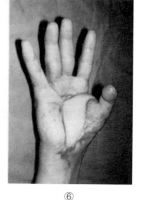

図8-5-19 右母指不全切断の腓骨部遊離皮弁での修復
①②：右母指不全切断，30歳代男性，③④⑤：腓骨部遊離皮弁にて修復．

（中島英親氏提供）

8・5　下肢の有軸皮弁　341

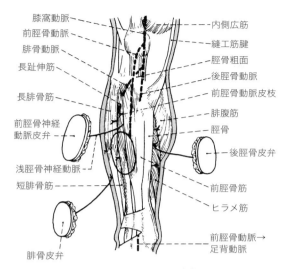

図8-5-20　下腿の皮弁

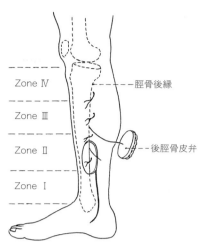

図8-5-21　後脛骨動脈筋間皮枝

4～6本の皮枝がみられ，太さは0.8～1.5 mm，これらを含めて筋膜皮弁の作成が可能である．特にZone Ⅱに筋間皮枝が多い．

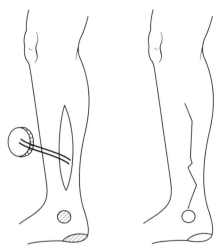

図8-5-22　逆行性島状皮弁

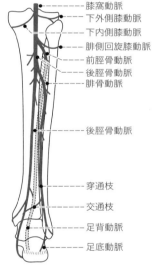

図8-5-23　後脛骨動脈，腓骨動脈

あるので，ここまでは利用できる（中島 2003）．

また，逆行性皮弁，遊離吻合皮弁としても用いることができるし，本皮弁に腓骨をつけることも可能である．腓骨皮弁は，22～26 cmの骨，10～20 cmの皮膚を採取でき，頭頸部の再建に適応がある．

逆行性皮弁は，穿通枝を利用して，足部ではアキレス腱部，内，外果部まで到達させることができ，直達皮弁であり，マイクロの技術も必要がない．薄層皮弁 thin flap であり，静脈還流における合併症もない長所がある（Torii ら 1988）．

本法の短所は，術後の整容的障害，血行障害，神経麻痺などである．腓骨を採取した場合は，足関節変形，槌趾変形，腓骨神経麻痺，膝関節動揺性，断端痛，筋力低下などがある（図8-5-20）．また末梢動脈疾患者では要注意である

（田中ら 2006）．

b．外側上果皮弁 lateral supramalleolar flap

これは，腓骨動脈 peroneal artery の皮枝を利用したもので，外果より5cm近位で出てくるので，筋膜下で剥離挙上，島状弁とする．下腿下1/3から足関節周辺まで利用できるほか，いろいろな利点を持っている（Valentiら 1991）．逆行性皮弁も可能である．

c．（下腿外側）前脛骨皮弁 anterior tibial flap

脛骨の外側で，長趾伸筋と前脛骨筋，あるいは長腓骨筋の間の穿通枝で，前脛骨動脈の分枝を利用する．これは，Wee（1986）の報告したもので，逆行性皮弁も可能である．しかし，この穿通枝には欠損が多い．その代わり，前下腿筋間中隔を走る arteria nervi peronei superficialis を茎と

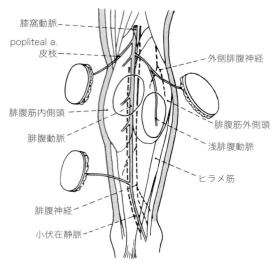

図8-5-24　腓腹筋膜皮弁
(Satoh K et al : Ann Plast Surg 23 : 97, 1989を参考に著者作成)

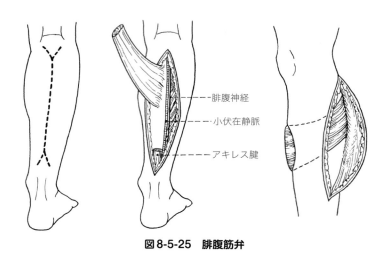

図8-5-25　腓腹筋弁

した浅腓骨神経動脈皮弁が安全である(Toriiら 1988).

d. (下腿内側)後脛骨皮弁 posterior tibial flap

　これは，1984年Iandraら，Okadaらにより報告されたもので，栄養動脈は，後脛骨動脈の筋間皮枝で，長趾屈筋とヒラメ筋の間に出る．皮枝は4～6本あり，下腿内側に筋膜皮弁を作成可能である(Amaranteら 1986, Hongら 1989, 大久保ら 1991, Kohshimaら 1992, 澤泉ら 1997)(**図8-5-21～23**).

　下腿を4等分すると，上下1/4を除いた中央部分，特にzone IIに筋間皮枝が多い．逆行性皮弁も可能である．

e. (下腿後側)腓腹筋膜皮弁 sural fasciocutaneous flap

　Ponten(1981)により報告されたもので，膝窩動脈 popliteal arteryの分枝である腓腹動脈 sural arteryの皮枝を用いる．下腿後面にも神経を含んだ筋膜皮弁を作ることができる(Satohら 1989, 滝沢ら 1989, Hasegawa 1994, Hollierら 2002)(**図8-5-24**).

f. 神経皮弁 neuroskin flap

　Masqueletら(1990)により報告されたもので，皮神経に伴走する血管により栄養される皮弁である．伏在神経saphenous nerve，浅腓骨神経 superficial peroneal nerve，腓腹神経 sural nerveを軸とした皮弁が報告されている．特に腓腹神経を軸とした遠位茎皮弁 distally based flapの有用性が高い．

❷筋弁

a. 腓腹筋弁 gastrocnemius muscle flap

　この筋は，大腿骨内側上果から内側頭が，外側上果から外側頭が起始し，幅広い筋腹となって起こり，途中で腱組織となり，アキレス腱になって踵骨に付着する．

栄養動脈は，膝窩動脈 popliteal arteryから分枝した血管束が内側頭，外側頭，それぞれに分枝する．血行分類はI型である．神経支配は，脛骨神経の分枝である．

　詳細な解剖については，Mosconaら(2006)，Chin-Ho Wongら(2007)の報告がある．

　手術法は，下腿後面正中皮切，または側方皮切で筋肉を露出させ，腓腹神経，小伏在静脈を損傷しないように筋膜を切開する．両頭間をアキレス腱部まで剝離し，腱付着部上方で切断する．この筋は，筋弁または筋皮弁とし，通常，脛骨前面の潰瘍部分や皮膚欠損に用いられるので移植部までの皮下を剝離，トンネルとして筋弁を通し，移植する．採取部は，必要があれば遊離植皮する．内側頭がやや大きく適応も多い．

　移動法の特殊なものとして，脛骨に穴を開けて通す方法(Morrisら 1992)も報告されているが，骨折の危険が大きい．

　なお，本筋は，筋皮弁とすることもできるが，筋皮弁の場合は，著明な陥凹変形を残し，美容上問題が大きい(**図8-5-25**).

　最近では内側または外側腓腹動脈 medial or lateral sural arteryの穿通枝を利用した穿通枝皮弁(gastrocnemius perforator-based flap)の報告もある(Hallock 2001).

b. ヒラメ筋弁 soleus muscle flap

　本筋は，腓腹筋前方にあって，脛骨，腓骨，骨間膜など下腿後面のヒラメ筋腱弓から起こり，腓腹筋とともにアキレス腱となって踵骨につく足関節筋である．筋腹が腓腹筋より下方にあるため，爪先立ちすると腓腹筋の側方にはみ出してみえる．

　栄養動脈は，膝窩動脈 popliteal arteryの分枝である後脛骨動脈 posterior tibial arteryである．血行分類は2型である．神経支配は，脛骨神経である．

　手術法は，本筋の内側前方に皮切を入れ，ヒラメ筋を露

8・5 下肢の有軸皮弁　343

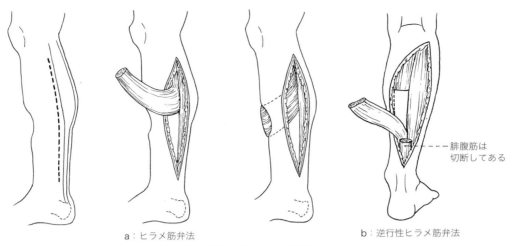

a：ヒラメ筋弁法　　　　　　b：逆行性ヒラメ筋弁法

腓腹筋は切断してある

図8-5-26　ヒラメ筋弁

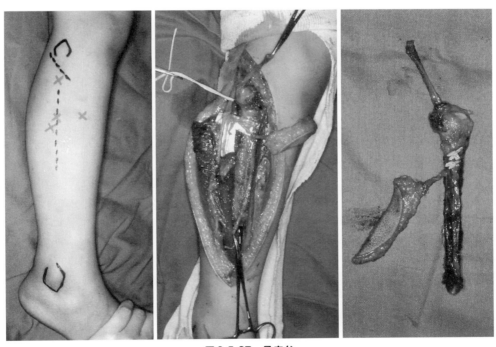

図8-5-27　骨皮弁

（重原岳雄氏提供）

出，筋膜を切開，腓腹筋と分離し，ヒラメ筋付着部を確認してアキレス腱側で切断する．

その後の手術法は，腓腹筋弁の場合と同様である（図8-5-26）．

①順行性ヒラメ筋弁 normal soleus muscle flap
②逆行性ヒラメ筋弁 reversed soleus muscle flap

Townsend（1978）によりはじめて報告されたもので，ヒラメ筋全幅を使用する場合と半側使用する場合があるが，後者が血行，筋腹の大きさ，移動しやすさ，術後の筋機能，リンパ機能などから考えて有利である．しかし，本法には批判的な意見もある．

ヒラメ筋への後脛骨動脈からの栄養血管には，主と副があるが，副栄養血管の2本も温存すれば十分である．手術法は，前述と同じ要領で行い，中枢側を切断する．

本法の利用範囲は，下腿下1/3から内果部までである（加藤ら1988）．

❸筋膜皮弁

a．下腿筋膜皮弁

前述皮弁に筋膜をつけたもので，血行の点で皮弁より安

全である．

b. 脂肪筋膜弁 adipo-fascial flap

これは，皮膚を含まない脂肪筋膜弁で皮膚欠損部，骨露出部を閉鎖，その上に遊離植皮する（Laiら 1991, 1992, 丸山ら 1996）．

❹血管柄付き腓骨移植

これは Taylor（1975）の初報告になるもので，腓骨後方の皮切から後下腿筋間中隔を探し，長腓骨筋とヒラメ筋の間から腓骨に達し，腓骨に付着している筋群，骨間膜を剥がし，腓骨動静脈を確認する．次に，腓骨を切離し，腓骨動静脈を後脛骨動静脈分枝部まで剥離切断する（図 8-5-27）．澤泉ら（2002）の報告がある．また，整形外科的領域，あるいは脊椎外科的領域であるが，血管柄付き腓骨皮弁で脊椎の固定に使用して好結果を得ることもできる（Leeら 2005）．

8・6 足部の有軸皮弁

A. 足外側皮弁 lateral calcaneal flap

これは，腓骨動脈の終末枝である lateral calcaneal artery を栄養血管にしたもので，axial pattern neurovascular flap として外果下部から足背近位にかけて作ることができる．Grabb ら（1981），Stark ら（2003），Demirseren ら（2004）の報告がある（図 8-6-1）．

B. 足内側皮弁 medial pedis flap

これは，内側足底動脈深枝内側枝（径約 1 mm）を栄養動脈（茎長約 5 cm）としたもので，Masquelet ら（1990），平瀬ら（1992）の報告がある．幅 3 cm × 長さ 7 cm の皮弁を挙上できる．

C. 足背皮弁 dorsalis pedis flap

これは，前脛骨動脈 anterior tibial artery の終枝である足背動脈を栄養動脈とした皮弁で，Cobbett ら（1967）の発表による．静脈は，伏在静脈または commitant vein である．なお，まれに，腓骨動脈 peroneal artery の穿通枝が優位血管になる場合もある．

足背動脈は，足関節のところで簡単に触知できる．したがって，そこから下方足背に皮弁を作ることができるが，やはり小さめのほうが安全である．特に足の外側は外側足

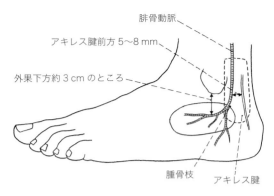
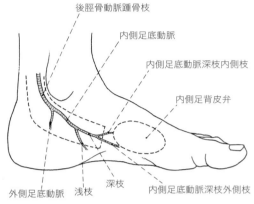

図 8-6-1 足外側部皮弁，足関節部皮弁と内足側部皮弁

底動脈が優位血管系になっている（図 8-6-2）．

また，年長者では，本動脈を触れにくいことがあるので，術前にドプラで血管茎を確認しておいたほうがよい（図 8-6-3）．

第 1 背側中足動脈 first dorsal metatarsal artery を，皮弁に確実に含めることが重要であるが，その起始部が骨間筋のなかに埋没していることがあるので挙上には注意が必要である．第 1〜2 趾間でこの動脈を確認し，皮弁内に入るように挙上するのがよい．

神経は，浅腓骨神経 superficial peroneal nerve である．ただし，第 1 趾間部のみは深腓骨神経 deep peroneal nerve の支配である．

ドナーは，植皮となることが多いが，生着が悪いのが欠点である．

D. 足背中足部皮弁 dorsal metatarsal flap

弓状動脈弓より分枝する背側趾動脈を利用したもので，順行性，あるいは逆行性皮弁として利用できる．移植範囲は，足関節より遠位の足背である（吉武ら 1992, Sakai 1993, 佐瀬ら 2002）（図 8-6-4，図 8-6-5）．

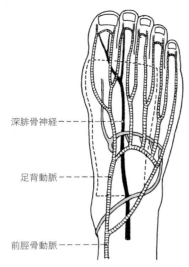

図8-6-2 足背血管系

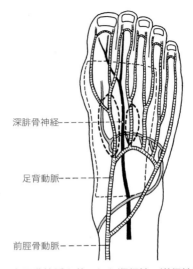

図8-6-4 中足動静脈を茎にした順行性・逆行性足背皮弁

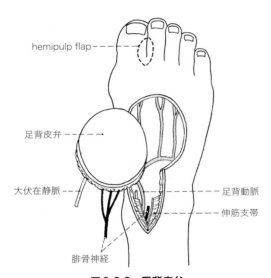

図8-6-3 足背皮弁
採皮部は遊離植皮する.

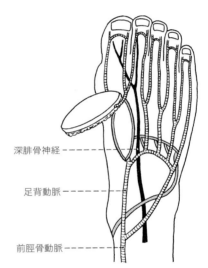

図8-6-5 足背中足動静脈逆行性皮弁

E. 足趾皮弁 toe flap

❶ wrap around flap（外套母趾皮弁）

これは，Morrisonら（1980）によって報告されたもので，母趾の内側を血管柄付き筋骨皮弁とし，手の母指に移植する方法である．CM関節末梢2.5cmに母指対立筋が付着しており，これより末梢が最もよい適応である（中島 2003）.

まず，ドプラ血流計にて血管茎を確認，また静脈を，止血帯で怒張させ印をつける．

皮切は，図8-6-6のごとくで，手の母指側の欠損状況によって決める．まず，足背皮膚を剝離，3mmほどの太い足背動脈を露出させ，第1背側中足動脈へと剝離を進める．

周囲小血管は結紮し，第1趾への分枝を残す．次に，末節関節に直角に走行する分枝を結紮したあと，伸筋腱からその付着部を確認，その末梢で骨膜下に爪母，爪甲を骨膜とともに剝離，挙上する（図8-6-6e）．この際，静脈を損傷しないことが大切である．母指再建には6〜8cmの血管茎，腱，神経を要するので，もし，優位血管茎として，足背動脈が第1底側中足動脈に移動する場合，内転筋腱を母趾基節骨付着部で切離，挙上し，第1底側中足動脈を末梢へとたどる．

場合によっては，足背動脈が使用できないこともあり，そのときは，第1底側中足動脈を使わざるを得ない．

神経は，浅腓骨神経 superficial peroneal nerve から分枝しているが，第1趾間部は，深腓骨神経 deep peroneal

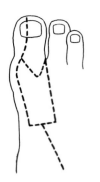 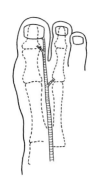 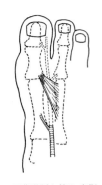 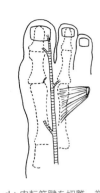

a：皮切性は症例に応じて選択　　b：足背動脈と第1背側中足動脈の血管系　　c：足背動脈と第1底側中足動脈の血管系　　d：内転筋腱を切離，挙上し第1底側中足動脈を露出する．

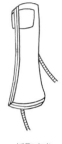 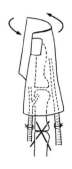

e：採取皮弁

f：欠損母指の母指骨または移植骨を被覆する．もちろん骨固定，血管茎吻合を行う

図8-6-6　wrap around flap

nerveに支配されていることを忘れてはならない．

Wrap around flap採皮部は，そのまま，趾交叉皮弁で修復するか，または，人工真皮で肉芽を生じさせ遊離植皮する方法もあるが（中島 2003），足底側の趾基部の皮弁で，一次的に被覆が可能である．

❷母趾筋骨腱皮弁，第2趾筋骨腱皮弁

母趾は，機能的に他4趾をいっしょにしたほどの価値があり，また美容的にも問題があるので，母趾を部分的に採取するwrap around flapを用いるが，母趾の変形を嫌うときは第2趾複合皮弁や，第3趾を利用する．しかし，母指としての形態は悪い．いずれにしても採取後は足底皮弁にて新しく趾形成を行う（図8-6-6-f）．

F. 足底筋（皮）弁 plantar muscle (musculocutaneous) flap

❶母趾外転筋（皮弁） abductor hallucis muscle flap

踵骨内側隆起，およびその周辺から起こり，母趾基節骨内側につく小さな筋で，栄養動脈は，後脛骨動脈 posterior tibial artery の枝である内側足底動脈 medial plantar artery である．本筋の移動範囲は踵骨，内果までである．

皮切は，足の内方，体重非負荷部に入れるとすぐ筋体を出すことができる．筋体に沿って末梢までたどり，腱付着部を切り離し，挙上する（図8-6-7）．

なお，術前に，ドプラ血流計で内側足底動脈の走行をチェックしておくことが大切である．同名静脈，神経が伴走している．

本筋弁は，動静脈，神経を含む筋膜皮弁としても使用することができる．

❷内側足底皮弁 medial plantar flap

これは，土ふまずに作る皮弁で，栄養動脈は，内側足底動脈．皮弁は，遠位から挙上するが，腱膜直下で太い神経血管束を出し，血管のみを皮弁に含める．場合によっては，母趾外転筋を切断，血管茎を長くする．有茎で同側の踵部再建に用いたり，遊離皮弁として対側の足底再建に用いられる．足底の静脈走行についてはImanishiら（2007）の詳細な報告がある．

❸小趾外転筋弁 abductor digiti mini muscle flap

この筋は，踵骨外側，内側隆起およびその周辺より起こり，第5趾基節骨底外側部に付着する小さな筋で，栄養動脈は，外側足底動脈である．

移動範囲は，踵骨の一部，外果下部である．図8-6-8のごとく，足の外方，体重非負荷部に皮切を入れると，筋体はすぐ露出できる．これを末梢にたどり，腱付着部を切離し，

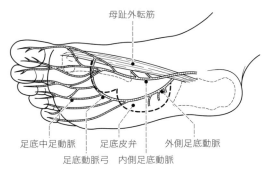

図 8-6-7　母趾外転筋（皮）弁，内側足底皮弁
足の内側非荷重部に皮切を入れる．

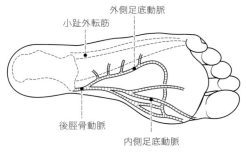

図 8-6-8　小趾外転筋弁
短趾屈筋を反転，踵骨露出部の閉鎖のため移植．

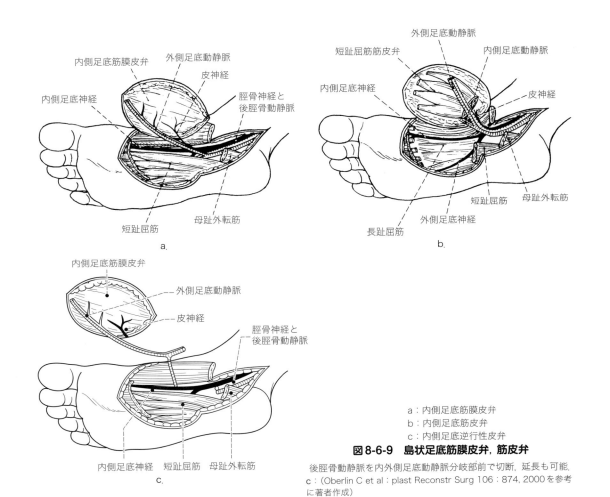

a：内側足底筋膜皮弁
b：内側足底筋皮弁
c：内側足底逆行性皮弁

図 8-6-9　島状足底筋膜皮弁，筋皮弁
後脛骨動静脈を内外側足底動静脈分岐部前で切断，延長も可能．
c：(Oberlin C et al：plast Reconstr Surg 106：874, 2000 を参考に著者作成)

筋弁として挙上する．

❹短趾屈筋弁 flexsor digitorum brevis muscle flap

Martin ら (1993) の報告が最初といわれるが (升岡ら 1999)，この筋は，踵骨内側隆起およびその周辺より起こり，第 2～5 中節骨底に付着する．

栄養動脈は，内側および外側足底動脈である．

皮切は，図 8-6-7 の点線のように行い，4 本の短趾屈筋腱を切離し，足底腱膜をつけたまま筋弁として挙上する．後脛骨動静脈を内外側足底動静脈分岐部前で切断すると長い茎の皮弁にできる (図 8-6-9)．

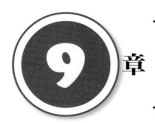

9章 真皮・真皮脂肪・脂肪移植術
dermis grafting, dermal fat and fat grafting

9・1 真皮移植術
dermis grafting

A. 真皮移植とは

真皮移植は皮膚から表皮を除去したあとの真皮を移植することである．真皮といっても実際には乳頭層の一部，真皮と皮下脂肪のごく一部，それに毛囊，汗腺，脂腺などを含んでいる．

最初に用いたのは Loewe（1913）で，ヘルニア修復に筋膜の代わりとして用いた．

B. 適応

真皮移植の適応は，小陥凹部の修復にあり，特に外鼻，眼瞼，頰部，口唇，額部などの小陥凹部の修復，関節内挿入膜などに用いられる．Seung-Kyu Han ら（2007）の報告がある．

C. 長所・短所

❶長所
真皮移植の長所として，次のようなことがあげられる．
①丈夫で安定した組織である．
②生着しやすく，治癒も早い．
③手術法が簡単である．
④採取量が多い．
⑤吸収が少なく，15〜20％程度である．
⑥移植を繰り返すことができる（子供では成長につれて，また，吸収により再陥凹した場合，約6ヵ月の間隔で再移植することができる）．

❷短所
①血腫
②感染：毛囊，脂腺などを含むため．
③囊胞：毛囊は術後10週，脂腺は2週，汗腺は長く生き残るといわれており，その間には囊胞形成が起こりうるし，感染の危険もある．しかし，早晩消失するものであり，感染は抗菌薬投与により予防することができる．
④壊死

D. 採取部

真皮移植の採取部としては，一般に皮膚が厚くて，毛の少ない部位が選ばれる．
①女性：乳房部，臀部外側，下腹部
②男性：大腿外側部，下腹部

E. 手術法

❶術前
形成外科の手術基本法に従う．

❷移植部の処理
a. 切開
移植部は瘢痕があれば瘢痕を利用して切開を加え，瘢痕がなければ自然皺襞などを利用して，できるだけ目立たない位置に切開を加える．

b. 剥離，止血
切開線を通して周囲皮下を剥離し，陥凹部が修復できる範囲よりやや大きめの腔を作る．次いで，止血を厳重にして移植部の処理を終わる．

❸真皮採取法（図9-1-1）
①適当な採取部（前述）を選び，採取部に採取量の約2割増の範囲に印をつけて，この印よりも少し大きめの表皮を剥離する．
②表皮剥離は採取部が小範囲のときはカミソリ，あるいは free hand knife を用い，広範囲を剥離する場合はダーマトームを用いる．
③表皮を除去したら，必要量の真皮（約2割増）をメスで採取する．採取に際しては，できるだけ組織をピンセットなどで損傷せぬように注意する．
④欠損部は小さければ縫縮を行い，大きい場合は先に剥離した表皮を移植する．

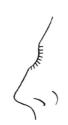
a：鼻骨の小陥凹変形

b：鼻孔縁切開より鼻背を剥離

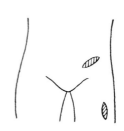
c：真皮の厚い部位より表皮を切除したあと真皮を採取

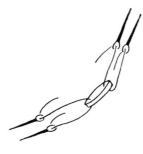
d：採取真皮に導糸をつける．

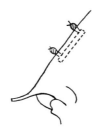
e：鼻孔縁切開部より挿入，陥凹部に移植

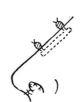
f：外表に導糸を出してガーゼ枕を置き，縫合して移植真皮を固定する．

図9-1-1　真皮移植術例

❹真皮移植の実際
①採取した真皮は，移植部腔内に導糸をつけて挿入し，外部に導糸を通し，ガーゼ塊（bolster）を縫合固定して創を縫合したのち，さらに外部から軽く圧迫包帯する．この際，移植片が厚い場合は縁のところで段差が出ないように注意する．
②術後の包交は通常の植皮の場合に従う．
③量的に不足する場合は重ね移植も可能である．

9・2　真皮脂肪移植術
dermal fat grafting

A. 遊離真皮脂肪移植
free dermal fat graft

❶適応
　真皮脂肪移植は，今日では真皮移植の代わりに，あるいは脂肪移植，軟骨移植などの代わりに用いられるが，その主な適応は顔面の陥凹変形，不対称性変形，などである（図9-2-1）．

❷長所・短所
a．長所
①ふっくらとした輪郭を出すことができる．
②操作が簡単である．
③生着しやすく，治癒が早い．
④採取量が豊富である．
b．短所
①脂肪の壊死，線維化，吸収などが起こりやすく，通常では，術前の20〜30％は吸収される．しかも，手術の技術や部位によって吸収の程度が異なり，術前にその判定が難しい．
②血腫，感染などの危険が，真皮移植の場合より大きい．
③囊胞形成は，真皮移植の場合と同じである．
④硬結がとれるのに数年を要することがある（鬼塚ら1977）．

❸採取部位
　通常では，脂肪の豊富な部位から採取される（図9-2-2）．
①女性：下腹部，臀部，大腿部，上腕内側部など．
②男性：一般に下腹部が多い．

❹手術法
　真皮脂肪移植法は，前述の真皮移植の方法に比べて真皮層でなく，皮下脂肪層で剥離する点が異なるのみで原則的に同じである（図9-2-3）．しかし，この場合，次のことに注

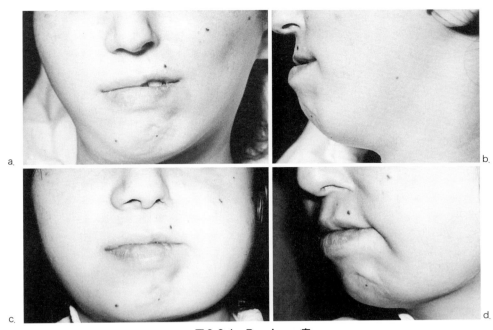

図9-2-1　Romberg病
a, b：術前, c, d：真皮脂肪移植後2年（量的に30％増に移植した）

意しなければならない．
①移植床の止血をできるだけ完全にする．
②手術操作において，特に真皮脂肪片の取り扱いはていねいに行う．すなわち，組織を挫滅すると生着が悪く，壊死，感染，吸収を誘発しやすくする．
③乾燥を防ぐこと．移植片採取後，移植まで時間がある場合は，これを生食液ガーゼに包んで乾燥を防がないと，壊死，吸収の危険が大きくなる．できれば，採取後すぐに移植すべきである．
④採取に際して，筋膜とともに採取すれば血行，吸収などの点で有利である．

❺真皮脂肪移植の生着機構
真皮脂肪移植は移植部の真皮下に移植する方法であるが，組織構成からいえば複合移植であり（第7章-3-H「複合移植法」の項参照），しかも，多量の組織移植が可能な理由は，移植部の真皮下血管網と移植真皮の真皮内血管網との豊富な血行にある（図9-2-3）．

B. 有茎真皮脂肪移植
dermal fat flap transplantation

❶有茎真皮脂肪移植とは
これは，通常の皮弁や皮膚筒を作り，これより表皮を除去したもので，遊離移植の場合に比べて脂肪の吸収が少な

く，多量の脂肪を移植することができる．これは denuded flap とも呼ばれる．あるいは，浅下腹壁動静脈を血管柄とした脂肪筋膜移植としての使用もある．

❷適応
脂肪を多量に移植する場合，たとえば乳房形成術（増大術 augmentation mammaplasty），顔面半側萎縮症 facial hemiatrophy, hemiatrophia faciei などに用いられる（図9-2-1）．

C. 遊離吻合真皮脂肪移植
表皮を除いた真皮と皮下脂肪を血管吻合により移植する方法である．

9・3 脂肪移植術
fat grafting

脂肪移植をはじめて行ったのは Neuber（1893）で下眼瞼陥凹変化に移植，その後1895年 Czerny が片側乳房の再建に脂肪腫を移植，注入移植は1910年の Hollaender といわれる（青井ら 2016）．

脂肪移植 fat graft には，遊離脂肪移植と有茎脂肪移植とがあり，適応は上眼瞼その他の皮膚陥凹症などである．

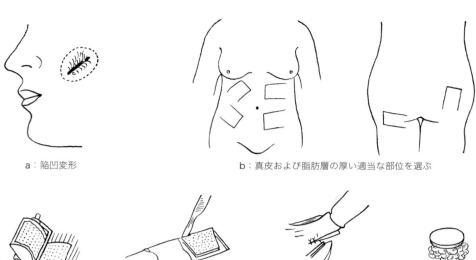

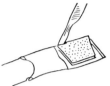

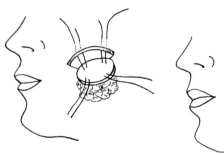

a：陥凹変形　　b：真皮および脂肪層の厚い適当な部位を選ぶ

c：ダーマトームで真皮表層を剥離　　d：脂肪を含めて真皮を採取　　e：採取部には剥離した皮膚を再移植　　f：採取組織を適当にトリミングしたあと

g：導糸をつけて陥凹部に挿入する．　　h：皮膚縫合および外部に導糸を出してガーゼ塊を当てて縫合，固定する．

図9-2-2　真皮脂肪移植法

（鬼塚卓弥：交通医　20：372，1966より引用）

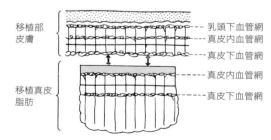

図9-2-3　真皮脂肪移植の生着機構

A. 遊離脂肪移植 free fat graft

遊離脂肪移植は上眼瞼陥凹症に利用されることが多い．移植する脂肪量が少なく，また母床の血行がよいために吸収が少なく（約25％），良好な結果が得られることが多い．一方，真皮脂肪移植では板状硬結をきたして，眼瞼には不適当である．

しかし，最近になって脂肪注入法 fat injection technique が用いられるようになって新しい興味を惹起している．

移植脂肪の運命については，いったん死滅して新しい脂肪組織になるという host cell replacement theory（細胞置換説）と，脂肪細胞の一部は生き残るという cell survival theory（細胞生存説）とが唱えられているが，後者が有力である（Coleman 1999）．

B. 脂肪注入法
fat injection or lipo-injection technique

これは遊離脂肪移植のひとつで，脂肪吸引の普及に伴い行われるようになった．これは Illouz が 1984 年に，Bicoll が 1984 年に行ったのが最初で（青井ら 2016），Chajchir ら（1986），Ellenbogen（1986）が続いた．

❶脂肪注入法とは

最近の方法は，吸引脂肪をそのまま注入するのではなく，脂肪を洗浄して，あるいは遠心して濃厚な脂肪組織を注入する方法に代わった．Hollaender（1990），Coleman（2007年）が，1箇所でなく多くの場所に注入する方法を報告するにいたって，広く使用されるようになった．新方法は，自己脂肪幹細胞を多量に集めることで，脂肪移植の再生を目的とすることに変化した（田中ら 2012）．

従来は，脂肪間質細胞 adipose stromal cell や脂肪前駆細胞 preadipocytes と呼ばれていた線維芽細胞のなかに，骨や神経などの多様な分化能を有する細胞のあることが，Zuk ら（2001）によりはじめて指摘され（水野 2013），脂肪由来幹細胞 adipose derived stem cell と呼ばれ，さらに，cell assisted lipotransfer なる新概念が報告されている（吉村，2008，2012）．脂肪組織の移植成功は，脂肪周囲の血管再生のほか，この脂肪幹細胞の再生機構が関与していると考えられている．

脂肪細胞の生着は，表面から 100〜300 μm であるが，脂肪細胞は，3日間は生き残るので，それまで血行再開があれば生着する．しかし，実際には脂肪の生着率は 6 〜 7 割にとどまる（辻ら 2016）．死滅細胞はマクロファージされるが，貪食されないと線維化や油滴嚢胞になる（吉村 2013）．

❷適応

脂肪注入術の適応は，主に，くぼみ状の変形である．深いしわなどはコラーゲン注入のほうが適応である（半田ら 2001）．

1）皮膚陥凹部の修正

①上眼瞼陥凹（sunken eye）：眼輪筋と眼窩隔膜の間に移植する．注入後，重瞼線の形が変わることがあり注意を要する．また，合併症として失明もある（Teimourian 1988）．

②瞼頬溝 nasojugal groove：baggy eye の修正と同時に行うことが多い．　Hamra 法を行って残存したくぼみに適応する（23章「眼瞼部」の項参照）．

③頬部陥凹部 cheek hollow：複数回の注入を要するが，難しい．

④臀部 buttock：最近，臀部を膨隆させるために脂肪注

入例の報告がある（Murillo 2004）が，遠隔成績については未知数である．

2）口唇膨隆の目的

薄い口唇を厚くする（第25章「口唇部・舌部形成術」の項参照）．

3）皮膚癒着部の修正

外傷性皮下瘢痕 traumatic dimple などに用いられるが，効果のないときもある．

4）皮膚皺襞の修正

鼻唇溝 nasolabial groove が深いものには効果がない．細い皺はコラーゲン注入の適応であろう．

5）Romberg ロンバーグ病などの左右非対称性疾患
6）脂肪吸引後の皮膚のでこぼこ（waving）

癒着の程度により効果がない場合もある．

7）義眼床の作成など

❸脂肪採取部

腹部，臀部，大腿内側部，上腕内側部など脂肪の豊富なところで，無毛部が対象．無毛部を選ぶのは，毛孔など穿刺して細菌吸引を避けるためである．

❹手術法

a. 麻酔

症例に応じて，全身（Ellenbogen 1986），または局所麻酔（Carraway ら 1990，Klein 1990，半田ら 2001）の下で脂肪注入器具（図 9-3-1）を用いる．エピネフリンは lipolytic 効果があるので用いない人もいるが（Illouz 1988），エピネフリン含有の影響は少ない（冨士森 1998，半田ら 2005）と意見が分かれている．

局所麻酔のときは，陥凹部への局所麻酔量を注入脂肪量の目安とし，全身麻酔のときは，生食液（エピネフリン加）を注入脂肪量の目安とする．局所麻酔では，Tumescent 法が用いられる（第2章-2「形成外科で行う麻酔」の項参照）．

b. 脂肪吸引採取 liposuction

2〜4 mm の小径カニューレか，これがない場合は太目の静脈針（10〜14 ゲージ）にて，小皮切より脂肪を吸引採取する．

吸引脂肪量は，①脂肪洗浄にて採取脂肪が約半量に減じること，②注入脂肪の生着率が約 50% であることを考慮し，注入予定量の 2〜3 倍の脂肪を採取しなければならない．

c. 脂肪洗浄

①採取脂肪はステンレスケージで漉して，血液や破壊された脂肪塊などを生食液で洗い流す．脂肪塊を破壊しないように注意する．血液は感染を誘発しやすい．

②吸引 syringe に半分吸引したら生食液を吸引，syringe 内で洗浄後，これを縦にすると脂肪が上に浮いてくるから，血液を含む洗浄液を排出する．必要な量が得ら

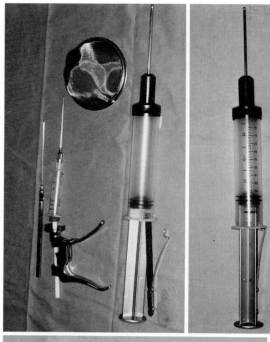
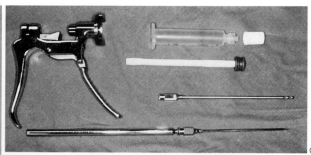
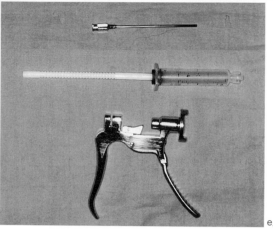
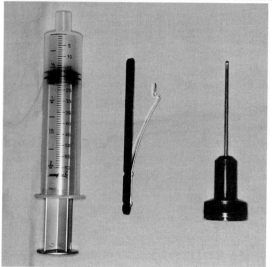

図9-3-1 脂肪採取器と注入器
a：左側より脂肪注入器，血液を漉すための金網，脂肪採取器（ロック前）
b：脂肪採取器（ロック後）
c：脂肪採取器の部品
d：脂肪注入器の部品
e：一部組み立て中．組み立てれば，aのようになる．

れるまで繰り返す（図9-3-2）．

③最近では，吸引脂肪を遠心して，上層の脂肪組織と下層の血球成分などに分離するので，上層を酵素処理して脂肪由来幹細胞を増加し，移植の効果を上げる方法がとられている（吉村2008）．

遠心器がなければ茶こしが使用されるが，細胞の破壊が多い．現在では，種々の遠心器が開発されている．また，酵素処理ができる機器も市販されている．

d. 脂肪注入法

採取脂肪を2〜3mm径トロカールtrocar，または5〜10ccの注射器に入れて14〜18ゲージの注入針で目的部分に注入する．

注入部位は，筋肉，皮下脂肪内に小量ずつ奥から手前に注入していく（半田ら2001）．パワーインジェクターを用いる場合は，1ショット0.4ccずつ注入されていく．

注入量は，吸収されることを考え，30〜60％多めにする（Chajchirら1986，De La Fuenteら1988）という人と，原則行わない人（半田ら2005）と意見が分かれているが，日本人の場合，日常生活を考慮し，20〜30％増量にとどめておくほうが無難であろう．

e. 術後

術後は局所の安静と冷却である．

脂肪吸収を防ぐためEllenbogen（1986）のように，ステロイド，ビタミンEやインスリンを用いる人もあり，用い

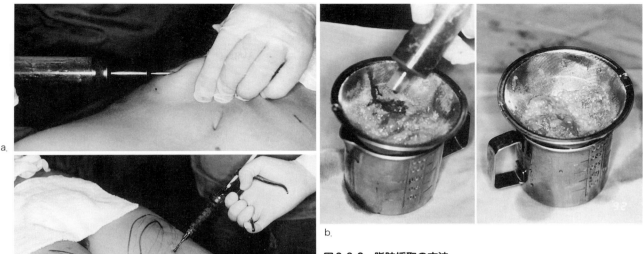

図 9-3-2　脂肪採取の方法
a：脂肪採取中
b：採取脂肪を濾過器に入れ，生食液にて数回すすぎ，血液を洗浄する．すすいだあとはガーゼで余分な水分を吸いとる．
c：瘢痕性皮膚癒着を修復するための脂肪注入．注入後は，軽くもんで脂肪をならしておく．

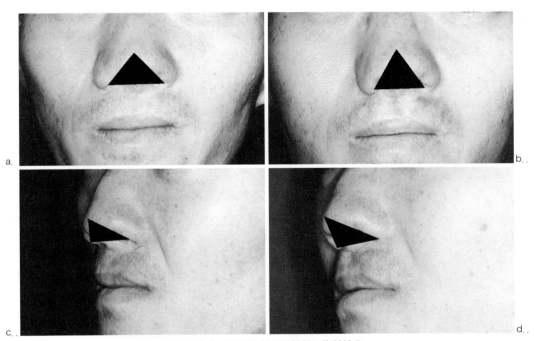

図 9-3-3　唇裂患者の両頬部に脂肪注入
a, c：術前，b, d：脂肪注入後1年

ない人もいる（Chajchir ら 1990，Carraway ら 1990）．吉村（2013）は PRP などの増殖因子を負荷している．
　吸収され過ぎたときは，注入部の硬結が軽減し脂肪の吸収が落ち着いたと思われる時期（筆者らは 6 ヵ月以降，Chajchir ら（1990）によれば 1 年半以降）に追加する．Horacio ら（1992）は手に脂肪注入して 98.62％の満足率を得ている（**図 9-3-3**）．

❺ 長所・短所
a. 長所
①自家組織であり，アレルギーなどの心配がない．
②注射針での脂肪吸引，注入のため瘢痕がほとんど目立たない．
③流動体に近く成形しやすい．
④手術が容易である．

⑤反復注入ができる.
⑥侵襲が少ない.
⑦脂肪由来幹細胞を含むため再生が期待できる.

b. 短所
①吸収が多いこと,(一般的に生着率は50％ぐらいといわれている).脂肪吸収については,採取部の脂肪の大きさ,lipogenic activityにより異なり,gluteal-femoral siteは腹部よりよく,顔面脂肪は細胞も小さく,lipogenic activityもほとんどない.大きくactivityのある細胞は,適当な条件下では,未熟脂肪細胞preadipocyteが成熟脂肪細胞になるという(Hudsonら1990).Niechajerら(1994)は,注射脂肪はかなり生着すると報告している.一方,半田ら(2005)のように,過注入を行わずに必要があれば再注入するという意見もある.過注入で吸収が少ないときは皮切を入れ,切除することになり,瘢痕を残さないという脂肪注入の長所がなくなるためである.
②石灰化を起こすことがある(Chajchirら1989).
注入部位(特に乳房)によっては腫瘍特に悪性腫瘍との鑑別を要することがある.
③色素沈着を残すことがある.
④複数回の治療を必要とすることがある.
一度に大量脂肪注入を行っても生着不良となるため,少量ずつ注入を行わねばならない.
⑤浅く注入すると凸凹にみえることがある.特に眼瞼では注意を要する(市田2004).
⑥ブラインド法である.
⑦採取部が変形することがある(増子ら2013).

❻合併症
①血腫,②感染,③皮下硬結,④脂肪液化.⑤眼瞼注入の場合は,開瞼障害が起こりうる,⑥嚢腫・腫瘤形成,⑦その他.

❼効果
Illouz(1988)によると,陥凹部には60％が悲観的であり,皮膚皺襞には50％以上の効果があり,乳房拡大術には無効であったと述べ,Carpanedaら(1994)も,3mm以下の脂肪塊でも生着率40％という.

❽注入脂肪の運命
半田ら(2005)は,注入脂肪は組織学的にも生着するという.脂肪細胞の寿命は10年といわれ,ゆっくり新陳代謝するという(Spalding 2008).移植細胞は,虚血に弱く,表層より300μm以内でないと死滅する.死滅細胞は,次第に吸収されるが,吸収されないと線維化,嚢胞化を起こす.脂肪細胞由来幹細胞が多く含まれていると吸収も少なく,

生着もよいという(土居ら2013).

C. 有茎脂肪移植 fat flap transplantation

これは移植脂肪の吸収を防ぐ意味で,通常の皮弁として移植し,のちに皮膚のみを除去して脂肪を残す方法である.

本法は,理論的興味はあるが,遊離吻合皮弁を除き,実際にはほとんど用いられていない.治療期間が長く,手術回数も多くなる欠点があり,真皮脂肪移植で十分に代用できるし,脂肪筋膜移植術 adiposofascial flap など血管吻合によっても移植可能だからである(Sarhadiら1993)(第7章「植皮術」の項参照).

陥凹瘢痕に周囲皮下脂肪を引き寄せて縫合するのも,一種の有茎移植の例である.

D. 血小板血漿注入法(platelet plasma：PP法)

これは,もともと慢性潰瘍や褥瘡などの創傷治療への応用から始まった方法で,血小板が活性化されると,いろいろなサイトカインを放出し,細胞の治癒を促進する.自家血液を使用するため,アレルギー反応はない.

a. 多血小板血漿注入法(platelet rich plasma：PRP)
①適応は,小シワ(ちりめん皺),中シワ,陥凹シワ,垂れシワ,表情シワ,などで,このうち,小シワ,中シワ,がよい適応という(楠本ら2013).鼻唇溝,眉間のシワなどの陥凹シワには,従来の脂肪注入法の脂肪にPRPを混ぜて注入する(楠本2013).PRPにより,脂肪定着率を上げるためである.
②禁忌として,貧血症,悪性腫瘍例がある(林2013).
③使用法(林2013,楠本2013):クエン酸入り採血管に採血,1,000Gで遠心し,上澄みの血漿成分を真空採血管に移し,再度,遠心し,沈殿した血小板PRPを利用する.さらに,このPRPのなかにbFGFを添加し,30G針で皮下注する.PRP 1mLに対し,bFGFは20μg以下とする.適切な濃度に調節したPRPに適量のbFGFを添加することによってPRPがゲル化し,DDS(ドラッグデリバリーシステム)様機転を生じ,その結果,脂肪やコラーゲンなどの新生による高いaugmentation効果が得られるという(林2013,小住2014).
④合併症:硬結,発赤など.しかし,bFGFの併用による別の副作用もあり,注意が必要である.

b. 乏血小板血漿 platelet poor plasma (PPP)
PRP作成時に廃棄される乏血小板血漿PPPを,熱により硬化させ,ジェルとして利用する方法もある.PRPの作成キットも市販されており,PRPが不要であれば,これを

除去すればPPPを取得できる．韓国メルスモン社製のスロンボキット®，とプッシュマン®，エアマン®を組み合わせて容易に短時間で作成できる．また，新鮮凍結血漿（fresh frozen plasma）とPPPは，成分的にほぼ同じという（以上，土井ら2013より）．

本法の短所は，吸収がはやいこと，漿液腫，感染などである（土井ら2013）．

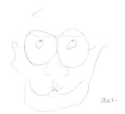

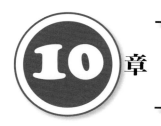

筋・筋膜移植術
muscle grafting, fascia grafting

10.1 筋移植の種類

筋移植 muscle graft には，遊離筋移植 free muscle graft と有茎筋移植 pedicled or vascularized muscle flap，および神経血管柄付き筋移植 neurovascular muscle flap がある．さらに，皮膚の移植を主目的とする筋皮移植 myocutaneous flap がある（第7章「植皮術」，第8章「有軸皮弁の実際」の項参照）．

A. 遊離筋移植 free muscle graft

遊離筋移植は，感染を誘発し，吸収や移植後，結合組織に置換されるため，これまで顧みられることはなかったが，Thompson (1971) は，遊離移植筋線維が生存することを実験的に確認し，顔面神経麻痺の眼瞼形成に脱神経した palmaris longus を遊離移植して臨床的に成功したといわれるが異論も多い．この方法は効果あり (Hakelius 1974)，効果なし（三宅 1977）など意見が分かれているからである．今日では用いられていない．

筋の代謝 metabolism は，極めて複雑であり，脱神経をすることは，この metabolism を変えることにあるといわれる．もちろん移植筋の線維は変性し，そのあと未熟な筋細胞が新生するが，遊離筋移植の場合は，未熟のまま残るか，光嶋らの実験 (1988) によると，神経血管柄付き筋移植の場合は，正常筋線維に分化するという．

composite graft としての筋移植も遊離筋移植に分類される（第26章 -3-H- ②「下口唇の複合移植」の項参照）．

B. 有茎筋移植 muscle flap transplantation

有茎筋移植は筋そのもの，あるいは筋皮弁としても用いられる（第7章 -6「有茎植皮・皮弁移植」の項参照）．

❶筋皮弁の歴史

筋皮弁は，myocutaneous flap とも呼ばれるが，myo はギリシャ語であり，musculo はラテン語であるから musculocutaneous flap が正しい（丸毛ら 1985）．しかし，musculocutaneous artery を筋および周囲への支配動脈全体を指す動脈に，myocutaneous flap は，筋と周囲組織を含めた皮弁にと使い分けている人もいる (McCarthy 1990)．

筋皮弁は，Tansini が 1906 年に，乳房切断後，広背筋皮弁で修復したのがはじめとされたが，今日の基礎を作ったのは，McGregor ら (1973) で，血管系には axial pattern と random pattern があることを発表，さらに McCraw ら (1977)，Mathes ら (1980) が，筋皮弁の臨床的応用を報告して以来，今日の発展へとつながった．

❷筋皮弁の原理と分類

筋皮弁は，皮弁の血行の項目で述べたように，皮膚を axial pattern flap として利用できないときでも，皮膚を筋とともに採取すると筋層を通る axial pattern の血行が筋層を通して皮膚に分布することから皮膚も axial pattern に変わる．したがって筋層をどのように利用するかによって皮膚の血管系が変わる（第7章 -6「有茎植皮・皮弁移植」の項参照）．

a. 筋皮弁の構成組織による分類
① 小範囲の筋と皮膚が利用されるもの（例：gracilis myocutaneous flap）．
② 広範囲の筋と小範囲の皮膚が利用できるもの（例：latissimus dorsi myocutaneous flap）．
③ 広範囲の筋と広範囲の皮膚が利用できるもの（例：rectus abdominis myocutaneous flap）．
とに分類できる．
もちろんその用途によって多少の modification は可能である．

b. 筋皮弁の茎部組織による分類
① 筋および皮膚を茎にしたもの（例：medial gastrocnemius myocutaneous flap）．
② 皮膚を島状にしたもの（例：乳房再建の rectus abdominis myocutaneous flap）．
③ 筋および皮膚を島状にしたもの．
に分けることができる
（例：乳房再建のための latissimus dorsi flap）．

Mathes (1981)，丸毛 (1985) は，身体各部の組織欠損に対し，表 10-1-1 のような筋が利用できるという．

❸筋肉への血行様式

筋肉の血行様式として，Mathes ら (1981) は図 10-1-1 のように5群に分類，その様式によって適応も異なり各筋の血管様式，その位置，大きさ，長さなどを熟知する必要が

360 第**10**章 筋・筋膜移植術

表10-1-1 筋(皮)弁として用いられる筋

A.頭, 顔面, 頸部に利用される筋皮弁		大腿直筋皮弁		臀部大腿皮弁	
1) 眼窩周辺部	側頭筋	外側広筋皮弁		大臀筋(皮)弁(下半)	
2) 耳介部	側頭筋, 広背筋	下腹皮弁		大腿直筋(皮)弁	
3) 後頭部	僧帽筋	E.仙骨部, 坐骨部, 会陰部に用いられる筋		縫工筋(皮)弁	
4) 頬部, 上顎部	大胸筋, 広背筋	皮弁, 筋弁		長内転筋弁	
5) 口腔底部, 下顎部	大胸筋, 広背筋, 僧帽筋	1) 仙骨部	大臀筋皮弁(上半, 下半)	F.下腿部	
			脊部皮弁	1) 上1/3	腓腹筋
6) 頸部	大胸筋, 広背筋, 僧帽筋		下臀部大腿皮弁		前脛骨筋
			大腿筋膜張筋皮弁	2) 中1/3	ヒラメ筋
7) 咽頭頸食道部	大胸筋, D-P皮弁		外側大腿筋皮弁		長腓骨筋
B.胸部			広背筋皮弁		前脛骨筋
乳房その周辺部	広背筋		肋間筋皮弁		長趾伸筋
	大胸筋		腰臀皮弁	3) 下1/3	ヒラメ筋
	腹直筋	2) 大転子部	大腿筋膜張筋皮弁		長趾屈筋
C.下腹部	鼠径皮弁	3) 坐骨部	大臀筋皮弁(下半)		短腓骨筋
	胸腹皮弁		薄筋皮弁		長趾伸筋
	腹直筋皮弁		大腿筋膜張筋皮弁		長母趾伸筋
	外腹斜筋皮弁		外側大腿皮弁	G.足底部	
	大腿筋膜張筋皮弁		下臀部大腿皮弁	1) 体重非負荷部	短趾屈筋
	縫工筋皮弁		大腿二頭筋(皮)弁		母趾外転筋
D.鼠径部	大腿筋膜張筋皮弁		半腱様筋弁		島状皮弁
	外腹斜筋皮弁		半膜様筋弁	2) 体重負荷部	短趾屈筋
	薄筋皮弁	4) 会陰部	薄筋(皮)弁		母趾外転筋
	縫工筋皮弁		大腿筋膜張筋皮弁		島状皮弁
	腹直筋皮弁		筋膜皮弁		

(丸毛英二(編):筋皮弁と筋弁, 克誠堂出版, 1985より一部引用)

ある. Taylorら(1994)の報告に詳しい.

❹適応

①筋皮弁として用いる(第7章-6「有茎植皮・皮弁移植」の項参照).

②関節拘縮除去術ののち, 腱, 神経が露出した場合, 癒着を防ぎ, また, 遊離植皮を可能にするために筋移植を行う.

③褥瘡や骨突出部の創の修復に用いる. これは, 血行の豊富さと褥(しとね)としての筋肉の利用を目的としたものである. しかし, 麻痺部の筋肉は萎縮しており褥にならないこともある.

④骨髄炎の治療に用いる. 筋弁の豊富な血行を利用したものである. Godina(1986)は, 95%の治癒率があるという.

⑤顔面神経麻痺で, 咬筋や側頭筋, 薄筋などを移植する.

⑥手の外科で, 麻痺手指の機能再建のために残された筋を移植する(腕神経叢麻痺に, 肩関節挙上のための僧帽筋移植, 肘関節, 指屈筋再建に広背筋移植, 母指外転筋再建に小指外転筋移植など).

⑦下肢外傷後の機能不全を, rectus femoris, gracilisで再建した報告例がある(Chih-Hung Linら2007).

⑧筋による肛門括約筋の修復.

❺筋移植に際しての注意

①筋移植に際しては, 筋の血行確保のほかに神経も保存しないと, 次第に筋萎縮を起こして, 移植の目的が失われる. 死腔閉鎖, 皮膚移植のための筋移植であれば, 血行確保のみでよい.

②移植筋は術後の圧迫, 緊張, 包帯などで壊死を起こすことがある.

③筋移植によるdonor areaの筋機能異常には, 術前に十分な検討が必要である.

❻長所・短所
a. 長所
①深い死腔, 複雑な局面の充塡
②廃絶筋の再建
③露出骨上への移植
④皮下クッションの再建
⑤血行拡大
⑥感染のコントロール
⑦皮膚を同時に移植できる.
⑧手技がmicrosurgeryを用いた遊離吻合皮弁に比べ容

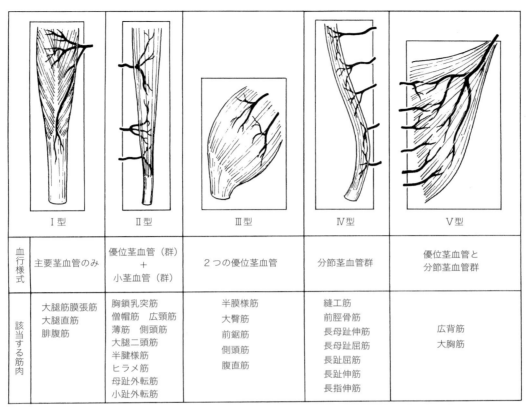

図10-1-1 筋肉への血行様式

(Mathes SJ et al : Plast Reconstr Surg 67 : 177, 1981 より引用)

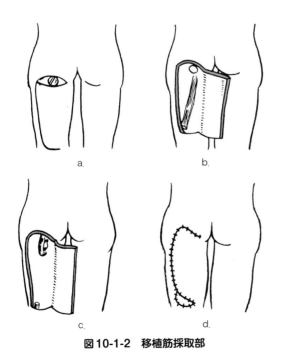

図10-1-2 移植筋採取部

坐骨部褥瘡切除後、その欠損部に大腿二頭筋を充填し、死腔や血腫を防ぐ。四肢麻痺のときは筋萎縮が著明で使用できない場合もある。

(McGregor IA : Fundamental Techniques of Plastic Surgery and Their Surgical Applications, Livingstone, p185, 1960 より引用)

易である。
⑨遠隔皮弁として安全かつ直達移植が可能である。

b. 短所
①神経、血管を保存しなければ筋移植の長所がなくなる。
②筋採取部の筋機能異常が起こる。
③血管系によって移動に制限がある（microsurgeryを用いると別）。

❼筋移植法

神経血管束を温存して筋を移植する方法と、神経血管をいったん切離して移植部の神経血管にmicrosurgeryで吻合する方法とがある。

❽採取部

代表的移植筋採取部の例を図10-1-2に示す。なお、詳細については、第8章「有軸皮弁の実際」の項参照）を参照されたい。

❾筋皮弁移植法の注意

①動静脈の確保。
②筋皮弁の到達範囲の確認。

③筋皮弁移植後の筋機能,廃絶の程度の熟知.
④皮弁は島状皮弁になっているが,筋膜との間で剥がれやすいので,皮弁を作成したら皮膚と筋膜とを数箇所縫合固定しておく.
⑤採皮部における皮弁の形を移植部皮膚欠損に合わせるよう慎重にデザインすること.

C. 拡大筋皮弁 extended mucocutaneous flap

これは筋皮弁固有の血管系を越えて採取する筋皮弁である(Hurwitz 1980).

10.2 筋膜移植術 fascial grafting

筋膜移植術には,遊離筋膜移植術と有茎筋膜移植術とがある(第8章「有軸皮弁の実際」の項参照).

A. 適応

筋膜移植 fascia graft は,McArthur(1901)によって鼠径ヘルニアの治療に用いられたのが最初といわれているが,次のような場合に用いられる.
①顔面神経麻痺のときに,口角部を挙上したり,瞼閉鎖不全を修復したりする(図10-2-1).
②眼瞼下垂症で,瞼板と前頭筋を筋膜で連絡し,下垂した上眼瞼を挙上する場合に用いる(図10-2-2).
③四肢の関節,顎関節授動術
④手の外科
⑤腹壁ヘルニア閉鎖術

B. 採取部,採取法

❶採取部

主に腸脛靱帯 fascia lata より採取するが,少量であれば,側頭筋筋膜,手の外科などでは前腕の筋膜を使用することもある.

❷大腿筋膜採取法(図10-2-3)
①型のごとく大腿部の手術準備を行う.
②大腿を内転内旋させると,fascia lata が緊張して触れやすくなる.
③皮膚切開は fascia lata の走行に沿って必要な長さだけ行うが(短いときは横皮切),筋膜剥離子 fascia

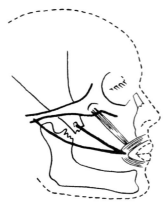

図10-2-1 筋膜移植(顔面神経麻痺例)
口周囲に筋膜移植,これと側頭筋付着部(下顎骨筋突起)とを第4趾伸筋腱で連絡.なお頬骨との間にもう1本の筋膜移植を行って口角を保持する.

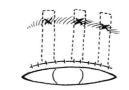

図10-2-2 筋膜移植(眼瞼下垂例)

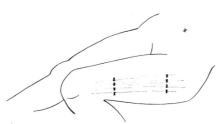

a:大腿を内転内旋して皮膚切開

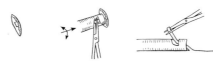

b:筋膜を露出,コの字形切開
c:ストリッパーの穴から筋膜端を出し,これをペアンでつかんでストリッパーに回転力を加えながら突き入れる.

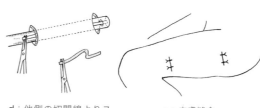

d:他側の切開線よりストリッパーが現れたら筋膜を切開,採取する.
e:皮膚縫合

図10-2-3 筋膜採取法
著書の fascia stripper 代用品を用いた場合.

stripper（ストリッパーはステンレス製カーテンレール用パイプを自分で細工して簡単に作ることができる）を用いると末梢のみ，あるいは中枢側に横切開を加えるだけで，必要な長さの筋膜が採取できる．筋膜は白く光沢があるのですぐわかる．

④筋膜採取後，特別な場合を除き，筋ヘルニアを防ぐ目的で欠損部を縫縮する必要はない．しかし，圧迫包帯は必要である．

⑤採取した筋膜は，生食液ガーゼに包んで乾燥を防ぐ．生食液に漬けておくと，筋膜はふやけて縫合に際して，裂けやすくなる．

⑥筋膜の縫合は，筋膜が縦方向に裂けやすいので，腱縫合と同様に行う．

❸側頭筋膜採取法

第8章「有軸皮弁の実際」，第28章「頬部」の項参照．

C. 移植筋膜の運命

移植後の筋膜は，ほとんど変化しないでそのまま残存する．

D. 有茎筋膜移植 fascial flap transplantation

最近の血管解剖の発達により，有茎あるいは遊離吻合筋膜弁として用いられる．たとえば，側頭筋-筋膜移植術が露出頭皮の修復，小耳症，外傷性耳介欠損，などに利用される．

また，皮膚をつけて筋膜皮弁としても利用される（第8章「有軸皮弁の実際」，第27章「耳介」，第28章「頬部」の項参照）．

E. 同種筋膜移植，異種筋膜移植 allogeneic fascial graft, xenogeneic fascial graft

最近，冷凍乾燥筋膜による良好な移植成績が報告されている．それによると手術操作が容易で，術後の疼痛や採取部の血腫もなく，移植筋膜は，9ヵ月で薄い腱鞘様の膜に覆われ，筋膜そのものの特徴は失われないという．

近年，仔牛の筋膜が胸壁補強に用いられたが，同種移植と同じくらい良結果が得られたという．しかし，実際には，同種筋膜移植を必要とする症例はない．

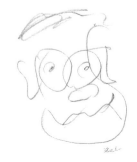

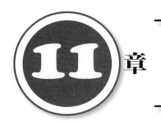

粘膜移植術
mucosal grafting

11·1 適応

粘膜移植 mucosal graft は，通常，口唇粘膜，赤唇部，鼻腔粘膜や結膜の欠損修復，眼窩の被覆に用いられる．

11·2 採取部

粘膜採取部としては，次のものがあげられる．
①口唇粘膜：最もしばしば用いられる．Cohenrz (2012) の報告がある．
②眼瞼結膜：量的に制限があり，特殊な場合のほかは用いられない．
③外陰部粘膜：頬部粘膜の利用できないときに用いられる．しかし多少の欠点はあっても皮膚で代用すべきであろう．
④腸粘膜：部位的に特殊であり，形成外科的適応は頸部食道腫瘍摘出後の再建などを除けば少ない．
⑤大網：放射線潰瘍の治療などに有茎で用いられる．

11·3 長所・短所

①粘膜部の欠損を皮膚ではなく粘膜で被覆することは，生理学的に合目的である．
②粘膜移植の短所は大網，小腸などを除き採取量が制限されることである．
③粘膜部の欠損を粘膜の代わりに皮膚で代用すると，移植皮片の収縮，毛髪再生，その他，表皮付属器組織の再生による障害などが起こる．

11·4 手術法

A. 遊離粘膜移植 free mucosal graft

手術法の基本は一般の植皮の場合と同じであるが，特に注意すべきこととして次の点があげられる．
①粘膜の採取器械：粘膜の採取は，通常メスで行うが，口唇部粘膜では，カミソリで採ることもできる．また，Castroviejo dermatome (1959) カストロビエホ・ダーマトームのような特殊器械を用いてもよい．この際には，周囲の粘膜を助手に引っ張らせて，採取部を緊張させると採りやすい (図11-4-1)．
②頬部口腔粘膜採取に際しては，上顎第2小臼歯近くに開口する耳下腺管の出口を損傷しないように注意する．
③採取後の粘膜欠損部の処置：通常では縫縮を行うが，縫縮できなければ分層植皮を行う．
④移植後の固定
(1) 頬部ではガーゼ塊や歯科で用いる modelling compound などを用いて tie over 固定をするが，この場合，子供などでは舌先で tie over したガーゼ塊を圧して，糸ごと切って吐き出すことが多いので，tie over 固定の糸を数箇所皮膚に出して外固定を行い，内外両面から圧迫固定したほうが安全である (図11-4-2)．
(2) 眼瞼部では上下眼瞼を互いに縫合し，閉鎖固定を行ったほうがよい (図11-4-3)．

B. 有茎粘膜移植 mucosal flap tansplantation

これは赤唇部や眼瞼結膜部の粘膜欠損あるいは口蓋裂の修復に用いる (図11-4-4, 5)．
①赤唇部欠損に，たとえば下口唇へ上口唇粘膜弁を反転移植することがあるが，粘膜を移植固定する前に上下顎の顎間固定を行うと，粘膜弁の生着を安全，確実にすることができる．しかし経験的にはそれほどの厳重な固定は不要である (第25章「口唇部・舌部形成術」の項参照)．
②眼瞼では，粘膜移植後に上下眼瞼を縫合するだけで固定の目的が達せられる (第23章「眼瞼部形成術」の項参照)．

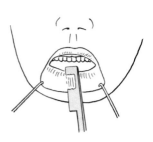
a：口唇粘膜はカミソリでもとれる．

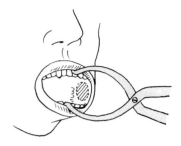
b：頬部口腔粘膜はメスを用いないと採取しにくい．

図11-4-1　粘膜採取法
(Barsky AJ et al : Principles and Practice of Plastic Surgery, McGraw-Hill, p98, 1964 より引用)

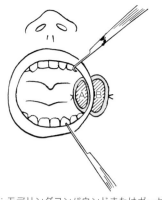
A：モデリングコンパウンドまたはガーゼ塊
B：ガーゼ塊

図11-4-2　頬部への粘膜移植後の固定法

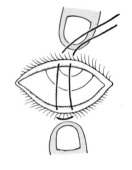
a．

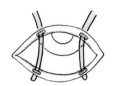
b．

図11-4-3　眼瞼部への粘膜移植後の眼瞼固定法
bでは眼瞼を削り，上下縁を瘢痕固定する方法であるが，最近ではあまり用いない．

a：下赤唇部の欠損

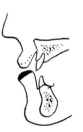
b：上口唇粘膜の剥離

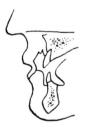
c：下赤唇部への移植

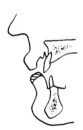
d：粘膜弁切離

図11-4-4　有茎粘膜移植
(Barsky AJ et al : Principles and Practice of Plastic Surgery, McGraw-Hill, p98, 1964 より引用)

a：下赤唇部腫瘤

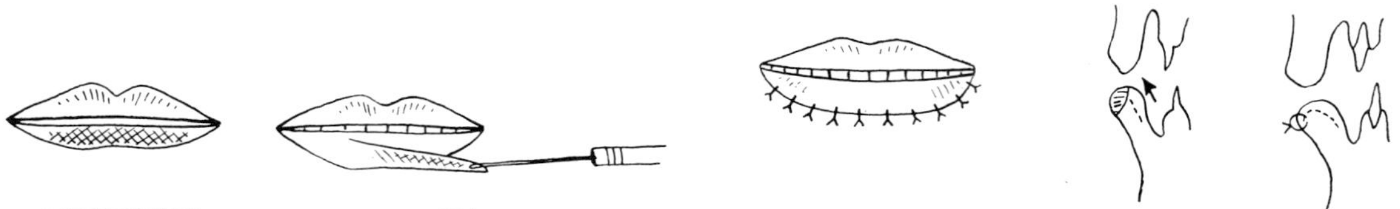

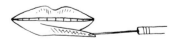
b：腫瘍の切除

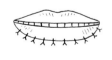
c：下口唇粘膜の伸展皮弁

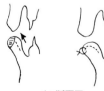
d：断面図

図11-4-5　有茎粘膜移植

③口蓋裂については，第26章-7「口蓋裂」の項参照．
④舌弁移植による赤唇部，口蓋部の修復に用いられる．
⑤大網による放射線潰瘍の治療法などもある（Arnoldら1981）．

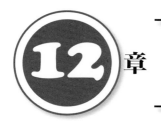

12章 神経移植術
nerve grafting

神経移植についての報告は，1850年，Wallerが最初といわれているが，実験的には1870年 Phillipeaux & Vulpianといわれる（上田 2013）．1915年には皮面からの刺激で軸索再生の位置を評価するTinelのサインが報告され，その後，Delangeniere（1924）が，軸索が再生することを報告，1947年にはSeddonにより神経移植が始められた．さらに，1964年Smithが顕微鏡下神経縫合を，1977年にはMillesiが神経断端の緊張と移植失敗の関係に言及，神経縫合に多大の貢献をした（柴田 2012）．その後，神経移植術の進歩により，様々な方法が報告され，用語の混乱を避けるため，林ら（2014）がFUKUSHIMA提言として定義ならびに呼称を整理した．

12・1 末梢神経の解剖

神経細胞には樹状突起 dendrites, protoplastic processesと，神経突起 neurit（軸索突起 axon, axis cylinder）とがあって，後者は神経線維 nerve fiber ともいう．神経線維（軸索）は，細胞体より延長して平行に走る神経原線維の束，神経束 fascicle からできており，内側の厚い髄鞘と外側の薄い神経鞘とに囲まれている（図12-1-1）．

身体の内外から刺激を受けると，末梢神経系 peripheral nervous system（脳脊髄神経と自律神経）を通って，中枢に伝えられ，それを整理，処理をして，命令するのが中枢神経系 central nervous system（脳と脊髄）である．形成外科で取り扱うのは，末梢神経系である．

註；fasciculus は，英語で束，ラテン語は fasciculus，―複数 fasciculi. funiculus は英語，ラテン語で索，―複数 funiculi で語源的に異なる．前者が広く用いられている．funicule は語源が同じでも束や索の意味はない．

末梢神経では神経鞘の外側に結合組織の鞘，すなわち神経内膜 endoneurium と，いくつかの神経線維が集まって束ねた結合組織の膜を神経周膜 perineurium と呼び，さらにこの神経周膜はいくつかの束になって，結合組織の膜である神経上膜 epineurium に囲まれている（図12-1-2）．神経線維は筋，皮膚で神経終末を形成して終わる．

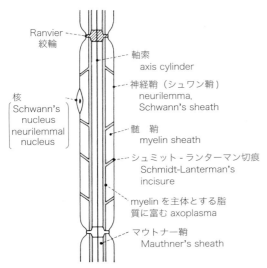

図12-1-1　個々の神経線維の構造

（森　於菟ほか：解剖学Ⅰ，日本医書出版，p48, 1951；平澤泰介（監訳）：Mackinnon SE et al：Surgery of the Peripheral Nerve, Thieme Medical Press, 金芳堂，p 1, 1988, 1992；平澤泰介（編著）：臨床医のための末梢神経損傷・障害の治療，金原出版，p1, 2000を参考に著者作成）

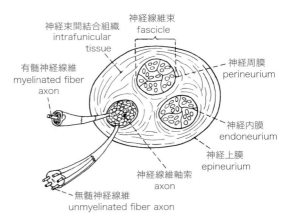

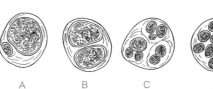

A：単線維 monofascicular pattern
B：寡線維 oligofascicular pattern
C：グループ化多線維 polyfascicular pattern with grooping
D：グループ化なし多線維 polyfascicular pattern without grooping

図12-1-2　末梢神経の構造

（森　於菟ほか：解剖学Ⅰ，日本医書出版，p48, 1951；McCarthy JG：Plastic Surgery, WB Saunders, p643, 1990を参考に著者作成）

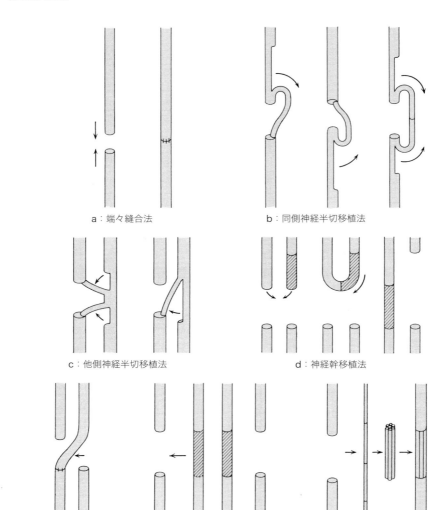

図 12-3-1　いろいろな神経移植法

（鬼塚卓弥：形成外科学，大森清一（監修），南江堂，p90, 92, 1969 より引用）

　神経束はその数により，単神経束 monofascicular nerves，寡神経束あるいは小神経束 oligofascicular nerves，多神経束 polyfascicular nerves に分類される **(図 12-1-2)**．

　神経束は中枢では神経束の本数が少なく運動神経と知覚神経が混在するが，末梢では分岐と会合を繰り返して叢 intraneural plexus を作り，運動と知覚の神経に分かれていく．前腕より末梢では叢形成は少なくなる（朝村ら 2002）．

術があるが，柴田（2013）によると，神経剥離術 neurolysis には，神経上膜の剥離と，神経束間の剥離があり，適応は，①絞扼性神経障害（手根管神経障害など），②注入神経障害（抗癌剤やグリースなど），③連続性神経障害（圧迫や牽引による），④神経移植後 Tinel sign が伸びないもの，という．

　最後に，神経剥離術で修復できない神経障害は，神経移植になる．

12・2　神経損傷

　第 3 章 -2-B- ① -g-b) - (3)「末梢神経損傷」の項目参照．神経損傷の修復には，神経縫合，神経剥離術，神経移植

12・3　神経移植の種類

　神経移植には，遊離神経移植と有茎神経移植とがあり，それぞれ下記のように細分されている **(図 12-3-1)**．

A. 遊離神経移植 free nerve graft

①神経幹移植
②細小神経束移植cable graft：一般的方法である．古川ら（2013）は，顔面神経本幹と舌下神経との間のケーブルグラフトを報告している．
③細小神経単一移植
④inlay graft法，by-pass graft法：一部連続している神経に追加移植である．
神

B. 有茎神経移植 pedicled nerve graft

有茎神経移植は顔面神経交叉術，副神経移行術，舌下神経交叉術，肋間神経移行術，頸髄神経移行術などに利用される．現在血管柄付き神経移植が注目されている（光嶋2005，2013，大成ら2013）．
①同側神経利用法（野村1971）
②他側神経利用法
a）神経幹移植（神経幹全移植，神経幹双茎移植，神経交叉法，島状神経移植，）（Strange 1947，MacCarty 1951，Dickinson ら1989，光嶋2005，2013，上田2013など）
b）細小神経移植
c）神経血管移植

12・4 神経移植の臨床的適応

遊離神経移植は顔面神経，指神経の修復に用いられる．
有茎神経移植は顔面交叉神経，副神経移行術，舌下神経交叉術，肋間神経移行術，頸髄神経移行術などに利用される．現在，血管柄付き神経移植が注目されている（光嶋2005）．
次の場合，神経移植が適応される．
①縫合部にかかる緊張がある場合：上肢ではgapが6cm以上あれば，神経移植の適応という（Millesi 2000，上田2013）．しかし，身長，部位，関節可動域によって変わる．平沢（1981）は，関節可動域の1/2までとしている（上田2013）．
②欠損がある場合：2.0〜2.5cm以上のgapがあるときは，瘢痕ができやすく，成績が悪い．顔面神経では，1cmという（上田2013）．
不適応として，
①顔面神経では，顔面交叉神経移植は，麻痺後2ヵ月以上経過したものは不適応．
②舌下神経移植をする場合は，6ヵ月以上は不適応．
という（上田2013）．

12・5 移植用の神経

移植用神経としては，主として大きい神経，まず，腓腹神経 sural nerve，次に外側，内側前腕皮神経，外側大腿皮神経などの順で用いられる．
腓腹神経は足果部のところの皮切より，筋膜採取用のストリッパーを用いて30〜35cmの長さのものが採取できる．また，それによる知覚麻痺部は足のアキレス腱腓側から第4〜5趾に至る背側部分であり，それほどの障害は起こらない．

12・6 神経移植の実際

A. 神経再建の時期

神経再建の時期は，表情筋が脱神経萎縮を起こしていない時期で，即時再建と麻痺発症後1〜2年以内に行う早期再建とがあり，前者は明確な神経断裂があるとき，後者は明確な断裂がないとき，Bell麻痺，Hunt症候群など回復が期待できるときで，様子見の方法である（田中2013）．

B. 神経断端の発見，同定

①外傷修復の際，神経断端が発見できればよいが，発見できないときは健常部より切開し，神経を出し，これを逆にたどって断端に達し，神経断端を新鮮化し，光沢のあるキノコ状の神経束の突出を確認，神経縫合に移る．
②四肢など神経マップが明確であれば，cross sectional mappingを行う．
③神経線維の種類が不明であれば，運動神経のアセチルコリンエステラーゼ acetylcholin-esterase，知覚神経の炭酸脱水素酵素 carbonic anhydrase などを染色して区別する．切断後1週間過ぎれば染色性はなくなる．
④電気刺激法は，切断後3〜4日以内は可能で，遠位端では末梢の筋線維の収縮をみる．中枢端では知覚の有無で運動線維と区別する．

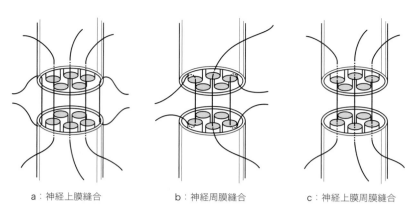

a：神経上膜縫合　　b：神経周膜縫合　　c：神経上膜周膜縫合

図12-6-1　神経縫合法

C. 神経縫合 nerve suture

神経縫合には，
①神経上膜縫合 epineural suture
②神経周膜縫合 perineural (fascicular) suture
③両者同時に縫合する神経上膜周膜縫合 epineuro-perineural suture
とがある（図12-6-1）．正中神経などの太い神経に適応である．

神経縫合は端々縫合が，一般的方法であるが，最近は端側縫合も行われており，神経再生のメカニズムは不明であるが，臨床的に有用であると報告されている（橋川 2013）．

❶神経上膜縫合 epineural suture

簡単で短時間で済むし，神経内損傷が少ない利点はある．断端をカミソリで鋭利に切断，緊張のない状態に両断端をおいて10-0ナイロン糸で顕微鏡下に縫合する．縫合前に接着剤で神経断端を接着しておくと縫合しやすい．接着剤だけでは強度に欠ける．細い神経の縫合に適応される．

❷神経周膜縫合 perineural (fascicular) suture

神経露出後，神経上膜 epineurium を剝離して神経束 fascicle を出し，両端の神経束 fascicle を合わせて縫合するが，神経内膜 endoneurium 内の縫合，神経束 fascicle の捻れを防ぐよう気をつけなければならない．

本法の欠点は神経内瘢痕が増えることと手術が面倒なことである．また神経管内では，ある神経線維束から他の線維束へ神経線維が交叉することがしばしば認められるため，断端を切除する場合には配列を完全に復元することは難しい．このような場合には，神経上膜縫合 epineural suture が適切である．

❸緊張が強い場合，欠損がある場合

すなわち2.0〜2.5cm以上のギャップがあるときは瘢痕ができやすく，縫合の成績は悪い．顔面神経では，1cmという意見もある（仁田 2013）．

D. 神経移植法 nerve grafting

神経縫合ができない場合は，神経移植法を行う．

❶遊離神経移植法

①遊離神経幹移植法，② inlay graft 法，③ by-pass graft 法，④ cable graft 法，⑤神経束間神経移植法などがある（図12-3-1）．

最近，nerve network graft 法，神経網移植法，neural supercharge の報告があるが，これは by-pass graft 法の一種で，正常神経に端側神経吻合によって，ドナーの神経を犠牲にすることなく，麻痺神経の機能を再建する方法で，古川ら（2014）は，例として顔面神経の再建に舌下神経を切断，神経移行術を行うと，舌の片側萎縮を起こすが，端側縫合すると神経を切断することなく，舌の神経支配を麻痺した顔面神経を通して顔面筋の機能も回復できると述べている．松田ら（2014）も，正常神経に移植神経をループ状に端側移植し，端側神経吻合することで，神経本管から移植神経を通って，各末梢神経に再生軸索が伸長していくことを報告している．

また，神経交叉移植法 nerve crossing transfer 法，神経束反転法 fascicular turnover 法も，遊離神経移植であったが，microsurgery の発展に伴い，血管柄付きとして利用され，移植成績をあげるようになって，遊離神経移植 free nerve graft の利用は少なくなってきている．

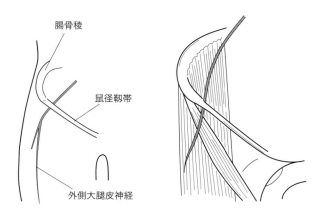

図12-6-2　移植用神経

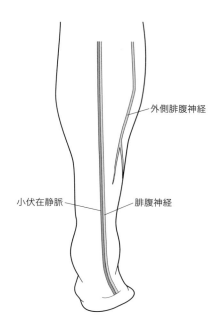

図12-6-3　移植用神経

❷遊離神経移植用神経
a. 腓腹神経
　知覚神経で，外果後縁の皮切から小伏在静脈のそばを走る腓腹神経を確認，腱採取法の要領に従って，最長40cmの長さまで採取できる．しかし，採取神経に損傷を与えないように注意が必要である．後遺症として，外果部に知覚麻痺を生じる．
b. 頸神経
　大耳介神経，頸横神経などが選択される．しかし，採取できる神経の長さが10cm以下と短い．知覚神経で，耳介の感覚麻痺を起こす．
c. 外側大腿皮神経
　長い神経を採取でき，採取法も容易であるが，知覚神経のため，大腿の広範囲に知覚麻痺を起こす．

❸神経移植の実際
　遊離神経移植では神経断端を露出，正常部分まで切断，神経上膜を切除し，神経束を出す．
　移植神経を欠損部より長めに採取，5～6本集めて，10-0ナイロン糸でepineuriumかperineuriumを1～2本縫合する．Millesiら(1976)の正中神経修復の報告では，82％の運動の回復，100％近い感覚の回復がみられたという．
　しかし，移植神経が長いと血行は断端より再開するため，中央が壊死を起こすことがある．血行のよい母床の上で行う必要がある．

❹有茎神経移植法の分類
　光嶋(2013)は，遊離神経移植をfree graft，有茎神経移植，血管柄付き神経移植，神経弁nerve flapと呼称することを提案している．著者も賛成であるが，flapは皮弁であり，皮膚と神経といっしょの移植と誤解しやすい．しかし，血管柄付き神経移植は神経内血管ではなく，神経外部の血管を付けたものであり，神経弁とは異なる概念かと思う．
a. 神経弁法 nerve graft法
　神経を，根本を付けたまま移植する方法である．野村(1971)は良好な成績を報告している．
b. pedicled nerve graft法
　本法は，Strange(1947)，Taylorら(1976)，Alpar(1978)の報告があり，母床の血行が悪い場合に用いられる．血行再開の点でよく(Kanayaら1992)，そのために瘢痕も少なく，軸索再生も早い．チネル徴候Tinel's sign（叩打痛検査－神経再生尖端を叩くと痛みがある）からいっても従来の方法が3～4mm/day進行するのに，本法では7～12mm/dayと早い．Hemsら(1992)の兎を用いた実験では，vascularized nerve graftが最もよく，次にfree nerve graftの順であったという．
c. island nerve graft法，島状神経移植法
　Dicksonら(1989)，Koshimaら(2004)の報告になるもので，遊離移植free graftに比較して，一期的移植が可能で，神経再生も早い．
d. 有茎神経移植用神経
　血管柄付き神経としては，①腓腹神経，②深腓骨神経，③外側大腿皮神経，④前腕皮神経，などが用いられる（Terzisら1987，坂本ら2013，山田ら2013，大成ら2013）（図12-6-2，図12-6-3）．

372 第**12**章 神経移植術

表12-9-1 神経移植の臨床的評価表Sunnybrook法

安静時対称性 (健側と比較)			随意運動時の対称性 (健側と比べて筋伸張の程度)						病的共同運動 (各表情の不随意収縮の程度)				
眼			標準表情	運動なし	わずかに動く	少し動く	ほぼ完全に動く	完全に動く		なし	軽度	中等度	重度	
正常	0													
狭小	1													
拡大	1													
眼瞼手術	1													
頬(鼻唇溝)			額のしわ寄せ	1	2	3	4	5	□	0	1	2	3	□
正常	0		弱閉眼	1	2	3	4	5	□	0	1	2	3	□
欠落	2		開口微笑	1	2	3	4	5	□	0	1	2	3	□
浅い	1		前歯を見せる	1	2	3	4	5	□	0	1	2	3	□
深い	1		口すぼめ	1	2	3	4	5	□	0	1	2	3	□
口				著明	重度	中等度	軽度	正常						
正常	0													
口角低下	1						得点	□						
口角上昇/外側	1													
得点 □			随意運動スコア			得点×4 □		病的共同運動スコア		得点 □				
安静時対称性スコア														
得点×5 □			随意運動スコア □ － 安静時対称性スコア □ － 病的共同運動スコア □ ＝複合スコア □											

(田中一郎ほか：PEPARS 78：1, 2013より引用)

E. その他

　最近, 生体内で分解吸収される乳酸ポリマー繊維で作成したチューブを足場としてそのなかを通して神経を再生させる方法も報告されている (荻原ら 2003). 神経縫合をしやすいように縫合前にフィブリン糊を滴下する人もいる (上田 2004). 生体材料移植には法規制があるので要注意である. 最近では, 再生医学的に神経移植術の研究も行われている (栩木ら 2005, 石田ら 2005). また, 神経縫合や移植の結果は若年のほうが成績がよい (Ueda ら 1998).

　大成ら (2013) は, 前腕皮神経付き前腕静脈皮弁による指尖損傷の修復例を, 山田ら, 古川ら (2013) は外側大腿皮神経を, 柏谷ら (2013) は腓腹神経で, 顔面神経損傷の修復に, 坂本ら (2013) は血管柄付き腓骨神経で手掌皮膚欠損の修復に用いた症例を報告している.

　Tinel's sign の回復が思わしくないときは, 再縫合の必要がある. 切離, 瘢痕, 移植神経壊死などによることが多いからである.

F. 神経移植の要点

　Lilla ら (1979) は神経移植の実際について, 次のことを強調している.
　①損傷の正確な診断.

　②適切な初期創傷治療.
　③できるだけ早期の神経修復.
　④神経束縫合 fascicular suture を microsurgery 的に縫合.
　⑤断端での緊張を避ける. 欠損があれば, 神経束移植.
　⑥リハビリテーション.
　⑦その他, 補助的方法.

12・7 神経の延長

　Furrey ら (1984) は, 神経を tissue expander で延長し, 好結果を得たことを報告している (Manders ら 1987) が, 神経移植との関連で今後期待される方法であろう. わが国でも平瀬ら (1991), 黄ら (1992) の報告がある.

12・8 移植神経の運命

　上田 (2013) によれば, 神経移植後, Schwann 細胞は周囲からの浸漬によって栄養され, 3 日目頃に血行再開が起

こり，Laminin から軸索が延長していく．血行が悪いと生着しない．移植成績は，移植神経の長さ，移植床の状態，年齢，移植神経の極性，二期的移植法，などによって左右される．

12・9 神経移植の臨床的評価

顔面神経の診断，麻痺の評価，検査法などいろいろな方法があるが，臨床的には主観的方法が主である（田中ら 2013）．

A. 主観的評価法

①40点法（柳原法）：顔面各部の動きを9種10項目について3段階で評価．
②House-Brackmann法：6段階法で，表情運動を評価．
③Sunnybrook法：3要素法で，回復後の後遺症評価．
によい（表12-9-1）．

B. 客観的評価法

①マーカー法（マーカーを付けて，その移動距離で判定）
②モアレ法（モアレ縞を画像処理）
③サブトラクション法（ビデオ画像分析）
④レーザーレンジファインダー法
⑤ビデオ規格撮影
⑥筋電図（複合筋電図法，針筋電図，表面筋電図）
⑦その他（田中ら 2013）

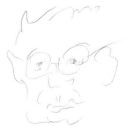

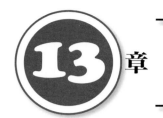

13章 腱移植術
tendon grafting

13·1 適応

腱移植術 tendon grafting は，以下の場合に用いられる．
①外傷などによって，腱断裂を起こした場合．
②腱欠損の場合．
③筋麻痺に対し，他の筋腱を利用する場合．
④その他：形成外科領域では，顔面神経麻痺の修復，手の腱損傷の修復．

13·2 腱の解剖

腱の断面は図 13-2-1，図 13-2-2 のようになっている．

パラテノン（腱傍組織）paratenon は，腱周囲の重層組織で弾性を有する結合組織で腱の移動を容易にし，周囲組織との癒着を防いでいる．腱（鞘）間膜（メゾテノン）mesotenon は，paratenon の一部で腱の血行に関与している．内腱鞘は endotenon である．

腱の血流は，①筋腱移行部では筋肉から，②腱停止部では骨から，③腱（鞘）間膜 mesotenon や，vinculum（vincula）腱紐からくるものがある．松井ら（1979），Manske ら（1983）は，腱鞘内の腱の栄養は，血流ではなく，主に溶液 nutrients diffusion によるという報告を行っている．

13·3 腱移植の種類

A. 有茎腱移植（腱移行術）
pedicled tendon transplantation

麻痺筋腱の代わりに，正常腱を移植，あるいは関節形成術に用いる．実際の手術にあたっては，Bunnel (1964) の 5 原則がある．
①十分な関節可動域
②十分な筋力

③十分な筋伸縮性
④筋作用方向が同じ
⑤1つの移植筋に1つの機能

最近は，血管柄付き腱移植 vascularized tendon transfer についての関心も高くなってきている．

通常用いられる移行腱としては，手では長掌筋腱，浅指屈筋腱，示指伸筋腱，足では長，短腓骨筋腱がある．

たとえば，小指，環指の有鈎骨部での屈筋断裂で，断裂部がささら状になって，直接縫合できないときは浅指屈筋腱を移行する．また長母指伸筋腱は zone 6 での損傷が多く，損傷中枢端が背側手根靱帯内へ退縮している場合は，切開を広げる．時間が経つと伸筋腱の退縮が強くなり，固有示指伸筋腱を腱移行することが多い．腱縫合は屈筋腱の場合，4-stramd（縫合糸）法，6-strand 法で施行し，術後に

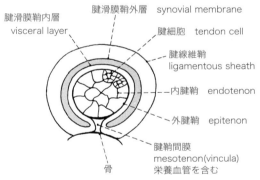

図 13-2-1 腱の横断面構造

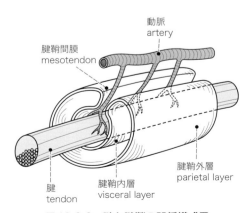

図 13-2-2 腱と腱鞘の関係模式図

（石田 剛ほか：病理と臨床 18：1233, 2000 より引用）

376　第13章　腱移植術

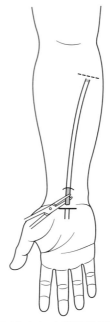

図13-4-1　長掌筋腱採取

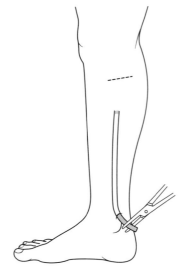

図13-4-2　足底筋腱採取

dorsal splintをつけ，早期運動療法を行う（第32章-2-B-④-b-4）「Noman's landでの屈筋腱損傷」の項参照）．

腱の代わりに大腿筋膜を利用して，アキレス腱欠損を修復した症例の報告がある（大河内ら 2007）．

B. 遊離腱移植 free tendon graft

手の腱欠損に対し，他腱を採取，移植する場合とか，顔面神経麻痺に足背腱を利用するように腱をいったん切除，採取したのち移植する方法である．

長掌筋腱，足底筋腱などが用いられる．

13・4　移植腱採取法

A. 長掌筋腱

最も多く選択される．しかし，約20％に欠損があるので，手関節を屈曲，母指と小指とを接触させ，長掌筋腱が浮き上がるかどうかで確認する．

手関節部に皮切を入れ，パラテノンparatenon，腱（鞘）間膜mesotenonをつけたまま切断，ストリッパーに通して，ストリッパーを中枢側に挿入，必要な長さのところの皮膚に切開を入れ，切断，採取する（図13-4-1, 図13-4-4）．

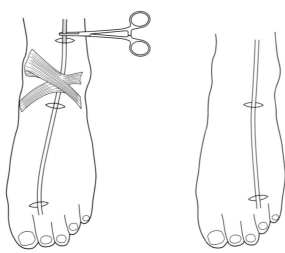

図13-4-3　足背趾伸筋腱採取

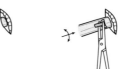

a：腱を露出，切開　　b：ストリッパーの穴から腱断端を出し，これをペアンでつかんでストリッパーに回転力を加えながら突き入れる．

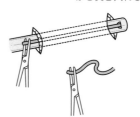

c：他側の切開線よりストリッパーが現れたら腱を切除　採取する

図13-4-4　腱採取簡便法

B. 足底筋腱

長掌筋腱が欠損している場合に選択される.

アキレス腱内側前方に皮切を入れ, 足底筋腱を露出, 切断, ストリッパーを挿入, 挿入に抵抗のあるところで皮切を入れ, 腱を切断, 採取する (図 13-4-2 ～図 13-4-4).

C. その他の腱

上記いずれも欠損しているときは, 第 2～4 足趾の長指伸筋腱の 1 本を採取する.

腱採取後は, 皮膚縫合のうえ, 弾性包帯をする.

13·5 腱移植の実際

屈曲腱損傷では, 腱は創より末梢に引き込まれているし, 伸展損傷では, 逆に中枢側に引き込まれているので, 腱縫合のための皮切の追加を必要とすることがある.

腱断端が発見できたら, 断端に縫合糸を通して腱を引っ張り出す.

腱断端の郭清は最小限度にする. 屈筋腱と伸筋腱の滑動距離は, 3.0～3.5 対 1 と異なる.

A. 腱縫合法

stainless wire, monofilament Nylon 糸などを用いて縫合するが, 腱縫合法には次のような場合がある (図 13-5-1).
①同径の腱の縫合：Bunnell 法, double right angle 法, Mason-Allen 法, Kirchmayer 法など.
②異径の腱の縫合：Pulvertaft 法, Brand の Stenstroem 変法, interlacing 法, Tubiana 法.
③腱骨縫合：腱末梢端を直接骨に固定する場合の縫合法である.
④腱筋膜縫合

B. 腱修復時期

重度の汚染, 損傷がない限り, 可及的早期がよく, 遅くとも 24 時間以内がよい (内田 2004).

C. 腱の修復過程

断裂腱の縫合後は, 腱周囲組織より, 細胞増殖, 肉芽形成, その線維芽細胞は腱細胞へ分化, 腱よりの腱上膜細胞 epitenon cell の増殖, 侵入が起こり (cellular phase), また内腱鞘細胞 endotenon cell より生じた膠原線維は次第に強固になり, 3 週目くらいには縫合端は縫着する. さらに細胞成分の減少, 線維組織の増殖, 走行の正常化など縫合後 5～6 週目でほぼ修復が完了するが, その後もわずかではあるが, 修復過程が進行していく (collagen synthesis phase).

腱癒合は次第に強固になり, 8 週目頃までには落ち着いてくるが, 実際に正常腱に似るのは 9 ヵ月くらい必要だという (remodeling phase).

腱修復過程は腱上膜細胞による腱内修復 intrinsic healing と内腱鞘細胞を含む腱外修復 extrinsic healing が同時に行われる. 修復腱の血行は, 最初は滑液 synovial fluid により養われているが, 次第に血行の再開が起こる.

D. 後療法

腱縫合後は関節をギプス固定, Kirschner 鋼線固定など行って, 縫合部に緊張がかからないようにするため, 屈筋腱では 3 週間, 伸筋腱では 4～5 週間固定する.

第13章 腱移植術

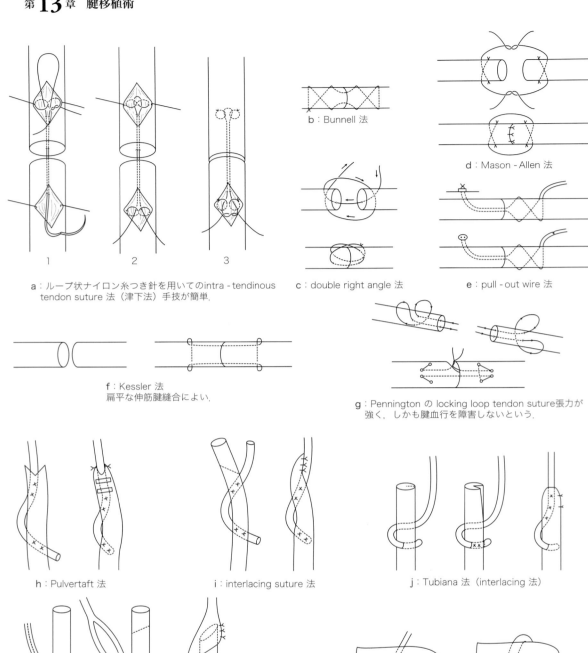

図13-5-1 いろいろな腱縫合法

(a：津下健哉：日整会誌49：665, 1975, f：Kessler I et al : Acta Orthop Scand 40：587, 1969, g：Pennington DG : Plast Reconstr Surg 63：649, 1979, m, n：柴田 実：形成外科45：S37, 2000 より引用)

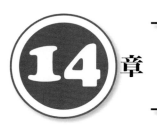

14章 植毛術・脱毛術
hair grafting, epilation

14·1 毛髪の解剖

毛髪の解剖については図 5-1-1 参照.

14·2 植毛術
hair grafting

植毛という名称は笹川（1930）の論文にはじめて現れるという（江崎 2008）. その後, 奥田（1939）がパンチ式植毛術を報告している.
第 21 章「頭部形成術」, 第 22 章「額部形成術」の項参照.

A. 分類

植毛術には次のような種類がある（図 14-2-1）.
Ⅰ. 義髪（本来の植毛術ではなく, 人毛, あるいは人工毛を使用した人工装着物である）
　1）貼布式義髪（かつら wig）
　2）挿入式義髪（人工毛）
Ⅱ. 毛幹挿入術
Ⅲ. 生毛移植術
　A. 有茎植毛術
　　1）有毛皮弁移植術
　　2）動脈皮弁植毛術
　　3）島状皮弁植毛術
　B. 遊離植毛術
　　1）皮膚片植毛術 strip grafting
　　2）皮膚柱植毛術 punch grafting
　　3）点状植毛術 mini grafting
　　4）単一毛植毛術 micro- or single grafting
　C. 保存植毛術
　D. 同種植毛術

B. 植毛術の実際

❶頭毛の移植
植毛術 hair grafting については, 第 21 章 -3-B- ③ -b-1)「皮膚柱植毛術」, 第 22 章 -2-C「眉毛移植」の項参照.

❷眉毛の移植
著者は, 表 22-2-1 のような分類を用いている.

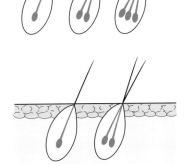
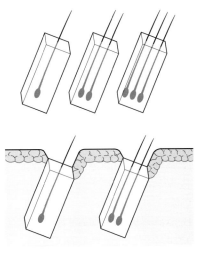

図 14-2-1　植毛術

（石井良典：PEPARS 19：38, 2008 より引用）

380 第**14**章 植毛術・脱毛術

❸睫毛の移植

第 23 章 -6「睫毛欠損」の項参照.

❹顔毛(髭,鬚,髯)の移植

図 25-2-39 参照.

❺陰毛の移植

第 31 章 -5- ①「無毛症」の項参照.

14·3 脱毛術
epilation

脱毛術については,第 5 章 -7-H- ⑬「脱毛」の項参照.

A. 多毛症
hirsutism(狭義),hypertrichosis(広義)

❶多毛症 hirsutism, hypertrichosis とは

多毛症は,性的,年齢的,限局的に異常発毛をした状態である.前二者を hirsutism,後者を入れたものを hypertrichosis という.限局性とは,軟膏など塗布したときにみられるものや,母斑と合併してみられるものをいう.

❷多毛症の原因

原因としては表 33-13-2 のようなものがあげられる(吉岡 1979,百束ら 2009).

①多毛症 hypertrichosis

全身性多毛症,母斑性多毛症,症候性多毛症(ポルフィリア,表皮水泡症,Cornelia de Lange 症候群,Winchester 症候群,trisomy 18 症候群),内分泌障害(甲状腺機能障害),など.

②男性型多毛症

多嚢胞性卵巣症候群,卵巣腫瘍,先天性副腎過形成,Cushing 病,男性ホルモン療法者,など.

③多毛症薬剤

コルチゾン,ペニシラミン,ジアゾキシド,ミノキシジル,ストレプトマイシン,プソラレン,ヘキサクロロベンゼン,インターフェロン,局所ステロイド,など.

❸多毛症治療の適応

①多毛症,有毛性母斑,Becker 母斑などの皮膚科的疾患.

②小耳症における頭髪の脱毛などの再建外科的疾患.

③腋窩,眉毛,陰毛,四肢毛などの美容的脱毛に用いられる.

④性同一性障害者のヒゲ,胸毛など.

しかし,実際の適応には注意し,しかもインフォームド・コンセントを十分に行う.

❹皮膚色分類

皮膚色 skin type に注意しないと,脱毛時,熱傷や,いろいろな合併症を起こす(百束ら 2009).

①型:白い肌,赤く日焼けするが,褐色にはならない

②型:白い肌,赤く日焼けするが,時に褐色になる

③型:薄い褐色肌,赤く日焼けし,かなり褐色になる

④型:薄い褐色肌,赤く日焼けし,常に褐色になる

⑤型:褐色肌,ほとんど日焼けしない

⑥型:黒い肌,まったく日焼けしない

❺禁忌

禁忌として,光アレルギーのある人,光感受性の薬剤服用者,色素沈着の強いところ,全身性疾患のある人,神経症の人,皮膚疾患のある人など.(第 5 章「皮面形成術」の項参照)

❻治療

脱毛治療の最初は,1879 年 Michel の睫毛内反症に電気分解法を用いたものである.その後,剃毛,脱毛クリーム,ワックス脱毛,電気脱毛,レーザー脱毛などが行われてきたが,再発,瘢痕形成,色素沈着などの合併症もある.

巷間では,永久脱毛の宣伝が行われているが,米国電気脱毛協会で決められた永久脱毛の定義は,術後 1 ヵ月の再発率が 20%以下とされている.

治療は,内科的治療と外科的治療に分けられる.

a. 内科的治療

多毛症は,アンドロゲンの支配を受けており,内分泌疾患の治療を必要とすることもある.限局性のものは,多くは一過性で外的刺激がなくなると軽快する.

b. 薬剤的脱毛

方法としては,薬剤漂白,薬剤脱毛.

c. 外科的治療

外科的に脱毛を行う.

電気分解,電気凝固,高周波脱毛,レーザー脱毛などがある.今日ではレーザー脱毛が第一選択である.

1)絶縁針による電気脱毛

小林(1983, 2002),Kobayshi(1985)の報告によるもので,図 32-13-6 〜図 32-13-9 参照)電気針が皮膚表面にあたるところを絶縁して,皮膚が熱傷を受けず,毛根だけ破壊しようとしたものである.今日ではレーザー脱毛が第一選択で,無効例に電気脱毛を行う.衣笠(2005)は,①腋臭症のある脇毛や,②広い範囲の脱毛には,まずレーザー脱毛を行い,残った残存毛の脱毛に電気脱毛を用いている.

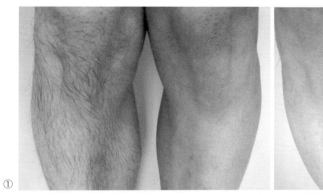 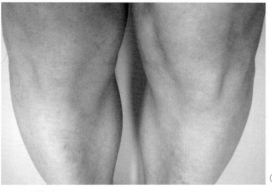

図14-3-1　下腿脱毛
①：下腿脱毛，40歳代男性，②：SHR計，右3回，左6回，施術後

（有川公三氏提供）

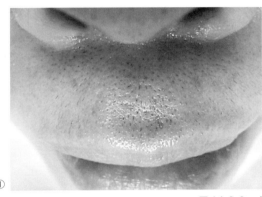 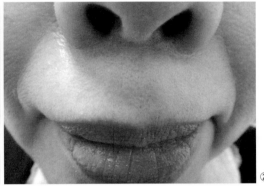

図14-3-2　上口唇ひげ脱毛
①：ひげ，60歳代女性，②：SHR 8〜10F, 8〜10J, HR Ⅲ 12F, 3パス, 全9回

（有川公三氏提供）

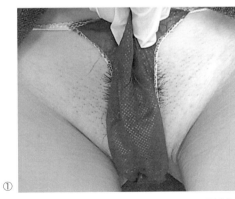 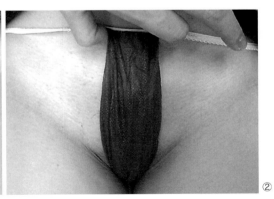

図14-3-2　陰毛脱毛
①：ビキニラインより出る陰毛の脱毛，20歳代女性，②：施術後

（有川公三氏提供）

施術は皮膚を引っ張って緊張させ，毛の方向に沿って絶縁針を挿入する．IMEMR5000の器械を用いると，太い毛は，1/2 sec, 出力7〜9（30〜40W），細い毛は1/8〜1/4 sec, 出力5〜7（15〜30W）としているが，合併症として熱傷，知覚障害（通常は回復）などがある．

2）レーザー脱毛

レーザー脱毛は，Berry（1979）が睫毛に用いたのが最初といわれている．その後1996年Grossmanが，脱毛レーザー Epilaser™を報告するいたって一般化していった．

レーザー脱毛は，毛幹のメラニンを破壊して目的を達す

るものである.

メラニンは,表皮基底細胞層にもあるので,熱緩和時間 thermal relaxation time の差を利用して,選択的に毛周囲のメラニンを叩くため,ロングパルスレーザーが使用される.絶縁針脱毛より短時間で広範囲に処理できる.アレキサンドライト・レーザー,Nd:YAG レーザー,ダイオードレーザーなどがあるが,前者は広範囲の脱毛に適しており,胸背部,四肢に用いられる.

衣笠(2000)は,レーザー脱毛法を報告,電気脱毛法との違いをまとめ,レーザー脱毛の優位性について述べている.Dierickx ら(1998),志田山ら(2001,土井(2004),の数多くの報告がある(第5章-7-H-⑬「脱毛」の項参照).

3) 脱毛用機器

①ロングパルスアレキサンドライトレーザー(LPIR®,Cynosure 社製,米国):低い照射エネルギーからテスト,また肌色が白いと高く,黒いと低くする.現在では脱毛の主力器械である.

②Qスイッチ Nd:YAG レーザー Light Sheer™(Thermolase 社製,米国):機器(LYRA®, CoolGlide®)が変われば条件も変わる.

③ダイオード(半導体)レーザー Diode laser (Light Sheer™, Coherent 社製,米国)

Grossman ら(1996)は,毛包を破壊するためには高出力を必要とし,出力が高ければ,皮膚損傷も強くなるので,Chill Tip のような水冷式接触型サファイヤチップで皮膚を冷却する必要がある.通常,照射出力は 20 J/cm^2 以上で用いられるが,1回の照射では毛髪の再生があり,数回,2〜3ヵ月の間隔で脱毛を繰り返す必要がある.

志田山(2003)は,ダイオードレーザーを用いた脱毛治療の長期成績や,合併症を報告している.

❼脱毛の実際

①術前処置:松本(2001)はメグザメーター MX16® でメラニン値を調べ,その数値が500以下でないと,皮膚色の黒い人は熱傷を起こしやすいという.

②麻酔:通常ペンレス®,エラマックス®,リドカインジェルなどが用いられるが,キシロカインの局所麻酔も行う.小児では全身麻酔がよい.

③剃毛:皮膚を伸展させたほうが脱毛しやすい.

④照射:低エネルギーから testing を行い,熱傷を避ける(第5章-7-H-⑬「脱毛」の項参照).

⑤術後:発赤,腫脹,疼痛があれば冷却,ステロイド軟膏を使用する.水疱ができれば熱傷と同じく処置する.

⑥合併症:熱傷,色素沈着,色素脱失,肥厚性瘢痕など.

⑦効果:部位によって効果に差があり,通常5回前後で効果がみられるが,10数回必要な場合もある(図14-3-1〜図14-3-3).

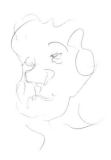

15章 植爪術 nail grafting

15·1 爪の解剖

爪の解剖の詳細については第32章「四肢部」の項参照.

15·2 植爪術の分類

植爪術 nail grafting には, 次のようなものがある.

A. 遊離植爪術 free nail grafting

①部分爪移植：爪の一部を爪母, 爪床とともに移植する方法.
②全爪移植：爪の全部を爪母, 爪床ともに移植する方法.
③複合爪移植：爪甲, 爪母, 爪床のほか周囲皮膚や指骨表層まで含めて移植する方法.

B. 有茎爪移植術 pedicled nail grafting

①同指爪移植：巨指症手術にみられるように爪を指背部の皮膚とともに近位にずらす方法. 同指爪移植法は, 図 32-8-11 参照, 他指爪移植法は, 応用価値はない.
②指々爪移植：cross finger flap 法と同じような方法で爪を移植する方法.
③指趾爪移植：手指に足趾の爪を移植する方法で, 固定のため長期間無理な体位を要求される. 今日では用いられない.
④血管柄付き爪移植：wrap around flap 法などである (第32章 -4-C-②-d「wrap around flap 母趾外套骨皮弁法」の項参照).
⑤遊離吻合植爪術 free vascularized nail transplantation 足趾の爪を皮膚あるいは趾骨とともに移植する. wrap around flap 法が用いられる.

15·3 植爪術の実際

爪変形は, 爪母の障害で起こる. 治療は爪移植であるが, 他の爪を犠牲にするという点でまだ問題が残されている. したがって, 自家爪移植を行う前に次の順序で検討を行う (第32章 -8「爪の変形・欠損」の項参照).

A. 指尖形成術 finger tip plasty

これは, 指尖側面を紡錘形に皮膚切除を行い, 指尖を細くする手術で, 爪には手をつけないで, 見かけ上, 指そのものを綺麗にみせようとする方法である (図 32-8-5 ～図 32-8-7 参照). 指尖を細くしておくと人工指尖帽の装着も容易になる (図 32-8-10 参照).

爪がない場合, 爪に相当するところに遊離植皮を行い, 植皮片と周囲の皮膚との色の変化で爪らしくみせることもあるが, 一時的な方法である. こうしておくと爪貼付も容易になる. いずれにしても一種のごまかしの方法である.

B. 人工爪接着法 artificial nail attachment

これは人工爪を接着する方法で, みた目にはほとんど他の爪と区別がつかないが, 接着であるため母床が平らでないとつきにくく, 仕事により剥がれやすい (図 32-8-8 参照).

❶人工指尖帽装着

これは切断されて短くなった指に爪つきの指尖帽をかぶせる方法であるが, つぎ目が目立つし, また長く装着していると指尖が痛くなる欠点がある (図 32-8-10 参照).

❷人工爪挿入法

爪に相当する部分にポケットを作り, このなかにアクリル樹脂で作った人工爪を挿入する方法である. しかし, 人工爪の周囲に露出創があれば, 感染しやすい.

❸ネイルチップ, アクリルスカルプチャーネイル

ネイルチップ法は, 残存した爪の一部に樹脂製人工爪を接着するもので, 簡便で患者自身が着脱できるが脱落しやすい.

一方，アクリルスカルプチャーネイルは樹脂を塗布後，樹脂が硬化する数十秒間に爪の形に成形する方法で，脱落しにくいが作業には熟練を要するため，マニキュアリストが行う必要がある．

C. 遊離植爪術の実際 free nail grafting

前述のように，有茎爪移植にはいろいろな多くの欠点があるため，現在の爪移植は，遊離爪移植である．

遊離爪移植には，図32-8-13 のように部分爪移植 partial nail graft，全爪移植 complete nail graft，複合爪移植 composite nail graft があるが，現在一般に用いられている方法は母趾爪からの部分複合爪移植法である．

手術は，伝達麻酔または全身麻酔下に行うが，tourniquet を使用して無血下に行うのがよい．切開は，いずれの方法をとるにしても注意深く，爪床を傷つけないように atraumatic に行う．爪床への侵襲は，前述のように爪甲の変形を惹起するからである．したがって，爪母の移植も，爪半月部の爪母を移植する場合と，爪甲の潜在縁までの全爪母を移植する場合とがあり，結果としては，全爪母を含めて移植するほうが，術後に爪甲の変形を起こすことがない．しかし，この場合，注意しなければならないのは，爪母の潜在縁と指骨との距離であって，この距離は 0.5 mm 以下とほとんど接しており，また潜在縁の爪上皮からの距離も極めて短い．このために，爪採取に際して爪母を傷つけやすいので，実際には，骨膜下，または指骨を一部つけたまま切除したほうが，爪母を傷つけないので安全である．また，近位端の切開線は，爪上皮より 6 mm 以上隔たったところにとり，皮膚とともに採取するのが望ましい．

移植爪の生着に関する重要な因子は，爪の固定である．これは，要するに移植爪と移植床との接着を密にし，血腫を防げればよいわけであり，図32-8-13 のように指尖背側の皮膚を剝離，flap として持ち上げ，このなかに移植爪を挿入，固定法としては移植爪皮膚にかけた縫合糸を pull-out suture として外部に誘導し，ボタンで固定し，さらに flap をもとの位置に縫合する方法である．なお，移植爪背部の残存皮膚の表皮を剝削しておくと，爪母に対する血行回復の点で有利である．

包交は，術後1週間目に行い，固定はおよそ1ヵ月続ける．通常，爪甲部を圧迫固定している皮弁は壊死脱落し，後爪郭部は生着することによって少しずつ新生爪が成長してくる．しかし，移植爪が脱落して，新生爪で置換される場合と脱落しないでそのまま成長を続ける場合とがあるが，後者のほうが成績がよい（図32-8-15～図32-8-17 参照）．

D. 有茎植爪術の実際 pedicled nail transplantation

有茎植爪術は，爪周囲の皮膚を茎 pedicle にして移植する方法で，同指爪移植法，他指爪移植法，趾爪移植法の3つがある．趾爪移植法は，従来法では母趾爪を移植する方法であるが，指を趾に長期間固定するため，無理な体位が要求され，しかも手術が二段階にわたるため，入院期間も長くなるなどの欠点があり，今日では用いられない（図32-8-12 参照）．次の遊離吻合植爪術になった．

E. 遊離吻合植爪術の実際 free vascularized nail transplantation

手術法は，爪と爪移植部の周囲瘢痕組織，末節骨も採取する．

次に第1趾あるいは第2趾を wrap around flap 形式にして，あるいは wrap around flap（Morrison ら 1980）そのもので，末節骨の一部とともに採取し，まず骨同志をワイヤーにてクロス固定したのち，動静脈の血管吻合を行う（Koshima ら 1988）．しかし，漆原ら（2000）は，第2趾を選択しないほうがよいという．

本法の長所は，通常の有茎植爪術のような固定を必要としないことで，短所は術式が高度なことであろう（井原ら 1987, 漆原 2000）．

16章 骨・軟骨移植術
bone and cartilage grafting

16·1 骨移植術
bone grafting

A. 骨移植の一般的事項

骨移植のはじめは，Van Meekren（1682）といわれる（Converse 1977）.

骨は，骨膜，骨皮質，骨髄からなり，骨芽細胞と破骨細胞の働きで，吸収添加が行われている．骨髄は，造血幹細胞，間葉系幹細胞を含み造血と免疫機能に関与している．

骨移植には，遊離骨移植と遊離吻合骨移植，自家骨移植，同種骨移植，異種骨移植，人工骨移植がある．

❶形成外科における骨移植の適応

骨移植の適応は，interposition（はめ込み，挿入），construction（組立，建造），augmentation（増量，増大）である（Motokiら1990）．硬い支持組織を必要とする場合，輪郭を作る場合などであり，たとえば，頭蓋骨欠損（図16-1-1），眼窩変形，鞍鼻，上顎骨欠損や変形（図16-1-2），唇顎口蓋裂では，顎裂の閉鎖（第26章-9「唇裂・口蓋裂と骨移植」の項参照），下顎骨欠損や変形，その他，四肢骨，特に指骨の修復，偽関節の修復に利用される．

❷骨移植の種類

骨移植には，表16-1-1のようにいろいろな種類があるが，通常用いられるのは，新鮮自家骨移植であり，症例に応じて皮質骨，海綿骨が使い分けられる．

❸各遊離移植骨の生着および特徴

遊離移植骨の生着過程は吸収と同時に骨誘導 osteoinduction，骨伝導 osteoconduction の過程が進み，骨添加が行われる．

移植骨の細胞は，いったん死滅し破骨細胞 osteocrast によ

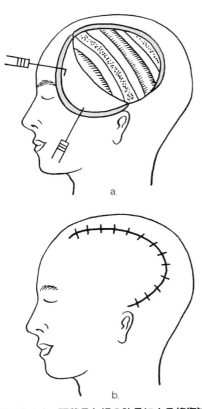

図 16-1-1　頭蓋骨欠損の肋骨による修復法
（☞図21-2-3参照）

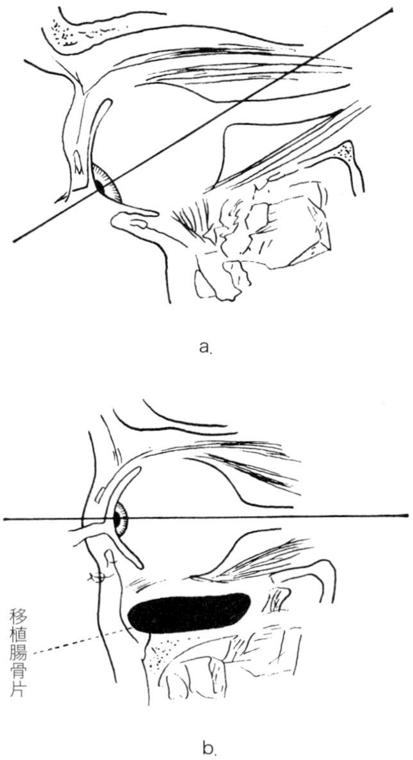

図 16-1-2　上顎骨骨折による変形の腸骨移植による修復
（鬼塚卓弥：交通医20：307, 1966より引用）

表16-1-1 骨移植の分類

1. 移植方法による分類	有茎骨移植	骨膜茎骨移植
		混合移植
		筋茎骨移植
		血管柄付き骨移植
	遊離骨移植	骨−骨膜移植
		骨移植
		細砕骨移植
		凝血細砕骨移植
		可塑骨移植
2. 移植骨と被移植骨による分類	自家骨移植	
	同種骨移植	
	異種骨移植	
3. 移植骨の成熟度による分類	成熟骨移植	
	幼若骨移植	
4. 移植骨の種類による分類	皮質骨移植	
	海綿骨移植	
	人工骨	
5. 移植骨の処理法による分類	新鮮骨移植	
	保存骨移植	低温保存骨
		冷凍保存骨
		低圧保存骨
		加工保存骨
		死骨保存骨

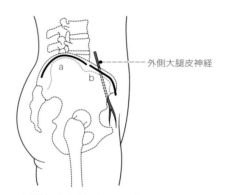

a：切開線と腸骨採取部との関係

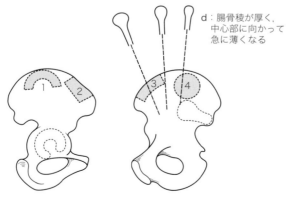

b：腸骨外側　　　　c：腸骨内側
1：下顎骨前部，上顎骨鼻周囲用，2：鼻骨用，
3：下顎骨，指骨，眼窩骨用，4：頭蓋骨用，眼窩骨用

図16-1-3　腸骨採取部位

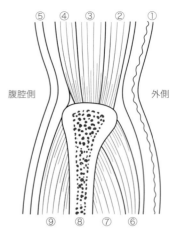

図16-1-4　腸骨稜断面と付着筋肉
①：皮膚，②：外腹斜筋，③：内腹斜筋，④：腹横筋，⑤：腹膜，
⑥：大腿筋膜腸筋，⑦：小臀筋，⑧：腸骨，⑨：腸骨筋．
（平林慎一：形成外科 39：S44, 1996を参考に著者作成）

り吸収されるが，骨基質の骨形成蛋白因子 bone morphogenetic protein factor（BMPF）が働いて，未分化間葉系細胞を骨芽細胞 osteoblast に分化させる骨誘導 osteoinduction が行われ，また，移植骨に周囲から血管や骨形成細胞などの細胞成分が侵入する骨伝導 osteoconduction が起こり，骨添加が行われ，新生骨が形成される．なお，海綿骨の一部は超生し生き残る．骨の創傷治癒については，朝村ら（2005），楠本（2007）の論文がある．

骨再生には，多血小板血漿 platlet rich plasma（PRP）が必要で，血小板濃縮液，血小板ゲル，多増殖因子血漿ともいわれ，血漿板内の liposomal 顆粒（消化酵素），dense 顆粒（アデニシン二リン酸 ADP），alpha 顆粒（PDGF, TGF-β, VEGF, EGF，などのサイトカイン）が出て創治癒に働く．

骨形成蛋白（BMP：bone morphogenetic protein）は，Urist（1965）がはじめて報告．脂肪組織幹細胞 adipose derived stem cell（ASCs）の研究も進み骨細胞への分化機能が示唆されている（楠本 2007）．

①自家骨が，他の移植骨より移植成績がよい．
②成熟骨よりは幼若骨，保存骨よりは新鮮骨がよい．
③皮質骨は，移植部の固定にはよいが，骨新生が悪く，海綿骨は，骨新生にはよいが固定性が劣る．
④皮質骨は支持性がよいが，複雑な輪郭に一致させるためには細工しにくく，海綿骨は，支持性はほとんどないが，細切すると複雑な曲面でもうまく適合させることができる．

B. 自家骨採骨部および採骨法

採骨部は，通常，腸骨，脛骨，肋骨，頭蓋骨である．骨移植については，Rohrich（2005）の詳細な報告がある．

16・1 骨移植術

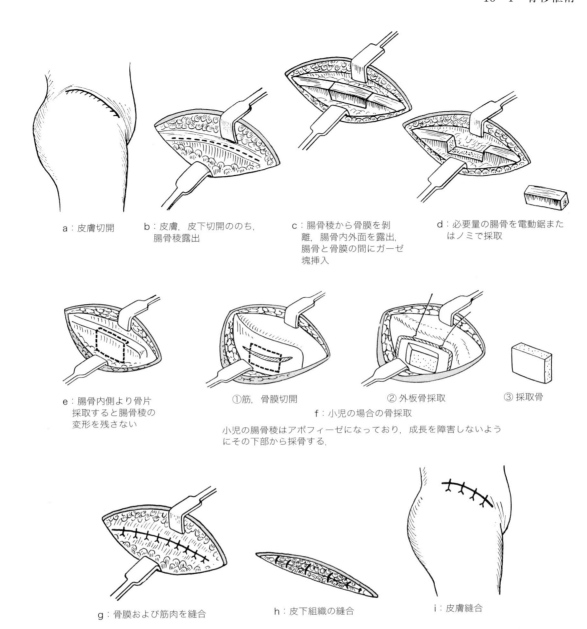

図16-1-5 腸骨採取法

Wozney (1988) により細分類されている (楠本 2007).

❶腸骨 iliac bone
a. 遊離腸骨移植の特徴
①腸骨は, 適当な彎曲と滑らかな表面を有しているので, 頭蓋骨, 眉毛部隆起, 眼窩底や眼窩縁, 下顎骨などの修復に用いられる (図16-1-3, 図16-1-4).
②採骨が容易で, 採骨後の変形も目立たない.
③海綿骨であるため, 骨新生が容易に起こる.
④2年以上経てば, 再採取も可能である (Moed ら 1998).

b. 遊離腸骨採取法
①腸骨は, 前腸骨棘部, 腸骨稜, 上後腸骨棘部付近から採取するが, 腸骨全層を採取する場合と, 外板あるいは内板のみを採取する場合とがある (図16-1-3).
②切開は, 腸骨稜外側に沿って行い, 皮下, 皮下組織を切開する (図16-1-5a, b). 切開は, 上前腸骨棘後方2cm以上離れたところに行い, 大腿筋付着や外側大腿皮神経の損傷を予防する. 前腸骨棘に近過ぎると棘の骨折を起こしたり, 外側大腿皮神経を損傷し大腿前面の知覚障害を起こす.
③腸骨稜が現れたら, 腸骨稜内側よりに骨メスで切開線を入れ, ここから骨膜剥離子で腸骨内外面の骨膜を剥離する. この際, 腸骨稜外側寄りを切開すると出血しやすく, 手術がやりにくくなる (図16-1-5b).

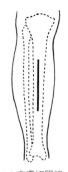 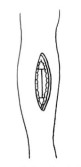 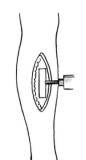 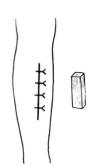

a：皮膚切開線　b：皮膚，皮下組織の切開後骨膜の切開剥離　c：電動鋸で骨片採取　d：骨片採取後，骨膜，皮膚の順に層々縫合

図 16-1-6　脛骨採取法

c. 合併症
①外側大腿皮神経麻痺：meralgia paresthetica で，この神経は，10％くらいの変異があり，上前腸骨棘の後方を走ることがあり，注意を要する．
②血腫：まれに起こる．
③腸骨稜の変形：全層腸骨稜採取で，痩せた人は目立つことがある．これを防ぐには稜のみを板状に戻す．
④上前腸骨棘の骨折：これは，上前腸骨棘近くまで骨採取したときにみられる．
⑤感染
⑥疼痛

d. 遊離吻合腸骨移植術
第8章「有軸皮弁の実際」の項参照．
血管柄付き腸骨移植を行ったのは，Taylor（1978）で，浅腸骨回旋動静脈を使用，翌年，深腸骨回旋動静脈を利用した．

❷**脛骨** tibial bone
第32章「四肢部」の項参照．

a. 脛骨移植の特徴
①脛骨は硬い骨皮質を有し，支持力が強く，採取しやすい長所がある．
②被覆部外，つまり露出部に瘢痕が残ることが欠点である（特に女性の場合）．
③採取量が多いと変形を残し，さらに骨折の危険性から，長期間の下肢固定，歩行制限をしなければならない．

b. 採取法（図 16-1-6）
①皮切は，脛骨前内側，脛骨稜に沿って行う．
②皮膚，皮下組織を切開，さらに骨メスで骨膜を切開，骨膜剥離子で骨膜を剥離したあと，ノミまたは骨鋸で脛骨を採取する．
③骨採取後は，型のごとくまず骨膜，さらに皮下，皮膚と層々縫合し，ガーゼ，包帯を施したのち，ギプスまたは副木固定を行う．

c. 血管柄付き腓骨移植 vascularized fibula flap
悪性腫瘍による四肢切断術後などの長幹骨の再建には適応がある（Chen ら 2007）．Taylor ら（1975）がはじめて報告したもので，栄養動脈は腓骨動脈である．

❸**肋骨** rib bone

a. 肋骨移植の特徴
①肋骨は薄く，支持力も弱い．
②採取は比較的容易で，数本採取できる．
③適応は下顎の修復とか，鼻部や指の形成術などに用いられる．また，頭蓋骨の欠損では，広範囲でも肋骨を縦に半切し，間隙を開けて移植する（図 16-1-7）．この肋骨間には新生骨の発生は少ない（松井，鬼塚 1987）．

b. 採取法（図 16-1-7）
①側臥位で，皮切は，乳房下溝，あるいは第7肋骨に沿って肩甲骨下角から腋窩線まで加え，広背筋，僧帽筋を切離，前鋸筋の筋線維は前方に圧開する（図 16-1-7a）．
②採取量が少ないときは第7肋骨だけでよいが，多いときは肩甲骨を持ち上げて第2から第10肋骨まで広範囲に露出させ，1つおきの肋骨を採取する．連続3本以上切除すると胸郭動揺を起こす．
③肋骨採取は，まず骨膜を骨メスで長軸方向に切開（図 16-1-7b），切開端はＴ字切開にして骨膜展開を容易にする．次にDoyen剥離子で骨膜を剥離したあと，適当な長さの肋骨を採取する（図 16-1-7c）．肋骨下内側には浅い溝になってVAN（vein, artery, nerve）の順に肋間静脈，動脈，神経と並んでおさまっている．
半切肋骨を採取する場合は，骨膜を剥離したあと，電動骨鋸で肋骨上下縁に溝をつけ平ノミにて剥離，採取する．
④肋骨採取後は骨膜を連続縫合，筋層，皮下組織，皮膚の順に層々縫合する（図 16-1-7d）．

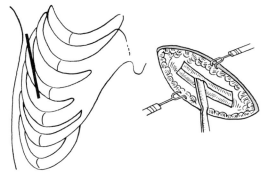

a：皮膚切開法　　b：肋骨を露出，骨膜の切開，剥離

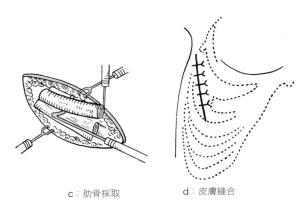

c：肋骨採取　　d：皮膚縫合

図16-1-7　肋骨採取法

c. **合併症**
① 気胸：肋骨採取を，注意深く行えば胸膜を穿孔することはまずない．万一穿孔した場合は，創内を生食液で満たし，胸腔内を陽圧にすると（全身麻酔で挿管を行う），穿孔部から気泡が出るから，その部位を確認したあと，速やかに生食液を除去，陽圧をかけたまま穿孔部を縫合すればよい．
② 胸郭変形：肋骨の採取本数が多くなるほど変形が目立つ．
③ 運動時疼痛

d. **血管柄付き肋骨**
第8章「有軸皮弁の実際」の項参照．

❹ **頭蓋骨** calvarial bone

　頭蓋骨は外板骨，板間層，内板骨より形成された扁平な膜性骨で，板間骨は海綿骨様構造である．成人の頭蓋骨は，人種，年齢，性別，身長，体重，による差が少なく，採骨用としては，頭頂骨で，部位により異なるが，平均6.80〜7.72 mm（最小3 mm，最大12 mm）の厚さである（Penslerら1985，赤松ら2007）．

　適応は鼻変形，眼窩骨折，LeFort型骨折（第21章「頭部形成術」の項参照）．

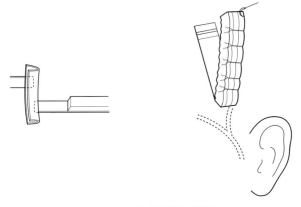

図16-1-8　有茎頭蓋骨採取法

a. **頭蓋骨移植の特徴**
① 頭蓋骨は，膜骨であるので薄いが支持力は強い．
② 特有のカーブを有する．
③ 半切して使用するため，扁平骨としては量的に豊富である．
④ 採取後の機能障害はない．
⑤ 骨吸収は少ないが感染に弱い．
⑥ 硬いので細工しにくい．
⑦ 採取後瘢痕が毛髪に覆われて目立たない．
⑧ 頭蓋内損傷の恐れがある．
⑨ 乳幼児では，板間層が未発達で，外板採取は9歳以降が安全である（赤松ら2007）．

b. **頭蓋骨外板分層採取法**（図16-1-8，図16-1-9）
① 皮切は，冠状切開より入る．少量の採骨では，毛流に交叉する切開線からアプローチする．
② 帽状腱膜下を剥離，頭皮を反転する．
③ 目的部位のところにピオクタニンで印をつける．採取部は，矢状縫合線と側頭縫合線の間の頭頂骨である．なお，矢状静脈洞は，矢状縫合線より外側約3 cm幅のなかにあるので，これを避け，その外側より採取する．側頭骨の板間層は未発達で採取部として不適当である（玉井ら2015）．
④ スチールバー，あるいは骨鋸にて溝をつくる．板間層に達すると出血するので深さの目安になる．
⑤ 線鋸，あるいは平ノミにて採骨する．
⑥ 多量に採骨する場合は，骨鋸にて穴を開け，電動鋸にて全層骨片をいったん採取したのち，これを半切し2枚骨片とする．しかし，5歳以下の子供では，板間層が少なく，半切は難しい．
⑦ 採骨後は，硬膜損傷を確認し，損傷があれば，電気凝固，骨からの出血は骨蝋 bone wax で止血ののち，生食水液で洗浄し，頭皮をもとに戻し縫合する．
⑧ この際，浅中側頭動静脈を含むように帽状腱膜をつけ

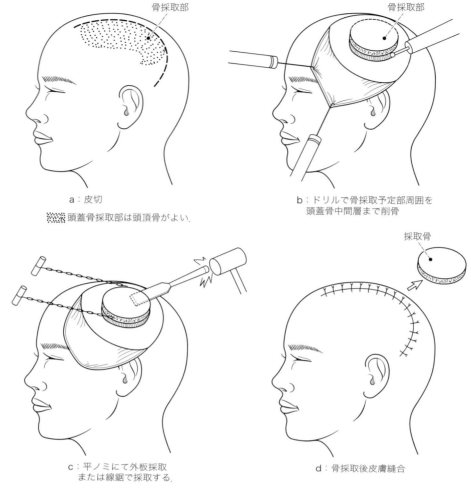

a：皮切
　頭蓋骨採取部は頭頂骨がよい．

b：ドリルで骨採取予定部周囲を頭蓋骨中間層まで削骨

c：平ノミにて外板採取または線鋸で採取する．

d：骨採取後皮膚縫合

図16-1-9　頭蓋骨採取法

て頭蓋骨を採取するとcalvarial bone flapとなる（第8章「有軸皮弁の実際」の項参照）．

⑨bone flapとする場合は，1）末梢から骨を起こすこと，2）帽状腱膜が骨から剝がれないように骨に数箇所縫合固定するなどの注意が必要であろう．

c. 頭蓋骨全層採集法

大量に頭蓋骨を採取したいときは，頭蓋骨全体をまず採取したのち，これをsagittal sawやノミで2枚に分ける方法もある．もちろん，この場合には，骨欠損部には外板を戻す．骨全層の移植では，骨吸収も少ないという（Gleizalら2007）．

d. 長所，合併症

長所は，披髪部で採取部が目立たない，骨吸収が少ない．合併症は，出血，血腫，硬膜損傷，髄液漏など．

❺その他の骨

その他の移植骨としては，肩甲骨，肘頭骨，血管柄付き腓骨，血管柄付き肩甲骨，血管柄付き中足骨などもある．肘頭骨は隆鼻術に利用される（Hodgkinson1992，清水ら

2006，青山2003）．

少量の骨移植には上顎骨前壁も用いられる（Pearlら1981）．骨採取は，口腔前庭からのアプローチによる．顔面に瘢痕がある場合は瘢痕部に皮切を入れるのもよい．

❻再生骨

多血小板血漿 platelet rich plasma（PRP）や塩基性線維芽細胞増殖因子（bFGF）を利用した再生医学的移植の試みも行われている（貴志2005）（第26章-9「唇裂・口蓋裂と骨移植」，第18章「プロテーゼ形成術」の項参照）．

C. 骨移植術　bone grafting

❶術前検討事項

①一般術前検査
②骨髄炎の有無およびその既往歴
③X線，CT，3DCT，MRIなどの検査

④石膏模型などによる欠損変形部分の型取り

❷移植法

①骨移植の消毒は，他の手術よりもいっそう厳重に行う．感染を起こしやすいうえに，いったん感染を起こすと移植骨の壊死，さらに移植床の骨髄炎を併発する．

②皮切は，できるだけ自然皺襞とか輪郭線に沿って入れる．

③母床処置は，母床の瘢痕組織をできるだけ除去するが，この際，母床骨を剝削し，小出血を起こさせて移植骨との生着をよくする．しかし，母床が副鼻腔や口腔に穿孔した場合は，感染の危険が大きいので，骨移植を行わないほうが無難である．創を閉じ，感染の危険が去ってから改めて手術すべきである．この意味で，移植骨の採取は，移植床の準備が終わって，その安全性を確認してから行う．

④骨採取は母床の安全性確認のあと，前述の適当な採骨部より移植骨を採取する．

⑤骨細工は採取骨を移植部の形に合わせて，ノミ，骨鋸，リュールなどで細工する．採取した骨は生食ガーゼに包み保存する．生食液につけておくと骨基質内の無機質の透過を起こし，骨細胞の変性を起こすという．したがって採取したらすぐ骨移植するほうがよい．

⑥固定には下顎骨のようにプレート固定，顎間固定，外固定，指のようにKirschner鋼線固定，鼻部や額部では圧迫固定のみの場合もある．このとき，細砕骨片bone chipを移植骨の周囲に詰めておくと，死腔を防ぐとともに骨芽細胞の働きを促進し，生着がよくなる．

⑦骨移植後，骨膜縫合（可能ならば）を行い，さらに筋，筋膜，皮下組織，皮膚と順に層々縫合する．

⑧術後，抗菌薬を用い感染を防ぐとともに移植骨の固定を厳重に行う．

⑨骨移植成功の鍵は，(1) 瘢痕組織のない母床と広く密着させること，(2) 固定を確実に行うこと，(3) 海綿骨をできるだけ利用すること，(4) 感染を防ぐこと，などにある．

❸特殊な自家骨移植

これには，表16-1-1に述べたようにいろいろな骨移植法があるが，特殊な用途しかないので省略する．

❹有茎骨移植 vascularized bone transplantation

第8章「有軸皮弁の実際」の項参照．

①血管柄付き骨移植として用いられる．

②血管柄付き上腕骨は10×1cmまで採取可能（田中2008），適応は，頭蓋，上顎，下顎，外鼻，母指再建である．

③血管柄付き橈骨は，口腔再建に利用される．

④上肢骨の利用は慎重に適応を選ぶことである（Soutarら1983，Biemerら1983，田中2008）．特に小児における血管柄付き骨移植は，犠牲が大きい（大原ら2008）．

⑤その他，血管柄付き肋骨，血管柄付き腓骨，血管柄付き肩甲骨，血管柄付き腸骨，血管柄付き橈骨，血管柄付き中足骨などもある．

D. 同種骨移植 allogeneic bone graft

これは，同種骨を一定期間，一定方法の下に保存したものを移植する方法で，保存法によっていろいろな保存骨がある．低温保存骨（Inclan 1942），冷凍保存骨（Kreuzら1951）などである．これらの保存骨を常時貯蔵し，必要に応じて提供する設備と組織が骨銀行bone bankである（Bush 1947，Wilson 1947）．わが国でも1992年愛知骨軟部組織振興財団東海骨バンクとして骨銀行が始動している．

細胞膜成分を酵素阻害薬作用下に自己融解させ，0.6N塩素で表面脱灰後，凍結乾燥させ，骨誘導物質を温存したAAA bone（chemosterilized autolysed antigen extracted allogenic bone）が用いられ，好成績が認められている（杉岡1992）．形成外科では用いられていない．

E. 異種骨移植 xenogeneic bone graft

これは，動物の骨を人間に移植する場合で，単なる異種骨移植では，著明な抗原抗体反応を起こすが，エチレンジアミン，尿素，過酸化水素などで特殊な処理を行い，異種骨中に含まれる蛋白，脂肪，膠質を除去し，含有菌を死滅させると移植に成功することができる．

牛骨移植kiel bone graftといって，仔牛の骨を過酸化水素処理したものが市販されていたが，このkiel boneにもわずかながら有機物質が含まれており，抗原抗体反応が皆無とはいえない．その使用には細心の注意が必要である．現在では，使用されていない．

F. 人工骨移植 artificial bone graft

今日では，骨の人工生体材料でセラミック，水酸化アパタイトHAP（Apaceram）（Ferranoら1979，東ら1982，久保田ら1991）などの人工骨が広く利用されている（図16-1-10）．板状，顆粒状，ペースト状とがある（清川ら2003），酒井ら2006）（第18章「プロテーゼ形成術」の項参照）．

楠本（2015）は，人工骨を

①生体非吸収性

A. 生活活性型（ハイドロキシアパタイト，ハイドロキシアパタイト＋β-TCP複合体）

B. 生活非活性型（チタン，骨セメントPMMA）

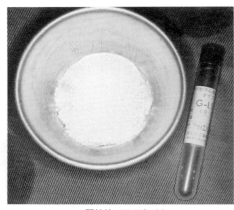
a：顆粒状のアパタイト

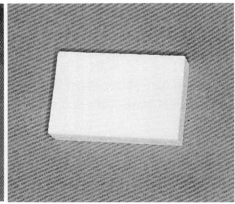
b：固形状のアパタイト

図16-1-10　ハイドロキシアパタイト

②生体吸収性（βTCP，リン酸カリシウム，コラーゲン＋微小ハイドロキシアパタイト顆粒複合体，吸収性プレート）

に分けている．

16・2 軟骨移植術 cartilage grafting

A. 軟骨移植の一般的事項

軟骨移植の人体報告例は，Koenig（1896）が最初である．

❶軟骨の種類と人体内分布

軟骨には弾性軟骨（耳介軟骨，喉頭蓋軟骨），硝子軟骨（肋軟骨，関節軟骨，気管軟骨，鼻翼軟骨，鼻中隔軟骨），線維軟骨（関節円板，椎間円板，恥骨軟骨）がある（坂本ら2015）（表16-2-1）．軟骨は軟骨細胞と軟骨基質よりなり，血管，神経を欠く．

硝子軟骨は，コラーゲン線維，プロテオグリカン，糖蛋白より，弾性軟骨はエラスチンを多く含み，線維軟骨はコラーゲンを多く含み，エラスチンやプロテオグリカンは少ない（坂本ら2015）．

❷軟骨の特徴

①軟骨には，支持作用，関節における緩衝作用，骨端線での骨成長作用がある．
②軟骨は，簡単な組織構造と低い新陳代謝を有する．
④軟骨の成長は，内部は軟骨組織の細胞分裂，外面は軟骨膜最内層の細胞成長による．
⑤軟骨は，感染を受けにくいが，間接的には軟骨膜炎に

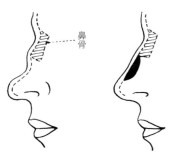
a：軽度鞍鼻

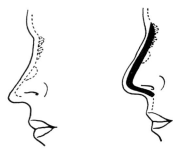
b：鼻骨骨折

図16-2-1　軟骨移植例

より障害される．
⑥放射線，外傷で障害される．軟骨損傷の修復は結合組織の増殖による．

❸軟骨移植の適応

①皮膚や皮下脂肪では支持，修復できないほど大きな欠損，変形．
②骨欠損部や，骨性，軟骨性支持を必要とする部位，たとえば，頭蓋骨，眼窩床，眼窩縁の変形，欠損，頬骨変形，外鼻変形（図16-2-1），耳介欠損（図16-2-2），小顎症（図16-2-3）など．

表16-2-1 軟骨の種類と人体内分布

軟骨の種類	線維の種類	人体内分布
硝子軟骨	細胞間線維	顎関節を除く全関節軟骨，肋軟骨，鼻中隔軟骨，鼻軟骨，咽頭軟骨（弾性軟骨の部分を除く），気管や気管支軟骨
弾性軟骨	弾性線維	耳介軟骨，耳管軟骨，咽頭軟骨の一部（喉頭蓋軟骨，楔状軟骨，小角軟骨，披裂軟骨の一部），甲状軟骨中央部
線維軟骨	膠原線維	メニスクス，椎間板軟骨

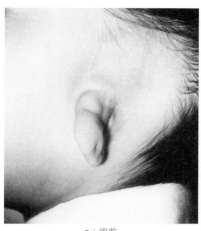

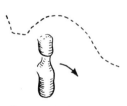
① 耳垂に相当するところを後方に回転移植

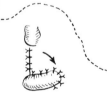
② 肋軟骨を耳介の形に彫刻して側頭部皮下に移植

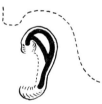
③

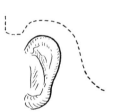
④ 術後

c：小耳症の手術法

図16-2-2 軟骨移植例（小耳症例）

（鬼塚卓弥：交通医20：307, 1966より引用）

③その他，気管や気管支の修復，胸郭形成や関節形成などに用いられる．

B. 軟骨の採取部位および採取法

自家軟骨は，通常，①肋軟骨，②耳介軟骨，③鼻中隔軟骨などから採取される．

❶肋軟骨 costal cartilage
a. 肋軟骨移植の特徴

①肋軟骨は，その豊富さにおいて人体唯一の軟骨採取部位である．
②採取が比較的面倒である．

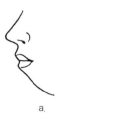

図16-2-3 軟骨移植例（小顎症）
小顎症の修復．
（鬼塚卓弥：交通医20：307, 1966より引用）

③年長者では石灰化が進んでおり，細工が難しくなる．

b. 採取法（図16-2-4）

①肋軟骨は，主に右第7～8肋軟骨を採取する．第7肋軟

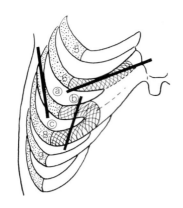
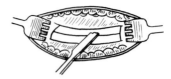
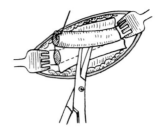

ⓐ：軟骨1本採取するときの皮切
ⓑ：軟骨2本採取するときの皮切
ⓒ：肋骨を採取するときの皮切
a：肋軟骨と皮膚切開との関係

b：軟骨膜の切開
軟骨膜は極めて剥離しにくい．

c：軟骨の採取

図16-2-4　肋軟骨採取法
（鬼塚卓弥：交通医20：307, 1966より引用）

骨が最長である．
②切開は，肋軟骨を1本採取する場合は肋軟骨に沿って，2本以上採取するときは軟骨と交叉するように行う（図16-2-4a）．
③皮膚，皮下組織，筋膜，筋と鋭的に一気に切開するが，筋損傷を防ぐ意味で，筋層のみはその走行方向に鈍的に分けることもある．
④筋鉤で開創すると，軟骨が現れるが，肋骨は暗赤色，肋軟骨は帯白色で，その境界は膨らんでおり，見分けやすい．
⑤軟骨膜を切開し（図16-2-4b），剥離するが，骨膜と異なって極めて剥離しにくいので，注意しないと胸膜を穿孔して気胸や血胸を起こすことがある．著者は，骨軟骨境界部をまず剥離し，ここにDoyen剥離子を入れてこの部分を切断したあと，有視下のもとで肋軟骨内面の軟骨膜を剥離するが，剥離しくにいところは，鋏で注意深く切断し，無理に剥がさないようにする（図16-2-4c）．
⑥軟骨採取後は，肋骨採取の場合と同じように穿孔の有無を確認しておく（肋骨の項参照）．
⑦肋軟骨採取後は，軟骨膜，筋，筋膜，皮下組織，皮膚と層々縫合を確実に行う．
⑧肋軟骨の再生は起こらないが，肋骨を露出させ，さらに軟骨膜内に骨小片を散布しておくと，露出端から骨形成が軟骨膜内に沿って胸骨まで伸びていき，軟骨の代わりに新生骨によって連絡する．しかし，大量に採取しない限り，そこまでする必要はない．
⑨肋軟骨全層を採取しない場合は，丸ノミで採取すると適当な厚さと大きさのものがとれる．しかし，穿孔に

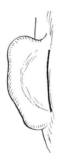
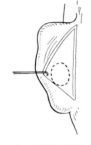
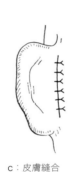

a：皮膚切開　　b：皮膚を反転，軟骨を露出させ，適当な大きさのものを採取　　c：皮膚縫合

図16-2-5　耳介軟骨採取法

は注意を要する．
⑩小児で肋軟骨採取を行うと，多少胸郭変形を生じる．

❷耳介軟骨 auricular cartilage
a. 耳介軟骨の特徴
①耳介軟骨は，弾性軟骨であり，厚さが薄くて丈夫である．
②採取量に制限があり，比較的わずかな変形欠損にしか用いられない．
b. 採取法（図16-2-5）
①皮切は，耳介前面に瘢痕が残らないように耳介後面の付根に沿って切開する（図16-2-5a）．
②皮膚を剥離，挙上反転して軟骨を露出させてから，適当な形，大きさのものを採取する（図16-2-5b）．
③採取後は，切開部を縫合，耳介を前面後面より圧迫固定する（図16-2-5c）．

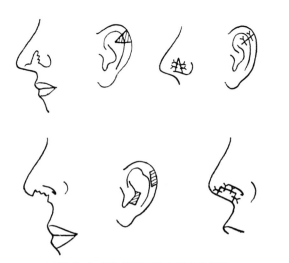

図 16-2-6　複合移植用耳介軟骨の採取
（鬼塚卓弥：交通医 20：307, 1966 より引用）

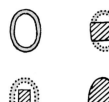

図 16-2-7　軟骨の術後変形を起こさない切開法（Gibson の balanced cross section）
図は肋軟骨の断面で，周囲は軟骨膜，斜線は切除後の軟骨断面．
（Gibson T：Br J Plast Surg 10：257, 1958 より引用）

④耳介軟骨を皮膚とともに移植する複合移植 composite graft では，図 16-2-6 のように切開して，皮膚をつけたまま軟骨を採取する．採取に際しては，組織を挫滅しないように注意し，また，血管収縮用のエピネフリンを使用しない．しかし，この採取法では，耳介の変形は避けられない（第 7 章-3-H「複合移植法」の項参照）．

❸鼻中隔軟骨　septal cartilage
①採取量に限度がある．
②適応は，オトガイ部形成や瞼板形成などに用いられる．

❹鼻翼軟骨　alar cartilage
唇裂外鼻の変形修復などに用いられるのみで，鼻以外の部位に移植することはない．

❺その他の軟骨
以上の他の軟骨は，たとえばメニスクス除去術の際，オトガイ部や外鼻の形成術を同時に行うときのように偶発的に用いることはあっても，それ以外に用いることはない．わずかな特殊軟骨を用いるよりも，肋軟骨，耳介軟骨，あるいは骨，真皮脂肪，人工挿入物でも十分に補えるからである．

C.　軟骨移植術　cartilage grafting

軟骨移植術は，骨移植の場合とほとんど同じである．
移植床の準備ができたら，適当な部位から軟骨を採取する．採取した軟骨は，用途により移植床に合うようにメスや鋏で細工する．年長者の肋軟骨は，石灰化が進んでいて硬いことがあり，骨片細工用の器械を必要とする．

細工が済んだら，これを移植床に固定するが，固定法は，通常の軟骨移植では，ステンレススチールワイヤーか，ナイロン糸などで固定するのみで十分である．下顎のような可動部位では，プレート固定や顎間固定も時には必要であるし，外鼻では，鼻腔および外側よりの固定，耳介でも両面固定が必要である．軟骨同士を固定するには，ワイヤー，ナイロン糸を用いる．

D.　自家軟骨移植の問題点

❶移植軟骨の術後変形
移植軟骨で問題になるのは，移植後の捻転 warping である．すなわち，術前まっすぐだった軟骨も，彎曲，捻転などの変形を起こしやすい．その理由については，よくわかっていないが，軟骨片の細工の仕方によっては，術後変形を起こさないという（図 16-2-7）．その他，軟骨内に金属針を通す人，軟骨に多くの十字切開を入れる人，煮沸する人，あるいは軟骨採取後，変形が終了するまで移植を待つ人，また軟骨移植そのものを好まない人もいる．
Brent（1987）は，耳輪の形成に，この軟骨の彎曲変形を利用，移植時に用いている．
このような軟骨の術後変形は，軟骨自体の要因のほか，移植床の原因，たとえば，移植床と軟骨の間に死腔がある場合，小さい移植床に無理に押し込んだとか，外力が局部的に加わる箇所では変形が起こりやすい．

❷移植軟骨の運命
移植軟骨は，血管のない組織であるために新陳代謝が遅く，したがって，吸収も少ない．しかし，Stoll ら（1970），伊藤ら（1992）は，家兎の実験で成長を認め，Brent ら（1978）は，軟骨膜があるほうが成長がよいという．もちろん，成人では成長はない．

E. 軟骨膜移植 cartilage graft

　Skoogら（1976）は，柔道耳は剥離された軟骨膜からの軟骨再生であり，Brent（1978），Uptonら（1981）は，動物実験で軟骨膜を移植すると，軟骨再生が起こることを報告，perichondro-cutaneous graft として鼻中隔穿孔などに利用した．

　なお，高戸ら（1986），細川ら（1987）によると，有茎軟骨膜移植では，100％の軟骨再生が起こるが，遊離では75～80％であるという．

F. 特殊な自家軟骨移植

❶細切軟骨片移植 diced cartilage

　これは，Peer（1943）が臨床応用したもので，軟骨を細切し，vitaliumなどの小孔のある金属性の型枠につめて，腹部皮下に埋没しておくと，周囲からその小孔を通して血管や結合組織が侵入し，軟骨片は結合組織で固められた状態になる．この型どおりに固まった軟骨を，術後約半年後に取り出し，目的地に再移植する方法である．

　適応は，
　①前頭部や他の頭蓋骨欠損の修復
　②小耳症や他の耳介変形の修復
　③胸郭形成術後の胸郭の補強
　④腹部ヘルニア治療の筋膜補強
　⑤脊椎破裂の修復
　などである．

　この方法の長所は，大軟骨片に比べて輪郭が滑らかに出る点であるが，軟骨片が小さいほど吸収が大きく，全体の形も小さくなりやすい欠点があり，また，この方法でないといけないという適応もないので，今日ではほとんど用いられない．伊藤ら（1992）の報告も同じである．

　しかし，最近，Erol（2001），Elahiら（2003），Danielら（2004），Velidedeogluら（2005）は，隆鼻術に用いて効果があったと報告している．Danielら（2004），Calvertら（2006），Danielら（2008），菅原ら（2015）は，細片軟骨を筋膜で包んで移植するほうがよいという．

❷複合移植術 composite graft

　これは，軟骨とともに皮膚，皮下組織などをいっしょに移植するもので，前述したので省略する（図16-2-6）（第7章-3-H「複合移植法」の項参照）．

G. 同種軟骨移植 allogeneic cartilage graft

　同種軟骨移植は，子供の患者で，十分な軟骨組織が採取できない場合，母親の軟骨を移植する試みが行われた（Gillies 1920）．

　移植された新鮮同種軟骨は，周囲の移植床より結合組織の侵入を受けるが，その進行は遅い．これは，軟骨が血管のない原始的循環機能によって養われているためと考えられる．しかし，結局は，吸収され変形する（Hagertyら1967）．

　煮沸軟骨，保存軟骨は吸収されやすく，結合組織置換が早い．できるだけ自家軟骨を用いるべきである．

　今日では，次の異種軟骨移植もそうであるが，人工形成資材に取って代わられているが，復古の試みもある（Velidedeogluら2005）．

H. 異種軟骨移植 xenogeneic cartilage graft

　今日では臨床的利用価値はない．

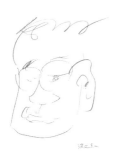

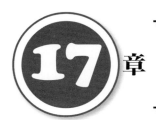

17章 脈管移植術, その他の移植術
vascular grafting and other graftings

動静脈移植, リンパ管移植, 関節移植, 臓器移植などがある.

17・1 血管移植術 vascular grafting

血管移植術には遊離血管移植術と有茎血管移植術がある.

A. 遊離血管移植術 free vascular grafting

❶血管移植の適応

遊離血管移植は, 血管をいったん切り離して, 別の血管で欠損を補綴, あるいは涙管形成術, 神経線維の再生通路としての移植などに用いられている.

形成外科領域で血管縫合や血管移植が用いられるのは, 手指切断や皮弁や混合皮弁の移植で, microsurgery の技術を用いて行われることが多い.

❷採取血管

大(小)伏在静脈, 前腕(手背)皮静脈, 足背(指背)皮静脈などである.

❸血管採取法

血管採取法は, 駆血帯で血管を怒張させてから, 皮切を入れ, 必要な長さの血管に応じて, 3～5 cm 間隔で横に皮切を入れ, 皮切間の皮下を剥離, 分枝血管を結紮, 中枢側を結紮, 切断して採取する.

静脈には弁があるので, 中枢, 末梢側を間違えないようにしておき, 使用するまで生食ガーゼに包んでおく.

B. 有茎血管移植術

有茎血管移植術はすべて顕微鏡下で行われ, microsurgery ともいわれる(次項).

17・2 マイクロサージャリー microsurgery

A. microsurgery とは

microsurgery の定義については明確なものがない.
Smith (1964) は, 顕微鏡下で行う手術と述べているが, 波利井 (1977) は, 顕微鏡やルーペを用いる手術も microsurgery に入れている. super-microsurgery (Koshima 2010) は 0.3～0.8 mm の血管吻合, リンパ管静脈吻合, 細神経束吻合術が含まれる.

歴史的にみると, 1902年の Carrel の報告が最初という (稲川 2015). 顕微鏡下の手術は, 1920年代に, Nylen と Holmgren によって, すでに行われたとのことであるが, 微小血管の吻合に用いたのは, Seidenberg (1958), Jacobson ら (1960) であり, その後, Buncke (1966), Cobbett (1967) の優れた研究がある. これを臨床的に用いて成功したのは, Malt ら (1964) の完全切断肢, Komatsu (1968) の完全切断母指の再接着例である. また切断肢以外では波利井の free scalp flap による瘢痕性脱毛症の症例 (1972), Daniel ら (1973) の free groin flap の移植など, いろいろな free flap の成功が報告され, microsurgery の技術は, 形成外科の重要な基本手技のひとつになっている.

microsurgery には, 血管吻合以外に従来の耳鼻科や脳外科で行っている顕微鏡下切開 microdissection, 微小神経外科 microneurosurgery も含まれる (図 17-2-1).

B. 器械, 器具, 縫合材料

❶必要な器械, 器具 (図 17-2-2)
a. 手術用双眼顕微鏡 operating microscope

これには, 一人用 (single binocular microscope), 二人用 (double binocular microscope), 三人用 (triple microscope) などがある. 天井から懸垂式と車付きの移動式がある. 病院の機能によって選ばれる. Zeiss 社製, Leica 社製, Wild 社製, Olimpus 社製, Nagashima 社製, 三鷹光器社製, Topcon 社製などがあるが, 病院機能に合わせて選択すればよい.

通常は, 1 mm 以下の血管吻合が可能なように 25 倍程度

の倍率で，明るい視野のものがよい．焦点距離は20～25cmぐらいで，調節は足で行うほうが便利である．Zoom式が望ましい．最近では，直径0.5mmの血管も，新型立体視手術用顕微鏡（最高倍率50倍，解像度8μm）を使用して通常の血管吻合のように扱われている．また，電磁クラッチ式もある（稲川2015）．

また，ビデオマクロスコープといって，テレビモニターをみながら手術できるものがある．被写界深度が深いなど顕微鏡より有用性が認められている（中村ら1992）．

b. 拡大眼鏡，ルーペ magnifying glass

これは，手軽に使用できる点が長所である．倍率は2～4.5倍があるが，通常，3～4倍前後が用いられる．万人用とオーダーメイドがある．

c. バネ付き持針器 spring-handled needle holder

マイクロ用持針器にも，一般持針器と同じくロックlock（ストッパーstopper）付きとフリーハンドタイプfree hand typeのものとがある．また，針を保持するところが，直の場合と曲のものとがある．自分に合った使いやすいものがよい．特殊な持針器に，hydrauric type（Buncke ら1966, Acland 1972），pneumatic type（Salmon ら1964），electric type（Parel 1970）がある（図17-2-1）．

d. 微少鑷子 micro-forceps

これにはいろいろな型があるが，直型で腰が強く，軽くて，先端の繊細なものがよい．

Swiss Dumont社のjeweler's forceps（宝石者用鑷子）には，No.0～7の大きさのものがある．血管吻合にはNo.5がよい．和製にはミズホ社があり，L型，M型，S型に分かれている．目的に応じて使い分ける（図17-2-2）．

e. 微少剪刀 micro-scissors

これにも，spring handle type（バネ式）とfree hand type（非バネ式）や，大きさにも各種あるが，慣れたものを用いるのが最もよい．

jointがしっかりしていて，先端のよく切れるものがよい（図17-2-2）．

f. 微少血管鉗子 microvascular clip or clamp

血管鉗子にも，いろいろなタイプがある．ディスポ鉗子もある．Acland型クリップが頻用されている．

血管を損傷せず，出血を止め，すべりにくいものでsingle clamp（単一鉗子），double clamp（双鉗子）があるが，double clampが血管吻合には便利である（図17-2-1）．色分けしているものが使いやすい．

g. 前腕固定台 arm rest

手のブレを防ぐためのもので，特殊な器具が考案されている．

h. その他

血管の攣縮用に，2～4%キシロカイン．色付き作業用下敷きなど．

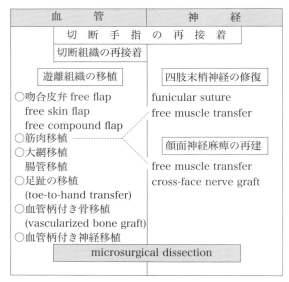

図17-2-1 microsurgery

（鬼塚卓弥ほか（編）：標準形成外科学．第2版．医学書院，p55, 1987より引用）

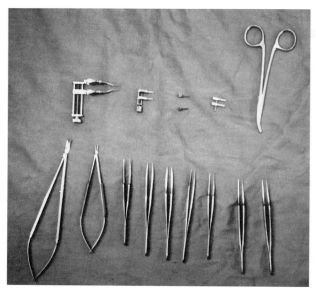

図17-2-2 microsurgeryの器械セット

上段：鉗子（左よりdouble clamp大型，左右とも移動可能，double clamp大型，片側移動可能，single clamp (disposable), double clamp小型，モスキート・ペアン鉗子）

下段：左は剪刀，持針器，右7本は鑷子

❷必要な縫合材料

a. 針と縫合糸

通常，針付のmonofilament Nylon糸が用いられる（図17-2-3, 表17-2-1～表17-2-3）．

一般縫合材料のところで述べたような長所があるので，micro用には針と糸との接着が確実なもの，大きさは9-0ナイロン（直径30～39μ），10-0ナイロン糸（直径20～29μ），11-0ナイロン糸（直径10～19μ），12-0ナイロン糸（直径1～9μ）を使い分ける．

表17-2-1　針付き糸として使用しやすい条件

	針の彎曲	針の太さ（直径）	針の長さ	糸の長さ
11-1	弱彎 (3/8 circle)	50〜80 μ (0.05〜0.08 mm)	4 mm	10〜15 cm
10-1	弱彎 (3/8 circle)	50〜100 μ (0.08〜0.1 mm)	4 mm	10〜15 cm
9-1	弱彎 (3/8 circle)	100〜200 μ (0.15〜0.2 mm)	4 mm	10〜15 cm

表17-2-2　糸のサイズ

USP 規格	直　　径	
12-0	0.001〜0.009 mm	（1〜9 μ）
11-0	0.01〜0.019 mm	（10〜19 μ）
10-0	0.02〜0.029 mm	（20〜29 μ）
9-0	0.03〜0.039 mm	（30〜39 μ）
8-0	0.04〜0.049 mm	（40〜49 μ）

表17-2-3　糸の商品名と取り扱い会社

商品名	針 付 き 糸	会　社	商品名	針 付 き 糸	会　社
S&T （SアンドT）	10 V 43 (24 μ :10-0) 10 V 34 (25 μ :10-0) 7 V 43 (18 μ :11-0)	KEISEI （ケイセイ）	CROWN （クラウン）	D-Y (9-0, 10-0, 11-0) D-U (10-0, 9-0) C-U (10-0, 9-0)	河野制作所
BEAR （ベアー）	80 μ (10-0) 100 μ (10-0)	KYOWA （協和）	Sharpoint	DRM 5 (10-0, 9-0) VRM 4 (10-0, 9-0) DRM 4 (11-0, 10-0)	日　腸
PROLENE （プロリーン）	BV 753 (22 μ :10-0) BV 100-4 (10-0, 9-0)	ETHICON （エチコン）			

　マイクロ用の針には強彎 (1/2c.)，弱彎 (3/8c.)，直針があるが，通常弱彎が用いられる．大きさは 10-0（直径80〜100 μ，針長4 mm），11-0（直径50〜80 μ，針長4 mm），最近は 12-0 も用いられる．

　市販されているものに，Sharpoint（日腸），S & T（ケイセイ医科工業），PROLENE（エチコン社），CROWN（河野），などがある **(図 17-2-2)**．

❸バックグラウンドシート back ground sheat

　血管吻合部の下に置いて，吻合部が見やすいようにする敷物．

❹医用急速吸収紙 medical quick absorber

　局所の滲出液，血液を吸収するためのもの．

❺薬剤

　洗浄薬，血管拡張薬．

C. 微小血管吻合の基本練習

　microsurgery は，顕微鏡下で視野を拡大してみるため，ちょっとした手のブレが術野では大きく動くし，視野が狭いうえに遠近感が著しく変わりやすい．そのため，この新しい環境に慣れないと目が痛くなり，肩がこって，手術もうまくできない．microsurgery の手術における成功は，まず新しい視野の環境に慣れることと，手指の動きに慣れることであるといっても過言ではない．

　そのためには，まずシリコンチューブやディスポーザブルの手袋の切片を用いての縫合練習を行う（専用の練習用キットも発売されている）．すなわち，外径1mmのシリコンチューブを用い，最初，小倍率の顕微鏡下で縫合練習を

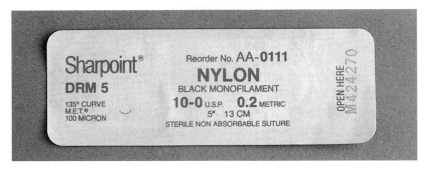

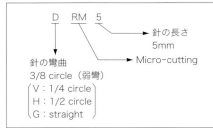

針の直径	100μ
糸の直径	10-0
針の長さ	5 mm
針の彎曲	3/8 circle（弱彎）

a：Sharpoint（シャーポイント）

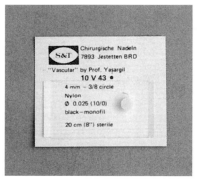

10V43の針つき糸（S & T）

10V43：	針の直径	100μ（0.1 mm）
	糸の直径	25μ（0.025 mm）（10-0）
	針の弦	4 mm
	針の彎曲	3/8 circle（弱彎）
7V43：	針の直径	70μ（0.07 mm）
	糸の直径	18μ（0.018 mm）（11-0）
	針の弦	4 mm
	針の彎曲	3/8 circle（弱彎）
10V34：	針の直径	100μ（0.1 mm）
	糸の直径	25μ（0.025 mm）（10-0）
	針の弦	3 mm
	針の彎曲	4/8 ＝1/2 circle

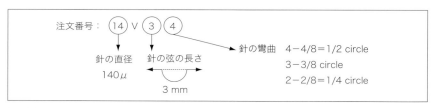

b：S & T

図 17-2-3（1）　縫合針

はじめ，慣れるにつれて倍率を上げていく（図 17-2-4）．

　チューブで練習したら，次はラットの頸動脈吻合練習に移る．頸動脈は 1.5 mm くらいの外径であるが，この吻合に成功したら大腿動脈（外径 0.7〜1.0 mm），大腿静脈（1.2〜1.5 mm）の吻合練習をする（図 17-2-5，図 17-2-6）．

　吻合法は，動脈を露出したあと，その下にゴムシートを置き，動脈を区別する．次に，これに clamp をかけたのち，動脈を切断，ヘパリン加生食水で切断端を洗浄（2,000 IU ヘパリン/100 mL 生食），凝血を洗い流すが，ヘパリンの局所使用による効果に疑問を持つ人もいる（Leung ら 1979）．次に外膜を切除 adventitectomy するが，外膜切除で血行を障害し，壊死から吻合不全を起こすということで，切除しない人もいる．しかし，外膜が内腔に入り込むと，血栓の原因になりやすいので，血行障害を起こさない程度に，外膜切除を行うほうがよい（図 17-2-5）．縫合は全層縫合する．玉井（1974）は，縫合糸を内腔に露出させないほう

17・2 マイクロサージャリー   401

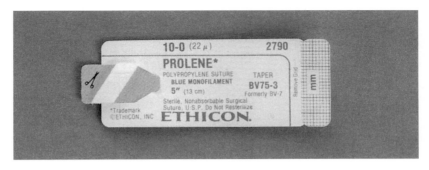

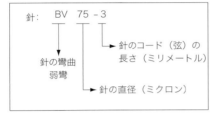

針の直径　　100μ
糸の直径　　10-0
針の長さ　　5 mm
針の彎曲　　3/8 circle（弱彎）

c：PROLENE（プロリーン）

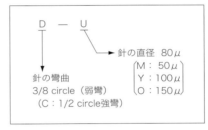

針の直径　　80μ
糸の直径　　10-0
針の長さ　　4 mm
針の彎曲　　3/8 circle（弱彎）

d：CROWN（クラウン）

図17-2-3（2）　縫合針

がよいというが，波利井（1977）は，走査電子顕微鏡による調査からその必要はないという．縫合糸が内腔に出ても確実な縫合が大切である．

　血管縫合は，まず，stay suture を 120°の間隔で行い，この stay suture を牽引しつつその間を縫合，さらに clip を反転させ，反対側を縫合する（**図17-2-5**）．縫合が終了したならば，末梢の鉗子を外し，血流を確かめたあと，中枢の鉗子を除去する．吻合後の多少の出血は圧迫で止まる．万一，血流がよくないときは吻合し直したほうがよい．鉗子などの原因で vasospasm による血流障害を起こしたときには，2％キシロカインを点下すると，すぐ改善される．

　動物の血管を利用しての血管縫合に十分に慣れたところで臨床に移る．

D. 臨床的応用

❶手術法
a. 切断血管断端の処理法
　臨床的には，切断された血管の断端は損傷されていることが多く，血管壁の傷，内膜，中膜などの血管腔内突出，血管内凝血などがあるときは，いったん clamp をかけたのち，正常部分まで切離し，次に clamp を外し，血液の正常流出を確かめる．攣縮 spasm があるときは，2％キシロカイン，または0.5％の塩酸パパベリン溶液を滴下する．また，ヘパリン 2,000 単位＋ PGE_1 20 μg/day を持続投与，あるいは，低分子デキストラン 500 mL/day を投与する．血流再開がなければ，血栓除去か再手術である．

　吻合血管のトリミングにより，血管の長さが短くなって，

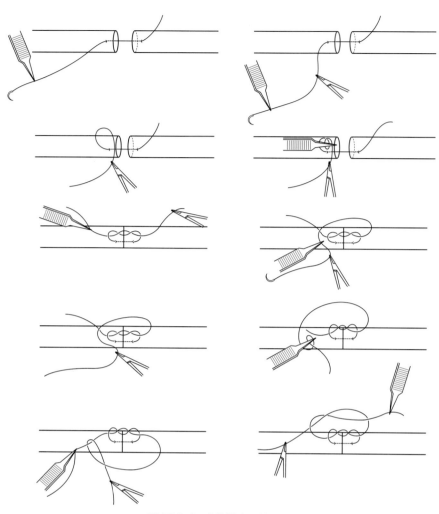

図 17-2-4 血管縫合の練習法
(中島英親:マイクロサージャリー,エーザイ株式会社,2003 より引用)
(中島英親氏提供)

断端を寄せてみて,緊張がかかるようであれば壊死の危険が大きく,後述の血管移植を考慮するか,遊離植皮を考える.

血管に clamp をかけたのち,血管断端の外膜 adventitial tissue を切除するが,大きい血管は鋏で血管周囲に沿って,小血管は外膜を引っ張り出して鋏で全周を切断し,内膜を露出する.内膜露出の程度は最小限としなければ,内膜そのものの血行障害から壊死を起こし,吻合失敗につながる (**表 17-2-3**).

血管の口径に差があり,端々縫合ができないときは,①端側縫合,flow through 法 (T 型切開法),②端々の口径を合わせるため,細いほうを斜切開,fish mouth 法,distal tapering 法,sleeve style 法,などの方法がある (大河内ら,2013) (**図 17-2-7 ~ 図 17-2-9**).

吻合血管は多いほどよいが,手術時間との関係もあり,確実に吻合できていればよい.

b. 動脈縫合

動脈縫合は,ラットの実験の場合と同じで,120°の角度で,2 箇所支持縫合を置き,次にその間,つまり 60°の位置を縫合する.さらに必要があればその間の 30°のところを縫合する.この際,血管壁を確実に合わせることがコツで,糸と糸との間隔は,中島 (1990) は直径 1 mm 血管で 8 針,1.5 mm で 12 針,つまり 0.4 mm 間隔がよいという.血管壁の前面を縫合したら clamp を反転させ,後面の縫合に移る.縫合法は同じである (**表 17-2-3**).

c. 静脈縫合

動脈吻合に次いで静脈吻合を行う (静脈吻合を先に行う人もいる).

17・2 マイクロサージャリー　　403

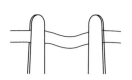
1．血管に余裕をもたせクリップをかける

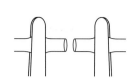
2．剪刀を用いて血管を切る

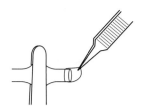
3．外膜を鑷子で引き出す

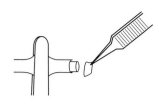
4．外膜を切離

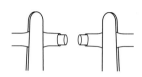
5．反対側も同様にする

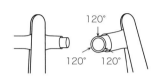
6．120°に糸をかける

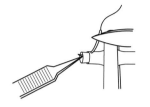
7．右利きの人は右側の血管腔に鑷子を入れて内腔を広げて糸を通す

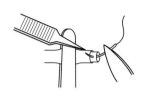
8．右側の針を通し左側の血管外膜を持ち上げ内腔を開き，針を通す

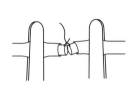
9．糸を結ぶ．stayの糸で長目に一方を残す

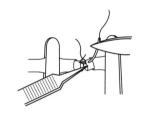
10．右側に鑷子を入れて内腔を開き，針を通す

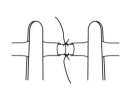
11．左側の血管の外膜を持ち上げ，糸を通す．糸は長く残す

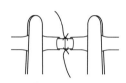
12．右側の血管は鑷子で内腔を広げ針を通す．次に左側の血管の外膜を鑷子で持ち上げ針を通す

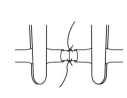
13．クリップをひっくり返し血管裏を出す．このときstayの糸を出しておくと吻合するのによい

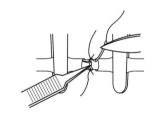
14．右側の血管に鑷子を入れて内腔を広げ，針を通し左側の血管の外膜を鑷子でつかみ，内腔をあけて針を通す

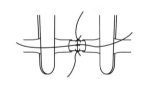
15．血管が細いときは外膜にかけた糸を結ばないでその内腔の血管を吻合し糸を結んでから結紮する

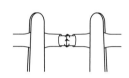
16．クリップをもとに戻して血管鉗子をとる

図17-2-5　ラットの血管による縫合練習法

(中島英親：マイクロサージャリー，エーザイ株式会社，p30, 2003より引用)
(中島英親氏提供)

吻合法は支持縫合を180°の角度に置くこと以外は動脈の場合と同じであるが，血管が薄いため内腔がつぶれやすく取り扱いにくいので，より慎重な操作が望ましい．最近では，微小血管吻合器GEM™, Medical Companies Alliance, Inc., USA）も利用されており，保険適応（静脈吻合）もある（西関ら2000）．

d．縫合後処置

縫合終了後はclampを外して血行をみる．多少の出血は軽くガーゼを置くだけで止まる．

吻合後は，血流の開在を確認，創を閉鎖する．

吻合が成功すれば，移植皮弁の色は正常皮膚色に近く，暖かい．断端からの出血も新鮮血である．血行が悪いときは，まず，静脈性か動脈性かをみる．移植皮弁が蒼白斑点状で，冷たくなれば動脈性の閉塞を示すものであり，逆に青紫色斑点状であれば静脈性閉塞のしるしである．次に血管の屈曲，攣縮の有無をみて，それぞれの原因処理を行う．それでも血行不全が疑われるときはclampをかけたり，外したりして血行を確かめる．しばらく時間をおいてみるの

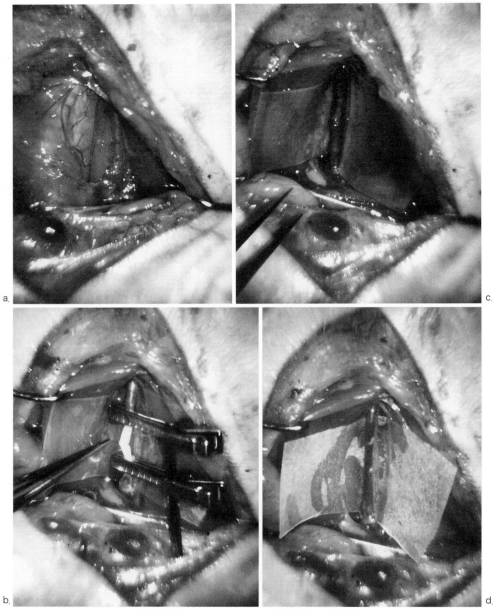

図17-2-6　microsurgeryの動物による練習
a：ラット頸動脈，b：吻合中，c：吻合直後，d：吻合後1年半，縫合部の状態

も大切である．それでも改善しない場合は躊躇なく開創し，血栓を除去，再吻合し，必要に応じて血栓予防処置を講ずる．

動脈性血行不全は，内的原因（高血圧，糖尿病など），静脈性は，外的原因（圧迫，捻れなど）によることが多い（大口ら 1994）．

波利井（2000）は，遊離皮弁の合併症の原因として図17-2-10のようなものをあげているので，少しでも血行に疑わしい点があれば，原因を追及し，再検討が必要である．

また，血管の欠損や移植床の近くに吻合に適した血管がなく動脈吻合が不可能なときは，静脈移植がしばしば用いられる．指再接着の場合のドナーとしては，手関節，前腕，足背などの静脈が選ばれる．技術的には前述と同様であるが，移植血管が捻れたり，曲がったりしないように気をつけなければならない．なお，動脈吻合と異なり，ある程度の緊張をかけないと血管がゆるみやすく，捻れや曲がりの原因になる．もちろん，静脈欠損には静脈移植が行われるが，テクニックは同じであるものの，移植静脈の長さは欠損部と同じ長さが望ましい．また動静脈とも移植が必要な場合は，橈骨動静脈や大腿外側回旋動静脈などの血管束が

17・2 マイクロサージャリー　405

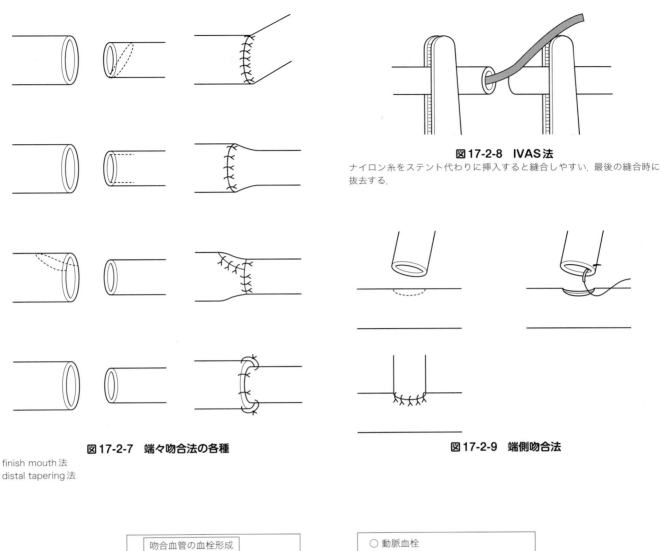

図 17-2-8　IVAS法
ナイロン糸をステント代わりに挿入すると縫合しやすい．最後の縫合時に抜去する．

図 17-2-7　端々吻合法の各種
finish mouth法
distal tapering法

図 17-2-9　端側吻合法

図 17-2-10　遊離皮弁の合併症（局所）
（波利井清紀：標準形成外科，鬼塚卓弥監修，医学書院，p58, 2000 より引用）

interposition graft として用いられることもある．
　吻合部血栓予防のためにヘパリンやウロキナーゼなどの全身投与は通常必要ない．むしろ出血や血腫形成などによる副作用が問題になることも多く，切断指などで組織挫滅の強い場合には局所の持続動注などが試みられている．全身投与するとすれば，プロスタグランジン製剤（PGE_1）が副作用も少なく使用しやすい．
　再接着後，末梢血管の拡張と血流維持を目的として保温を行うこともある（満岡，2006）．
　術後は，吸引ドレーン，ペンローズドレーンを挿入，さらに，吻合部が圧迫されないように，また，腫脹による血管圧迫，包帯には注意を要する（図 17-2-11）．

e．遊離皮弁の合併症
　①壊死，②創離開，③感染，④血腫，⑤漿液腫，⑥疼痛，などが考えられるが（杉山 2013），基礎疾患を有する患者ほど合併症が多いという（石田 2013）．四肢では，①コン

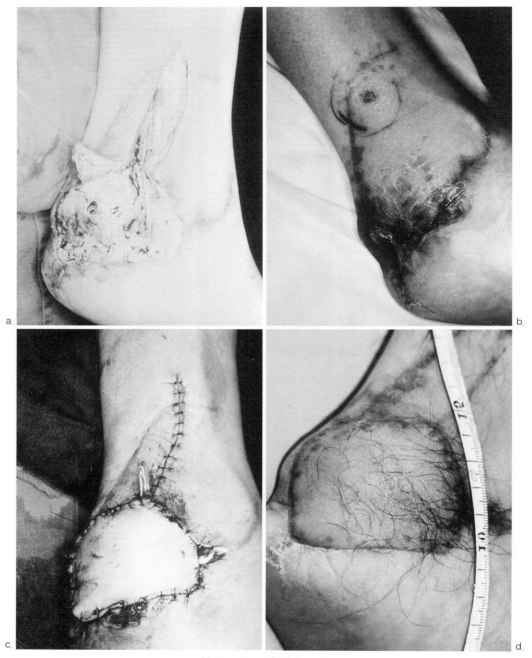

図17-2-11 踵骨部切挫創
骨露出創を吻合皮弁にて閉鎖

パートメント症候群,②知覚異常,③関節障害,④筋ヘルニヤ,⑤静脈血栓,⑥筋力低下,⑦歩行障害,⑧骨壊死,などが報告されている.

❷応用例

血管吻合の応用例として,次のようなものがある.
①切断組織の再接着
②遊離吻合組織移植
　1) 遊離吻合皮弁
　2) 遊離吻合腸管移植,遊離吻合大網移植
　3) 神経吻合移植
　4) リンパ管吻合術
　5) 各消化管系臓器の再建時の脈管再建

❸遊離吻合皮弁 free flap の長所欠点

a. 長所

①one stage で移植できる.
②治療期間,入院期間が短い.

③皮弁の茎の位置に制限されず，吻合可能な血管があれば身体のどの部位にも移植が可能．単純皮弁の第2次〜第3次移動時の中継点に瘢痕が残らない．

④遠隔皮弁にみられるような，無理な肢位での固定の必要がない．

⑤筋，骨，神経などの同時移植が可能．

⑥delayの必要がない．

b. 短所

①吻合に必要な血管を要する．

②専用の設備と機器が必要．

③術式が難しい．

④動脈硬化，糖尿病（梶ら 2002），放射線照射，老齢（木俣ら 2002），その他，血管変性性疾患のときは問題になる．ドナーの選択，術前術後の管理が特に大切である．

❹ microsurgery を利用できる条件

①吻合可能な動静脈を有すること，すなわち，十分な外径と長さを有し，血管壁の放射線や炎症，動脈硬化などによる変性のないこと，最近では，微小血管でも吻合可能となった．

②移植組織が固有血管で栄養され，かつ移植床の血管でも吻合後十分であること．

③採取組織の動脈切断によって，それより末梢部の血行障害や変化などが起こらないこと．

④Doppler flow-meter は，血流はわかるが，血管の太さまでは予測できないので，必要に応じて術前に動脈撮影 angiography を行って血管の適否を検討する．なお，動脈分布の変異を知るためにも大切である．

⑤子供でも意外と血管が太く，動脈撮影も考慮し，積極的に利用してよい．

⑥吻合する血管の直径が異なるときでも，吻合法を工夫することによって吻合可能になる．

⑦端々吻合がよいことは事実であるが，端側吻合でも可能である．皮弁によってはT字型の血管をはめ込み移植 interposition する方法（flow-through flap）も行われている（肩甲下動脈系や大腿外側回旋動脈系の皮弁など）．

❺ microsurgery の問題点

①吻合可能な血管がなければ使用できない．他の手術法を考慮する．

②手術時間が長く，技術的に難しい．2チームに分かれて手術を行うなど工夫が望ましい．また筋皮弁などを考慮すれば手術時間を短縮できるし，技術的にも通常の有茎皮弁と同じである．

③血管吻合が失敗すれば，皮弁の全壊死につながるので，

microsurgery の長所，短所についての慎重な検討が大切である．

④移植床血管が利用できないときは，代替血管を探すため，予想外の切開を入れざるを得なくなる．静脈移植をするにしても新しい創がつく．リンパ節郭清や癌切除の後に起こりやすい．

17·3 リンパ管（節）移植術
lymphatic vessel graft

最近，リンパ管やリンパ節の重要性が着目され，実験的，臨床的試みが行われるようになった（Shesol ら 1979）．リンパ管 – 静脈吻合術は最近リンパ浮腫治療の第一選択肢になりつつある（Campisi ら 2004）．

❶ リンパ管静脈吻合術 lymphatico-venous shunt

O'Brien ら 1977，Koshima ら 1996，2000，2003，2004），難波ら（2002），Terashi ら（2003），Campisi ら（2004）の報告があり，リンパ管 – 静脈吻合術で 87% に，平均 67% に容積の減少が得られたといい，浮腫早期では効果が大で，圧迫療法との併用で，さらに効果があがる．現在，主流になりつつあるが，しかし，進行例では，症状の軽減はあるが完治は難しい（長尾ら 2004）．吻合術無効例も 10% に認められるという（光嶋ら 2008）．一方，早期リンパ浮腫では，完治も認められる（Akita ら 2013）．特に吻合に適したリンパ管が見つからない場合，さらに皮膚の変性を起こした場合には効果は少ない．

大西ら（2008）によると，Campisi ら（2006）のリンパ浮腫の臨床分類の stage 4 までを適応とするという．

指間や趾間にパテントブルーや，インドシアニングリーン ICG を 0.2〜0.3 mL 注射すると，リンパ管に吸い込まれ，青い線や蛍光として中枢側へ進むのが皮面からみえる．小皮切を入れ，上肢では撓側か尺側の皮静脈，下肢では大小伏在静脈のあたりを探すとリンパ管がみえる．静脈とリンパ管とを識別し，両者の口径により，端々吻合，端側吻合をする．untied stay suture といい，第1針を結ばないで，IVaS 法（intra-vascular stenting method）のように色付きナイロン糸をリンパ管に挿入し，反対の端を静脈に通し，支柱にし，2針目から stay suture を結ぶようにすると縫合しやすい（成島ら 2008，長谷川ら 2008）（図 17-2-8）．

静脈リンパ管吻合 Microsurgical lymphatico-venous implantation 後も圧迫療法を続ければ好結果につながるという（古川ら 2008）．

評価は，発生時期，保存療法期間，術後時間，評価法，など様々で難しい．リンパシンチグラフィーや ICG 蛍光リン

パ管造影を用いた報告がある（前川ら 2008）．

❷リンパ組織移植

　健常部のリンパ節およびリンパ管を血管柄付きで患肢に移植する方法である．ドナーサイトとして，顎下部，鎖骨上部，側胸部，鼠径部，などが報告されている．本法は，リンパ管細静脈吻合術よりも治療効果が高いとする報告もあり，今後，普及が期待される（秋田 2014）（第 32 章 -10-D「リンパ系疾患」の項参照）．

17・4　関節移植
joint graft

　近位指節間関節，中手指節間関節の再建に，第 2～3 足趾の血管柄付き中足趾節間関節移植が行われる．

17・5　その他の臓器移植

　頸部腫瘍摘出後の再建に腸管移植，あるいは植皮の母床や欠損部充填用として大網移植が行われる．

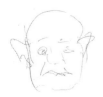

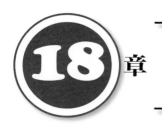

18章 プロテーゼ形成術
prosthetic replacement

18・1 プロテーゼ prosthesis とは

プロテーゼとは，身体組織の欠損や変形を修復するのに，組織移植の代わりに用いる人工物質（形成資材）である．

形成外科領域では，身体外表にそのままとりつけて醜状の修復目的を達するいわゆる①人工装着物（装着用プロテーゼ epithesis）のほかに，手術的に皮膚を切開，プロテーゼを挿入して外形を整える，いわゆる②人工埋入物（挿入用プロテーゼ implant）とがある．その手術法は他の組織移植法と原則的には同じである．プロテーゼと総称する．

註；implant あるいは implanting の意味については第7章「植皮術」の項参照．プロテーゼ prostheses は，prosthesis の複数形である．日本語としてはプロテーゼが用いられている．

18・2 装着用プロテーゼの適応

身体外表の欠損や変形を修復するには，いろいろな組織移植の方法があり，ある程度まで自然に近い修復ができるが，外科的手段には，おのずから限界がある．組織移植の代わりに，非生物質としてのプロテーゼを用い，あるいは，身体外表にとりつけたほう（エピテーゼ）が効果的な場合も多い．しかし，外科的に治療するか，プロテーゼを選ぶかは極めて難しい問題であるが，通常，次のような場合にプロテーゼの適応となる．

①患者の年齢や一般状態から手術に耐えられないとき
②手術回数，治療期間，経済的負担などから手術できないとき
③美容的効果が外科的方法よりも勝っているとき
④外科的に治療できないもの，たとえば手の欠損など
⑤外科療法が不適当な場合，たとえば治療不可能な悪性腫瘍など
⑥悪性腫瘍手術後，再発の有無を観察する期間
⑦外科療法の補助手段，たとえば骨移植後の固定
⑧自家組織の移植を好まない人，あるいは手術そのものを好まない人

18・3 プロテーゼ装着法

プロテーゼの装着法としては，接着法，眼鏡法，レシーバー法，ソケット法，磁石法，などいろいろなものがある．接着式のものでは，チタンを生体に埋め込みこれにプロテーゼをつける方法（McComb 1993, Moore ら 1993），歯科用インプラントを利用する方法（Scolozzi 2004）などがある．

歯科用インプラントは，インプラント本体を顎骨内に埋め込み，それにアバットメントをネジ付け，さらに，そのアバットメントに歯牙をつける方式である．

しかし，歯科関係の implant，義髪を除けば，せっかく作成しても，実際に装着している患者は意外と少ない．今後の進歩に期待したい．

18・4 装着用プロテーゼの禁忌

プロテーゼを用いてはならない場合として，秋山（1973）は，次の条件をあげている．現在でも変わらない．
①年齢的に小さ過ぎて，装着が無意味な場合
②プロテーゼの意義，目的が理解できない人
③プロテーゼに過大な期待をかける人
④プロテーゼ装着で再び創面を作る可能性のあるとき
⑤手術で修復可能な場合

18・5 プロテーゼの備えるべき条件

A. 人工装着物 epithesis

①周囲との境界が目立たないもの
②染色性がよく，変色しないもの
③皮膚，粘膜のようなやわらかさのあるもの
④しっかり固定できるもの
⑤耐水性，耐汗性，耐唾液性，耐溶剤性のあるもの

410　第**18**章　プロテーゼ形成術

⑥耐熱性，耐冷性のあるもの
⑦摩擦などに対する疲労の少ないもの
⑧組織刺激性のないもの
⑨その他

B. 人工埋入物 implant

①長時間生体内で為害作用のないもの
②生体内で材質的変化を起こさないもの
③消毒しやすいもの
④加工しやすいもの（硬軟，重さ，大きさ，形など）
⑤非吸収性のもの
⑥挿入後，必要に応じて取り出せるもの
⑦機械的影響に安定なもの
⑧癌誘発性のないもの
⑨アレルギー源にならないもの
⑩その他

18•6　プロテーゼの種類

❶プロテーゼの種類

　プロテーゼには（**表18-6-1**）のように，いろいろな立場から異なる分類が行われている．

a.　埋入用プロテーゼ implant
　組織内に挿入して修復の目的を達するもので，隆鼻用プロテーゼはその例であり，implant material とも呼ばれている．

b.　装着用プロテーゼ epithesis
　義眼のように，身体の外にとりつけるものである．

c.　一時的プロテーゼ temporary prosthesis
　永久にプロテーゼを用いるまでの限られた期間（たとえば傷が治るまでなど）に用いるものである．

d.　一次的プロテーゼ transitional prosthesis
　外科的治療の補助としての役目を果たすもので，たとえば骨組み用，固定用，あるいは欠損部を外科的治療の始まるまで被覆する目的に用いられる．

e.　永久的プロテーゼ permanent prosthesis
　外科治療の不可能な場合に，欠損組織の代わりに永久に用いるものである（**図18-6-1**）．

❷プロテーゼの材質

　プロテーゼの材料としては，現在，合成樹脂，特にシリコン系合成樹脂が用いられることが多く，症例によってはアクリル系合成樹脂，特殊合金（チタンなど），歯科用陶土，

表18-6-1　プロテーゼの分類

1. 生体との位置的関係による分類
　1）埋入用プロテーゼ implant
　2）装着用プロテーゼ epithesis
2. 時間的関係による分類
　1）一時的プロテーゼ temporary prosthesis
　2）一次的プロテーゼ transitional prosthesis
　3）永久的プロテーゼ permanent prosthesis
3. 性状用途による分類
　1）線維状：縫合糸，人工血管など
　2）液状：隆房用，除皺用など
　3）固形状：人工関節，隆鼻用人工骨，人工軟骨など
　4）スポンジ状
4. 材料による分類
　1）特殊合金
　2）石　膏
　3）硝　子
　4）象　牙
　5）セラミック
　6）ハイドロコロイド印象材
　7）ワックス
　8）ラテックス
　9）天然樹脂
　10）合成樹脂
　　a）ビニール系
　　b）アクリル系
　　c）シリコン系
　　d）そ　の　他

アパセラムも用いられるが，他はプロテーゼとしては使用されていない．型取りの目的には石膏，ワックス，各種合成樹脂などが利用される．

18•7　埋入用プロテーゼ・フィーラー
implant material, filler

　註①：フィーラー法をどの治療法に分類するか，議論になるところであるが，「皮面形成術 dermoplasty が，皮膚の表皮および真皮中層位までに侵襲を加えることによって治療目的を達する方法である」という皮面形成術の定義からいえば，フィーラー法は，フィーラーを真皮のなかに注入し，皮面を整えることではあるが，皮面には侵襲を加えないことから，この定義から離れることになるし，しかも，フィーラーが脂肪を除けば人工資材によるものであること，皮膚に針を刺すから，プロテーゼに分類するのが妥当であろう．
　註②：filler については PRS, 118, Supplement の特集号が参考になろう．わが国でもいろいろな製剤が使用されて

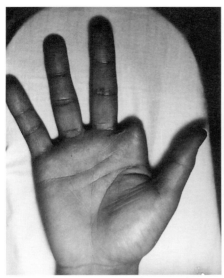 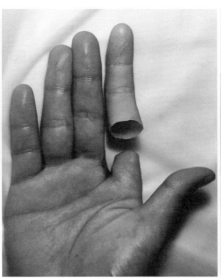 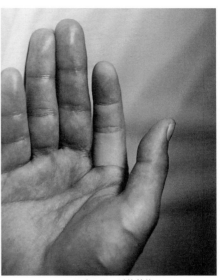

a：右示指欠損とプロテーゼ（ジメチルポリシロキサン，高弾性）　　b：患者の希望によりプロテーゼ装着　　c：プロテーゼ装着後

図18-6-1　手指用プロテーゼ

いる（市川ら2006）．

A. 埋入用プロテーゼ implant material, フィーラー fillers の種類

埋入用プロテーゼとしては，コラーゲン，ヒアルロン酸，silicone, dacron, polyethylene, nylon, gold, tantalum, titanium などいろいろなものがある．

このうち，注入用をフィーラーといい，以下のものがある．
① 自家フィーラー autologous fillers
② 他家フィーラー biologic fillers
③ 合成フィーラー synthetic fillers

今日，形成外科で注入用プロテーゼといえば，コラーゲン，ヒアルロン酸，非細胞性軟組織 acellular soft-tissue matrix を指す．最近，炭酸ガス注入による skin rejuvenation が報告されており，血中の炭酸ガス濃度の上昇により血流増加，局所酸素の増加，脂肪の酸化，分解促進，膠原線維の産生促進の作用があるという（Brandi 2001，征矢野2006，大森ら2007）．

B. 液状プロテーゼ injectable prosthesis

❶ パラフィン parafine

液状プロテーゼとしては，Gersunny（1900），Eckstein（1902）がはじめてパラフィン注射による形成術が報告されたが，まもなく paraffinom や thrombosis が起こること がわかり，使用されなくなった．日本では，1936年，久保の報告がある．特に戦後，いわゆる肉質注射と称して盛んに用いられたが，その結果，悲惨な例が相つぎ，形成外科学誕生への道を開いた．パラフィン系注射療法の合併症については，三好（1966），文入（1972）ら多数の人によって報告されており，単に，局所の変形，異常だけでなく，adjuvant 病様症状を起こすなど，全身的影響を起こすことで，人体への使用は絶対禁忌になっている．

❷ シリコン液 silicone filler

シリコン液は，乳房増大用，豊頬用，除皺用に用いられたことがあるが，Ben-Hur ら（1965）が，動物実験で腫瘍が発生することを発表して以来，シリコン液注射による異常報告例が相次いだ（Wustrack ら1979，河原ほか2005）（図18-7-1）（第30章-7「乳房形成術」の項参照）．

しかし，現在，米国FDAによって承認されているものに，AdatoSil 5000（Silicone），Silikon 1000（Silicone）があり，注入用フィーラーとして見直されてきてはいる（Born ら2013）．

註：シリコン silicone は，硅素 silicon（語尾に e がない）が酸素を間において次々に連絡し，いわゆるシロキサン siloxane（-Si-O-Si-O-）結合をし，さらにこの結合に2つのメチル基が結合したものが dimethyl siloxane といわれ，重合度，架橋密度を変えることによって polymer 化したものが dimethylpolysiloxane（DMPS）で，いろいろな硬度，弾性の物質を作ることができる．しかし，医療用，特に埋入用プロテーゼは medical grade といって為害性がまったくないように厳しく規制されている．

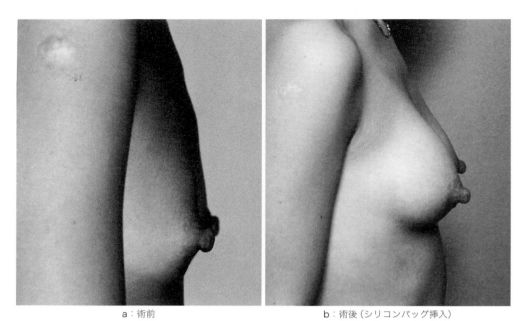

a：術前　　　　　　　　　　b：術後（シリコンバッグ挿入）

図18-7-1　乳房発育不全症に隆房術が施行されている

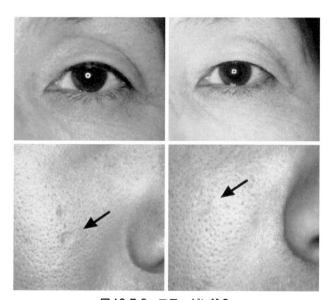

図18-7-2　コラーゲン注入

（原口和久氏提供）

なお，PL法（Product Liability 製造物責任法）も1995年7月より日本でも施行され，製品による事故は，メーカーに責任を問えるようになっている．

❸ コラーゲン（充塡剤 filler）collagen filler
a. **牛コラーゲン** bovine collagen, **アテロコラーゲン**
　　atelocllagen®, Zyderm®, Zyplast®
　Knappら（1976）により臨床研究がなされ，米国で1981年，日本で1987年使用が認可された．これはウシの純真皮コラーゲンを生食液と0.3％リドカインのなかに乳化 emulsifyさせたもので，主としてコラーゲンのType I（95％を構成，他の5％はType Ⅲ）から形成されている．

　市販されているものに，米国コラーゲン社製のZyderm I（35mg/mL），Zyderm Ⅱ（65mg/mL），Zyplast（glutaraldehyde cross-linked Zyderm collagen）（Allergan社製，米国）があり，コラーゲンの量により分けられている．日本では高研社のアテロコラーゲン（1％，2％，3％，6.5％の4種）がある（征矢野2013）**（図18-7-2）**．

　現在では，アテロコラーゲン以外使用されないようになった．ウシ由来，ブタ由来のコラーゲン製剤には3％の患者に皮内テスト陽性反応が出る（征矢野2015）．

b. **ヒト由来コラーゲン**
　Cosmoderm ™（Allergan社，米国），Humallagen®（MycoScience社製，米国），Acellular dermal material®，（AlloDerm, LifeCell社，米国），Dermalogen®（Collagenesis社，米国），Autologen®（Collagenesis社，米国），Isolagen®（Isolagen Tecnologies社，米国；線維芽細胞を増殖させたもの），Fascian：人の大腿筋膜張筋，Cymetra：人真皮；自己皮膚組織．

　ヒトコラーゲンは，新生児包皮を培養して生成されるが（宇都木ら2004），2003年，CosmoDerm I®, CosmoPlast®, その他が，米国FDAに承認されている．これらの製剤にも，リドカインが含まれ，注入時の疼痛を緩和するようになっている．本剤には遅延陽性反応もあり，皮内テストはもちろん，インフォームド・コンセントが必要である（征

矢野 2004). 2010 年 Cosmoderm ™は製造中止.

c. ブタ由来コラーゲン

Evolemce ™（Johnson&Johonce 社製, 米国）, TheraFill ™（3 %, 6 %, Sewon Cellontech 韓国）, Permacol®（Tissue Science Laboratories 社, 英国）, Fibrel（Mentor 社製）, Surgisis；ブタコラーゲン matrix. Evolence は 2010 年製造中止（征矢野 2013）.

Moon ら（2015）によると, ブタ由来コラーゲン porcine collagen は, ウシ由来コラーゲン bovine collagen と効果, 安全性に差がないという.

1) 適応

顔面の小じわ, たとえば口周囲, 眼尻のしわ, 痤瘡瘢痕, 水痘瘢痕, 皮下陥凹瘢痕などに用いられる. しかし, ステロイド投与患者, 膠原病患者は禁忌である.

治療効果は数ヵ月で減少する. 征矢野（2004）によれば皮膚の厚い額部, 鼻唇溝部は Zyderm®, Zyplast® がよく, 皮膚の薄い部分はアテロコラーゲンがよいという.

また, 征矢野（2015）は, 薄い皮膚には低濃度コラーゲン製剤や低架橋ヒアルロン酸製剤, 無添加多血小板血漿を用い, 厚い皮膚には高濃度コラーゲン製剤や高架橋ヒアルロン酸製剤, ハイドロキシアパタイトを, 陥凹が大きければ自家脂肪や bFGF 添加多血小板血漿, ポリカプロラクトン製剤を, 小さい陥凹には高濃度コラーゲン製剤や高架橋や高架橋ヒアルロン酸製剤, ハイドロキシアパタイト製剤と使い分けている.

2) テスト

皮内反応陽性率が, 約3%にみられるので, まず, 前腕皮内テストを行うが, 即時反応を診るほか, 遅延反応も起こるので4週後あるいは6週後（征矢野 1992）に再度, 皮内テスト反応が陰性であるかどうかを確認する. なお遅延反応については, 0.3～3% の報告がある（Charriere 1989, Siegle 1984, 征矢野 1992, 2013）.

3) 麻酔と注入法

伝達麻酔か, ペンレス®（貼付用局所麻酔薬）を使用する. 局所注射による麻酔では, 陥凹部がみえなくなることがあるので, 伝達麻酔にする.

注入は, 真皮内に行うが, コラーゲンをしわに沿って, 皮膚が白くみえるようになるまで入れる.

注入法としては, その形状から滴状 dropleting, 糸状 threading, 重層状 parallel linear threading などの方法がある. 少しずつ間をあけて, コラーゲンは多めに, ヒアルロン酸は控えめに注入するのがコツであるという（征矢野 2013）. 術後はしばらく圧迫のみで, 翌日には化粧も許可する. また, 注入直後白くなるが, 30 秒後に, もとの色に戻る程度がよいという.

4) コラーゲン注射の短所

①繰り返し注射が必要なこと

②ときにアレルギー反応があること, 0.5～6.2%に発赤, 硬結, 腫脹など（Moscona ら 1993）
③ビーズ反応
④点状出血
⑤紫外線反応
⑥月経前後に悪化する
⑦皮膚壊死（眉間に多い）（宇都木ら 2004）
⑧膿瘍形成
⑨遅延型陽性反応に注意
⑩陥凹の再発
⑪その他
などがある.

合併症の治療としては, ステロイドの内服, 外用, 紫外線予防などである（征矢野 1992）. この合併症のため, 次のヒアルロン酸療法に代わりつつある.

❹ヒアルロン酸製剤

a. 製剤

ヒアルロン酸は, 1934 年, Meyer らによって, ウシの眼内硝子体から分離された N- アセチルグルコサミンと, Na-D- グルクロン酸とが, グルコシド結合により重合した粘液性多糖類である（土井 2006）.

美容外科への応用は, 1996 年, Restylane が発売されて以来である. その他, Esthelis®, Fortelis®（Anteis 社製, スイス）, Juvederm®（Allergan 社製, 米国）, Restylane®（Q-med 社製, スウェーデン）, Hyaluronica®（Vital Esthetique 社, フランス）その後, いろいろな製剤が作られている（征矢野 2013）.

池田（2015）は, ヒアルロン酸を
第1世代（Hylaform など）
第2世代（Restylane, Puragen など）
第3世代（Juvederm, Teosyal など）
第4世代（Belotero, Stylage など）
第5世代（Cleviel）
に分類している.

b. 適応

液体シリコンの代替 filler として利用される. 通常,
①前額, 眉間, 目尻, 鼻唇溝, マリオネット線, などのしわ, に中等度ないし軽度の硬度のものを注入する.
②こめかみ, 涙袋, 頬部の陥凹, などの容量増大.
③硬めのヒアルロン酸にすれば, 隆鼻術, オトガイ増大などにも, 使用可能という（出口 2013）.
④下床に骨のあるところでは, 骨膜幹細胞を刺激して組織再生を促すという.

したがって, 顔面萎縮症, 限局性強皮症, 上顎変形, 小顎症（増子 2013）, などに適応がある.

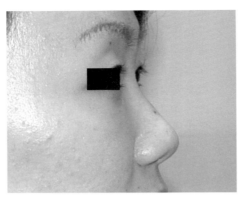
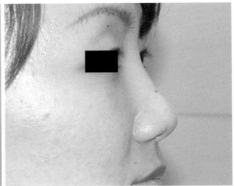

図18-7-3　ヒアルロン酸注入による隆鼻術例

(伊藤文子氏提供)

c. 禁忌
　免疫抑制薬や抗凝固薬内服者，糖尿病，膠原病，透析患者，心筋梗塞や脳梗塞既往者，など(山下 2011)．副作用として，血管栓塞，失明，アレルギー，凹凸，などがあげられている(出口 2013)．
　アレルギー反応は，皆無に近いが，可能性は否定できない．やはり注意は必要である(土井ら 2013)．

d. 注入層
　目的によって，真皮下層，皮下組織層，皮下脂肪層，筋層に分けられる．

e. 合併症
　副作用があれば，ヒアルロン酸分解酵素薬を注入して，ヒアルロン酸を分解する．
　ヒアルロン酸は，ムコ多糖類のため後遺症のない吸収性物質として，乳房形成にしばしば利用されているが，最近，桐生ら(2014)は，ヒアルロン酸注入後，硬結を生じた症例を報告，警鐘を鳴らしている．
　ヒアルロン酸は注入部位の血流の状況で貯留持続時間に差異があり，流れ出たり，変形もあり，要注意である．また動静脈閉塞の危険もある．

f. 術例
　図18-7-3，図18-7-4

❺脂肪注入
　第9章-3「脂肪移植術」の項参照．

a. 脂肪移植
　移植脂肪は，ヒアルロン酸など，バイオテクノロジーで作られたものと違い，生きた組織であり，血管内皮細胞や脂肪幹細胞を含み，再生能力を有し，アレルギー反応もない(吉村 2013)．一方では，乳癌の早期発見の妨げ，少量注入は別として乳房増大効果も明確でないと反対意見も多いという(百束 2015)．

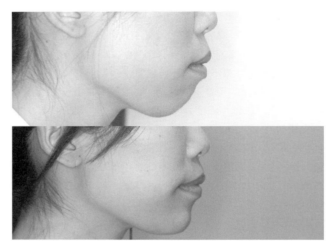

図18-7-4　ヒアルロン酸注入によるオトガイ増大術例

(伊藤文子氏提供)

b. 適応
　ロンバーグ病，頬痩身，乳房増大，ヒップリフト，手背増大(若返り)，などに用いられる(吉村 2013)．

c. 注入用脂肪作成
　脂肪の豊富なところから器械吸引，吸引 syringe に半分吸引したら生食液を吸引，syringe 内で洗浄後，これを縦にすると脂肪が上に浮いてくるので，血液を含む洗浄液を排出する方法もある．必要な量が得られるまで繰り返す．
　最近では，吸引脂肪を遠心して，上層の脂肪組織と下層の血球成分などに分離するので，上層を酵素処理して脂肪由来幹細胞を増加し，移植の効果を上げる方法がとられている(吉村 2008)．遠心器がなければ茶こしが使用されるが，細胞の破壊が多い．現在では，種々の遠心器が開発されている．また，酵素処理ができる機器も市販されている．

d. 脂肪注入法

1箇所3mm以下の塊くらいの大きさで，数珠状に少しずつ注入する．1箇所に多量注入すると生着せず，油滴になって残る．

e. 注入脂肪の運命

吉村（2013）によると，注入された脂肪は，無血管組織故，表面から100～300μmまでは組織液で生着するが，移植床からの血管再生がなければ壊死する．しかし，脂肪組織内の幹細胞は，3日は生存するので，それまで血管再生があれば生着する．1～1.2mmくらいの距離という．死滅細胞はマクロファージで貪食されるが，貪食されないと油滴，囊胞，石灰化の過程をたどるという．

f. 合併症

低生着，発赤，瘻孔，感染，拘縮，油滴，囊胞，石灰化，など，最近，いろいろな合併症が報告されるようになった（吉村2013，種子田2014ら）．

❻血小板血漿注入法（PP法 platelet plasma）

これは，もともと慢性潰瘍や褥瘡などの創傷治癒への応用から始まった方法で，血小板が活性化されると，いろいろなサイトカインを放出し，細胞の治癒を促進する．自家血液を使用するため，アレルギー反応はない．

a. 多血小板血漿注入法（PRP法 platelet-rich plasma）

PRPはKingsleyが1954年に使用したのがはじめで，その後Marxら（1998），Anitua（1999）が歯科領域でインプラント埋入時に用いたというが，形成外科領域での利用は，2004，2008年であるという（井上2016）．

1）作用

PRPは血小板内のα顆粒から放出された高濃度のサイトカインで，このなかのいろいろな増殖因子が有効成分の本体で，これを濃縮して使用するのがPRP療法である（井上2016）．これを製剤化したのがbFGF（basic fibroblast growth factor）である（製品名フィブラスト®スプレー，科研，日本）．

PRP内に含まれる増殖因子（FGF）は，血小板由来増殖因子（platelet-derived growth factor：PDGF），トランスフォーミング成長因子（transforming growth factor：TGF-β），上皮増殖因子（epidermal growth factor：EGF），血管内皮増殖因子（vascular endothelial growth factor：VEGF），インスリン様増殖因子（insulin-like growth factor：IGF）など複数のサイトカインの作用によるものとされている．これらの増殖因子が増殖部に働いて創傷治癒をもたらすものと考えられている（井上2016）．

2）適応

小じわ（縮緬じわ），中じわ，陥凹じわ，垂れじわ，表情じわ，などで，このうち小じわ，中じわ，がよい適応という（楠本ら2013，福ら2016）．鼻唇溝，眉間皺，などの陥凹じわには，従来の脂肪注入法の脂肪にPRPを混ぜて注入する（楠本2013）．PRPにより，脂肪注入の定着率を上げるためである．育毛（Uebelら2006，滝川ら2016）にも適応がある．

3）禁忌

貧血症，悪性腫瘍例という（林2013）．

4）作成法（林2013，楠本2013，山下ら2016）

PRP作成法には，いろいろな方法があり，決まった基準はない．たとえば，クエン酸入り採血管に採血（山下らは30～60mL採血し，末梢血6.5mLにクエン酸塩ブドウ糖抗凝固薬を1mL添加）で遠心し，上澄みの血漿成分を真空採血管に移し，再度，遠心し，沈殿した血小板PRPを利用する．さらに，このPRPのなかにbFGFを添加し，30G針で皮下注する．遠心法にはダブルスピン法とシングルスピン法がある（井上2016）．

PRP 1mLに対し，bFGFは20μg以下とする．適切な濃度に調整したPRPに適量のbFGFを添加することで，注入部位においてPRPがゲル化し，DDS（ドラッグデリバリーシステム）様機転を生じ，その結果，脂肪やコラーゲンなどの新生による高いaugmentation効果がえられるという（林，2013，小住2014）．

現在では，PRP作成キット（MyCells®PRP作成キット，Kay-light社製，イスラエル）が販売され，使用が容易になったが，問題点もある（久保田2015）．

作成されたPRPは，2%塩化カルシウム液を添加して活性化させ，創傷被覆材（テルダーミスなど）に5cm²あたり0.1～0.2mLの割合で浸透させ，創に貼付する．

通常は6倍に濃縮されているが，Marxは100万/μLを一定の治療効果が得られる基準としている（山下ら2016）．

5）評価

褥瘡，潰瘍には，比較的短期間で治癒が得られ，褥瘡の皮弁治療法の再発率60～70%に比べれば，PRP療法は第一選択といえるが，膠原病，放射線による潰瘍はPRPの適応ではないという（山下ら2016）．

楠本ら（2016）は，形成外科での新鮮創傷，慢性潰瘍のほか，美容外科では真皮層や表情筋，皮下脂肪の細胞活性化，育毛，歯科領域では歯槽骨の再生，整形外科では腱，筋，骨損傷に，外科では開創治療に，眼科では角膜損傷に，再生医療では幹細胞増殖にといろいろな領域での利用ができるとしている．

6）合併症

硬結，発赤，など．しかし，bFGFの併用すると別の副作用もあり，注意が必要である（飯尾2013）．

註：再生医療等安全確保法によってPRPも規制され，使用前に審査と承認を必要とする．

b. 乏血小板血漿（PPP法 platelet-poor plasma）

PRP作成時に廃棄される乏血小板血漿PPPを，熱によ

り硬化させ、ジェルとして利用する方法もある。PRP の作成キットも市販されており、PRP が不要であれば、これを除去すれば PPP を取得できる。韓国メルスモン社製のスロンボキット®、とプッシュマン®、エアマン®を組み合わせて容易に短時間で作成できる。また新鮮凍結血漿 fresh frozen plasma と PPP は成分的にほぼ同じという（以上、土井ら 2013 より）。

本法の短所は、吸収が早いこと、漿液腫、感染、などがある（土井ら 2013）。

C. ゲル状プロテーゼ gel prosthesis

❶シリコン

dimethylpolysiloxane（DMPS）を脂肪状の硬度になるように作られたもので、内田（1961）をはじめ数多くの報告があるが、注入物質の周囲に硬結ができるため、今日では用いられない。その代わりに、これをシリコン膜に充填して埋入させる後述のバッグ式プロテーゼが盛んに用いられたが、今日自己免疫疾患の問題から国によっては、使用を禁止している。

最近、ポリアクリルアミドハイドロジェルなどが、口唇増大術、乳房増大術に使用され始めているが（Duranti 1998, Cristensen 2003）、Cheng（2002）、杉本ら（2004）は、合併症を報告、その使用に警告を発している。現在使用禁である。

コヒーシブシリコンは、流動性が低く、シリコンバッグに入れて使用されているが、流動しないにしても、完全に保証されていない（百束 2015）。

日本では、ゲル充填人工乳房が承認されている（アレルガン社）。いろいろな形状（アナトミカル、ラウンド型）、表面構造（でこぼこのテクスチャータイプ、滑らかなスムーズタイプ）、中身の硬さ（コーヒーシブ 3 種）。

❷ハイドロキシアパタイト

これは、25〜45μm のカルシウムハイドロキシアパタイト顆粒 30% とキャリアジェル（カルボキシメチルセルロース 70%）からなるフィーラーで、Radiesse®（メルツ社製、ドイツ）がある。

人体為害性がなく、アレルギーもない。粘度が高いので 27G 以上の針を使用する。吸収が遅く、11〜18 ヵ月を要するという。

適応は、鼻唇溝、眉間、大きなシワ、隆鼻術、オトガイ隆起で、不適応は、皮膚の薄い人、小じわである（清水ら 2013）

術前に、リドカインクリームを塗布、あるいは、2% キシロカインを混注する。RADIESSE® は、27G 注射針を用い、

症例に応じて、①リニアスレッデイング linear threading 法、②扇状穿刺 fanning 法、③クロスハッチング cross-hatching 法、④ボーラス bolus deposition 法などを選択する（清水ら 2013）。

手術法については、他のフィーラーの注入法と同じであるが、カルシウムハイドロキシアパタイトの部位別注入法については、清水ら（2013）の論文を参照されたい。

❸ポリカプロラクトン

これは、吸収糸などにも使用される製剤で、カルボキシメチルセルロース（CMC）ジェルキャリアを使用したもので、生体内で水と二酸化炭素に分解されるが、吸収まで最大 2 年と、現在あるフィーラーでは最長である（池田ら 2013）。製剤としてはエランセ®がある。

エランセ®は、50% はコラーゲンに置換される。

適応は、額、こめかみ、頬、鼻唇溝、顎まわり、などで、眼瞼部などの皮膚の薄いところには使用しない（池田ら 2013）。使用に際して疼痛がある。

注入法は、マイクロカニューレを使用、2% E キシロカイン入りのエランセ®を 25G マイクロカニューレで注入するが、入れ過ぎに注意する。注射針でもよいが、出血予防が重要である（池田ら 2013）。

合併症として、発赤やアレルギーを起こすことがある。

D. 固形状プロテーゼ solid prosthesis

❶生体吸収性資材

a. polyglycoric acid

縫合糸として使用される（縫合糸の項参照）。

b. カットグット

縫合糸に使用されたこともあるが、今日では、形成外科では使用しない。

c. ポリ乳酸 poly L-lactic acid

体内で水と炭酸ガスに分解される。プレート、ネジ、ピンなどに利用される。Sculptra（poly-L-lactic acid：PLLA）（New-Fill®、Biotech Industry 社、ルクセンブルグ、米国 FDA 承認）がある。

これは、分子量 20 万、結晶で 40-50%、乳酸の炎症作用で細胞を活性化させ、コラーゲンを増加させる。体内で炭酸ガスと水になるが、吸収には 2〜3 年を要するので、ネジなどに使用すると抜釘の必要がない利点がある。骨接合用の吸収性プレートやスクリューとして用いられる。60℃以上で、可変性であり、形を変えることができ、米国では、声帯麻痺、尿失禁などにも承認されている（白壁 2003, 征矢野 2003, 市川ら 2006, 楠本 2015）。

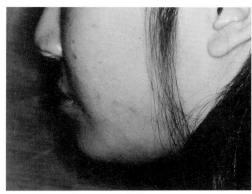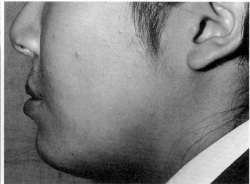

a：術前　　　　　　　　　　　　b：術後（シリコンブロック挿入）

図18-7-5　左唇裂手術後美容目的で隆鼻術，オトガイ形成術

❷非吸収性資材
① ナイロン（縫合糸など）
② ポリエステル（ダクロン縫合糸やゴアテックス人工血管など）
③ アクリル樹脂（脳外科など頭蓋欠損の修復に用いられるが，生体となじまない．滲出液貯留，血行障害，感染，瘻孔を生じることがある．その他義歯，人工爪などにも使用される）．骨セメント（poly-methyl methacrylate）など．形成外科領域でなく，整形外科，脳神経外科，歯科領域で使用されている（楠本2015）．
④ セラミックス（生体活性材料のハイドロキシアパタイト，生体不活性材料のジルコニア，アルミナなどがある）．
⑤ ステンレス（形成外科をはじめ，整形外科，胸部外科などで用いられている）．チタン（CT，MRI撮影で障害がない）などがある．

ステンレスに比べ腐蝕しにくい．頭蓋顔面外科で広く利用されている．

純度の高い純チタンとN，C，H，Fe，Oなどの不純物を含む通常チタンがある（楠本2015）．

E. シリコン系合成樹脂　medical silicone materials

固形用プロテーゼとしても，この医療用シリコン材の使用が主流を成している．

❶軟骨様DMPS
鼻形成，顎骨形成，胸骨形成などに用いる．しかし，オトガイ部にimplantを埋入した場合（図18-7-5），骨吸収が起こることが報告されているが（Robinsonら1969），この骨吸収も，歯槽部のほうが大きく（Freidlandら1976），implantと骨の間に線維組織が介在すれば小さくなり（Jokeら1973），しかも数ヵ月経てば吸収部周囲の骨硬化のため吸収が減少するという（Spira 1973）．

❷弾性DMPS
耳介形成，食道，血管，尿道などの形成や睾丸，顎骨，義眼台の形成に用いられる弾性のあるシリコンである．

F. 人工骨　artificial bone

骨代用として用いられる固定プロテーゼが，人工骨である．

その代表的なものは，セラミックとして，アルミナ，ジルコニア，ハイドロキシアパタイト（Apaserum；HAP）である．

❶成分
① ハイドロキシアパタイト（Hap），$Ca_{10}(PO_4)_6(OH)_2$を主成分とする．
② βリン酸三カルシウム（β-TCP）．
③ 両者の複合体でHap/TCP複合体セラミックがある．
（東ら1982，Ferranoら1979，久保ら1991，小室2007）．Hapはアパセラム®，ネオボーン，ボーンフイル，ボーンセラムなど，Hap/β-TCPはセラタイト®，β-TCPはオスフェリン®として市販されている（大西1991，矢沢ら2005，中島2005，篠田2007）．

製品形状としては，①緻密体 densと②多孔体porous-（孔サイズ100〜300μm，気孔率50〜70％）とがある．多孔体が広く使用されている（楠本2015）．

註；骨ペーストは術中に硬化させ人工骨にするもので，骨セメントは人工関節を生体骨に結合する樹脂である（小室2007）．

アルミナ，ジルコニアは生体親和性がよく，強靱なため，人工歯根に用いられるが，骨と化学結合しないので弛みが

出てくるため bioinert ceramics という．一方，水酸化アパタイト（HAp）やリン酸三カルシウム tricalcium phosphate-TCP）は骨親和性，骨伝導能を有し，bioactive ceramics と呼ばれるが力学的強度に劣る．

❷適応

したがって，長管骨や下顎骨の骨欠損部には強度のある緻密体がよく，onlay graft として用いる場合は多孔体がよい．高戸ら（1992）は水酸化アパタイトとリン酸三カルシウムの複合体（HAp/TCP）は，力学的強度を増し，骨親和性も骨誘導能もよいという．

顎顔面領域における骨変形の修復に用いられる．人工骨は，ブロックとしても粉末としても用いることができる．骨の間に挟み込む interposition 法として用いられる．また，最近の米国では声帯麻痺や尿失禁などに承認されている（市川ら 2006）．

最近はハイドロキシアパタイトとポリL乳酸で作った生体内吸収性材料もあり，骨接合材として利用されている（菊池ら 2003）．ペースト状人工骨は，リン酸カルシウム骨ペースト（calcium phosphate bone past：CPP）バイオペックス®，三菱マテリアル）として市販されている．本製剤は，ペーストとしての形状自由度はあるものの，強度は劣る．これを頭蓋骨再建に用いた清川ら（2005）の論文がある．

❸分類

①ブロック状アパタイト，②顆粒状アパタイト，③フィラー状アパタイト，④スチック状アパタイト，⑤既製品アパタイト，⑥カスタムメイドアパタイト custom made apatite などがあるので，適応によって使い分ける（小室 2007）．

❹ブロックの細工

特殊なグラインダーや回転ドリルを用いないと細工中に壊れやすい．顆粒状は小陥凹にフィブリン糊を混ぜて形を自由に作成できる．既製品には眼窩床用などがある．

顔面人工骨，高い親和性，骨面の再現性，加工性がよく，手術前に骨欠損に合わせた形状のものをX線，CT，3DCTから作成し，術中そのまま使用でき，手術時間を大幅に短縮できるし，脳外科的使用ではアクリル樹脂に比べて安定性があり，チタンメッシュと異なり，アーチファクトがない利点がある（小室 2007）．

❺使用上の注意

母床骨との適合性は改善されてきたが，ときに，段差，輪郭の透視，母床骨の吸収による陥凹 sinking などの問題が起こることがある．また，漿液腫 seroma の発生も厄介である．

❻禁忌，合併症

①血液疾患，②重症肝機能障害，③重症心腎疾患，④感染性疾患，⑤長期のステロイド，抗血液凝固薬などの使用例，など．

また，バイオペックスについては，企業説明書で235例中，脳梗塞2例，0.85％，感染1例，0.45％，漏出0.43％，腫脹0.43％，骨折破損0.43％，疼痛遅延0.43％であったという．

18·8 プロテーゼの臨床的応用

プロテーゼの臨床的応用については，実際編の各項を参照されたい（図 18-8-1，図 18-8-2）．

18·9 プロテーゼ埋入後の合併症

implant prosthesis は生体組織にとって異物であり，たとえ組織反応を最大限に少なくしてあるとしても，いろいろな合併症を起こす．

A. 合併症の原因

戦後，日本や外国でワセリン系注入剤が，アンダーグランド的に使用され，日本形成外科学会発会につながったことは記述したとおりであるが，その後も安全に注意されつつも，特異体質やその他で合併症が報告されてきた．

合併症の原因としては，implant の材質そのものが悪い場合がある．たとえ medical grade のものを使用したとしても，その製造過程に何らかの欠陥があった場合に起こる．

また，術者の手術技術にも大きく影響する．たとえば，血腫を作ったとか，皮下剝離が不十分であったとか，いろいろな技術の拙劣さがある．

しかも，両者が組み合わされた合併症もある（表 18-9-1，表 18-9-2）．

2011年，Alarm によれば，米国医師会の調査では，フィーラー注入の有害件数が4,430件中0.52％あったと報告している．

比較的安全といわれるヒアルロン酸，アクアミド®でも有害事象が報告されている．

最近では，PRPやフィブラスト注入による合併症，後遺症の報告も増加しているので要注意である．

18・9　プロテーゼ埋入後の合併症　419

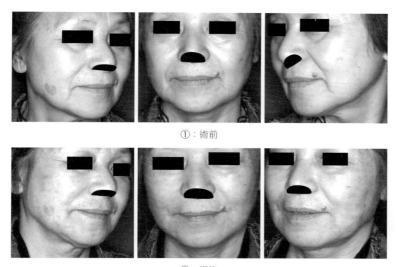

①：術前

②：術後

図 18-8-1
①：tear trough, 頬部, 鼻唇溝, マリオネットライン, jowl 内側にハイドロキシアパタイト（Radiesse™）を 1.3 mL 注入, 60 歳代女性, ②：術後

（清水祐紀氏提供）

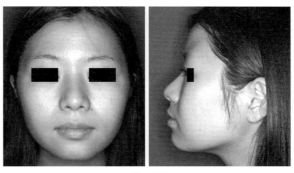

①：術前

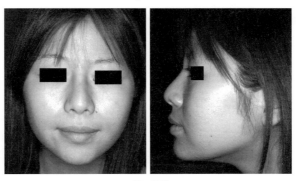

②：術後

図 18-8-2　ハイドロキシアパタイトフィラー（Radiesse™）による隆鼻, 隆頤術
①：隆鼻術, オトガイ前突術, 20 歳代女性, ハイドロキシアパタイト（Radiesse™）を鼻部にオトガイ部注入, 20 歳代女性, ②：術後

（清水祐紀氏提供）

第18章 プロテーゼ形成術

表18-9-1 合併症の原因

1. 技術的原因
2. 材質的原因
3. 技術的，材質的組み合わせ原因

表18-9-2 プロテーゼ使用後の合併症

1. 色素沈着	8. 皮膚萎縮
2. 透過	9. 偏位
3. 滲出液貯留	10. 形状変形
4. 血腫	11. 骨吸収
5. 感染	12. 穿孔
6. 硬結	13. 悪性化
7. 辺縁触診	14. その他

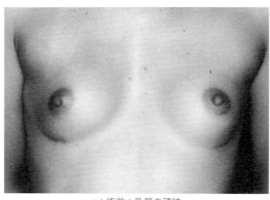 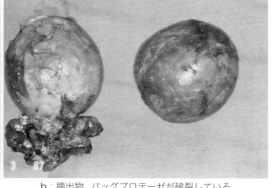

a：術前：乳房の硬結　　　b：摘出物．バッグプロテーゼが破裂している

図18-9-1　乳房増大術後の合併症

B. 合併症の種類

インプラント使用後として，表18-9-2のようなものが列挙される．そのうち代表的な合併症を，図18-9-1, 図18-9-2に示した．

C. 合併症の診断

通常，問診，視診，触診の他に，MRIを使用するが，X線，CT，超音波なども有用である．

野本ら（2015）によれば，
① ワセリン系，脂肪系はT1/T2がIso/Lowの右肩下がり，
② シリコン系，ポリアクリルアミド系はT1/T2がLow/Highの右肩上がりになるという．
③ 異物肉芽腫，形態，石灰化，膿瘍形成は，超音波検査．
④ また，アジュバンド様症状，各種免疫疾患の検査，核磁気共鳴分校法（NMR）なども必要である．

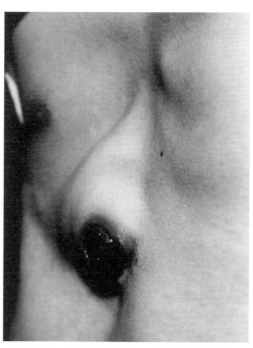

図18-9-2　シリコン注入による漏斗胸形成術後の合併症
シリコンが露出している．

18・10 エピテーゼ
epithesis

形成外科では，外科的再建が原則であるが，症例によっては，①基礎疾患などで外科手術が不可能な例，②技術的に不可能な例，③手術的再建より，エピテーゼのほうが簡単で，費用もかからないなどで，エピテーゼが選択される場合がある（図18-10-1）．

往時は，エピテーゼを作成しても，装着がしにくい，すぐ外れる，目立つ，などで装着されない場合が多かったが，現在では，接着技術も向上し，一時的に，あるいは，一次的にエピテーゼが利用されることが増加してきた．

エピテーゼの適応は，耳介，頭髪（wig），外鼻，眼窩，頬部，などが多い（Wilkesら 2013）．

歯科；植立されたインプラント界面が骨と一体化する現象としてosseointegrationなる概念ができているが，実際はチタン製釘を植立して，それにエピテーゼを装着する方法がとられている．歯牙については実用化されているが，形成外科的には，まだまだの感がある．

18・11 プロテーゼ，エピテーゼと再生医学

プロテーゼ，エピテーゼは，人工形成資材であり，将来は組織同化物になるか，遺伝子導入，ES細胞の利用などで再生医学の方へ向かうか，どちらにいくにしても，プロテーゼそのものがなくなるということは考えられない．（第1章「形成外科とは」参照）．

形成外科領域における再生医学については，これからの問題であり，著者自身も勉強中であり，本書としては割愛したい．

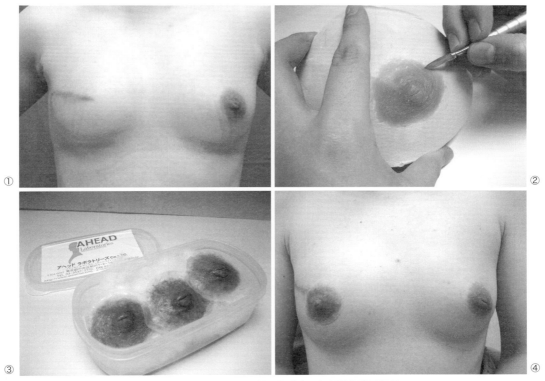

図18-10-1　20歳代女性．右乳癌．皮膚温存乳房切除
①：まず，expannderで皮膚を大きめに拡張，皮膚拡張後6ヵ月，インプラントを大胸筋下に挿入，組織拡張器とインプラントによる乳房再建後1年の状態，②：エピテーゼ作成，③：完成したエピテーゼ，④：のり付けしたエピテーゼ．

（黒木知明氏提供）

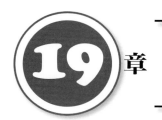

19章 先天異常 congenital anomalies

先天異常は，先天的に生じたヒトの身体的異常で，形成外科では，そのうちの表在性形態異常が対象になる．

註：これは，従来，奇形といわれていたものであるが，奇形を差別用語と捉えるかどうかの問題がある．先天性障害とすると，あまりに守備範囲が広く，また，本来は機能異常に対する言葉であるので，形態異常に使用するのは適切ではない．奇形を使用しないとすれば長い名称ではあるが先天性形態異常とするのが適切であろう．しかし，現在でも teratology 奇形学，teratoma 奇形腫，teratogen 催奇形物質という人もあり，今後検討を要する専門語である．

19·1 先天異常とは

一般に先天異常 congenital anomalies, birth defects には，出生時に認められる形態異常，いわゆる先天奇形 congenital malformation や，先天性代謝異常 inborn errors of metabolism などが含まれる（Moore ら 2003）．

しかし，形成外科で主として取り扱う先天異常とは，生下時に認められる正常と異なる形態，機能の可視的異常，および生後に発生する異常で，その原因が出生以前に求められるものを指し，生化学的あるいは顕微鏡的なものは含まない．

19·2 形態異常 malformation

形態異常は発生機転により次のように分類される（中津ら 2001）．

a. 先天異常 malformation
器官形成過程自体の異常による．これは次のように分けられる．
①形態形成不全 incomplete morphogenesis
②過剰形態形成 redundant morphogenesis
③異所性形態形成 aberrant morphogenesis

b. 破壊 disruption
正常に形成されたものが発生過程中の種々の外因により破壊されて生じる．頻度は新生児の1〜2％である．

c. 変形 deformation
発生過程における非破壊的外力による形や位置の異常で，子宮内で起こることが多い．頻度は新生児の1〜2％である．

d. 異形成 displasia
細胞からの組織発生と形態形成にいたる過程の異常による．しかし，定義は曖昧で，dysplasia より dysgenesis または dyshistogenesis 組織発生異常が使用される．なお，異栄養症，発育不全 dystrophy は，発生過程で異常分化するものをいう（中津ら 2001）．

19·3 複合異常の発生形態

複合（多発）異常については各異常の相互関連により次のように分けられる．

a. 連鎖 sequence
ひとつの形態異常からほかの異常が連鎖的に引き起こされた複合異常の集合．（たとえば，Pierre Robin sequence のように単一の原因による変形のため二次的に変形を起こすもの）．

b. 症候群 syndrome
これは，連鎖のように単独のものでなく，いくつかの連鎖が複合したものといえる．したがって発現異常も広域にわたる（たとえば，Apert 症候群のように単一の原因で多臓器の変形を起こすもの）．

c. 連合 association
複数の形態異常が1個体に非偶然的に出現するもので，連鎖や症候群ではないもの．たとえば，VATER 連合，CHARGE 連合などがある．

19·4 先天異常の種類

先天異常はその原因が人体発生の何時の時点で及ぶかによって4種に分けられる．
①遺伝子段階での遺伝子病 genopathy

②生殖段階での配偶子病 gametopathy
③胎芽段階での胎芽病 embryopathy
④胎児段階での胎児病 fetopathy

19·5 先天異常の頻度

現在，正確な発生頻度については不明であるが，おおよそ5％ぐらいと考えられている．

19·6 先天異常の原因

先天異常の原因は，大きく分けて遺伝因子と環境因子があるが，Wilson（1973）は，さらに単一遺伝子異常（頻度20％），染色体異常（3〜5％），環境因子（8％），多因子遺伝（65〜70％）に分けている．

また，平原（2001）によれば，特発性（原因不明）60％，遺伝性（メンデル多因子）20％，染色体異常6％，環境因子5〜10％（母体感染・疾患2〜3％，薬剤・化学物質・その他2〜3％）という．

A. 遺伝因子 genetic factors

❶単一遺伝子病
ひとつの遺伝子の異常によるもので，常染色体優性遺伝病，常染色体劣性遺伝病，伴性遺伝病などがある．メンデル型遺伝形式をとる．

a. 常染色体優性遺伝病 autosomal dominant inheritance
臨床上まったく健康な両親から生まれてくることが珍しくない，その多くは突然変異によるものと考えられており，遺伝性を否定するものではない．
理論上は，子供の50％に出現，骨格系統の異常が多く，短指症のあるもの，過剰指，裂手，裂足，mandibulo-facial dysostosis（Treacher-Collins syndrome），craniofacial dysostosis，，Waardenburg 症候群，Marfan 症候群，Ehlers-Danlos 症候群， von Recklinghausen 病などがみられる．他の内臓や知能には障害が少ない（塩田 2001）．

b. 常染色体劣性遺伝病 autosomal recessive inheritance
両親が近親婚であると，共通の祖先が持っていた変異遺伝子がホモ接合になり発症する可能性が高くなる．一般に，優性遺伝病に比べ，生命に関連する重症が多い．

子供の25％に出現，Laurence-Moon-Biedle 症候群，Hurler 症候群など．

c. 伴性遺伝病 sex-linked inheritance
男性側のX染色体に坐位した遺伝形式で，X連鎖遺伝ともいわれ，優性と劣性があり，それによって遺伝様式が異なる．通常，男性に症状が出現し，女性はその搬体になる．Hunter 症候群，血友病，筋ジストロフィなどがある．

❷染色体異常
本症に共通するのは身体発育不全，精神発達遅滞，多発奇形，皮膚紋理の異常がみられる（塩田 2001）．

a. 染色体数の異常
ヒトは，精子と卵子の受精に始まり，細胞分裂を繰り返し，固体となる．ヒトの細胞は，両親より23個ずつの染色体をもらい，合計46個であり，各々22対の体染色体44個と2個の性染色体とからなる．性染色体は，女性がXX，男性がXY である．染色体は光学顕微鏡でみえる構造体であり，1バンドに数多くの遺伝子がのっているので，1染色体の1バンドの異常で，それだけの遺伝子異常を起こすことになる．染色体検査（G-banding）のほか，FISH 検査，サブテロメア検査などが行われる．
数の異常は，細胞分裂時に突然変異として性，体染色体のどちらにも起こりうるし，しかも重篤なものが多い．たとえば，Trisomy（染色体の分割異常で Trisomy 21-Down 症候群，Trisomy 13-Patau 症候群，Trisomy 18-Edwards 症候群），Monosomy（染色体の数の異常で Turner 症候群 XO，Mosaic（1個体に複数の染色体構成の細胞が混在），Kimera（1個体の細胞が2つの異なる細胞で形成されるもの）などがある．
母親の年齢が35歳以上になると発生率が高くなる．

b. 染色体構造の異常
染色体構造の異常として，転座 translocation，逆位 inversion，欠失 deletion，重複 duplication などがある．

1）遺伝子の位置異常 translocation
遺伝子が対となる染色体以外の染色体に移行するもの．Down 症候群の3〜4％は転座型の Trisomy によるといわれている．

2）環状染色体 ring chromosome
染色体が環状にくっついたもの．

3）隣接遺伝子症候群
単一遺伝子病と染色体異常症との中間型で，tricho-rhino-phalangeal 症候群，CATCH22 症候群，XY 症候群，XXX 症候群などがある（秦 2000）．

❸ミトコンドリア遺伝（細胞質遺伝，母系遺伝）
ミトコンドリア遺伝子によるもの．メンデルの遺伝形式に従わない．ミトコンドリア脳症などがある．

B. 環境因子 environmental factors

①感染：風疹 rubella, 痘瘡 small pox, 水痘 varicella, サイトメガウイルス cytomegalus, 住血胞子虫病 toxoplasmosis, ヘルペス herpes zoster or simplex, インフルエンザ influenza, 流行性耳下腺炎 mumps, 麻疹 measles, パウルボウイルス B19, トキソプラズマ, 梅毒, AIDS などがある.

②放射線

③薬物：サリドマイド thalidomide, アルコール, マイレラン（抗悪性腫瘍薬），ワルファリン（クマリン誘導体），ヨード剤やプロピルウラシル（抗甲状腺薬），アミノプテリン aminopterin, 抗痙攣薬, 副腎皮質ホルモン薬, 性ホルモン薬, 非ステロイド抗炎症薬, アンジオテンシン転換酵素（ACE）阻害薬, レチノイン酸（V-A 誘導体），メチル水銀, ポリ塩化ビフェニン（PCB），その他いろいろな催奇剤など.

④喫煙, 飲酒

⑤環境ホルモン

⑥母体の疾患：糖尿病, 甲状腺機能低下, 結核, 貧血, 栄養障害, 子宮内機械的原因（羊膜索や臍帯絞扼, 子宮発育不全や形態異常など）.

C. 多因子遺伝子遺伝

単一の遺伝子でなく, 2つ以上の遺伝子が関与し, 複数の遺伝因子と環境因子が複雑に絡み合って発現する異常と考えられている. 先天異常を起こす原因のなかで最も多い. 唇裂口蓋裂, 尿道下裂, 多合指症などがある.

19・7 形態発生 morphogenesis

A. 受精期

精子と卵子が接合 conjunction し, 受精卵となる.

B. 胚芽形成期

受精卵は, 分割を繰り返し, 器官を形成するまでで, 最初, 桑実 morula となり, さらに胚盤胞 blastocyst となって, 受精1週目頃には子宮壁に着床し, 胎芽 embryo を形成する.

受精2週目頃には, 内胚葉, 外胚葉をつくり, 2層性となり, 3週目頃には中胚葉ができ, 3層性胚盤となり, 表19-

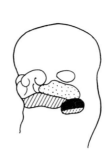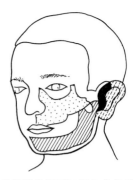

図19-7-1 18 mm 胎児の第1, 2鰓弓ならびにそれより発生する顔面部位

(Grabb WC : Plast Reconstr Surg 36 : 485, 1965 より引用)

7-1, 図19-7-1のような器官へと変化していく.

環境因子が影響するのは, 8週目頃までで, 器官の発生の胚子期で, その後は胎児期で各器官の分化, 成長に影響する.

主な器官形成が起こる受精後3〜8週は環境因子に対する感受性が最も高くなり, 形態異常発生の臨界期と考えられているが, 個々の器官によっても異なる臨界期を持っている.

C. 外鼻, 口唇の発生

口唇は胎生8週頃までに形成される（図19-7-2）. 口唇は顔面突起が癒合 fusion するのではなく, 隆起 merging で形成されるという考え方が多い（図19-7-3）（第26章-1-E「唇裂・口蓋裂の発生」の項参照）.

D. 口蓋の発生

口蓋は胎生12週頃までに形成される（図19-7-4）（第26章-1-E「唇裂・口蓋裂の発生」の項参照）.

E. 耳介の発生

耳介の発生は, 胎生6週頃に6個の耳介結節あるいは耳介小丘 auricular hillock が発生し, お互いに癒合して形成されるが, その耳介結節が左回り（Wood-Jones1934）に癒合するのか, 右回り（見寺1982）に癒合するのか意見が分かれている（図19-7-5）.

F. 四肢の形成

四肢は胎生24日頃に上肢芽 limb bud が, 28日頃下肢芽

第19章 先天異常

表19-7-1 鰓弓,鰓溝,鰓嚢からの分化

	外胚葉	中胚葉	内胚葉
第1鰓弓	表皮(頬,下顎,耳介前半) 粘膜(口唇,口腔,舌体) 三叉神経 唾液腺 歯(エナメル質) [皮膚(外耳道) 鼓膜(皮膚層)]	筋(咀嚼筋,顎舌骨筋,鼓膜張筋,口蓋帆張筋,顎二腹筋前腹) 骨(上顎骨,口蓋骨,下顎骨,ツチ骨,キヌタ骨),蝶下顎靱帯 軟骨(耳珠,耳輪脚) 歯(象牙質,セメント質) 鼓膜(放射状層,輪状層) 顔面動脈の一部	粘膜(口腔側壁および底) [耳管 鼓膜(粘膜層) 鼓室 乳突洞および蜂窩]
第2鰓弓	皮膚(耳介後半,上頸) 顔面神経,内耳神経	筋(表情筋,頭蓋表筋,耳介筋,茎突舌骨筋,顎二腹筋後腹,アブミ骨筋) 骨(アブミ骨,茎状突起,舌骨小角,舌骨体の一部),茎突舌骨靱帯 軟骨(耳輪,対耳輪) 舌動脈,アブミ骨技	粘膜(舌根,咽頭の一部) (舌盲孔および甲状舌管) [耳管鼓室陥凹 口蓋扁桃 粘膜(扁桃表面および陰窩)]
第3鰓弓	皮膚(中頸) 舌咽神経 [胸腺皮質,胸腺小体]	筋(上咽頭収縮筋,茎突咽頭筋) 骨(舌骨大角,舌骨体の一部) 総頸動脈,内頸動脈	粘膜(舌根,咽頭喉頭部,喉頭蓋の一部) [下上皮小体,胸腺細網 梨状陥凹]
第4鰓弓	迷走神経	筋(下咽頭収縮筋,茎突咽頭筋) 軟骨(甲状軟骨,楔状軟骨,喉頭蓋) 大動脈弓(左),鎖骨下動脈(右)	粘膜(舌根,咽頭,喉頭蓋の一部) [上皮小体 甲状腺葉]
第5鰓弓	皮膚(下顎) 副神経	筋(喉頭筋の一部) 軟骨(小角軟骨,披裂軟骨,輪状軟骨) 肺動脈,動脈管	粘膜下(リンパ様組織) 肺

[ ]内は鰓溝,鰓嚢由来.

(木本誠二(監修):現代外科学大系,28巻,中山書店,p56,1972;Moore KL,瀬口春道(監訳):ムーア人体発生学,医歯薬出版,p229,2003を参考に著者作成)

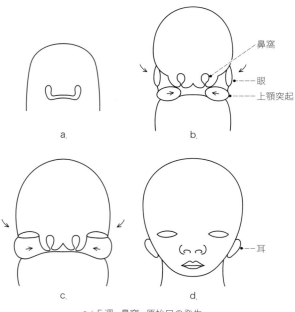

a:5週.鼻窩,原始口の発生.
b:6週.眼は外側にある.
c:7週.各突起の癒合.
d:10週.耳は下方に位置する.
図19-7-2 外鼻,口唇の発生

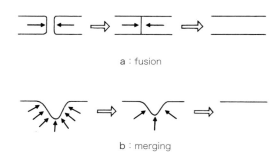

図19-7-3 顔面発生メカニズム
a:顔面の突起が発育ならびに癒合fusionして顔面が発生する.
b:組織は,周囲より隆起mergingするように中胚葉が導入,形成される.

が体壁腹側にでき,33日頃には手板となり,38日頃には指放線がみられ,apotosisにより次第に分離,54日頃には指が形成される(図19-7-6).

G. 外生殖器の発生

哺乳動物の性分化はもともと雌型であり,精巣決定因子の働きで4週胚の頃中腎から中腎管(ウォルフ管;男性原

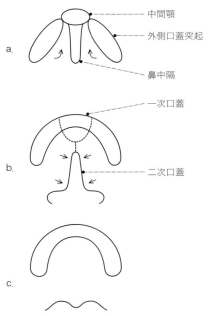

a : 6週. 口蓋突起はみられない.
b : 10週. 口蓋突起の癒合.
c : 12週. ほぼ完成.

図 19-7-4　口蓋の発生

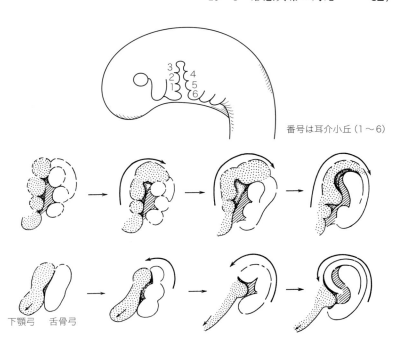

図 19-7-5　耳介小丘からの耳介の発生模式図
上列は His, 下列は Wood-Jones の説. 見寺によると Wood-Jones の説が正しい.
（西村秀雄：形成外科 17：453, 1974 より引用）

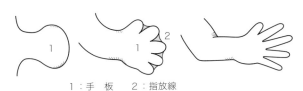

1：手板　2：指放線
図 19-7-6　上肢の発生
（鬼塚卓弥（監修）：標準形成外科学, 医学書院, p178, 2000 より引用）

基), 中腎傍管（ミューラー管；女性原基）が作られ, 外生殖器は排泄腔膜前端に生殖結節, その両側に生殖ヒダ, その外側に生殖隆起を生じ, それぞれの外生殖器が形成される**(図 19-7-7)**. すなわち, 男性ホルモン分泌で女性原基が消失し, 生殖茎から陰茎が, 生殖ヒダから尿道が, 生殖隆起は癒合して陰嚢になる. 女性では生殖茎から陰核が, 生殖ヒダから小陰唇が, 生殖隆起から大陰唇が作られる（秦 2000）.

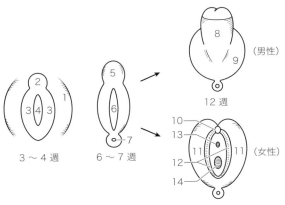

図 19-7-7　外生殖器の発生
1：生殖隆起, 2：生殖結節, 3：尿生殖ひだ, 4：排泄腔膜, 5：生殖茎,
6：尿生殖膜, 7：肛門膜, 8：陰茎, 9：陰嚢, 10：陰核, 11：大陰唇,
12：小陰唇, 13：尿道口, 14：膣口
（秦　維郎：標準形成外科学, 鬼塚卓弥（監修）, 医学書院, p178, 2000 より引用）

19・8　形態異常の対応

A. 形態異常児の親の対応

形態異常児を持った親はショック, 否認, 悲しみと怒り, 適応, 再起の過程を繰り返しながら対応が進む（巽 2001, 佐藤 2005）.

B. 形態異常児の対応

いろいろな心理的葛藤を起こす.

19・9 遺伝相談

先天性形態異常児を持った親や家族は，その原因や誰の責任なのか，次の子は大丈夫なのかを知りたがるものである．この遺伝カウンセリングを慎重に行っておかないとお互いに不幸な結果になることがある．遺伝因子についての知識と患者とのパートナーシップで治療を進めていくべきである．

場合によっては専門の遺伝カウンセラーの協力も必要である．

註：なお，日本にはヒトゲノム，遺伝子解析研究に関する倫理指針があるが，各学会で作成された指針を参考に遺伝子検査 genetic testing を慎重に行わなければならない．この検査のフローチャートが日本医師会（2016）より出されている．

A. 出生前診断 prenal genetic screening

出生前診断は，1966年，Steele の動物実験，1968年の Valenti の羊水検査に始まるという（左合 2015）．しかし，形成外科的には，先天異常を出生前に診断して，出生前に対応することは領域外であるが，先天異常の患者が来院した場合，カウンセリングを迫られることもあり，ある程度の知識は必要と思われる．

B. 出生前診断検査

主として，遺伝子検査であるが，生殖細胞系列変異（個体形成細胞の変異），体細胞変異（後天的遺伝子変異），病原体遺伝子検査（感染性病原体検出）がある．通常，出生前検査といえば生殖細胞系列変異の検査である（左合 2014）．

a. 形態学的検査
- 超音波検査
- MRI 検査（胎児の中枢神経，頸部，肺，腹部などの疾患精査）
- ヘリカル CT 検査（胎児の骨系統疾患の精査）

b. 遺伝学的検査（染色体，遺伝性，先天性などの疾患検査）

1) 侵襲的・確定的検査

①羊水検査，②絨毛検査，③胎児採血，④胎児生検，⑤着床診断．

2) 非侵襲的・非確定的検査

①超音波マーカー検査（NT 検査），②母体血清マーカー検査，NIPT（母体血胎児染色体検査），③口腔粘膜．

C. 診断後の対応

先天異常の診断後は，医療側，患者側，社会側の諸問題があり，倫理的問題もあり，遺伝カウンセラーをはじめ専門家への紹介になろう（なお，出生前診断については，日医雑誌，第143巻，第6号，2016に特集がある）．

19・10 発育相談

先天性形態異常児の発育は正常児に比べて異常な場合があり，特に心肺疾患や他臓器疾患を合併している場合は発育が悪く，そちらの治療が優先されるので小児科医との連携も大切である．

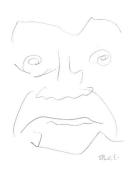

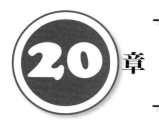

20章 形成外科に関連のある皮膚疾患
skin diseases related to plastic surgery

ここでいう皮膚疾患とは形成外科に関連のある皮膚科的疾患であり，皮膚腫瘍のほか，手術を要するものが対象になる．

註：形成外科関連の皮膚疾患の分類については異論もあると思うが，本章の記載順序として上野（2002）の分類を参考にし，腫瘍を主に記載し，その他著者が形成外科医にとって必要と思う項目をピックアップした．また，稀有なものでも形成外科学関連誌で報告されたものについては列記した．独断選択は許されたい．また，形成外科領域で皮膚腫瘍を取り扱う分野を腫瘍形成外科 oncoplastic surgery という人もいるが，本章の内容については昭和大学医学部皮膚科学教室，病理学教室，歯学部病理学教室の先生に専門的チェックをいただいた．疾患によっては，該当の章にも重複記載して，理解しやすいようにした．

20・1 皮膚腫瘍の分類

a. 皮膚腫瘍の発生学的分類
皮膚腫瘍は，外胚葉性 ectodermal（上皮性 epithelial，神経性 neural）と中胚葉性 mesodermal（間葉系 mesenchymal）に分けられる．上皮性のなかでは，表皮ならびに皮膚付属器から発生するものがある．

b. 良性 (benign) と悪性 (malignant) 分類
西野（2004）は，腫瘍を生体細胞の自律的な過剰増殖と定義し，生体に悪影響を与えるかどうかで良性，悪性に分け，悪性でも上皮性悪性腫瘍を癌腫，非上皮性を肉腫，総じて『がん』と説明している．

c. 先天性，後天性的分類
皮膚の先天性異常的なものを母斑，母斑症というが，良性腫瘍との区別について，小川（2004）は，次のように分けている．
① 母斑：生下時か思春期が多い，正常に近い分化度で，増大なしか，ごく緩徐である．母斑症には遺伝するものもある．
② 良性腫瘍：どの時期にも生じ，母斑より未分化，増大は緩徐，遺伝はほとんどない．

d. 各世代的顔面腫瘍の分類（中岡2013）
1）生後から小児期まで
皮様嚢腫，乳児血管腫，石灰化上皮腫，スピッツ母斑，若年性黄色肉芽腫，副耳．

2）思春期から青年期
色素性母斑，脂腺母斑，粉瘤，脂肪腫，ケロイド，などが多い．

3）中高年期から老年期
脂漏性角化症，黄色腫，骨腫，基底細胞癌，有棘細胞癌などが多い．

診断上の参考になろう．

20・2 皮膚腫瘍の診断

形成外科でも，皮膚腫瘍の手術をする以上，最低限の皮膚科的知識，診断技術は必要であろう．症例によっては皮膚科に紹介したほうがよい場合もあるし，皮膚科から協力を依頼される場合もある．

A. 腫瘍診断

❶ 自覚症状
良性の80％，悪性の70％が無痛性であり，診断の決めてにならない（中馬2005）．しかし，疼痛があれば，ANGELの指針に従うと便利である．すなわち A（angiolipoma, angioleiomyoma），N（neuroma, neurilemmoma），G（glomus tumor, granular cell tumor），E（eccrine spiradenoma など），L（leiomyoma）の頭文字で，良性腫瘍が多い．しかし滑膜肉腫，悪性末梢神経鞘腫瘍のように疼痛を伴うものがある（中馬 2015）．おおよその参考である．

❷ 既往歴
特に日光曝露歴の有無など．白人では紫外線との関与は強いが，黒人，日本人では関与は少ないと考えられている（岩月ら 2015）

註；異常感覚と痛みに関する用語

用　語	和　訳	
alldynia	アロディニア	痛みを感じない刺激によって生じる痛み
analgesia	痛覚消失	痛みをきたすような刺激に対して痛みを感じないこと
analgesia dolorosa	有痛性感覚脱失	感覚消失部位あるいは領域に感じられる痛み
dysesthesia	不快伴う異常感覚	自発性の，あるいは誘発される不快な異常感覚
hyperalgesia	痛覚過敏	通常痛みを惹起する刺激に対して疼痛感覚亢進状態
hyperesthesia	感覚過敏	特別な感覚を問わず，刺激に対する感受性亢進状態
hypoalgesia	感覚鈍麻	痛みを起こす刺激に対して痛みを弱く感じること
hypoesthesia	感覚鈍麻	刺激に対する感受性の低下
paresthesia	異常感覚	自発的な，あるいは誘発された異常な感覚

（上村哲司ほか（編）：下肢救済マニュアル，学研メディカル，東京，2015より引用）

❸ 臨床所見（視診 inspection，触診 palpation）
① 数：単発 solitary，多発 multiple
② 形：円形，楕円形，多角形，不整形など
③ 大きさ：米粒大，小豆大，母指大，手掌大など
④ 隆起性：扁平隆起性，ドーム状，半球状，有茎性，広基性など（高いと悪性を疑う）
⑤ 表面の状態：びらん，潰瘍，角化，痂皮，壊死物質の有無，また表面不整，辺縁不整，浸潤は悪性を疑う．
　(1) 上皮系は表面がざらざら，あるいは乳頭状が多い．
　(2) 真皮深層，皮下の腫瘍：表面は膨らむが，表皮の性状や色は正常に近い．
⑥ 色調
　(1) メラニン色素系：黒，褐，青色
　(2) 血管系：赤，暗色
　(3) 脂腺系：橙黄色〜黄白色が多い．
⑦ 硬さ：軟，硬，緊張性，波動性，弾性など
⑧ 配列：限局性，播種状，集簇性，びまん性など
⑨ 発生部位
⑩ 自覚症状
⑪ 皮疹の誘因，経過

❹ 全身検査法

❺ 局所検査法
　a. 硝子圧法 diascopy
　b. 皮膚描記法 dermography
　c. ダーモスコピー検査 dermoscopy
　上皮系良性腫瘍は，ダーモスコピーが有用であるが，特に hairpin vessels は，他の色素病変と鑑別できる構造で，悪性黒色種や基底細胞癌などの悪性腫瘍との鑑別に有用というが，組織学的診断がより確実である（黒川ら 2011，橋本ら 2015）．たとえば，母斑細胞母斑では色素沈着が皮溝平行パターン parallel furrow pattern であるが，線維状パターン

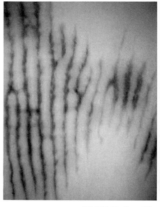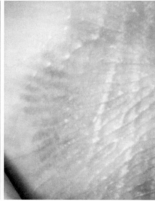

図 20-2-1　ダーモスコピー所見
左：色素性母斑のダーモスコピー所見，parallel furrow pattern 皮溝に色素沈着
右：末端部黒色腫のダーモスコピー所見，parallel ridge pattern 皮丘の色素沈着

（末木博彦氏提供）

fibrillar pattern を示すこともあり，悪性黒色腫の特徴である皮丘平行パターン parallel ridge pattern との区別が難しいこともあるという（阿部ら 2015）(図 20-2-1)．

　ダーモスコピー使用上の注意として（山本ら 2009），裸眼で大体の臨床診断をしておく，不確実なものは生検，鱗屑や痂皮は粘着テープで除去しておく，モニター上で拡大，再検討するとよい（表 20-2-1）．

　日本では 2006 年 4 月より保険適用（飯島 2015）．

　d. 知覚検査
　e. 機器的検査
　　1) 超音波診断法
　無侵襲性の検査法で，実質性か嚢状かの区別，大きさや輪郭，位置，他組織との関係．カラードプラで血流の有無や流速，パルスドプラで動脈波形を検出．

　清原（2015）は，超音波法の有用性として，①リアルタイムに，②非侵襲性，③移動が容易，④ 0.1 mm 精度の高い空間

表20-2-1 ダーモスコピーのパターン

全体構造	reticular pattern		
	globular pattern		
	cobblestone pattern		色素小球が敷石状に分布
	homogeneous pattern		圧迫しても均一にみえる
	parallel pattern		皮溝優位に平行線状にみえる場合は色素性母斑
	starburst pattern		周囲に向けて放射状に細かい線条が分布. Spitz母斑に特徴的
	multicomponent pattern		多数の色素濃淡や多構築. 悪性所見のひとつ
	unspecific pattern		
細部構造	pigment network	typical	規則的なnetwork. 良性を示唆
		atypical	不規則的なnetwork. 悪性を示唆
	negative pigment network		圧迫により脱色素のnetwork. Spitz母斑によくみられる
	pseudonetwork	typical	有毛部における毛包一致の色素脱失
		atypical	全体構造はnetworkだが色素の濃淡が強い. 悪性を示唆
	streaks	regular	
		irregular	
	dots/globules	regular	
		irregular	
	hypopigmentation	localized：focal	
		localized：regular multifocal	
		localized：irregular multifocal	
		diffuse	
	blue-whitish veil		灰青色や灰青白色の領域. 悪性黒色腫に特異的な特徴
	regression structures		瘢痕様の白色領域は線維化. 悪性黒色腫に特徴的

(安田　浩ほか；形成外科58：13-22, 2015より引用)

分解能, ⑤カラードプラ法／パワードプラ法による悪性, 良性の鑑別, ⑥硬さの評価, ⑦3D, 4D画像での診断, ⑧皮膚, 皮下, 腫瘍の原発巣, ⑨リンパ節の悪性度, 腫瘍の評価, ⑩センチネルリンパ節生検の術前評価, ⑪胎児奇形の出生前診断など多彩にわたって利用できるという.

しかし, 限局性病変を除き, 病変の広がりを見るのは困難で, low-flow typeの血管奇形VMのみ明瞭な血流を認めにくい (山本ら2009).

2) CT (computed tomography)

病変の広がり. 浸潤の深さ.

①3DCT angiography：AVMなどの病変を立体的に描出できる.

②MDCT (multi-detector row CT) は, 1列の検出器1回転でスライス0.5mmの画像はsingle detector row CTであるが, 最近は, これが320列になり, より高速化, よりよい空間分解能になり, X, Y, Z軸の等方向性が得られるようになり, 穿通枝などの細い血管や流速の速い血管まで描出できるようになった (曽我2013).

3) MRI (magnetic resonance imaging)

病変の広がり. 浸潤の深さ. 血管腫, 血管形の診断, 病態の把握に有用. T1強調像で低〜中等度信号 (筋肉より等〜高信号, 脂肪より低信号). T2強調像で高信号 (脂肪より高信号) を示すことが多い (堀尾ら2012).

4) シンチグラフィー scintigraphy

悪性腫瘍の検索. 特定の臓器や組織に集積する放射線同位元素を投与して撮影する方法で, 腫瘍シンチグラフィー (^{67}Ga, ^{201}TiCl), 骨シンチグラフィー (^{99}Tc-MDP, ^{99m}Tc-HMDP) などがある (山本ら2009).

5) ポジトロン断層撮影 positron emission tomography (PET)

通称ペットといわれ, 悪性腫瘍の検索に用いられる. CTと組み合わせることでさらに有用になった. これは^{18}F, ^{11}Cなどで標識された放射性薬剤を用いる核医学検査で, ブドウ糖類似物質のFDG (フルオロデオキシグルコース) の使用により糖代謝の亢進している悪性腫瘍に取り込まれ, 細胞内に蓄積されたFDGの集積画像が腫瘍巣としてみるようになっている (林ら2015). この検査で, 全身を一度に診察でき, 腫瘍の悪性度や病期診断, 治療効果, 再発, 転移などの診断も可能である (林ら2015).

欠点として，脳，心臓，消化器など生理的集積部位や尿路系の評価は難しいし，高血糖値では，集積部位の重なりが起こり，判定に迷いやすい（山本ら2009）．

6）腫瘍マーカー

悪性腫瘍の検索．5-S システイニルドーパ（5-S-CD）は悪性黒色腫に，有棘細胞癌（SCC）関連抗原は有棘細胞癌に，癌胎児性抗原 carcino-embryonic antigen は乳房外 Paget 病に有用．

7）病理組織

生検，組織を病理診断で確定する．切除組織には上下左右明確にして病理検査にだす．穿刺吸引細胞診や針生検は望ましくない．

8）血管撮影

AVM の診断，病態把握に有用．

9）X 線撮影

病変の描出はできないが，二次的骨変形や静脈石は診断できる．

10）サーモグラフィー
11）蛍光検査
12）フラクタル診断 （苅部ら2008）
13）その他の特殊検査

B. リンパ節転移診断
diagnosis of lymph node metastasis

sentinel lymph node（見張りリンパ節）診断法は，腫瘍から最初に転移するリンパ節を発見する方法で，Mortonら（1992）が皮膚悪性黒色腫に用いた．これは，1% patent blue V や isosulfan blue など1mL を，0.1mL ずつ，10箇所に皮内注射すると皮膚が青染されていくが，20～30分後には鼠径部に達するので，鼠径部を切開，リンパ節の青染状態をみて，該当リンパ節を組織検査して転移の有無を同定する方法である．

腫瘍の転移は，まず，この最初の所属リンパ節 sentinel lymph node に起こるので，これを切除すればよく，大幅なリンパ節切除による術後リンパ浮腫を起こさないで済むという考え方である．本法は，四肢だけでなく頭頸部にも利用される．

しかし，この方法による同定率も，鼠径部リンパ節では89%，腋窩で78%といわれ（Mortonら1992），注意を要する．そのため，Tc ^{99m}HSA を用いた lymphoscintigraphy，HE染色の連続切片，抗サイトケラチン抗体や，色素細胞特異抗体 HMB-45 などの免疫組織化学的染色法，gamma probe による同定法，逆転写酵素ポリメラーゼ連鎖反応法 reverse transcriptase-polymerase chain reaction（RT-PCR）法など，他の方法との併用をしている場合もある（伊藤ら1999，八田ら2000，山崎2000，Wagnerら2003，堤田

ら2005）．

また Pacella ら（2003），元村ら（2004）は，sentinel lymph node biopsy は，頭頸部の悪性黒色腫の発見には，成人も小児も診断的に有効で，疑問的な，境界的なものにも有効であるという．SPECT/CT も有効である．しかし，再発例もあり，長期観察が必要である．

さらに，どのリンパ節にまずフチン酸が流れ込むのがわかる動的シンチグラフィーと，三次元的に流入リンパ節が解剖学的に視覚化できる single-photon emission computed tomography/computed tomography（SPECT/CT）が，より診断率の高い方法として注目されている（石原ら2006）．

C. 皮膚腫瘍の治療

皮膚良性腫瘍の治療は，後述するように，様々な方法がとられる．

皮膚悪性腫瘍は，切除が第一選択である．再建を気にせず，広範囲切除が望ましく，生検は必須である．再発を考慮して二次再建する場合もあり，腫瘍切除後の組織欠損状態で，再建法を検討する．しかし，再建法を気にして，腫瘍の取り残しがあっては本末転倒である．

20·3 上皮性腫瘍
epidermal tumors

A. 良性被覆表皮性腫瘍
benign epidermal tumors

❶老人性疣贅 verruca senilis, senile verruca，脂漏性角化症 seborrhoeic keratosis

中高年において，顔面，頭部，軀幹，手背に米粒大から1cm ぐらいの境界鮮明な黒褐色調で，平滑ないし，疣状のもので，老人性色素斑を伴い多発する（図20-3-1）．手掌，足底には発生しない（山本ら2009）．

治療は，レーザー治療が第一選択である．炭酸ガス，ルビー，アレキサンドライトのレーザーが用いられる．切除法は面倒であるが，確実である．

液体窒素法は簡便であり，電気乾固法はループ針で簡単に除去できる．術後の色素沈着の予防のため美白剤の使用，遮光などが大切である．

Bowen 病，基底細胞癌，有棘細胞癌，悪性黒色腫などとの鑑別が極めて重要で，内臓悪性腫瘍に伴って生じる多発性の脂漏性角化症の Leser-Trelate 徴候があれば，要注意である（黒川ら2012，橋本ら2015）．しかし両者の関係に

ついては不明確である.

組織学的には，基底細胞様細胞と有棘細胞様細胞が増加し，偽角質囊腫 pseudo born cyst の形成がみられる．

❷稗粒腫 milium

若年女子に多い．粟粒大，黄白色の硬い小腫瘤で，硬く触れる．顔面，陰部に多発する (図 20-3-2)．軟毛漏斗部が拡張した囊胞性病変である．

鑑別は，汗管腫，青年性扁平疣贅など．

治療は，浅在性のものは注射針穿刺や面皰鉗子による圧出法，電気乾固法，深在性のものは炭酸ガスレーザー療法などがある．再発は少ない．

❸表皮囊腫 epidermal cyst, 類表皮囊腫 epidermoid cyst （粉瘤 atheroma）

表皮の真皮内埋入により，ケラチン様物質の蓄積を起こすもので，その進行時期によって様々な大きさを呈し，皮膚と癒着するが，下床とは癒着しないのが皮下皮様囊腫 dermoid cyst との鑑別点である．内容は，粥状角質 atherombrei で悪臭があり，時に表面が青っぽくみえることもある．二次感染を起こしたり（炎症性粉瘤），囊胞壁が破れたりすると発赤や圧痛をきたす．まれに有棘細胞癌 (山下ら 2006) を生じることがある (図 20-3-3)．

粉瘤の全国的統計的報告はほとんどないが，木村ら (2013) は，自院の症例について統計的検討を行っている．

囊胞 cyst は，本来良性腫瘍であるが，その壁を構成する細胞増殖よりもその内容物により増大する．

治療は，基本的に囊胞壁ごと完全摘出しないと再発する．小さい囊腫であればパンチ吸引もよいというが（橋本ら 2015），著者は小さくても切除を勧める．

❹外傷性表皮囊腫 traumatic epidermal cyst, epidermal inclusion cyst

手掌，足底に多くみられるもので，外傷を受けた際，表皮の一部が埋入するため囊腫になったもの．手掌，足底の囊腫形成には，疣贅ウイルスの関与も指摘されている．

治療は，完全摘出である．

❺皮下皮様囊腫 subcutaneous dermoid cyst, 皮様囊腫 dermoid cyst

上眼瞼外側部に生じる皮下皮様囊腫は，先天性に皮膚成分が埋入，分泌物が蓄積して生じる．半球状でやわらかく，皮膚色を呈する．皮膚と癒着なく，下床とは癒着することが多い．骨膜と癒着し，骨を圧排，陥凹していることもある．

内容は，粥状で，時に毛髪を含む．組織学的には囊腫壁は扁平上皮からなり，毛包，脂腺を含む皮膚付属器を伴う．皮様囊腫 dermoid cyst は，後腹膜，卵巣に多く，皮膚には

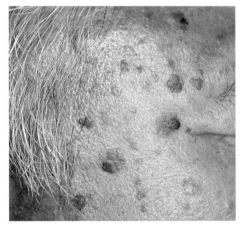

図 20-3-1　老人性疣贅（73 歳，男性）
（寄藤和彦氏提供）

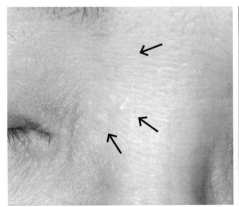
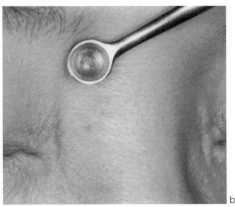

図 20-3-2　稗粒腫（54 歳，女性）
a：術前，b：術中．小切開後，面皰鉗子で圧出．
（寄藤和彦氏提供）

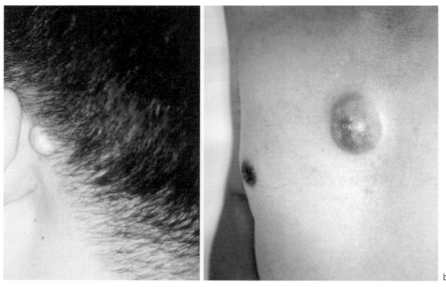

図 20-3-3　耳後部粉瘤 (a) と胸部粉瘤 (b)
（広松直幸氏提供）

少ない（23章-7-A-⑨「皮下皮様嚢腫」の項参照）．
治療は被膜ごと完全に摘出しないと再発しやすい．

❻澄明細胞性棘細胞腫 clear cell acanthoma

単発性が多く，好発部位は下肢．ドーム状，境界鮮明な結節を形成する．

❼その他

その他，塚田（1998）は，上皮性腫瘍として，鰓嚢腫 branchial cyst，耳前瘻孔 preauricular fistula，耳前嚢腫 preauricular cyst をあげている．

B. 癌前駆症 precancerous tumors （広義の前癌病変）

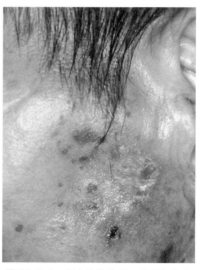

図 20-3-4　老人性角化症，日光角化症
（寄藤和彦氏提供）

組織学的には，将来癌へ進行していく可能性のある腫瘍である．
治療は，早期診断，早期切除である．
皮膚悪性腫瘍取扱い規約（2011）が参考になろう．

❶老人性角化症 senile keratosis, keratoma senile, actinic keratosis（日光角化症，光線角化症）

日光角化症 solar keratosis ともいわれ，紫外線のあたる顔面や手背に多く，人口 10 万人あたり 100〜120 人である（飯田ら 2011）．疣状か角化性紅斑を呈す．最近では，慢性日光性皮膚炎から生じた表皮内癌と考えられており，真皮内に浸潤すると有棘細胞癌に進行する（20〜25％）（図20-3-4）．Ackerman ら（2006）は，superficial squamous cell carcinoma ともいう．斎田（2010）も，有棘細胞癌の早期病変というほど悪性化に要注意であるという．

高齢者の頭部，頬部，耳介部，前腕，手背に好発．数 mm 〜2 cm 大の紅色，褐色の鱗屑性角化である．

鑑別診断は，脂漏性角化症，老人性色素斑，有棘細胞癌，基底細胞癌，Bowen 病など（山本ら 2009）．

治療は，外科的切除が第一選択である．周囲皮膚より 3〜5 mm くらい離し，脂肪組織浅層を含めての切除であるが，癌化が明確なときは有棘細胞癌に準じて，さらに広範囲切除が必要である．

しかし，高齢者で顔面に多発している場合は 5-FU 軟膏

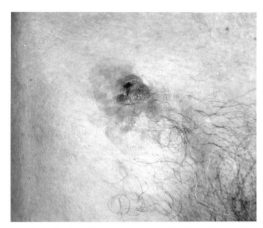

図 20-3-5　右鼠径部の Bowen 病（81 歳，男性）
（寄藤和彦氏提供）

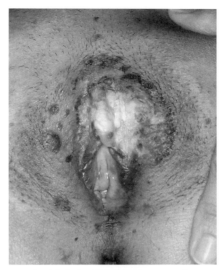

図 20-3-6　外陰部の Bowen 病
（寄藤和彦氏提供）

の ODT で治療することもある．

最近は顔面や脱毛部の日光角化症に対し，イミキモド（ベセルナクリーム®）外用療法も行われている．

また，凍結療法，photodynamic therapy も推奨度 B である（岩月ら 2015）．

註；皮角 cornu cutaneum, cutaneous horn は，症状名であり，疣状に突出したものはすべて皮角という．したがって老人性角化症のみならず，基底細胞癌，毛孔腫，疣贅，ケラトアカントーマなども含まれる．

❷白色角板症（白板症）leukoplakia

口腔，口唇，舌のほか陰部などの粘膜や皮膚粘膜移行部に発生する白色角化病変をいう．前癌病変と思われるもののほかに，現在は炎症性変化を含む良性病変に対しても用いられる．発生頻度は 1～13％で，高齢者に多く，喫煙，義歯などの刺激が要因という（山本ら 2009）．

生検を行い，病理学的に良性か悪性，カンジダ症，扁平苔癬などとの鑑別が必要である．

治療は，老人性角化腫に準ずる．

❸慢性の熱傷瘢痕潰瘍 burn ulcer

熱傷瘢痕が，潰瘍と治癒を繰り返すうちに 20～30 年後，癌化する．瘢痕内におさまっているうちは，転移が遅いが，瘢痕を出ると急速に転移する．

❹放射線皮膚障害 radiation dermatitis

放射線皮膚障害が慢性化すると，潰瘍，治癒を繰り返すうちに癌化する．15～20 年後といわれる（第 3 章 -9「放射線皮膚障害」の項参照）．

C. 表皮内癌 carcinoma *in situ*（狭義の前癌病変）

組織学的に表皮内癌所見を示す前癌病変である．

❶ Bowen 病 Bowen's disease (Morbus Bowen)

Bowen 病は，JT Bowen が 1912 年にはじめて報告した（山本ら 2009）．

表皮内扁平上皮癌で，上皮内癌 carcinoma in situ の一種である．表皮全層に異型ケラチノサイトが増殖し，正常表皮の配列は乱れ多核巨細胞 clumping cell が出現する（松下ら 2015）．

体幹，四肢が好発部位で，30～60 歳が好発年齢，飯田ら（2015）によると女性に多く，43～93 歳で下肢に多いという．境界鮮明な鱗屑，または痂皮で囲まれた円形や環状の隆起性皮疹である．ダーモスコピー所見では，白色網目状構造とドット状の糸球体様血管 glomerular vessels を認める（松下ら 2015）．

表皮内にとどまるうちは，Bowen 病といわれるが，進行すれば真皮に浸潤し，Bowen 癌となる．また，本症が陰茎亀頭部に生じ，表面が紅色ビロード状を呈するものは，ケイラット紅色肥厚症 Queyrat erythroplasia といわれ，包皮，亀頭，口唇，膣前庭部にも発生する．湿疹や皮膚のかぶれと誤診しやすい（図 20-3-5，図 20-3-6）．

5～10 年以内に，他の皮膚悪性腫瘍や，内臓悪性腫瘍（肺，泌尿器，消化管など）を合併しやすいので注意が必要である．

発癌因子として，ヒ素，紫外線，放射線，遺伝，ウイルス，外傷，母斑，などがあげられている（井上ら 1984，緒方ら

1997).

外陰部に生じる Bowen 様丘疹症 Bowenoid papulosis は，若年者の外陰部に多発する丘疹であり，病理組織学的には Bowen 病と区別がつかないが，HPV-16 が検出され，自然消褪する場合もある（図 20-3-6）．

治療は，肉眼的病変の境界より 5mm 離して切除し，病理組織学的に取りきれているか確認する．その他，凍結療法，イミキモド外用，5％フルオロウラシル軟膏（5-FU 軟膏），0.5％硫酸ブレオマイシン軟膏（ブレオ S 軟膏®）の ODT 療法や，photodynamic therapy（PDT），60〜70 Gy の電子線照射を行う（中山 2003）．

5 年生存率は，病期 I 期で 99％，病期 II 期で 85％である（山本ら 2009）．

❷ Paget 病 Paget's disease

これは，1874 年 Paget がはじめて報告したものである．Dockerty ら（1951）は病理学的に 4 型に分類しているが，部位的には，乳頭，乳輪に生じる乳房 Paget 病 mammary Paget's disease と陰部（まれに，腋窩，臍周囲）に生じる乳房外 Paget 病 extramammary Paget's disease に分けられる．また異所性乳房 Paget 病を区別することもある（利根川ら 1998）．乳房外 Paget 病は，白人では女性に多く，わが国では男性に多い．

註；Paget 病は形成外科用語集ではページェット病と記載されているが，医学事典の発音記号（paj'ets）をみればパジェットが正しいようである．ちなみに採皮刀の Padgett dermatome の Padgett もパジェットである．

本症は，60 歳以上に多く，紅斑や脱色素斑で始まり，びらんや色素沈着を起こし，隆起から結節も生じる（山本ら 2009）．湿疹との鑑別が大切である．表皮，付属器の基底膜を越えていなければ Paget 病 carcinoma in situ，越えれば Paget 癌になる．

診断は，病理検査で特徴的な Paget 細胞を確認する．Paget 病は，表皮向性の乳癌，乳房外 Paget 病は，アポクリン腺癌の表皮向性癌と考えられており，組織学的には腺癌である．PAS 染色などの特殊染色，carcinoembryonic antigen（CEA）や GCDFP-15 などの免疫組織学的染色は補助診断となる．

Bowen 病，大腸癌の表皮向性進展や悪性黒色腫を鑑別する．

MRI 検査，CT 検査なども行う．Paget 癌ではリンパ転移もある．転移すれば予後は悪い（斉藤ら 2005）．外尿道口周囲，膣壁，肛門周囲の精査も必要．

肛門周囲では，直腸や肛門癌の腫瘍細胞が肛門周囲へ波及し，Paget 様症状を呈することがある．これを Paget 現象と呼び鑑別を要する（山本ら 2009）．

免疫組織学的検索も皮膚腫瘍学会推奨度 B である．

治療は，外科療法が第一選択である．辺縁より 3〜5cm 以上離して脂肪層を含めて切除，陰部なら膣口部，尿道口を含めての切除となるが，肛門では直腸（歯状線の奥まで）まで切除，場合によっては人工肛門の造設も考慮する．一見，正常にみえるところにも病巣が潜んでいることがある（skip lesion, occult lesion）．あらかじめ mapping biopsy で Paget 細胞のないことを確認し，切除範囲を決定することが望ましい（皮膚腫瘍学会推奨度 C1 である）．

また，真皮内浸潤のあるものはセンチネルリンパ節生検も望ましい（橋本ら 2015）．しかし予防的切除は勧められない（岩月ら 2015）．

化学療法としては，ドセタキセル，FP 療法（5-FU，プラチナ製剤）が有用であるという（塚本ら 2015）．

他科とのチーム医療を必要とすることが多い．腫瘍摘出後は網状植皮を行って創を閉鎖する．Paget 癌の場合は，所属リンパ節の郭清（外陰部の場合は両側鼠径リンパ節の郭清）も大切である．しかし，エビデンスは確立していない（岩月ら 2015）．

手術不能の乳房外 Paget 病には，症状緩和を目的に放射線療法は皮膚腫瘍学会推奨度 B である．しかし，術後の照射についてはエビデンスがない．

肛門歯状線を越える乳房外 Paget 病では，マイルズ手術，人工肛門造設，骨盤内リンパ節郭清，放射線治療などの適応については外科医との連携が必要である．

遠隔転移例では化学療法が第一選択であり，5-FU やシスプラチン治療，ドセタキセル投与が主流である．エビデンスはない（山本ら 2009）．

予後は，横山ら（2006）によると，5 年生存率 78％であり，病期別に I 期，II 期は 100％，III 期，IV 期は 0％と報告，今川ら（2007）は 5 年生存率 88％であり，結節形成，真皮下浸潤，T3 以上の深達度では予後が悪く，また浸潤癌では腫瘍細胞に HER2 遺伝子の増幅がみられるという．

D. 皮膚癌 carcinoma cutis, skin cancer

ここでは，皮膚上皮系悪性腫瘍として，①有棘細胞癌，②基底細胞癌について述べる．なお，皮膚悪性腫瘍取扱い規約（2011）が参考になろう．

皮膚上皮系悪性腫瘍の進行度を表すには，TNM 分類が使用されている（表 20-3-1 〜表 20-3-3）．

治療は，早期発見，早期手術であるが，化学療法，放射線療法も併用される．

手術は，病巣の広範囲切除である．進行度によっては所属リンパ節の郭清も必要になる．最近は，sentinel lymph node を色素法によって同定し，切除することが推奨されている（Cascinelli ら 1998, 石原ら 2001）．

表20-3-1　皮膚悪性腫瘍

```
Ⅰ. 上皮系悪性腫瘍
    1. 有棘細胞癌（扁平上皮癌）（SCC）
        a. 類似疾患：ケラトアカントーマ, 疣状癌
        b. 表皮内癌：日光角化症, Bowen 病
    2. 基底細胞癌（基底細胞腫, 基底細胞上皮腫）（BCC）
    3. 皮膚付属器癌
        a. 汗腺癌（アポクリン汗腺：乳房外 Paget 病, アポクリン汗腺癌, エクリン汗腺：エクリン汗孔）
        b. 脂腺癌（Meibom 腺癌など）
        c. 毛器官癌（悪性外毛根鞘腫, 悪性増殖性外毛根鞘性嚢腫, 悪性毛母腫）
Ⅱ. 神経外胚葉系悪性腫瘍
    A. メラノサイト系悪性腫瘍
        1. 悪性黒色腫
        2. 悪性青色母斑
        3. 澄明細胞肉腫
    B. Schwann 細胞系悪性腫瘍
        1. 悪性末梢神経鞘腫瘍（悪性神経鞘腫, 神経線維肉腫, 悪性 Schwann 細胞腫）
        2. 悪性顆粒細胞腫
Ⅲ. 間葉系悪性腫瘍（肉腫）
    1. 隆起性皮膚線維肉腫（DFSP）
    2. 悪性線維性組織球種
    3. 血管肉腫（悪性血管内皮細胞腫, 脈管肉腫）, Kaposi 肉腫
    4. 平滑筋肉腫, 横紋筋肉腫
Ⅳ. リンパ・造血組織系悪性腫瘍
    1. 皮膚 T 細胞リンパ腫（CTCL）（菌状息肉症, Béznry 症候群））
    2. 成人 T 細胞白血病・リンパ腫（ATLL）
    3. その他の皮膚リンパ腫（T/NK 細胞系, B 細胞系）
    4. Langerhans 細胞組織球症（histiocytosis X）
Ⅴ. 系統不明
    1. Merkel 細胞癌
```

（内田源太郎ほか：慢性創傷, 悪性腫瘍による皮膚潰瘍, 形成外科 51：S149, 2008 より引用）

❶有棘細胞癌（扁平上皮癌）squamous cell carcinoma（SCC）

a. 発生頻度

有棘細胞癌は, 本来は prickle cell carcinoma と呼ばれるものであるが, 通常は, 同義後の squamous cell carcinoma が使われている（山本 2009）. 好発年齢は中高年で, 男性に多く, 顔面, 下肢, 手背など日光露出部に多く, 転移も早い.

b. 発癌誘因

紫外線, 放射線, 慢性炎症と考えられており, 慢性放射線皮膚炎, 色素性乾皮症, 熱傷瘢痕, 慢性膿皮症, 慢性潰瘍や上皮内癌としての日光角化症, Bowen 病, 紅色肥厚症が発生母地となる（堤田ら 2003）. これらの誘因があって, 難治性の潰瘍性病変, 肉芽腫様病変があれば本症を疑う. ケラトアカントーマと鑑別が必要である.

したがって, 紫外線予防は極めて大切である. 皮膚腫瘍学会推奨度でも B, C1 である. また, 日光角化症も基本的には予防切除であるが, 凍結療法, イミキモド投与, 5-FU 軟膏も皮膚腫瘍学会推奨度 B である.

c. 症状

鱗屑状紅色局面あるいは角化性小結節として始まり, 時にびらん状を呈するようになる.

d. 分化度分類

Broder の分類（異型細胞の正常核化細胞に対する比率により Grade1～4 に分けている）. 異型性も加えた高分化, 中分化, 低分化による表記もよく使用される.

e. 鑑別診断

ケラトアカントーマ, 難治性潰瘍, 基底細胞癌, 乳房外 Paget, Merkel 細胞癌, など.

f. 検査

UICC の TNM 分類を参考に腫瘍の stage を決め, 症例に応じて CT, MRI, あるいはガリウムシンチグラフィ, ^{99m}Tc による骨シンチなどの全身転移などの検索も考える. PET は有用でない（深水ら 2012）. しかし, 皮膚科学会でも画像診断は C1 の推奨度である（岩月 2015）. センチネルリンパ節検の有益性は不確定（皮膚悪性腫瘍取扱い規約 2011）.

病理組織では不正形の胞巣を形成した異型ケラチノサイトが浸潤性に増殖, 角化所見があれば分化型, みられなければ低分化型で転移しやすく, 予後不良. SCC には棘融解

表20-3-2　有棘細胞癌のTNM分類（UICC第7版，2009年）

T：原発腫瘍
TX：原発巣の評価が不可能なもの
To：原発巣が見当たらないもの
Tis：上皮内癌

T1：最大径が2cm以下の腫瘍
T2：最大径が2cmを超える腫瘍
T3：筋肉，骨，軟骨，顎，眼窩など深部構造へ浸潤する腫瘍
T4：頭蓋底，中軸骨格の直接または神経周辺への浸潤を伴う腫瘍

注：同時性の多発腫瘍では，最も進展した腫瘍のT分類で表示する．そして，腫瘍の個数を（　）に記入する．例：T2（5）

N：所属リンパ節
NX：所属リンパ節の評価が不可能
N0：所属リンパ節転移なし
N1：1個のリンパ節に転移があり，最大径が3cm以下
N2：1個のリンパ節に転移があり，最大径が3cmを超えるが6cm以下，または複数のリンパ節転移があるが，すべて最大径が6cm以下
N3：1個のリンパ節に転移があり，最大径が3cmを超える

M：遠隔転移
M0：遠隔転移なし
M1：遠隔転移あり

（日本皮膚悪性腫瘍学会（編）：皮膚悪性腫瘍取扱い規約，第2版，金原出版，2010より引用）

表20-3-3　有棘細胞癌の病期分類

0期	：Tis	N0	M0
Ⅰ期	：T1	N0	M0
Ⅱ期	：T2	N0	M0
Ⅲ期	：T3	N0	M0
	：T1, T2, T3	N1	M0
Ⅳ期	：T1, T2, T3	N2, N3	M0
	：T4	Nに関係なく	M0
	：T, Nに関係なく		M1

注：AJCCではⅠ期の腫瘍がひとつ以上の高リスク要因を伴うとき，Ⅱ期と考える．

（UICC第7版，金原出版，2012より引用）

型 acantholytic type と紡錘細胞型 spindle cell type と疣状型 verrucous carcinoma などがある（松下 2015）．

g.　治療

外科切除が第一選択である．センチパネルリンパ節生検は有用である．

手術法は，検査結果より決定する．腫瘍切除範囲は日本皮膚科学会指針の stage によって，細かく決められている．通常 stage Ⅰ～Ⅱでは辺縁から1～2cm離し，stage Ⅲでは2～3cm離して切除する．皮膚腫瘍学会推奨度では4mm以上離して切除することを推奨度Bとしている．脂肪層までの浸潤では筋膜までの切除が必要であるが（深水ら2012），しかし筋膜の切除はかえって転移を誘発するとの意見もある（堤田ら2001）．皮膚腫瘍学会推奨度では Mohs 法は再発が少ないとして推奨度C1であるが，エビデンス

なく，形成外科では，可能な限り広範囲切除と再建を行ったほうがより安全である．

h.　リンパ節郭清

触診や画像診断で明らかな腫大を認めた場合は郭清術を行い，不明な場合は sentinel node excision 方式で陽性なら郭清術を行う．切除組織は病理専門医による断端検索を厳重に行う．Thomas ら（2003）は，基底細胞癌（BCC）でも，有棘細胞癌（SCC）でも，辺縁より4mm離して切除すれば96％の確率でよいとしているが，万が一のことを考えれば，10mm以上の広範囲切除を勧めたい．

必要があれば，化学療法（ブレオマイシン，ペプロマイシン，マイトマイシン，シスプラチン，アドリアマイシン，ビンデシン，5-FU，などの併用法），免疫療法，放射線療法（30～50Gy以上の電子線照射）も行われる（石原ら1997，堤田ら2003，

表20-3-4 皮膚有棘細胞癌の病期別治療指針

病期 (UICC, 2002)	原発巣辺縁からの切除範囲	リンパ節郭清	補助療法など
in situ	0.5 cm	−	凍結療法，放射線療法などの局所療法でも可
I	1～2 cm	−	凍結療法，放射線療法などの局所療法でも可
II	1～2 cm	−*	T_3の症例では，術後補助療法を施行することあり
III（T_4）	2～3 cm	−*	化学療法，放射線療法を併用することあり
（N_1）	2～3 cm	+	術前あるいは術後に化学療法および放射線治療を併用することあり．根治的リンパ節郭清を施行
IV	化学療法や放射線療法を主体とする集学的治療を行う．症例によって姑息的手術を施行することもある		

*sentinel node biopsy を行ってもよい．

（日本皮膚悪性腫瘍学会（編）：皮膚悪性腫瘍取扱い規約，金原出版，p38, 2002 より引用）

岩月ら2015）**(表20-3-4)**．センチネルリンパ節生検，予防的リンパ節郭清は推奨度C2である（岩月ら2015）．保険適用はブレオマイシンとペプロマイシンだけである．

術後放射線療法は，皮膚腫瘍学会推奨度Bである．

i. 予後

5年生存率として，Stage I および II では100％，Stage III では61.9％の報告（森ら2003），stage I 型の5年生存率が99％，stage II で85％，stage III で50～60％，stage IV で30～40％との報告もある（堤田ら2004）．部位的には，耳介，手背は予後不良である．

❷基底細胞癌 basal cell carcinoma (epithelioma) (BCC or BCE), basalioma, ulcus rodens

a. 発生頻度

1827年Jacobにより基底細胞上皮腫と命名されたが，局所侵襲が強く，遠隔転移もまれにあるのでKrompkecherによって基底細胞癌となった（松田ら1990）．40歳以上の高齢者に多く，顔面が好発部位（80～85％）である**(図20-3-8～図20-3-10)**．多発例は6.3％，再発例は3.3～4.7％といわれ，男女差はほとんどなく，大きさも2cm以下がほとんどである（赤羽ら2005）．胎生期顔裂線に発生したものが多く，特に下眼瞼が多い**(図20-3-10)**．男女差は1：1.2という（覚道ら2008）．まれに，無色素性基底細胞癌もあるので，要注意である（田邊2015）．紫外線予防との関係は推奨度C1である（岩月2015）．

b. 臨床型

日本人では，①結節潰瘍型 nodulo-ulcerative type が多く，中央に潰瘍ができるとともに辺縁は灰黒色堤防状に隆起しながら拡大する．メラニン色素を認めることが多い（日本人のBCCの9割と多い（皮膚悪性腫瘍取扱い規約2011）．

ときに局所浸潤，破壊が強いが，転移はまず起こらない．他にも，②表在型 superficial type，③強皮症型 morphea type，④ピンカス型 Pinkus type，⑤破壊型，など，いくつかのタイプがあるが少ない．SCCとの中間タイプとして basal squamous cell carcinoma を認める人もいる（Montgomery1928, Borel1973, 増田ら2004）．『皮膚悪性腫瘍取扱い規約 2011』では，①結節型 nodular type，②表在型 superficial type，③浸潤型 infiltrative type，④斑状強皮症型 morpheic type，⑤微小結節型 micronodular type に分類している．病期分類はUICCにおける非黒色腫皮膚癌のTNM分類に準じる．

c. 成因

外傷の関与が大きいが（Oezyazganら，2004），性染色体数の異常が関係するとの報告もある（小山2000）．腫瘍長径が10mm以上，耳介側頭部，潰瘍型，組織がmorphea型は要注意である（覚道ら2011）．最近では，毛包由来説が有力である（山本ら2009）．

免疫学的には，上田ら（2015）は，BCCと毛芽腫のケラチン免疫染色の発現パターンは共通してCK5やCK14に加えてCK17が陽性で，時にCD8/18や19が発現するという．また，彼らは遺伝子レベルでは，BCCで desmoglein 2 precursorRNA の発現が多くみられるという．以上よりBCCは表皮基底細胞からでなく，胎生期の毛芽細胞から分化した細胞と述べ，頭皮に生じたBCCの例を報告している．

d. 診断

ダーモスコピーは pigment network がないのが特徴，診断率90％で有用である．

この場合，① ulceration 潰瘍化，② large blue-gray ovoid nests 灰青色類円形大型胞巣，③ multiple blue-gray globules 多発灰青色小球，④ multiple leaf like areas 多発葉状領域，⑤ spoke wheel areas 車軸状領域，⑥ arborizing vessels 樹枝状血管，のひとつでもあればBCCの確率が93～100％という（岩月ら2015）．

超音波も診断に有用．しかし，生検が必須である（林ら2010，中岡2012）．

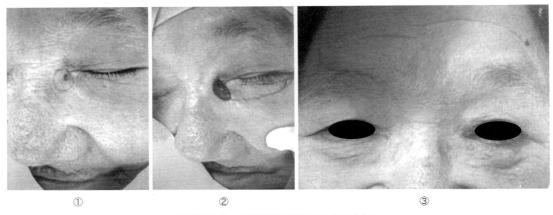

図20-3-8 内眼角部BCC（70歳代女性）
①：術前，②：腫瘍切除後，皮下茎弁計画，③：術後6ヵ月

（大塚康二朗氏提供）

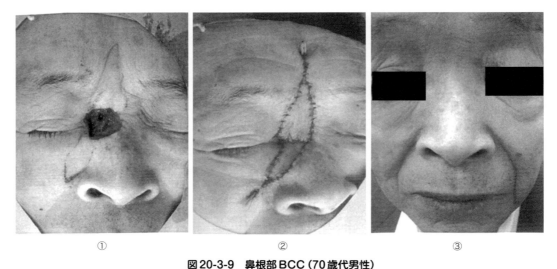

図20-3-9 鼻根部BCC（70歳代男性）
①：術前，②：V-Y法を計画，③：術後3ヵ月

（大塚康二朗氏提供）

組織学的には，基底細胞様細胞が胞巣状ないし索状に増殖し，胞巣辺縁部で柵状に配列し，胞巣周囲に列隙形成を伴う．悪性黒色腫との鑑別が大切である．

e. 治療

完全切除が第一選択である．morphea type は5～10mm離し，それ以外は2～5mm離し，切除するが，必ず病理組織学的に取り残しがないか確認する（寄藤2004）．皮膚腫瘍学会推奨度でも5～10mmである．

梅田ら（2003）は5mm以下でも症例にとってはよいと述べているが，著者は安全をとって，可能な限り腫瘍辺縁より5～10mm離して，また皮下脂肪まで十分に切除する．取り残すと再発し，さらに悪性度が増するからである．

切除以外の方法は再発が多く，リンパ節の切除は基本的には不要である（橋本ら2015）．

切除断端陽性の場合は追加手術が必要，放射線療法も有用（皮膚腫瘍学会推奨度B），5-FU軟膏（C1），イミキモド外用は推奨度C1で，再発したら即切除である（岩月2015）．

註；母斑性基底細胞癌症候群 nevoid basal cell carcinoma syndrome（Gorlin-Goltz syndrome）は，多発性基底細胞母斑と顎骨嚢胞，骨格異常を3主徴とする，多くは常染色体優性遺伝である（岩本ら2005）．

❸ Merkel 細胞癌 Merkel cell carcinoma（MCC）

Merkel 細胞癌は，1972年 Toker により報告された（山本ら2009）．

女性高齢者の顔面，特に眼瞼，頬部に多い．神経内分泌

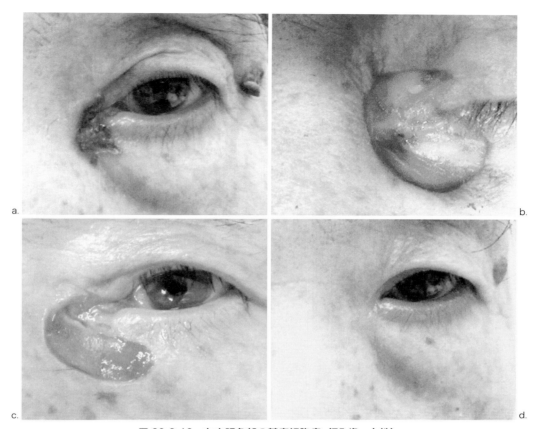

図20-3-10　左内眼角部の基底細胞癌（75歳，女性）
a：術前，b：術中，c：12回目，d：術後4ヵ月．腫瘍摘出後，欠損部を人工真皮ペリナックで被覆し，上皮形成促進作用のあるbFGFを散布したのみのオープン法で治療した．

（西野健一氏提供，第13回義眼床研究会発表）

系細胞のMerkel細胞が由来である．WHOの皮膚悪性腫瘍分類では神経系に入れられている．

MCCから，2008年，Merkel細胞ポリオ-マウイルス（Merkel cell polyomavirus；MCPyV, MCV）が発見され，MCCの発生への関与が考えられている（日本皮膚腫瘍学会編 2011）．

a. 診断
診断は，結節状発赤の腫瘍であれば本症を疑う．

b. 治療
治療は，広範囲切除であるが，悪性度が高い．リンパ郭清，化学療法，放射線療法（50～60 Gy）を併せて行う．再発も多い（浅井ら 2010）．

しかし，自然退縮例も報告されている（伊藤ら 2005, 青木ら 2015）．Connelly（2009）は，1.4%という．

E. 皮膚付属器腫瘍 epidermal appendage tumors

皮膚付属器腫瘍は，種類が多いうえに，分類が複雑である．そのうち比較的みる機会のある腫瘍について，下記に若干の解説を加えておく．基本的に，治療は切除である．

❶毛包起原性
a. 良性
1) 毛包腫 trichofolliculoma
好発部位は鼻，頰で，肌色の小結節を呈し，しばしば白色毛髪を有する．

2) 多発性丘疹状毛包上皮腫 trichoepithelioma papulosum multiplex
好発部位は顔面中央部で，えんどう豆大までの多発性の硬い小丘疹を呈し，思春期の女子に多い．常染色体優性遺伝である．

3) 毛母腫 pilomatrixoma，石灰化上皮腫 calcifying epithelioma，毛根腫 pilomatricoma
石灰化上皮腫は1880年Malherbeらによってはじめて記載された（月山ら 2007）．

表面は肌色で，米粒大からうずら卵大の，皮面よりやや隆起した硬い腫瘤として触れる．男女比は1：1.7で女性に多く，20歳以下の若年者に多く，多発性も8.3%にみられる（赤羽ら 2004）．

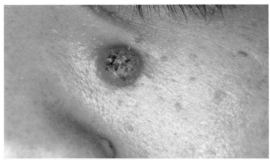
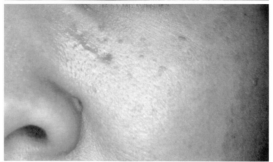

図 20-3-11 ケラトアカントーマ（36 歳女性）
バイオプシー後に自然消褪.
（寄藤和彦氏提供）

好発部位は，顔面，頸部，上肢である．摩擦が加わると腫瘍直上の皮膚が紅色浮腫状になることがある．石灰沈着のためＸ線写真で診断しうる．

組織学的には，毛母細胞類似の好塩基性細胞，陰影細胞（毛包質），移行像を示す細胞から構成される．時間が経つと石灰化を伴う．

治療は，全摘である．

4) 毛孔腫 inverted follicular keratosis (poroma folliculare, follicular poroma)

男性高齢者の顔面頭部に多く，疣贅状小腫瘍を呈する．

組織学的には，毛包を主座とした HPV 感染と脂漏性角化症を含む病変である．

5) ケラトアカントーマ keratoacanthoma

男性高齢者に多く，好発部位は，日光露出部，顔面である．角化性小丘疹で，急速に増大し，中央が角化，陥凹し，噴火口状となるが数ヵ月で自然に消腿する．本性は毛囊の角化性反応性増殖で（山本ら 2009），有棘細胞癌との鑑別が大切である（図 20-3-11）．

治療は早めに完全摘出する（岩月ら 2015）．放射線療法，レーザー療法，凍結療法，ブレオマイシン，5-FU，インターフェロン局注，エトレチナート内服などもあげられている（山本ら 2009）．

6) 線維性丘疹 fibrous papule of the nose

成人の鼻に好発する．常～紅色の丘疹である．組織学的には膠原線維の増加と線維芽細胞の増加がみられる．

治療は切除である．

7) 外毛根鞘腫 trichilemmoma

顔面に好発する．外毛根鞘を由来とする腫瘍である．

8) 毛芽腫 trichoblastoma（毛包上皮腫 trichoepithelioma）

成人の顔面，頭部に好発する．毛芽細胞に由来する．基底細胞様細胞が胞巣状に増殖する．良性腫瘍であるが，ときに基底細胞癌との鑑別が困難である．毛芽腫では胞巣周囲に結合組織の増生を伴う．

治療は切除である．

9) 毛根鞘囊腫 trichilemmal cyst，毛包囊腫 follicular cyst

主に真皮内に発生する囊胞である．扁平上皮からなる囊胞であるが，毛包峡部に由来するため，通常の角化ではなく，外毛根鞘性角化を示す．

10) 増殖性外毛根鞘腫瘍 proliferative trichilemmal tumor

上記の毛根鞘囊腫の所見とともに，さらに細胞が囊腫の内腔に向かって増殖する．悪性化するものもある．

b. 悪性

これには毛母癌 pilomatrix carcinoma，外毛根鞘癌（毛包癌）trichilemmal carcinoma などがある．毛包癌は Headington (1976)，森岡 (1976)，斉藤ら (2005) の報告がある．中年以降の頭，顔面，頸部に多い．

治療は有棘細胞癌に準ずる．

❷脂腺起原性

a. 良性

脂腺増生症 sebaceous hyperplasia，脂腺腺腫 sebaceous adenoma，脂腺腫（脂腺上皮腫）sebaceous epithelioma/sebaceoma などがある．

脂腺囊腫症 sebocystomatosis, steatocystoma multiplex-囊胞壁に脂腺細胞あるいは脂腺小葉を有する．多発性にくるものはまれではあるが，胸背部，腋窩，頸部，陰部などに発生する．思春期，青年期の男子に多い．

治療は切除であるが，くり抜き法でもよい（Sato ら 1993，赤松ら 2004）．

b. 悪性

脂腺への分化を示す上皮性悪性腫瘍で，高齢者で，やや女性に多く，眼瞼脂腺癌と眼瞼外脂腺癌に大別される（山本ら 2009）．

1) 眼瞼脂腺癌 sebaceous carcinoma of the eyelids

40 歳以降，眼瞼マイボーム腺から発生することが多い．上眼瞼に多く，硬結として触れ，皮膚と癒着しないが，結膜側に凹凸，潰瘍を生じる．霰粒腫との鑑別が必要である．

治療は切除が基本．再発率が高く，予後不良である．村澤ら (1998) は，放射線療法の適応について詳細に報告している．

2) 眼瞼外脂腺癌 extra-ocular sebaceous caecinoma

頭部，顔面が好発であるが，極めてまれである．

治療は，辺縁より 0.5～2 cm 離して切除，欠損部の状況

に応じて再建策を考慮する．場合によっては，放射線療法，化学療法も併用する．

❸ 汗腺起原性
a. 良性
1) エクリン汗囊腫 eccrine hidrocystoma
エクリン汗管の貯留囊腫．40歳以降に多い．
2) エクリン汗孔腫 eccrine poroma
足底，手掌に多い紅色の単発性小結節．組織学的には汗管細胞に類似する細胞の増生がみられるが，表皮との連続性の有無により，① eccrine poroma：Pinkus 型，② hidradenoma simplex：Smith-Coburn 型，③ dermal duct tumor：Winkelmann 型，④ hidradenoma：Mayer 型に亜分類される．

治療は切除である．
3) 汗管腫 syringoma
眼瞼に多発するゴマ粒大の白っぽい半球状の硬い腫瘤で，胸部，腋窩，陰部などにもみられ，限局性である．思春期以降の女子に多いが，ホルモンとの関係は不明である（橋本ら 2015）．エクリン汗管の表皮内管または真皮内管の増殖による．下眼瞼の場合は顔面播種状粟粒状狼瘡との鑑別を要する（図20-3-12）．常染色体優性遺伝．

治療は，CO_2 レーザー療法，Er:YAG レーザー，切除法などが用いられる．液体窒素法は治療回数がかかるうえに不確実，電気焼灼や皮膚剥削は目立ちやすい（横井 2010）．思春期に多発するものは eruptive syringoma といわれ，トラニラスト（キッセイ薬品）が有効という（瀬崎 2003）．
4) 皮膚混合腫瘍 mixed tumor of the skin，軟骨様汗管腫 chondroid syringoma
弾性硬，0.5～3cm大の単発性腫瘍で，好発部位は圧倒的に顔面（なかでも鼻，口唇，眉毛部）が多く，次いで頭部，頸部などである．年齢は20～40歳代に多く，性差はない．

治療は切除である．
5) エクリンらせん腫 eccrine spiradenoma
常色の皮下結節で好発部位は特にない．痛みを伴うことが多い．
6) 円柱腫 cylindoma
成人の頭部に好発する．多発するものは，ターバン腫瘍 turban tumor という．

b. 悪性
1) エクリン汗腺癌 eccrine gland carcinoma
発生部位によって，エクリン汗孔癌 eccrine porocarcinoma，エクリン汗管癌 eccrine duct carcinoma，エクリンらせん癌 eccrine spirocarcinoma，嚢胞性付属器癌 microcystic adnexal carcinoma に分けられる．主にエクリン腺体部から発生する．頭頸部，四肢が好発部位である．大きくなると皮膚面に隆起し，転移することも多い．

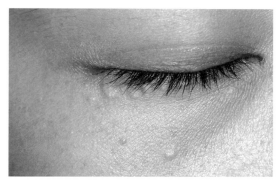

図 20-3-12　右下瞼の汗管腫
（寄藤和彦氏提供）

治療は有棘細胞癌に準じた切除が必要である．
2) アポクリン汗器官起原性
① 良性：アポクリン汗嚢腫 apocrine cystadenoma，乳頭状汗腺腫 hidroadenoma papilliferum（松岡ら 2007），乳頭状汗管嚢胞腺腫 syringocystadenoma papilliferum，などがある．
② 悪性：アポクリン腺癌 apocrine adenocarcinoma は腋窩などに生じることもあるが比較的まれである（三川ら 1999，中根ら 2000，土佐ら 2001）．

F. 癌皮膚転移 metastatic carcinoma of the skin

癌の原発巣が内臓など皮膚以外にあって，これが血行性あるいはリンパ行性に皮膚に転移したものである．乳房，胃腸，肺，子宮，卵巣などからの転移が多い．原発部位が不明な場合に，免疫組織化学的染色が役に立つことがある．

20・4　メラノサイト系腫瘍

メラノサイトへ分化する細胞は神経堤（神経節）細胞 neural crest 由来とされている．ここではメラノサイト系腫瘍として分類する．

A. 良性腫瘍

色素性母斑（母斑細胞母斑）（「母斑」の項参照）．

B. 悪性腫瘍

悪性黒色腫 malignant melanoma（MM）は，メラノサイト系悪性腫瘍で，発生頻度は人口10万人あたり1.12人（2001年WHO公表）で年々増加しているという（堤田ら，2001，種村2015）．

日本皮膚悪性腫瘍学会編（2011）によれば，平均年齢61.9歳，発生部位は，足部34.7％，頭頸部15.1％，体幹14.7％，手指9.5％，上肢8.8％，下肢10.1％，などである．男女差は，ほぼ5対6という．

また，同学会編によると，病型では，末端黒子型黒色腫（ALM）49.0％，表在拡大型黒色腫（SSM）25.7％，結節型黒色腫（NM）11.5％，悪性黒子黒色腫（LMM）10.0％という（下記参考）．

欧米では，患者数の増加が懸念されており，人口10万人あたり，白人10～30，日本人1～2人，黒人0.5人で，ユーメラニン（eumelanin：黒色メラニン）を主とする黒人は紫外線防御能に優れ，フォオメラニン（pheomelaninn：赤色メラニン）優位の白人は防御能が弱いという（山本ら2009）．

❶メラノーマの分類

a. メラノーマのClark病型分類（1979）

1）悪性黒子型黒色腫 lentigo maligna melanoma（LMM）

高齢者の日光露出部，顔面に多く，悪性黒子が丘疹ないし結節状に隆起したり，潰瘍化したもの．境界不明瞭，左右比対称，早期病変では萎縮した表皮内の基底層に軽度の異型メラノサイトとメラニン沈着がみられる．進行につれて著明になる（中村2015）．白人では紫外線との関連が報告されているが，日本人の場合は未定である（岩月ら2015）．悪性度は他のタイプより比較的低く，転移を起こしにくい（図20-4-1）．

2）表在拡大型黒色腫 superficial spreading melanoma（SSM）

成人から高齢者の体幹，下腿に多く，白人では70％を占める（山本ら2009）．扁平隆起性で色調は濃淡まだらである．境界不鮮明，左右比対称，斑状不整形に拡大（図20-4-2）．類円形，大型の異型メラノサイト pagetoid cel.

3）結節型黒色腫 nodular melanoma（NM）

腫瘤性が強く，小型でも厚さがあり，真皮内に左右対称の境界明瞭な結節を形成する（中村2015）．早期に転移しやすい（図20-4-3）．

4）末端黒子型黒色腫 acral lentigenous melanoma（ALM）

日本では，この型が40％と最も多い．50歳代以降の足底，指趾爪部に好発，紫外線より機械的刺激が誘因と考えられている（山本ら2009）．結節や潰瘍を生じると転移をきたしやすい．

四肢末端に好発，爪も例外でない（辻田ほか，1997）．褐色，黒色，不均一である．部分生検は禁忌で，疑いがあれば全摘，生検し，病理検査結果を待って速やかに広範囲切除を行う（図20-4-4，図20-4-5）．

5）粘膜型 mucous type

中年から高齢者の粘膜部に生じ，機械的刺激が誘因とされている（山本ら2009）．

❷臨床的診断分類

a. melanomaのABCD診断分類（NIH consensus conference 1992）

① Asymmetry
② Border irregularity
③ Color variation
④ Diameter greater than 6 mm

のABCDである．牧ら（2017）はこれにelevation of surfaceを追加している．

b. Mackieの診断分類（1986）

① itch or altered sensation
② over 1cm diameter in size：中村（2015）は6mmを超えると要注意という．
③ increasing size in an adult
④ geographic or irregular outline
⑤ color variationa
⑥ inflammation
⑦ crusing or bleeding

以上のうち，3項目以上があれば本症を疑う．

c. ダーモスコピー診断

早期診断に有用で，皮膚科悪性腫瘍学会では推奨度Aである．通常は，接触型ダーモスコピーで，エコジェリーを用いデジカメで撮影する．実際上，手掌，足底の皮丘平行パターン Parallel ridge pattern-PRPは悪性で，皮溝平行パターン parallel furrow pattern（PFP）は良性の色素斑と診断される．後者の亜型にはfibrillar pattern, lattice-like patternがある．PRPで7mm以上あれば切除（戸川2015）．

生毛部，体幹，四肢のメラノーマの鑑別は，
①非対称 asymmetry
②非定型的色素斑 atypical pigment network
③青白色 blue-white structures

などのうち2つ以上で疑う．感度は91.0％という（戸川2015）．

顔面では，
① atypical pseudonetwork 非定型的偽ネットワーク
② pigmented follicular openings 非対称性色素性毛包開孔
③ rhomboidal structures 菱形構造
④ annular-granular structures 環状顆粒状構造

20・4 メラノサイト系腫瘍　445

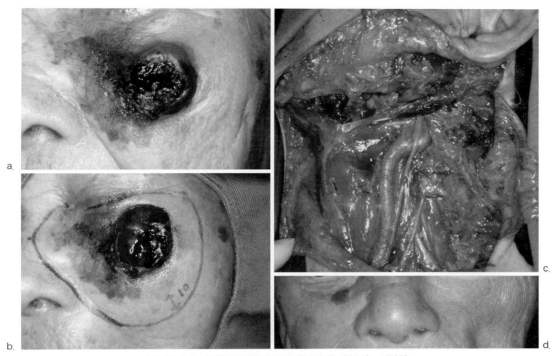

図 20-4-1　悪性黒子型黒色腫（LMM）（86歳，男性）
a：術前，b：切除範囲，c：頸部リンパ郭清，d：術後
（寄藤和彦氏提供）

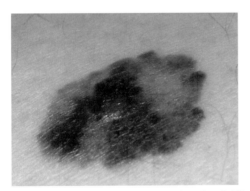

図 20-4-2　表在拡大型黒色腫（SSM）（56歳，女性）
（寄藤和彦氏提供）

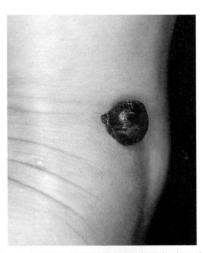

図 20-4-3　右大腿部の結節型黒色腫（NM）（51歳，女性）
（寄藤和彦氏提供）

⑤gray pseudonetwork 灰色偽ネットワーク
があれば疑うという（戸川 2015）．
⑥ダーモスコピーで診断できなければ生検になるが，根治的手術をあらかじめ考慮しておくほうがよい．

d. 血清腫瘍マーカー測定

LDH，S100-β，5-S-cysteinyldopa（5SCD）検査，melanoma inhibitory activity などの検査が知られているが，一般に進行期の患者血清のみで異常値を示すので皮膚科学会では血清腫瘍マーカー測定は勧められないという（岩月ら 2015，皮膚科腫瘍学会推奨度 C2）．

e. その他

高周波エコーはメラノーマの高さ tumor thickness を診断，術前評価に有用であるが（皮膚腫瘍学会推奨度 C1）で，MRI は測定誤差があり，推奨度 C2 で勧められないという（岩月ら 2015）．

皮膚悪性腫瘍学会によれば，悪性黒色腫の転移巣検出用の術前画像診断は，胸部 X 線，超音波検査，CT，PET は症

446　第20章　形成外科に関連のある皮膚疾患

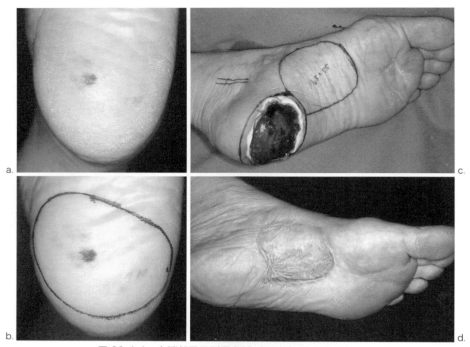

図20-4-4　末端部黒子型黒色腫（ALM）（72歳，女性）
a：術前，b：デザイン，c：腫瘍切除後，d：術後
大部分は in situ.

（寄藤和彦氏提供）

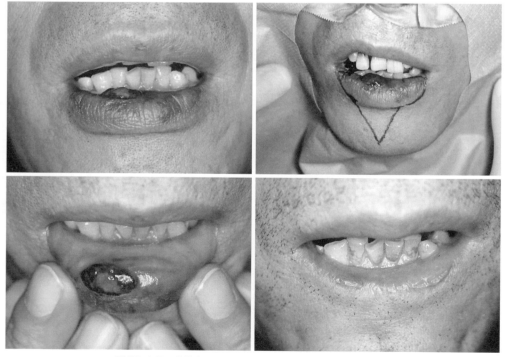

図20-4-5　末端部黒子型黒色腫（ALM）（61歳，男性）

（寄藤和彦氏提供）

表20-4-1　悪性黒色腫の前駆症と鑑別診断

A. 悪性黒色腫の前駆症
　　1. 狭義の黒色腫前駆症（melanoma *in situ*）
　　　　1）lentigo maligna
　　　　2）superficial spreading melanoma *in situ*
　　　　3）acral lentiginous melanoma *in situ*
　　2. 先天性巨大色素性母斑
　　3. 色素性乾皮症
　　4. 爪甲色素線条
　　5. その他
B. 鑑別診断
　　1. 色素性母斑
　　2. 青色母斑
　　3. 黒子
　　4. 脂漏性角化症
　　5. 日光角化症
　　6. 血管拡張性肉芽腫
　　7. 爪甲下血腫，black heel
　　8. 基底細胞癌
　　9. 皮膚線維腫
　　10. その他

（杉原平樹ほか：形成外科 31：500, 1988；国分一郎ほか：形成外科 40：65, 1997 を参考に著者作成）

表20-4-2　後天性母斑細胞母斑と悪性黒色腫との鑑別

	後天性母斑細胞母斑	悪性黒色腫
発症時期	幼少児期が多い	成人以降が多い
性状	色素斑，局面か小結節	色素斑，局面か隆起
最大径	7〜10 mm	6 mm〜以上
不規則性	顕著でない	不規則
色調	黒褐色	黒褐色調に濃淡差
境界	鮮明かやや不鮮明	鮮明と不鮮明と混在

（百束比古ほか：形成外科 44：S153, 2001 を参考に著者作成）

例に応じて考慮してもよい（推奨度 B）．

f. 鑑別診断

表20-4-1, 表20-4-2 などの疾患と鑑別することが大切である．

❸病理診断

臨床的に診断が確定できない場合は，1〜3 mm 離して，生検による確定診断を行う．なるべく全摘出による治療的診断を行うが，大きさや部位などにより不可能な場合は部分的生検も止むを得ない．この場合は，病期の評価とともにそれに対応した治療をなるべく 1ヵ月以内に行う．生検の必要性はレベル Ⅳ である（橋本ら 2015）．皮膚腫瘍学会の推奨度 C1 である．

❹センチネルリンパ節生検

転位の有無を組織学的，免疫組織化学的に検討する．S-100 蛋白，HMB45（gp100），Melan A（MART-1）の 3 種類の抗体が有用とされている．

❺病期分類

これまでは，Breslow の tumor thickness 分類（図20-4-6）および Clark の深度分類（図20-4-7）が用いられてきた．2009 年，AJCC（American Joint Committee on Cancer）（UICC 第 7 版，2009 年）および UICC（International Union Against Cancer）から TNM 分類および病期分類（表20-4-3）が提案され，こちらに移行しつつある．

❻治療

①早期発見，早期摘出であるが，旧 UICC 分類を用いた日本皮膚科学会の指針（2001）では，切除範囲を最小，Stage 0 で 0.5 cm，Stage Ⅰ で 1〜2 cm，Stage Ⅱ で 2〜3 cm，Stage Ⅲ で 3 cm としている．エビデンスからは，腫瘍の厚さが大切で，1 mm 以下 1 cm，1.0〜2.0 mm では 1〜2 cm，2.0〜4.0 mm では 2 cm が推奨される（橋本ら 2015, 皮膚悪性腫瘍学会推奨度 A〜B）．しかし，著者は可能な限り広範囲切除を行っている．

②抗体製剤
　⑴抗 CTLA-4 抗体（イピリムマブ）
　⑵抗 PD-1 抗体（ニボルマブ）
　分子標的治療薬
　⑴BRAF 阻害薬（ベムラフェニブ，ダブラフェニブ）
　⑵MEK 阻害薬（トラメチニブ）
　などの薬剤が承認されている（種村 2015）．

③摘出手術は，これまで筋膜まで含めて腫瘍切除が行われていたが，所属リンパ節へのリンパ流は，すべて固有筋膜上にあるとして，筋膜切除を行わない（国分ら 1997），また切除範囲も小さくなる傾向にある（Karakousis ら 1996）が，再発してからでは遅い．統計的処理の欠点もあり，より臨床的な安全な切除範囲を検討すべきであろう．切除マージンの腫瘍残存の有無を確認してから拡大切除がよいという（橋本ら 2015）．統計的処理の欠点もあり，著者はより臨床的に安全な切除範囲を検討すべきと思う．

予防的リンパ郭清術は無意味であるが，センチネルリンパ節生検は必要である．しかし，色素法とシンチグラフィーとガンマプローブを併用する方法（RI 法）は，センチネルリンパ節の同定率が 93〜99.5％ と高く，このリンパ節生検は病期決定に，また郭清術適応の決定に有用という（橋本ら 2015）．皮膚科学会ではセンチネルリンパ節切除は腫瘍が 1 mm 以上では有用としている（岩月 2015）．補助手段として化学療法とインターフェロン β を創部へ局注することもある（古川ら 2010）．

第**20**章 形成外科に関連のある皮膚疾患

表20-4-3(1) 皮膚悪性腫瘍のTNM分類

pT分類	原発腫瘍の評価
pTx	原発腫瘍の評価が不可能(部分生検や退縮したメラノーマなどを含む)
pT0	原発腫瘍が認められない
pTis	上皮内黒色腫(melanoma *in situ*)
pT1	厚さ[a]が1mm以下のメラノーマ
pT1a	T1でClarkレベルⅡまたはⅢ,かつ潰瘍なし
pT1b	T1でClarkレベルⅡまたはⅢ,あるいは潰瘍あり
pT2	厚さが1mmを超え,2mm以下のメラノーマ
pT2a	T2で潰瘍なし
pT2b	T2で潰瘍あり
pT3	厚さが2mmを超え,4mm以下のメラノーマ
pT3a	T3で潰瘍なし
pT3b	T3で潰瘍あり
pT4	厚さが4mmを超えるメラノーマ
pT4a	T4で潰瘍なし
pT4b	T4で潰瘍あり
N分類	**所属リンパ節の評価**
NX	所属リンパ節の評価が不可能
N0	所属リンパ節に転移を認めない[b]
N1	1個の所属リンパ節の転移を認める[c]
pN1a	顕微鏡的転移[d](臨床的に潜在性)
pN1b	肉眼的転移[e](臨床的に明確)
N2	2個または3個の所属リンパ節の転移を認めるか,リンパ節転移を伴わず,所属部位のリンパ管内に限局した転移
pN2a	顕微鏡的転移[d]
pN2b	肉眼的転移[e]
pN2c	リンパ節転移を伴わない衛星病巣もしくは*in-transit*転移[f]
N3	4個以上の所属リンパ節転移,または互いに癒着したリンパ節転移,または所属リンパ節転移を伴う*in-transit*転移もしくは衛星病巣,のいずれか
M分類	**遠隔転移の評価**
M0	遠隔転移を認めない
M1	遠隔転移あり
M1a	所属リンパ節を越えた皮膚,皮下組織への転移または遠隔リンパ節への転移
M1b	肺転移
M1c	他のすべての内臓転移,または血清LDH高値を伴うすべての遠隔転移

a) tumor thickness(Breslow):表皮顆粒層から最深部の腫瘍細胞までの垂直距離で,顕微鏡にて計測する.
b) N0と判定するには,所属リンパ節郭清で6個以上のリンパ節を組織学的に検索する.通常の検索個数を満たしていなくても,すべてが転移因性の場合はpN0に分類する.
c) センチネルリンパ節生検が陽性であったが,続いて郭清を行わなかった場合の分類には"pN1(sn)"のように"(sn)"を付記する.
d) 顕微鏡的転移巣は,センチネルリンパ節生検または予防的リンパ節郭清によって診断する.
e) 肉眼的リンパ節転移とは,臨床的に検出され,根治的リンパ節郭清によって確認されたリンパ節転移,または著しいリンパ節被膜外進展を呈するリンパ節転移と定義される.
f) 衛星病巣とは,原発巣から2cm以内に存在する腫瘍巣または腫瘍結節をいう.*in-transit*転移とは原発巣から2cm以内に所属リンパ節までの間に存在する皮内または皮下の転移巣をいう.

(UICC第7版, 金原出版, 2012;日本皮膚悪性腫瘍学会(編):皮膚悪性腫瘍取扱い規約, 第2版, 金原出版, 2010より引用)

切除後は,欠損部に応じて再建する.リンパ節の郭清を行った場合,病理学的に転移の有無を確認する.前述のsentinel lymph node法を用いる場合もある(堤ら2012).特に頭頸部の悪性黒色腫では,他の部位に比較して診断的価値がある(Carlsonら2005).

その他,化学療法,免疫療法などを併用するが,放射線療法に対する本腫瘍の感受性は低い.特異的免疫療法が期待されている.また,近年BRAF遺伝子変位を有する根治切除不能な悪性黒色腫に対するBRAF阻害薬が認可されている.

日本人の遠隔転移率については,石原ら(2002),堤田ら(2004)が報告しているが,後者によると5年生存率がstageⅠで100%,stageⅡで80.5%,stageⅢAでstageによる差はないと考えられている.転移部位は肺が最も多く,

表20-4-3(2) 皮膚悪性腫瘍のTNM分類

病理学的病期	T分類	N分類	M分類
Stage 0	pTis	N0	M0
Stage IA	pT1a	N0	M0
Stage IB	pT1b	N0	M0
	pT2a	N0	M0
Stage IIA	pT2b	N0	M0
	pT3a	N0	M0
Stage IIB	pT3b	N0	M0
	pT4a	N0	M0
Stage IIC	pT4b	N0	M0
Stage IIIA	pT1a - 4a	N1a, 2a	M0
Stage IIIB	pT1a - 4a	N1b, 2b, 2c	M0
	pT1b - 4b	N1a, 2a, 2c	M0
Stage IIIC	pT1b - 4b	N1b, 2b	M0
	Any pT	N3	M0
Stage IV	Any pT	Any N	M1

(UICC第7版，金原出版，2012より引用)

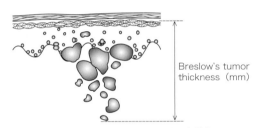

図20-4-6　Breslowの深度分類
表皮顆粒層上部から最深部の腫瘍細胞までの距離を表皮から垂直方向に計測．T1：≦1.0 mm, T2：≦2.0 mm, T3：≦4.0 mm, T4：≧4.0 mm
(日本皮膚悪性腫瘍学会（編）：皮膚悪性腫瘍取扱い規約，金原出版，p16, 2002より引用)

皮膚，肝，リンパ節の順で多い．脳や骨に転移することもある．

悪性黒色腫のBCG併用治療で多発遠隔リンパ節転移が消失した1例報告があるが，極めて稀有な例である（藤田ら2011）．

リンパ節転移後の予後は悪いが，郭清しても改善できるエビデンスはない（橋本ら2015）．

放射線療法は，術後症例によっては，皮膚腫瘍学会推奨度C1である．

❼In-Transit転移

これは原発巣から所属リンパ節の間のリンパ管内で腫瘍細胞が増殖した病態で，発生率6.6％と報告されており，予後も12〜60％という（橋本ら2015）．治療は切除が第一選択である．また，インターフェロンβ局注併用は皮膚腫瘍学会推奨度C1である．

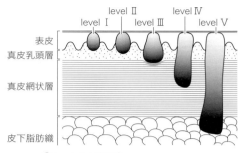

① level Ⅰ：表皮内
② level Ⅱ：乳頭層
③ level Ⅲ：乳頭層から網状層を圧排
④ level Ⅳ：網状層
⑤ level Ⅴ：皮下組織

図20-4-7　Clark（1969）の深度分類
(日本皮膚悪性腫瘍学会（編）：皮膚悪性腫瘍取扱い規約，金原出版，p16, 2002より引用)

❽再発．転移悪性黒色種の対応

対応は切除である．患者の延命という意味で有用である．皮膚腫瘍学会推奨度Bである．また，遠隔転移に対しても皮膚腫瘍学会推奨度Bである．

❾切除不能の悪性黒色腫の対応

がん薬物療法は，生命予後改善のエビデンスはないが，皮膚腫瘍学会推奨度C1である．分子標的治療薬はBである．可能な限り延命に努力すべきである．

❿経過観察

治療後の経過観察は，他の悪性腫瘍と同様に，定期観察が必要である．

再発は70％が2年以内，80％が3年以内といわれ，血清腫瘍マーカー，画像診断，リンパ転移などのチェックを行う（山本ら2009）．

20・5　間葉系腫瘍
mesenchymal tumors

A. 線維および線維組織球性腫瘍
fibrous and fibrohistiocytic tumor

❶良性腫瘍および腫瘍様病変

a. 軟性線維腫 fibroma molle, soft fibroma

加齢による変化で，主に頸部，腋窩に生じる．尋常性疣贅，老人性疣贅との鑑別を要する．

アクロコルドン acrochordon, 糸状線維腫 skin tag, 軟性線維腫の順で結節が大きく，アクロコルドンは皮面より

少し盛り上がっている褐色腫瘍で, skin tag はアクロコルドンより大きく, 皮面より突出しているが, 軟性線維腫は5mm 以上の大きさで, 茎を持って突出している. 茎が長いものは, 懸垂型線維腫 fibrous pendulum といわれる. 江藤ら (2005) は, 大陰唇に生じた懸垂型の症例報告している.

以上, 名前は違うが組織的には同じもので, 幼若な膠原線維増殖と線維芽細胞の集簇がみられる.

思春期以降, 頸部, 腋窩, 前胸部, 乳房部, 鼠径部などにみられるもので, 内蔵悪性腫瘍の Leser-Trélat 症候群との鑑別が重要である (安田 2008).

治療は, 電気焼灼, 炭酸ガスレーザー, Nd:YAG レーザー, 切除法である (横井ら 2010).

b. 後天性指被角線維腫 acquired digital fibrokeratoma

Bart ら (1968) の報告したもので, ドーム型, 血管増生型, 扁平ドーム型があり, 指趾に多い (寺内ら 2000).

c. ケロイド keloid

第4章 –2「ケロイド」の項参照.

d. 皮膚線維腫 dermatofibroma, または線維性組織球腫 fibrous histiocytoma

皮膚と癒着した小豆大までの褐色調の硬い単発性半球状小結節で, 中年層の四肢に好発する. 硬性線維腫 fibroma durum と同じである. 時に皮下浸潤を伴う (松本ら 2005). 多発性もある. 隆起性皮膚線維肉腫 dermatofibrosarcoma protuberans との鑑別を要する. 免疫組織化学的に CD34 陽性, Factor XIIIa 陽性である.

治療は, 切除である.

e. 若年性黄色肉芽腫 juvenile xanthogranuloma

生後すぐみられるもので自然消褪する.

f. 播種状黄色腫 xanthoma disseminatum

多発性の小丘疹で眼瞼に多く, 体幹にもみられる. 対称性が多い.

g. 結節性筋膜炎 nodular fasciitis

筋膜から発生する反応性の線維芽細胞の増殖である.

h. デスモイド型線維腫症 desmoid-type fibromatosis

線維性腫瘍性増殖であり, その発生部位により腹壁デスモイド, 腹壁外デスモイド, 腹腔内デスモイドがある. 浸潤性に増殖し, 再発も多い.

i. 腱鞘巨細胞腫 giant cell tumor of tendon sheath, 結節性腱滑膜炎 nodular tenosynovitis

腱鞘ない滑膜から発生し, 関節部に腫瘍を形成する.

全摘が第一選択である.

j. 若年性黄色肉芽腫 juvenile xanthogranuloma

k. 播種状黄色腫 xanthoma dissemination

多発性の小丘疹で, 眼瞼に多く, 体幹にもみられる. 対称性が多い.

❷悪性腫瘍

a. 線維肉腫 fibrosarcoma

30〜50 歳代に多く, 病理学的には, 紡錘形細胞からなり杉綾模様 herring bone pattern を呈する.

b. 隆起性皮膚線維肉腫 dermatofibrosarcoma protuberans

これは, 1924 年, Darier と Ferrand によって報告され (山本ら 2009), Hoffmann により命名されたもので (朴ら 2011), Bednar ら (1957) によって詳しく報告された. 形成外科関係誌でも, ときどき遭遇する腫瘍である (井上ら 2011).

20〜40 歳でやや男性に多く, 好発部位は, 体幹, 四肢で, はじめは皮下の硬結として触れ, 長い経過を経て, 次第に皮面より隆起した硬い腫瘍となる.

安田ら (2015), 渡辺ら (2016) は, 10 歳未満にも診られると報告し, 成人は四肢近位, 体幹に多く, 小児では手足に多いという. 顔面はまれではあるが, 耳介に発症した稀有な例もある (利根川ら 1999).

外傷後の発症も約 20% に認められている. 局所再発傾向が強いが, 転移は 10% 以下であるが, 高頻度に再発する (山本ら 2009). 暗紫色で, 周囲に小結節を伴う点で, 皮膚線維腫と鑑別診断する. 本症は抗 CD34 抗体が陽性であり鑑別に有用であるが, 陰性例もあるので注意を要する (赤羽ら 2003). 範囲判定には CT, MRI が有用.

本症に類似したものに, 色素性隆起性皮膚線維肉腫 Bednar tumor (pigmented dermatofibrosarcoma protuberans) がある. 本症は隆起性皮膚線維肉腫の 5% 以下の頻度である (土佐ら 2006). 病理組織学的にメラニン色素を含む (石黒 2000, 黒住ら 2004, 北林ら 2005). 治療は, 本肉腫が筋膜上に沿って拡がりやすいため, 肉眼的病変より 3〜5cm 離して筋膜を含めた広範囲切除が必要である. Weiss ら (2008) は, 30mm 以上で 20%, 20mm 以下で 41% の再発率といい, Mohs micrographic surgery を推奨している. 中等度の悪性腫瘍ともいうべきもので, 化学療法, 放射線療法は, 無効なことが多い. なかには巨大になるものもある (川端ら 2015). 切除して再発すると悪性度は高くなる. 時に脱分化した線維肉腫と考えられる部分が一部混在していることがあるので注意を要する.

c. 未分化多型肉腫 undifferent pleomorphic sarcoma, 悪性線維性組織球腫 malignant fibrous histiocytoma (MFH)

Ozzello (1963), O'Brien (1964) らによって報告されたもので, 軟部悪性腫瘍中で頻度が最も多く, 悪性度の高い, 集簇性結節である (上田 2003) (図 20-5-1).

悪性線維組織球腫と呼称されていたものの多くは, 免疫染色法その他の進歩により未分化の癌や肉腫であることがわかり, 軟部腫瘍 WHO 分類 (2002) から名称が変更されつつある.

中高年の男性に約 60% と多く, 下肢 49%, 上肢 19%, 後

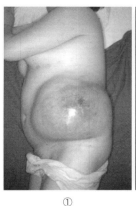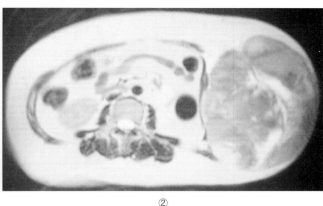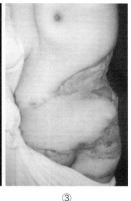

図20-5-1 悪性線維性組織球腫
①：左腰部の悪性線維性組織球腫，19cm径，40歳代女性，②：画像，③：術後6ヵ月

(青山亮介氏提供)

腹膜16％に好発する（Weissら2001，野澤ら2004）．Weissら（2001）は，転移率は42％，再発率は44％と報告，上田（2003）は，転移率は30〜35％，再発率は19〜31％，5年生存率は65〜70％という．

組織学的には，① storiform pleomorphic type，② myxoid type，③ xanthogranulomatous type，④ giant cell type，⑤ angiomatous type の5型がある．

治療は，外科的切除が第一選択である．5cm離しての広範囲切除．化学療法，放射線療法を併用する．Kingら（1986）は，4cm離すと再発率が44％であるが，2cmになると，71％になるという．Popovら（2007）は，1.6cm histologic margin でよいとしているが，安全を考えて広範囲切除を勧めたい．

予後は悪い．

d. 脂肪肉腫 liposarcoma

中年男性に多く，急速に拡大する無痛性腫瘍で，下肢，腋窩部，臀部などに好発し，転移しやすく，予後も悪く，治療は，広範囲切除が第一選択で，化学療法，放射線治療を併用する（山本ら2009）．

e. 類上皮嚢腫 epithelioid sarcoma

1970年にEnzingerにより独立疾患として報告されたまれなものである（山本ら2009）．

四肢，顔面，頭部，陰部に発生する小腫瘍で肺転移が多い．治療は切除である．

B. 筋系腫瘍

❶良性腫瘍

a. 平滑筋腫

豌豆大までの硬い小結節で，発作性疼痛がある．立毛筋由来のもの piloleiomyoma と血管平滑筋由来のもの angioleiomyoma とがある．

治療は，広範囲切除で，補助療法として，化学療法，放射線療法を併用する（山本ら2009）．

b. 結節性筋膜炎 nodular fasciliitis

これは，皮下，筋膜上，筋肉内に生じる筋線維芽細胞の反応性増殖である．

20〜50歳代に多く，前腕に好発する．臨床像と画像診断，最終的には病理診断である（山本ら2009）．

治療は切除である．

❷悪性腫瘍

a. 平滑筋肉腫 leiomyosarcoma

高齢者に多く，軟部組織に発生する肉腫の2〜3％にみられ，大腿部，体幹部，頭部の順に多い．また，後腹膜，腹腔内などの深部組織にも発生する．安田（山本ら2009）は，平滑筋腫を立毛筋由来平滑筋腫，陰部平滑筋腫，血管平滑筋由来平滑筋腫に分類している．

平滑筋肉腫について，形成外科領域では金澤ら（2002）の論文がある．α-smooth muscle action（αSMA）が陽性になる．

治療は，病理組織で診断を確立し，早期切除である．

b. 横紋筋肉腫 rhabdomyosarcoma

小児から思春期に多く発生し，悪制度が高い．早期切除のうえ，化学療法，放射線療法が行われる．

最近，青木ら（2016）は，横紋筋肉腫の緩和治療にMohsペーストが有用であったと報告している．

註：Mohsペーストとは，1936年にFE Mohsが開発したもので，腫瘍を凝固，縮小，出血を抑制し，根治法でなくとも効果があるという（青木ら2016）．

C. 脂肪細胞系腫瘍 lipoma

❶良性腫瘍

a. 脂肪腫 lipoma

軟部良性組織腫瘍の約20%にみられ（遠城寺ほか1974），背部，肩，額，頸部，に多い．皮下脂肪層から筋膜上までの間に比較的多くみられる．常色のやわらかい半球状腫瘍で，大きさも様々である．まれに筋層内にもみられる（大塚ほか1999）．MRIでT1，T2強調画像とともに高信号を呈し，脂肪抑制像では皮下脂肪と同じ，ガドリニウムでエンハンスされない（中山ら2010）．圧痛があれば血管脂肪腫，多発すれば多発性脂肪腫症を疑う（上村2008）．

女性ホルモンとの関連があるといわれる．頸部の巨大脂肪腫はMadelung病という．

検査は臨床的触診のほか，CT，MRIが推奨される（三川ら2002）．

脂肪腫は，その部位によって，皮下，筋肉内，筋層間，骨内などに，また副成分によってangiolipoma，fibrolipoma，spindle cell lipoma，myxolipoma，chondrolipoma，osteolipomaなどに分けられる．

治療は切除である．脂肪吸引法，内視鏡下切除法，もあるが，取り残しを考えれば全摘が勧められる．なお，筋肉内や筋層間にも1〜2%みられる．しかし筋肉内脂肪腫は再発しやすいので治療には注意を要する（宇井2000）．金澤ら（2005），Wilhelmiら（1999）は脂肪腫の一摘出法を報告している．

❷悪性腫瘍

a. 脂肪肉腫 liposarcoma

50歳代男性の下肢に多い，予後が悪い．

D. 神経系腫瘍

❶良性腫瘍

a. 神経鞘腫 neurilemmoma, schwanoma

1）神経鞘腫 neurilemmoma

1910年Verocayの報告ではneurinomaと呼ばれたが，Schwannoma（Masson 1932），neurilemmoma（Stout 1935）とも呼ばれている（上野2002）．2〜3cm大以下で，皮下の硬い小腫瘤として触れる．神経の走行に沿って発生する．頭部，四肢に好発．屈側の太い神経幹より発症することが多い．Schwann細胞の増殖したもので，細胞に富むAntoni A型と間質に富むB型とがある．

治療は，圧排されている正常神経線維を損傷しないように摘出する．渕上ら（2013）は，自験例を検討し，術直後に67%が神経障害を呈し，その後でも38%に障害が残ったと警告している．

2）外傷性神経腫 traumatic neuroma

外傷で末梢神経を障害した箇所に生じる腫瘍で激痛がある．

3）単発性神経線維腫 solitary neurofibroma

von Recklinghausen病のような症状を呈しない，単発性の腫瘍である．

4）神経線維腫症 neurofibromatosis

全身性に神経線維種を形成する．遺伝性疾患．

5）顆粒細胞腫 granular cell tumor

無症状あるいは圧痛を伴う結節を形成する．組織学的には顆粒状好酸性細胞質を有する腫瘍細胞からなり，免疫組織化学的にはS-100蛋白が陽性になる．Schwann細胞由来と考えられている．まれに悪性化する．

❷悪性腫瘍

a. 悪性末梢神経鞘腫瘍 malignant peripheral nerve shwath tumor，神経線維肉腫 neurofibrosarcoma，悪性Schwann細胞腫 malignant schwannoma

末梢神経を構成する細胞から発生する肉腫である．神経線維腫症I型（neurofibromatosis I）の5%程度に発生する．横紋筋への分化を伴うものは悪性Triton腫瘍と呼ばれる．病理学的にS-100蛋白が陽性となる．

E. 脈管系腫瘍

❶良性腫瘍

a. 血管腫 haemangioma

別項目参照．

b. リンパ管腫 lymphangioma

別項目参照．

❷悪性腫瘍

a. 脈管肉腫 angiosarcoma

高齢者の頭部，顔面に多い．血管あるいはリンパ管などの脈管内皮細胞由来の悪性腫瘍を指し，悪性化すると血管あるいはリンパ管の鑑別がつかなくなるため，血管肉腫およびリンパ管肉腫をあわせて脈管肉腫と呼ばれる．

肉腫の15%以下である．皮膚，軟部組織に多く，乳腺，肝臓，脾臓にもみられる．乳房切除後にリンパ浮腫を生じ，それが長期にわたると脈管肉腫を生じることがある（Stewaet-Treves syndrome）．

免疫組織化学的には，腫瘍細胞は第Ⅷ因子関連抗原，UEA-1，CD31，CD34が陽性となる．

治療は，広範囲切除であるが，腫瘍の境界が不鮮明で，

切除範囲の決定が難しく化学療法，放射線療法，免疫療法など併用する（山本ら 2009）．予後は悪い．

b. カポジ肉腫 Kaposi's sarcoma (KS)

1872 年 Kaposi が東ヨーロッパ系ユダヤ人に生じる腫瘍として報告したのがはじまりである（山本ら 2009）．

分類：①古典型 classic KS（風土病的に発症），②アフリカ風土病型 endemic KS（アフリカの小児に発生），③AIDS 合併型 AIDS-KS，④医原性 iatrogenic KS（免疫抑制薬投与に関連）がある．

わが国でみられる KS のほとんどは AIDS-KS である．いずれの病型においてもヒトヘルペスウィルス HHV-8 型の感染が必須である（片野ら 2003）．予後は悪い．

治療は化学療法，放射線療法や抗腫瘍薬であるが，最近では強力な抗 HIV 療法が出てきて治療成績が向上している（山本ら 2009）．

F. 造血器系腫瘍

❶悪性リンパ腫 malignant lymphoma

悪性リンパ腫の分類は難しいが，一応，**表 20-5-1** のように分けられている．もともとの皮膚悪性リンパ腫の分類EORTC 分類のもと，2008 年に造血器腫瘍の WHO 分類で皮膚悪性リンパ腫も組み入れられた．

悪性リンパ腫は，大きく Hodgkin リンパ腫 (HL)，および非 Hodgkin リンパ腫 (NHL)，組織球樹状細胞系腫瘍，免疫不全関連リンパ増殖性疾患に分類され，非 Hodgkinリンパ腫はさらにその発生起源により，B 細胞性，T/NK細胞性に分類される．皮膚原発悪性リンパ腫で一番多いのは T 細胞性リンパ腫のひとつである菌状息肉症 mycosisfungoides である．詳細については皮膚悪性腫瘍取扱い規約を参照されたい（石原 2002）．

治療は化学療法，放射線療法が主体である．

❷皮膚白血病 leukemia cutis

白血病細胞が皮膚へ浸潤することによる皮疹をいう．急性単球性白血病や成人 T 細胞性白血病／リンパ腫に多い．

❸肥満細胞腫 mastocytoma，色素性蕁麻疹 urticaria pigmentosa

蕁麻疹を繰り返すうちに赤褐色調の紅斑，色素斑が多発するもので，皮膚の摩擦で人工蕁麻疹を起こすし，皮膚症状増悪とともに全身症状を呈することもある．1 歳くらいまでにみられる幼年型とまれに成人にみられる成人型とがある．

治療は抗アレルギー薬投与，ステロイド療法，色素斑には冷凍療法などである．

表 20-5-1　皮膚の悪性リンパ腫

A. 皮膚原発性リンパ腫
  1. T 細胞性リンパ腫
    1. 菌状息肉症 mycosis fungoides
    2. セザリー症候群　Sézary syndrome
    3. CD4 陽性 T 細胞リンパ腫（MF, SS 以外）
    4. CD8 陽性 T 細胞リンパ腫
    5. angiocentric T-cell lymphoma
    6. cytophagic histiocytic lymphoma
    7. 成人 T 細胞白血病／リンパ腫 (ATL)
    8. γδT 細胞リンパ腫
    9. 関連疾患
      a. lymphomatoid papulosis（リンパ腫様丘疹症）
      b. Woringer-Kolopp 病
      c. IBL-like T-cell lymphoma
  2. B 細胞リンパ腫
  3. natural killer cell lymphoma
  4. anaplastic large cell lymphoma (cutaneous Ki-1 lymphoma, 未分化大細胞型リンパ腫)
  5. lymphoblastic lymphoma
  6. angiotropic lymphoma (Enzinger)
  7. 皮膚白血病 Leukemia cutis
  8. non-T Non-B リンパ腫
  9. Hodgkin 病
B. 続発性リンパ腫

（堀　嘉昭ほか（編）：皮膚悪性リンパ腫アトラス，文光堂，1996 より引用）

G. 骨軟骨性腫瘍

a. 内軟骨腫 enchondroma

手基節骨，中節骨に好発する，骨内軟骨腫である．

b. 骨腫 osteoma

頭蓋骨および下顎骨に生じる．層板状骨からなる成熟骨組織の増生がみられる．

c. 爪下外骨腫 exostosis subungualis

10～20 歳の若年者に多く，第 1 足趾爪下の弾性硬小丘疹となり，爪の変形，疼痛を伴う．治療は切除である．腫瘍が残存すると再発しやすい．

20・6 皮膚代謝異常症
metabolic abnormality

皮膚代謝異常症にもいろいろあるが，ここでは形成外科に関係のある疾患について簡単に述べたい．

A. アミロイドーシス amyloidosis

アミロイドと呼ばれる糖蛋白質が蓄積するもの．皮膚に限局する皮膚アミロイドーシス amyloidosis cutis と全身臓器に沈着する全身性アミロイドーシスがある．

B. 脂質代謝異常症 lipid metabolic abnormality

❶黄色腫症 xanthomatosis
リポ蛋白代謝障害によるもので，遺伝性があり，中年女性に多く，両側性が多い．家族性の高カイロミクロン血症，高コレステロール血症などがみられるが，正脂血症が多い．臨床的に結節性，扁平，腱，眼瞼，発疹型の黄色腫などに分類される．

治療は，プロブコール 500～1,000 mg の内服．1 年くらいを要する．外科的には切除であるが，再発がある．レーザー治療，液体窒素療法は，効果が少ない（島倉ら 2010）．

❷続発性黄色腫症 secondary xanthomatosis
肝臓，腎臓，膵臓，全身性代謝障害などの疾患に続発して起こるものである．

❸局所脂質代謝異常症
a. 眼瞼黄色腫 xanthoma palpebrarum
上下眼瞼に多く，淡黄色で扁平やや隆起性で，中年女性に多い．病理学的に，泡沫状の脂肪を認める．

治療は，切除，炭酸ガスレーザー治療である．その他，薬物療法，食事療法，がある．高脂血症を伴うといわれるが，脂質異常症 dyslipidemia，総コレステロール，LDL コレステロール，HDL コレステロール，トリグリセリド（中性脂肪）の値の異常がみられるが，みられない場合も多い（第23 章 -7-A- ⑥「黄色腫」の項参照）．プロブコールが有効との報告がある（寺内ら 1998，島倉 2010）が，参考になろう（橋本ら 2015）．

b. その他
結節性黄色腫 tuberous xanthoma，腱黄色腫 tendinous xanthoma，疣贅型黄色腫 verrciform xanthoma，手掌線型黄色腫 palmar linear xeruptive xanthoma，発疹型黄色腫

eruptive xanthoma，脳腱型黄色腫 cerebrotendinous xanthoma，骨黄色腫 bone xanthoma，などがある（楠本 2008）．

20・7 血管腫と血管奇形
hemangioma and vascular malformation

血管腫は，従来の病理学でいうと血管の増殖という観点から腫瘍として捉えられてきたが，今日では，内皮細胞の増殖があれば血管腫 hemangioma，なければ血管奇形 vascular malformation とに分けられている．

なお，既存の血管から新しい血管ができるのが血管新生 angiogenesis であり，血管腫 hemangioma というが，一方，胚形成期初期の血管芽細胞から血管が新生するのが脈管形成 vasculogenesis であり，その異常が血管奇形である（中島 2004）（図 20-7-1，図 20-7-2）．

註：奇形という用語は差別的で適切でないといわれているが，血管奇形に代わる適当な言葉がないため，ここでは文献用語をそのまま引用した．

A. 血管腫・血管奇形の分類

血管腫は，分類としては間葉系腫瘍に含まれ，血管腫瘍と血管奇形に分類されることは前述したが，さらにその構成成分によって毛細血管，静脈，リンパ管，動静脈，混合型に細分されている．

これには，Mulliken ら（1982）の分類（表 20-7-1），Jackson ら（1993）（表 20-7-2），Chen（1999）の分類，堀尾らの分類（表 20-7-3）などがある．光嶋ら（2001）は Jackson ら（1993）の分類がよいというが，簡単なほうがよい．国際的には，Mulliken ら（1982）の分類をもとにした International Society for the Study of Vascular Anomalies（ISSVA）の分類がある．したがって，これまでの血管腫の概念がまったく異なっているので，文献検索上，注意が必要である．

B. 診断

診断は，いろいろな手段を用いて行われる．

❶視診，触診，聴診
ダーモスコピーは，2006 年，飯島ら（2015）の努力で保険適応になったものであるが，悪性黒色腫を含め，色素斑の強力な診断機器になった．

20・7 血管腫と血管奇形

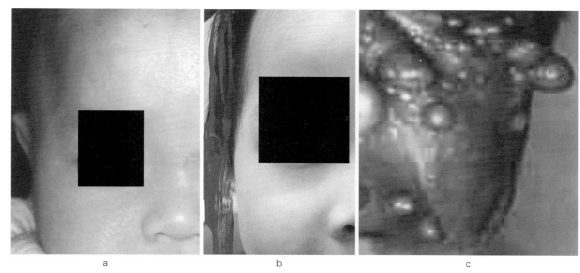

図 20-7-1　単純性血管腫
a：3ヵ月，男子，右顔面単純性血管腫
b：4歳5ヵ月，色素レーザー4回照射，Nd:YAGレーザー2回照射
c：a, bとは別症例，左顔面単純性血管腫を放置して加齢によって小腫瘤を形成したもの

（渡邊彰二氏提供）

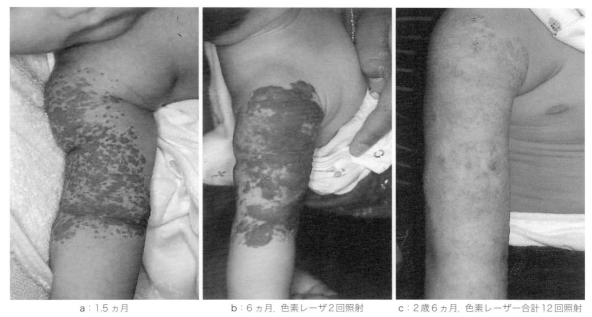

a：1.5ヵ月　　　　　　　　　　b：6ヵ月，色素レーザ2回照射　　　　　　c：2歳6ヵ月，色素レーザー合計12回照射

図 20-7-2　レーザー治療を施した表在性血管腫の経過

（渡邊彰二氏提供）

❷超音波

主に duplex scan の pulse Doppler flow pattern で，静脈波形は静脈奇形 VM，動脈波形は動静脈奇形 AVM，動静脈瘻 AVF を診断，さらに最大流速が 30cm/秒以上であれば，血管造影で血管分枝をチェック，MRI を追加して全身をチェックする（八巻 2001）．表 20-7-4 は，血管腫と血管奇形の特徴を示したものである（石口ら 2004）．

画像診断については，八巻ら（2006）の論文が参考になろう．

なお，血管腫，血管奇形には他の疾患を合併している場合があり，注意を要する（表 20-7-5）．

C. 治療一般論

顔面における血管外科の発展の基礎を築いたのは Djindjian ら（1978）であろう．

血管腫の病態は極めて多様で，ひとつの治療法ですべて

456 第**20**章 形成外科に関連のある皮膚疾患

表20-7-1 表在性血管性病変の分類，および古典的名称との対比

現在の分類	従来の名称
1. 血管腫（hemangioma）	毛細血管性血管腫（capillary hemangioma） 苺状血管腫（strawberry hemangioma） 苺状母斑（strawberry nevus）
2. 血管奇形（vascular malformation） 　a. low-flow lesion 　　毛細血管奇形（capillary malformation） 　　静脈奇形（venous malformation） 　　リンパ管奇形（lymphatic malformation） 　b. high-flow lesion 　　動静脈奇形（arterio-venous malformation：AVM）	 ポートワイン色病変（port-wine stain） 火炎状母斑（flame nevus） 海綿状血管腫（cavernous hemangioma） 静脈性血管腫（venous angioma） リンパ管腫（lymphangioma） 動静脈奇形（arterio-venous malformation：AVM）

（Mulliken JB：Vascular Birthmarks Hemangiomas and Malfomations, WB Saunders, p77, 182, 1988；Jackson IT et al: Plast Reconstr Surg 91:1216, 1993；石口恒男ほか：血管腫・血管奇形の診断と治療のストラテジー, 梶原康正（編）, 先端医学社, 2004を参考に著者作成）

表20-7-2 Jacksonらの血管腫の分類

1. hemangioma	血管腫
2. vascular malformation	血管奇形
low-flow lesion	低流速血管奇形
high-flow lesion	高流速血管奇形
lymphatic malformation	リンパ管奇形
3. arterio-venous malformation(AVM)	動静脈奇形

（Jackson IT et al：Plast Reconstr Surg 91：1216, 1993より引用）

表20-7-3 血管腫と血管奇形の旧分類と新分類の比較

旧分類	新分類
血管腫（血管内皮細胞の増殖） ①乳児血管腫infantile H （＝苺状血管腫） ②先天性血管腫congenital H （CH） 急速縮小性 rapid involuting CH（RICH） 縮小普遍性 non-involuting CH（NICH）	血管奇形（増殖はなく形態異常） A）遅流性血管奇形slow flow vascular malformation ①毛細血管奇形 capillary malformation（CM）（単純性血管 腫，ポートワイン母斑） ②静脈奇形 venous malformation （VM）（海綿状血管腫） ③リンパ管奇形 lymphatic malformation（LM）（リンパ腫管） 大囊胞状 macrocystic fast flow vascular malformation 小囊胞状 microcystic malformation B）速流性血管奇形 ④動静脈奇形 arterio-venous malformation（AVM）

（堀尾　修ほか，形成外科 55：1169, 2012を参考に著者作成）

に対処できる方法はない．経過観察，圧迫療法，レーザー照射，塞栓療法，硬化療法，薬物療法，外科療法など，適切に選択する必要がある．

❶レーザー照射

　血管腫・血管奇形の治療に用いられるレーザーは，色素レーザーとNd:YAGレーザーである．ターゲットはいずれも酸化ヘモグロビンであるが，波長とパルス幅とエネルギー量の設定によりレーザー光の深達度や効果を変える（荒井2000）**（図20-7-1）**．宮坂ら（2003）は，レーザー療法を**表20-7-6**のようにまとめている．今日では，治療の主流は，色素レーザー照射であるが，完全消褪しないこともある（堀2012）．また，合併症（色素沈着，色素脱失，瘢痕形成）にも注意が必要である（野村ら2016）．

❷intraventional radiology（IVR）

血管造影と血管治療を兼ねた放射線療法である．

a. 塞栓術 embolization

これは流入動脈を
①液体栓塞物質［n-butyl-2-cyanoacrylate monomer（NBCA）＋リピオドール混和液，無水エタノールなど］

②粒状塞栓物質［polyvinyl alcohol（PVA），EmboGold-microsphere，SAP-microsphereなど］
③金属性塞栓物質（コイルなど）
を用いて塞栓する方法であるが，硬化療法を併用しないと側副血行からの再発を起こすことが多い（今井ら2004）．

b. 硬化療法 sclerotherapy

硬化療法とは，硬化剤を直接血管内腔に注入して，拡張した血管内皮細胞を破壊して血流を途絶えさせる治療法である．

1）硬化療法と塞栓術の選択（表20-7-7～表20-7-10）

a）症状別による選択

Mulliken（1998）は，血管腫の症状を第Ⅰ～Ⅳ期に分け，

表20-7-4　血管腫と血管奇形の特徴

所見	血管腫 (hemangioma)	血管奇形 (vascular malformation)
臨床所見	生下時には通常認めない. 30%は赤色小斑を示す 生後急速に増大し, その後緩徐に縮小する 女性：男性＝3：1	全例生下時に存在するが, 目立たない例もある 身体の成長に比例して増大し, 外傷, 感染, ホルモン変調などで拡大することがある 女性：男性＝1：1
組織・細胞学的所見	丸い血管内皮. 細胞周期の短縮 肥満細胞の増加. 多層の基底膜 *in vivo* で毛細管を形成する	扁平な血管内皮. 細胞周期の延長 肥満細胞数は正常. 正常の薄い基底膜 *in vivo* で内皮細胞の増殖は乏しい
血液学的所見	血小板捕捉による血小板減少症 (Kasabach-Merritt 症候群)	居所の静脈うっ滞による消費性凝固障害
血管造影所見	周囲を取り巻く血管を伴い, 強い境界明瞭な分葉状の実質濃染を示す	境界不明瞭で, 実質組織はない low-flow lesion：静脈結石や拡張した血管を認める high-flow lesion：動静脈短絡を伴い拡張蛇行した複数の動脈を認める
骨の変化	隣接する骨に圧迫変形をみることは少ない 過形成はまれ	low-flow lesion：過形成, 変形, 濃度低下, 低形成 high-flow lesion：過形成, 変形, 破壊, 濃度低下

(Mulliken JB：Vascular Birthmarks Hemangiomas and Malformations, WB Saunders, p77, 1988；石口恒男ほか：血管腫・血管奇形の診断と治療のストラテジー, 梶原康正 (編), 先端医学社, p20, 2004 を参考に著者作成)

表20-7-5　血管腫, 血管奇形を合併する症候群

血管奇形		乳児血管腫
slow-flow	fast-flow	
Proteus 症候群 Klippel-Trenaunay 症候群 Sturge-Weber 症候群 blue rubber bleb nevus 症候群 (Bean 症候群) Maffucci 症候群 Gorham-Stout 症候群	Parks Weber 症候群 Osler-Rendu-Weber 症候群 (hereditary hemorrhage telangiectasia；HHT) Cobb 症候群 CM-AVM 症候群	PHACE 症候群

(森井英一：PEPARS 71：1, 2012 より引用)

治療法を選択している. すなわち
① 第Ⅰ期 (静止期)：皮膚紅潮, 発赤；塞栓術と切除術
② 第Ⅱ期 (拡張期)：異常拍動音, 増大；選択的塞栓術
③ 第Ⅲ期 (破壊期)：疼痛, 潰瘍, 出血；選択的塞栓術と外科的療法
④ 第Ⅳ期 (代償不全期)：心不全；対症療法

しかし, 症状が多岐にわたるため症例ごとに決めるべきであろう (光嶋ら 2001).

b) flow type 別による選択

flow 別に治療法を選択する方法である (加地ら 2001, 脇田ら 2001).
① 速流速タイプ high flow type
　栄養動脈, 病変内血管腔を永久塞栓 (NBCA：n-butyl-2-cyanoacrylate monomer：Histoacryl, B.Braun 社製, スポンゼル®, 山之内製薬社製), 穿刺可能な病変内血管腔があれば, 5%エタノラミンオレエート (EO) (オルダミン®, グレラン製薬) で硬化療法を行う. 外科的療法を併用する.
② 中流速タイプ intermediate flow type
　栄養動脈を一過性塞栓子 (spongel®) で塞栓.
③ 遅流速タイプ slow flow type
　硬化療法が適用になる.
④ 動静脈瘻タイプ arterio-venous fistula type (AVF type)
血流速度の早いものはまず塞栓療法を行い, 硬化療法を行う.

458 第**20**章 形成外科に関連のある皮膚疾患

硬化剤を有効に作用させるために流速を調節し，カテーテルガイド下に動脈塞栓術を行うことから硬化塞栓療法とも呼ばれる．

c. 硬化療法の実際

1) 硬化剤の種類

硬化剤 sclerosant としては，過去には種々の硬化剤（アルコール，サリチル酸塩，キニン，ウレタン，硝酸銀，塩化鉄，亜鉛など）が用いられたが（Mulliken 1988），現在使用されているのは，エタノール（90%以上，効果がよく，再発率が低い，合併症に注意），polydocanol ポリドカノール（1～3%，静脈瘤に効果），エタノラミンオレエート ethanolamine oleate（EO）（5～10%），OK-432（リンパ管奇形），塩酸ブレオマイシンなどである．硬化療法の成否は硬化剤の血管内皮への接触時間にあり，液状硬化剤より foam 硬化剤が有用である．

佐々木ら（2001）は口唇，眼瞼，浅在性腫瘤にはポリカドール（1%より3%が有効），深在性腫瘤やポリカドール無効例にはエタノールがよいという．

近年 EU 諸国においては Microfoam Form が新しい硬化剤として使用されているが（Cabrera ら 2003），遠隔成績が待たれる．

EO は陰イオン型界面活性剤で，非イオン型のポリドカノールより血管内皮作用があるといわれる．

2) 適応

主として，low-flow type の vascular malformation に適応されるが，Intermediate type には効果のないものがあ

表20-7-6 血管原性疾患とレーザー機器

血管原性疾患	現在治療に用いられているレーザー機器および光治療器
単純性血管腫	パルス色素レーザー，IPL
苺状血管腫	パルス色素レーザー，Nd:YAGレーザー
海綿状血管腫	Nd:YAGレーザー，KTP:YAGレーザー
毛細血管拡張症	パルス色素レーザー，半導体レーザー，IPL
被角血管腫	炭酸ガスレーザー
くも状血管腫	炭酸ガスレーザー，パルス色素レーザー，クリプトンレーザー
老人性血管腫	炭酸ガスレーザー，パルス色素レーザー
口唇静脈湖	炭酸ガスレーザー
毛細血管拡張性肉芽腫	炭酸ガスレーザー，クリプトンレーザー，Nd:YAGレーザー
色素血管母斑	パルス色素レーザー，Qスイッチレーザー
Sturge-Weber 症候群	パルス色素レーザー
下腿静脈瘤	Nd:YAGレーザー，クリプトンレーザー，銅蒸気レーザー

（宮坂宗男：レーザー治療最近の進歩，第2版，波利井清紀（監修），克誠堂出版，p84，2004 より引用）

表20-7-7 静脈奇形の切除と硬化療法の比較

	切　除	硬化療法
皮膚瘢痕	あり	なし（皮膚壊死のリスクあり）
手術回数	限局性であれば1回（瘢痕修正は含まず）	1回～多数回
浸潤性VM ・例：皮膚浸潤 ・例：神経近傍	完全に切除には正常組織の合併切除を要する 皮弁や植皮を要することがある 神経損傷：永久的な場合が多い	正常組織損傷が少なく治療可能 ・皮膚を残して治療可能 ・神経損傷：一過性のことが多い
高度なLICを伴うVM	術中術後の出血リスクが大きい	出血リスク少なく治療可能
巨大VMに対する一時的治療	遊離皮弁などを用いれば可能な場合あり	硬化剤の上限量を超えるため完全消失は困難
巨大VMに対する連続治療	部分切除では出血と再増大のリスクが大きい	可能だが治療間隔が大きいと再増大の可能性あり
眼窩球後部VM	浸潤は大きいが切除または減量可能な場合あり	視機能障害のリスク大
頭蓋内交通型VM（sinus pericranii など）	浸潤は大きいが切除可能	頭蓋内への交通路の遮断などを要する
流出静脈拡張型VM	切除には影響少ない	血栓症のリスク大で，流出路の血漿などを要する
神経障害リスクの大きいVM（橈尺骨間など）	切除可能な場合あり	無麻酔での硬化療法が安全．乳幼児は不可
静脈石や高度な線維化などの有痛性硬結	治療可能	治療困難
VM周辺組織の肥大や変形	治療可能	治療困難

VM：venous malfunction，LIC：localized intravascular coagulopathy

（佐々木 了：形成外科 55：1205, 2012 より引用）

表 20-7-8　塞栓物質，硬化剤の種類

種　類		主な作用	主なリスク
器具	金属コイル	近位塞栓	側副路助長，逸脱・迷入
粒子	PVA*	末梢塞栓（不均一）	サイズ不揃・断片化・AVF 通過
	マイクロスフェア	末梢塞栓（均一）	AVF 通過
接着剤	NBCA**-リピオドール	血管内重合・鋳型塞栓	異物遺残・カテーテル接着
硬化剤	無水エタノール	内皮障害・血栓化（強）	壊死・神経障害・中毒
	エタノラミン・オレイン酸	内皮障害・血栓化（中）	溶血性腎障害
	ポリドカノール	内皮障害・血栓化（弱）	色素沈着

*：polyvinyl-alcohol, **：NBCA：n-butyl cyanoacrylate

（大須賀慶悟ほか：PEPARS 30：35, 2009 より引用）

表 20-7-9　硬化剤による比較

硬化剤	特　徴	問題点
無水アルコール（EtOH）	強力な細胞・内皮損傷 反応性が高い 安価 入手しやすい	手技中に疼痛をきたす 合併症が比較的高い 深部血管に穿通する可能性がある
オレイン酸モノエタノールアミン	界面活性剤 非イオン性造影剤で希釈 血栓形成能が強い 血管壁に対する化学反応 中毒症状は少ない	溶血により急性腎不全をきたす 内皮への作用が弱い
ポリドカノール（PD）	界面活性剤 内皮に対する過剰水分負荷 除痛効果	硬化作用が弱い 心停止を引き起こすことがある

（秋田定伯：形成外科 52：1161, 2009 より引用）

表 20-7-10　硬化剤の特徴

	Et	EO	Po
性質		界面活性剤	界面活性剤
フォーム硬化療法	不可	可能	可能
作用	細胞固定・脱落	細胞膜溶解	細胞膜溶解
硬化強度	（＋＋＋）	（＋＋） フォームで効果up	（＋） フォームで効果up
即効性	（＋＋＋）	（＋＋）	（＋）
蛋白凝固作用	（＋＋＋）	（＋＋）	（＋）
注入時疼痛	（＋＋＋）	（－）～（＋＋）	（－）～（＋）
術後腫脹		（＋＋）	（＋＋）
皮膚・神経などの組織障害	（＋＋＋）	（＋＋）	（＋）
溶血性ヘモグロビン尿	（＋＋＋）	（＋＋＋）	（＋）
心筋抑制作用	？	？	（＋）
肺高血圧・肺塞栓のリスク	（＋）	（＋）	？
1 日上限投与量	0.5 mL/kg	5％で20mL/body（成人）	2 mL/kg

Et：ethanol, EO：ethanolamine oleate, Po：polidocanol

（佐々木　了：形成外科 55：1205, 2012 より引用）

り，まず上記のように塞栓法を先に行ったほうがよい．

　野村ら（2009）によると，硬化剤として，LM にはエタノール，VM，AVM にはオレイン酸エタノールアミン EO（オルダミン®，富士化学），外来では，疼痛の少ないポリドカノール（ポリドカスクレロール®，ゼリア新薬），high flow では流入動脈にバルーン留置や塞栓術を施行してお

いたほうがよいという.

手足の血管奇形に関しては硬化療法と手術のどちらが有効であるか明確な決め手はない. 併用法が推奨される（藤田ら 2006）.

中枢神経系の障害を起こす恐れのある場合, 血流が速過ぎる場合（最大流速 30 cm/ 秒以上）, あるいは, うっ血を起こす恐れのある場合は外科療法になる（佐々木ら 2004, 三村ら 2004, 兵藤ら 2004）.

佐々木（2005）は, 有効率が静脈奇形の slow flow type で 79%, intermediate で 63%, AVM では stage Ⅱ で 68% というが, stage Ⅲ や巨大な AVM ではエタノール動注や塞栓術併用の硬化療法を行うべきだと報告している. また佐々木（2005）によると, リンパ管奇形の macrocystic type には OK-432（ピシバニール）は 100% 近い効果を示すが, microcystic への効果は半分以下になり, 毛細管奇形では適応が限られるという.

3) 適応年齢
乳幼児から可能である. 過成長を起こす恐れのある場合は早いほどよい.

4) 作用機序
細胞膜の破壊.

5) 硬化療法術前診断
問診, 視診, 触診, duplex scan, 超音波, MRI, MRP（magnetic resonance perfusion）, 血管撮影などによる血管腫の広がり, 血流速度の測定など術前診断が大切である. 超音波で, 30 cm/ 秒以上を high flow として, 動静脈奇形では CT アンギオを撮り異常血管の三次元的広がりを確認, 静脈奇形では静脈石 phlebolith をチェックする（野村ら 2009）.

6) 方法
注入時に激痛があるため全身麻酔下に DSA（digital subtraction angiography）, MRI, エコーなどでコントロールしながら硬化療法を行う（加地 2001）. Rabe ら（2004）は duplex-guide foam sclerotherapy の有用性を報告している.

できるだけ圧迫, 駆血などにより血流を減らし, 1.0 mL 前後の少量を注射, 合併症に注意しながら, 総量 1 mL/ 体重 kg（佐々木ら 2001）を超えないように注入したあと, 圧迫法を行う. 合併症を避けるには, 確実に血管内に注入する必要がある. 詳細については, 梶原（2004）, 上村ら（2015）の著書が参考になろう. 稲川ら（2006）, 大内ら（2006）, 桜井ら（2006）, 上村ら（2015）の論文がある.

3〜6 ヵ月後, 効果に不足があれば再検査のうえ, 硬化法を追加する. 硬化剤注入前に, 造影剤で安全性を調べる人もいる. 5% オルダミン注入量は, 成人で 1 回 10 g までとし, 小児は体重で調節したほうがよい. 動静脈瘻 AVF などで, 最大流速が 30 cm/ 秒以上であれば, 術前塞栓療法を行ったほうがよい（八巻ら 2001）

嚢胞型は, 嚢内液を吸引後注入, さらに吸引注入を繰り返す.

動静脈奇形（AVM）などを含めて効果のないときには外科的切徐も考慮する.

7) 合併症
腫脹による重要臓器の圧迫, 特に頭頸部, 皮膚壊死, 脳や肺梗塞, 神経麻痺, 視力障害, 出血, 腎機能障害, 血尿（特にオルダミン使用の場合）, 心停止, などが報告されている. エタノールの血管外漏出はよくない.

佐々木ら（2001）によると, 合併症は 24% にみられたという.

❸薬物療法
血管腫の混合型と深在型で増殖期に積極的な加療を要する場合, 通常プレドニゾロンが使用される.

a. 経口投与
症例により 1.5〜2.0 mg/kg/day のプレドニゾロンを朝 1 回で 2 週間連日投与し（Boon ら 1999）, 縮小効果があるか, 増殖しなくなれば 0.5 mg/kg/day ずつ 2 週間毎に減量していく.

2014 年に欧米でプロプラノールが乳児血管腫の治療薬として承認された. 増殖期には効果があるが（平野ら 2014）, 消褪期には効果については今のところ明確でない（力久ら 2015）.

しかし, 横尾ら（2016）によると, 乳児血管腫の縮小, 消褪までの期間が短く, 瘢痕も残さない点で, 今後プロプラノール治療が有用視されそうであるという.

b. 局所注射
1) ステロイド
眼瞼部や眼窩の血管腫に施行した報告がある（Kushner ら 1985, Boyd ら 1991）.

局所注射でも吸収されて両側の眼底出血や（Kushner ら 1985）その他の副作用を起こす恐れがあるので適応は慎重に行う.

Kasabach-Merritt 症候群では, 生命予後にもかかわるので, 副腎皮質ホルモン療法で効果がないときは, インターフェロン α2a, 2b の投与も考慮される（Hall 2001）.

血栓形成による静脈炎が起こると, 疼痛を生じることがある.

2) ブレオマイシン bleomycin
血管腫内に注射する（Pienaar ら 2006）.

❹手術療法
血管腫の手術時期については意見が分かれている.

混合型の血管腫の場合, 消失期の皮膚表面は薄く萎縮し, 皮下には fibro-fatty tissue が残ることが多く, 褪色しても美容的にはよくならない（図22-4-3 参照）. 萎縮すると思

われる症例は早めに全摘する.

静脈奇形の部分切除術では, 血管壁が薄いため止血しがたいことが多く全摘が望ましい.

リンパ管奇形は, 正常組織内に奇形リンパ管が複雑に入り込んでいるため, 全摘は困難で, 術後にリンパ瘻を生じることも多い. リンパ管内の神経は, 正常組織から神経を追跡して損傷しないように注意が必要である.

動静脈奇形に対する手術は, 広範囲切除が原則であるが, それでも stage Ⅱで 40%, stage Ⅲで 60%の症例が 5 年以内に再腫脹するという (Kohout ら 1998).

D. 各種の血管腫

血管腫の治療法としては, 前述のように wait and see からレーザー療法, 塞栓術, 硬化療法, ステロイド療法, 5FU療法, 冷凍外科療法, 放射線療法, 外科療法など数多くの方法があるが, 症例に応じて使い分ける.

❶毛細血管奇形 capillary malformation (新分類), 単純性血管腫 hemangioma simplex, port wine stain nevus, capillary hemangioma, 火炎状母斑 nevus flammeus (旧分類)

a. 症状

表層の毛細血管の先天性形成不全で, 赤色あるいは暗赤色調を呈し, ワインをこぼしたあとのシミ状にみえることからこの名がついた. 真皮毛細血管の異常で, 乳頭下血管網の毛細血管の異常は毛細血管拡張症 telangiectasia という. 発生率は, 約 1%で, 欧米人に少なくわが国で多い (欧米では 0.3～0.5%, わが国では 1.7%). 男性より女性に多いが, 性差なしの意見もある (酒井ら 2006). 顔面, 頸部で 52%, 上, 下肢に各 15%と多い.

境界は, 鮮明で扁平であるが, 中年以降になると全体としてわずかに隆起, さらに部分的に顆粒状隆起がみられ, 暗赤色の度合いも強くなる (図 20-7-1).

また, 骨の異形成を伴い, 四肢長差を生じることがある.

三叉神経第 1 枝領域に広がる血管奇形は, Sturge-Weber症候群を疑い, 血管奇形のほか, 片麻痺, てんかん発作などの神経症状や, 脈絡膜血管奇形による二次的緑内障など, 脳と眼球の血管異常を検索する (渡邊ら 1999) (図 20-7-1).

Hennedige ら (2008) は, 顔面ポートワインの 3%に Sturge-Weber 症候群がみられるといい, 眼周囲のそれに合併の危険が多く, 下顎部にはみられないという.

b. 治療

パルス色素レーザー療法が第一選択肢である. 酸化ヘモグロビンは 418 nm, 542 nm, 577 nm に吸収特性を持つが, レーザー光の組織深達性から 585～595 nm, 300～500 μsec, fluence は 5.0～8.0 J/cm², として用いられる. また long

pulse 色素レーザー, Nd:YAG レーザー, KTP レーザーや, レーザーではないが intense pulsed light (IPL) なども用いられる. テスト照射が必要である.

隆起性のものは外科療法が適用される. 最近では, ウルトラロングパルス色素レーザーも利用されるようになった (治療法は第 5 章 -7-G- ⑩「血管性病変」の項参照). 河野ら (2012) は, V ビームを使用, 波長 595 nm, パルス幅は可変式 0.45, 1.5, 3, 6, 10, 30, 40 msec, スポットサイズ 5.7, 10 mm, 冷却装置付きで使用している.

治療時期は皮膚厚の薄い乳幼児期がよい. 通常, 複数回の照射を必要とする. しかし, 血管腫の消褪しない例もある.

色素レーザーはメラニンにもある程度吸収されるので日焼けした皮膚に照射すると, 皮膚損傷を起こすことがある.

❷Unna 母斑 (末梢血管拡張性母斑) Unna's nevus, nevus telangiectaticum

項部, 上眼瞼部, 眉間部, 上口唇部の頻度順で生下時よりみられ, 淡い赤色斑を呈し, 通常生後 1 歳半頃までに自然消褪することから毛細血管奇形 (単純性血管腫) とは別のカテゴリーとして扱われているが (Pasyk 1992), なかには成人になっても残るものがある.

20～30%で女子にやや多い. 頸部, 後頭部にみられるものは stork bite, 眉間部にみられるものは, angel kiss, salmon patch ともいわれる.

自然消褪しないものはレーザー治療を行う.

❸苺状血管腫 strawberry mark, infantile hemangioma (旧分類), 乳児血管腫 hemangioma (新分類)

先天性血管腫 congenital hemangioma (Boon ら 1996) ともいわれ, 腫瘍表面が, ちょうど苺の表面に似ていることからこの名がつけられた.

a. 頻度

約 1～2%である (河野ら 2003).

b. 分類

①局面型 (flat type, 真皮内に限局)

②腫瘤型 (tumorous type 皮下組織まで広がるもの)

③皮下型 (subcutaneous type 皮下組織に主として存在するもの)

1) 大きさによる分類

①通常型 (common type)

②巨大型 (giant type)

などに分類される (岩城 2001)

2) 退縮状況による分類

また渡邊ら (2002) は, 苺状血管腫を臨床的に,

①1 年以内に退縮し, 手術の必要のないもの

②縮小傾向はあるものの退縮が不十分なもの

③長期にわたり退縮しないもの
の3型に分類している.

c. 経過

病態は血管内皮細胞の腫瘍性増殖とアポトーシスによる細胞死,さらに線維脂肪組織への置換という段階に分かれる.

1) 増殖期

一般に生下時あるいは生後すぐ発現し,最初は虫刺され程度の平坦な発赤であったのが,急速に増大する.これは10ヵ月～1歳頃までであり,この時期を増殖期と称す.

2) 消褪期

その後徐々に消褪していく.この時期は消褪期といわれ,3歳までに約30%が5歳までに約50%が消失する.自然治癒率は7歳までに75%が消褪するといい(河野ら2003),鈴木(1994)は50～60%であるという.なかには色は消褪しても皮膚が薄く,シワシワ(皺皺)になるものもある(図22-4-3参照).

3) 消失期

腫瘍型,皮下型では消褪が遅く,人によって差がある.消失ないしは変化がなくなった時期を消失期という.

大きいものは潰瘍化する.海綿状血管腫を伴うこともある.また,皮膚に多発している症例は,内臓内血管腫を合併していることがあり,全身検索が必要である(図20-7-2).なかには,alarming hemangioma, life threatening hemangioma と呼ばれる重篤なものもある.大江ら(2010)は,頬部巨大苺状血管腫にPHACE症候群を併発した症例を報告している.PHACE症候群は,1996年 Frieden ら が infantile hemangioma,脳血管奇形を含む頭蓋内病変,心奇形,眼病変など合併したものである.

註;PHACE (P;posterior fossa brain malformation, H;hemangioma of face, A;arterial abnormalities, C;coarctation of the aorta and cardiac defects, E;eye abnormalities)(余川2013).

d. 成因

成因については不明な点も多く,説としてはホルモン異常説,マスト細胞の関与,monocyte との関連,ウイルス感染の可能性,遺伝的要因などがあげられている(渡邊ら2002).

e. 治療法

1) wait and see

①通常,自然消褪を待つ方針をとるが,約2/3は自然消褪が遅いので,あまり球状に膨らんだもの,大きいものは待たないで治療する.萎縮した表皮と過量な線維脂肪組織が残り,後日切除せざるを得ないことが多いからである.増殖期には部位別,病態別に治療時期を考慮する必要がある.

しかし,Couto ら(2012)は,3.5歳を過ぎると目立った消褪はないと報告,今日ではいたずらに待つのではなく,早期にプロプラノロール投与(1.0～3.0 mg/kg/day,北村ら2013)か,レーザー療法を行い,縮小効果を早める方法がとられている.利点は,心理的効果,機能障害や瘢痕形成の予防,出血や潰瘍の治療,が目的である(林ら2013).

②眼瞼をふさぐほどの苺状血管腫では遮蔽性弱視を防ぐために早期の治療が必要である.

③巨大血管腫で多呼吸,頻拍,哺乳障害,体重増加不良などの心不全症状があれば,利尿薬とステロイドの内服,症例によっては血管塞栓術など早期治療が必要な場合もある.

④また,増殖期に痂皮を形成した症例では,表皮直下に血管が存在していることがあり,痂皮の脱落とともに生命にかかわるような大出血を起こす.早期治療が必要である.

2) 持続圧迫療法

四肢など圧迫しやすいところで,長期間行えばある程度効果はある.

3) レーザー療法

増殖開始前の平坦な状態のときにはパルス色素レーザーが用いられている(Scheepers 1995).しかし発症初期であれば効果があるが,時期を失したもの,隆起型のものには効果が少ない.色素レーザー照射の効果に関する否定的な報告(Ashinoff 1993, Batta ら 2002)もある.

ロングパルス Nd:YAG レーザーは,組織深達度がよく,第一選択である(林ら2013).しかし,脱毛には注意を要する.

四肢では,積極的に色素レーザーを照射すると美容的に問題になる症例(図20-7-2)もあるが,レーザー照射により消褪は早まるようである.

一方 Kapila ら(2002)のようにパルス色素レーザー法と wait and see との間に有意差はないという意見もある.

最近は V-beam の有用性が報告されている(河野ら2006).

中尾ら(2008)は,SPTL-1b(Candela 社)を用い,4.5 J～7.5 J/cm^2 を用い,毛細血管が拡張する前の時期に使用,有効であったという.

4) ステロイドの短期大量投与

ステロイドの投与法には,臨床医によって次のように差があるが,症例毎に検討して慎重に投与法を決めるべきであろう.

平松ら(1976)は,ベタメタゾン 0.5 mg/day で開始,2週ごとに0.1 mgずつ漸減,維持量0.1 mgとする.

大島ら(1986)は,ベタメタゾン 0.05～0.1 mg/kg/day で開始,2週後くらいから2週ことに0.1 mg減らす方法であるが,副作用にも注意が必要であるという.

岡田ら（1995）は，デキサメタゾン 1 mg/day で開始し，15 週で漸減する．

山崎（2012）は，外来でベタメタゾン 0.06～0.07 mg/kg/day を，入院で 0.1～0.2 mg/kg/day を内服させ，1 週間で約半数が，2 週間で大部分が退縮したという．

5）ステロイド局注

トリアムシノロンアセトニド 40 mg（1 mL）とベタメタゾン 6 mg（1 mL）の併用がよいという（丸山ら 1999）．全身投与よりは副作用が少ないが，注射時の疼痛のため全身麻酔となる．血管内に直接注入しないように注意が必要である（小川 2006）．

6）硬化療法（プロプラノール内服療法）

渡邊ら（2012）は現在，β ブロッカーのプロプラノール内服を第一選択にしている．0.5 mg/kg/day 分 3 から開始，副作用の有無をみながら 2～3 mg/kg/day 分 3 まで増量，副血管腫の大きさ，色調に変化がなくなるのを目安に減量していく（平野ら 2014）．最初の 3 ヵ月で効果が大きくみられ（Hogeling ら 2011），Tan ら（2012）は，完全退縮まで 12 ヵ月要するという．Holmes ら（2011）は，再発を考慮して，腫瘍が平坦になっても 4 週間継続するという．

副作用は，徐脈，血圧低下，低血糖，気管支痙攣，高カリウム血症，などが報告されている．

7）軟 X 線照射

上野ら（1984）は，軟 X 線を 1 回 0.5～1 Gy，1～2 ヵ月間隔，総量 10～12 Gy としているが，Kasabach-Merritt 症候群を除いて避けたほうがよい．放射線療法は，最後の選択である．

8）手術療法

血管腫そのものの治療目的でなく，通常は，腫瘍消褪後のシワ状の醜状や治療後の瘢痕の形成などに用いられることが多い．

9）組み合わせ療法

上記療法を症例に応じて組み合わせる方法である（松本ら 2007）．

f．部位別治療法

1）眼瞼部

光線遮断性弱視，乱視の予防の点で増殖期から積極的な治療の適応がある（Ceisler ら 2004）．治療法には，色素レーザー照射，Nd:YAG レーザー腫瘍内照射，副腎皮質ホルモン内服，副腎皮質ホルモン局所注射などが施行され，手術は，外眼筋や眼瞼挙筋を確認することが難しいという理由から増殖期に行うことは少ない（図 20-7-3，図 20-7-4）．

2）鼻部

鼻腔に発生した場合は，呼吸障害の予防から積極的な治療が必要である．鼻尖部では消失期でも軟部組織の変形が残る症例が多く（McCarthy ら 2002），早めに手術する．

3）口唇部

赤唇部の乳児血管腫（苺状血管腫）は，潰瘍化することが多く，哺乳障害や消褪後の変形をきたしやすいので積極的治療が必要である．増殖期より色素レーザー照射や副腎皮質ホルモン局所注射を検討する（図 20-7-5）．

4）耳介部

聴力障害，ステレオ感覚の障害を考え，増殖期から積極的な治療が推奨される（Greene ら 2004）．片側の場合でも，潰瘍化すると軟骨の変形が，潰瘍化しなくても健側と比較して著しく耳介が大きくなり美容的な問題となる．なお，耳下腺部に発生した血管腫は頸部気道などへ伸展することがあり，MRI で範囲を確認したあと，気道圧迫，閉塞の可能性があれば副腎皮質ホルモン内服や，CO_2 または KTP レーザー照射を施行する（図 20-7-6）．

5）頬部（図 20-7-7）

6）頸

呼吸障害の可能性があるので積極的に加療する（図 20-7-8）．

7）会陰部

潰瘍化すると排尿，排便が困難になることもあり積極的に治療する．

8）四肢

❹ Kasabach-Merritt 症候群

血管内皮細胞腫 Kaposi-form hemangioendothelioma（KHE）（図 20-7-9，図 30-3-8）は，乳幼児期にみられる巨大血管腫で，血管腫の 0.3％ にみられる．80％ は，1 歳未満にみられ，皮膚以外では結腸，肝臓，脾臓，膵臓に生じることがあり，これらの場合は，診断が不可能なことが多い（徳山ら 2010）．

早期に coagulopathy（disseminated intravascular coagulation：DIC）を起こし，死亡率 30～40％ と生命予後が悪い．苺状血管腫とは異なる腫瘍である（Enjolras ら 1997）．四肢，体幹に多く顔面には比較的まれである．

腫瘍内の出血によりワイン色を呈し，範囲がはっきりしない血管腫と出血斑で，硬く触れる．血小板の減少が著明である．

臨床経過は，第 1 期（出血前期），第 2 期（中期：全身的出血傾向なし），第 3 期（末期：全身的出血傾向，DIC）に分けられる（池田ら 1982）．

治療は，一般に副腎皮質ホルモン投与から開始するが（プレドニゾロン 2～5 mg/kg/day を内服），抗癌剤，インターフェロン α2a の皮下注投与や放射線治療を必要とすることが多い（Hall 2001，多湖 2004）．手術療法の報告もある（藤岡ら 1996）．消褪しても消失することはまれである．

464　第20章　形成外科に関連のある皮膚疾患

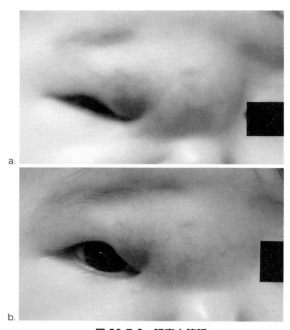

図20-7-3　眼窩血管腫
a：治療前，b：Nd:YAGレーザー照射と副腎皮質ホルモン局所注射，内服治療後2週間

（渡邊彰二氏提供）

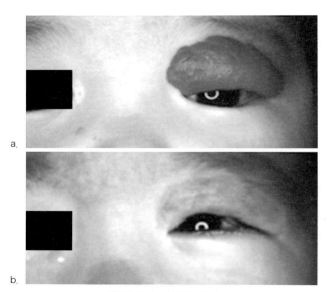

図20-7-4　苺状血管腫．
a：生後4ヵ月，b：5～6J，11回，照射術後1歳4ヵ月

（島本良子氏提供）

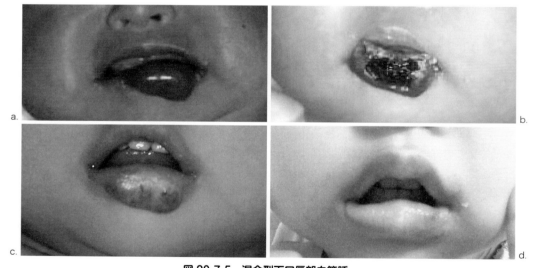

図20-7-5　混合型下口唇部血管腫
a：術前，b：潰瘍化，c：瘢痕化，d：自然治癒後

（渡邊彰二氏提供）

❺ 海綿状血管腫 cavernous hemangioma（旧分類），静脈奇形 venous malformation-VM（新分類）

静脈系の先天異常である．筋層と外皮の部分欠損または形成不全による菲薄化で血管内腔が拡張し，海綿のようなやわらかさからこの名称がつけられた．

静脈奇形（海綿状血管腫）には，生下時すでに増殖しているタイプと，生後，発生するタイプとがあり，経過が異なることから最近では別の概念として分類されている（Enjolrasら 2001，渡邊ら 2002，Mullikenら 2004，Berenguerら 2003）．

そのなかには1歳頃までに消褪する rapidly-involuting congenital hemangioma（RICH）(図20-7-10) と，年余を経ても消褪しない non-involuting congenital hemangioma（NICH）(図20-7-11) の2種類がある．NICHでは鑑別診断のために biopsy を行うこともある．

頻度は，0.1％くらいで，肌色か淡赤色あるいは薄青色の

20・7 血管腫と血管奇形　465

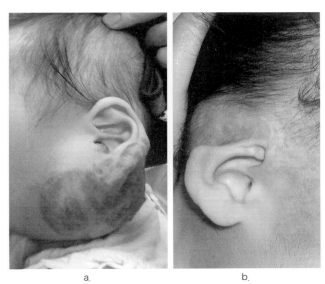

図 20-7-6　混合型血管腫による損傷例
a：外耳道閉鎖例
b：潰瘍化により耳介1/3が欠損した症例．頸部気道にも侵襲．

（渡邊彰二氏提供）

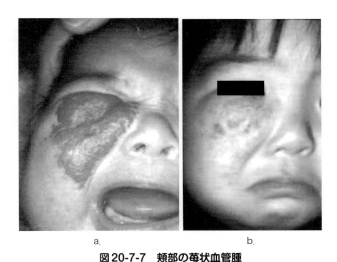

図 20-7-7　頬部の苺状血管腫
a：生後3ヵ月，b：4.25〜5.75J，15回，照射術後1年6ヵ月

（島本良子氏提供）

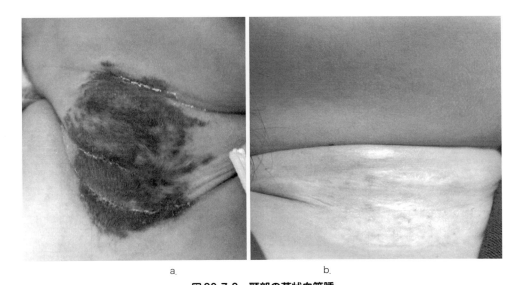

図 20-7-8　頸部の苺状血管腫
生後3ヵ月女児．a：V-beam色素レーザー照射1ヵ月後，b：5回施行後3年

（沼尻敏明氏提供）

やわらかな腫瘤である．ときに半球状を呈し，腫瘤を指で圧迫すると凹むが，圧を緩めるともとに戻る．男女比は1：2で女性に多い（Hein ら 2002）．顔面のものは，号泣などで隆起の程度が増大する．性差はないが，女性では，思春期や周産期に腫脹して疼痛を訴え（Vikkula ら 1996），特に四肢では疼痛が局在しやすい．自然消褪はない．

拡張している血管のみを切除しても，遺残異常内皮細胞から創傷治癒の過程で異常な血管が形成され，再拡張する

ことがある（Vikkula ら 1996）．

血管造影，CT，特に MRI などで検査する．超音波，カラードプラ検査は有用である．

治療法は，手術，硬化療法，レーザー照射の3種類に大別される．硬化療法が第一選択とされる場合が多い（今井ら 2004）．

表在性の拡張した静脈に対しては Nd:YAG レーザー照射が施行されている（Suen ら 1989）．レーザー光を血管内

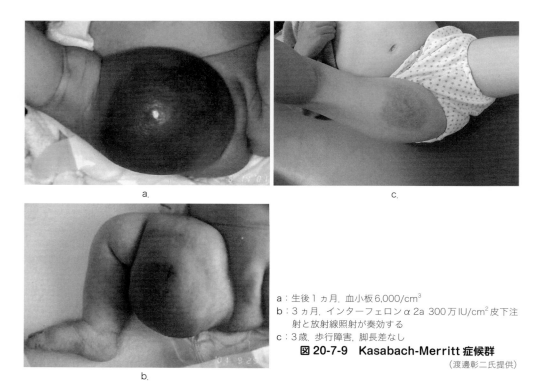

a：生後1ヵ月．血小板6,000/cm^3
b：3ヵ月．インターフェロンα 2a 300万IU/cm^{2}皮下注射と放射線照射が奏効する
c：3歳．歩行障害，脚長差なし

図20-7-9 Kasabach-Merritt症候群
（渡邊彰二氏提供）

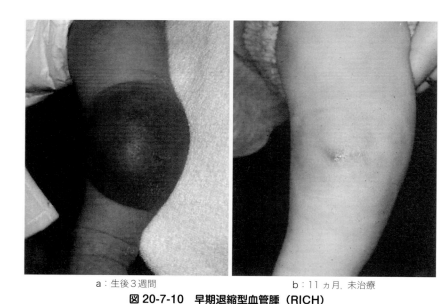

a：生後3週間　　　　　　b：11ヵ月．未治療

図20-7-10 早期退縮型血管腫（RICH）
（渡邊彰二氏提供）

にファイバーで導入する血管腫内照射法 intra-lesional laser treatment も試みられている．

Jacksonら（2005）は，massiveなものは非吸収性糸で血管腫を小分けするように縛って，分室化を図り，そのなかに硬化剤を注入する方法を試みているが出血も多く難しい．

❻**動静脈奇形** arterio-venous malformation：AVM（新分類）

a. 動脈性蔓状血管腫 cirsoid angioma, arterial racemous angioma（旧分類）

顔面，頭部に多く，乳児血管腫（苺状血管腫）のようにみえるが，動静脈瘻のため動脈の流入があり，拍動を触れる．皮膚温が高く，わずかに膨隆を示すが，色調は常色あるいは赤色など様々である（図20-7-9）．Schoebingerの病期分

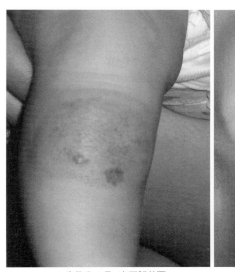
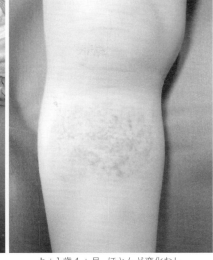

a：生後2ヵ月．右下腿前面　　b：1歳4ヵ月．ほとんど変化なし

図20-7-11　非退縮型血管腫（NICH）

（渡邊彰二氏提供）

類がある（表20-7-12）．

検査は，血管造影で，異常血管増生，雪片様陰影，血管径拡張，血管蛇行，末梢血管造影不全，など．単純X線で骨変化，MRIで動静脈拡張など．

治療は，Seldinger法で血管造影，流入動脈の同定，拡張血管や動脈瘤や病巣の確認，塞栓術の可否を判断する．塞栓術には，無水エタノール，ゼラチンスポンジを使用し，AVMの手術となるが，困難なことが多い（横尾ら2009）．外頸動脈の結紮は無効で，禁忌の意見もあり，低血圧麻酔，体外循環下手術など考慮することになる（加地ら2009）．

手の静脈奇形では神経異常が出やすいので，硬化療法による神経障害の予防，手術的切除を行う．手の動静脈奇形は硬化塞栓療法が第一選択である（渡邊2009）．

b. 動静脈奇形 arterio-venous malformation（新分類），蔓状動脈瘤 cirsoid aneurysm（旧分類）

皮面の性状はあまり変化がみられないが，皮下では動静脈の拡張で動脈瘤状を呈し，拍動，コマ音を触れる．

1）症状，分類

動脈から静脈にいたる血行動態の変化によって4段階の臨床症状に分類されている（Kohoutら1998，稲川ら2004）（図20-7-12，図20-7-13）．

① Stage I（静止期）：平坦で，血管腫の初期や毛細血管奇形との鑑別が困難な症例もあるが，変色部の境界が比較的はっきりしない．

② Stage II（拡張期）：血管が腫脹し，流入動脈の拍動を触れる．深部皮下組織に発生した場合には，血管腫の増殖期との鑑別は比較的難しい．

③ Stage III（破壊期）：潰瘍化し，生命にかかわる大出血を起こしうる．保存的治療での改善は難しい（図20-7-13）．

④ Stage IV（代償不全期）：高拍出性心不全により，動作時動悸，息切れなどで日常生活が障害される．

2）診断

診断法は，臨床症状のほか，超音波，カラードプラ，MRI，MRA，CTAなどで病変の部位，流入流出血管の状況を診断する．

3）治療

出血量減少目的で塞栓術を施行後，広範囲摘出術，あるいは永久塞栓物質と硬化剤による硬化塞栓療法（図20-7-14）を施行する．すなわち塞栓術により流入速度を落とし，塞栓部あるいは側副血行の開通前の24〜48時間以内に硬化療法を行う（Mullikenら1982，Jacksonら1993）．

適応に関しては，stage III，IVは絶対的適応，IIは相対的適応とされている（Kohoutら1998，今井ら2004）．頭頸部領域における広範囲動静脈奇形の症例では，完全摘出が不可能な場合も多いが，不十分であれば1年以内に再拡張する確率が高く，近年，硬化塞栓療法が施行されることが多い（表20-7-11）．

非吸収性ビーズ，無水エタノール，NBCAを使用するが，注入時激痛，中毒症，肺高血圧症などがあり，全身麻酔などによる管理が必要である（大須賀ら2012）．

註：動静脈瘻 arterio-venous fistula（AVF）：これは，動脈と静脈が交通している状態であるが，その間に毛細血管やnidus病巣部（血管奇形の本体）を介さないもので，先天性と外傷や手術の両者が原因とする報告（今井ら2004）と，外傷や外科手術で生じた後天性の動静脈短絡であるとする説（石口ら2004，高橋ら2004）があり，さらに腫瘍や炎

468 第**20**章 形成外科に関連のある皮膚疾患

表20-7-11 頭頸部AVMの治療方針

Ⅰ期		原則として経過観察	
Ⅱ期	乳幼児期	基本的に経過観察	
		切除の絶対的適応	眼瞼，鼻，口唇など，閉塞による高度な機能障害が危惧される場合
		相対的適応	完全切除可能な限局した病変や整容的障害が，術後の醜形よりも重大と考えられる場合
	学童期以降	口唇	塞栓硬化療法後に口唇の形態を温存した減量術
		耳介	部分切除による耳介形成
		眼窩，頬，顔面広範	塞栓硬化療法
Ⅲ期	第一段階	塞栓硬化療法による潰瘍の治癒と出血防止	
	第二段階	根治切除可能	切除＋遊離皮弁などによる再建
		根治切除不可能	減量術，遊離皮弁移植，塞栓硬化療法など，症例に応じた集学的治療
Ⅳ期		内科的治療とともに塞栓硬化療法による心負荷の改善	

（加地展之ほか：形成外科 52：1183，2009より引用）

表20-7-12 動静脈奇形に対するSchoebinger の病期分類

第1期（静止期）	皮膚紅潮，熱感
第2期（拡張期）	血管雑音，拍動，膨隆
第3期（破壊期）	疼痛，潰瘍，出血，感染
第4期（代償不全期）	心不全合併

（堀尾 修ほか：形成外科 55：1169，2012より引用）

症においてみられるものを動静脈シャント（arterio-venous shunt），包括的にすべてを動静脈吻合（arterio-venous communication）としてはどうかとの提案もあり（高橋 2004）用語的に混乱している．著者は前者の説である．

❼被角血管腫 angiokeratoma
　血管腫に表皮肥厚と角質増殖を伴ったもので，粟粒大の暗赤色の小腫瘤で手指に多く，思春期に多い．
　発生部位から4種類に分類される．
　①手足：ミベリ被角血管腫 angiokeratoma Mibelli
　②陰嚢：陰嚢被角血管腫 angiokeratoma scroti Fordyce（高齢者の陰嚢にみられる暗赤色小腫瘤）
　③体幹，大腿：母斑様限局性体幹被角血管腫 angiokeratoma corporis circumscriptum naeviforme（生下時よりみられ，片側性の下肢に好発する紅色ないしは暗紫色の紅斑に小丘疹を伴う皮疹で，静脈怒張もみられる）
　④下肢：単発性被角血管腫 solitary angiokeratoma（成人下肢に単発するもの）
　治療は切除である（図20-7-15）．

❽グロムス腫瘍 glomus tumor（glomandioma）
　成人の四肢末端，特に爪甲下に単発し，激痛，放散痛がある．capillary-cavernous type の血管増殖とグロムス細胞の増殖による．紫紅色の硬結性小腫瘤としてみられる．まれではあるが，1950 年，Eyster により多発性が報告されている（山本ら 2009）．確定診断は病理診断による．
　治療は切除である．爪母をできるだけ残す．

❾老人性血管腫 angioma senile
　豌豆（エンドウマメ）大までの紅色の小腫瘤で中高年者に多く，angioma型，口唇にみられる venous lake 型がある．前者は 20 歳頃より発症し，老人ではほとんどの人にみられる．好発部位は胸背部，上肢である．後者は口唇，頭頸部に多く，男性に頻発する．

❿毛細血管拡張性肉芽腫 granuloma teleangiectaticum，ボトリオミコーゼ Botryomykose，化膿性毛細血管拡張性肉芽腫 pyogenic granuloma
　若年者に多く，妊婦の口唇，指，乳頭などに多い．妊娠腫瘍ともいわれる．1～2cm 径の単発性，有茎性の赤色腫瘍で，肉芽状を呈する．易出血性である．化膿性という名称もあるが外傷などの原因は少なく，誘因なく発生することが多い（図20-7-16～図20-7-18）．しかし，感染，外傷が誘因になるという説もある（山本ら 2009）．
　病理組織像では，真皮成分が主体で，毛細血管，内皮細胞の増殖がみられる．血管腫構造のものとそうでないものがあるが，前者が約70％である．
　マスト細胞は少なく，epidermal collarette と呼ばれる襟首状の表皮構造が特徴的である（Patrice ら 1991）．
　治療法としては，レーザー照射や電気凝固では再発することが多く，周囲の正常組織を含めての切除術が比較的確実性が高い．

⓫血管芽細胞腫 tufted angioma, angioblastoma
　Kasabach-Merritte Syndrome 様の腫瘍で，わが国で多

20・7 血管腫と血管奇形　469

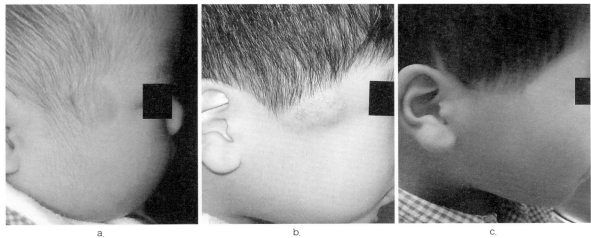

図 20-7-12　蔓状動脈瘤
a：5ヵ月，男子，側頭部に赤色斑，Stage Ⅰ
b：2歳4ヵ月，腫脹，浅側頭動脈の拍動著明，Stage Ⅱ
c：2歳6ヵ月，浅側頭動脈と顔面横動脈を結紮切除，術後1年8ヵ月，再腫脹なし

（渡邊彰二氏提供）

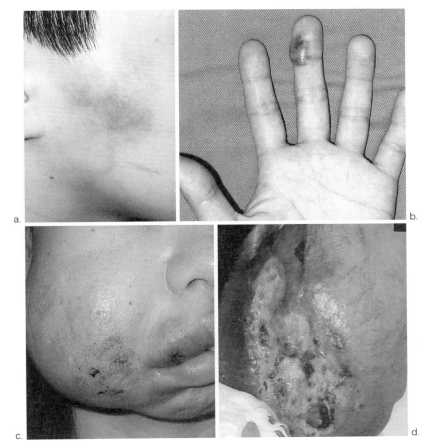

図 20-7-13　動静脈奇形
a：13歳，男子，Stage Ⅰ，無症状，経過観察
b：34歳，女性，Stage Ⅱ，疼痛あり，切除
c：21歳，女性，Stage Ⅲ，潰瘍から大出血
d：49歳，男性，Stage Ⅳ，潰瘍から大出血，心不全症状

（渡邊彰二氏提供）

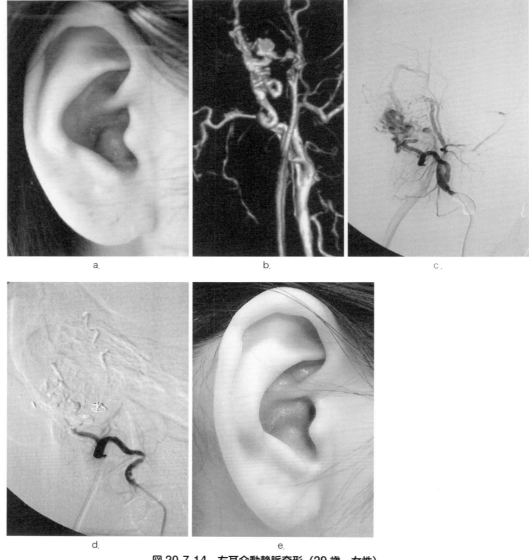

図 20-7-14 右耳介動静脈奇形（29歳，女性）
a：右耳介動静脈奇形，stage II
b：MR angiography で後耳介動脈と浅側頭動脈が feeder
c：術中の angiography
d：detachable coil 2個使用後，永久塞栓子 n-butyl-2-cyanoacrylate (NBCA) で塞栓術施行
e：術後

（渡邊彰二氏提供）

く，外国では少ない（Jones ら 1989，Enjolras ら 1997）．若年者に多く，暗紫色を呈する．多汗を伴うことが多い．疼痛や圧痛も本症に特徴的である．

病理学的には cannonball と呼ばれる真皮内に房状に集簇する血管の集合体が特徴であるが，診断はかなり難しい．

治療は軟 X 線照射である．

⓬その他

その他の血管異常をきたす疾患については，第 20 章 -10「母斑，母斑症」の項参照．

20·8 リンパ管腫
lymphangioma, lymphatic malformation

❶発生

末梢のリンパ管が，静脈から発生するのか，間葉性組織間隙から分化するのかは，結論が出ていないが（小谷 1997），異常増生を起こすとリンパ管腫になる．徳山ら（2010）の報告では，リンパ系の発生は胎生 2 ヵ月頃，6 個の一次リンパ嚢が左右頸部，後腹膜，腸間膜根部に出現，

20・8 リンパ管腫　471

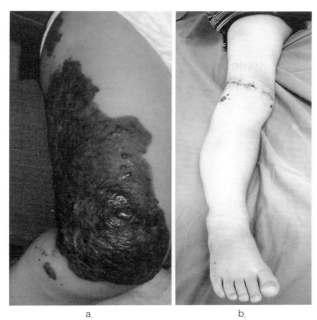

図 20-7-15　右下肢被角血管腫
a：2歳，表面から出血が頻回．
b：3歳8ヵ月，2回の手術後，下腿に静脈奇形．
（渡邊彰二氏提供）

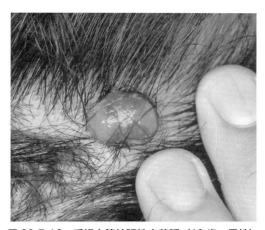

図 20-7-16　毛細血管拡張性肉芽腫（19歳，男性）
（寄藤和彦氏提供）

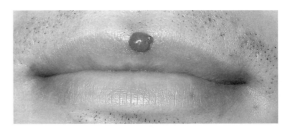

図 20-7-17　毛細血管拡張性肉芽腫（25歳，男性）
（渡邊彰二氏提供）

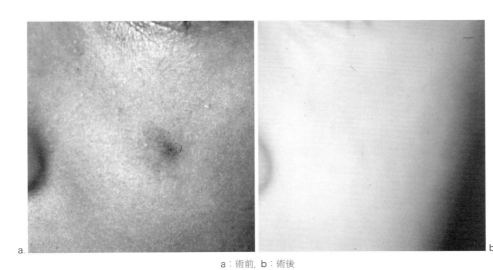

a：術前，b：術後
図 20-7-18　左頰部毛細血管拡張性肉芽腫
（野田宏子氏提供）

これらがつながり，形成されるが，この過程の異常でリンパ管腫ができるという．

❷ 頻度

頻度は，文献上 0.02〜0.1％で，性差はない．リンパ管腫の 50〜60％は生下時に，80〜90％は2歳までに出現すると

いう（徳山 2010）．

註：木村ら（2014）によると，リンパ浮腫の初診時年齢は 57.5 ± 15.3 歳で続発性浮腫が最多という．

❸ 部位

内臓を含めて体のどこにでも発生しうるが，原始リンパ

の発生部位から頸部，腋窩部に多く，縦隔，骨盤内に及んでいることもある．

❹分類

分類は，拡張している管腔の大きさ，発生部位により
限局性リンパ管腫 lymphangioma circumscriptum,
海綿状リンパ管腫 cavernous lymphangioma,
囊腫状リンパ管腫 cystic hygroma
とに分けられている（Calonje ら 1997，上野 2002）．

多くの症例で大小の管腔が混在しており，さらに小さな管腔が拡張する場合もあるので，臨床上は microcystic, intermediate, macrocystic type と治療方法を前提に分類する人もいる．

また，何らかの理由でリンパ管内へ静脈血が流入したり，感染による炎症などで，突然リンパ管が腫脹したり（Kenkel ら 1995），腫脹したあとにまったく消失してしまう症例もある．

A. 良性リンパ管腫 benign lymphangioma

❶限局性リンパ管腫 lymphangioma circumscriptum, superficial lymphangioma

生下時よりみられるもので，粟粒大の小水疱が列序性に，または斑状に並んだものである．真皮表層のリンパ管拡張像を呈す．四肢，軀幹に多い．

治療は，外科的完全切除である．しかし，囊胞状では硬化療法が第一選択で，OK432（ピシバニール®）が使用される（徳山ら 2010）．

❷海綿状リンパ管腫 caverunous lymphangioma

生下時より認められ，リンパ管の拡張，増殖によるもので，やわらかい皮下腫瘤として触れる．赤色調を示すものは血管腫との鑑別を要する．リンパ管腫の半数以上を占める．好発部位は顔面，頸部，四肢である．

気管周辺など重大な問題を起こす恐れのある部位では，症状がなくても積極的な治療を考慮する（図 20-8-1）．長期にわたる経過としては周辺の骨の過成長や変形を起こすことがあり，広範なリンパ管奇形では骨破壊を起こすこともある（Gorham disease：Kulenkampff ら 1990）．

治療は，手術か硬化療法かのいずれかであるが，まず外科的に切除して，再拡張が認められたら硬化療法を施行する．

手術に際しても，拡張したリンパ管の範囲が不明瞭で，完全切除は難しく，遺残リンパ管からの再拡張がまれではない．また，リンパ管奇形内の神経は確認しにくく，神経麻痺の危険性がある（図 20-8-2）．

硬化療法は，わが国では OK-432（ピシバニール®）が第一選択である（藤野 2012）．無水エタノールは，組織を瞬時に固定する強い作用があるので，注入後すぐ吸引，生食で洗浄する．前者では，macrocystic type に対して効果があるが，microcystic type に関しては効果がないとされている（Ogita ら 1996）（硬化療法については前述）．

ブレオマイシン療法などもあるが効果のないこともある．

❸囊腫状リンパ管腫 lymphangioma cystoides, cystic hygroma

真皮深層のリンパ管が囊状になったもので，多房状でリンパ液を含む．触診で波動性があり，リンパ液を吸引すれば診断できる．MRI で大きさ，広がりをチェックする．顔面，側頸部が好発部位である．

治療は，摘出であるが，困難なことも多い．抗悪性腫瘍溶連菌製剤 OK-432（ピシバニール®）による硬化療法が有効である（飯田ら 1996，稲川ら 2004，玉井ら 2006，Peters ら 2006）．

註：OK-432（ピシバニール R，中外製薬社，日本）は A群溶連菌 Su 株をペニシリンで不活性化したもので，癌の免疫療法製剤で，囊腫内に炎症を起こし，内皮細胞を破壊し腫瘍を縮小させるという（玉井ら 2006）．したがって，ガマ腫，滑液囊腫，ガングリオンの治療にも用いられる．副作用に注意を要する．

B. 悪性リンパ管腫 malignant lymphangioma

悪性リンパ管腫は，表 20-5-1 のように新 WHO の分類がある．血管肉腫とあわせ脈管肉腫と呼称する（「脈管肉腫」の項参照）．

治療は症例に応じて行う．

C. 後天性リンパ管腫 acquired lymphangioma, リンパ管拡張症 lymphangiectasis

手術や放射線照射後などにみられるものである．

D. リンパ腫 lymphoma, 白血病 leukemia

リンパ腫，白血病は，組織球・B 細胞・T 細胞の悪性腫瘍で，Hodgkin 腫・非 Hodgkin リンパ腫・皮膚 T 細胞リンパ球と呼ばれるが（上野 2002），形成外科ではほとんど取り扱わないため，関連の成書を参考にされたい．

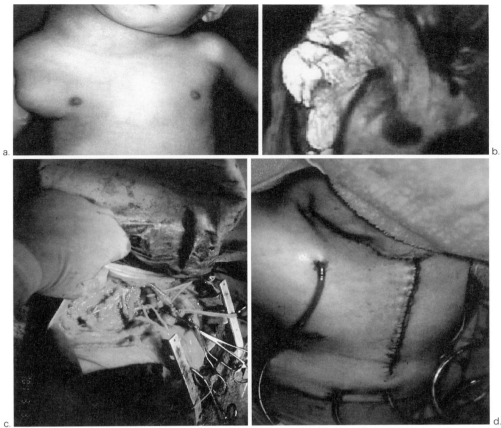

a：頸胸部リンパ管奇形，b：MRI T2強調画像，気道を囲むよにリンパ管奇形が存在する
c：頸部，縦隔，胸腔内のリンパ管奇形を可及的に切除，d：手術終了直後
図 20-8-1　リンパ管奇形（10ヵ月，女子）

（渡邊彰二氏提供）

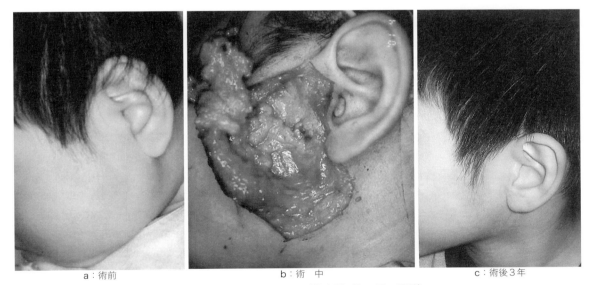

a：術前　　　　　　　　b：術中　　　　　　　　c：術後3年
図 20-8-2　左耳下腺部リンパ管奇形（6ヵ月，男子）

（渡邊彰二氏提供）

20·9 静脈瘤
varix

第 32 章 –11「下腿潰瘍」の項参照.

A. 治療適応

八巻ら (2001) は, duplex scan を用いて次の検査をして適応を決めている.

①逆流部位の判定 (表在性か深部静脈か穿通枝か)
②逆流範囲 (下肢全長か部分的か)
③逆流時間
④最大逆流速度

B. 治療法

静脈瘤の治療法としては, 八巻ら (2001, b) は次のようにまとめている.

①最大逆流速度が, 30 cm/ 秒以上で逆流時間が 3 秒未満ではストリッピング
②最大逆流速度が, 30 cm/ 秒未満で逆流速度が 3 秒以上では硬化療法
③以上のほか, 高位結紮術や弁形成術など症例に応じて併用する.
④硬化療法は, ストリッピングに比べて効果は劣る.

C. 手術法

立位で大伏在静脈の逆流範囲, 瘤化部位を確認し, 鼠径部, 膝部の 2 箇所で皮切を入れ, 大伏在静脈をそれぞれ二重結紮, 離断する. 次に逆流最下部, 分枝静脈瘤合流部からストッパーを中枢側へ挿入, ストリッピングする. 止血は圧迫のみでよい. 八巻ら (2001) の論文に詳しい.

静脈瘤は, 切除後, さらに硬化療法を追加する. 硬化療法は立位で静脈瘤を翼状針で固定し, 患者を横臥位にして, まずヘパリン水で針先が確実に静脈瘤内にあることを確認, 硬化剤に切り替え注入する. 5 mL くらいで十分である. 注入後は, 弾力包帯で少なくとも 3 ヵ月は圧迫する. 硬化剤は, 1％ポリドカノール溶液と 14.6％高張食塩水が使用される.

D. 合併症

静脈炎, 皮膚壊死など.

20·10 母斑, 母斑症
naevus, nevus , phacomatosis

A. 母斑, 母斑症とは

母斑 nevus の定義は難しく, いろいろな説が唱えられている (上野 2002) が, 母斑は胎生期に体細胞に何らかの異常が発生し, 生下時あるいは生後発現する皮膚疾患であり, 限局性の皮膚の先天性異常である.

母斑症 phacomatosis は, 母斑の一種あるいは数種が存在し, さらに内臓などの病変が加わったもので, 遺伝子が関与していると考えられている.

B. 母斑, 母斑症の分類

❶母斑

a. 上皮細胞系母斑

1) 表皮母斑 epidermal nevus

別名, 疣状母斑 nevus verrucosus, 硬母斑 nevus durus, 列序性母斑, 炎症性線状疣贅状母斑 (橋本ら 2015) といわれる.

有棘層や角層の増殖のためで, 生下時, あるいは生後すぐ発現する. 胎生期外胚葉由来の過誤腫といわれ, 頻度は 0.5〜1％くらいで, 女性に多い.

発症には早発型と遅発型とがあり, 前者が多く, 体幹, 四肢に多い.

角質肥厚型 keratoid type, 表皮肥厚型 acanthoid type, 乾癬型 psoriatic type の 3 型に分ける人もあり, この分類では表皮肥厚型が多い.

常色ないし黄褐色で, 表面がざらざらで硬く触れる. また, 疣状母斑 (限局性), 列序性 (列序性母斑 nevus systematicus), 炎症性線状疣贅状表皮母斑 (汎発性) に分類されることもある (森ら 2003, e). 若年女児下肢に好発, 瘙痒感もみられる.

治療は, レーザー療法もあるが (井口ら 2006) 完全切除がよい. その他, 切除, 凍結療法, 電気乾固法, トレチノインやフルオロウラシルの使用例もある.

2) 面皰母斑 comedo nevus, 痤瘡様母斑 nevus acneiformis

生下時から 10 歳頃まで顔面, 軀幹に生じ, いわゆる面皰状で黒色角栓があり, 列序性, 集簇性, あるいは斑状を呈す.

3) 毛包母斑 hair nevus, follicle nevus

顔面の小球状腫瘍で, vellus hair follicles を含む過誤腫. まれである. 治療は切除である.

4) 脂腺母斑 sebaceous nevus

皮脂腺の異常増殖で，比較的多くみられる．表皮，毛包，汗腺，真皮を含めた類器官母斑で，1965年MehreganとPinkusによって概念化された（西野 2008）．頻度は，0.2%くらいで，性差はない．90%が頭部，顔面に発生する．単発あるいは列序性で，Blaschko線に沿って出現（朴 2010）．

第1期は，生下時より幼児期まで黄褐色の表面ざらざらの，やや隆起した列序性か斑状を呈する．

第2期は，思春期から二次性腫瘍発生までで，表面が隆起，疣状を呈する．

第3期の成人期は，二次性腫瘍発生期には乳頭状汗管嚢胞腺腫，毛芽腫 trichoblastoma，外毛根鞘腫，脂腺腫などがみられる．

第4期の中高年になると，10〜30%に基底細胞癌，有棘細胞癌，脂腺癌，アポクリン腺癌など二次性悪性腫瘍を生じることがあり（森ら 2003，三木ほか 2005，西野 2008），要注意である．

治療は全摘出（図20-10-1）．

註；Blaschko線とは，Alfred Blaschkoが提唱した皮膚の発生学的線で，皮膚神経分節 dermatome や血管神経の走行とも異なる．皮膚発生時にひとつの細胞から生まれたクローン的単位であるという（若杉ら 2003）．

5) エクリン母斑 eccrine nevus
四肢に好発，小孔のある小腫瘤．汗を分泌する．

6) アポクリン母斑 apocrine nevus
頭部，腋窩に多く，小腫瘤を呈する．

7) 副乳 accessory breasts

多乳頭症 polythelia，多乳房症 polymastia ともいわれ，腋窩から陰部にかけての乳腺堤 milk line 上に，乳腺原基が消褪しないで残存したものである．症状は，それと理解できるものから完全な乳房を呈するものまでいろいろで，頻度は2〜6%である．両側に来ることも多く，悪性化することもある．

異所性乳腺といって乳腺堤上以外にみられるものもある（第30章-7-L「過剰乳房症，副乳」の項参照）．

治療は切除．

8) 副耳 accessory ear

胎生期の鰓弓の発生異常によるもので，0.2〜1.5%の頻度といわれる（第27章-4-B「副耳」の項参照）．

治療は切除．

b. 神経櫛起原細胞系母斑（メラノサイト系母斑）

メラノソーム melanosome という黒色顆粒体をつくる細胞は，メラノサイト melanocyte で，メラノソームの成熟度で stage I から stage IV に分けられている．

1) 扁平母斑 nevus spilus

生下時，または思春期頃に発現する淡褐色の境界鮮明な色素斑で，肩から胸部にかけてみられることが多い．表皮メラノサイトの異常による．

なお，わが国と欧米では色素斑に対する考え方に多少の違いがあるので，文献検索では要注意である．

ダーモスコピーは，扁平母斑と色素性母斑との鑑別に有効（大城 2015）．

王丸ら（2013）は，扁平母斑に対するQスイッチルビーレーザーの治療成績を報告，色調の消失17.5%，改善18.5%，無効64%であったという．また，部位的に四肢80%，形状では円形のもの76.5%と形状にも関連していたという．そのうえで，複合治療の重要性を強調している．

レーザー治療は，
①Qスイッチルビーレーザー（有効率60〜100% - 大城ら 2015）
②Qスイッチ Nd:YAG レーザー
③Qスイッチアレキサンドライトレーザー

が用いられる（栗原 2001）．効果がなければ繰り返す．

乳幼児＞思春期＞成人の順によいとされ，削皮術，凍結療法は勧められない（大城 2015）．

2) Becker's nevus（遅発性扁平母斑 nevus spilus tardus）

11〜15歳と遅発性で，有毛性で，褐色斑のなかに黒子，硬毛を有することが多く，表面ザラザラで，男性の胸部，三角筋部，腰臀部，大腿部に多い．1949年，Beckerの報告による．メラニン色素の増加，表皮突起延長，表皮肥厚による．両側性が約97%である．数が6個以上では，von Recklinghausen病を疑う．

治療は，レーザー療法が第一選択である．ノーマルパルスルビーレーザーで60〜70%の治療成績である（宮坂ら 2003）．Qスイッチルビーレーザーが主流とはいえ，成績が

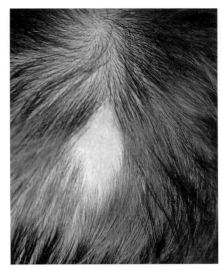

図20-10-1　左側頭部脂腺母斑（生後1ヵ月）
（寄藤和彦氏提供）

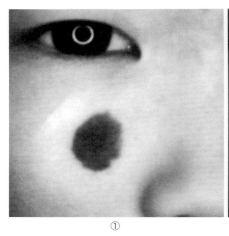 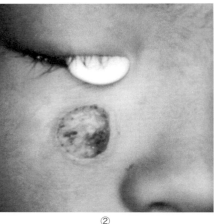 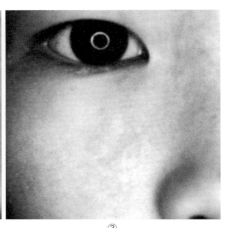

図20-10-2 母斑細胞母斑
①：術前，②：炭酸ガスレーザー照射直後，③：術後1年6カ月

（島本良子氏提供）

意外とよくない．治療の評価は，視診のほか，客観的には皮膚3次元多角分析装置（ANTERA 3D™：ガデリウス・メディカル社）が使用される（王丸ら2016）．Becker母斑では脱毛を要するが，すっきりは治せない．ハイドロキノン軟膏との組み合わせ治療を行う（井口ら2007）．

Becker母斑は強めに照射する．短パルスルビーレーザーは，再発率が高い（中岡ら2001）．Qスイッチルビーレーザー単独では完全な消褪は難しく，有効な治療法が望まれる（大城ら2015）．

3) 母斑細胞母斑（色素性母斑）nevus cell nevus (nevus pigmentosus), nevocellular nevus

メラニンを含む母斑細胞からなるもので，神経堤由来の奇形細胞とも，腫瘍性病変とも（朴2010）いわれ，永田ら（2014）によれば，神経外胚葉の神経堤で発生したメラノブラストが胎生50日頃に表皮基底層に移行し，分裂能を失い，メラノサイトになるが，その分化過程に異常があれば，起こるという．

生後2〜6歳頃からみられることが多く，10歳以降急増する．類円形または楕円形で，顔面，体幹では皺の方向，四肢では長軸方向に沿って発生し，黒子大から，広範で，毛髪を有する獣皮母斑といわれるものまで大小様々である．発生率は，Quaba（1986）によると，2〜31％と報告者によって差がある．

紫外線防御により色素性母斑の発生を抑制する可能性が高いが，皮膚のタイプ，曝露程度にもよる（橋本ら2015）．皮膚悪性腫瘍学会では推奨度C1である．

先天性で，20cm以上の大きいものでは悪性化の可能性があり，また MRI などで，中枢神経病変を検索すべきであるという（大城ら2015）．

診断には，ダーモスコピーが有用である．

治療は，①単純縫縮，②分割縫縮，③遊離植皮，④皮弁移植，⑤組織伸展法，レーザー法．

註；わが国では皮膚科関係，病理学関係では母斑細胞母斑の名称が用いられているが，欧米や，日本でも形成外科関係では，色素性母斑 melanocytic nevus が使用されることが多いようである（永田ら2014，渡邊2015）．

a) 分類

(1) 母斑細胞の増殖部位別による分類（斉藤1988）

①境界母斑 junctional nevus：表皮−真皮の境界部分にあるもの

②複合母斑 compound nevus：境界部分と真皮にあるもの
 a) 真皮表在型 superficial compound nevus
 b) 真皮深在型 deep compound nevus

③真皮内母斑 intradermal nevus：真皮内にあるもの
 a) 表在性真皮内 superficial intradermal nevus
 b) 深在性真皮内 deep intradermal nevus

(2) 臨床的特徴による分類

①有毛性色素性母斑 nevus pigmentosus piliferus：剛毛を有するもの．

②点状集簇性母斑 eccrine or follicle centered nevus/papiromatosis：褐色の色素斑のなかに点状に黒色斑のみられるもの．

③乳頭状色素性母斑 nevus pigmentosus verrucosus/papiromatosis

④獣皮様母斑 hairy nevus：広範で黒く，また毛髪を有し，獣皮を思わせるもの．

⑤分離母斑 divided nevus（眼瞼の項参照）：胎生期のとき1個の母斑であったものが，発生段階で分かれたもの．眼瞼分離母斑，陰茎分離母斑（河野ら2000，伊藤

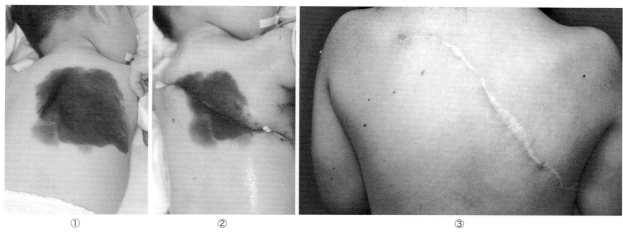

図20-10-3　背部巨大獣皮母斑（1歳女児）
①：術前，②：初回切除後，③：4ヵ月間隔で年3回手術，5回の縫縮術，初回手術より1年6ヵ月で全摘

（飯田直成氏提供）

ら2005，石川ら2007）などがある．

⑥海水着型母斑 bathing trunk nevus

⑦爪甲線条母斑 nevus striatus unguis

通常は良性で，中高年の第一手指，足趾の爪に多い．しかし，色の変化，爪破壊，拡大傾向，爪郭の色素沈着（Hutchinson徴候）があれば，悪性黒色腫を疑う（大原2008）．

(3) 大きさによる分類

①小型色素性母斑 small-sized pigmented nevus, 単純黒子 lentigo simplex

黒子（コクシ），mole（約15mmまで），黒子型色素性母斑，俗に＜ホクロ lentigo simplex＞は，最も多い母斑で，誰にでも，全身どこでも生じる．遅発性で，加齢的に数が増える傾向にある．悪性黒色腫との鑑別が大切で，ダーモスコピーが診断に有用である．組織学的には境界型，真皮内型が多い．

黒子が50個以上あれば，悪性黒色腫の考慮をする（皮膚腫瘍学会推奨度C1）．

治療は，くり抜き法，CO_2レーザー（青山2001），電気焼灼術もあるが，著者は切除を第一選択とする．しかし，組織学的に検討しないと悪性度についての判定はできないので，著者は切除のうえ，病理検査している．結膜，口唇，鼻，外陰，掌蹠にあるものは，病状が変化したときは，悪性化の徴として早期切除する．

②通常型色素性母斑 medium-sized pigmented nevus

臨床的に最も多く，黒子と同様で，組織学的には3型のすべてがある．

治療は，レーザー法も行われるが鑑別診断が大切で，切除後組織診断をしたほうが安全である．

③巨大型母斑 giant pigmented nevus（各解剖学的領域の半分以上）（図20-10-3）

註：巨大とは，Greeleyら（1965）は900 cm^2以上のもの，顔面，手の大部分とし，Kaplan（1974），Pilneyら（1967）は，単純切除が不可能な大きさ，Verneら（1976）は，体表の30％以上，Quabaら（1986）は，体表の2％以上のもの，堀切ら（2010）は，手掌大，すなわち体表の1％以上としている．また，20 cm^2以上，120 cm^2以上，頭頸部で9 cm^2以上，その他で6 cm^2以上との定義もあるという（Arneja 2007）．定説はない．

(1) 巨大母斑の頻度

巨大母斑は，体幹部に多く，獣皮様を呈し，硬毛を含むことが多い．

発生率は，1,000～20,000人に1人，性差なく，Lanierら（1976）によると，頭部65％，体幹13％，上肢4％，下肢16％という．

悪性腫瘍発生率は，3～7％で（Lawrence 2000, 森ら2003），Heffelら（2005），堀切ら（2010）は，2.8～8.5％という．年齢的に，62.3％が5歳以下の発症であること，Kaplan（1974）は18％にみられ，そのうち10歳までに60％が発生するという．Zaalら（2005）は，先天性で20 cm^2以上の大きいものは悪性化の可能性があり，また，MRIなどで中枢神経病変を検索すべきという（大城2015）．

Wattら（2004）も，諸家の報告では0～42％であるという．悪性化は，年齢が高くなると起こりやすい．また，Sweldlowら（1995）は，母斑が体表の5％を超えると，それ以下に比べて悪性黒色腫の発生率が高くなるという．

(2) 治療

治療は，レーザー法も報告されているが，効果はよくない．悪性化が有意に高いことを考え，学童期前に予防切除

が勧められる（推奨度 C1 である）. 大きさによって, 連続切除術, tissue expander 法, 植皮術, それらの組み合わせ法など, 年齢, 部位, 大きさによって選択すべきであろう（副島ら 1995, 手島ら 2005）. 小山ら 2006 は, パルスレーザー（SPTL1b：キャンデラ社, 米国）を使用して有効と報告しているが, 更なる検討が望まれる. Curettage は著者として推薦しない.

b) 黒子と, ほくろの相違

ほくろは俗語で, 医学的には使用しない. 皮膚科では, 黒子（コクシ）と呼称（上野 2002）.

いわゆる "ほくろ" には, 次のものも含まれているので, 確定診断が大切である（大角ら 1973, Workman ら 1992, 森ら 2003）.

①色素斑, 良性腫瘍：表皮母斑, 色素性母斑, 青色母斑, 単純黒子, 脂漏性角化症, 老人性色素斑, 皮膚線維腫, 被角血管腫,

②癌前駆症：日光角化症（老人性角化症）

③表皮内癌：Bowen 病

④悪性腫瘍：基底細胞癌, 有棘細胞癌, 悪性黒色腫

⑤その他：細菌感染, 真菌感染

c) 治療

悪性化が真皮以下から発症することから, 早期切除がよい（Workman ら 1992, 副島ら 1997）.

治療法は, 大きさによって, くり抜き法, 単純縫縮, Q スイッチルビーレーザー法, 分割切除, 皮弁（百束ら 2001）, 遊離植皮, tissue expansion 法, 培養皮膚移植（熊谷 1998, 2008, Passaretti ら 2004）, 人工真皮と頭皮移植（副島ら 1997）, などの方法がある. 症例に応じて適用する. 著者はできるだけ切除する.

レーザー治療としては, normal ルビーレーザー, Q スイッチルビーレーザー, ウルトラパルス CO_2 レーザー, Er:YAG レーザーなどが使用される（栗原ら 2001）.

本法の適応は, 母斑細胞が基底層に少なく, 真皮上層に認められるタイプで, 効果は少ない. しかし, なかには効果のあるものあり, テスト照射が必要であろう（森ら 2003）. Noordzji ら（2004）は, ルビーレーザーによるよい治験例を報告しているが, 悪性腫瘍発生についての危惧を述べている. しかし, 治療後, 色素脱失が 26.5％, 色素沈着が 0％, 軽度瘢痕が 26.5％, 肥厚性瘢痕が 2.9％であったという（河野ら 2001）

削皮術は, Rampel ら（1997）と異なり, 術後の結果からみて勧められない. curettage 法（Moss, 1987）も勧められない.

先天性色素性母斑がレーザー治療のよって悪性黒色腫を発生するかはエビデンスがない（渡邊ら 2013）.

4) スピッツ母斑 nevus of Spitz, 若年性黒色腫 juvenile melanoma

生下時にはなく, 小児期に発生, 頭部, 顔面, 若年女性の大腿が好発部位. 多くは 10 mm 未満である. これを超えると悪性黒色腫との鑑別を要する. メラニン色素は少なく, 淡紅ないし淡褐色の硬い充実性の半球状である.

ダーモスコピーで, 母斑辺縁の棘状の突起が特徴である.

組織学的に, 細胞が大型の紡錘形, ないし類上皮様を呈し, ときに核異型を示すので, 悪性黒色腫と誤診され, 治療されることもある.

遺伝子解析では, CGH（comparative genomic hybridization）法による.

治療は切除である.

5) 異形成母斑 dysplastic nevus（DN）

もともとは Clark らが, 悪性黒色腫が多発する家系において多数の異形成母斑を有する物に対し, 前駆病変として報告したものであるが, その後, これは良性疾患であるという反対意見のもと, Clark 母斑という名称も使われている. DN が悪性腫瘍の前駆病変か否かについては, いまだに結論をみない.

通常の母斑より大きい多発性のホクロ様で, 体幹に多い. ダーモスコピーで中心は隆起, 周辺は色調がにじんだようにみえ, 表面が網の目のようにみえる（大原 2008）.

病理学的には境界型母斑である. わが国では家族性は少なく, 単発性が多いという. 欧米に多いが, 日本では少ない（渡邊ら 2013）.

悪性黒色腫, 特に melanoma in situ との鑑別が重要である.

6) 青色母斑 blue nevus, naevus caeruleus

頭部, 顔面, 四肢, 腰部に好発する豌豆大の青色小結節. 頻度は 3.2％. 真皮内の紡錘形メラノサイトの増殖による. 早発型, 遅発型に分けられるが, 前者が多い. また, 組織学的に通常型, 細胞増殖型, 混合型に分けられるが, 細胞増殖型は, 悪性化の傾向があり, malignant blue nevus といわれる. 悪性黒色腫との鑑別は, 母斑細胞の多形性, 異形性, 核分裂像, 壊死巣などの存在（宮坂ら 2003）である.

治療は切除である.

7) 太田母斑 nevus of Ota

a) 頻度

太田母斑は, 1939 年太田らより報告されたもので, わが国では, 0.1〜0.2％の頻度で, 左右差はなく, 両側性が 4.6％で, 男女比は 23.7％：76.3％で女性に多く, 発症年齢は男女に差がなく, 10 歳以下が 80.5％（春原ら 2012）. 人種別には, 多い方から黄色人種, 黒人, 白人であるという（第 5 章 -7-H- ②「太田母斑」, 第 28 章 -6-A- ③「太田母斑」の項参照）（図 20-10-4）.

註；渡邊ら（2013）によると日本では 0.4〜1.1％, で中国人,

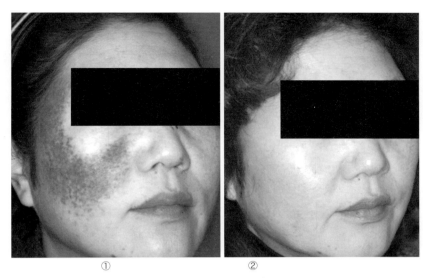

図20-10-4　太田母斑
①：術前，②：Qスイッチレーザー5回照射後

(小住和徳氏提供)

韓国人より多いという．また，黒人にも0.016％みられるという．

b) 病因
真皮メラノサイトによる色素病変

c) 症状
①太田母斑は，生下時にみられる早発性のものと，思春期頃にみられる遅発性がある．
②三叉神経の第1，第2支配領域に褐色調，青色調，暗紫色調を含む皮面から隆起しない色素斑で，鼻唇溝を越えない．
③片側まれに両側に生じる．
④色調は，Uedaら（2000）によると，(1)violet-blue，(2)brown-violet，(3)blue-green，(4)brown，に分類，この順で多く，(1)が半数を占めるという．
⑤時に眼球結膜 ocular melanosis，口腔内にみられることもある．
⑥日本人女子に多い．
⑦思春期に急に濃くなりやすい．
⑧発症が若いほど重症化する傾向がある．
⑨非遺伝性であるが，家族内発生は約1％にみられる．
⑩皮膚色素斑部からの悪性化はないが，眼球，頭蓋内からの悪性化の報告例はある．
⑪後天性真皮メラノサイトーシス aquired dermal melanocytosisとの鑑別を要する．

d) 分類
太田母斑には，部位的分類，組織学的分類がある．
①眼上顎褐青色母斑 nevus fuscoceruleus ophthalmo-maxillaris Ota：Ⅰa型（軽度眼窩型），Ⅰb型（軽度頬骨型），Ⅱ型（中等度症），Ⅲ型（重症型），Ⅳ型（両側型，対象型・非対象型）に分類される．
②桜根母斑（下顎頸部褐青色母斑）nevus fusco-caeruleus mandibulo-cervicalis：発生部位が下顎，頸部にわたるほか，太田母斑と同じである．
③伊藤母斑（肩峰三角部褐青色母斑）nevus fusco-caeruleus acromio-deltoideus：太田母斑と類似のもので，C4〜Th2神経支配領域（後鎖骨上神経，外側上腕皮神経支配領域）にみられるもので，女子に多い．

e) 治療
①Qスイッチルビーレーザー，改良型Qスイッチアレキサンドライトレーザー療法（パルス幅が50 nsec）が第一選択である（保険適応レーザーの項参照）．Nd:YAGレーザー（衝撃波が強い）も有用である．施術後の炎症性色素沈着があれば，それがおさまってから照射しないと治療効率が悪いうえに色素沈着を起こすことがある．
②凍結療法，削皮術があるが，再発がある．
③植皮法：色素斑部を切除，新しい皮膚に交換するわけであるが，術後の見栄えの点でレーザーに劣るし，植皮片の下に再発することがある．今日では用いられない．
④化粧法は手術を嫌悪する人への適応であるが，根本的治療法ではない．今日ではレーザー治療以外ほとんど用いられない．

8) 後天性真皮メラノサイトーシス acquired dermal melanocytosis
これは1984年Horiらにより報告された後天性両側性太田母斑様色素斑 acquired bilateral nevus of Ota-like maculesで，大小不同の小斑が顔面から鼻翼まで広がるが，

眼球，口腔内には認めない．頬骨部に加えて顔面の他部位にあれば診断的価値がある．20歳代に多く，女性に多い．

治療は，Qスイッチルビーレーザーとトレチノイン外用剤とハイドロキノン外用剤との併用である（百澤ら2007，葛西2010）．

9) 蒙古斑 mongolian spot, 異所性蒙古斑 aberrant mongolian spot

a) 蒙古斑とは

生下時より仙骨部にみられる青色斑で，時に背中まで広がっていることがある．真皮メラノサイト増殖症 dermal melanocytosis のひとつで，2歳までが進展期で，その後は消褪期となり（大城ら2015），5～6歳までに50％は自然消失する．10～11歳で3％，成人で3～4％ほどみられ，3cm以下の小さいもの色調の濃いものが残存しやすいという（井上1981，肥田野1973，大尻ら2015）．

b) 診断

視診である．

白人にはみられないが，顕微鏡的には真皮メラノサイトが存在するという．しかし，顔面，四肢に生じるものは小型で，消褪しにくく，異所性蒙古斑といわれる．頻度は3～4％である．

鑑別診断は，①褐青色母斑（蒙古斑に比べて発症が遅い，消褪傾向がない，褐色調がある），②青色母斑（消褪傾向なし，隆起した結節，隆起しないでも硬く触れる，組織所見）である．ダーモスコピーでは，鑑別が困難．

c) 治療

特に治療せず放置されるが，消褪しないものはレーザー療法が第一選択で，凍結療法も用いられる．皮膚の薄い幼少時が効果がある（レーザーの項参照）．

c. 間葉細胞系母斑

1) 結合織母斑 connective tissue nevus, naevus elasticus

生下時よりみられ，結合組織線維の母斑性増殖で過誤腫．肌色やや黄色丘疹で，家族性がある．好発部は，体幹，上肢．Pringle病の部分症としてもみられる．

2) 表在性真皮脂肪母斑 naevus lipomatodes cutaneus superficialis

臀部が好発部位で，やわらかい豌豆大までの列序性小腫瘤である．

3) 貧血性母斑 naevus anaemicus

刺激に反応しない白斑で，神経線維腫症Ⅰ型に合併することが多い．

4) 軟骨性母斑 naevus cartilagines, 副耳珠 accessory tragus

副耳ともいわれ，口角と耳珠との線上に好発する．正常皮膚色～淡紅色の硬い結節で，治療は切除である．

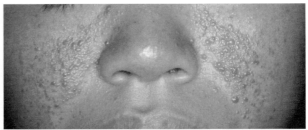
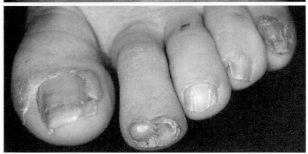

図20-10-5 Pringle病
上と下は同一人物．

（寄藤和彦氏提供）

❷母斑症

a. Pringle病 morbus Pringle, Bournexille-Pringle病 Bourneville-Pringle's phacomatosis （別名，結節性硬化症 tuberous sclerosis）

鼻唇溝，頬，口唇にかけて好発する．粟粒大から小豆大の油性光沢のある小結節などの皮膚障害と，知能障害，てんかん，眼底異常の中枢神経系の病変や腎，心，肺，肝など間葉系発育障害と思われる他の臓器障害を合併する．

診断は，Gomez（1988）の診断基準があり，原因遺伝子は染色体9番のTSC 1および16番のTSC 2という（杉田ら2005）．

治療は，小結節の削皮術である．炭酸ガスレーザー，Er:YAGレーザー，高周波メスも使用されるが再発がある．臓器障害には他科的治療を行う（図20-10-5）．

b. von Recklinghausen病 morbus Recklinghausen, von Recklinghausen's phacomatosis

別名，多発性神経線維腫症 multiple neurofibromatosis ともいわれ，常染色体優性遺伝疾患で，第1型，第2型以外にも，subtypeも報告されている（Riccardi 1982, 1984, 新村1974）．新村（1988）は，Riccardi（1982）の分類を改変，8型に分けている（図20-10-6）．

発生頻度は1万人に3～4人であるが，70％は突然変異による（上野2002）．3,000～4,000人に1人との報告もある（清澤2010）．1994年の全国調査では，出生3300人に1人という．カフェ・オ・レが6個以上あれば95％は診断できる（中岡2010）．柳下ら（2015）が神経線維腫症に寄生したハエ症 myiasis の稀有な例を報告している．

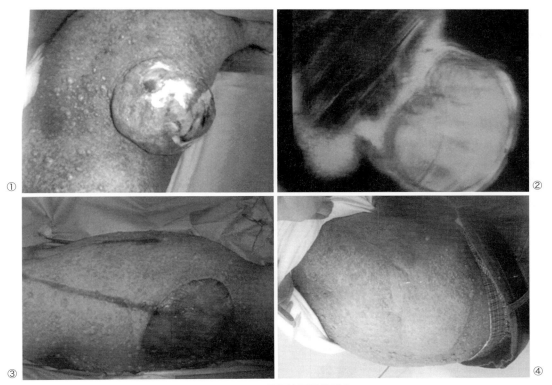

図20-10-6 背部神経線維腫症
①:術前, ②:MRI, ③:腫瘍摘出後, ④:術後2年

(大塚康二朗氏提供)

1) 神経線維腫症第1型 neurofibromatosis

原因遺伝子は, 17q11.2で, カフェ・オ・レ斑 café-au-lait spots といわれる小色素斑と, 粟粒大から児頭大の神経線維腫 neurofibromatosis (15歳前後に初発し, 加齢的に増大) からなる. 中枢神経系に障害があれば知能低下, てんかんなどを起こす. 骨変化, 眼変化などを伴う例もある.

約4.6%に悪性化がみられる (Ducatman ら 1986). 日本では6.3%の報告がある (新村 1972, 1988).

診断は, 臨床的に容易であるが, 術前に, 必要に応じて血管造影, MRI撮影などの検査を行う.

治療は, 巨大な象皮様腫瘍 pachydermatocele はできるだけ切除するが, 全摘出は難しく, 易出血性で, 治療に難渋する. 場合によっては, 皮膚の小腫瘤の切除に甘んじなければならないこともある. 止血法, 輸血法を検討してから手術可否をきめる. 色素斑は, Q スイッチルビーレーザーでは再発が多い (清澤ら 2010). 炭酸ガスレーザーを, 出力10〜15W, 20〜30W にして切開, 蒸散で使い分ける. その他, 油性ブレオマイシン局注, アルコール局注なども報告されているがエビデンスがない (橋本ら 2015).

2) 神経線維腫症第2型

原因遺伝子は, 22q12.2で, 主病変の両側性聴神経腫瘍 (前庭神経鞘腫 bilateral acoustic neurofibromatosis) のほか, 皮膚疾患, 眼疾患, 髄膜腫, 脊髄神経鞘腫による知覚障害, 四肢不全麻痺などを合併する. 頻度は, 5万〜10万に1人で, 第1型とは別疾患という (中岡 2010).

3) 神経線維腫症の治療 (山本ら 2009)

①カフェ・オ・レ斑:レーザー治療であるが, 効果については不明確.
②皮膚小線維腫:個々に丹念に切除する.
③神経線維腫:切除である.
④びまん性神経線維腫といわれていたもので, 切除であるが易出血性である.
⑤悪性末梢神経鞘:切除である.

c. von Hippel-Lindau症候群 von Hippel-Lindau syndrome

皮膚, 緑内障, 腎腫瘍, 他の臓器血管腫. 常染色体優性遺伝で, 3 p 25-26 にある VHL 癌抑制遺伝子といわれる (岩本ら 2005).

d. Sturge-Weber症候群 Sturge-Weber syndrome

Sturge が1879年はじめて報告, 1907年 Weber がまとめ, この名がついた.

片側性の三叉神経第1枝支配領域の単純性血管腫に, 眼や頭蓋内の血管腫を合併したもの. したがって, 血管腫以外に緑内障, 牛眼, 網膜剥離, 同側脳軟膜の石灰化による, てんかん, 片麻痺, 知能障害, 頭蓋内石灰沈着などもある.

10万人に1人の頻度といわれる（岩本 2005）.

渡邊ら（1999）は，多数例を検索，頭蓋内と眼球の検索を行うべきであるが，上下眼瞼と額部外側に血管腫があれば本症を，三叉神経第2枝領域と内眼角部と上眼瞼の一部に限局する血管腫であれば，必要性は少ないと報告している（図20-7-1）.

治療は，顔面血管腫のレーザー療法，植皮療法，化粧法などであろう.

e. クリッペル・ウエーバー症候群 Klippel-Weber syndrome (KWS)，クリッペル・トレノーニー症候群 Klippel-Trenaunay syndrome (KTS)，パークス・ウェーバー症候群 Parkes–Weber syndrome (PWS)

四肢の毛細血管奇形，先天性静脈瘤，患肢の過成長を3徴候とし（capillary-venous-lymphatic malformation），75％は10歳未満に発症する. Klippel-Trenaunay-Weber症候群といっしょのカテゴリーにされているが，Parkes, Weber の報告例（Weber 1907）は，多発性動静脈瘻を合併することから，Klippel and Trenaunay の報告した症例（Klippel ら 1900）とは，臨床症状も予後も異なるので別のカテゴリーとして捉えられている（Young 1988, 岩本ら 2005）. 前者は，血管奇形が主に静脈に来るもので，後者は，動静脈奇形を主にするものである.

本態は，混合型の血管奇形であり，毛細血管，静脈，リンパ管の形成不全に大きな動静脈瘻が合併すれば PWS，合併しなければ KTS と呼ばれる. KTS は，ほとんどの症例（95％）が下肢であり，上肢に発生することは極めて少ない（Yuong 1988）. 一方，PWS は上肢に多い.

片側純性血管腫に，同側の骨，軟部組織を含めた四肢の肥大と延長を伴い，常染色体優性遺伝である.

経過中に静脈炎，リンパ管炎等の炎症を起こすことがあり，さらに患側の骨の過成長がみられることもある.

手術による軟部組織の減量が治療の基本になるが，血管系全体の形成不全であることから深部静脈の欠損や低形成もあり，大小伏在静脈を損傷する可能性がある場合には，皮膚皮下組織だけの手術であっても，MR venography などによる深部静脈の形成不全の有無の確認をする必要がある. 脚長差があれば，短縮術，矯正手術を行う. 動静脈瘻（Parkes-Weber 症候群）を伴う例では，心疾患に注意が必要である.

f. 先天性血管拡張性大理石様皮斑 cutis marmorata telangiectatica congenital

先天性の大理石様の特色ある皮膚斑で，血管拡張，緑内障，合指症，他の臓器異常などを伴う.

g. 色素血管母斑症 phacomatosis pigmentovascularis

母斑細胞母斑と単純性血管腫の合併症である. Q スイッチレーザーで治療. 再発が多い.

h. オスラー病 morbus Rendu-Osler

遺伝性出血性毛細血管拡張症 telangiectasia hereditaria haemorrhagica ともいわれ，20歳代以降に発生. クモ状血管腫様で顔面，手指あるいは胃腸管に多く，粘膜出血などがある. 常染色体優性遺伝. 形成外科の対象になることは少ない.

i. 青色ゴム乳首様母斑症候群 blue rubber-bleb nevus syndrome

軀幹，四肢の皮膚をはじめ消化管や種々の臓器に多発性に生じる海綿状血管腫で，易出血性である. 優性遺伝. 治療は切除である.

j. マフッチイ症候群 Maffucci's syndrome

1881年 Maffucci によって報告されたもので，軀幹，四肢に生後，小血管腫が多発，内軟骨腫，軟骨形成不全症などを合併する. 約200例の報告がある. 静脈拡張症，リンパ管拡張症もあり，ときに悪性化する（約50％）. 他科的対策も必要である.

k. 神経皮膚黒皮症 neurocutaneous melanosis

顔面，軀幹，四肢，外陰部のいずれにも生じる. 母斑細胞母斑，獣皮母斑，中枢神経系障害などがみられる. これらの病変から悪性黒色腫が発生することがある.

l. ポイツ・イエーガース症候群 Peutz-Jeghers syndrome

常染色体優性遺伝疾患（染色体 19 p13.3–13.4 近傍の SKT11/LKB1）である（岩本ら 2005）. 口唇，口腔，手指，足蹠に多発する黒褐色点状色素斑に，胃腸の polyposis を合併する. 卵巣の sex cord tumors with annular tubules, 精巣の sertoli cell tumor, 膵癌，乳癌などの合併が知られている（図20-10-7）.

治療は，Q スイッチレーザー療法を主に，電気外科療法なども考慮される.

m. 基底細胞母斑症候群 basal cell nevus syndrome

皮膚疾患（多発性褐黒色小丘疹，稗粒腫），頭部顔面異常（顎嚢胞，その他，前頭頭頂突出，眼窩隔離，顎骨変形），肋骨異常，中枢神経系の異常（大脳鎌の石灰化，脳波異常），眼疾患（白内障，緑内障，脈絡膜異常），などの症状を呈する常染色体優性遺伝性疾患である（栗原ら 1997, 中岡 2010）.

n. Gardner 症候群

1951年，Gardner（1951）が，顔面の多発性の骨腫と表皮嚢腫，大腸ポリポーシスの合併したものを報告. 1958年に Smith（1958）が，骨腫，皮下腫瘍（表皮嚢腫と線維性腫瘍がある），大腸ポリポーシスの3主徴を Gardner 症候群として報告した. 3主徴を備えない不完全型もある.

本症は，常染色体優性遺伝で，ポリポーシスは大腸以外にも胃，十二指腸，空腸，回腸にもみられる. 30〜40歳代に発症し，悪性化しやすい. 骨腫は，下顎骨，頭蓋骨，長管骨に多く，小児からみられる（漆原ら 1998）.

20・11 その他の皮膚疾患   483

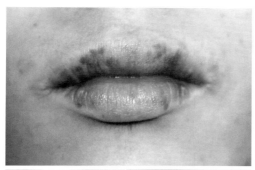
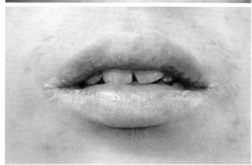

図 20-10-7　Peutz-Jeghers 症候群
レーザーにて治療.
（赤井秀実氏提供）

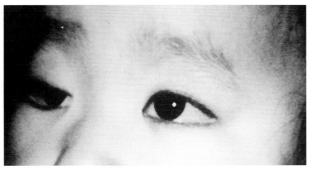

図 20-10-8　歌舞伎メーキャップ症候群
歌舞伎役者のメーキャップに似て，眼瞼に特徴がある．
（青山亮介氏提供）

治療は，再発を考慮し，広範囲切除である．

o. 色素失調症 incontinentia pigmenti (Bloch-Sulzberger syndrome)

常染色体優性遺伝で，女子に限られ，生後6週間までに皮膚に色素斑を生じ，4～5歳までには消失するが，諸臓器にも先天性異常を示すので他科的治療が必要である．

p. 歌舞伎メーキャップ症候群 Kabuki make-up syndrome

歌舞伎役者が眼瞼周囲をメーキャップしたような変形を伴う．形成外科では，唇裂・口蓋裂との合併で報告されることがある（図 20-10-8）．

20・11　その他の皮膚疾患

皮膚腫瘍の他，形成外科的に重要なものに次のものがある（第5章「皮面形成術」の項参照）．

A. 色素異常症　dyschromia

❶先天性色素異常症

a. 雀卵斑，そばかす ephelides

5～6歳頃より頬部，鼻背部，軀幹や四肢にみられる数mm大の多発する褐色斑で，基底層のメラニンの過剰沈着による．常染色体優性遺伝で，白人に多い．色素細胞の増加はないが，大きく，活性化している．肝斑との鑑別は容易である．

治療は，気になれば，Qスイッチルビーレーザー，Qスイッチアレキサンドライトレーザー，Qスイッチ Nd:YAG レーザーなどのレーザー治療が第一選択であろう．なかでも，Qスイッチアレキサンドライトレーザーが有用である．ケミカルピーリングや削皮術もあるが，使用には注意を要する．術後の遮光は大切である（戸佐 2007）．

b. 先天性白斑症 albinism, albino

全身性で常染色体劣性遺伝である．

❷後天性色素異常症

a. 肝斑 chloasma, melasma

これは，表皮基底層のメラノーシスで，メラノソームの異常蓄積による．老人性色素斑に似ているが，ケラチノサイトに異常がない点で異なる．

鑑別診断に，雀卵斑，母斑細胞母斑，老人性色素斑，黒皮症（炎症後色素斑），後天性真皮メラノサイトーシスなどがある（土井ら 2014）．

発症因子は，①紫外線露出，②妊娠，経口避妊薬，更年期ホルモン補充療法，③化粧品塗布，④ストレス，⑤遺伝，⑥生活習慣，など（鄭 2014）．しかし発生機序については，不明である．

好発部位は，顔面，特に額部，鼻背部，頬部，上口唇部，オトガイ部で，上下眼瞼には生じない（渡辺 2014）．思春期頃より生じ，左右ほぼ対称にみられる色素斑で，境界は明瞭である．自覚症状はない．次のシミと混同しない．

ダーモスコピーは，色素病変の診断に有用であるが，これのみで肝斑を鑑別するのは難しい．

治療は，
①日光の遮断

表20-11-1 肝斑治療のプロトコール

1. プレトートメント：2ヵ月	内 服	トラネキサム酸：1,500 mg/day
		ビタミンC：3,000 mg/day
		ビタミンE：600 mg/day
	外 用	ビタミンCローション，コウジ酸，トラネキサム酸クリーム，APPSフラーレンローション，ハイドロキノン，UVケア
	点 滴	高濃度ビタミンC，トラネキサム酸，タチオン（希望者のみ）
2. その後のセカンドステップ治療	機器を使用	A型肝斑：1,064 nm Q-YAGレーザートーニング：1週間に1回　4〜5回
		B型肝斑：1,064 nmロングパルスYAGレーザーピーリング：1ヵ月に1回　4〜5回
		老人性色素斑・雀卵斑合併：Qルビー，532 nm Q-YAGレーザーや光治療なども使用
	薬剤を使用	Meso Toning：ビタミンC（pure）＋トラネキサム酸の局注

（山下理恵ほか：PEPARS 75：123, 2013より引用）

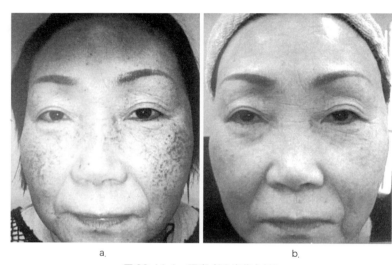

図20-11-1　肝斑（60歳代女性）
a：術前，レーザートーニング，1,064nm，2.5〜3.0J，10回照射，Q-YAG，1.8J，3回．
b：術後1年

（大塚康二朗氏提供）

②内服薬はビタミンC，ビタミンE，トラネキサム酸である．山下ら（2016），乃木田（2016）はトラネキサム酸を推奨している．しかし，これらが有効というエビデンスはない（渡辺2014）．一方，川島ら（2006, 2007）によると，トラネキサム酸はビタミンC剤より約3倍も改善率が高かったという（大城2015）（表20-11-1）．
③外用療法としてトレチノイン，コウジ酸，ハイドロキノンなどを使用．両者ともに有意で改善率が高いとの報告もある（大城ら2015）．
④ケミカルピーリングは色調の改善はみられるがその後はかえって色濃くなる（渡辺2014）．
⑤IPL療法
⑥トレチノイン使用法については饗庭ら（2007）の論文に詳しい．
⑦Qスイッチレーザーでは，一過性に色素が消失するが，44％に再発するので（近藤ら2016），施術を繰り返し脱色素になりやすい．

レーザートーニングは，低出力のQスイッチNd:YAGレーザーによる治療法である．しかし，注意しないと色素増殖や脱色素になる．これが肝斑に効くと考えている人（土井ら2014，近藤ら2016），効かないという人（渡辺2014，鄭2014，葛西2014）がいる．

加王（2016）によると，文献的に58文献中，肯定的なもの46編，否定的なもの7編であったという．肝斑に効果的レーザー治療法がない現在，試してみるのもよいと考えられる（図20-11-1）．

ロングパルスレーザー，IPLなどの高出力パルス光発生装置も無効という．葛西（2014）によると，肝斑にトーニング治療を受けて増悪した症例は，平均48.6歳で，すべて女性．施術後1.7ヵ月と再発が早く，現時点では肝斑にレーザートーニングは使用しないほうがよいと言い切っている．有効というのは診断間違いがあるという．意見が分かれて

表20-11-2　肝斑治療のプロトコール

療　法	詳　細	頻度または用量	作　用	明らかな改善が認められた後	注意点
PL	600台以降の波長を用いる（または500台の波長でパルス幅を長く設定できれば使用可能）直後にごく軽度照射部位の色調が変化する出力で照射する.	3〜4週間隔	選択的なメラニン排出促進	治療間隔を延長したあと，一時中止	過度の反応を起こすと容易に悪化するので，設定，照射を慎重に行う.
服薬	トランサミン®第一三共製薬	500〜1,000 mg/day（朝夕）1,000 mgを基本とする. 胃部不快感などの症状があれば750 mgに変更.	メラニン酸性抑制	減量し1ヵ月内服後，休業.（例：1,000 mg/day→500 mg/day→休業）	血栓症の既往のある例には用いない. 副作用の消化器症状に注意
用剤	5％ハイドロキノン＋0.025％トレチノイン軟膏（＋0.025％デキサメタゾン）自家調合	毎就寝前塗布. 赤味かさつきなどがあれば，数日おきに塗布.	メラニン産生抑制＋メラニン排出	塗布頻度を減らしたあと，休薬. 維持目的には，ハイドロキノンの単独使用にする.	接触性皮膚炎，トレチノイン皮膚炎に注意

（根岸　主：PEPARS 27：66, 2009 より引用）

いる（表20-11-2）.

　註：レーザートーニングは，細胞を破壊せず，炎症反応を起さず，選択的にメラノソームを破壊するように作られたもの（吉村：PEPARS 10：2016「肝斑治療マニュアル」が参考になろう）.

b. 後天性真皮メラノサイトーシス acquired dermal melanocytosis

　両側性に生じるが，肝斑と異なり，前額部，上下眼瞼，鼻翼，鼻根部にも生じる. レーザー治療が第一選択で，肝斑はトラネキサム酸の内服である（山下ら 2016）.

　俗に"シミ"といわれるものは，医学的には，単一のものでなく，次のようないろいろな皮膚疾患を含んでいるので，その治療も単一ではない. 特に美容関係では切開を加えて生検で診断を確定することはまず困難で，視診と経験に頼らざるを得ない.

　そばかすは，世間では，シミのなかに含めて考えられているが，患者には，その違いをよく説明することが大切である. それぞれの項を参照されたい.

　吉村（2015）の報告したシミ診断のアルゴリズムは参考になろう（図20-11-3）.

1）メラニン産生能亢進疾患

　日焼け，肝斑，老人性色素斑，扁平母斑，雀卵斑，炎症性色素沈着症.

　治療は，細胞の新陳代謝を促す. 個人差があるので個々の症例をよく検討したうえで施療することが大切である.

a）漂白段階 bleaching phase

　atRAゲル（0.1〜0.4％ all-trans retinoic acid水性ゲル）と，ハイドロキノン乳酸軟膏（5％ハイドロキノン7％乳酸プラ

スチベース）を毎日2回塗布する. 顔面は0.1％，上肢と軀幹は0.2％，下肢は0.4％のatRAゲルを使用する（吉村ら 1999）. 表皮角化細胞の分化促進を起こし，メラニンを排出，ハイドロキノンでメラニン産生を抑制する. 副作用も留意する.

b）治癒段階 healing phase

　ステロイド軟膏（0.12％デキサメタゾン軟膏），あるいは，5％ハイドロキノン10％アスコルビン酸軟膏で，術後の色素沈着を防ぐ.

　顔面には0.1％，上肢，体幹には0.2％，下肢には0.4％のトレチノインゲルを用いる（饗庭ら 2003）（皮面形成術の項参照）.

　Qスイッチレーザー治療：時に術後，色素沈着を起こすことがあるので，トレチノインゲル，ハイドロキノン軟膏を併用したほうがよい. ビタミンCの投与も必要である（皮面形成術の項参照）.

2）メラニン産生能亢進の真皮内メラノサイトーシス

　遅発性太田母斑，リール黒皮症，日光性色素斑.

　治療は，トレチノイン治療とレーザー治療の併用. 前者で表皮の，後者で真皮のメラニン色素を破壊する.

3）メラニン産生能亢進のない真皮メラノサイトーシス

　太田母斑，伊藤母斑.

　治療は，レーザー照射である.

c. 老人性色素斑 lentigo senilis, senile lentigines, senile freckle

　中年以降，顔面，軀幹，四肢に好発する褐色の小色素斑で，日光性黒子 solar lentigoともいわれ，老人性角化症との鑑別が必要である（図20-11-4）.

　レーザー治療が第一選択とされている. Qスイッチル

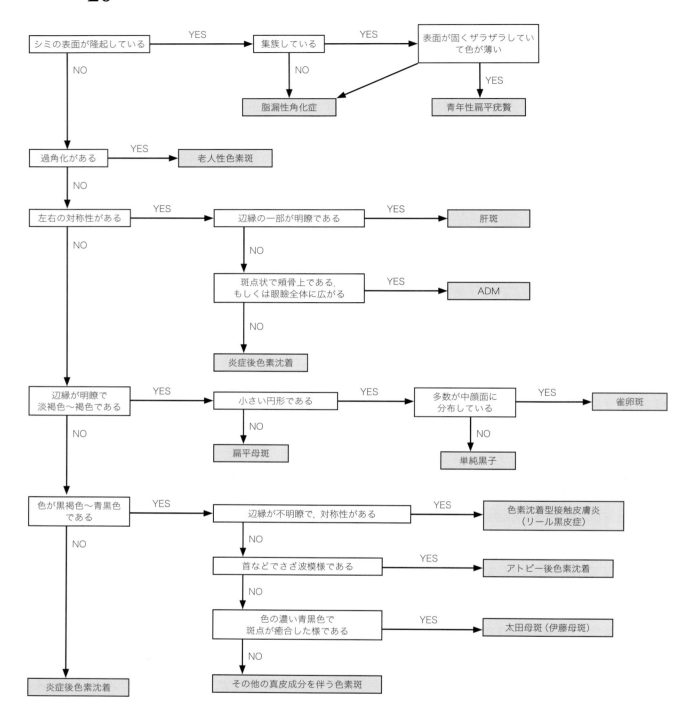

図20-11-2 シミ診断のアルゴリズム

(吉村浩太郎:形成外科 58:23-31, 2015より引用)

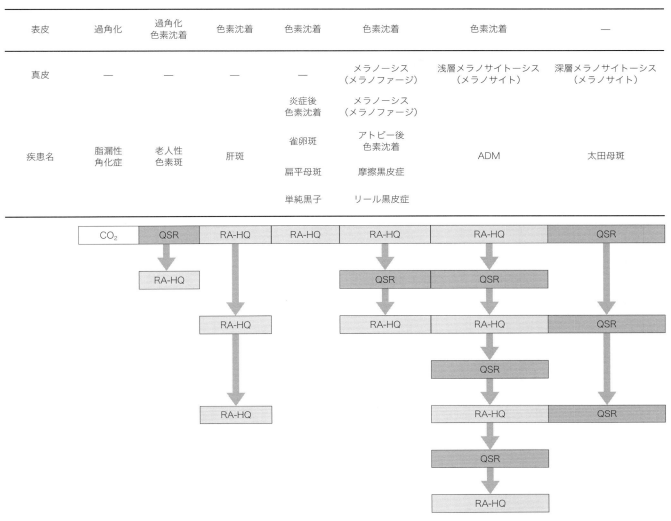

図20-11-3 シミ治療のアルゴリズム
CO₂：炭酸ガスレーザー，RA-HQ：トレチノインとハイドロキノンの併用による漂白療法，QSR：Qスイッチルビーレーザー，老人性色素斑の場合は，Qスイッチレーザーであれば，ルビーレーザーでなくてもよい．

(吉村浩太郎：形成外科 58：23-31, 2015 より引用)

ビーまたはQスイッチアレキサンドライトレーザー，Qスイッチ Nd:YAG レーザーが第一選択であるが，症例によって intense pulsed light（IPL）も使用される．術後の色素沈着に注意する．遮光は大切である（**図20-11-5**）．

外用薬としては，ビタミンCローション，フラーレンローション，コウジ酸，トラネキサム酸クリーム，ハイドロキノン軟膏（山下ら 2016）．

グリコール酸は，superficial chemical peeling であり，レチノイン酸は，表皮のメラニンを排出するものであり，他との併用が望ましい（桑原ら 2007）．

評価は，視診，ロボスキンアナライザー，ANTERA 3D™ などで行われる（木村ら 2016）．

d. 白斑 vitiligo

1) 先天性白斑 congenital vitiligo
常染色体劣性遺伝．皮膚のほか，毛髪，虹彩などに色素異常がみられる．限局性白皮症，白斑性母斑，老人性白斑などと鑑別する．ぶち症 piebaldism は，白斑のなかに正常皮膚色が混じる．

2) 尋常性白斑 vitiligo vulgaris
境界鮮明な白斑で，脂漏部位に好発するもの（古賀のA型，非分節型，汎発性），神経領域に好発するもの（古賀のB型，分節型，局在性）などがある．前者は自己免疫，後者は自律神経障害と考えられる．わが国では，10～30歳に多く，自覚症状はない．全皮膚疾患の1～2%である（森ら 2003）

治療は，① A型はステロイド外用と PUVA（ソラーレン外用・内服後 UVA 照射）療法が第一選択，② narrow band UVB 照射，③薬剤，光線療法に効果がなければ吸引表皮，表皮移植（古河 2002），培養皮膚移植（熊谷ら 2001），

488　第**20**章　形成外科に関連のある皮膚疾患

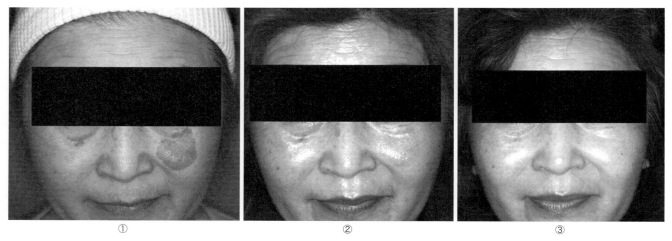

①：術前，②：Qスイッチレーザー照射後２週間，③：照射後３カ月

図 20-11-4　老人性色素斑

（小住和徳氏提供）

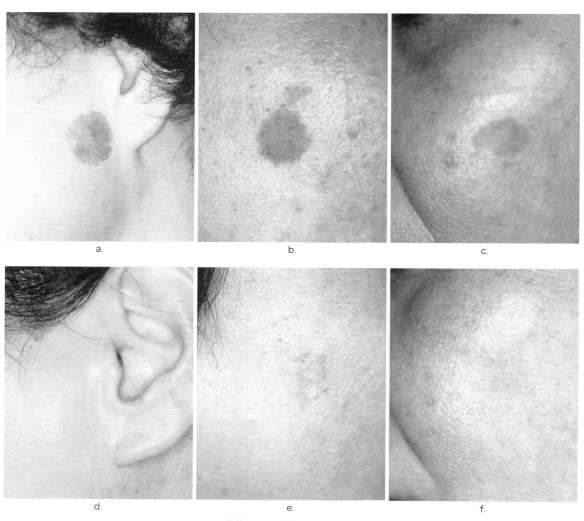

a〜c：術前，b〜f：ダイレーザーにて治療後

図 20-11-5　老人性色素斑

（小薗喜久夫氏提供）

植皮（Acikel ら 2003）などの外科療法を行う．

B 型は，薬剤療法で進行が停止することがあり，小児では自然治癒の可能性がある．反応がなければ外科療法になる．

その他，①ビタミン D 外用＋ PUVA，②フェニルアラニン内服＋ UVA，③ケリン外用＋ UVA，dihydroxy acetone-DHA（花田 2002），④ビタミン B$_{12}$＋ UVA など（森ら 2003），⑤ excimer laser，⑥紫外線照射（竹内ら 2005）などがある．DHA は 3～5％ DHA 含有サンレスタンニング剤として市販されている．着色剤のため簡便であるが根本的治療法ではない．カバーマークよりは自然にみえる（花田 2002）．

3）老人性白斑 leucoderma senile

軀幹，四肢に好発，1 cm までの円形小白斑．

e. その他の色素異常症

女子顔面黒皮症，リール黒皮症，薬疹，Addison 病，など．

❸異物沈着症 foreign body deposition

a. 刺青 tatoo

1）外傷性刺青 traumatic tattoo

外傷時，土砂や塗料などが組織内に埋入したまま上皮化したものである．新富（2003）は，異物の埋入がなくても外傷時にメラニンが著明に集積した色素沈着症も外傷性色素沈着症にまとめている（創傷の項参照）．春原ら（2012）は，自験例をまとめて，女性に多く，20 歳代が 26％で，顔面が 80％と多く，原因は男女とも自己転倒，バイク事故によると報告している．

治療としては，大きさによって切除，削皮術，植皮術，レーザー法を使い分ける（「創傷治療」の項参照）．

2）化粧性刺青，装飾刺青 cosmetic tattoo

刺青は，入れ墨，刺文，文身，紋身，入墨，いれずみ，ほりもの，などと呼ばれ，また刺青は皮膚に入れるのに，美学的には肌に入れると使い分けられているという（小野友道 2010）．

刺青の色素は，大部分は残留し，一部は単球大食細胞に取り込まれるが，線維芽細胞でも取り込まれる．リンパに取り込まれたものは近くのリンパ節に流れ，また次のリンパ節に流れるという（小野 2010）．

人為的外傷性色素沈着症である（皮面形成術の項参照）．刺青の色は，刺青師が好みの種々の色素を混用するため，視診だけで色素の種類を判別することは困難であるが，大城ら（2015）によると，①黒，青黒色は Q スイッチルビーレーザー，Nd:YAG レーザー，Q スイッチアレキサンドライトレーザーが有効である．②青，緑，青紫，紫にはルビーおよびアレキサンドライトレーザー，③赤，オレンジ，黄色には Nd:YAG レーザー，④茶色には Nd:YAG，が有効という．しかし，患者の肌の性質もいろいろであり，治療によってかえって黒ずんだり，色素脱失を起こしたり，一方，

刺青師も素人，玄人，経験の有無などで使用色素も深さも，様々で，完全にもとの肌に戻すことは難しい．

また，レーザー治療で，いかにも入れ墨を除去しましたというようにもとの形がわかるものではいけない．

刺青治療では，更生のため治療を急ぐ人，経済的な問題を抱えているひと，また，患者の刺青除去の目的が自己的，家庭的，社会的，いろいろあり，術前のインフォームドコンセントが大切である．場合によっては，切除あるいは植皮で熱傷後，外傷後の治療創痕に見せたほうがよいこともある（図 20-11-6, 図 20-11-7）．

❹炎症性色素沈着 post-inflammatory hyper-pigmentation（PHI）

表皮基底細胞にあるメラノサイトは，メラニンを生成し，角層まで移動する間に，吸収される．しかし，炎症による刺激によってメラニンは角層への移動の他，真皮内にも移動するため色素沈着としてみられ，通常の光による色素沈着に比べ，長期間持続する．これを histological incontinentia pigmenti と呼んでいるが（青木 2007），次第にメラノファージによって貪食され，色調の改善がみられる．

治療は，ハイドロキノン，トレチノイン，ビタミン C，アルブチンなどの塗布である（青木 2007）．

B. 毛包脂腺系疾患 pilosebaceous system disease

❶尋常性痤瘡（ニキビ）acne vulgaris（図 20-11-8）

思春期になって，内分泌変動による皮脂腺の機能亢進とともに脂腺性毛包の炎症を起こし，赤色調丘疹，膿疱を呈する．*Propionibacterium* acnes の増殖によることが多い（図 20-11-9, 図 20-11-10）．柴田ら（2006）によるニキビの統計的調査では，初診時年齢が，20 歳以上が 8 割を占め，月経による増悪は，10 歳代は 5 割なのに，20 歳代以降では 7 割であるという．さらにストレス社会の影響も無視できない点，化粧の低年齢化によるいわゆる acne cosmetica も増えている点を報告している．

a. 治療

①生活指導：バランス食，ストレス対策，洗顔，化粧品
②予防対策：ホルモン療法を行う．シンフェーズ T28®，メサルモン-F®，ジオール®，アルダクトン A®，ビタミン C，漢方療法，など投与するが，月経異常に対処する必要がある．イソトレチノイン外用が第一選択であるが，日本では認可されていない（亀井 2004，百沢 2009）．
③炎症対策
外用薬；イオウ含有製剤，抗生剤含有剤（アクアチム®，ダラシン®T），トレチノイン，アダパレン（Differin®），

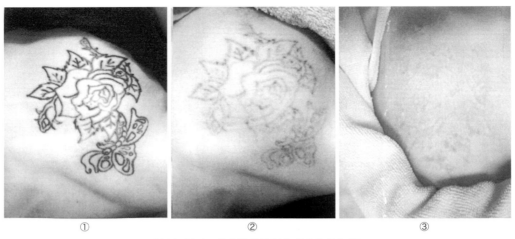

図 20-11-6　胸部装飾性刺青（30 歳代女性）
①：術前，②：MsdLite C6（T-TEC 社製）使用，1,064nm，8.9J，5 回終了時，③：15 回終了時

（大塚康二朗氏提供）

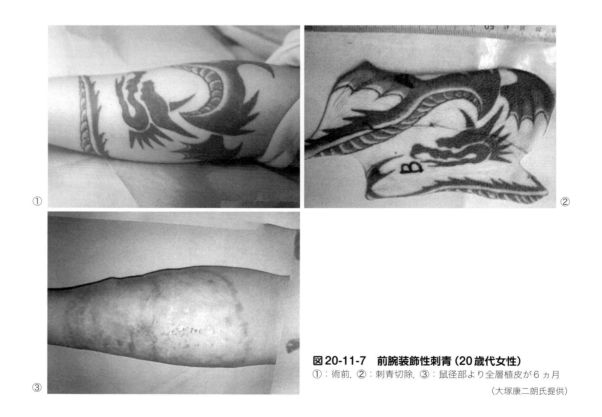

図 20-11-7　前腕装飾性刺青（20 歳代女性）
①：術前，②：刺青切除，③：鼠径部より全層植皮が 6 ヵ月

（大塚康二朗氏提供）

アルダクトン A®，
　内服薬；抗菌薬投与，ビタミン剤，Accutane，Roaccutane（催奇性に注意），スピノラクトン（抗アンドロゲン作用），低用量ピル（亀井ら 2004，百澤 2009）．
④外科療法：（第 5 章「皮面形成術」の項参照）(図 20-11-10)．
　ケミカルピーリングは，日本皮膚科学会のガイドラインで，level（Ⅰ）を最浅層ピーリング，level（Ⅱ）を浅層ピーリング，level（Ⅲ）を中間深層ピーリング，level（Ⅳ）を深層ピーリングに分類している．
　①グリコール酸ピーリング：アルコール脱脂後，部位によって 20～50％ グリコール酸を綿棒で塗布，皮膚色がピンクになったら炭酸水素ナトリウムで中和する．熱感予防に冷湿布する．その後は，保湿剤使用．合併症

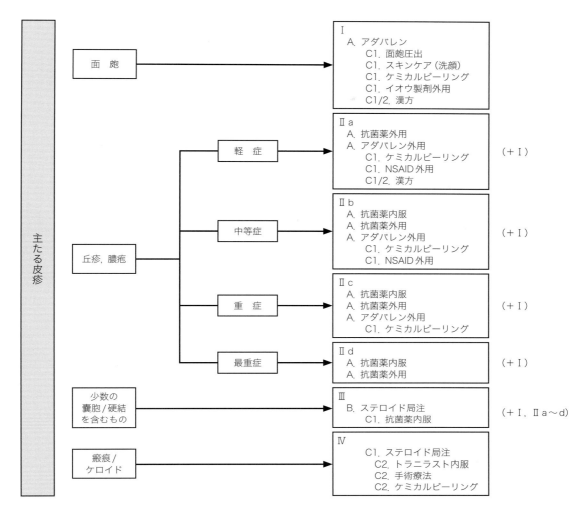

図 20-11-8　痤瘡治療アルゴリズム
(日本皮膚科学会尋常性痤瘡治療ガイドライン策定委員会：日皮会誌 118：1893, 2008；林　寛子：PEPARS 62：21, 2012 を参考に著者作成)

は，痂皮形成，色素沈着，瘢痕化．
②サリチル酸ピーリング：アルコール脱脂後，20～30％のサリチル酸エタノール液を綿棒で塗布，白い膜ができたら冷湿布する．5 日前後で皮膚が褐色になるが，自然褪色する．美白剤の使用は必要である．合併症としての色素沈着に注意．
③Obaji 法（杉本 2012）
④レーザー療法，光線治療（Er:YAG レーザー，炭酸ガスレーザー，ダイオードレーザー，フラクショナルレーザー，ダイレーザー）．膿疱性ニキビ，面皰は，炭酸ガスレーザーで内容物を除去，赤ニキビは StarLux（Palomar 社製），LumenisOne（Lumenis 社製），Ellipse Flex ppt（DDD 社製），Xeo（Cutera 社製）などの光線治療器を使用（宮田 2009）．
⑤その他
イオントフォレーシス（佐藤 2012），5-アミノレブリン酸（ALA）を用いた光線力学的療法 photodynamic therapy（PDT）の有用性を報告している（Hongcharu ら 2000，坪内 2012）．

b．ニキビ痕

第 4 章「瘢痕およびケロイドの治療」の項参照．
Jacob（2001）は，痤瘡瘢痕を，①ice-pick 型，②boxer 型，③rolling 型，に分類し，ice-pick 型はトリクロール酢酸，他の型は 0.1～0.4％のトレチノインを 2 回/1 日塗布，2～4 週後，炭酸ガスレーザーを使用するという（尾崎ら 2013）．
トリアムシノロン 40 mg 製剤，0.2 mL/回を 2～4 週間隔で局注．色素レーザー，パルス炭酸ガスレーザー，Er:YAG レーザー，フラクショナルレーザー，陥凹瘢痕には，コラーゲン，ヒアルロン酸などのフィラー法，色素沈着には，ビタミン C，トラネキサム酸内服，など（中岡 2010）．

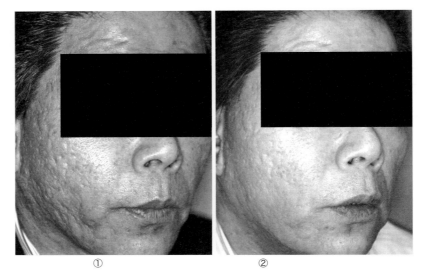

図20-11-9　ニキビ痕
①：術前，②：レーザー照射36回後

（小住和徳氏提供）

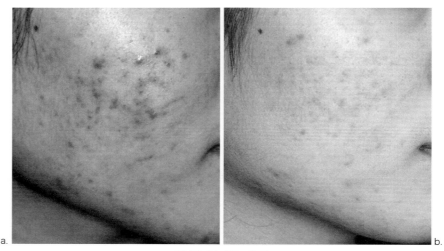

図20-11-10　痤瘡
a：術前，b：術後2週後〔30％グリコール酸ピーリング6回（1回3分間）〕

（谷　祐子氏提供）

❷鼻瘤 rhinophyma

これは，中高年者の鼻尖部にみられるもので，酒皶 rosacea（俗に赤鼻）を次のように分類している．

①第1度（紅斑性酒皶 rosacea erythematosa）：毛細血管の拡張
②第2度（酒皶性痤瘡 acne rasacea）：面皰，毛孔開大，脂漏過多
③第3度（鼻瘤 rhinophyma）
④第4度（眼合併症型）

病態は，鼻尖部の結合組織，脂腺の増殖肥大による．成人男子に多く，アルコール多飲者に多い（図20-11-11）．

治療は，保存療法と外科療法がある．

①保存療法は，硫黄含有のクンメルフェルド液（アクネローション™）の局所塗布，炎症が強ければ，ミノマイシン™，シプロキサン™を投与，アンダーム軟膏®の塗布，NSAIDs外用剤の塗布など行う．
②外科療法は，液体窒素の凍結療法，削皮術．

20・11　その他の皮膚疾患　493

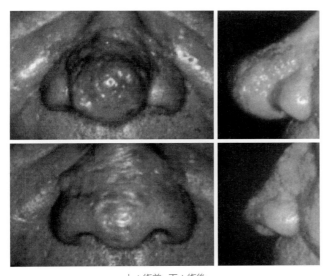

上：術前，下：術後
図 20-11-11　酒皶鼻
（原口和久氏提供）

C. 角化症 keratosis

❶胼胝腫 callus, callosity, tylosis

ペンたこ，座りたこ，バチたこ，弦たこ，など，"たこ"と称されるもので，持続性あるいは反復性の圧迫により硬い角質増殖を起こしたもので，通常疼痛はない．

治療は，圧迫を避けるか，サリチル酸含有軟膏の使用である．

❷鶏眼 clavus

俗に"うおのめ"といわれるもので，原因は，胼胝腫と同じである．足蹠，趾間などの骨突出部に多く，疼痛がある．

治療は，穴あきスポンジの使用，スピール膏（サリチル酸）の貼付などの保存的治療のほか，突出した角質部を削る，あるいは突出した骨まで切除する根治的方法がある．

D. ウイルス性疾患 viral skin disease

❶伝染性軟属腫 molluscum contagiosum

Pox virus で生じる．いわゆる"みずいぼ"といわれるもので，伝染性がある．大きさは小豆大くらいの隆起した小結節で，中央部分が陥凹している．乾燥皮膚の小児に好発し，軀幹，四肢に多い（図 20-11-12）．

治療は摂子で摘除する．

❷尖圭コンジローマ condyloma acuminatum

ヒト乳頭腫ウイルス human papilloma virus（HPV）の 6, 11 型などで生じる．男女外陰部に好発する扁平円盤状，淡紅色乳嘴状丘疹．梅毒による扁平コンジローマとは異なる（図 20-11-13）．

治療は，炭酸ガスレーザーで蒸散させ，その後，5％イミキモドクリーム外用を行う．また，冷凍療法，電気外科療法，5-FU やブレオマイシン投与，など（竹内 2010）．

❸尋常性疣贅 verruca vulgaris, common wart

ヒトパピローマウイルス human papilloma virus（HPV）2, 27, 57 型による感染性疾患である．エンドウ豆大までの表面ざらざらの小結節で，好発部位は，指趾，手背，膝蓋部である（図 20-11-14，図 20-11-15）．

治療は，液体窒素が第一選択であるが，多発例や小児には疼痛が強く，また水疱や瘢痕形成などで使いづらい．深くまで達したものは切除，人工真皮貼付が望ましい（渡邊ら 2013）．

向井ら（2000）は，パルスレーザー SPTL-1（Candela 社）を用い，波長 585 nm，スポット径 5 mm，エネルギー密度 8.5 J/cm^2，顔面，小児は 8 J 照射して good 例が 67％であったという．しかし，渡邊ら（2013）は，レーザー治療では，色素沈着，色素脱失，瘢痕が目立つので液体窒素を勧めている．

❹青年性扁平疣贅 verrucae planae juveniles, flat warts

ヒトパピローマウィルス（HPV）3, 10, 28, 29, 77, 78, 94 型による．若年者の額部，手背部に多発する米粒大の扁平な小結節．

❺足底疣贅 verruca plantaris，ミルメシア疣贅 mirmecia warts

深在性疣贅，掌蹠疣贅ともいう．HPV 1 型の感染によるもので，足底荷重部にできる鶏眼様疣贅であるが，蟻塚DSZDFZ 状を呈する．

❻肉芽腫症

a．異物肉芽腫 foreign body granuloma

外傷などの際，異物が体内に入ってできるものともに，類上皮囊胞の破裂後などでも生じる．

治療は切除である．

b．oil granuloma

油性物質の投与後にみられる．シリコンやパラフィンの注入歴がある場合には，それぞれ siliconoma, paraffinoma と呼ばれる．治療は切除である．

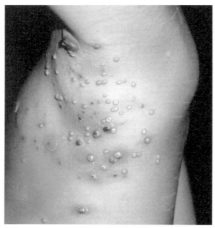

図 20-11-12　伝染性軟属腫
（寄藤和彦氏提供）

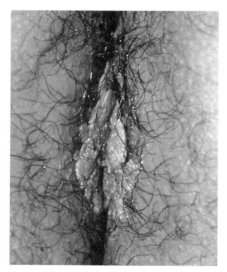

図 20-11-13　尖圭コンジローマ
（寄藤和彦氏提供）

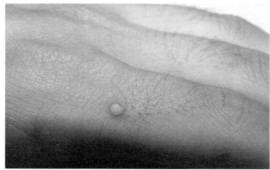

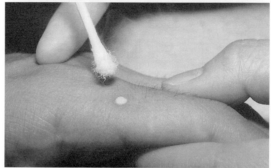

図 20-11-14　尋常性疣贅
液体窒素にて治療．
（寄藤和彦氏提供）

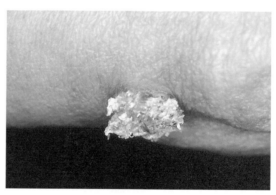

図 20-11-15　左肘部尋常性疣贅（55歳，男性）
（寄藤和彦氏提供）

E. 眼瞼の炎症性疾患

❶麦粒腫 hordeolum

いわゆる"ものもらい"である．マイボーム腺 Meibom 腺からの内麦粒腫と，Zeis 腺や Moll 腺からの外麦粒腫がある．細菌感染性急性化膿性炎症である．

治療は，抗菌薬投与，抗菌薬点眼薬や眼軟膏塗布，膿があれば，切開排膿．

❷霰粒腫 chalazion

瞼板腺出口の慢性肉芽腫性炎症である．急性炎症を起こしたものは，麦粒腫との鑑別が難しい．瞼板部分泌腺の急性炎症を麦粒腫，瞼板開口部の閉塞による非感染性炎症を霰粒腫という（島倉 2010）．

治療は，抗菌薬含有点眼薬や軟膏を塗布．軽快しなければ摘出する．

F. 湿疹，皮膚炎 eczema, dermatitis

形成外科の外来で，しばしば見られる皮膚疾患として前述の皮膚疾患のほか，次のようなものがあるが，皮膚科に紹介するにしても，その前に診断だけはできていたほうがよい．

❶湿疹，皮膚炎 eczema, dermatitis

急性湿疹，慢性湿疹に分類されるが，臨床的には，接触性皮膚炎，膿痂疹性湿疹，アトピー皮膚炎，脂漏性皮膚炎，貨幣状皮膚炎，自家感作性皮膚炎など，様々な疾患が含まれる．原因物質の同定，除去やステロイド外用，抗ヒスタミン剤の使用である．

❷角化異常症

尋常性魚鱗癬 ichthyosis vulgaris，毛孔性苔癬 ichthyosis pilaris，乾癬 psoriasis，扁平苔癬 lichen planus．

G. 真菌性皮膚疾患

このなかには，白癬菌症があるが，戸田（1999）は，ペットから感染した白癬菌感染を化粧品障害と誤診しないよう警告している．治療は，抗真菌薬の使用である．カンジダ症は，日和見感染 oppotunistic infection を起こす真菌で，常在菌であるが抵抗力の低下したときなどに発生する．体調を整え，抗真菌薬の外用で治療する．

H. 性行為感染症 sexually transmitted disease(STD)

梅毒，淋疾，軟性下疳，鼠径リンパ肉腫の4大疾患のほか，陰部ヘルペス，尖圭コンジローマ，疥癬，毛ジラミ，トリコモナス，陰股部白癬，AIDS などが含まれる（戸田 1999）．それぞれに応じた治療法を行う．

I. 皮膚結核 tuberculus cutis

尋常性狼瘡 lupus vulgaris などで，顔面，頸部などにみられるので，他の疾患との鑑別が必要である．抗結核薬の投与である．

J. 紫斑病 purpura

皮内〜皮下出血であるが小出血は点状出血，広範なものを紫斑という．紅斑との鑑別は，ガラス板で圧迫すると，紅斑は褪色するが紫斑は褪色しない．

紫斑には，アナフィラクトイド紫斑，血小板減少性紫斑，特発性血小板減少性紫斑，DIC 症候群，老人性紫斑，ステロイド性紫斑病，慢性色素性紫斑（戸田 1999，上田 2002）などがある．

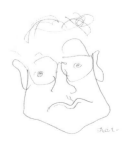

文　献

1章　形成外科学とは

1) Altet XB：吉岡健二郎・上村博訳, 美術史入門, 白水社, 東京, 1999
2) Barsky AJ：Principles and Practive of Plastic Surgery, Williams & Wilkin, Baltimore, 1950
3) Bernstein NR et al：やけどを克服するために, 資生堂, 1990
4) 中国古代玉器館ガイド：上海博物館, 2002
5) Carmichel AG et ed：Medisine A Treasury of Art and Literature, Hugh Lauter Levin Asso Inc, NY, 1991
6) Converse JM ed：Reconstructive Plastic Surgery, W B Saunders, Philadelphia & London, 1964, 1977
7) ド二・ユイスマン：吉川健二郎, 笹谷純雄訳, 美学, 白水社, 東京, 2001
8) Dragoo JL：PRS 115：1665, 2005
9) Editorial "Plastic Surgery"：Brit J Plast Surg 9：249, 1957
10) 藤野豊美：コンピュータシミュレーション外科, 南山堂, 1996, 東京
11) 後藤由夫編：医学と医療−総括と展望, 文光堂, 東京, 2001
12) Guangdona Zhouら：第14回日中形成外科学術集会プログラム, p65, 2004
13) 濱野公一ほか：日外会誌 105：464, 2004
14) 波利井清紀, 中島達夫他, 画像診断と手術シミュレーション最近の進歩, 克誠堂出版, 1995
15) 星　栄一：形成外科 18：657, 1975
16) 堀　洋ほか：日外会誌 105：440, 2004
17) 星　栄一：形成外科 18：427, 1975
18) 北條元治：美容外科 38：145, 2016
19) Hunt, HL：Plastic Surgery of the Head, Face and Neck. Lea & Febiger, Philadelphia, 1926
20) 井村裕文ほか：日本医師会雑誌 129：281, 2003
21) 井島　勉：最新医学 16：2310, 1926
22) 医と文化：日経メディカル345号, 臨時増刊号, 1996, 9月
23) 岩波正陽ほか：日美外報 7：72, 1985
24) 泉　彰典：日形会誌 31：669, 2011
25) かずきれいこ：形成外科 44：1029, 2001
26) Khoo Boo Chai：Plast Reconstr Surg 38：189, 1966
27) 貴志和生：形成外科 47：1001, 2004
28) 北川泰雄ほか：形成外科 49：1097, 2006,
29) 小林直哉ほか：日外会誌 105：440, 2004
30) 町沢静夫：百束比古監修, 医療スタッフのためのリハビリメイク, 克誠堂, 2003
31) Mathes SJ：Plastic Surgery, 2nd ed pl-25, Saunders, Philadelphia, 2006
32) May H：Reconstructive and Reparative Surgery, 1958
33) 宮岡　等：日本医師会誌 138：170, 2005
34) 宮下邦彦：頭部エックス線規格写真法の基礎, クインテッセンス出版株式会社, 1999, 東京
35) 諸川春樹監修：西洋絵画史WHO'S WHO, 美術出版社, 1999
36) 中井正一：美学入門, 朝日新聞社, 1999
37) 難波雄哉：形成外科 45：175, 2002
38) 新村出編：広辞苑, 岩波書店, 東京, 1981
39) 新岡俊治ほか：日外会誌 105：459, 2004
40) 二宮睦雄：医学史探訪—医学を変えた人々：日経BP社, 東京, 1999
41) 西村公朝：仏像は語る, 新潮社, 東京, 1996
42) 野崎幹弘：形成外科 47：S-1, 2004
43) 野崎幹弘：形成外科 51：S-1, 2008
44) 小川鼎三：医学の歴史, 中公新書, 1972
45) 小川　令ほか：形成外科 49：1113, 2006
46) 大森清一ほか：形成外科 7：225, 1964
47) 大塚国際美術館, 美術館ガイド, 有光出版, 東京, 1996
48) 岡崎恵子, 相野田紀子, 加藤正子：口蓋裂の言語臨床における評価, 医学書院,
49) 鬼塚卓弥：形成外科 5：300, 1962
50) 鬼塚卓弥：交通医学 18：302, 1964
51) 鬼塚卓彌：第23回に本形成外科学会, 教育講演, 長崎, 1980
52) 鬼塚卓彌：形成外科手術書, 南江堂, 東京, 1996
53) 鬼塚卓弥：形成外科 46：961, 2003
54) Rakosi, 本橋康助（監訳）, 他, Atlasセファロ分析法-マニュアル, 医歯薬出版, 1984, 東京
55) Rogers, B0：Therapeutic Notes 10：50, 1961
56) 坂本満監修：ARS MEDICA-Art, Medicine and the Human Condition, 安田火災美術財団, 東京, 1989
57) 澤潟久敬：医学概論, 第1-3部, 誠信書房, 東京, 2000
58) 瀬江千史：医学の復権-医学体系の科学化へ向けて, 現代社 1999
59) Simon BE：日形会誌 9：185, 1989
60) Sarwer DB et al：PRS 115：931, 2005
61) 谷口英樹ほか：日外会誌 105：430, 2004
62) 戸田　浄：化粧技術者と医学者のための皮膚科学, 文光堂, 1999
63) 植原和郎：日本人の誕生-人類はるかなる旅, 吉川弘文館, 東京, 1997

2章　形成外科手術の基本手技

1) Abramo AC：PRS 115：1172, 2005
2) Acland R：Brit J Surg 59：181, 1972
3) Alonso PE et al：Brit J Plast Surg 46：76, 1993
4) Andersson A et al：Scan JPlast Reconstr Hand Surg 40：225, 2006
5) 青木　律：形成外科 50：63, 2007
6) 青木　律：PEPARS 75：116, 2013
7) Badran HA et al：PRS 92：1298, 1993
8) Bennett J：J Oral Maxillofac Surg 54：1346, 1996

9) Borges AF et al：BJ **15**：242, 1962
10) Broughton II G et al：PRS **119**：157,2007
11) Buncke HJ et al：Brit J Plast Surg **19**：15, 1966
12) 陳　逸興ほか：形成外科 **34**：704, 1991
13) Cobbett Jr：Brit J Plast Surg **20**：16, 1967
14) Core GB et al：Clin Plast Surg **22**：619, 1995
15) Courtiss, E. H：PRS **31**：31, 1963
16) Cox HT：Brit J Surg **29**：234, 1941
17) Daniel RK et al：Plast Reconstr Surg **52**：16, 1973
18) 榎本俊行ほか：日外科系連合誌 **38**：1166, 2013
19) Ersek RA：PRS **113**：1955, 2004
20) Faria-Correa MA：Rev Soc Cir Plast Est Reconstr **7**：32, 1992
21) 藤本　肇：PEPARS **100**：82, 2015
22) 藤野豊美ら（編）：マイクロサージェリー, 医学書院, 1977
23) 福本恵三ほか：PEPARS **72**：48, 2012
24) Gibson, T：Plast Reconstr Surg **77**：320, 1986
25) 浜島昭人ほか：日頭顎顔会誌 **9**：25, 1993
26) 波利井清紀：形成外科領域における microsurgery の応用, 第1報, 形成外科 **15**：501, 1972
27) 波利井清紀：微小血管外科, 克誠堂, 東京, 1977
28) 橋本一郎ほか：形成外科 **43**：713, 2000
29) 秦　維郎：内視鏡下手術の最近の進歩, 克誠堂, 1998
30) 堀切　将：日形会誌 **35**：137, 2015
31) 星　順彦：小児科 **38**：329, 1997
32) Holmgren G：Actaq Otol **5**：460, 1923
33) 百束比古監修：医療スタッフのためのリハビリメイク, 克誠堂, 2003
34) 百束比古ほか：日美外報 **29**：124, 2007
35) 飯田直成ほか：日形会誌 **25**：783, 2005
36) 一ノ瀬正治：形成外科 **47**：S10, 2004
37) 池尻敏明ほか：日形会誌 **26**：194, 2006
38) 石田勝大：PEPARS **80**：54, 2013
39) 磯野伸雄ほか：形成外科 **47**：57, 2004
40) Jacobson JH et al：Surg Forum **11**：243, 1960
41) Johnson GW et al：Plast Reconstr Surg **92**：801, 1993
42) 梶　彰吾ほか：形成外科 **45**：1109, 2002
43) Kalantar-Hormozi AJ et al：Plast Reconstr Surg **116**：529, 2005
44) 神山圭史ほか：日形会誌 **31**：318, 2011
45) 勝又純俊ほか：形成外科 **53**：691, 2010
46) かずきれいこ：百束比古監修, 医療スタッフのためのリハビリメイク, 克誠堂, p85, 2003
47) Keller G et al：Aesthetic Plastic Surgery ed by Romo T et al, p225, Thieme NY, 2000
48) 木股敬裕ほか：形成外科 **45**：1117, 2002
49) 木村　正ほか：日形会誌 **16**：718, 1996
50) 木村裕明ほか：形成外科 **47**：41, 2004
51) Kobayashi et al：Ann PS **35**：249, 1995
52) 小林正弘：中島龍夫編, こどものための形成外科 永井書店, 大阪, 2005
53) 講談社；health&beauty review, 2011（青木律；PEPARS **75**：116, 2013 より）
54) 栗田昌和ら：日形会誌 **27**：333, 2007
55) Langer C：Acad Wissensch **45**：223, 1861（McCarthy **1990** より）
56) Leung PC et al：Brit J Plast Surg **32**：22, 1979
57) 町沢静夫：形成外科 **43**：S-9, 2000
58) 町沢静夫：百束比古監修, 医療スタッフのためのリハビリメイク, 克誠堂, 2003
59) Malt RA：JAMA **189**, 716, 1964
60) 松本昭彦ほか：臨床外科 **25**：1187, 1970
61) Morioka D et al：Aesthtic Plast Surg **38**：1169, 2014
62) 森岡大地ほか：日美外報 **37**：41, 2015
63) Mottura AA：Ed by Neligan PC & Gurtner GC, Elsevier Saunders **2013**
64) 宮坂宗男ほか：形成外科 **50**：47, 2007
65) 満岡真理子ほか：形成外科 **49**：582, 2006
66) 三鍋俊春ほか：形成外科 **47**：31, 2004
67) 宮本　洋ほか：形成外科 **39**：883, 1996
68) 宮岡　等：日本医師会誌 **138**：170, 2005
69) 中島英親：形成外科 **34**：147, 1990
70) 中島英親：マイクロサージェリー, エーザイ KK, 2003
71) 中村雄幸ほか：形成外科 **47**：1006, 2004
72) 中西雄二ほか：日形会誌 **13**：589, 1993
73) 中山秀夫：西日本皮膚科 **56**：1172, 1994
74) 並木保憲ほか：形成外科 **35**：761, 1992
75) 成島三長ほか：PEPARS **63**：26, 2012
76) 西関　修ほか：形成外科 **43**：467, 2000
77) 野平久仁彦ほか：形成外科 **47**：13, 2004
78) 沼尻敏明ほか：日形会誌 **26**：194,2006
79) 大河内真之ほか：PEPARS **80**：1, 2013
80) 大西　清ほか：形成外科 **47**：21, 2004
81) Parel JM et al：Med J Aust **1**：709, 1970
82) Phillips KA：The Broken Mirror, Oxford Univ Press, NY, 1996
83) Reinisch JF et al：PRS **107**：1570, 2001
84) Salmon, PA et al：Surgery **55**：446, 1964
85) Saltz R et al：Ann Surg **217**：542, 1993
86) 沢泉雅之ほか：日形会誌 **16**：12. 1996
87) 新名主宏一：Progressive in Med **20**：299, 2000
88) 白羽弥右衛門ほか：外科治療 **7**：1493, 1965
89) Smith JW：Plast Reconstr Surg **33**：317, 1964
90) Wu-Chul Song et al：PRS **120**：1343, 2007
91) 曽東洋平ほか：PEPARS **108**：63, 2015
92) 菅原康志ほか：日形会誌 **16**：7, 1996
93) 菅原康志ほか：形成外科 **47**：5, 2004
94) 須永中ほか：形成外科 **47**：1009, 2004
95) 炭山嘉伸ほか：日本医師会雑誌 **131**：1363, 2004
96) Spencer MC et al：JAMA **194**：962, 1965
97) 杉原真梨子ほか：日形会誌 **36**：69, 2016
98) 鈴木　衛：東京都医師会誌 **57**：6, 2004
99) 鈴木晴恵ほか：日美外報 **14**：100, 1992
100) 高木　文：華岡隋賢と其手術. 第4号 39-41, 上森健一郎, 1926（鳥居修平氏提供）
101) 高野邦雄ほか：形成外科 **35**：203, 1992
102) Tamai S：Plast Reconstr Surg **42**：374, 1968
103) 田崎哲典ほか：日本輸血学会誌 **38**：625, 1992
104) Teimurian B et al：Plast Reconstr Surg **74**：708, 1984
105) 戸田　浄：化粧技術者と医学者のための皮膚科学, 文光堂, 1999
106) 都甲武史ほか：日形会誌 **23**：433, 2003

107) Tosun Z et al：Scan j Plast Reconstr Surg **39**：268, 2006
108) Ts'ui et al：Clin Med J **85**：536, 1966（藤野豊美ら1977より）
109) 漆畑　修：Esthetiqueエステティック，No **380** p12, 2007）
110) 内田準一ほか：形成外科 **4**：135, 1961
111) 上田晃一ほか：日頭顎顔会誌 **20**：119, 2004
112) 脇本信博：biomedical Perspectives **3**：265, 1993
113) 山本喜英：形成外科 **46**：943, 2003
114) 山本直人ほか：日形会誌 **31**：676, 2011
115) 山崎洋次ほか：小児外科，**27**：1075, 1995
116) 梁井　晈：波利井清紀監修，形成外科第2版，p49, 2004
117) 矢野敏之：personal communication
118) 吉田哲也ほか：形成外科 **49**：999, 2006
119) Yu SH：J Oral Maxillofac Surg **68**：2359, 2010
120) Williams PJ et al：Br J Anaesth **70**：30, 1993
121) Wu-Chul Song et al：PRS **120**：1343, 2007

3章　創傷治療

1) 相沢　理ほか：熱傷時のストレス潰瘍，ストレス潰瘍（並木正義編），新興医学出版，東京，1978
2) 赤羽紀子ほか：形成外科 **47**：1111, 2004
3) Akita S et al：Burns **31**：855, 2005
4) 秋本正宇：形成外科 **55**：S-242, 2012
5) 秋田定伯ほか：PEPARS **70**：1, 2012
6) Allen EV：Peripheral Vascular Diease, Saunders, Philadelphia, 1962
7) Alqahtani M et al：Canadian J Plat Surg **14**：25, 2006
8) 網倉良安ら：日美外報 **29**：77, 2007
9) Amir A et al：Scand **38**：183, 2004
10) 天羽健一ほか：PEPARS **79**：9, 2013
11) 安瀬正紀ほか：形成外科 **42**：S-51, 1999
12) Argenta LC et al：Ann PS **38**：563, 1997
13) Argenta LC et al：PRS **117**：S-127, 2006
14) Armstrong DG et al：Lancet **366**：1704, 2005
15) Artz CP et al：The Treatment of Bums, Saunders, Philadelphia, 1969（2 ed）
16) Artz CP：Electrical Injuries, Burns：A Team Approached by Artz CP et al, p351, WB Saunders, Philadelphia **1979**
17) 朝日林太郎ほか：PEPARS **90**：1, 2014
18) 朝本有紀ほか：日形会誌 **34**：875, 2014
19) 浅野孝之ほか：PEPARS **97**：11, 2015
20) ASPEN, Board of Directors and the Clinical Guidelines Task Force：Guidelines for the use of parenteral and external nutrision in Adults and Pediatric Patients. Section XI Specific Guidelines for disease-adults. Critical Care：Burns J Parent Entr Nutr **26**：88SA-89SA, 2002
21) Baxter CR：Clin Plast Surg **1**：693, 1974
22) Bear WS：J bone Joint Surg **13**：438, 1931
23) Benaim（1970）：平山峻ほか編，熱傷の診断，最新の熱傷臨床，p93, 克誠堂, 1994
24) Berkow SG：Arch Surg **8**：138, 1924
25) Bemstein NR et al, 鬼塚卓弥翻訳監修：やけどを克服するために-やけどを負った人々とその家族のための社会復帰法，Praeger, NY, USA, 1988, 資生堂, 東京, 1990
26) Blocker TG：Lancet **1**：498, 1951
27) Braden BJ et al：Decubitus **2**：44, 1989
28) Broughton II G et al：PRS **117**：S-12, 2006

29) Chariker ME：Unfallchirurg **96**：448, 1993
30) Christensen C et al：AEP **30**：111, 1984
31) Colwell AS et al：PRS **115**：204, 2005
32) Converse JM：Reconstructive Plastic Surgery, Saunders, Philadelphia, 1964, 1977
33) Crawford BS：Brit J Plast Surg **17**：311, 1964
34) Curling TB（1842）　：医学大辞典，南山堂，1964
35) Curreri PW et al：J Am Diet Assoc **65**：415, 1974
36) Czaja AJ et al：N Engl J Med **291**：925, 1974
37) D'Andrea F et al：Scand J PRSHS **38**：288, 2004
38) Dellon A et al：PRS **53**：297, 1974
39) Dellon A et al：J Hand Surg **12**A：693, 1987
40) Edars AE et al：JAMA **149**：1199, 1952
41) 遠藤重厚ほか：日外会誌 **104**：81, 2003
42) Endorf FW et al：J Burn Care Res **28**：80, 2007
43) Evans EI：Ann Surg **122**：693, 1945
44) Falanga V et al：Blood Cells Mol Dis **32**：88, 2004
45) Ferreira PC：PRS **119**：175, 2007
46) Foley E et al：Cutis **66**：251, 2000
47) Freischman W et al：Unfallchirurg, **96**：488, 1993
48) Freischman W et al：Eur J Orthop Surg Traumatol **5**：37, 1995
49) 藤野豊美：形成外科 **15**：525, 1972
50) 藤本雅史ほか：日頭顎顔面誌 **31**：257, 2015
51) 福田　保ほか：臨床医のための熱傷 金原出版, 東京, 1968
52) 福田淑一：外科治療 **74**：691, 1996
53) 福西健至ほか：日頭顎顔誌 **18**：105, 2002
54) 福島一考ほか：形成外科 **45**：629, 2002
55) 福島亮治ほか：日外会誌 **105**：696, 2004
56) 房本英之ほか：熱傷 **4**：124, 1979
57) 外傷初期診療ガイドライン, 日本外傷学会, 日本救急医学会編（JATEC）, ヘルス出版, 2002
58) Ganz W et al：Am J Cardiol **27**：392, 1971
59) Gay S et al：Acta Chir Scand **144**：205, 1978
60) 後藤孝浩ら：形成外科 **55**s：2, 2012）
61) Griego RD et al：J Am Acad Dermatol **33**：1019, 1995
62) Hallock GG：Ann PS **39**：111, 1997
63) 浜本淳二ほか：形成外科 **19**：88, 1976
64) Harding K：Int Wound J **5**：1, 2008
65) 春成伸之ほか：PEPARS **25**：72, 2009
66) 服部　亮ほか：日頭顎顔会誌 **22**：37, 2006
67) 原岡剛一ほか：日形会誌 **24**：231, 2004
68) 波利井清紀：同監修, 創傷治療最近の進歩, 克誠堂, 2005
69) Hayashi T et al：Ann Plastr Surg **53**：554, 2004
70) Harn SB et al：Yonnsei Med J, **31**：234, 1990
71) 長谷川弘ほか：日頭顎顔会誌 **29**：111, 2013
72) 橋川和信：PEPARS **78**：16, 2013 神宮啓一ほか：日医雑誌 **144**：269, 2015
73) 嘉　陽ほか：再切断を行った右下腿離断再接着の1例, 第3回マイクロサージエリー研究会, 1976
74) 川上重彦ほか：形成外科 **50**：619, 2007
75) Kahalley L et al：J Burn Care Rehabil **12**：160, 1991
76) 柿崎祥子他：PEPARS **79**：24, 2013
77) 金沢浩二ほか：形成外科 **36**：555, 1996
78) 金沢浩之ほか：日形会誌 **20**：265, 2000
79) 柏　克彦ほか：形成外科 **42**：S-275, 1999

80) 柏　克彦ほか：形成外科 **51**：S -216, 2008
81) 柏　克彦ほか：形成外科 **47**：S-118, 2004
82) 加藤　優ほか：皮膚臨床 **30**：581, 1988
83) 加藤　基ほか：日形会誌 **34**：513, 3009
84) 河之口大輔ほか：形成外科 **49**：705, 2006
85) 河合勝也他：形成外科 **58**：1303, 2015
86) 川上重彦ほか：形成外科 **50**：619, 2007
87) 桂　良輔ほか：日形会誌 **34**：519, 2014
88) 平山　峻：熱傷 **19**：39, 1993
89) 平山　峻ほか編：熱傷の診断最新の熱傷臨床 - その理論と実際, 克誠堂, 1994
90) 堀圭二郎ほか：PEPARS **79**：2013
91) 堀切　将ほか：日形会誌 **33**：927, 2013
92) Horton, C. E et al：Plast Reconstr Surg **22**：348, 1958
93) Hsian Yen-Chang et al：J Plast Surg Hand Surg **49**：3, 2015
94) Huang Y et al：World J Surg **23**：1272, 1999
95) 百束比古ほか：形成外科 **49**：S25, 2006
96) 伊　秀英ほか：形成外科 **55**：185, 2012
97) Ichioka S et al：PRS **114**：901, 2004
98) 市岡　滋：形成外科 **49**：S-47, 2006
99) 市岡　滋：PEPARS **13**：27, 2007
100) 市岡　滋：形成外科 **51**：S-105, 2008
101) 井田夕紀子ほか：形成外科 **57**：S-29, 2014
102) 井川浩晴ほか：形成外科 **47**：S-102, 2004
103) 飯田直成ほか：形成外科 **40**：385, 1997
104) 池田弘人：PEPARS **47**：61, 2010
105) 池村光之介ほか：日形会誌 **34**：766,2014
106) 稲川喜一ほか：形成外科 **46**：555, 2003
107) 稲川喜一ほか：形成外科 **46**：555, 2003
108) 猪原康司ほか：PEPARS **70**：9, 2012
109) 石田創士ほか：日形会誌 **27**：161, 2007
110) 石黒筺史ほか：日形会誌 **22**：421, 2002
111) 石倉直敬：形成外科 **47**：S-82, 2004
112) 井砂　司ほか：波利井清紀監修, 熱傷の治療最近の進歩, 克誠堂, p77, 2003
113) 井砂　司：形成外科 **53**：239, 2010
114) 伊東　大ほか：PEPARS **97**：1, 2015
115) 岩井伸哉他：日形会誌 **35**：677, 2015
116) 岩泉九二夫ほか：形成外科 **20**：216, 1977
117) Jackson DM et al：Trauma **9**：839, 1969
118) Jackson DM et al：Brit J Plast Surg **25**：416, 1972
119) Janezic T et al：Scan J Plast Reconstr Surg Hand Surg **31**：245, 1997
120) Jeschke ME et al：PRS **113**：525, 2004
121) 警察庁交通局編：平成14年度中の交通事故の発生状況, 2003
122) 木村中統括責任者；形成外科診療ガイドライン, 日本形成外科学会他編, 2015, 金原出版
123) Kingsley A：Ostomy Wound Manage **49**：S-1, 2003
124) 桐木, 市川ら：医学の歩み **237**：13, 2011
125) 小熊　孝ほか：形成外科 **48**：1337, 2005
126) 小倉裕司ほか：波利井清紀ほか編, 熱傷の治療最近の進歩, p3, 克誠堂, 2003
127) 小宮貴子ほか：日形会誌 **26**：446, 2006
128) 小室裕造：形成外科 **49**：37, 2006
129) 小坂和弘ほか：日形会誌 **19**：624, 1999
130) 小坂正明：PEPARS **119**：7, 2016
131) 小西敏郎ほか：日外会誌 **105**：720, 2004
132) 光嶋　勲ほか：形成外科 **41**：925, 1998
133) 光嶋　勲ほか：創傷の治療最近の進歩, p85, 克誠堂, 2005
134) 越宗靖二郎ほか：日形会誌 **33**：228, 2013
135) 小薗喜久夫ほか：形成外科 **40**：259, 1997
136) 久保美代子ほか：形成外科 **42**：S-5, 1999
137) 倉富英治ほか：日形会誌 **24**：316, 2004
138) 黒岡定浩ほか：形成外科 **46**：719, 2003
139) 黒川正人：形成外科 **52**：529, 2009
140) 黒川正人ほか：形成外科 **53**：285, 2010
141) 草地信也ほか：日外会誌 **105**：702, 2004
142) 桑原広昌：日形会誌 **24**：779, 2004
143) 熊谷憲夫：PEPARS **16**：1, 2007
144) Larson JD Jr：JAMA **127**：396, 1945
145) Lehnhardt M et al：PRS **115**：120, 2005
146) Lipsky BA et al：Clin Infec Dis：e132, 2012
147) Losee JE et al：Ann Plast Surg **54**：165, 2005
148) Luce EA：Ann Plast Surg **12**：321, Surg **19**：9, 1984
149) Lund CC et al：Surg Gynecol Obstet **9**：352, 1944
150) 前田　托ほか：日形会誌 **32**：63, 2012
151) 牧野太郎他：PEPARS **34**：51, 2009
152) Marjolin（1828）　　　：McCarthy JG：Plastic Surgery, WB Saunders, 1990
153) 増本和之ほか：形成外科 **55**, S-238, 2012
154) 松村　一ほか：日形会誌 **25**：828, 2005
155) 松村　一：形成外科 **50**：637, 2007
156) 松村　一：PEPARS **47**：43, 2010,
157) 松村　一：形成外科 **53**：491, 2010
158) 松村　一：形成外科 **55**：247, 2012
159) 松尾淳子他：PEPARS **41**：12, 2010
160) McArdle AH et al：Ann Plast Surg, 1984
161) McCarthy JG：Plastic Surgery WB Saunders, 1990
162) McGregor IA：Fundamental Techniques of Plastic Surgery and Their Surgical Applications, Livingstone, Edinburgh, 1960
163) 前田華郎：小児熱傷の臨床, 医学書院, 東京, 1981
164) 丸藤　哲：日外会誌 **104**：804, 2003
165) 皆川知広ほか：形成外科 **49**：565, 2006
166) 南由起子：PEPARS **41**：1, 2010
167) 三川信之ほか：形成外科 **57**：1319, 2014
168) 三浦孝行ほか：PEPARS **82**：13, 2013
169) 三浦千恵子ほか：形成外科 **57**：1373, 2014
170) 三宅ヨシカズほか：日形会誌 **29**：65, 2009
171) Miyamoto Y：Plast Reconstr Surg **64**：540, 1979
172) 宮村　卓ほか：形勢外科 **48**：68, 2005
173) 水口　敬ほか：形成外科 **51**：561, 2008
174) Monafo WW：J Trauma **10**：575, 1970
175) Moncrief JA：Arch Surg **92**：558, 1966
176) 森口隆彦：日形会誌 **18**：185, 1998
177) 森口隆彦：波利井清紀監修, 形成外科学第2版, p318, 南山堂, 東京, 2004
178) 森口隆彦：波利井清紀監修, 創傷の治療最近の進歩, p1, 克誠堂, 2005
179) 森本尚樹ほか：形成外科 **50**：645, 2007

180) Moylan VA：First aid and transportation of burned patients. Burns, A Team approach, Saunders, Philadelphia, 1970
181) 本宮由貴ほか：形成外科 24：324, 1981
182) 向田雅司ほか：日形会誌 24：100, 2004
183) 村上正洋ほか：日形会誌 21：349, 2001
184) 村松正久：救急医学 7：1103, 1983
185) 牟田　実ほか：整形外科と災害外科 45：1187, 1996
186) Mustoe TA et al：PRS 117：S35-41, 2006
187) 武藤輝一, 相馬智ほか：標準外科学, 医学書院, 東京, 1976
188) 中馬隆広ほか：創傷 4：207,
189) 中島英親ほか：J Clin Rehabilitation 2：811, 1993
190) 長瀬　敬ほか：形成外科 50：627, 2007
191) 長西裕樹ほか：形成外科 51：S-177, 2008
192) 中西雄二ほか：形成外科 33：1097, 1990
193) 中沢弘明ほか：日外会誌 99：40, 1998
194) 中沢弘明ほか：平山峻ほか編, 最新の熱傷臨床, p386, 克誠堂, 1994
195) 中沢弘明ほか：形成外科 51：S-84, 2008
196) 中沢弘明：PEPARS 25：1, 2009
197) 中沢弘明ほか：形成外科 53：527, 2010
198) 中沢弘明ほか：形成外科 43：1073, 2000
199) 中沢弘明ほか：形成外科 57：1367, 2014
200) 中沢令奈ほか：日頭頚顔会誌 22：209, 2006
201) 中谷浩子ほか：形成外科 50：345, 2007
202) 難波雄哉：形成外科 25：92, 1982
203) 西堀　晶ほか：日形会誌 27：357, 2007
204) 日本医師会 ACLS トレーニングマニュアル, 心肺蘇生委員会編, 2005
205) 新潟方式：第7回新潟手のリハビリテーション研修会・テキスト, 新潟手の外科研究所, 1992
206) 仁科雅良ほか：熱傷 14：78, 1988
207) Nolan WB：Ann Plast Surg 7：243, 1981
208) 野崎　忍ほか：形成外科 34：1209, 1991
209) 大橋正次郎ほか：熱傷 3：60, 1977
210) 大橋正次郎ほか：熱傷 19：19, 1993
211) 大橋正次郎：熱傷 23：65, 1997
212) 大慈弥裕之：形成外科 50：523, 2007
213) 大慈弥裕之：形成外科 53：S-33, 2008
214) 大慈弥裕之：形成外科 53：S-4, 2010
215) 大慈弥裕之統括責任者：形成外科ガイドライン, 急性創傷/瘢痕ケロイド, 日本形成外科学会編, 金原出版, 2015
216) 大隈　聡ほか：日形会誌 33：829, 2013
217) 大西早百合ら：形成外科 51：583, 2008
218) 小川　令ほか：日形会誌会誌 29：127, 2009)
219) 女川　格ほか：形成外科 36：845, 1993
220) 小野一郎ほか：細胞 36：503, 2004
221) 大浦紀彦：形成外科 50：533, 2007
222) 大浦紀彦：形成外科 51：1129, 2008
223) 大浦紀彦ほか：PEPARS 82：25, 2013
224) 大浦武彦：形成外科 42：113, 1999
225) 大浦武彦ほか：形成外科 43：111, 2000
226) 大山勝郎ほか：形成外科 19：591, 1976
227) 岡部勝行ほか：形成外科 41：933, 1998
228) 岡部圭介ほか：PEPARS 82：34, 2013
229) 岡崎　睦：形成外科 53：S-12, 2010
230) 奥田良三ほか：日形会誌 11：409, 1991
231) 鬼塚卓弥：形成外科 11：221, 1968
232) 鬼塚卓弥翻訳監修：やけどを克服するために,（Bernstein NR et al）, 資生堂研究開発部本部, 学術部, 1990
233) 小野一郎ほか：熱傷 8：3, 1982
234) 小野一郎：形成外科 41：909, 1998
235) 小野一郎：標準形成外科第4版, p92, 医学書院, 2000
236) 小山明彦ほか：形成外科 40：963, 1997, 1945
237) Pollack ST：Dermatol Surg Oncol 5：477, 1979
238) Prado A et al：PRS 119：1481, 2007
239) Ravage Z et al：Inflamation 22：619, 1998
240) 力久直昭ほか：形成外科 48：189, 2005
241) Robertson RD et al：Burns 27：835, 2001
242) 斉藤大蔵委員長；熱傷診療ガイドライン改訂第2版, 日本熱傷学会編
243) 佐治智子ほか：日形会誌 34：293, 2014
244) 坂野哲哉ほか：現代医療 18：2721, 1986
245) 真田弘美ほか：形成外科 50：505, 2007
246) 沢田幸正ほか：熱傷 1：41, 1976
247) Schultz GS et al：Wound Repair Regen 11：S1-S28, 2003
248) Seaman S：J Am Podiatr Med Assoc 92：2002
249) Seddon HJ：Brit J Surg,（War Surgery Suppl）2：325, 1948
250) Sekiguchi J, Kobayashi S,Ohmori K：Free sensory and nonsensory plantar transfer in the treatment of ischial decubitus ulcers. Plast Reconstr Surg 95：156-165, 1995
251) Shafir R et al：Brit J 32：93, 1979
252) 柴田　実：形成外科 47：S-64, 2004
253) 柴田　実：PEPARS 78：23, 2013
254) 島田賢一：形成外科 53：257, 2010
255) 島田賢一：PEPARS 97：20, 2015
256) 島田賢一：形成外科 58：1333, 2015
257) 島崎修次ほか：外科治療, 31：651, 1974
258) 島崎修次ほか：熱傷 1：160, 1976
259) 島崎修次ほか：熱傷 2：112, 1976
260) 島崎修次ほか：熱傷 18：95, 1992
261) 島崎修次：平山峻ほか編：最新の熱傷臨床, p134, 克誠堂, 1994
262) 篠澤洋太郎：波利井清紀ほか編, 熱傷の診断と最近の進歩, pp21, 2003, 克誠堂,
263) Shirani k et al：Ann Surg 205：82, 1987
264) Sibbald RG：Adv Skin Wound Care 24：415, 2011
265) Siebert, JW et al：PRS 85：495, 1990
266) 副島一孝ほか：PEPARS 47：34, 2010
267) Stone NH et al：Surg Gynecol Obstet 129：1242,1969
268) Straith CL：JAMA 137：348, 1948
269) 須釜淳子ほか：形成外科 46：361, 2003
270) 菅又　章ほか：熱傷 19：38, 1993
271) 菅又　章ほか：形成外科 32：781, 1989
272) 菅又　章ほか：日手会誌 14：56, 1997
273) 菅谷文人ほか：PEPARS 79：52, 2013
274) Sunderland S：Nervea & Nerve Injuries Edinburgh, E&S, 1968
275) Sunderland S：Nerves　& Nerve Injuries, Churchill Livingstone, 1978
276) 高木尚之ほか：PEPARS 41：35, 2010

277) 高橋雄ほか：形成外科 **47**：1089, 2004
278) 武　弘道：小児科診療 **58**：959, 1995
279) 竹末芳生ほか：日外会誌 **105**：709, 2004
280) 高見佳宏ほか：形成外科 **58**：1324, 2015
281) 田熊清継ほか：熱傷 **19**：93, 1993
282) 田熊清継ほか：熱傷の治療最近の進歩，波利井清紀ほか編，p57, 2003, 克誠堂
283) 田村佳奈美：形成外科 **50**：515, 2007
284) 田中　文ほか：日形会誌 **24**：82, 2004
285) 田中克己：波利井清紀監修，熱傷の治療最近の進歩，p85, 克誠堂, 2003
286) 田中克己ほか：形成外科 **50**：653, 2007
287) 田中克己ら：形成外科 **50**：645, 2007
288) 田中克己ほか：PEPARS **47**, 2010
289) 田中秀治：救急医学 **24**：476, 2000
290) 田中秀治ほか：熱傷の治療最近の進歩，波利井清紀ほか編，pp48, 2003, 克誠堂
291) 田中浩二ほか：日形会誌 **27**：751, 2007
292) 寺師浩人ほか：日頭頸顔誌 **18**：149, 2002
293) 友枝裕人ほか：形成外科 **55**：S-12, 2012
294) 鳥谷部荘八：PEPARS **78**：8, 2013
295) 土佐泰祥ほか：形成外科 **49**：S-55, 2006
296) 塚田貞夫：最新形成再建外科学，医歯薬出版, 1998
297) Tsu AH：PRS **109**：1259, 2002
298) 堤田　新ほか：日形会誌 **17**：318, 1997
299) Tuncblilek, G et al：Scand, J Plast Reconstr Surg Hand Surg **38**：94, 2004
300) 上田和毅：PEPARS **78**：33, 2013
301) 上村哲司ほか：形成外科 **51**, S-119, 2008
302) Ueno C et al：PRS **117**：S-59, 2006
303) 梅田　整ほか：熱傷 **9**：73, 1983
304) 梅川浩平ほか：形成外科 **55**：S-259, 2012
305) 梅本泰孝ほか：形成外科 **51**：1065, 2008
306) 和田秀敏ほか：形成外科 **30**：221, 1987
307) Wallace AB：Lancet **1**：501, 1951
308) 渡辺裕美ほか：日形会誌 **25**：509, 2005
309) Wilson B：Am Surg **172**：957, 1952
310) Wong CH et al：Crit Care Med **32**：1535, 2004
311) 山吉　滋ほか：熱傷 **3**：50, 1977
312) 柳林　聡ほか：PEPARS **47**, 2010
313) Yang JY et al：Burns **11**：207, 1985
314) 矢野健二ほか：形成外科 **46**：S-57, 2003
315) 安田　浩ほか：形成外科 **52**：895, 2009
316) 安田　浩：形成外科 **53**：S-8, 2010
317) 安田幸雄ほか：形成外科 **37**：849, 1994
318) Yeoman MP et al：Br J Plastic and Reconstructr Surg **7**：179, 1954
319) 横川秀樹ほか：形成外科 **51**：699, 2008
320) 横尾和久ほか：形成外科 **47**：S-98, 2004
321) 横山統一郎ほか，日形会誌 **21**：247, 2001
322) 吉田哲憲：形成外科 **47**：S-71, 2004
323) 吉岡敏治ほか：波利井清紀ほか監修，熱傷の治療最近の進歩，p67, 克誠堂, 2003
324) Yucel A：Burns **26**：305, 2000
325) Winter GD：Nature **193**：293, 1962
326) Zacarian SA：（Ed）Cryosurgery for skin and cutaneous

disorders, St. Louis, MO, C. V. Mosby Co., 1985

4章　瘢痕およびケロイドの治療

1) 安部徳寿ほか：昭和医誌 **70**：149, 2010
2) Abergel RP et al：Lasers, Surg Med **4**：291, 1984
3) 饗庭恵美子ほか：形成外科 **46**：S-22, 2003
4) Agris J：J Trauma **16**：798, 1976
5) Ahn ST et al：Arch Surg **126**：499, 1991
6) 秋田定伯ほか：瘢痕，ケロイド治療ジャーナル **1**：22, 2007
7) 秋田定伯ほか：形成外科診療ガイドライン，日本形成外科学会ほか編, 2015, 金原出版,
8) Al-Attar A et al：PRS **117**：286, 2006
9) Alibert JLM（1825）　：大浦武彦1994より
10) Al-Attar A et al：PRS **117**：286, 2006
11) Alster TS：Ann Plast Surg **32**：186, 1994
12) 赤羽紀子ほか：形成外科 **47**：1111, 2004
13) 赤石論史ほか：PEPARS **33**：61, 2009
14) 青木　律ほか：PEPARS **35**：32, 2009
15) 新井克志ほか：形成外科 **36**：257, 1993
16) Arakawa M et al：Br J Dermatol **134**：863, 1996
17) 有馬樹里ほか：日形会誌 **34**：435, 2014
18) 朝倉英男：手術 **44**：39, 1990
19) Atkinson JM et al：PRS **116**：1648, 2005
20) Bearmas et al（1906）　：中田ら（2002）　より
21) Bayat A et al：PRS **111**：535, 2003
22) Bond JS et al：PRS **121**：2008
23) Chen Liyang et al：第14回日中形成外科学術集会プログラム，p80, 2004
24) Converse JM：Reconstructive Plastic Surgery, Saunders, Philadelphia, 1964, 1977
25) Cosman B et al：PRS **27**：335, 1961
26) Crawley WA et al：Plast Reconstr Surg **62**：407, 1978
27) Conway H：Tumors of the Skin, p53, Thomas, Springfield, 1956
28) Cosman B et al：Plast Reconstr Surg **27**：335, 1961
29) Dahl PR et al：J Am Acad Dermatol **35**：523, 1996
30) Darzi MA et al：Brit J Plast Surg **45**：374, 1992
31) Denoff RB et al：J Surg Res **25**：251, 1978
32) Dierickx C et al：Plast Reconstr Surg **95**：84, 1995
33) Draajjers LJ et al：PRS **113**：1960, 2004
34) 冨士森良輔：形成外科 **16**：519, 1973
35) 冨士森良輔：手術 **38**：263, 1984
36) 冨士森良輔：皮膚科の臨床 **32**：1403, 1990
37) 深水秀一：形成外科 **55**：S-18, 2012
38) 船山恵美ほか：形成外科 **47**：493, 2004
39) 原　舞ほか：日美外報 **34**：75, 2012
40) 平松幸恭ほか：日形会誌 **28**：549, 2008
41) Holmstrand K et al：Plast Reconstr
42) 保阪善昭：形外 **39**：S-159, 1996
43) 百束比古ほか：形成外科 **47**：507, 2004
44) 百束比古ほか：形成外科 **47**：S-252, 2004
45) 今井　進：形成外科 **19**：443, 1976
46) 石垣達也ほか：日美外報 **32**：128, 2010
47) 伊藤仁：形成外科 **2**：238, 1959
48) 貴志和生ほか：中島龍夫編，こどものための形成外科 永井書店，大阪, 2005

49) Kazeem AA：J Surg Oncol **38**：16, 1988
50) かずきれいこほか：PEPARS **27**：112, 2009
51) 小池幸子ほか：日美外報 **29**：155, 2007
52) 小坂正明ほか：**47**：515, 2004
53) 熊沢憲一ほか：PEPARS **70**：50, 2012
54) 牧口貴哉ほか：PEPARS **35**：1, 2009
55) 升岡　健ほか：形外 **45**：149, 2002
56) 松村　一ほか：形成外科 **47**：473, 2004
57) 宮下次廣ほか：日放腫会誌 **11**：223, 1999
58) 宮下次広ほか：瘢痕, ケロイド治療ジャーナル, **1**：20, 2007
59) 水谷ひろみ：形成外科 **16**：538, 1973
60) 中岡啓喜ほか：形成外科 **39**：823, 1996
61) 中田健生ほか：臨床放射線 **47**：S-6 − 14, 2002
62) Nakashima M et al：Nat Genet **42**：768, 2012
63) 難波雄哉ほか：形成外科 **16**：504, 1973
64) 難波雄哉ほか：熱傷 **13**：23, 1987
65) 難波雄哉ほか：熱傷 **18**：30, 1992
66) Nenderson DL et al：Laser Surg Med **3**：271, 1984
67) Nicholas RS：PRS **129**：648, 2012
68) 小幡有史ら：形成外科 **50**：799, 2007
69) 小野一郎：PEPARS **35**：53, 2009
70) 落合博子他：PEPARS **35**：74, 2009
71) 小川　令ほか：日形会誌 **22**：357, 2002
72) 小川　令ほか：日形会誌 **28**：763, 2008
73) 小川　令ほか：瘢痕, ケロイド治療ジャーナル **1**：26, 2007
74) 小川　令ほか：瘢痕, ケロイド治療ジャーナル **6**：19, 2012
75) 小川　令：PEPARS **99**：169, 2015
76) 小滝周曹ほか：日本レーザー医学会誌 **1**：482, 1980
77) 王春梅ほか：J Nippon Med School **68**：84, 2001
78) 大原義雄ほか：手術 **45**：889, 1991
79) 大森清一：小児内科臨時増刊号, 外傷性皮膚病変, 504, 1987
80) 大森清一：手術 **44**：1, 1990
81) 大西　清ほか：漢方医学 **17**：21, 1993
82) 大城俊夫：日本レーザー医学会誌 **1**：534, 1980
83) Ohshiro T et al：Laser Therapy **4**：155, 1992
84) 大城貴史ほか：形成外科 **56**：S-9, 2013
85) 大城貴史ほか：PEPARS **27**：102, 2009
86) 大谷一馬ほか：形成外科 **35**：321, 1992
87) 大浦武彦ほか：形成外科 **36**：265, 1993
88) 大浦武彦：ケロイドと肥厚性瘢痕の治療, 克誠堂, p3, 1994
89) Peltonen J et al：J Invest Dermatol **97**：240, 1991
90) Perkins, K et al：Burns **9**：201, 1982
91) Peters MS et al：Br J Dermatol **114**：27, 1986
92) Quinn KJ et al：Bums **12**：102, 1985
93) Saed GM et al：Arch Dermatol **134**：963,1998
94) Sato M et al：Br j Dermatol **138**：938, 1998
95) 佐藤美樹ほか：日形会誌 **22**：195, 2002
96) Sen CK et al：Plastic Surgery, Ed by Neligan PC & Gurtner GC, Elsevier Saunders **2013**
97) Shin D et al：Plast Reconstr Surg **113**：633,2004
98) 菅原光雄：形成外科 **10**：313, 1967
99) 杉本智透：形成外科 **16**：511, 1973
100) 杉本智透：手術 **44**：33, 1990
101) 薄　丈夫ほか：形成外科 **34**：355, 1991
102) 立　雅恵ほか：日形会誌 **34**：526, 2014
103) 土佐真美子ほか：日形会誌 **26**：359, 2006

104) 土佐泰祥ほか：瘢痕, ケロイド治療ジャーナル **1**：50, 2007
105) Tredget EE：Ann Plast Surg **33**：152, 1994
106) 塚田貞夫：形成外科 **33**：807, 1990
107) 塚田貞夫編著：最新形成再建外科, 医歯薬出版, 1998
108) 堤　清明ほか：日形会誌 **20**：551, 2000
109) Van de Kar AL et al：Plast Reconstr Surg **116**：514, 2005
110) 早稲田豊美ほか：Therapeutic Research **1**：155, 1984
111) Wilson AM：Can J PS **21**：87, 2013
112) Wilson AM：PRS **117**：1758, 2006
113) 横井克憲ほか：形成外科 **44**：S-247, 2001
114) 米田　敬ほか：形成外科 **47**：501, 2004
115) 吉田益喜：形成外科 **46**：76, 2003

5章　皮面形成術

1) Abramson DL：Plast Reconstr Surg **112**：898, 2003
2) Alster TS：Dermatol Surg **22**：541, 1996
3) 甘利光正：昭和医大紀要 **1**：79, 1949
4) Anderson RR et al：Science **220**：5240, 1983
5) Anderson, R：第2回レーザー治療金沢セミナー特別講演, 1992
6) 青木　律ほか：波利井清紀ほか編, レーザー治療最近の進歩, pp30, 克誠堂, 2004
7) 浅岡匠子ほか：日形会誌 **34**：319, 2014
8) 浅岡匠子ほか：形成外科 **58**：753, 2015
9) 青木　律ほか：PEPARS **8**：5, 2006
10) 青木　律：PEPARS **99**：128, 2015
11) Ashinoff R et al：Plast Reconstr Surg **91**：841, 1993
12) Ayres S 3rd：Arch Dermatol **85**：385, 1962
13) 東　隆一ら：日形会誌 **26**：12, 2006
14) 坂東行洋：日本レーザー医誌 **3**：405, 1982
15) Baumann L：Plastic Surgery III, Ed by Neligan PC & Gurtner GC, Elsevier Saunders **2013**
16) Berry J：Ophthalmic Surg **10**：36, 1979
17) Binder WJ et al：Dermatol Surg **24**：1198, 1998
18) Bitter PH：Dermatol Surg **26**：835, 2000
19) Brandi C et al：Aesthe Plast Surg **25**：170, 2001
20) Brandt FS：Dermatol Surg **24**：1232, 1998
21) Burstein, FD：et al：Ann Plast Surg **10**：36, 1979
22) Byars LT：Ann Surg **121**：644, 1945
23) Carruthers JD et al：PRS **112**：1089, 2003
24) Carruthers JD et al：PRS **112**：S-21, 2003
25) Chang CJ et al：Laser Surg Med **31**：257, 2002
26) Chung JH et al：Arch Dermatol **137**：1043, 2001
27) Chung JH et al：Photoaging in Asians, Photodermatol Photoimmunol, Photomed **19**：109, 2003
28) Conway H et al：Plast Reconstr Surg **40**：457, 1967
29) Conway H：Tumors of the Skin, Thomas, Springfield, 1956
30) David BA：Ann PS **36**：522, 1996
31) 太宰聖志ほか：形成外科 **44**：1205, 2001
32) Dierickx CC et al：Arch Dermatol **134**：837, 1998
33) 土井秀明ほか：形外 **42**：825, 1999
34) 土井秀明ほか：形成外科 **44**：1197, 2001
35) Drever JM：Canadian Plast Surg **1**：84, 1993
36) 榎堀みきこ：葛西健一郎ほか編集, rejuvenation の実際, 文光堂, p198, 2004

文献

37) Fezza JP et al：PRS **118**：1217，2006
38) Fitzpatrick TB et al：Arch Dermatol **124**：869，1988
39) Fitzpatrick TB；Plastic Surgery III，Ed by Neligan PC & Gurtner GC，Elsevier Saunders **2013**
40) Fitzpatrick RE et al：Aesth Plast Surg **18**：91，1994
41) 吹角善隆：葛西健一郎ほか編集：rejuvenation の実際，文光堂，p137，2004
42) 船坂陽子：臨床皮膚 **55**：135，2001
43) 船坂陽子：形成外科 **46**：253，2003
44) 船坂陽子：葛西健一郎ほか編集：rejuvenation の実際，文光堂，p104，2004
45) 古川福実ほか：日皮会誌 **118**：347，2008
46) 古山登隆ほか：日美外報 **26**：188，2004
47) 古山登隆ほか：形成外科 **48**：S-63，2005
48) Gerardo A et al：Laser in Surgery and Medicine，25：445，1999
49) Geronemus RG：Arch Dermatol **28**：1618，1992
50) Giuseppe AD：Plast Reconstr Surg **112**：71，2003
51) Goldman, L et al：Acta Dermatovenereol **44**：264，1964
52) Goldman MP et al：Dermatol Surg **22**：323，1996
53) Goldman MP：Sclerotherapy，Mosby Year Book，St Louis，1991
54) Greenwald J et al：J Invest Dermatol **77**：305，1981
55) Grossman MC：J Am Acad Dermatol **35**：889，1996
56) Griffiths CE et al：J Am Acad Dermatol **30**：76，1994
57) Guyuron B et al：PRS **112**：S-164，2003
58) Hammond DC et al：Plast Reconstr Surg **112**：891，2003
59) 塙　陽子ほか：形成外科 **48**：S-106，2005
60) 羽森由佳ほか：日形会誌 **24**：753，2004
61) 原田輝一ほか：日形会誌 **31**：605，2011
62) 林　寛子：形成外科 **48**：S-113，2005
63) 林　洋司ほか：日形会誌 **8**：38，1988
64) 林　洋司ほか：日形会誌 **13**：705，1993
65) 林　洋司ほか：日形会誌 **14**：753，1994
66) 林　洋司：波利井清紀ほか編，レーザー治療最近の進歩，p88，2004
67) 林　洋司ほか：PEPARS **68**：15，2012
68) 林　和弘ほか，形成外科 **48**：S-73，2005
69) 法　貴昭：耳鼻咽喉科 **44**：63，1972
70) 法　貴昭：日歯医会報 **5**：19，1979
71) 本田衣麗ほか：日形会誌 **27**：432-439，2007
72) 本田隆司ほか：美容外科 **36**：96，2014
73) 保阪善昭ほか：形成外科 **44**：S-63，2001
74) 市川広太ほか：形成外科 **48**：S-35，2005
75) 市川広太ほか：日美外報 **28**：155，2006
76) 市川広太ほか：日頭頸顔会誌 **22**：296，2006
77) 井口聖一ほか：日形会誌 **23**：625，2003
78) 飯田匠子ほか：形成外科 **54**：S-32，2011
79) 飯田匠子ほか：PEPARS **68**：59，2012
80) 飯田匠子ほか：形成外科 **56**：S-26，2013
81) 今津章子ほか：第48回日本形成外科学会抄録集，P127，2005
82) 石川浩一：PEPARS **45**：50，2010
83) 石川浩一：PEPARS **111**：81，2016
84) 伊藤文子：PEPARS **27**：83，2009
85) 岩城佳津美ほか：日形会誌 **22**：690，2002

86) 葛西健一郎：波利井清紀ほか編，レーザー治療最近の進歩，2004
87) 葛西洋一ほか：臨床 ME **8**：333，1984
88) 葛西健一郎：PEPARS：111-115，2016
89) 河野太郎ほか：日形会誌 **21**：679，2001
90) 河野太郎ほか：形成外科 **44**：547，2001
91) 河野太郎ほか：波利井清紀編，レーザー治療最近の進歩，第2編，克誠堂，2004
92) 河野太郎ほか：形成外科 **48**：S-52，2005
93) 河野太郎ほか：PEPARS **45**：43，2010
94) 河野太郎ほか：PEPARS **68**：1，2012
95) 河野太郎ほか：形成外科 **56**：S-54，2013
96) 河野太郎ほか：PEPARS **99**：135，2015
97) かずきれいこ：形成外科 **44**：1029，2001
98) 菊池克子：Derma **67**：21，2002
99) 菊池克子：葛西健一郎ほか編集，rejuvenation の実際，文光堂，p10，2004
100) 衣笠哲雄ほか：Derma **67**：177，2002
101) 衣笠哲雄ほか：Derma **102**：21，2005
102) 貴志和生ほか：形成外科 **50**：157，2007
103) Ki-Young Ahn et al：PRS **112**：S-141，2003
104) 北野幸恵：形成外科 **54**：S-59，2011
105) Kligman AM et al：Arch Dermatol **111**：40，1975
106) Kligman D et al：J Am Acad Dermatol **15**：836，1986
107) Kligman D：Dermatol Surg **24**：325，1998
108) 小林敏男：形成外科 **31**：1059，1988
109) 小薗喜久夫ほか：日美外報 **26**：66，2004
110) 久保田潤一郎：Facial Rejuvenation 最近の進歩，波利井清紀ほか編，p91，克誠堂，2001
111) 久保田潤一郎：葛西健一郎ほか編，rejuvenation の実際，文光堂，153，2004
112) 倉田荘太郎：形成外科 **50**：133，2007
113) 栗田昌和ほか：形成外科 **56**：S-88，2013
114) Laub J：Surg Res **5**：220，1968
115) Lee, Y. et al：Surg Radiol Anat **24**：183,2002
116) Litton, C et al：Plast Reconstr Surg **67**：738，1981
117) MacKee GM et al：Br J Dermatol **64**：456，1952
118) Maiman TH：Nature，187：493，1960
119) 丸山成一ほか：日頭顎顔誌 **18**：224，2002
120) Matarraso SL et al：PRS **112**：1470，2003
121) Matarraso A et al：PRS **112**：S-62，2003
122) Matarraso A et al：PRS **112**：S-127，2003
123) 松倉知之：葛西健一郎ほか編集，rejuvenation の実際，克誠堂，p191，2004
124) 松本大輔ほか：波利井清紀監修，形成外科 第2版，p79，2004
125) 松本敏明：形成外科 **31**：992，1988
126) 松本敏明ほか：日本レーザー医誌 **9**：463，1988
127) 松本敏明：日形会誌 **13**：130，1993
128) 松本敏明：波利井清紀ほか編，レーザー治療最近の進歩，p97，2004
129) Mazza JF et al：Plast Reconstr Surg **92**：750，1993
130) Mee-Young Park et al：PRS **112**：S-148，2003
131) 三宅完二：中部整災誌 **2**：1，1959
132) 宮本洋ほか：日形会誌 **18**：309，1998
133) 宮坂宗男：形成外科 **44**：S-57，2001

134) 宮坂宗男：形成外科 46：240, 2003
135) 宮坂宗男：波利井清紀ほか編, レーザー治療最近の進歩, pp24 – 29, 2004
136) 宮坂宗男：波利井清紀監修, 形成外科 2 版, p70, 南山堂, 2004
137) 宮崎孝夫：Derma 67：71, 2002
138) 宮田成章：形成外科 58：761, 2015
139) 百澤 明：形成外科 56：S-81, 2013
140) 森本正紀編集：顔面の形成外科 医学書院, 東京, 1973
141) 森田泰鎮ほか：形成外科 31：1005, 1988
142) 元村尚嗣ほか：日形会誌 18：103, 1998
143) 向井理奈ほか：日形会誌 20：660, 2000
144) 室田景久ほか：形成外科 9：209, 1966
145) Nakajima H et al：Scar 38：261, 2004
146) 中岡啓喜；形成外科 52：283, 2009
147) 中野俊二：葛西健一郎ほか編集, rejuvenation の実際, p184, 2004
148) Negishi K et al：Dermatol Surg 27：627, 2001
149) 根岸 圭：形成外科 47：1347, 2004
150) Nelson JS et al：Ann Plast Surg 29：231, 1992
151) 日本皮膚科学会：日皮会誌 111：2081, 2001
152) 日本皮膚科学会：日皮会誌 114, 953, 2004（古川福実ほか）西内徹ほか：形外 35：971, 1992
153) 野村智史ほか：形成外科 48：S-91, 2005
154) 小川 令ほか：PEPARS 94：17, 2014)
155) 大久保文雄ほか：日形会誌 14：104, 1994
156) 大久保麗ほか：日形会誌 21：714, 2001
157) 王丸陽光ほか：日形会誌 34：719, 2014
158) 大森直子ほか：日美外報 29：105, 2007
159) 大森清一：形成外科 21：498, 1978
160) 大城俊夫：日本レーザー医学会誌 9：33, 1988
161) 大塚 壽ほか：形成外科 17：371, 1974
162) 大塚 壽ほか：手術 45：910, 1991
163) 鬼塚卓弥：形成外科手術書, 南江堂, 1969
164) 小野一郎：波利井清紀監修, レーザー治療最近の進歩, p46, 2004
165) 小住和徳：personal communication, 2014
166) Patel CNK：Sci Ann 219, ：309, 1968
167) Patipa M：Dermatol Clin 5：335, 1987
168) Rohrich RJ et al：Plast Reconstr Surg 111：909, 2003
169) Rohrich RJ：Plast Reconstr Surg 112：1389, 2003
170) Rohrich RJ et al：PRS S-1, 2003
171) Rompel et al：Dermatol 194：261, 1997
172) 斉藤次郎ほか：形成外科 35：963, 1992
173) 酒巻美保ほか：日形会誌 33：799, 2013
174) 坂本道治ほか：日形会誌 21：30, 2001
175) 笹本良信：形成外科 43：S-219, 2000
176) 佐藤明男：葛西健一郎ほか編, rejuvenation の実際, 文光堂, p165, 2004
177) 佐藤英明ほか：形成外科 56：S-124, 2013
178) 佐藤和夫：PEPARS 81：50, 2013
179) 佐藤 薫：personal communication
180) Scheibner A et al：J Dermatol Surg Oncol 16：1091, 1990
181) Scott EJ et al：J Am Acad Dermatol 11：867, 1984
182) Sen CK et al：Plastic Surgery；Ed by Neligan PC & Gurtner GC, Elsevier Saunders 2013

183) 征矢野進一：日美外報 28：12, 2006
184) 柴田佳子ほか：日美外報 27：140, 2005
185) 志田山了一：形成外科 44：1109, 2001
186) 志田山了一：形成外科 46：729, 2003
187) 志田山了一：形成外科 46：737, 2003
188) 清水祐紀；PEPARS 68：66, 2012
189) 清水祐紀ほか：PEPARS 99：108, 2015
190) 新橋 武：形成外科 43：S-207, 2000
191) 新橋 武：日美外報 26：169, 2004
192) 新橋 武：日美外報 28：76, 2006
193) 新橋 武：形成外科 52：255, 2009
194) 新橋 武：PEPARS 99：120, 2015
195) 白壁征夫：形成外科 42：807, 1999
196) Solomon M et al：J Invest Dermatol 50：141, 1968
197) Spadoni D et al：AORN 50：1009, 1987
198) Spear SL et al：Plast Reconstr Surg 83：907, 1989
199) 杉野宏子：形成外科 56：S-67, 2013
200) 鈴木晴恵：日形会誌 16：388, 1996
201) 鈴木晴恵：Derma 67：180, 2002
202) 鈴木晴恵ほか：葛西健一郎ほか編集, rejuvenation の実際, 文光堂, p115, 2004
203) 鈴木 正ほか：形成外科 44：S91, 2001
204) 鈴木敏彦ほか：日美外報 27：130, 2005
205) 竹本剛司ほか：形成外科 58：723, 2015
207) Tan OT et al：Lasers Surg Med 4：365, 1984
207) 谷 祐子；personal communication
208) 舘下 亮ほか：日形会誌 17：750, 1997
209) Taylor CR et al：Arch Dermatol 126：893, 1990
210) Taylor CR et al：J Invest Dermatol 97：131, 1991
211) 寺瀬佳苗ほか：PEPARS 68：23, 2012
212) 戸田 浄：化粧品技術者と医学者のための皮膚科学, 文光堂, 1999
213) 戸佐真弓：形外 43：S-193, 2000
214) 戸佐真弓：形成外科 46：245, 2003
215) 戸佐真弓：葛西健一郎ほか編集, rejuvenationn の実際, 文光堂, p109, 2004
216) 戸佐真弓：形成外科 54：S-66, 2011
217) 戸佐真弓：形成外科 56：S-74, 2013
218) 辻 晋作ほか：形成外科 48：S-99, 2005
219) Tsur H et al：Plast Reconstr Surg 92：357, 1993
220) 筒井裕介ほか：形成外科 51：447, 2008
221) 上田説子：松永佳世子ほか編, 皮膚科診療プラクチス II, p60, 文光堂 2001
222) 上田説子：Derma 67：1, 2002
223) Unna：Eller J et al：JAMA 116：934, 1941. Unna： 山下理恵：波利井清紀編集, Facial Rejuvenation 最近の進歩, p21, 2001
224) 漆畑 修：Derma 67：168, 2002
225) 渡邊晋一ほか：皮膚レーザー治療プロフェッショナル, プロから学ぶ正しい知識と手技, 南江堂, 2013
226) Wilson AM：PRS 117：1758, 2006
227) 八木宏明ほか：葛西健一郎ほか編集, Rejuvenation の実際, 文光堂, p163, 2004
228) 矢加部文ほか：形成外科 58：731, 2015
229) 山田 潔ほか：形成外科 48：S-84, 2005
230) 山本 純ほか：日頭顎顔会誌 22：308, 2006

231) 山本有紀ほか：PEPARS **111**：92，2016
232) 山下理恵：日美外報 **20**：39，1998
233) 山下理恵：形成外科 **42**：833，1999
234) 山下理恵：形成外科 **46**：271，2003
235) 山下理恵：葛西健一郎ほか編集，Rejuvenation の実際，p128，2004
236) 山下理絵；美容医学でのアンチエイジング治療，文行堂，2008
237) 山下理絵；PEPARS **27**：32，2009
238) 山下理絵；美容外科，35：130，2013
239) 山下理絵ほか：PEPARS **75**：123，2013
240) 横内哲博ほか：形成外科 **35**：31，1992
241) 吉田薫：日本歯科医学会会報，5：22，1979
242) 吉村浩太郎：波利井清紀ほか編：Facial rejuvenation 最近の進歩，p48，克誠堂，2005
243) 吉村浩太郎：形成外科 **48**：S-29，2005
244) Zocchi M：New perspectives in liposculpturing，The Unltrsonic Energy（Abstract），10th Congress of International Society of Aesthetic nad Plastic Surgeons，Zurich，1989

6章 縫縮術

1) 秋元正宇：日形会誌 **13**：371，1993
2) 秋元正宇：形成外科 **58**：343，2015
3) Alfaro A et al：Scand J PS & HS **36**：273，2002
4) Argamaso RV：Plast Reconstr Surg **53**：99，1974
5) Argenta LC et al：Ann Plast Surg **11**：31，1983
6) Becker H：Plast Reconstr Surg **64**：444，1979
7) Becker H：Plast Reconstr Surg **73**：678，1984
8) Becker H：Plast Reconstr Surg **79**：192，1987
9) Borges AF：Brit J Plast Surg12：29，1959
10) Borges AF：Brit J Plast Reconstr **26**：237，1973
11) Calderon W et al：PRS **114**：1539，2004
12) Campus GV：Ann Plast Surg **30**：318，1993
13) Cin AD et al：Canadian J Plast surg **14**：233，2006)
14) Denonvilliers CP（1856）　　　：Bull de la Soc Chir de Paris **5**：35，1854
15) Dufourmentel C：Ann Chir Plast. **7**：61，1962
16) Dufourmentel C：In Trans. Third Int Cong Plast Surg，pp772，Excerpta，Medica，Amsterdam，1964
17) Dunaway DJ et al：Brit J Plast Surg **46**：339，1993
18) Esser（1917）　　　：Grabb WC et al（1975）　　　より
19) Forte V et al：McCarthy より，p502
20) Fricke JCG：Borges AF **1973** より
21) Furnas DW：Plast Reconstr Surg **35**：291，1965
22) Furnas DW et al：Br J Plast Surg **24**：144，1971
23) Gibson T：Plast Reconstr Surg **77**：320，1986
24) Guillon MF et al：Ann Chir Plat Esthet **35**：319，1990
25) Grabb WC，Myers MB：Skin Flaps，Little Brown，Boston，1975
26) 林いずみほか：日形会誌 **23**：185，2003
27) Hirshowitz B et al：BJ **30**：48，1977
28) Hirshowitz B：PRS **77**：316，1986
29) 堀　茂：昭医会誌 **47**：871，1987
30) Horner WE（1837）　　　：Borges AF，1973 より

31) Hyakusoku H et al：Br J P last Surg **44**：53，1991
32) Iconomou TG et al：Ann Plast Surg **31**：134，1993
33) Iida N et al：PRS **104**：495，1999
34) Iida N et al：PRS GO **2**：e 102，2014
35) 井上四郎ほか：形成外科 **18**：380，1975
36) Ivy RH：Manual of Standard Practic of Plastic and Maxillofacial Surgery，Saunders，Philadelphia，1942
37) 岩平佳子ほか：形成外科 **31**：345，1988
38) 岩平佳子ほか：形成外科 **31**：632，1988
39) Jackson IT：Rhomboid flap，Plastic Surgery ed Neligan PC III p 44，2013
40) 梶ひろみ：日形会誌 **14**：325，1994
41) 上石　弘ほか：形成外科 **39**：5103，1996
42) Karacaoglan N et al：Brit J Plast Surg **47**：372，1994
43) 加曽利要介：日形会誌 **11**：299，1991
44) 加藤知紀ほか：形成外科 **39**：877，1996
45) 倉田喜一郎：Z形成術とその他の皮膚形成術，克誠堂，p173，1984
46) 黒川正人：日美外報 **14**：173，1992
47) Leighton WD et al：Plast Reconstr Surg **77**：737，1986
48) Limberg A A；Mathematical Principles of Local Plastic Procedures on the Surface of the Human Body. Medgis，Leningrad，1946
49) Limberg A A：Modern Trends in Plastic Surgery，Butterworths，London，1966
50) Manders EK et al：Plast Reconstr Surg **74**：493，1984
51) 丸山　優ほか：形成外科 **44**：741，2001
52) 三鍋俊春ほか：日頭顎顔誌 **18**：254，2002
53) 宮本義洋ほか：形成外科 **30**：112，1987
54) 宮下宏紀ほか：日形会誌 **32**：289，2012
55) Morestin，H：Rev Chir **50**：1，1914
56) 難波雄哉：形成外科 **31**：605，1988
57) Neligan pc ed：Plastic Surgery，Elsevier Saunders，2013
58) Neuman CG：Plast Reconstr Surg **19**：194，1957
59) 野崎幹弘ほか：形成外科 **31**：641，1988
60) 尾郷　賢ほか：形成外科 **20**：65，1977
61) 尾郷　賢ほか：形成外科 **23**：634，1980
62) 尾郷　賢：形成外科 **31**：622，1988
63) 尾郷　賢ほか：形成外科 **44**：785，2001
64) 岡本絢子ほか：形成外科 **20**：129，1977
65) 奥田良三ほか：形成外科 **39**：593，1996
66) 小住和徳ほか：形成外科 **40**：253，1997
67) Radovan C：Plast Reconstr Surg **69**：195，1982
68) Ronert MA et al：PRS **112**：189，2003
69) Sasaki GH：日形会誌 **6**：639，1986
70) 佐藤兼重ほか：日美外報 **5**：108，1983
71) Sen C：PRS **119**：880，2007
72) Singer AJ et al：PRS **120**：1892，2007
73) 菅又　章ほか：形成外科 **44**：793，2002
74) 菅野弘之ほか：形成外科 **31**：612，1988
75) 高木　文：華岡隋賢と其手術. 第4号 39-41，上森健一郎，1926（鳥居修平氏提供）
76) 高柳　進ほか：形成外科 **34**：693，1991
77) 竹内正樹ほか：形成外科 **44**：793，2001
78) Tilleman EH：Plast Reconstr Surg **114**：1761，2004
79) 植木伊津美ほか：形成外科 **33**：39，1990

80) Uzunismail A et al：Ann Mediterr Burns Club **8**：94, 1994
81) Wee SS et al：Plast Reconstr, Yenidunya MO et al：PRS **119**：145, 2007
82) Zimany A：Plast Reconstr Surg **11**：424, 1953

7章　植皮術

1) Adani R et al：Plast Reconstr Surg **116**：467, 2005
2) 相原正記ほか：Pepars **2**：70, 2005
3) 秋月種高：形成外科 **36**：635, 1993
4) Alexander JW et al：J Trauma **21**：433, 1981
5) 東　隆一ほか：形成外科 **50**：679, 2007
6) Baek SM：Plast Reconstr Surg **75**：8, 1985
7) Bakamjian VY：Plast Reconstr Surg **36**：173, 1965
8) Baran NK et al：Plast Reconstr Surg **50**：487, 1972
9) Birch J et al：Scand J Plast Reconstr Surg **3**：1, 11, 1969
10) Blair VP：Surgery and Diseases of the Mouth and Jaws, St. Louis, CV, Mosby Company, 1912
11) Bostwick J et al：Clin Plast Surg **3**：441
12) Braithwaite F：Brit J Plast Surg **3**：40, 1950
13) Bromberg BE et al：Plast Reconstr Surg **36**：80, 1965
14) Brown JB et al：Ann Surg **114**：101, 1941
15) Brown JB：Ann Surg **138**：618, 1953
16) Burke JF et al：Ann Burg **194**：413, 1981
17) Callegari PR et al：Plast Reconstr Surg **89**：397, 1992
18) Converse JM：Reconstructive Plastic Surgery, Saunders, Philadelphia, 1964, 1977
19) Cormack GC　& Lamberty BGH：The arterial anatomy of skin flaps, p126-130, Churchill Livingstone, Edinburgh, 1986
20) Costa H et al：Brit J Plast Surg **46**：223, 1993
21) Curran MP ら：Bio Drugs **16**：439, 2002
22) Cuono C et al：Lancet **1**：1123, 1984
23) Daniel RK et al：Plast Reconstr Surg **52**：16, 1973
24) Demirtas Y et al：PRS **117**：272, 2006
25) 江口智明ほか：形成外科 **39**：923, 1996
26) Elshaer WM：PRS **113**：2076, 2004
27) Erol QO et al：Plast Reconstr Surg **65**：405, 1980
28) Esser JFS：Ann Surg **65**, 297, 1917
29) Feng GM, et al：Scand J Plast Reconstr Surg Hand Surg **40**：275, 2006
30) 冨士森良輔：形成外科 **16**：116, 1973
31) 藤森　靖ほか：日形会誌 **23**：475, 2003
32) 藤田龍哉ほか：熱傷 **19**：48, 1993
33) 福田　智ほか：**34**：97, 2009
34) 福居顕宏ほか：形成外科 **32**：581, 1989
35) 福居顕宏ほか：形成外科 **34**：521, 1991
36) Gallico GG et al：N Engl J Med **311**：448, 1984
37) 高 (Gao) 建華ほか：形成外科 **35**：1097, 1992
38) Gerlach JC ら：Burns **37**：e19-e23, 2011
39) German W et al：Arch Surg **26**：27, 1933
40) German G：PRS **114**：42, 2004
41) Gersuny (1881)　　：Spira M et al **1974** より
42) Gibson T：J Anat **77**：299, 1942
43) 五来克也他；形成外科 **58**：597, 2015
44) Green H et al：Cell, **6**：311, 1975
45) Green H et al：Proc Natl Acad Sci **76**：5665, 1979
46) 郡司裕則：形成外科 **35**：1135, 1992
47) Hallock GG：Ann Plast Surg **27**：126, 1991
48) Hallock GG：PRS **117**：2493, 2006
49) Harii K：World J. Surg **3**：29, 1979
50) 畑谷芳功ほか：皮弁・筋皮弁実践マニュアル, 皮弁壊死の予防と対策, 波利井清紀編, 金原出版, 東京, 2002
51) Harii K et al：Plast Reconstr Surg **68**：700, 1981
52) 林　雅裕：日形会誌 **19**：422, 1999
53) 平井　隆ほか：形成外科 **31**：923, 1988
54) Hyakusoku H et al：Br J Plast Surg **44**：53, 1991
55) Hyakusoku H et al：Br J Plast Surg Hand Surg **47**：465, 1994
56) 百束比古ほか：形成外科 **39**：993, 1996
57) 百束比古ほか：日形会誌 **18**：123, 1998
58) 百束比古ほか：PEPARS **106**：1, 2015
59) Hynes W：Brit J Plast Surg **9**：47, 1956
60) 井川浩晴ほか：形成外科 **47**：147, 2004
61) 飯岡弘美：日形会誌 **23**：423, 2003
62) 稲田有史ほか：形成外科 **32**：557, 1989
63) 稲川喜一ほか：日頭顎顔誌 **19**：205, 2003
64) 磯　良輔ほか：形成外科 **30**：76, 1987
65) 伊藤　仁：形成外科 **2**：238, 1959
66) Iwasawa M et al：Ann Plast Surg **28**：187, 1992
67) Jackson D：Brit J Plast Surg **7**：26, 1954
68) 加王文祥ほか：遺伝子医学MOOK別冊, 282-287, 2014, 第3章細胞3次元組織化の為の培養技術
69) 加藤　基ほか：日形会誌 **34**：513
70) 柏　　　：PEPARS **37**：76, 2010
71) 河合勝也ほか：PEPARS **34**：74, 2009
72) 河合勝也ほか：創傷 **4**：28, 2013
73) 形成外科, 創傷 **4**(1)：28-35, 2013
74) Khouri RK et al：PRS **95**：1007, 1995
75) 木村直弘ほか：形成外科 **47**：139, 2004
76) 木村直弘：PEPARS **37**：93, 2010
77) 木野元子ほか：日形会誌 **19**：172, 1999
78) 清田幸宏ほか：日災医誌 **29**：476, 1981
79) 古賀憲幸：形成外科 **56**：829, 2013
80) 光嶋　勲ほか：形成外科
81) 光嶋　勲ほか：形成外科 **39**：981, 1996
82) 光嶋　勲ほか：形成外科 **43**：229, 2000
83) 光嶋　勲ほか：皮弁・筋皮弁の実践マニュアル, 波利井清紀編, p247, 金原出版, 2002
84) 光嶋　勲ほか：PEPARS **95**：1, 2014
85) 熊谷憲夫ほか：日形会誌 **5**：463, 1985
86) 熊谷憲夫ほか：熱傷 **16**：15, 1990
87) 熊谷憲夫ほか：手術 **45**：692, 1991
88) 倉田喜一郎：植皮の歴史, 克誠堂, 1986
89) 黒川正人ほか：形成外科 **44**：43, 2001
90) 黒川正人：PEPARS **2**：54, 2005
91) 草野太郎ほか：日形会誌 **33**：887, 2013
92) 楠本健司：形成外科 **36**：601, 1993
93) Lee EW：Boston Med Surg J **103**：260, 1880 (倉田 1986 より)
94) Lee LF et al：integra in lower extremity reconstruction after burh injury, PRS **121**：1256, 2008
95) Loee YH et al：Plast Reconstr Surg **114**：1478, 2004

96) Littler JW：J Bone, J Surg 38（A）：917, 1956
97) Maeda M et al：PRS 104：2100, 1999
98) 牧野良彦ほか：形成外科 44：51, 2001
99) 丸山優ほか：形成外科 43：247, 2000
100) Masquelet AC et al：Plast Reconstr Surg 89：1115, 1992
101) 松田隆昌：熱傷 20：221, 1994
102) 松村　一：人工真皮の使用の実際；PEPARS 47：43, 2010
103) 松崎恭一ほか：形成外科 45：611, 2002
104) Mayou BJ et al：Brit J Plast Surg 45：413, 1992
105) McCarthy JG：Plastic Surgery, W B Saunders, Philadelphia, 1990
106) McCraw JB et al：Plast Reconstr Surg 60：341, 1977
107) McGregor IA：Fundamental Techniques of Plastic Surgery and Their Applications, Livingstone, Edinburgh, 1960
108) McGregor IA et al：Brit J Plast Surg 25：3, 1972
109) McGregor IA et al：Brit J Plast Surg 26：202, 1973
110) McLaughlin CR：Brig J Plast Surg 7：274, 1954
111) Medawar PB：J Anat 78：176, 1944
112) Miller TA：Plast Reconstr Surg 53：316, 1974
113) Mimoun M et al：PRS 118：369, 2006
114) Mitra A et al：PRS 118：125, 2006
115) Moiemen NS et al：PRS 108：93, 2001
116) Moiemen NS et al：PRS 117：S-160, 2006
117) 宗内　巌ほか：波利井清紀監修, 形成外科第2版, p153, 2004
118) Myers MB et al：PRS 44：52, 1969
119) 長瀬健彦ほか：形外 43：1091, 2000
120) 中川雅裕ほか：PEPARS 37：11, 2010
121) 中島英親：昭医会誌 44：517, 1984
122) 中島英親：形成外科 32：11, 1989
123) 中島英親：マイクロサージェリー, 錦光社, 1990
124) 中嶋英雄（波利井清紀監）：皮弁移植法, 最近の進歩, p90-96, 克誠堂, 東京, 1993
125) 中島英雄ほか：形成外科 43：215, 2000
126) 中嶋英雄ほか：形成外科 46：891, 2003
127) 中西秀樹：波利井清紀監修, 皮弁・筋皮弁実践マニュアル, PRS41, 全日本出版会, 2002
128) 中塚貴志：皮弁・筋皮弁の実践マニュアル, 波利井清紀編, pp264, 全日本病院出版, 2002
129) 中澤弘明ほか：形成外科 39：279, 1996
130) Nakazawa H et al：Scand 38：187, 2004
131) 難波雄哉：外科治療 18：254, 1968
132) 難波雄哉：形成外科 35：3, 1992
133) 西　重敬：形成外科 32：703, 1989
134) Nguyen TT et al：Ann Surg 223：14, 1996
135) O'Connor NE et al：Lancet 1981：75, 1981
136) 小川　令ほか：日形会誌 23：300, 2003
137) 小川　令：PEPARS 63：68, 2012
138) Ogawa R et al：PRS 113：1923, 2004
139) 荻野晶弘ほか：形成外科 56：1291, 2013
140) 大森清一ほか：皮膚外科手術 金原出版, 東京, 1959
141) 大西宏之ほか：形成外科 56：1271, 2013
142) 大島良夫：形成外科 33：335, 1990
143) 大浦武彦ほか：基礎と臨床 28：114, 1994
144) 岡田忠彦ほか：形成外科 31：290, 1988
145) Oestrup LT et al：Plast Reconstr Surg 54：274, 1974
146) 小野真平他：PEPARS 37：86, 2010
147) Padgett EC：Surg Gynecol Obstet 69：779, 1939
148) Ponten B：Brit J Plast Surg 34：215, 1981
149) Psillakis JM et al：Plast Reconstr Surg 43：500, 1969
150) Reem D et al：J Plast Surg Hand Surg 49：129, 2015
151) Reese TD：Plast Reconstr Surg 1：9847, 1966
152) Reverdin JL：Arch Gen de Med, 19：276, 1872（McCarthy 1990）
153) 雑賀厚臣ほか：形成外科 56：1261, 2013
154) 桜井裕之ほか：形成外科 47：157, 2004
155) 桜井裕之：形成外科 53：1239, 2010
156) Sanger JR：Plast Reconstr Surg 89：315, 1992
157) 佐藤兼重ほか：形成外科 33：3, 1990
158) Sawada Y et al：Brit J Plast Surg 45：105, 1992
159) Sawhney CP：Brit J Plast Surg 25：141, 1972
160) 瀬崎晃一郎ほか：日形会誌 19：213, 1999
161) 新冨芳尚ほか：形成外科 34：549, 1991
162) 清水瑠加ほか：形成外科 54：415, 2011
163) Shintomi, Y et al：Plast Reconstr Surg 70：725, 1982
164) Smahel J：Clin Plast Surg 4：409, 1977
165) 添田周吾：形成外科 18：289, 1975
166) 添田周吾：手術 29：697, 1975
167) Spira M et al：Brit J Plast Surg 27：258, 1974
168) Rheinward JG et al：Cell 6：311, 1975
169) Rudolph R：Surg Gyneco Obstet 142：49, 1976, 27：258, 1974
170) 須網博夫ほか：日形会誌 18：15, 1998
171) 鈴木茂彦ほか：日形会誌 6：221, 1986
172) 鈴木茂彦：形成外科 31：298, 1988
173) 鈴木茂彦ほか：形成外科 32：87, 1989
174) Suzuki S et al：PRS 78：221, 1986
175) 鈴木茂彦：日災会誌 44：307, 1996
176) Suzuki Y et al：Br J Plast Reconstr Surg Hand Surg 46：273, 1993
177) 鈴木茂彦ほか：熱傷創被覆に用いられる人工あるいは培養真皮；熱傷の治療最近の進歩, 波利井清紀監修, 東京, 克誠堂, p121, 2003
178) 鈴木茂彦：形成外科 47：S-198, 2004
179) 鈴木茂彦ほか：波利井清紀監修, 創傷治療最近の進歩, p127, 2005
180) 高松聖仁ほか：PEPARS 95：20, 2014
181) 高見佳宏：波利井清紀監修, 創傷治療最近の進歩, p162, 2005
182) 高見佳宏；personal communication
183) Takami Y, et al, J Nippon Med Sch, 81：356, 2014
184) 高野　祐ほか：形成外科 32：1215, 1989
185) Takato T et al：J Reconstr Microsurg, 8：111, 1992
186) 田中一郎ほか：日形会誌 10：1025, 1988
187) Tanner JC et al：PRS 34：287, 1964
188) Taylor GI：Plast Reconstr Surg 94：1, 1994
189) Taylor GL et al：Brit J Plast Surg 40：113, 1987
190) Thomas CV：Plast Reconstr Surg 65：747, 1980
191) 鳥居修平（波利井清紀監）：皮弁移植法, 最近の進歩, 克誠堂, 東京, 1993
192) 塚田貞夫：形成外科 22：43, 1979

193）塚田貞夫：形成外科 **47**：807，2004
194）上田吉生ほか：形成外科 **56**：1281，2013
195）梅本泰孝ら：形成外科 **56**：1249，2013
196）Vloemans AFPM et al：Burns **27**：167，2001
197）Wang YJ et al：Pract, J. Aesth Plast Surg (China)，1：23，1990（高1992より）
198）Walton RL et al：PRS **121**：1606，2008
199）Washio H：Plast Reconstr Surg **48**：48，1971
200）Webster GV et al：J Bone Joint Surg **40**（A）：796，1958
201）Wei Fu-Chen et al：PRS **114**：910，2004
202）八巻　隆ほか：形成外科 **56**：1243，2013
203）山下修二：PEPARS **95**：29，2014
204）矢永博子ほか：形成外科 **39**：S-69，1996
205）矢永博子ほか：形成外科 **43**：541，2000
206）Yang CC et al：Burns **6**：141，1980
207）Yang ZY et al：J Repar Reconstr Surg (China) **5**：141，1991（高1992より）
208）Yannas IV et al：Science **215**：174，1982
209）Yao ST：Plast Reconstr Surg **68**：404，1981，
210）安田幸雄ほか：形成外科 **32**：683，1989
211）吉田益喜：形成外科 **45**：912，2002，形成外科 **45**：1169，2002
212）吉田益喜ほか：形成外科 **47**：772，2004
213）吉村光生ほか：形成外科 **27**：474，1984
214）Xie S et al：J Plast Surg Hand Surg **50**：367，2016
215）Zhang Ming-Liang et al：Burn **12**：540，544，1986

8章　有軸皮弁の実際

1）Ahmadzadeh R et al：PRS **120**：1551，2007
2）Ahmadzadeh R：PRS **119**：194，2007
3）Alkon JD et al：PRS **115**：776，2005
4）Amarante J et al：Brit J Plast Surg **39**：338，1986
5）Angrigiani, C et al：Plast Reconstr Surg **92**：285，1993
6）Angrigiani C et al：PRS **96**：1608，1995
7）Angrigiani C et al：PRS **111**：67，2003
8）青　雅一ほか：形成外科 **48**：1083，2005
9）青　雅一ほか：PEPARS **101**：8，2015
10）Arai T et al：Plast Reconstr Surg **92**：43，1993
11）Ariyan S：Plast Reconstr Surg **63**：73，1979
12）Baek Se-Min：Plast Reconstr Surg **71**：354，1983
13）Bakamjian VY：Plast Reconstr Surg **36**：173，1965
14）Banzet P　& Servant JM ed：Chirurgie plastique reconstructrice et esthetique, Medecine-Sciences, p493-520, Flammarion, Paris, 1994
15）Beer GM et al：PRS **118**：1162，2006
16）Beheiry EE et al：PRS **119**：136，2007
17）Bogossian N et al：PRS **97**：97，1996
18）Boorman JG et al：Brit J Plast Surg **40**：207，1987
19）Brent B et al：Plast Reconstr Surg **76**：177，1985
20）Carstens MH：Plast Reconstr Surg **87**：615，1991
21）Chevray PM：Plast Reconstr Surg **114**：1077，2004
22）Chin-Ho Wong et al：PRS **120**：1576，2007
23）Chuang DCC et al：Brit J Plast Surg **45**：81，1992
24）Coessens B et al：Plast Reconstr Surg **92**：1133，1993
25）Costa H et al：Brit J Plast Surg **44**：449，1991
26）Daigeler A et al：PRS **115**：2005

27）Demirsernen ME et al：PRS **113**：1167，2004
28）Daniel RK et al：Plast Reconstr Surg **61**：653，1978
29）Dos Santos：Revista Brasileiria de Cirurgia **70**：133，1980（Ohsaki **1993** より）
30）Forrest C et al：Brit J Plast Surg **45**：89，1992
31）Fujino T et al：Cranial bone flap vascularized by temporal muscle or fascia, Marchac, D (ed), Craniofacial Surgery, Springer-Verlag, Paris, pp415-420, 1987
32）Giessler GA et al：PRS **119**：941，2007
33）Gilbert A et al：Plast Reconstr Surg **69**：601，1982
34）Gould WL et al：Plast Reconstr Surg **93**：330，1994
35）Grabb WC et al：Plast Reconstr Surg **68**：723，1981
36）Guerra AB et al：PRS **114**：32，2004
37）Hallock GG：Ann Plast Surg **47**：41，2001
38）Haas F et al：Plast Reconstr Surg **113**：1580，2004
39）Harii K et al：Brit J Plasat Reconstr Surg Hand surg，**28**：225，1975
40）Harii K et al：Plast Reconstr Surg **55**：588,1975
41）Hartrampf CR Jr et al：Plast Reconstr Surg **69**：216，1982
42）長谷川守正ほか：日形会誌 **14**：29，1994
43）Hasegawa M et al：Plast Reconstr Surg **93**：1012，1994
44）橋本一郎ほか：PEPARS **118**：75，2016
45）秦　維郎：形成外科 **35**：353，1992
46）秦　維郎：日形会誌 **7**：934，1987
47）秦　維郎ほか：波利井清紀編，皮弁・筋皮弁実践マニュアル，全日本病院出版会，p62，2003
48）林　明照ほか（波利井清紀監）：皮弁移植法，最近の進歩，p183-193，克誠堂，東京，1993
49）林　明照ほか：形成外科 **37**：653，1994
50）Hayashi A et al：Brit J Plast Surg **43**：300，1990
51）東野琢也ほか：PEPARES **118**：57，2016
52）Hirase Y et al：Plast Reconstr Surg **88**：707，1991
53）平瀬雄一ほか：形成外科 **35**：951，1992
54）Hollier L et al：PRS **110**：1672，2002
55）Hong G et al：BJ **42**：512，1989
56）Hong JP et al：Plast Reconstr Surg **115**：142，2005
57）Hueston JT et al：Aust N J J Surg **38**：61，1968
58）今西宣晶ほか：形成外科 **35**：355，1992
59）Imanishi N et al：PRS **120**：1906，2007
60）稲川喜一：形成外科 **46**：555，2003
61）井上健夫ほか：形成外科 **33**：483，1990
62）石倉直敬ほか：形成外科 **44**：103，2001
63）伊藤嘉恭ほか：日形会誌 **11**：927，1991
64）梶　章吾ほか：形成外科 **41**：413，1998
65）Karamuersel S et al：PRS **117**：1308，2006
66）加藤　至ほか：形成外科 **30**：488，1987
67）加藤　至ほか：日形会誌 **8**：502，1988
68）Kawai K et al：PRS **114**：1108，2004
69）Kawamura K et al：Plast Reconstr Surg **116**：2005
70）Kim PS et al：Plast Reconstr Surg **79**：72，1987
71）木村直弘ほか：形成外科 **41**：369，1998
72）Klinkenberg M et al：PRS **131**：293，2013
73）古賀憲幸ほか：PEPARS **64**：21，2012
74）小泉正樹ほか：形成外科 **44**：229，2001
75）光嶋　勲ほか：形成外科 **32**：715，1989
76）光嶋　勲ほか：PEPARS **64**：10，2012

77) Koshima I et al：Brit J Plast Surg Hand Surg **42**：645, 1989
78) Koshima I et al：Ann Plast Surg **29**：12, 1992
79) Khoshima I et al：PRS **115**：155, 2005
80) Kuzbari R et al：Plast Reconstr Surg **99**：1338, 1997
81) Lai CS et al：Brit J Plast Surg **44**：165, 1991
82) Lai CS et al：Brit J Plast Surg **44**：170, 1991
83) Lai CS et al：Ann Plast Surg **29**：70, 1992
84) Lakhiani C：PRS **130**：1254, 2012
85) Landra AP：Brit J Plast Reconstr surg Hand Surg **37**：580, 1984
86) Lee MJ et al：PRS **116**：1, 2005
87) Levy SM et al：PRS **112**：1799, 2003
88) Linfchez SD et al：PRS **114**：1068, 2004
89) Manktelow RT：Symposium on Clinical Frontiers in Reconstructive Microsurgery, Vo124, pp309-314, Mosby, St. Louis, 1984
90) Masquelet AC et al：Plast Reconstr Surg **85**：765, 1990
91) 升岡　健ほか：形成外科 **42**：947, 1999
92) Mathes, SJ et al：BJ **30**：282, 1977
93) Matloub HS et al：Ann Plast Surg **29**：491, 1992
94) Mayou BJ et al：Brit J Plast Surg **45**：413, 1992
95) McCarthy JG et al：Plast Reconstr Surg **74**：10, 1984
96) McCarthy JG：Plasstic Surgery, WB Saunders, 1990
97) McGregor IA et al：Brit J Plast Surg **25**：3, 1972
98) 三川信之：PEPARS **101**：17, 2015
99) Minami RT：Plast Reconstr Surg
100) 三鍋俊春ほか：形成外科 **39**：667, 1996
101) 三鍋俊春ほか：PEPARS **37**：31, 2010
102) Mizgala CL et al：Plast Reconstr Surg **93**：988, 1994
103) Morris DJ et al：Brit J Plast Surg **45**：59, 1992
104) Morrison AW et al：J Hand Surg **5**：575, 1980
105) Nahabedian MY et al：PRS **110**：466, 2002
106) Nahai F et al：Ann Plast Surg **1**：372, 1978
107) Moscona RA et al：PRS **118**：1178, 2006
108) 中島英親：形成外科 **34**：147-156, 1991
109) 中島英親：マイクロサージェリー, エーザイ KK, 2003
110) 中塚貴志ほか：形成外科 **34**：35, 1991
111) 中塚貴志ほか：形成外科 **34**：573, 1991, 60：242, 1977
112) 中塚貴志企画：形成外科 S-58：585, 2015
113) 西村正樹ほか：形成外科 **42**：S-229, 1999
114) Ogawa R et al：PRS **118**：95, 2006
115) 大久保文雄ほか：形成外科 **34**：923, 1991
116) 大西　清ほか：波利井清紀編, 内視鏡下手術最近の進歩, p112, 1998
117) 大西　清ら企画：PEPARS **101**：, 2015
118) Ohsaki N et al：Brit J Plast Surg **46**：160, 1993
119) 太田茂男：日形会誌 **12**：288, 1992
120) Okada T et al：J Reconstr Microsurg, 1：25, 1984
121) Olivari N：Brit J Plast Surg **29**：126, 1976
122) Onishi, K et al：J Reconstr Microsurg **2**：247, 1986
123) Ostrup, LT et al：Plast Reconstr Surg **54**：274, 1974
124) Paletta C et al：Ann Plast Surg **30**：41, 1993
125) Pallllua N et al：PRS **99**：1878, 1997
126) Pan Shin-Chen et al：PRS **114**：1768, 2004
127) Pena MM et al：Plast Reconstr Surg **89**：90, 1992

128) Papadopoulos ON et al：Scand J Plat Reconstr Surg Hand Surg **39**：158, 2005
129) Pittet B et al：PRS **117**：1277, 2006
130) Psillakis JM et al：Plast Reconstr Surg **78**：309, 1986
131) Riggio E et al：PRS **115**：226, 2005
132) Rikimaru H et al：PRS **115**：1342, 2005
133) Robbins TH：Aust N Z J Surg **49**：527, 1979
134) Sakai S：Brit J Plast Surg **46**：480, 1993
135) 酒井成身ほか：形成外科 **40**：663, 1997
136) 酒井成身ほか：形成外科 **43**：339, 2000
137) 佐々木薫ほか：PEPARS **118**：81, 2016
138) 佐瀬道郎ほか：日形会誌 **22**：566, 2002
139) Satoh K et al：Ann Plast Surg **23**：97, 1989
140) SatohK et al：Ann Plast Surg **30**：48, 1993
141) 澤泉雅之ほか：形外 **40**：559, 1997
142) Schaverien M et al：PRS **121**：1685, 2008
143) 七戸龍司ほか：PEPARS **118**：27, 2016
144) Schwabegger AM et al：PRS **111**：1407, 2003
145) Seitchuk SH et al：Ann PS **28**：465, 1992
146) 関堂　充：PEPARS **37**：42, 2010
147) 関堂　充：PEPARS **118**：36, 2016
148) Selvaggi G et al：PRS **118**：1171, 2006
149) 柴田　実ほか：皮弁・筋皮弁実践マニュアル, 金原出版, p182, 2002
150) Simone P et al：J Plast Surg Hand Surg **50**：359, 2016
151) 新冨芳尚ほか：形成外科 **34**：549, 1991
152) Smith RA：Plast Reconstr Surg **66**：204, 1980
153) Song R et al：Chin Plast Surg **359**：27, 1982
154) Song YG et al：Brit J Plast Surg **37**：149, 1984,
155) Stark B et al：Scand **37**：107, 2003
156) Suami h et al：PRS **112**：1790, 2003
157) 鈴木康俊ほか：PEPARS **15**：18, 2007
158) 竹野巨一ほか：形外 **44**：1085, 2001
159) 滝沢　康ほか：形成外科 **32**：1261, 1989
160) 多久嶋亮彦ほか：形成外科 **44**：969, 2001
161) 田中嘉雄ほか：日形会誌 **26**：572, 2006
162) Tansini I（1906）：丸毛英二編, 筋皮弁と筋弁, 克誠堂, 東京, 1985
163) Taylor GI et al：Plast Reconstr Surg **56**：243, 1975
164) Taylor GI et al：Plast Reconstr Surg **61**：494, 1978
165) Taylor GI et al：PRS **64**：595, 1979
166) Taylor GI et al：PRS **64**：745, 1979
167) Taylor GI et al：PRS **72**：751, 1983
168) Thoma A et al：Brit J Plast Surg **44**：477, 1991
169) Timmons, M. J et al：Brit J Plast Surg **39**：176, 1986
170) Torii S et al：Eu J PS, 11：26, 1988
171) 鳥山和宏ほか：PEPARS **118**：18, 2016
172) Townsend PL：Brit J Plast Reconstr Surg **31**：210, 1978
173) 植田康夫ほか：形外 **42**：543, 1999
174) Ugurlu K et al：PRS **114**：339, 2004
175) 宇佐美聡他：形成外科 **57**：161, 2014
176) Valenti PH et al：Brit J Plast Surg **44**：459, 1991
177) Valnicek SM et al：Plast Reconstr Surg **113**：2001, 2004
178) Vergota T et al：Brit J Plast Surg **46**：168, 1993
179) 渡部功一：久留米医会誌 **70**：153, 2007
180) Webster MHC, Soutar DS：Practical Guide to Free

Tissue Transfer, Butterworths, London, 1988（児島忠雄, 平瀬雄一訳：遊離組織移植の実際, メジカルビュー社, 東京, 1988）

181) Wee JTK：Brit J Plast Surg **39**：327, 1986
182) Wei Fu-Chan et al：PRS **115**：1051, 2005
183) Wellisz T et al：Ann Plast Surg **31**：405, 1993
184) 山田　潔ほか：PEPARS **78**：56, 2013
185) Yamamoto Y et al：Brit J Plast Surg **47**：103, 1994
186) 山内大輔ほか：PEPARS **118**：1, 2016
187) Yang G et al：National Med J China **61**：139, 198
188) Yelizarov VG et al：Ann Plast Surg **31**：532, 1993
189) 吉川哲哉ほか：形成外科 **44**：1099, 2001
190) 吉岡伸高：日形会誌 **19**：259, 1999
191) 吉武道郎ほか：形成外科 **35**：261, 1992
192) Young TY et al：Chinese J Surg **15**：13, 1967
193) Yousif NJ et al：Ann Plast Surg **29**：482, 1992
194) 胡　志奇（Zhi-Qi Hu）ほか：日形会誌 **25**：1, 2005

9章　真皮・真皮脂肪・脂肪移植術

1) Carpaneda CA et al：Aesth Plast Surg **18**：17, 1994
2) Carraway JH et al：Ann Plast Surg **24**：294, 1990
3) Chajchir A et al：Aesth Plast Surg **10**：115, 1986
4) Chajchir A et al：Plast Reconstr Surg **84**：921, 1989
5) Chajchir A et al：Aesth Plast Surg **14**：127, 1990
6) Coleman WP：Dermatol Clin **17**：891, 1999
7) Coleman SR et al：PRS **119**：775, 2007
8) De La Fuente A et al：Aesth Plast Surg **12**：39, 1988
9) 土居健太郎他：PEPARS **77**：8, 2013
10) Ellenbogen R：Ann Plast Surg **16**：179, 1986
11) 冨士森良輔：形成外科 **41**：107, 1998
12) 半田俊哉ほか：形外 **45**：475, 2001
13) 半田俊哉：形成外科 **48**：31, 2005
14) Hollaender E：Berliner Klinischer Wochenschrift, 18, 1990
15) Horcio JC et al：Ann Plast Surg **28**：559, 1992
16) Hudson DA et al：Aesth Plast Surg **14**：195, 1990
17) 市田正成：脂肪吸引, 注入術, 2005, 文光堂,
18) Illouz YG：Aesth Plast Surg **12**：175, 1988
19) Klein JA：J Dermatol Surg Oncol, 16：248, 1990
20) Loewe O：Med Wochenschr **60**：1320, 1913（McCarthy **1990** より）
21) 増子貴宣ほか：56：S-111, 117, 2013
22) 水野博司：PRPARS **77**：15, 2013
23) Murillo W：PRS **114**：1606, 2004
24) Neuber GA：Verh Dtsch Ges Chir Kong Verh, 22：66, 1893（McCarthy1990 より）
25) 鬼塚卓弥ほか：形成外科 **20**：115, 1977
26) Sarhadi NS et al：Brit J Plast Surg **46**：307, 1993
27) Seung-Kyu Han ら：PRS **120**：166, 2007
28) Spalding KL et al：Nature **453**：783, 2008
29) 田中真輔ほか：形成外科 **55**：891, 2012
30) Teimourian B：PRS **82**：361, 1988
31) 吉村浩太郎；形成外科 **51**：1299, 2008
32) 吉村浩太郎：日美外報 **34**：67, 2012
33) 吉村浩太郎：PEPARS **81**：22, 2013
34) Zuk A et al：Tissue Eng **7**：211 2000

10章　筋・筋膜移植術

1) Chih-Hung Lin et al：PRS **119**：2118, 2007
2) Godina M：Plast Reconstr Surg **78**：285, 1986
3) Hakelius L：Scand J Plast Reconstr Surg **8**：220, 1974
4) 光嶋　勲ほか：形成外科 **31**：308, 1988
5) 丸毛英二編：筋皮弁と筋弁, 克誠堂, 1985
6) Mathes SJ et al：Plast Reconstr Surg **16**：242,1980
7) Mathes SJ et al：Plast Reconstr Surg **67**：177, 1981
8) McArthur LL：JAMA **37**：1162, 1901
9) McCarthy JG：Plastic Surgery,WB Saunders, 1990
10) McCraw JB et al：Plast Reconstr Surg **60**：212, 341, 1977
11) McGregor IA et al：Brit J Plast Surg **26**：202, 1973, Surg **61**：50, 1978
12) 三宅伊豫子：形成外科 **20**：554, 1977
13) Tansini I：Riforma Medica, 12：757, 1906（丸毛英二 1985 より）
14) Taylor GI et al：Plast Reconstr Surg **94**：1, 1994
15) Thompson N：Plast Reconstr Surg **48**：11, 1971

11章　粘膜移植術

1) Arnold PG：Plast Reconstr Surg **67**：169, 1981
2) Barsky AJ et al：Principles and Practice of Plastic Surgery, McGraw-Hill, New York, 1964
3) Castroviejo（1959）　：Barsky **1964** より
4) Cohen SD et al, PRS **130**：101：2012

12章　神経移植術

1) Alpar EK et al：Hand, 10 - B **61**, 1978
2) 朝村真一ほか：形成外科 **45**：S-55, 2002
3) Delangeniere H；Surg Gynecol Obstet**39**：534, 1924
4) Dickinson JC et al：Br J Plat Sirg **42**：573, 1989
5) Furrey JA et al：Elongation of human peripheral nerve, Presented at The Soft Tissue Expansion Symposium, Hershey, Pen, March, 1984
6) 古川洋志ほか：PEPARS **78**：75, 2013
7) 古川洋志ほか：PEPARS **92**：1, 2014
8) 橋川和信：PEPARS **78**：16, 2013
9) 林　礼人ほか：日形会誌 **34**：783, 2014
10) Hems TEJ et al：Brit J Plast Surg **45**：497, 1992
11) 平沢泰介：末梢神経損傷, 整形外科MOOK **19**, 野村進編, 127, 1981
12) 平瀬雄一ほか：形成外科 **34**：1065, 1991
13) Kanaya F et al：Plast Reconstr Surg **89**：924, 1992
14) 黄　貴興ほか：形成外科 **35**：1011, 1992
15) 光嶋　勲：Pepars **3**：38, 2005
16) 光嶋　勲ほか：波利井清紀監修, 創傷治療最近の進歩, PRS85, 克誠堂, 2005
17) 光嶋　勲：PEPARS **78**：41, 2013
18) Lilla JA et al：Ann Plast Surg **2**：24, 1979
19) MacCarty CS：J Neurosurg **8**：319, 1951
20) Manders EK et al：Clin Plast Surg **14**：551, 1987
21) 松田　建ほか：PEPARS **92**：7, 2014
22) Millesi H et al：J Bone Joint Surg **58**A：209, 1976
23) 野村　進：外科治療 **24**：323, 1971
24) 荻原明於ほか：最新医学 **58**：108, 2003
25) 大成和寛ほか：PEPARS **78**：50, 2013

26）坂本相哲ほか：PEPARS **78**：62, 2013
27）柴田　実他：PEPARS **69**：75, 2012
28）柴田　実他：PEPARS **78**：23, 2013
29）Strange FG；Br J Surg **34**：423, 1947
30）Strange FG；Br J Surg **37**：331, 1950
31）田中一郎ほか：PEPARS **78**：1, 2013
32）Taylor IG et al：PRS；**57**：412, 1976
33）Terzis JK et al：The anatomy of free vascularized nerve grafts, in Terzis JK（Ed）：Microreconstruction of Nerve Injuries, p101-116, WB Saunders Co., Philadelphia, 1987
34）Ueda K et al：PRS **101**：1765, 1998
35）上田和毅：形成外科 **47**：S-169, 2004
36）上田和樹：PEPARS **78**：33, 2013
37）山田　潔ほか：78：56, 2013

13章　腱移植術
1）Kessler I et al：Acta Orthop Scand **40**：587, 1969
2）Manske PRet al：J Hand Surg **3**：352, 1978
3）松井　猛ほか：日整会誌, **53**：307, 1979
4）大河内真之ほか：日形会誌 **27**：151, 2007
5）Pennington DG：Plast Reconstr Surg **63**：648, 1979
6）津下健哉：手の外科の実際, p271, 1974
7）内田　満：形成外科 **47**：S-173, 2004

14章　植毛術・脱毛術
1）Dierckx CC et al：Arch Dermatol **134**：837, 1998
2）江崎哲雄：PEPARS **19**：1,2008
3）藤田恵一：形成外科 **2**：38, 1959
4）Grossman MC et al：J Am Acad Dermatol **35**：889, 1996
5）百束比古ほか：PEPARS **27**：74, 2009
6）Juri J：PRS **65**：42, 1980
7）衣笠哲雄：形成外科 **43**：S-223, 2000
8）衣笠哲雄：形成外科 **48**：S-293, 2005
9）Kromyer（1936）　　：（江崎哲雄：PERPARS, **19**：1, 2008 より）
10）小林敏男：日美外報 **5**：51, 1983
11）Kobayashi T：J Dermatol Surg **11**：993, 1985
12）小林敏男：Derma **67**：48, 2002
13）松本敏明：形成外科 **44**：S-117, 2001
14）Marzola M,（江崎哲雄：PERPARS **19**：1, 2008 より）
15）Michael CE：Trichiases and districhiasis, St Louis Cour Med 1：121, 1879（小林敏男 2002 より）
16）峰岸祐之：形成外科 **54**：507, 2011
17）奥田庄二：日皮泌誌 **48**：537, 1939
18）Ohmori K：PRS **65**：42, 1980
19）Orentreich N：Ann N Y Acad Sci **83**：469, 1959
20）笹川正男：日皮泌誌, **30**：493, 1930
21）志生山了一：形勢外科, **44**：1109, 2001
22）志生山了一：形勢外科, **46**：729, 2003
23）志生山了一：形勢外科, **46**：737, 2003
24）田村　一：日皮泌誌, **46**：76, 1943

15章　植爪術
1）井原公一郎ほか：形成外科 **30**：204, 1987
2）Koshima I et al：J Hand Surg **13A**：29, 1988
3）Morrison WA et al：J Hand Surg **5A**：575, 1980

4）野田弘一郎：personal communication, 2014
5）漆原克之ほか：形成外科 **43**：645, 2000

16章　骨・軟骨移植術
1）朝村真一ほか：波利井清紀監修, 創傷の治療最近の進歩, p200, 克誠堂, 2005
2）東正一郎ほか：臨床整外 **17**：634, 1982
3）Barsky AJ et al：Principles and Practice of Plastic. Surgery, McGraw-Hill, New York, 1964
4）Brent B et al：Plast Reconstr Surg **62**：1, 1978, Bush LF：J Bone Joint Surg **29**：620, 1947
5）Calvert JW et al：PRS **118**：230, 2006
6）Chen CM et al：PRS **119**：915, 2007
7）Converse JM：Reconstructive Plastic Surgery, Saunders, Philadelphia, 1977
8）Daniel RK et al：Plast Reconstr Surg **113**：2156, 2004
9）Daniel RK et al：Plast Reconstr Surg **122**：1883, 2008
10）Elahi MM et al：Plast Reconstr Sur, **111**：1309, 2003
11）Erol OO：Plast Reconstr Surg **108**, 1827, 2001
12）Ferraro JW：Plast Reconstr Surg **63**：634, 1979
13）Gibson T：Brit J Plast Surg **10**：257, 1958
14）Gleizal AM et al：PRS **119**：542, 2007
15）Hagerty RF et al：Surg Gynecol Obstet **125**：485, 1967
16）Hodgkinson DJ：Aesth Plast Surg **16**：129, 1992
17）細川　互ほか：形成外科 **30**：271, 1987
18）今井啓介ほか：骨延長術最近の進歩, 波利井清紀ほか編, pp
19）Inclan A：J Bone Joint Surg **24**：81, 1942
20）伊藤理ほか：日形会誌 **12**：93, 1992
21）貴志和生ほか：中島龍夫編, 子どものための形成外科 p60, 永井書店, 大阪, 2005
22）Kreuz FP et al：J Bone Joint Surg **33A**：863, 1951
23）久保田潤一郎ほか：形成外科 **34**：275, 1991
24）楠本健司：PEPARS **15**：84, 2007
25）楠本健司：PEPARS **104**：1, 2015
26）松井厚雄ほか：日形会誌 **7**：821, 1987
27）Moed BR et al：Clin Orthop, **346**：223, 1998
28）Motoki DS et al：Clin PS, **17**：527, 1990
29）Peer LA：Arch Otolaryngol **38**：154, 1943
30）Pearl RM et al：Ann Plast Surg **7**：191, 1981
31）Rohrich RJ ed：Plast Reconstr Surg **116**, October supplement, 2005
32）酒井敦子ほか：日頭顎顔会誌 **22**：7, 2006
33）坂本有孝他：PEPARS **104**：14, 2015
34）清水祐紀ほか：形成外科 **49**：643, 2006
35）Skoog T et al：Plast Reconstr Surg **57**：1, 1976
36）Stoll DA et al：Plast Reconstr Surg **45**：356, 1970
37）菅原順ほか：美容外科, **37**：72, 2015
38）杉岡洋一：形成外科 **35**：119, 1992
39）高戸　毅ほか：日形会誌 **6**：139, 1986
40）玉井求宣部ら：PAPARS **104**：7, 2015
41）Upton J et al：Plast Reconstr Surg **68**：166, 1981
42）Van Meekren J：Observations Mediochirurgicae, Amsterdam, Henrici and T Bloom **1682**（Converse **1977** より）
43）Velidedeoglu H et al：PRS **115**：2081, 2005
44）Wilson PD：Am Surg **126**：932, 1947

45）矢永博子：波利井清紀監修, 創傷治療最近の進歩, p190, 克誠堂, 2005

17章　脈管移植術, その他の移植術

1）Campisi C et al：WJ Surg 28：609, 2004
2）稲川喜一：PEPARS 107：8, 2015
3）Koshima I et al：PRS 37：683, 2010
4）Shesol BE et al：Plast Reconstr Surg 63：817, 1979

18章　プロテーゼ形成術

1）Airan LE et al：Plast Reconstr Surg 116：1785, 2005
2）Alam M et al：JAMA Dermatol, 2014
3）東正一郎ほか：臨整外 17：634, 1982
4）Ben-Hur N et al：Plast Reconstr Surg 36：629, 1965
5）Biemer E et al：Br J PS 36：52, 1983
6）Calvert JW et al：PRS 118：230, 2006
7）Charriere 1989
8）Cheng N：Aesth Plast Surg 26：375, 2002
9）Christensen LH et al：PRS 111：1883, 2003
10）Cohen SR et al：PRS 114：964, 2004
11）土井秀明：日美外報 28：174, 2006
12）土井秀明ほか, PEPARS 81：66, 2013
13）Duranti F：Dermatol Surg 24：1317, 1998
14）Eckstein H：Dtsch Med Wochnschr 28：573, 1902
15）Ferrars JW：Biomaterials 1：47, 1980
16）Friedland JA et al：Plast Reconstr Surg 57：144, 1976
17）福岡大太郎ほか：形成外科 56：S-149, 2013
18）文入正敏ほか：形成外科 15：33, 1972
19）Gersuny R：Z F Heikunde 1：199,
20）百束比古：PEPARS 99：154, 2015
21）市川広太ほか：日美外報 28：153, 2006）
22）飯尾礼美：PEPARS 75：135, 2013
23）池田欣生ほか：PEPARS 81：74, 2013
24）Joke RP et al：Plast Reconstr Surg 51：169, 1973
25）河原理子ほか：日美外報 27：85, 2005
26）清川兼輔ほか：日形会誌 25：383, 2005
27）Knapp TP et al：PRS 60：398, 1977
28）小室裕造：PEPARS 15：25, 2007
29）久保猪之助：日本耳鼻科全書, 克誠堂, 1936
30）久保田潤一郎ほか：形成外科 34：275, 1991
31）楠本健司他：PEPARS 81：27, 2013
32）Lindquist C et al：Plast Reconstr Surg 115：282, 2005
33）三好和夫ほか：臨床科学 2：651, 1966
34）Moon SH et al：J Plast Surg Hand Surg 49：147, 2015
35）Moore MH et al：Ann Plast Surg 31：233, 1993
36）Moscona RR et al：Plast Reconstr Surg 92：331, 1993
37）武藤靖雄ほか：日本臨床 26：25, 1965
38）野本俊一ほか：PEPARS 99：147, 2015
39）大原博敏ほか：形成外科 51：431, 2008
40）大西正俊：形成外科手術手技シリーズ, 塩谷信幸編：形成外科における Biomaterial, p149-158, 克誠堂, 東京, 1991
41）小住和徳, personal communication
42）Robinson, M et al：J Oral Surg 127：116, 1969
43）酒井敦子ほか：日頭か顎顔会誌 22：7, 2006
44）Scolozzi P et al：PRS 114：1395, 2004
45）清水祐紀ほか：PEPARS 81：41, 2013

46）Siegle 1984
47）清水祐紀ほか：形成外科 49：643,2006
48）篠田明彦：日形会誌 27：477, 2007
49）白壁征夫ほか：日美外報 25：43, 2003
50）Soutar et al：Br J PS 36：1, 1983
51）征矢野進一：日美外報 14：85, 1992
52）征矢野進一：日美外報 25：47, 2003
53）征矢野進一：日美外報 26：29, 2004
54）征矢野進一：PEPARS 81：6, 2013
55）Spira M：Plast Reconstr Surg 51：174, 1973
56）杉本　庸ほか：日形会誌 24：799, 2004
57）高戸毅ほか：日形会誌 12：660, 1992
58）田中克己：形成外科 51：419, 2008
59）内田準一：形成美容外科 4：303, 1961
60）von Buelow S et al：Plast Reconstr Surg 116：1137, 2005
61）Wilkes GH et al：Plastic Surgery III；Ed by Neligan PC & Gurtner GC, Elsevier Saunders 2013
62）Wustrack KO et al：Plast Reconstr Surg 63：224, 1979
63）山下理絵：形成外科 54：S-72, 2011
64）矢沢真樹ほか：中島龍夫編, こどものための形成外科　永井書店, 大阪, 2005
65）吉村浩太郎：PEPARS 81：22, 2013

19章　先天異常

1）秦　維郎：標準形成外科学, 第5章, 先天異常, p170, 2000
2）平原史樹：先天異常症候群, 領域別症候群シリーズ, No 33, 日本臨床社, p67, 2001
3）川目　裕：日医雑誌 143：1153, 2014
4）Moore KL et al：瀬口春道監訳, ムーア人体発生学, 医歯薬出版, 東京, 2003
5）見寺旬子：日形会誌 2：1, 1982
6）中津智子ほか：先天異常症候群, 領域別症候群シリーズ, p12, No 33, 日本臨床社, 2001
7）左合治彦：日医雑誌 143：1141, 2014
8）佐藤明弘ほか：中島龍夫編, 子どものための形成外科　永井書店, 大阪, 2005
9）塩田浩平：先天異常症候群, 領域別症候群シリーズ, p21, No 33, 日本臨床社, 2001
10）巽　純子：先天異常症候群, 領域別症候群シリーズ, p46, No 33, 日本臨床社, 2001
11）Wood-Jpmes F et al：J Anat 68：525, 1934

20章　形成外科に関連のある皮膚疾患

1）阿部菜穂ほか：PEPARS 102：1, 2015
2）Acikel C et al：PRS 111：1291, 2003
3）Ackerman AB et al：Br J Dermatol 155：9, 2006
4）饗庭恵美子ほか：形成外科 46：S-19, 2003
5）饗庭恵美子ら：形成外科 50：17, 2007
6）赤羽紀子ほか：日形会誌 23：253, 2003
7）赤羽紀子ほか：日形会誌 24：90, 2004
8）赤羽紀子ほか：日形会誌 25：89, 2005
9）赤松　順ほか：形外 47：1099, 2004
10）余川陽子ほか：形成外科 56：867, 2013
11）青木　律：形成外科 50：63, 2007
12）青山　久ほか：形成外科 44：S-83, 2001
13）荒井恒憲：皮膚科・形成外科医のためのレーザー治療（第1

版）：2-15, メジカルビュー社, 東京, 2000
14）Arneja JS et al：PRS **120**：26e, 2007
15）浅井笑子ほか：形成外科 **53**：S-60；61, 2010
16）Ashinoff R：Pediatr Dermatol **10**：77, 1993
17）Bart RS et al：Arch Dermatol **97**：120, 1968
18）Batta K et al：Lancet **360**：521, 2002
19）Becker SW：Arch Derm **60**：155, 1949
20）Bednar B：Cancer **10**：368, 1957
21）Berenguer B et al：Pediatr Dev Pathol **6**：495, 2003
22）Boon LM et al：J Pediatr **128**：329, 1996
23）Boon LM et al：Plast Reconstr Surg **104**：1616, 1999
24）Borel DM：Arch Pathol **95**：293, 1973
25）Bormann G,et al：Pediatr Dermatol **18**：110, 2001.
26）Boyd MJ et al：Br J Ophthalmol **75**：298, 1991
27）Breugem CC et al：PRS **115**：578, 2005
28）Cabrera J et al：Arch Dermatol **139**：1409, 2003
29）Calonje E, Jones EW：Lever's Histopathology of the Skin（8th ed.）：889-932, Lippincott-Raven Publishers, Philadelphia, 1997
30）Campisi C et al：Lymphatic Microsurgery for the Treatment of Lymphedema, Microsurgery, **26**：65, 2006
31）Carlson GW et al：PRS **115**：721, 2005
32）Cascinelli N et al：Lancet **351**：793, 1998
33）Ceisler EJ et al：Pediatr Dermatol **21**：1, 2004
34）Chen MT：形成外科 **42**：677, 1999
35）Couto RA et al：PRS **130**：619, 2012
36）Djindjian R：Neuroradiology, **16**：428, 1978
37）Dockerty MB et al：Surg Gynecol Obstet **128**：317, 1951
38）土井秀明ほか：形成外科 **57**：1093, 2014
39）Ducatman BS et al：Cancer **57**：2006, 1986
40）Enjolras O et al：J Pediat **130**：631, 1997.
41）Enjolras O et al：Adv Dermatol **13**：375, 1998
42）Enjolras O et al：Plast Reconstr Surg **107**：1647, 2001
43）江藤ひとみほか：日形会誌 **25**：20, 2005
44）Ferrari A et al：Cancer **92**, 2692-2698, 2001
45）Frieden IJ et al：Arch Dermatol **132**：307, 1996
46）深水秀一ほか：形成外科 **55**：727, 2012
47）藤岡正樹ほか：日形会誌 **16**：34, 1996
48）藤田宗純ほか：日形会誌 **31**：387, 2011
49）古川洋志ほか：形成外科 **53**：S-55, 55, 2010
50）渕上淳太ほか：日形会誌 **33**：869, 2013
51）Gardner EJ：Am J Hum Genet **3**：167, 1951
52）Greeley PW et al：PRS **36**：26, 1965
53）Greene AK,et al：Plast Reconstr Surg **11**：53, 2004.
54）Greene AK&Mulliken JB；Plastic Surgery, Ⅲ；Ed by Neligan PC & Gurtner GC, Elsevier Saunders **2013**
55）Hall GW：Review：Br J Haematol **112**：851, 2001
56）花田勝美：Derma **67**：139, 2002
57）春原真理他：日形会誌 **32**：217, 2012
58）橋本一郎ら：形成外科診療ガイドライン；1：皮膚疾患, 金原出版, 2015
59）八田尚人ほか：皮膚臨床 **42**：129, 2000
60）林 利彦ほか：形成外科 **53**：S-57, 2010
61）林 洋司ほか：形成外科 **56**：S-19, 2013
62）林 礼人ほか：PEPARS **100**：95, 2015
63）Heading JT：Am J Pathol **85**：480, 1976
64）Heffel DF et al：J Craniofac Surg **16**：940, 2005
65）Hein KD et al：Plast Reconstr Surg **110**：1625, 2002
66）Hennedige AA et al：PRS **121**：1173, 2008
67）肥田野信：医学の歩み **84**：490, 1973
68）東 晃ほか：整形外科 **19**：747, 1968.
69）平松三芳ほか：皮膚臨床 **18**：611, 1976
70）平野真希ほか：形成外科 **57**：665, 2014
71）平山 峻ほか：形成外科 **37**：381, 1994
72）皮膚腫瘍学会編：皮膚悪性腫瘍診療ガイドライン第2版, 金原出版, 2015
73）Hoffmaqnn E：Dermatol Z **43**：1, 1925
74）Hogeling M et al：Pediatrics **128**：e259, 2011
75）Holmes WJ et al：JPRAS **64**：292, 2012
76）Hongcharu W et al：J Invest Dermatol **115**：183, 2000
77）Hori Y et al：J Am Acad Dermatol **10**：961, 1984
78）堀圭二郎：PEPARS **71**：36, 2012
79）堀圭二郎：PEPARS **111**：28, 2016
80）堀切 将他：形成外科 **53**：309, 2010
81）堀尾 修ほか：形成外科 **55**：1169, 2012
82）黄 聖統ほか：形成外科 **57**：1099, 2014
83）百束比古ほか：形成外科 **44**：S-153, 2001
84）皮膚悪性腫瘍取り扱い規約：日本皮膚悪性腫瘍学会編, 金原出版, 2011
85）兵藤秀樹ほか：梶原康正編, 血管腫・血管奇形の診断と治療のストラテジー, p137, 先端医学社, 東京, 2004.
86）井口聖一ほか：形成外科 **50**：27, 2007
87）飯田直成他：形成外科 **54**：913, 2011
88）飯田直成他：日系会誌, **35**：371, 2015
89）飯田則利ほか：日本小児外科誌, **32**：549, 1996
90）飯島正文：personal communication, 2015
91）池田重雄ほか：あざの治療, 克誠堂, 東京, 1982
92）今井茂樹ほか：血管腫・血管奇形の診断と治療のストラテジー, p46, 先端医学社, 東京, 2004
93）今川孝太郎ほか：日形会誌 **27**：219, 2007
94）稲川喜一ほか：梶原康正編, 血管腫・血管奇形の診断と治療のストラテジー, p37, 2004
95）井上勝平ほか：小児科Mook **19**：147, 1981
96）井上勝平ほか：病理と臨床 **2**：751, 1984
97）井上麻由子ほか：日形会誌 **31**：778, 2011
98）入澤亮吉ほか：PEPARS **100**：15, 2015
99）石口恒男ほか：血管腫・血管奇形の診断と治療のストラテジー, p20,先端医学社, 東京, 2004
100）石黒筐史ほか：日形会誌 **20**：302, 2000
101）石原和之：形成外科 **40**：103, 1997
102）石原和之ほか：Skin Cancer **17**：7, 2002
103）石原和之ほか監修：日本皮膚悪性腫瘍学会編, 皮膚腫瘍取り扱い規約, p18, 金原出版, 2002
104）石原 剛ほか：形外 **44**：S-131, 2001
105）石原 剛ほか：形成外科 **49**：33, 2006
106）石川こずえ, ほか：形成外科 **50**：1059, 2007
107）伊藤文人ほか：日頭顎顔面誌 **21**：14, 2005
108）伊藤 蘭ほか：日形会誌 **25**：197, 2005
109）伊藤由佳ほか：皮膚 **41**：434, 1999
110）岩本 拓ほか：形成外科 **48**：409, 2005
111）岩城佳津美：日形会誌 **21**：219, 2001
112）岩月啓氏委員長；皮膚悪性腫瘍診療ガイドライン, 第2版,

日本皮膚科学会／日本皮膚悪性腫瘍学会編, 2015, 金原出版

113) Jackson IT et al：PRS **91**：1216, 1993
114) Jackson I T et al：PRS **115**：10, 2005
115) Jacob CI et al：J Am Acad Dermatol **45**：109, 2001
116) Jones EW et al：J Am Acad Dermatol **2**：214, 1989
117) 加地展之ほか：形成外科 **44**：S-101, 2001
118) 覚道奈津子ら：日形会誌 **28**：245, 2008
119) 加地展之ほか：形成外科 **52**：1183, 2009
120) 亀井康二他：日美外報 **26**：131, 2004
121) 金澤浩之ほか：日形会誌 **22**：294, 2002.
122) 金澤雄一郎ほか：日形会誌 **25**：9, 2005
123) 加王文祥：PEPARS **110**：40, 2016
124) Kapila et al：Lancet **360**：521, 2002
125) Kaplan E：PRS **53**：421, 1974
126) Karakousis CP et al：Am Surg Oncol **3**：446, 1996
127) 苅部大輔ほか：日形会誌 **28**：217, 2008
128) 葛西健一郎：形成外科 **53**：727, 2010
129) 葛西健一郎：形成外科 **57**：1117,2014
130) 片野晴隆ほか：ウイルス **53**：95, 2003
131) 片野晴隆ほか：病理と臨床 **21**：S-102, 2003
132) 加藤　基ほか：日形会誌 **34**：450, 2014
133) 河野太郎ほか：日形会誌 **20**：617, 2000
134) 河野太郎ほか：形成外科 **44**：547, 2001
135) 河野太郎ほか：形成外科 **46**：S-32, 2003
136) 河野太郎ほか：形成外科 **55**：1177, 2012
137) 川端祐子ほか：日形会誌 **35**：400, 2015
138) 川島　真ほか：臨床皮膚科 **61**：745, 2006
139) 川島　真ほか：臨床皮膚科 **61**：735, 2007
140) Kenkel JM et al：Select Read Plast Surg **8**：1, 1995
141) 木村友巳：日形会誌 **33**：645, 2013
142) 木下佳保里ほか：形成外科 **55**：1197
143) King RM：Ann Thorac Surg **41**：597, 1986
144) 北林珠希ほか：形成外科 **48**：85, 2005
145) 北村弥生他：日形会誌 **33**：596, 2013
146) 木村広美ほか：PEPARS **111**：59, 2016
147) 清原祥夫：PEPARS **100**：65, 2015
148) 清澤智晴：形成外科 **53**：S-47, 47, 2010
149) Klippel M et al：Arch Gen Med **185**：641, 1900
150) 高　淑子ほか：皮膚 **30**：777, 1988
151) 古賀XX：上野賢一, 皮膚科学, 第7版, p427, 金芳堂, 2002
152) Kohout MP et al：Plast Reconstr Surg **102**：643, 1998
153) 光嶋　勲ほか：形成外科 **44**：665, 2001
154) 国分一郎ほか：形成外科 **40**：65, 1997
155) 近藤謙司ほか：PEPARS **110**：27, 2016
156) 小谷正彦：リンパ管　形態・機能・発生（第1版）：255-259, 西村書店, 新潟, 1997
157) 小山奈津子：日形会誌 **20**：114, 2000
158) 小山明彦ほか：日形会誌 **26**：423, 2006
159) Kulenkampff HA et al：Int Orthop **14**：361, 1990
160) 熊谷憲夫：形成外科 **41**：29, 1998
161) 熊谷憲夫ほか：形成外科 **44**：S-221, 2001
162) 熊谷憲夫ほか：PEPARS **24**：28, 2008
163) 栗原邦弘ほか：形成外科 **40**：605, 1997
164) 栗原邦弘ほか：形成外科 **44**：541, 2001
165) 栗原邦弘ほか：形成外科 **44**：S-69, 2001
166) 桑原広昌ほか：形成外科 **50**：11,2007

167) 黒住　望ほか：形成外科 **47**：1123, 2004
168) Kushner BJ：Plast Reconstr Surg **76**：517, 1985
169) Kushner BJ et al：J Pediatr Ophthalmol Strabismus **30**：397, 1993
170) 楠本健司：PEPARS **21**：70, 2008
171) Lanier VC et al：PRS **58**：48, 1976　番号？？？
172) Lawrence CM：Clin Exp. Dermatol **25**：7, 200
173) 李　成姫ほか：日形会誌 **35**：247, 2015
174) Mackie RM：J Am Acad Dermatol **15**：707, 1986
175) Maffucci（1881）：上野賢一, 皮膚科学, 第7版, p464, 金芳堂, 2002
176) 増田竜児ほか：日形会誌 **24**：706, 2004
177) 増子貴宣他：形成外科 **56**：S-111, 2013
178) 丸山友裕ほか：臨皮 **53**：S-5, 1999
179) 松本文昭ほか：日形会誌 **25**：25, 2005
180) 松本由美子ほか：日形会誌 **27**：809, 2007
181) 松岡　伯ほか：日形会誌 **27**：321, 2007
182) McCarthy JG et al：Plast Reconstr Surg **109**, 31-40, 2002
183) Masson P：Am J Path **8**：367, 1932
184) 松田知愛ほか：耳鼻 **36**：982, 1990
185) 松下茂人ほか：PEPARS **100**：42, 2015
186) 三木綾子ほか：形成外科 **48**：673, 2005
187) 三村秀文ら：血管腫・血管奇形の診断と治療のストラテジー（第1版）：130-136, 先端医学社, 東京, 2004
188) 三川佳子ほか：日形会誌 **22**：696, 2002
189) 三川信之ほか：日形会誌 **19**：323, 1999.
190) 宮坂宗男ほか：形成外科 **46**：S-29, S-31, 2003
191) 森　弘樹ほか：日形会誌 **23**：95, 2003
192) 森　秀樹ほか：形成外科 **46**：S-24, S-27, 2003
193) 百澤　明ほか：形成外科 **50**：55,2007
194) 百澤　明ほか：PEPARS **27**：60, 2009
195) 森岡貞雄ほか：小嶋理一ほか編, Bowen病, 基礎皮膚科学 III, p159, 医歯薬出版, 1976
196) Morton DL et al：Arch Surg **127**：392, 1992
197) 元村尚嗣ほか：日形会誌 **24**：221, 2004
198) Moss AL：BJ **40**：410, 1987
199) 元村尚継ほか：PEPARS **100**：103, 2015
200) 向井理奈ほか：日形会誌 **20**：660, 2000
201) Mulliken JB et al：Plast Reconstr Surg **69**：412, 1982
202) Mulliken JB：Vascular Birthmarks Hemangiomas and Malformations（1st ed）：77-103, 182-186, W B Saunders, Philadelphia, 1988
203) Mulliken JB：J Am Acad Dermatol **50**：875, 2004
204) 村澤章子ほか：形成外科 **41**：953, 1998
205) 長尾宗朝ら：日形会誌 **28**：684, 2008
206) 中村泰大：PEPARS **100**：34, 2015
207) 中西秀樹：形成外科 **55**：883, 2012
208) 中根織絵ほか：日形会誌 **20**：570, 2000
209) 中岡啓喜ほか：日形会誌 **21**：528, 2001
210) 中岡啓喜：形成外科 **53**：765, 2010
211) 中岡啓喜：形成外科 **53**：S-20, 20, 2010
212) 中岡啓喜：形成外科 **55**：737, 2012
213) 中岡啓喜：形成外科 **56**：367, 2013
214) 中島　豊：梶原康正編, 血管腫・血管奇形の診断と治療のストラテジー, p12, 先端医学社, p12, 2004
215) 中山凱夫：形成外科 **46**：S-67, 2003

216) 中山　敏：形成外科 53：S-35, 36, 2010
217) 永田耕治ほか：病理と臨床 32：369, 2014
218) NIH Conference：JAMA268：1314, 1992,（国分一郎ほか 1997 より）
219) 新村真人：皮膚臨床 14：365, 1972
220) 新村真人：皮膚病診療 10：1013, 1988
221) 新村真人：皮膚臨床 16：83, 1974
222) 日本皮膚科学会：日皮会誌 111：2081, 2001
223) 西野健一：波利井清紀監修，形成外科第2版，南山堂, 2004
224) 西野健一：PEPARS 21：56, 2008
225) 乃木田俊辰：PEPARS 110：18, 2016
226) 野村　正ほか：形成外科 52：1173, 2009
227) 野村　正ほか：PEPARS 111：1, 2016
228) Noordzji MJ et al：PRS 114：660, 2004
229) 野澤竜太ほか：形成外科 47：643, 2004
230) O'Brien（1964）：上田和毅, 2003 より
231) Oezyazgan I et al：Scand, 38：11, 2004
232) 大原国章：PEPARS 24：51, 2008
233) 緒方克己ほか：形成外科 40：77, 1997
234) 小川　豊：波利井清紀監修，形成外科第2版，南山堂, 2004
235) Ogita S et al：J Pediatr Surg 31, 477, 1996
236) 大江　恵ほか：日形会誌 30：32, 2010
237) 王丸陽光ほか：日形会誌 33：875, 2013
238) 王丸陽光ほか：PEPARS 111：41, 2016
239) 大西文夫ほか：PEPARS 22：42, 2008
240) 大角毅ほか：皮膚臨床 3：519, 1973
241) 大島良夫ほか：京二赤医誌 7：78, 1986
242) 大城貴史ら：形成外科診療ガイドライン；1：皮膚疾患，金原出版, 2015
243) 大須賀慶悟ほか：PEPARS 71：53, 2012
244) 太田政雄ほか：東京医事新誌：3133；1243 号, 1939
245) 大塚　寿ほか：日形会誌 19：277, 1999
246) 岡田克之ほか：臨皮，49：1133, 1995
247) 遠城寺XXほか：癌の臨床，20：594, 1974
248) 尾崎　峰ほか：形成外科 56：S-35, 2013
249) Ozzello：上田和毅, 2003 より
250) Pacella SJ et al：PRS 112：1257, 2003
251) Paget J：St Barth Hosp Rep 10：87, 1874
252) 朴　修三：形成外科 53：737, 2010）
253) 朴　圭一：日形会誌 31：462, 2011
254) Passaretti D et al：PRS 114：1523, 2004
255) Pasyk KA：Clin Genet 41：197, 1992
256) Patrice SJ, et al：Pediatr Dermatol 8：267, 1991
257) Peters DA et al：PRS 118：1441, 2006
258) Pilney FT et al：PRS 40：469, 1967
259) Popov P et al：PRS 119：1779, 2007
260) Quaba AA et al：PRS 78：174, 1986
261) Rabe E,et al：Dermatol Surg 30：687, 2004
262) Rampel R et al：Dermatology 194：261, 1997
263) Riccardi VM：Am Acad Dermatol 10：518, 1984
264) Riccardi VM：Cancer 7：1, 1982
265) 斎田俊明：Skin cancer 25：214, 2010
266) 斎田俊明：皮膚悪性腫瘍取り扱い規約，日本皮膚悪性腫瘍学会編, 2010, 金原出版
267) 斉藤　修：母斑細胞性母斑（メラノサイト母斑），臨床医と病理医のための皮膚病理学, p195, シュプリンガー・フェア

268) 斉藤　亮ほか：日形会誌 25：101, 2005
269) 斉藤昌美ほか：日形会誌 25：116, 2005
270) 佐々木了ほか：形成外科 44：637, 2001
271) 佐々木了ら：血管腫・血管奇形の診断と治療のストラテジー：p122, 先端医学社, 東京, 2004
272) 佐々木了：日形会誌 25：250, 2005
273) 佐藤　薫：PEPARS 62：39, 2012
274) Scheepers JH：PRS 95：305, 1995
275) 柴田佳子ほか：日美外報 28：68, 2006
276) 島倉康人ほか：形成外科の治療視診 update, 2010, 形成外科 53：S39, 2010
277) 新富芳尚：形成外科 46：S-52, 2003
278) 瀬崎晃一郎ほか：形成外科 46：S-43, 2003
279) Shim WKT：Am J Surg 116：896, 1969
280) 島倉康人ほか：形成外科 53：S-39, 39, 2010
281) Smith WC：Dis Colon Rectum 11：323, 1958
282) 福島一考ほか：形外 40：349, 1997
283) Soederman M et al：J Plast S urg Hand Surg 50：315, 2016
284) 曽我茂義：PEPARS 73：1, 2013
285) 征矢野進一：形成外科 56：S-96, 102, 2013
286) Stato K et al：Arch Dermatol 129：35, 1993
287) Stout AP：Am J Cancer 24：751, 1935
288) Sturge WA：Trans Clin Soc Lond 12：162, 1879
289) Suen JY et al：Arch Otolaryngol Head Neck Surg 115：1329, 1989
290) 菅谷　誠ほか：日皮会誌 122：1513, 2012
291) 杉田直哉ほか：日形会誌 25：403, 2005
292) 鈴木　隆：あざの疫学, QOL のためのあざの診断と治療, 平山峻編, 文光堂, 1994
293) Sweldlow AJ et al：J Am Acad Dermatol 32：595, 1995
294) 高橋元一郎ほか：梶原康正編, 血管腫・血管奇形の診断と治療のストラテジー, p89, 先端医学社, p12, 2004
295) 竹内かおりほか：日美外報 27：77, 2005
296) 竹内正樹：形成外科 53：S-44, 2010
297) 多久嶋亮彦：形成外科 46：S-37, 2003
298) 玉井求宣ほか：日形会誌 25：30, 2005
299) 玉井求宣ほか：形成外科 49：693, 2006
300) 田邊　毅：日形会誌 35：156, 2015
301) 種村　篤：日本医師会, 144：534, 2015
302) 鄭　聖統：形成外科 57：1125, 2014
303) 寺内雅美ほか：形成外科 41：813, 1998
304) 寺内雅美ほか：日形会誌 20：50, 2000
305) Thomas DJ：PRS 112：57, 2003
306) 戸田　浄：化粧技術者と医学者のための皮膚科学, 文光堂, 1999
307) 戸川八英：PEPARS 100：53, 2015
308) 徳山英二郎ほか：形成外科 53：S-33, 2010
309) 利根川守ほか：日形会誌 19：226, 1999
310) 利根川守ほか：形外 41：837, 1998
311) 土佐真美子ほか：日形会誌 21：656, 2001
312) 戸佐真弓：形成外科 50：5, 2007）
313) 坪内利江子：PEPARS 62：54, 2012
314) 辻田美樹ほか：日形会誌 17：174, 1997
315) 塚田貞夫編著：最新形成再建外科, 医歯薬出版, 1998

316）月山直人ほか：日形会誌 **27**：303,2007）
317）堤田　新ほか：形成外科 **44**：S-181. 2001
318）堤田　新ほか：形成外科 **46**：S-65, 2003
319）堤田　新ほか：日形会誌 **24**：483, 2004
320）堤田　新ほか：日形会誌 **25**：175, 2005
321）堤田　新ほか：形成外科 **55**：719, 2012
322）上野賢一ほか：西日皮膚 **46**：931, 1984
323）上野賢一，皮膚科学，金芳堂，2002，東京
324）宇井啓人：日形会誌 **20**：423, 2000
325）梅田　整ほか：日形会誌 **23**：550, 2003
326）漆原克之ほか：日形会誌 **18**：552, 1998
327）Ueda K et al：Br J Dermatol **142**：77, 2000
328）上田美幸ほか：形成外科 **58**：1265, 2015
329）Ushijima M et al：Cancer **57**：875, 1986
330）Verne CL et al：PRS **58**：1976
331）Verocay (1910)：上野健一：皮膚科学第7版，2002 より
332）Vikkula M,t al：Cell **87**：1181, 1996
333）Virchow R：Krankh Gesch **3**：306, 1863
334）Virchow R：Angiome In；Die Krankhaften Geschwulste.
　　　Vol-3：p306-425, August Hirschwald, Berlin, 1863
335）Wagner JD et al：老い **112**：486, 2003
336）脇田進一ほか：形成外科 **44**：657, 2001
337）渡邊彰二：PEPARS **32**：23, 2009
338）渡邊彰二：PEPARS **102**：編集, 2015
339）Watt AJ et al：PRS **113**：1968, 2004
340）Weber FP：J Neurol Psychopthol **3**：134, 1922
341）Weiss SW et al：Enzinger & Weiss's Soft Tissue Tumors
　　　(4th ed.)：p7, p535, Mosby Inc, St. Louis, 2001
342）Wilhelmi BJ et al：PRS **103**：1864, 1999
343）柳下幹生他：日形会誌 **35**：210, 2015
344）八巻　隆ほか：形成外科 **44**：647, 2001
345）八巻　隆ほか：形成外科 **44**：S-271, 2001
346）八巻　隆ほか：形成外科 **49**：25, 2006
347）山崎直也：臨外 **55**：323, 2000

348）山本有平ほか編：形成外科医に必要な皮膚腫瘍の診断と治療，
　　　文光堂，2009
349）山下理恵他：PEPARS **110**：1, 2016
350）山下理恵他：PEPARS **111**：17, 2016
351）寄藤和彦：personal communication, 2004
352）吉村浩太郎ほか：形成外科 **42**：297, 1999
353）吉村浩太郎：形成外科 **58**：23, 2015
354）吉村浩太郎：PEPARS
355）Young AE：Vascular Birthmarks Hemangiomas and
　　　Malformations (1st ed)：p246-274, W B Saunders,
　　　Philadelphia, 1988
356）山下　健ほか：形成外科 **49**：449, 2006
357）安田　浩：PEPARS **21**：64, 2008
358）安田　浩ほか：形成外科 **58**：13, 2015
359）安田路規他：日形会誌 **35**：381, 2015
360）横井克憲：形成外科 **53**：S-40, 40, 2010
361）横尾和久他：形成外科 **52**：1201, 2009
362）横尾和久ほか：PEPARS **111**：11, 2016
363）横山明子ほか：日形会誌 **26**：169, 2006
364）若杉正司ほか：臨床皮膚科 **57**：70, 2003
365）渡邊彰二ほか：日形会誌 **19**：8, 1999.
366）渡邊彰二ほか：日形会誌 **22**：93, 2002.
367）渡邊彰二ほか：形成外科 **55**：1189, 2012
368）渡辺晋一：形成外科 **57**：1085,2014
369）Weber FP：Brit J Derm **19**：231,1907.
370）Wegener G：Arch Klin Chir **20**：641 **1877**.
371）Weiss SW et al：Cancer **6**：2250, 1998
372）Weiss AH：Am J Ophthalmol **107**：518, 1989.
373）Weiss SW et al：Enzinger and Weiss's Soft Tissue
　　　Tumors (4th ed)：7-8, Mosby Inc, St. Louis, 2001
374）Weiss SW et al：Enzinger and Weiss's Soft Tissue
　　　Tumors (5th ed)：371-402, Mosby Inc, Philadelphia, 2008
375）Workman ML et al：Ann PS **28**：381, 1992

索 引

A

A&H フリーハンドダーマトーム　261
aberrant mongolian spot　480
ablative fractional laser（AFL）　206
absorbable suture　42
accessory breasts　475
accessory ear　475
accessory tragus　480
acne scar　145
acne vulgaris　489
acquired dermal melanocytosis　208, 479, 485
acquired digital fibrokeratoma　450
acquired lymphangioma　472
acral lentigenous melanoma（ALM）　444
actinic keratosis　172, 434
active drainage　69
acute stress disorder　110
adiposofascial flap　311
advancement flap　249
aging note　167
aging odor　58, 167
aging skin　169
air bag injury　85
albinism　483
albino　483
allogeneic bone graft　391
allogeneic cartilage graft　396
allogeneic fascial graft　363
allograft　255
alternate strip method　278
ambulatory anesthesia　28
amnion　284
amputation injury　77
amyloidosis　454
anastomotic flap　289, 306
anesthesia for plastic surgery　19
angioblastoma　468
angiokeratoma　468
angioma senile　468
angiosarcoma　452
anterior tibial flap　341
anterolateral thigh flap　334
anteromedial thigh flap　334
antioxidant　58
apocrine nevus　475
Argon laser　199
arm rest　398
arterial cutaneous flap　305

arterial racemous angioma　466
arterio-venous malformation（AVM）　466, 467
articular injury　77
artificial bone　417
artificial bone graft　391
artificial dressing materials　103
artificial nail attachment　383
ascorbic acid　58
atelocllagen　412
atheroma　433
atraumatic needle　40
autograft　257
autologous skin grafting　103

B

back ground sheat　399
basal cell carcinoma（epithelioma）（BCC or BCE）　439
basal cell nevus syndrome　482
basalioma　439
Becker nevus　210, 475
benign epidermal tumors　432
benign lymphangioma　472
Beschitin-W ™　284
bFGF 製剤　102
bilobed flap　249
biological debridement　68
biological dressing materials　103
biological skin　282
bleacher　57
bleomycin　460
Bloch-Sulzberger syndrome　483
blue nevus　478
blue rubber-bleb nevus syndrome　482
bone grafting　385, 390
bone injury　76
bone wax hemostasis　46
borderline personality disorder　17
botryomykose　215, 468
botulinum toxin therapy　173, 224
Bournexille-Pringle 病　480
bovine collagen　412
Bowen 病　435
bridge flap　311
Brooke 方式　91
bruised wound　70
buried suture　48
buried suture method　50
burn　85

520　索　引

burn index　87

C

calcifying epithelioma　441
callosity　493
callus　493
calvarial bone flap　314
capillary hemangioma　461
capillary malformation　461
Carbon dioxide laser　199
carbon dioxide（snow）　183
carcinoma cutis　436
carcinoma in situ　435
cartilage graft　392, 396
cast model　31
cataract　114
cautery therapy　173
cavernous hemangioma　214, 463
caverunous lymphangioma　472
central venous pressure（CVP）　92
chalazion　494
chemical burn　86, 116
chemical peeling　173, 186
chemosurgery　173, 186
chilblain　111
chitin membrane　284
chloasma　172, 483
chondroid syringoma　443
chronological aging　169
cirsoid aneurysm　467
cirsoid angioma　466
clamping hemostasis　46
clavus　493
cleansing　66
cleansing test　68
clear cell acanthoma　434
closed injury　65
Cl 測定　94
cold injury　111
collagen wound dressing（CAS）　284
combination flap　252, 310
combined graft　278
combined or compound flap　304
comedo nevus　474
comedo senilis　172
common wart　493
composite graft　277
composite Z-plasty　242
compound flap　305
condyloma acuminatum　493
congenital vitiligo　487
connected flap　310
connective tissue nevus　480
contact burn　85
contiguous flap　249
continuous intradermal suture　48

continuous mattress suture　48
continuous multiple Z-plasties　241
continuous suture　48
continuous wave oscillation type　197
contour line　43
contracted scar　146
contused wound　70
corpuscular radiation　119
cosmetic method　55
cosmetic tattoo　174, 212, 489
cosmetics　56
cosmetology　55
cryosurgery　173, 182
CT（computed tomography）　431
cultured epithelial grafting　278
Curling's ulcer　94
curve　39
cutis　165
cutis marmorata telangiectatica congenital　482
cylindoma　443
cystic hygroma　472

D

Davis 法　273
day surgery　28
debridement　67
decubitus　122
deep circumflex iliac flap　333
deep wrinkle　171
Defocused beam 法　196
delayed skin graft　269
delayed tanning　170
deltoid flap　330
denuded flap　304
depigmentation　109
depilation　216
depressed scar　144
dermabrasion　173
dermal fat flap transplantation　351
dermal fat grafting　350
dermal melanocytosis　209
dermal overgrafting　272
dermal planning　173
dermatitis　494
dermatofibroma　450
dermatofibrosarcoma protuberans　450
dermis　165
dermis grafting　349
dermoid cyst　433
dermostitch method　47
desflurane　21
DESIGN 分類　123
desmoid-type fibromatosis　450
diagnosis of lymph node metastasis　432
disseminated intravascular coagulation（DIC）　105
distant flap　296

dog ear の修正　229
dorsal metatarsal flap　344
dorsalis pedis flap　344
drainage　69
dressing change　52
dressing change of donor site　270
dressing change of receipient site　270
dressing materials　103
drooping　171
dry ice therapy　183
Dufourmentel 皮弁　249
Dye laser　201
dyschromia　483
dysplastic nevus（DN）　478

E

eccrine gland carcinoma　443
eccrine hidrocystoma　443
eccrine nevus　475
eccrine poroma　443
eccrine spiradenoma　443
eczema　494
electric dermatome　265
electrical burn　86, 113
electrical coagulation hemostasis　46
electro-magnetic radiation　119
electrocoagulation　181
electrodesiccation　181
electrosection　182
electrosurgery　173, 180
enchondroma　453
endoscopic surgery　53
enzymatic debridement　67
ephelides　172, 483
epidermal appendage tumors　441
epidermal cyst　433
epidermal inclusion cyst　433
epidermal nevus　474
epidermal tumors　432
epidermis　165
epidermoid cyst　433
epilation　216, 380
epithelialization phase　62
epithelioid sarcoma　451
epithesis　409, 410, 421
Er:YAG レーザー　205
Er:YSGG レーザー　205
Evans 方式　91
evidence　96
exostosis subungualis　453
explosion burn　85
extended axial pattern flap　309
external continuous suture　48
external skin expansion　239
extra-ocular sebaceous caecinoma　442
extradermal relaxation method　50

extravasation injury　118
exudative phase　61
eye needle　40
eyeless needle　40

F

facial rejuvenation　188
fascial flap transplantation　363
fascial grafting　362
fasciocutaneous flap　306
fasciocutaneous vascular system　292
fat flap transplantation　356
fat grafting　351
fat injection or lipo-injection technique　353
fentanyl　22
fibrin film　284
fibroma molle　449
fibroplastic phase　62
fibrosarcoma　450
fibrous histiocytoma　450
fibrous papule of the nose　442
filler　410
filler therapy　173
finger tip plasty　383
flame burn　85
flap transposition　286
flash burn　85
flat needle　40
flat scar　145
flat warts　493
Focused beam 焼灼　196
Focused beam 切開　196
follicle nevus　474
follicular cyst　442
follicular poroma　442
forceps　38
forearm flap　330
foreign body deposition　489
foreign body granuloma　493
Fournier's gangrene　77
free dermal fat graft　350
free fat graft　352
free flap　289, 306
free mucosal graft　365
free muscle graft　359
free nail grafting　383
free nerve graft　369
free skin grafting　257
free tendon graft　376
freezing anesthesia　176
friction burn　86
frostbite　111

G

Galveston 方式（Schriner 方式）　91
Gardner 症候群　482

gas gangrene 77
gel prosthesis 416
genetic factors 424
genu flap 339
giant cell tumor of tendon sheath 450
glomus tumor（glomandioma） 468
gluteal thigh flap 337
gluteus maximus,musculocutaneous flap 333
glycolic acid 188
gracilis flap 338
granular cell tumor 452
granulation phase 62
granuloma teleangiectaticum 468
guest passenger injuries 84

H

haemangioma 452
hair follicle 165
hair grafting 379
hair nevus 474
Hb 測定 94
heat press injury 109
hemangioma 461
hemangioma simplex 461
hemostasis 45
hemostasis phase 61
hemostates 39
heterotopic Mongolian spot 212
high altitude frostbite 111
high pressure injection injury 118
high reactive level laser therapy（HLLT） 198
hinge flap 289
hirsutism 110, 380
hordeolum 494
horizontal mattress suture 47
hospital care 89
hot-water bottle burn 109
Ht 測定 94
human skin equivalents 285
hydroquinone 57
hydrotherapy 102
hypertrichosis 380
hypertrophic scar 110, 145
hypodermis 167
hypothermia 112

I

immersion foot 111
implant 410
implant material 410
In-Transit 転移 449
incision line 43
incontinentia pigmenti 483
infantile hemangioma 461
inflammation phase 61
infraorbital ring-shaped melanosis 209

ingrown nail 217
inhalation burn 85, 108
injectable prosthesis 411
inspection test 68
instrument tie 47
intense pulsed light（IPL） 219
interpolation flap 289
interrupted suture 46
intrinsic aging 169
inverted follicular keratosis 442
iontophoresis 176
island flap 306
island flap method 252
island nerve graft 法 371
isoflurane 21
isograft 255

J

Jessner 液 191
joint graft 408
JSW Scar Scale 141
juvenile melanoma 478
juvenile xanthogranuloma 450

K

Kabuki make-up syndrome 483
Kaposi's sarcoma（KS） 453
Kasabach-Merritt 症候群 463
keloid 110, 145, 150, 450
keratoacanthoma 442
keratoma senile 434
keratosis 493
ketamine 22
Klippel-Trenaunay syndrome（KTS） 482
Klippel-Weber syndrome（KWS） 482
knife 38
knot tensile strength 41
knotted suture 46
kojic acid 58
Kraissl line 43
K 測定 94

L

laminated grafting 272
Langer's line 43
laser diode（LD） 207
laser peeling 173
laser surgery 173
laser therapy 193
laser toning 204
lateral calcaneal flap 344
lateral thigh flap 337
lateral upperarm flap 329
leg flap 340
leiomyosarcoma 451
lentigo maligna melanoma（LMM） 444

lentigo senilis 485
leucoderma senile 489
leukemia 472
leukemia cutis 453
leukoplakia 435
ligature hemostasis 45
light therapy 173
lightning injury 116
Limberg 皮弁 249
linear scar 147
lining flap 304
lipid metabolic abnormality 454
lipoma 452
liposarcoma 451, 452
liquid nitrogen therapy 185
long pulsed Nd:YAG レーザー 204
low level laser therapy（LLLT） 198
lymphangiectasis 472
lymphangioma 452, 470
lymphangioma circumscriptum 472
lymphangioma cystoides 472
lymphatic malformation 470
lymphatic vessel graft 407
lymphoma 472

M

Maffucci's syndrome 482
Maggot 療法 68
magnifying glass 398
malformation 423
malignant fibrous histiocytoma（MFH） 450
malignant lymphangioma 472
malignant lymphoma 453
malignant peripheral nerve shwath tumor 452
malignant schwannoma 452
mastocytoma 453
matrix formation phase 62
mattress suture 47
maturation phase 63
medial pedis flap 344
medial thigh flap 337
medial upperarm flap 329
medical quick absorber 399
medical silicone materials 417
melasma 172, 483
Merkel 細胞癌（MCC） 440
mesenchymal tumors 449
mesh skin grafting 274
metabolic abnormality 454
metastatic carcinoma of the skin 443
micro-forceps 398
micro-scissors 398
microabrasion 175, 178
Microbeam 法 197
microscopic debridement 67
microskin abrasion 178

microskin graft 278
microsurgery 397
microvascular clip or clamp 398
midazolam 22
milium 433
mirmecia warts 493
mixed tumor of the skin 443
moderate temperature burn 109
molluscum contagiosum 493
Monafo 方式 91
mongolian spot 480
Morbus Bowen 435
morbus Pringle 480
morbus Rendu-Osler 482
mosquitos 39
MRSA 対策 70
mucosal flap tansplantation 365
multiple partial excision 232
muscle flap 307
muscle flap transplantation 359
musculocutaneous flap 307

N

naevus 474
naevus anaemicus 480
naevus caeruleus 478
naevus cartilagines 480
naevus elasticus 480
naevus lipomatodes cutaneus superficialis 480
naevus pigmentosus 210
nail 167
nasocomical infection 70
natural sutures 42
Na 測定 94
Nd:YAG レーザー 204
necrotizing fasciitis 77
needle root 40
needle section 39
needle tip 39
needle-holders 38
negative pressure wound therapy（NPWT） 128
neighboring flap 296
nerve suture 370
neurilemmoma 452
neuroadipsofascial pedicled flap（NAF flap） 311
neurocutaneous melanosis 482
neurofibromatosis 452, 481
neurofibrosarcoma 452
neuroskin flap 311
nevocellular nevus 476
nevus 474
nevus acneiformis 474
nevus cell nevus 210, 476
nevus flammeus 461
nevus of Ota 208, 478
nevus of Spitz 478

nevus spilus　172, 210
nevus spilus tardus　475
nevus telangiectaticum　461
nodular fasciitis　450
nodular melanoma（NM）　444
nodular tenosynovitis　450
non-ablative fractional laser（NAFL）　206
non-absorbable sutures　42

O

occipital artery flap　315
oil granuloma　493
open injury　66
open technique　269
open treatment suture　232
osmotic expander method　239
osteocutaneous flap　307
osteoma　453
Otas's nevus　172

P

Paget 病　436
painful scar　146
painless scar　146
papillary layer　165
paraumbilical flap　326
Parkes–Weber syndrome（PWS）　482
Parkland 方式（Baxter 方式）　91
passive drainage　69
patch grafting　273
pathological or traumatic dimple　145
Patient and Observer Scar Assessment Scale（POSAS）　141
pedicled fat graft　311
pedicled nail grafting　383
pedicled nerve graft　369, 371
pedicled skin graft　286
pedicled tendon transplantation　375
peeling　57
pentazocine　22
perforator flap　307
peripheral vascular system　292
permanent prosthesis　410
Peutz-Jeghers syndrome　482
phacomatosis　474
phacomatosis pigmentovascularis　482
phenol　188
photo-aging　169
photo-carcinogenesis　170
photo-chemical effects　193
photo-ionization　196
photoaging　170
photothermal effects　196
pigmentation　109, 171
pigmentation after skin grafting　212
pilomatricoma　441
pilomatrixoma　441

pilosebaceous system disease　489
pin prick test　68
pinch grafting　273
pitted scar　145
plantar muscle（musculocutaneous）flap　346
plasma thrombin hemostasis　46
platysma flap　315
polyglycoric acid　416
popliteo-posterior genu flap　339
poroma folliculare　442
port wine stain　214
port wine stain nevus　461
post-inflammatory hyper-pigmentation（PHI）　489
postage stamp grafting　273
postburn rehabilitation　110
posterior thigh flap　337
posterior tibial flap　342
Potassium-titanyl-phosphate laser（KTP レーザー）　205
Poulard 法　232
precancerous tumors　434
predeposited autologous blood transfusion　34
predictive medicine　17
prefabricated flap　309
prehospital care　89
pressure hemostasis　46
pressure sore　122
pressure ulcer　122
Pringle 病　480
prognostic burn index（PBI）　87
proliferative phase　62
proliferative trichilemmal tumor　442
propofol　21
pudendo-femoral flap　328
pulmonary capillary wedge pressure（PCWP）　92
pulsed wave oscillation type　197
purpura　495
pyogenic granuloma　468

Q

Q スイッチ Nd:YAG レーザー　204, 212
Q スイッチアレキサンドライトレーザー　203, 212
Q スイッチルビーレーザー　201, 212

R

radial recurrent flap（reversed lateral arm flap）　330
radiation dermatitis　435
radiation therapy　157
radiational injury　119
radio-frequency therapy（RF）　173, 223
random pattern flap　292
rectus abdominis musculocutaneous flap（RAM flap）　323
rectus femoris muscle flap　338
rejuvenation　171
relaxation line　43
relaxation suture　50
relaxed skin tension line（RSTL）　43

remifentanil 22
remodeling phase 63
resurfacing 217
reticular layer 165
retinoic acid 57
revascularization phase 258
Reverdin 法 273
reversed flap 310
rhabdomyosarcoma 451
rhinophyma 492
rotation flap 252, 289
round needle 40
Rubby laser 200
running suture 48

S

S-shaped Z-plasty 242
sandpaper 法 175
saphenous flap 338
sartorius musculocutaneous flap 338
scald burn 85
scalpel 38
scar 141, 217
scar contraction 110, 141
scared skin grafting 275
schwanoma 452
scissors 38
seat belt injury 85
sebaceous carcinoma of the eyelids 442
sebaceous holocrine gland 166
sebaceous nevus 475
seborrhoeic keratosis 172, 432
secondary xanthomatosis 454
Seddon の分類 73
self-inflicted scar 148
senile freckle 485
senile keratosis 434
senile lentigines 485
senile lentigo 171
senile pigment freckle 208
senile verruca 432
sensory flap 307
serial excision 232
serum imbibition phase 258
sevoflurane 21
sexually transmitted disease (STD) 495
shading 171
shallow wrinkle 171
shaped horizontal intradermal suture 48
silver sulfadiazine cream （シルバジン silvadene） 102
simple excision and suture 229
simple hemangioma 214
simple loop suture 46
simple reefing 229
simulation surgery 30
single intradermal suture 48

skeletal deformity 110
skin abrasion 173
skin cancer 110, 436
skin color tone 167
skin function 167
skin hook 39
skin incision 44
skin injury 70
skin moisturizing 57
skin substitute 282, 285
skin suture method 50
skin tear 66
skin texture 174
skin thickness 167
sliding flap 法 252
smoke inhalation 108
smooth scar 145
soft fibroma 449
solar lentigo 208
solid prosthesis 416
solitary neurofibroma 452
spatula needle 40
special skin grafting 272
split eye needle 40
spring-handled needle holder 398
squamous cell carcinoma (SCC) 437
steel burr 法 175
steering post injuries 84
sternocleidomastoid muscle flap 315
strain 70
strawberry hemangioma or mark 214
strawberry mark 461
stretch scar 148
stria cutis 148
Sturge-Weber 症候群 481
subcutaneous depressed scar 66, 145
subcutaneous pedicle flap method 252
subcutaneous pedicled flap 304
subcutaneous scar groove 145
subcutaneous tissue 167
submental island flap 315
subucutaneous dermoid cyst 433
sunburn 169
Sunderland の神経損傷の分類 74
sunscreen 170
sunshade 171
suntan 170
super thin flap 310
superficial circumflex iliac artery perforator flap (SCIP) 327
superficial lymphangioma 472
superficial spreading melanoma (SSM) 444
superior lateral genu flap 339
superior medial genu flap 339
sural fasciocutaneous flap 342
surgical debridement 67
surgical tape 43

526　索　引

suture ligature hemostasis　45
suture mark　147
suture materials　41
suture removal　52
sweat（eccrine and apocrine）gland　166
switch back 式貯血法　34
synthetic sutures　42
syringoma　443

T

taper point needle　40
tatoo　489
telangiectasis　172, 215
temporal muscle flap　313
temporary prosthesis　410
temporoparietal fascial flap　313
tensor fascia lata musculocutaneous flap　337
therapeutic tattooing　173, 185
thermoregulation dysfunction　110
thiamylal　21
thigh flap　334
thin flap　310
thiopental　21
three-point suture　48
tissue expanded flap　310
tissue expansion method　233
toe flap　345
tourniquet test　68
toxic shock syndrome（TSS）　79
tracheotomy　64
traffic accident trauma　83
transitional prosthesis　410
transposed flap　249, 289
transtracheal puncture　64
trap door scar or deformity　147
traumatic dimple　66
traumatic epidermal cyst　433
traumatic injury　65
traumatic neuroma　452
traumatic tattoo　212, 489
trench foot　111
tretinoin　57
Triamcinolone acetonide　154
triangular needle　39
trichilemmal cyst　442
trichilemmoma　442
trichloracetic acid（TCA）　188
trichoblastoma　442
trichoepithelioma papulosum multiplex　441
trichofolliculoma　441
tropical or surface anesthesia　176
tubed flap　297
tuberculus cutis　495
tuberous sclerosis　480
tufted angioma　468
tumescent local anesthesia　26
twisting hemostasis　46

tylosis　493

U

ulcus rodens　439
ulnar recurrent flap（reversed medial arm flap）　329
ultrasonic therapy　173, 221
undermining　44
undifferent pleomorphic sarcoma　450
uneven scar　146
Unna 母斑　461
urticaria pigmentosa　453

V

varicosity　216
varix　216, 474
vascular grafting　397
vascular malformation　212
vascular reorganization phase　259
venoadiposofascial pedicled flap（VAF flap）　311
venous flap　307
venous malformation-VM　464
verruca plantaris　493
verruca senilis　172, 432
verruca vulgaris　493
verrucae planae juveniles　493
vertical mattress suture　48
vitiligo　487
vitiligo vulgaris　487
von Hippel-Lindau 症候群　481
von Recklinghausen 病　480

W

windchill　111
wire brush 法　175
wound bed preparation　126, 128
wrap around flap　345
wrinkle　171
wrinkle line　43
W形成術　246

X

xanthoma dissemination　450
xanthoma palpebrarum　454
xanthomatosis　454
xenogeneic bone graft　391
xenogeneic cartilage graft　396
xenogeneic fascial graft　363
xenograft　255

Y

YAG レーザー　204

Z

Zyderm®　412
zygomatic-orbital forehead artery flap　314
Zyplast®　412
Z 形成術　239

あ

アイソトープ治療　119, 157
あかから顔　172
悪性 Schwann 細胞腫　452
悪性黒子型黒色腫　444
悪性線維性組織球腫　450
悪性末梢神経鞘腫瘍　452
悪性リンパ管腫　472
アクリルスカルプチャーネイル　383
アスコルビン酸　58
アスコルビン酸リン酸化エステル　58
圧挫熱傷　109
圧挫法　46
圧迫固定　51
圧迫止血法　46
アテロコラーゲン　412
アポクリン汗器官起原性　443
アポクリン腺　166
アポクリン母斑　475
アミロイドーシス　454
アルカリ傷　117
アルゴンレーザー　199
アレキサンドライトレーザー　203

い

イオントホレーゼ法　176
異形成　423
異形成母斑　478
異種骨移植　391
異種植皮　255, 283
異種軟骨移植　396
異所性蒙古斑　212, 480
イソジン液　102
イソフルラン　21
苺状血管腫　214, 461
遺伝因子　424
遺伝相談　428
異物沈着症　489
異物肉芽腫　493
医用急速吸収紙　399
医療訴訟　17
陰圧療法　128
インテグラ Integra®　286
インフォームド・コンセント（同意と説明）　218
陰部大腿内側皮弁　328
陰毛移植　380

う

牛コラーゲン　412
内ばり植皮術　276
裏打ち皮弁　304
運転者損傷　84

え

エアバッグ損傷　85
永久的プロテーゼ　410
液状プロテーゼ　411
液状保存法　34
液体窒素凍結療法　158
エクリンらせん腫　443
エクリン汗孔腫　443
エクリン汗腺癌　443
エクリン汗嚢腫　443
エクリン腺　166
エクリン母斑　475
壊死組織除去　100
壊疽性筋膜炎　77
エピテーゼ　421
エレクトロンボルト　119
遠隔皮弁　296
炎症期　61
炎症性色素沈着　489
円柱腫　443

お

黄色腫症　454
横転皮弁　289
凹凸瘢痕　146
横紋筋肉腫　451
大じわ　171
太田母斑　172, 208, 478
オスラー病　482
オトガイ下島状皮弁　315

か

カーリング潰瘍　94
外陰部熱傷　106
回収式自己血輸血法　34
外傷性えくぼ　66
外傷性刺青　212, 489
外傷性神経腫　452
外傷性表皮嚢腫　433
外側上果皮弁　341
外側上膝皮弁　339
外側上腕皮弁　329
外側前腕皮弁　332
外側大腿皮神経　371
外側大腿皮弁　337
介達皮弁　289
回転皮弁　289, 295
回復期　89
外腹斜筋皮弁　327
開放性損傷　66
海綿状血管腫　214, 463
海綿状リンパ管腫　472
外毛根鞘腫　442
外用療法　101
火炎状母斑　461
火焰熱傷　85
化学外科療法　173, 186
化学傷　116
角化異常症　495
角化症　493
拡大筋皮弁　362

拡大眼鏡 398
拡大有軸皮弁 309
角針（かくばり） 39
重ね植皮法 272
重ねばり植皮法 272, 276
下肢静脈瘤 216
ガス壊疽 77
ガス麻酔薬 21
化繊衣服引火 85
下腿筋膜皮弁 343
下腿皮弁 340
カットグット 416
過熱液体 85
過熱物体 85
化膿性毛細血管拡張性肉芽腫 468
歌舞伎メーキャップ症候群 483
下部僧帽筋皮弁 321
カポジ肉腫 453
顆粒細胞腫 452
加齢臭 58, 167
陥凹瘢痕 144
汗管腫 443
眼球保護 218
眼瞼黄色腫 454
眼瞼外脂腺癌 442
眼瞼脂腺癌 442
環状染色体 424
管状皮弁 297
関節移植 408
関節損傷 77
汗腺 166
感染期 89
癌前駆症 434
陥入爪 217
肝斑 172, 174, 210, 483
含皮下血管網全層植皮術 278
癌皮膚転移 443
顔面熱傷 106
顔面の赤み 209
顔面若返り法 188
顔毛（髭，鬚，髯）の移植 380
間葉系腫瘍 449
間葉細胞系母斑 480

き

気管切開法 64
気管穿刺法 64
希釈式自己血輸血法 33
異種筋膜移植 363
キシロカイン 25
キチン膜 284
切手状植皮術 273
基底細胞癌 439
基底細胞母斑症候群 482
気道確保 64
気道熱傷 85, 108
揮発性麻酔薬 21

きめ（肌理） 174
逆行性皮弁 310
吸収性縫合糸 42
急性皮膚障害 169
境界型人格障害 17
胸骨付き大胸筋皮弁 316
胸鎖乳突筋皮弁 315
胸部有軸皮弁 315
局所脂質代謝異常症 454
巨大皮弁 297
切り張り植皮術 273
菌血症 103
筋骨格系変形 110
筋皮弁 307
筋弁 307, 342
近傍雷撃症 116
筋膜移植術 362
筋膜脂肪弁 311
筋膜皮膚血管系 292

く

くすみ 171
グリコール酸 188
グリコール酸ピーリング 191
クリッペル・ウエーバー症候群 482
クリッペル・トレノーニー症候群 482
くり抜き法 161, 232
グレイ 119
グロムス腫瘍 468
毛 165

け

鶏眼 493
蛍光検査 432
脛骨 388
形成外科学の定義 15
形成外科学の理念 14
形成外科の歴史 3
形態異常 423
外科的郭清術 67
化粧性刺青 489
化粧品 56
化粧法 55
ケタミン 22
血圧測定 92
血管 114
血管移植術 397
血管拡張性肉芽腫 215
血管芽細胞腫 468
血管採取法 397
血管撮影 432
血管腫 452
血管性病変 212
血管漏出性薬症 118
結合織母斑 480
血行新生皮弁 309
血腫 139

血小板血漿注入法　415
血清浸染期　258
結節型黒色腫　444
結節性筋膜炎　450
結節性腱滑膜炎　450
結節性硬化症　480
ケラトアカントーマ　442
ゲル状プロテーゼ　416
ケロイド　110, 145, 150, 450
ケロイド内Z形成術　161
腱移植　375
限局性リンパ管　472
肩甲骨皮弁　322
肩甲皮弁　322
肩甲部皮弁　322
腱鞘巨細胞腫　450
ゲンタマイシンクリーム　102
減張縫合法　50
顕微鏡的郭清術　67

こ

高圧注入損傷　118
光化学作用　193
広頸筋皮弁　315
後脛骨皮弁　342
後骨間動脈皮弁　332
高山凍傷　111
高周波療法　173, 223
後上膝皮弁　339
口唇色素斑　212
コウジ酸　58
合成糸　42
光線角化症　434
光線療法　173
膠着法　46
交通外傷　83
後天性色素異常症　483
後天性指被角線維腫　450
後天性真皮メラノサイトーシス　208, 479, 485
後天性リンパ管腫　472
後頭動脈皮弁　315
光熱作用　196
広背筋皮弁　317
光発癌　170
高反応レベルレーザー治療　198
後部大腿皮弁　337
硬膜外麻酔　26
光老化　169, 170
呼吸障害　114
小じわ　171
骨移植術　385, 390
骨腫　453
骨髄炎　136
骨損傷　76
骨軟骨性腫瘍　453
骨皮弁　307
骨蝋法　46

固形状プロテーゼ　416
コラーゲン　412
コラーゲン膜　284
混合植皮術　278
混合皮弁　304

さ

サージカルテープ　43
サーモグラフィー　432
採取血管　397
再生骨　390
細切軟骨片移植　396
削皮術　173
削皮的レーザーフラクショナルレーザー　206
鎖骨上部皮弁　316
挫傷　70
痤瘡瘢痕　145
痤瘡様母斑　474
サリチル酸　190
サリチル酸エタノール　190
サリチル酸ピーリング　192
サリチル酸マクロゴール　191
三塩化酢酸　188
三角筋胸部皮弁　316
三角筋皮弁　330
三角弁状伸展皮弁　294
塹壕足　111
サンシェイド剤　171
三色素療法　102
三次元実体模型　32
サンスクリーン剤　170
酸性傷　116
三点縫合法　48
霰粒腫　494

し

シートベルト損傷　85
シーベルト　119
紫外線予防　170
耳介軟骨　394
四角弁状伸展皮弁　294
自家植皮　257
自家培養真皮　281
自家培養皮膚　279
自家複合型培養皮膚　282
色素異常症　483
色素血管母斑症　482
色素失調症　483
色素性蕁麻疹　453
色素性母斑　210
色素脱失　109
色素沈着　109, 171, 180
色素レーザー　201
軸皮弁　295
自己血輸血法　32
脂質代謝異常症　454
自傷瘢痕　148

持針器　38
持針器縫合法　47
刺青　174, 489
脂腺　272
自然糸　42
脂腺母斑　475
湿疹　494
湿布療法　102
紫斑病　495
脂肪移植　351, 414
脂肪吸引採取　353
脂肪筋膜弁　344
脂肪腫　452
脂肪注入法　353, 354, 415
脂肪肉腫　451, 452
シミ　171
尺側反回皮弁　329
若年性黄色肉芽腫　450
若年性黒色腫　478
雀卵斑　172, 174, 483
重症熱傷　256
獣皮母斑　212
酒皶　172
手部熱傷　107
消化器系障害　114
硝酸銀湿布　102
硝子圧法　430
小趾外転筋弁　346
常染色体優性遺伝病　424
常染色体劣性遺伝病　424
上皮細胞系母斑　474
上皮性腫瘍　532
静脈奇形　464
静脈脂肪筋膜弁　311
静脈内局所麻酔法　26
静脈皮弁　307
静脈麻酔法　21
静脈瘤　474
褥瘡　122
植皮術　103
植毛術　379
ショック期　88
ショック離脱期　89, 96
シリコン　416
シリコンシート貼布法　156
シリコン液　411
シリコン系合成樹脂　417
脂漏性角化症　172, 432
深下腹壁動脈穿通枝皮弁　326
真菌性皮膚疾患　495
神経移植　368, 371
神経櫛起原細胞系母斑　475
神経脂肪筋膜弁　311
神経周膜縫合　370
神経鞘腫　452
神経上膜縫合　370
神経線維腫症　452, 481

神経線維肉腫　452
神経皮膚黒皮症　482
神経皮弁　342
神経縫合　370
人工骨　417
人工骨移植　391
人工指尖帽装着　383
人工真皮　285
人工装着物　409
人工代用皮膚　285
人工爪接着法　383
人工爪挿入法　383
人工被覆材　103
人工埋入物　410
浸潤麻酔法　22
腎障害　114
尋常性痤瘡　489
尋常性白斑　487
尋常性疣贅　493
浸水足　111
新鮮熱傷　85
身体醜状恐怖症　17
身体的条件　114
身体表現性障害　17
シンチグラフィー　431
深腸骨回旋動脈（腸骨）皮弁　333
伸張瘢痕　148
伸展皮弁　288, 294
浸透圧皮膚伸展法　239
真皮　165
真皮移植　349
真皮残存潰瘍　106
真皮脂肪移植術　350
真皮上植皮　272
真皮縫合法　47
深部組織露出性潰瘍　106
神経弁法　371

す

垂直マットレス（臥褥）縫合法　48
水平マットレス（臥褥）縫合法　47
頭蓋骨　389
頭蓋骨外板分層採取法　389
頭蓋骨全層採集法　390
頭蓋骨弁　314
スキンティア　66
ストレス障害　110
スピード　84
スピッツ母斑　478

せ

性行為感染症　495
成熟期　63
青色ゴム乳首様母斑症候群　482
青色母斑　478
生体吸収性資材　416
生体代用皮膚　282

生体包帯材　103
青年性扁平疣贅　493
星芒状血管腫　172
整容的刺青　212
脊髄くも膜下麻酔　26
石灰化上皮腫　441
石膏模型　31
鑷子　38
雪状炭酸療法　183
接触性薬傷　116
接触熱傷　85
切断肢　77
接地条件　114
セボフルラン　21
線維性丘疹　442
線維性組織球腫　450
線維肉腫　450
遷延植皮法　269, 277
前鋸筋皮弁　319
前脛骨皮弁　341
尖圭コンジローマ　493
仙骨麻酔　26
指尖形成術　383
線状瘢痕　147
洗浄法　68
染色体異常　424
全身麻酔法　20
センチネルリンパ節生検　447
浅腸骨回旋動脈穿通枝皮弁　327
穿通枝皮弁　307, 317
先天異常　423
先天性血管拡張性大理石様皮斑　482
先天性色素異常症　483
先天性白斑　483, 487
前内側大腿皮弁　334
前腕皮弁　330

そ

創外減張法　50
創外皮膚伸展法　239
創外連続縫合法　48
爪下外骨腫　453
創郭清　67
双茎皮弁　303
創傷　59
創傷被覆材　80, 103
装飾刺青　489
増殖性外毛根鞘腫瘍　442
創洗浄　66
装着用プロテーゼ　410
続発性黄色腫症　454
僧帽筋皮弁　321
創面保護療法　99
足外側皮弁　344
足趾皮弁　345
足底筋腱　377
足底疣贅　493

側頭筋弁　313
側頭筋膜採取法　363
側頭頭頂筋膜弁　313
足内側皮弁　344
足背中足部皮弁　344
足背皮弁　344
鼠径皮弁　327
外ばり植皮法　276
そばかす　172, 483

た

ターニケット法　68
ダーモスコピー　430, 444
大円筋弁　323
体温管理　94
体温調節機能障害　110
大胸筋皮弁　315
大腿筋膜採取法　362
大腿筋膜張筋皮弁　337
大腿直筋弁　338
大腿皮弁　334
代替フロンによる凍傷　112
大臀筋皮弁　333
代用皮膚　282
多血小板血漿注入法　356, 415
脱毛　216, 380
多発褥瘡　136
多毛症　380
多毛性早熟症　110
たるみ　171, 218
炭酸ガスレーザー　199
短趾屈筋弁　347
単純性血管腫　214, 461
単純縫縮術　229
単発性神経線維腫　452

ち

チアミラール　21
チオペンタール　21
遅発性扁平母斑　475
隆起性皮膚線維肉腫　450
中心静脈圧　92
注入用脂肪作成　414
チューメセント法　26
超薄皮弁　310
超音波療法　173, 221
超高圧放射線治療　119
腸骨　387
腸骨皮弁　326
長掌筋腱　376
蝶番皮弁　289
直伸皮弁　294
直達皮弁　288
貯血式自己血輸血法　34
陳旧性熱傷　106

つ

蔓状動脈瘤　467
つまみ取り植皮術　273

て

低温熱傷　109
低体温症　112
テーピングによる皮膚進展法　239
デスフルラン　21
デスモイド型線維腫症　450
テルダーミス　286
電気乾固法　181
電気凝固法　46, 181
電気外科療法　173, 180
電気切開法　182
電撃傷　86, 113
電磁放射線　119
伝染性軟属腫　493
臀大腿皮弁　337
伝達麻酔法　22
電動式ダーマトーム　265

と

凍結療法　173, 182
等高瘢痕　145
同種異系移植　255
同種筋膜移植　363
同種骨移植　391
同種植皮　255, 283
同種真皮移植法　257
同種同系移植　255
同種軟骨移植　396
同種培養真皮　282
同種培養表皮　282
凍傷　111
島状神経移植法　371
島状皮弁　306
動静脈奇形　466, 467
老人性角化症　434
凍瘡　111
動脈性蔓状血管腫　466
動脈皮弁　305
澄明細胞性棘細胞腫　433
頭毛移植　379
特殊熱傷　106
特発性ケロイド　151
トラニラスト　52, 155
ドラム式ダーマトーム　262
トリクロロ酢酸　188
トレチノイン　57
ドレナージ　69

な

内視鏡下手術　53
内軟骨腫　453
軟膏療法　126
軟骨移植術　392, 395

軟骨性母斑　480
軟骨膜移植　396
軟骨様汗管腫　443
軟性線維腫　449

に

ニキビ　489
肉芽形成期　62
肉芽腫症　493
肉芽面形成　256
日光角化症　172, 434
日光熱傷　169
乳酸　189
乳児血管腫　461
乳頭層　165
入浴療法　102
尿道皮膚瘻　136

ね

ネイルチップ　383
熱傷　85
捻転法　46
粘膜表面麻酔法　26

の

嚢腫状リンパ管腫　472
脳障害　114
能動的ドレナージ　69
ノーマル発振ルビーレーザー　200

は

パークス・ウェーバー症候群　482
バイオブレーン　286
敗血症　103
肺動脈楔入圧　92
ハイドロキシアパタイト　416
ハイドロキノン　57
背部有軸皮弁　317
培養皮膚移植術　278
白色角板症（白板症）　435
薄層皮弁　310
白内障　114
爆発熱傷　85
白斑　487
麦粒腫　494
鋏　38
播種状黄色腫　450
播種植皮術　278
播種性血管内凝固　105
破傷風予防　90
橋渡し皮弁　311
多発性丘疹状毛包上皮腫　441
発育相談　428
発汗　272
バックグラウンドシート　399
白血病　472
バネ付き持針器　398

はめ込み皮弁　289
パラフィン　411
針　39
パルス発振形式　197
バンクーバー瘢痕スケール　141
瘢痕　141, 217
瘢痕癌　149
瘢痕ケロイド　151, 180
瘢痕拘縮　110, 141
瘢痕上縫縮術　232
瘢痕皮膚植皮術　275
伴性遺伝病　424
ハンセン病　154
半導体レーザー　207
万能開口器　40
反復採皮片植皮術　275

ひ

ヒアルロン酸製剤　413
ピーリング剤　57
非開放性損傷　65
皮下陥凹瘢痕　66, 145
被角血管腫　468
皮下茎皮弁法　252
皮下茎弁　252, 304
皮下剝離　44
皮下皮様囊腫　433
非吸収糸　42
非吸収性資材　417
肥厚性瘢痕　110, 145
腓骨皮弁　340
ピコ秒レーザー　212
非削皮的フラクショナルレーザー　206
皮脂腺　166
皮神経皮弁　311
非脱分極性筋弛緩薬　22
鼻中隔軟骨　395
ヒト由来コラーゲン　412
美白剤　57
皮膚壊死　139
皮膚炎　494
皮膚癌　110, 436
皮膚陥凹部の修正　353
腓腹筋膜皮弁　342
腓腹神経　371
皮膚結核　495
皮膚鉤（フック）　39
皮膚混合腫瘍　443
皮膚色調　167
皮膚障害　114
皮膚伸展法　233
皮膚接着剤　43
皮膚線維腫　450
皮膚損傷　70
皮膚代謝異常症　454
皮膚筒　297
皮膚白血病　453

皮膚描記法　430
皮膚付属器　165
皮膚付属器腫瘍　441
皮膚縫合法　50
皮弁　340
皮弁壊死　139
非麻痺性褥瘡　126
肥満細胞腫　453
皮面形成術　165, 169
皮面再建術　217
皮面麻酔法　26
日焼け　170
表在拡大型黒色腫　444
表在性真皮脂肪母斑　480
皮様囊腫　433
表皮　165
表皮形成期　62
表皮細胞スプレー　281
表皮内癌　435
表皮囊腫　433
表皮剝離創　66
表皮剝離皮弁　304
表皮母斑　474
表面麻酔法　26
鼻翼軟骨　395
ヒラメ筋弁　342
鼻瘤　492
稗粒腫　433
貧血性母斑　480
筋膜皮弁　306, 343

ふ

フィーラー　410
フィーラー　411
フィブリン膜　284
フィルム　43
フェノール　188
フェンタニル　22
複合Z形成術　242
複合皮弁　305
伏在皮弁　338
副耳　475
副耳珠　480
輻射熱　85
輻射熱傷　85
腹直筋皮弁　323
副乳　475
ブタ由来コラーゲン　413
フラクショナルレーザー　205
フラクタル診断　432
フルニエ壊死　77
ブレオマイシン　460
プレハブ皮弁　309
プロテーゼ　409, 421
プロペラ皮弁　254, 295, 304
プロポフォール　21
フロントガラス　85

534 索 引

吻合皮弁 289
粉瘤 433

へ

平滑筋腫 451
平滑筋肉腫 451
平滑瘢痕 145
ベクレル 119
ベッカー母斑 210
ペルナック® 286
辺縁皮弁法 249, 294
弁状瘢痕 147
ペンタゾシン 22
胼胝腫 493
扁平上皮癌 437
扁平針 40
扁平母斑 172, 210, 475

ほ

ポイツ・イエーガース症候群 482
乏血小板血漿 356, 415
縫工筋皮弁 338
包交時期 269, 270
放射線皮膚障害 119, 435
母趾外転筋 346
母趾筋骨腱皮弁 346
ポジトロン断層撮影 431
ボツリヌストキシン 224
ボツリヌス毒素療法 173, 224
ボトリオミコーゼ 468
母斑 174, 474
母斑細胞母斑 210, 476
母斑症 474, 480
ポリカプロラクトン 416
ポリ乳酸 416

ま

マイクロサージャリー 397
埋入用プロテーゼ 410
埋没縫合法 50
摩擦熱 86
摩擦熱傷 86
麻酔 218, 353
末梢血管拡張性母斑 461
末端黒子型黒色腫 444
マットレス（臥褥, 布団）縫合法 47
麻痺性褥瘡 125
マフッチイ症候群 482
眉毛移植 379
丸針（まるばり） 40

み

ミダゾラム 22
ミトコンドリア遺伝 424
未分化多型肉腫 450
脈管肉腫 452
ミルメシア疣贅 493

む

無軸皮弁 292
無痛性瘢痕 146

め

メス 38
目の下の隈 209
メラニン産生能亢進疾患 485
メラノサイト系腫瘍 443
面状瘢痕 147
面皰母斑 474

も

毛芽腫 442
毛孔腫 442
蒙古斑 480
毛根腫 441
毛根鞘嚢腫 442
毛細血管拡張症 172, 215
毛細血管拡張性肉芽腫 468
毛細血管奇形 461
網状植皮術 274
毛髪再生 271
毛包 165
毛包起原性 441
毛包脂腺系疾患 489
毛包腫 441
毛包上皮腫 442
毛包嚢腫 442
毛包母斑 474
毛母腫 441
模擬外科手術 30

や

薬傷 86, 116

ゆ

有棘細胞癌 437
有茎筋移植 359
有茎筋膜移植 363
有茎血管移植術 397
有茎骨移植 391
有茎脂肪移植 311, 356
有茎神経移植 369
有茎真皮脂肪移植 351
有茎爪移植術 383
有茎粘膜移植 365
有軸皮弁 287
有痛性瘢痕 146
遊離筋移植 359
遊離血管移植術 397
遊離腱移植 376
遊離脂肪移植 352
遊離植爪術 383
遊離植皮術 257
遊離神経移植 369
遊離真皮脂肪移植 350

遊離粘膜移植　365
遊離皮弁　289, 306
遊離吻合真皮脂肪移植　351
遊離吻合腸骨移植術　388
遊離吻合皮弁　289, 306
湯傷　85
湯たんぽ熱傷　109
弛み　171

よ

幼小児熱傷　107
羊膜　284

ら

雷撃傷　116
ラジウム療法　157

り

リドカイン　26
リニアック電子線　157
粒子放射線　119
良性被覆表皮性腫瘍　432
良性リンパ管腫　472
隣接遺伝子症候群　424
隣接皮弁　296
リンパ管移植術　407
リンパ管拡張症　472
リンパ管腫　452, 470
リンパ管静脈吻合術　407
リンパ腫　472
リンパ節郭清　438
リンパ節転移診断　432

る

類上皮嚢腫　451

類表皮嚢腫　433
ルーペ　398
ルビーレーザー　200

れ

冷傷　111
レーザー　193
レーザー光線療法　173, 193
レーザートーニング　204
レチノイド　190
レチノール酸　57
レミフェンタニル　22
連合皮弁　310
連続 Z 形成術　241
連続発振形式　197
連続縫合法　48
連続埋没縫合法　48
連続マットレス（臥褥）縫合法　48

ろ

老化皮膚　169
老人性血管腫　215, 468
老人性色素斑　171, 208, 485
老人性白斑　489
老人性面皰　172
老人性疣贅　172, 432
老人熱傷　108
肋軟骨　393
肋間皮弁　316
肋骨　388
肋骨胸部腹部皮弁　317
ロングパルスアレキサンドライトレーザー　203

わ

若返り法　171

●著者略歴

鬼塚卓彌（おにづか　たくや）

昭和大学名誉教授
熊本機能病院名誉院長

長崎県大村市出身
1956年東京大学医学部卒業，同大学大学院修了後，1961年米国留学，
1964年中央鉄道病院副医長，同病院主任医長，
1968年昭和大学医学部講師，助教授，を経て，
1974年昭和大学医学部講座教授，
1996年より昭和大学名誉教授

形成外科手術書（改訂第5版）：基礎編　　　5分冊（分売不可）

1969 年 7 月 1 日　　第 1 版第 1 刷発行	著　者　鬼塚卓彌
1975 年 6 月 20 日　　第 1 版第 4 刷発行	発行者　小立鉦彦
1982 年 12 月 20 日　　第 2 版第 1 刷発行	発行所　株式会社 南 江 堂
1988 年 2 月 20 日　　第 2 版第 4 刷発行	〒113-8410 東京都文京区本郷三丁目42番6号
1996 年 2 月 25 日　　第 3 版第 1 刷発行	☎(出版) 03-3811-7236　(営業) 03-3811-7239
2002 年 8 月 20 日　　第 3 版第 3 刷発行	ホームページ http://www.nankodo.co.jp/
2007 年 6 月 20 日　　第 4 版第 1 刷発行	印刷・製本 大日本印刷
2018 年 5 月 30 日　　改訂第 5 版発行	

Operative Plastic and Aesthetic Surgery, 5th Edition
© Nankodo Co., Ltd., 2018

定価はケースに表示してあります．　　　　　　　　　　Printed and Bound in Japan
落丁・乱丁の場合はお取り替えいたします．　　　　　　ISBN978-4-524-26535-0
ご意見・お問い合わせはホームページまでお寄せください．

本書の無断複写を禁じます．
JCOPY 〈(社) 出版者著作権管理機構 委託出版物〉
本書の無断複写は，著作権法上での例外を除き禁じられています．複写される場合は，そのつど事前に，
(社) 出版者著作権管理機構（電話 03-3513-6969，FAX 03-3513-6979，e-mail: info@jcopy.or.jp）の
許諾を得てください．

本書をスキャン，デジタルデータ化するなどの複製を無許諾で行う行為は，著作権法上での限られた例外
（『私的使用のための複製』など）を除き禁じられています．大学，病院，企業などにおいて，内部的に業
務上使用する目的で上記の行為を行うことは私的使用には該当せず違法です．また私的使用のためであっ
ても，代行業者等の第三者に依頼して上記の行為を行うことは違法です．